风湿免疫病
诊断与治疗要点

（上）

高燕鲁等◎主编

吉林科学技术出版社

图书在版编目（CIP）数据

风湿免疫病诊断与治疗要点/ 高燕鲁等主编. -- 长春 : 吉林科学技术出版社，2016.6
ISBN 978-7-5578-0810-5

Ⅰ. ①风… Ⅱ. ①高… Ⅲ. ①风湿性疾病—诊疗②免免性疾病—诊疗Ⅳ . ①R593.21

中国版本图书馆CIP数据核字(2016) 第133541号

风湿免疫病诊断与治疗要点

Fengshi mianyibing zhenduan yu zhiliao yaodian

主　　编	高燕鲁　兰培敏　闫　丽　魏　薇　王慧莲　赵　涛
副 主 编	许鸿雁　施　航　万　琦　饶咏梅
	王兴翠　江　华　刘爱林　杜明瑞
出 版 人	李　梁
责任编辑	张　凌　张　卓
封面设计	长春创意广告图文制作有限责任公司
制　　版	长春创意广告图文制作有限责任公司
开　　本	787mm×1092mm　1/16
字　　数	964千字
印　　张	39.5
版　　次	2016年6月第1版
印　　次	2017年6月第1版第2次印刷

出　　版	吉林科学技术出版社
发　　行	吉林科学技术出版社
地　　址	长春市人民大街4646号
邮　　编	130021
发行部电话/传真	0431-85635177　85651759　85651628
	85652585　85635176
储运部电话	0431-86059116
编辑部电话	0431-86037565
网　　址	www.jlstp.net
印　　刷	虎彩印艺股份有限公司

书　　号	ISBN 978-7-5578-0810-5
定　　价	155.00元

如有印装质量问题　可寄出版社调换
因本书作者较多，联系未果，如作者看到此声明，请尽快来电或来函与编辑部联系，以便商洽相应稿酬支付事宜。

主编简介

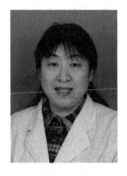

高燕鲁

　　1969年出生，山东中医药大学第二附属医院老年病科，副主任医师，副教授，硕士研究生导师。本科毕业于山东医科大学临床医学专业，研究生毕业于山东中医药大学获中西医结合临床专业硕士学位。从事内科临床、教学、科研20余年，擅长老年病及风湿免疫相关疾病的诊治。主持山东省科技厅、山东省中医药管理局、山东省高等医学教育中心科研项目3项。全国中医药行业高等教育"十二五"、"十三五"规划教材编委，国家卫生和计划生育委员会中西医结合类住院医师规范化培训规划教材编委，全国高等中医药教育（本科）国家卫生和计划生育委员会"十三五"规划教材编委。发表核心期刊及SCI论文10余篇。

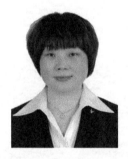

兰培敏

　　1969年出生，湖北省十堰市太和医院慢性病康复中心主任，主任医师。1991年毕业于武汉大学医学院医学专业。从事中西医结合风湿病专业20余年，擅长类风湿关节炎、系统性红斑狼疮、强直性脊柱炎、干燥综合征、系统性硬化症、骨关节炎、痛风性关节炎、骨质疏松症以及各种血管炎等的中西医结合治疗。1997年和1999年分别在湖北中医药大学和北京中日友好医院进修风湿病专业。发表论文30余篇，参编《临床内科诊治精要》，参与科研项目5项。

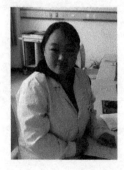

闫　丽

　　1979年出生，山东省菏泽市立医院风湿免疫科。2003年毕业于山东中医药大学，2012年取得山东大学医学院硕士学位。泰山医学院兼职教师，菏泽医专兼职教师。山东省免疫学会风湿免疫专业委员，山东省中医基础理论学会委员。从事风湿病专业10余年，擅长风湿病常见疾病及疑难疾病的诊断和治疗。发表国家级及省级论文著作近10篇，参与市级及省级科研项目4项。

编 委 会

周雪惠　湖北医药学院附属人民医院

赵　涛　武汉科技大学附属孝感医院

　　　　（孝感市中心医院）

胡攸水　河南省洛阳正骨医院

　　　　河南省骨科医院

饶咏梅　徐州市中心医院

施　航　湖北省云梦县人民医院

高燕鲁　山东中医药大学第二附属医院

魏　薇　河南省中医药研究院附属医院

前 言

　　随着我国社会的进步和经济的发展，威胁人类健康的疾病谱发生了明显的变化，除了心脑血管疾病的发病率逐步升高外，免疫风湿疾病也成为常见并严重危害人类健康和寿命的疾病，引起广泛的关注。为提高和规范临床医师的诊治水平，众编委根据自己丰富的临床经验、专业特长并参考了大量的国内外文献，编写了这本《风湿免疫病诊断与治疗要点》。

　　书中重点介绍了免疫失调与风湿病、风湿病的流行病学、风湿病的相关检查、免疫学检验及分析、风湿病常用药物以及临床常见各类风湿免疫疾病的诊断与治疗等内容，针对常见风湿免疫病的中医治疗也做了详细说明。内容丰富，资料新颖，突出风湿免疫疾病学领域诊断、治疗的新进展、新观点，紧扣临床，可供风湿免疫科临床医师和相关科室同仁参考使用。

　　由于本书参编人数较多，文笔不尽一致，加上编者水平有限，虽经多次反复校稿，书中疏漏在所难免，望广大读者提出宝贵意见和建议，以便修订，谢谢！

编　者

2016 年 6 月

目　录

第一章　风湿病学的历史沿革

一、认识概要

"风湿"一词起源于古希腊。公元前 4 世纪，《希波克拉底全集》有关人体解剖一文中认为，人体的体液由于湿冷而下注于四肢、内脏引起疾病，即为风湿。"风湿"一词，英语即 rheuma，与古希腊语的卡他（catarrhos）均有物质"流动"的含义，可以相互通用。古代西方医学认为疾病的发生缘于"体液失调"，即人体中含有血液、黏液、黄胆汁和黑胆汁四种基本体液，四种体液平衡则身体健康，失调则导致疾病，这就是著名的"体液论"。体液论认为风湿病是体内的一种"游走性"病变，是黏液流动和停留异常导致的疾病，由于医学水平的限制，此病因学说只是一种推想。

1547 年，Andrew Boord 设想关节炎形成与黏液的流动异常相关，他提出产生于头部的风湿体液是一种黏液，从头部下传到身体下部引起病变，导致关节疾病，受累部位出现肿胀、疼痛、充血。

1642 年，Guillaume Baillou（1558—1616）在遗作《风湿症和背痛》中首先把痛风和风湿病分开，用风湿病（Theumatism）来表示一类与痛风不同的急性关节炎，指出"关节炎是在关节，而确切地说风湿病是在全身"，由于提出风湿病是全身病变这一全新概念，被后世尊称为"风湿病之父"。

1676 年，Sydenham 首次全面地记述了急性发热性多关节炎，并将其与痛风区别。1808年 David Dundas 首次使用了"风湿热"这一病名。

1776 年，瑞典药剂师 Carl W. Scheels 在尿结石中发现新的有机酸，并命名为"结石酸"，该物质后被重新命名为尿酸，尿酸的发现标志着现代风湿病学的开始。

尽管众多医学先行者不断完善对风湿病的描述，但是这些记录多数仍然停留在对症状和体征的观察上，对风湿病的分类以及不同风湿病的鉴别直到 19 世纪初还没有明确的阐述，正如 William Heberden 在 1802 年所言："风湿病是各种酸痛和疼痛的统称，虽然这些酸痛和疼痛可以由不同的原因引起，但却没有各自特定的名称，而且往往与已有特定名称的其他疾病难以区别。"有鉴于此，许多学者开始研究各类风湿病的临床特征，通过大量的临床观察、分析、总结，提出了许多新的名称，但由于历史条件的限制，并未能对这类疾病提出正确的诊断与鉴别诊断。

进入 20 世纪，随着解剖学、生理学、病理学、生化学和诊断学的建立和发展，使人们对风湿病的认识有了进一步的提高，人们逐渐认识到风湿病为一全身性疾病。1941 年，病理学家 Klemperer 提出了"胶原病"概念，认为该病是结缔组织细胞间质的一种系统的变性，并将纤维蛋白变性认为是胶原纤维变性的产物。但随后的组织学研究发现，这组疾病的胶原纤维本身并无原发性异常，纤维蛋白样变性并不来自胶原纤维，它是免疫球蛋白和纤维蛋白原的沉积，且病理变化也不局限于胶原纤维；又由于此类疾病的结缔组织都具有黏液样水肿、纤维蛋白样变性以及坏死性血管炎的病理改变，因此1952年Ehich建议将"胶原病"改名为"结缔组织病"（Connective Tissue Disease，CTD）。进入60年代，免疫学发展迅速，根据结缔组织病的共同特点：临床上多器官受累，临床表现多种多样，血中可测出多种高滴度自身抗体，相关靶器官受累后出现相关症状，组织病变中有大量淋巴细胞和浆细胞浸润，应用皮质类固醇激素和免疫抑制剂有效，Donath与Landsteiner提出"自身免疫性疾病"（Autoimmune Diseases）这一概念。其实风湿病的概念远远超过了"自身免疫性疾病"的范围。美国风湿病学会将风湿病分为十大类：①弥漫性结缔组织病（包括系统性红斑狼疮、类风湿关节炎、多发性肌炎/皮肌炎、系统性硬化症、坏死性血管炎及其他血管炎、干燥综合征、重叠综合征、混合性结缔组织病、风湿性多肌痛、脂膜炎、多软骨炎等）。②与脊柱炎相关的关节炎（血清阴性脊柱关节病）：如强直性脊柱炎、Reiter综合征、银屑病关节炎、炎性肠病关节炎等。③退行性关节炎（如原发性和继发性骨关节炎）。④与感染因素相关的关节炎（如直接因病原体感染及反应性关节炎）。⑤伴风湿病表现的代谢和内分泌疾病（如痛风、淀粉样变性、软骨钙化症、甲状旁腺功能亢进、骨化性肌炎等）。⑥肿瘤（如原发或继发性肿瘤，如滑膜瘤、软骨瘤、转移性肿瘤等）。⑦神经性病变（如神经源性关节病（Charcot关节炎）、腕管综合征等）。⑧伴有关节表现的骨、骨膜及软骨疾病（如骨质疏松症、骨软化、骨坏死等）。⑨非关节性风湿病（如肌筋膜疼痛综合征、腱鞘炎、滑囊炎等）。⑩其他常伴关节炎的疾病（如结节病、结节红斑等）。

近年来，免疫学、分子生物学、遗传学等新兴学科迅猛发展，对风湿病的认识也进入了免疫学和分子生物学的崭新阶段。下面我们将简单介绍几种常见风湿类疾病的发现和认识过程。

（一）类风湿关节炎（Rheumatoid Arthritis，RA）

此病早在埃及时代即公元1世纪，Aretaeus曾详细描述了一种以小关节起病后累及其他关节并可伴有全身性改变和关节畸形的关节炎。1763年，Saubages描述了一种可能发生于急性风湿病后的继发性关节炎：手指肿胀，形如胡桃，但却不像痛风那样形成结石或周期性发作，而常以突然发作，侵犯手脚，并使手指变形弯曲，且持续存在直至死亡。1800年，Landre Beauvais以"原发虚弱性痛风"记述了本病的大部分突出表现，并指出此病好发于女性，且在"原来虚弱"和贫困人群中发生，而真性痛风则在"强健"和富裕人中发生。这是目前公认较早的对类风湿关节炎的临床描述。1819年，Brodie也曾描述过RA的典型过程，并认为病变从滑膜炎开始，继而引起关节软骨损坏。他的贡献在于提出了本病始于滑膜，可导致关节软骨损毁，已经十分接近疾病的本质了。1857年，Robert Adams描述了类风湿结节。

1859年，Carrod首先使用"Rheumatoid Arthritis"这一名称以与痛风和风湿热的慢性关节炎相区别，但遗憾的是这一病名并未得到广泛认可，在之后将近一百年的时间内，人们仍然应用"萎缩性关节炎"或"炎性关节病"等名称。"类风湿关节炎（RA）"作为疾病名称直到1922年和1941年才先后被英国卫生部和美国风湿病协会正式采用。

1912年，Frank Billings认为类风湿关节炎是对多种慢性局灶感染的一种反应，但其后的研究均未能发现细菌学的证据。1940年Eric Waaler发现兔抗羊红细胞血清孵育的羊红细胞可以和类风湿关节炎患者的血清发生凝集反应，这一发现最终证明了类风湿因子（RF）的存在。1948年Harry M. Rose和Charles A. Range证实了Waaler的发现，并将其作为一种诊断性试验。

1934 年，Arthur R. Felty 报道了 Felty 综合征（白细胞减少和脾肿大），1953 年，Anthony Caplan 报道了 Caplan 综合征（类风湿尘肺）。

（二）强直性脊柱炎（Ankylosing Spondylitis，AS）

经考古证实在很早以前就有了关于此病的记载。希波克拉底、Aurilius、Reado、Colombo 及 Sydenham 等先后对此都有过描述。

1897 年，俄国的 Vladimir von Bechterew 对强直性脊柱炎做了一系列比较详细的论述，并认为其主要病因可能是遗传和外伤因素。1901 年，F. Glaser 认识到本病以男性患者为主，并将此与畸形性脊柱炎（退行性脊柱病）相鉴别。1933 年，德国眼科医生 E. Kunz 和 E. Kraupa 首先提出了虹膜炎可能是本病的表现。1934 年 Krebs 指出本病可有骶髂关节间隙消失，呈特征性闭锁。

1963 年，鉴于强直性脊柱炎患者不具有 IgM 类风湿因子（血清阴性）以及临床症状和病理方面均与类风湿关节炎不同，美国风湿病学会（ACR）将本病正式命名为"强直性脊柱炎"，不再应用"类风湿性脊柱炎"的名称。

1973 年，Lee 和 Derek 等对患者的 HLA 抗原进行了研究后，分别报道了有 96% 和 88% 的患者携带有 HLA – B_{27} 抗原，而正常人群中有此抗原者仅有 4% ~ 8%，从而为本病的遗传易感性提供了流行病学证据。且此后的研究证实，RA 与 HLA – B_{27} 缺乏相关性。

（三）红斑狼疮（Lupus Erythematosus，LE）

Lupus 源于拉丁语，为"狼"的意思。在希波克拉底的著作中就描述了一种名为蚀疮性疱疹的皮肤病。916 年，Herbernas 首次使用狼疮一词来表示一种皮肤溃疡。19 世纪的 Herbra 和 Kaposi 认为狼疮指的就是希波克拉底所说的是蚀疮性疱疹。

1833 年，Biett 详细描述了红斑的特点，其描述与后来的盘状红斑狼疮极为相似，这是关于红斑狼疮的最早描述，同时他还提出了离心性红斑的概念。1846 年，Herbra 首次形象地描述了面部、颊部和鼻部皮疹的蝴蝶形分布。1851 年，Cazenave 将离心性红斑改名为红斑狼疮，这是狼疮与红斑首次联系在一起。1872 年，Kaposi 首次提出红斑狼疮不仅有皮肤的局限病变，还可有各种各样的全身症状，有些甚至可危及患者生命，并将其分为盘状红斑狼疮和系统性红斑狼疮（Systemic Lupus erythematosus，SLE）两大类，而在此之前，狼疮仅用来描述局限于皮肤的慢性疾病。

1890 年，Fox 描述了黏膜的受累。1894 年，Payne 指出了血管病变的存在。1902 年，Sequira 和 Belean 发现 SLE 活动期患者常出现蛋白尿，并指出雷诺现象为盘状红斑狼疮和系统性红斑狼疮的共有特点。1895—1904 年，Osler 以渗出性红斑狼疮的名称报道了 SLE 的许多内脏表现。1921 年，Erwin Pulay 报道了本病的光敏感性。1923 年，Emannel Libman 和 Benjamin Sack 报道了 SLE 可伴有不典型疣状赘生物心内膜炎。1935 年，Bachr 等报道了 23 例具有 SLE 自然病程的尸检报告，提出日晒对本病的有害作用及"金属丝圈"状肾小球肾炎。

1941 年，病理学家 Klemperer 对 SLE 的非细菌性心内膜炎赘生物及其他系统的损害进行了研究，指出在病理学上均表现为典型的纤维素样坏死。

1948 年，Hargrave 等在 SLE 患者的骨髓标本中首先发现狼疮细胞现象。狼疮细胞的发现，首次使 SLE 与盘状红斑狼疮可通过实验室手段加以区别，为 SLE 的诊断提供了一个新的特异的实验室检验方法。

1950—1954 年，Haserick、Miescher 与 Favcomit 等相继发现 SLE 患者的血液中含有一种 γ 球蛋白成分，可介导狼疮细胞的形成，称之为狼疮因子。1956 年，Miescher 和 Favcomit 观察狼疮因子经与分离的细胞核接触可被血清所吸收，提出狼疮因子是一种抗核抗体（ANA）。1958 年，Friou 等报道采用荧光抗人体球蛋白检测抗核抗体。目前，用间接免疫荧光法检测 ANA 已成为 SLE 的标准筛选试验，其敏感性与特异性均优于狼疮细胞检测。

（四）痛风（Gout）

痛风（Gout）源于拉丁文 gutta（一滴），表示痛风性体液的异常流动，与希腊语 podagra 为同义词，公元前 4 世纪，希波克拉底在他的著作中曾提到 podagra，表示受累跖趾禁锢、剧痛之意。他提出该病主要发生于成年后的男性，持续时间长，易变成慢性，疼痛多固定在跖趾，其发病与暴饮暴食，纵欲过度等因素有关。后世学者发现从贵族到平民均可能患痛风。Alexander（525—605 年）介绍了成熟的番红花提取物（含秋水仙碱）对急性痛风的治疗作用。该药一直沿用至今，目前仍是治疗痛风急性发作的首选药物。

痛风是人们认识较早也比较重视的疾病，从对关节疾病认识的过程中不难发现，许多似是而非的"关节炎"在早期均被纳入了"痛风"的范畴之中，而从另一角度考虑，对痛风病认识的偏差，阻碍了人们对风湿病全貌的了解进程。

（五）骨关节炎

1802 年 William Heberden 描述了远端指间关节的结节，即 Heberden 结节，以区别于痛风石。1884 年，Charles J. Bouchard 描述了近端指间关节的结节，即 Bouchard 结节。1886 年 John K. Spender 提出骨关节炎的病名，以取代"类风湿关节炎"和以前应用过的"萎缩性关节炎"以及"增生性关节炎"等病名，但在当时，人们主要应用"肥大性关节炎"或"退变性关节病"来定义骨关节炎。1907 年，Archibald E. Garrod 介绍了现在含义的"骨关节炎"及与类风湿关节炎的临床鉴别，特别强调了年龄与性别在发病中的特点，同时 Garrod 将骨关节炎与 Heberden 结节联系起来。

（六）干燥综合征（Sjogren Syndrome，SS）

对该病最早的报道是一些合并眼干、口干表现的慢性关节炎病例。1888 年，Hadden 报告了唾液与泪液均缺乏的病例。1892 年，Mikulicz 报道了 1 例双侧腮腺、泪腺均肿大的患者，并对其腮腺进行活检，病理发现大量淋巴细胞浸润，当时该病被称为 Mikulicz 综合征。1933 年，瑞典医师 Herick Sjogren 详细报告了 19 例口、眼干燥患者的临床表现及组织学检查结果，将这种同时具备干燥性角膜炎、口干燥症及类风湿关节炎表现的疾病称为 Sjogren 综合征。1953 年，Morgan 提出 Mikulicz 综合征与 Sjogren 综合征的病理改变是相同的，并延用了 Sjogren syndrome 的病名。Talal 和 Moutsopouios 根据该病的免疫学特征先后于 1980 年和 1995 年提出了"自身免疫外分泌腺病"和"自身免疫性上皮炎"的病名。目前国际上仍习惯应用 Sjogren syndrome 病名，国内翻译为干燥综合征或舍格仑综合征。

（七）血管炎

血管炎是一组复杂疾病的通称，到目前为止仍然是风湿病中争议较多和最具有挑战性的一类疾病。人们对其认识上以及分类上的混乱和不统一恰好说明了疾病本身的复杂性。

1852 年，Rokitansky 首次描述了结节性多动脉炎的临床表现。1866 年，Kussmaul 和 Maier 对一例死亡病例进行了详细描述并报告了尸检结果，患者全身的血管都有结节样增厚，且多数中等大小动脉都有瘤样扩张。根据这种病理改变，他们将这种疾病命名为"结节性动脉周围炎"，此后的研究发现炎症在于动脉壁而不在于"动脉周围"，因此又命名为结节性多动脉炎（Polyarteritis Nodosa，PAN）。PAN 成为公认的第一种血管炎类型，以后的数十年中，多种系统性血管炎均被认为是 PAN。

继 PAN 之后，人们发现患者由于使用异体蛋白或某些药物（如马血清和磺胺类药物）可引起小血管的血管炎，而这些疾病与 PAN 不同，这一认识直接引发了早期坏死性血管炎的分类方案的产生。1952 年，Pearl Zeek 根据临床症状、病理及受累血管类型首次提出将血管炎分为 5 种类型：①超敏性血管炎；②变应性肉芽肿性血管炎；③风湿性动脉炎；④结节性动脉周围炎；⑤颞（巨细胞）动脉炎。

1951 年，Churg 和 Strauss 记述了以哮喘和嗜酸性粒细胞增多为特点的血管炎，并通过大量的观察和研究认为这一疾病并非真正的 PAN，他们为了强调肉芽肿形成这一组织学特点，命名为变应性肉芽肿和血管炎。1952 年，Pearl Zeek 将其更名为变应性肉芽肿性血管炎，人们仍习惯称之为 Churg - Strauss 综合征。

（八）贝赫切特综合征（Behcet Syndrome，BS）

确切地说，贝赫切特综合征也属于血管炎范畴，但因对该病的认识较早，故专门介绍。古希腊医学家希波克拉底最早记述了生殖器溃疡、口腔溃疡和眼部病变为主要表现的疾病。1872 年，Jamn 报告本病可发生严重的眼色素膜炎，并提出前房积脓的概念。1906 年，Reis 观察到本病皮肤结节红斑样病变。1908 年，Bluthe 报道了第一例具有眼、口、生殖器受累的典型病例。1924—1936 年 Behget 发表了一系列报告，详细描述了这种易复发性口腔和生殖器溃疡以及角膜炎为特点的疾病，并引起了人们的重视，后人将此病称之为贝赫切特综合征，在我国，以往称本病为"白塞病"或"白塞综合征"。因其多见于日本及中东一带，与古丝绸之路相吻合，故又有"丝绸之路病"的名称。

总之，西方医学对风湿病的认识经历了从模糊到清晰、从局部症状到全身病变的曲折漫长进程，我们只是从中撷取几个关键时点加以简要的回顾，以便理出我们认识疾病、了解疾病和战胜疾病的脉络。

二、非甾体抗炎药及其在风湿病中的应用

风湿病是一大类复杂的、多因素致病的、与自身免疫相关的疾病，临床表现丰富而多样，几乎涵盖了人身所有系统病变可能出现的症状，其中又以关节、肌肉疼痛、肿胀为其普遍性的表现。虽然病情繁复多样，但约而言之，风湿病的治疗却有一定之规，非甾体类抗炎药（Non - Steroid Anti - Inflammatory Drugs，NSAIDs）、糖皮质激素、改善病情抗风湿药和生物制剂构成了此疾病治疗的四大支柱。尽管药物品种的选择、剂量、疗程、给药方法与途径各不相同，但上述四类药物却是专科医生每天都要应用的。其中 NSAIDs 以其悠久的历史、明确的疗效和不断丰富的品种，成为风湿病治疗方案中重要的组成部分，是必不可少的缓解关节肿胀疼痛的药物。尤其是近十几年来，NSAIDs 发展迅速，应用广泛，全球处方量十分可观，是仅次于抗生素和维生素的第三大类药物。

必须指出的是，与所有合成的化学药品一样，有一利则有一弊，NSAIDs 也是一柄双刃

剑，人们应用它的同时，也必然面对其所产生的不良反应。而近几年来，对 NSAIDs 的评价可以说是毁誉参半，从另一个侧面也说明了人们对其临床应用的认识更加理性和成熟。在此，我们希望通过回顾这一简要的进程，重新审视和反思疾病治疗与药物安全性之间"剪不断，理还乱"的关系。

（一）非甾体类抗炎药百年历程

非甾体类抗炎药（NSAIDs）又称为非甾体类解热镇痛药，具有抗炎、退热、镇痛等功能，是治疗急、慢性风湿性疾病的常用药物，广泛应用于临床，药物起效快，疗效确切，在风湿病治疗中被称为一线药。

1948 年，苯丁唑酮作为第一个非水杨酸类 NSAIDs 问世。1949 年，人工合成保泰松问世，并由此引入非甾体抗炎药（NSAIDs）的概念。1963 年吲哚美辛上市，很快就替代了保泰松，后者由于对骨髓的严重毒性反应而逐渐被停用。1970 年之后，NSAIDs 发展进入加速时期，药物品种和种类都极大丰富，先后上市了人们熟悉并常用的布洛芬、双氯芬酸、萘普生等。1983 年，布洛芬成为英国第一个 NSAIDs 的 OTC 用药，这标志着 NSAIDs 安全性得到了广泛的认可。尽管如此，医生与患者仍然必须面对 NSAIDs 带来的一系列不良反应，如临床最常见的胃肠道刺激、出血倾向和肾功能损害等，这些问题也限制了药物的临床应用。

进入 20 世纪 90 年代，随着研究的不断深入，尤其是环氧合酶理论的不断完善和被广大学者接受，在此理论基础上研发出的新型 NSAIDs－昔布类药物应运而生，该药以较大胃肠道安全性为优势，一上市就迅速应用于临床，得到医生和患者普遍认同。

（二）环氧合酶理论与昔布类药物的问世

从 NSAIDs 药物诞生开始，科学家们就不断探索其作用机制以及寻求解决其不良反应的途径，希望 NSAIDs 不但有出色临床疗效并且还要具有良好药物安全性。客观地说，NSAIDs 的发展历程，就是人们对药物安全性追求的过程。

1994 年，氟舒胺成为第一个被报道在实验室证实具有选择性 COX－2 抑制作用的 NSAIDs，但在 1996 年Ⅲ期临床试验总结时发现，该药具有肝毒性而未能获准上市。1995 年 Lancet 首先称萘丁美酮、美洛昔康、尼美舒利等为"选择性 COX－2 抑制剂"，虽然同年该期刊刊出几篇读者来信，对此提法提出争议，但是后来人们仍普遍接受这种提法。1999 年，针对 COX 异构体理论研制的昔布类药物（塞来昔布和罗非昔布）上市，被称为"特异性 COX－2 抑制剂"。

NSAIDs 的发展经历了从非选择性 NSAIDs 到选择性 COX－2 抑制剂的过程，无论是从理论还是从临床都是一个渐进的过程。经过临床验证达到了预期的目的——有效并增加胃肠道安全性。虽然每类（个）药物都会有不良反应，但重要的是应该对不良反应进行细致观察和具体分析，并从权衡利弊和药物潜力来进行评价。客观对待药物安全性与不良反应之间的关系，做到个体化给药，以尽可能减少不良反应。

（高燕鲁）

第二章 风湿免疫病的发生

风湿免疫病是一大类严重影响患者生活质量和工作能力的常见病，在遗传因素的基础上，多因素共同参与而发生。随着现代免疫学和分子生物学技术的发展和后基因组时代的到来，对风湿免疫病发病机制的研究迅速深入到分子遗传学的领域。本章概要介绍风湿免疫病的发病机制和不同层次的遗传调控研究动向。

第一节 风湿病的发病机制

虽然风湿免疫病的确切发病机制尚在深入研究之中，而且各种不同疾病的详尽发病机制具有各自的特点，但和其他许多种类的疾病一样，风湿免疫病的发病机制也包括遗传因素和非遗传因素两大类。

一、遗传易患因素

风湿免疫病是一类具有明显遗传易感性的疾病。对系统性红斑狼疮、类风湿关节炎和强直性脊柱炎等疾病的研究表明此类疾病遗传易患性的多基因基础。环境因素及其他非遗传因素在遗传因素的基础上参与发病。应用微卫星、基因芯片及其他各种分子生物学新技术研究各种风湿免疫病患者基因组中的短串联重复序列、单核苷酸多态性和 DNA 甲基化已获得一些初步结果，正在为揭示遗传因素与风湿免疫病发病的相关性积累更多的资料。

二、外源性诱发因素

许多种风湿病具有自身免疫病的基础。微生物感染可能是风湿免疫病的诱发因素之一。有些患者血清中持续存在着高滴度的某些细菌、病毒或其他微生物的特异性抗体。微生物抗原作为外源性异物引起机体产生强烈的免疫应答，同时可能与自身组织具有一定程度的结构相似性而发生交叉反应，引起自身免疫而形成自身免疫病，称为风湿免疫病发生的分子模拟机制。患者血清免疫球蛋白水平明显升高也提示疾病的发生可能与某些病原体感染有关。

三、自身免疫因素

动物模型和大量临床资料都证实患者体内免疫紊乱与风湿免疫病的发生直接相关。抗原递呈细胞、T 淋巴细胞、B 淋巴细胞、NK 细胞及其他免疫细胞的功能改变引起细胞因子网络紊乱，形成各种自身免疫性淋巴细胞和自身抗体，使结缔组织、关节、皮肤黏膜的炎症持续存在并不断加重。

（高燕鲁）

第二节　风湿免疫病的遗传调控

一、遗传因素在风湿免疫病发生中的作用

人类所有疾病及健康状态都与基因直接或间接相关，各种疾病的发生发展过程都受其相应的易患基因和抵抗基因调控。疾病的发生则是相关基因与内外环境相互作用的结果。在风湿免疫病的发病机制中，遗传因素是内因，环境因素是外因。随着人类基因组计划的完成，对基因结构的研究正向对基因功能研究的后基因组方向深入，对包括风湿病在内的各种疾病与遗传基因相关性的研究受到广泛关注：风湿病与遗传因素关系的研究已积累了许多资料，这些研究结果提示遗传因素与风湿病的发生关系极为密切。风湿病的家族性患病率较高，在同一家系中常有数名成员发生同一种或相似的风湿病。风湿病的发生可能与多种基因有关，属于多基因遗传病。其中研究得最多的是人白细胞抗原系统（human leukocyte antigen，HLA）。HLA 的编码基因是人类主要组织相容性系统（MHC），位于第 6 号染色体短臂，是人类最复杂的基因系统，编码 HLA Ⅰ、Ⅱ、Ⅲ 类抗原。各种不同的风湿病可能与不同的 HLA 基因相关。不同种族、不同地域风湿病患者与 HLA 基因的相关性也有一定差异。MHC－Ⅰ 类分子可能是多种风湿病发病的易患基因。HLA－B27 与强直性脊柱炎等脊柱关节病的发生密切相关，HLA－BW 与几种风湿病的易患性相关也已得到证实。MHC－Ⅱ 类分子在自身抗体的产生中起重要作用，某些 MHC－Ⅱ 分子高表达与早期类风湿关节炎（RA）有关。MHC－Ⅰ 类分子中也可能有 RA 发病的易患基因。此外，其他许多基因的多态性也可能与 RA 的发生和病情进展相关，如蛋白酪氨酸磷酸酶 N22（PTPN）、肿瘤坏死因子 α、阿糖腺苷旁路因子、IL－4 受体等。

二、短串联重复序列

人类基因组的 DNA 大约包含有 3×10^9 个碱基对，其中有 10% 是串联重复序列，称为卫星 DNA。根据重复单位的长短，分为大卫星、中卫星、小卫星和微卫星。其中重复单位只含有 2~6 个碱基者称为微卫星，又称为短串联重复序列（short tandem repeat，STR）。STR是存在于人类基因组 DNA 中的一类具有长度多态性的 DNA 序列。在不同人体的基因组中，微卫星 DNA 重复单位的数目不完全一致，形成了极其复杂的等位基因片段长度多态性。这种多态性可能与包括风湿免疫病在内的多种疾病的发生有关。目前已在一些常见风湿免疫病的动物实验和临床病例中进行这方面的研究。

三、单核苷酸多态性

单核苷酸多态性（single nucleotide polymorphism，SNP）是指基因组中单个核苷酸的变异，现作为分子遗传学的标志物而在多种风湿免疫病中进行研究。在人类基因组中 SNP 多态性占 0.05%~0.15%。与微卫星相比，SNP 数量多，分布密集，体现了人类的基因组所表现的丰富的多态性，可用于更精细的定位研究。CTLA－4（细胞毒 T 淋巴细胞相关抗原）基因上有两个 SNP 与中国汉族类风湿关节炎的发生相关。强直性脊柱炎的发生除与 HLA

B27 密切相关外，还可能与 IL – IRa（interleukin – 1 receptor antagonist）的 SNP 相关。

四、DNA 甲基化

在影响遗传表型并导致疾病发生的基因结构改变中，除了 DNA 序列的改变以外，近年来发现还有一些基因的 DNA 序列并无改变，但基因表达却发生了可遗传的改变，并导致疾病的发生。这种不涉及 DNA 序列改变而染色质结构发生变化引起的遗传改变称为表观遗传（epigenetics），其基因型未发生改变而表型发生了改变，这种改变在发育和细胞增殖过程中能稳定传递，是在基因调控中起着重要作用的遗传学修饰。能调控基因表达的表观遗传改变包括 3 个方面：DNA 修饰（DNA 甲基化）、蛋白修饰（组蛋白修饰）、非编码 RNA 调控（染色质重塑）。DNA 共价结合一个甲基化修饰基团，使具有相同序列的等位基因处于不同的修饰状态，是目前研究得最多的表观遗传改变。对表观遗传的研究是当代生命科学研究的前沿。在各种风湿免疫病发生的遗传调控机制中，表观遗传学特点是具有广阔前景的研究领域。DNA 甲基化是哺乳动物基因组的显著特征，在调节基因表达中起重要作用。在 DNA 甲基转移酶的作用下，以 S – 腺苷甲硫氨酸为甲基供体，将甲基转移到 DNA 脱氧胞嘧啶的 5' 端。基因的启动子区 CpG 岛核苷酸的甲基化与转录沉默相关，而相同 DNA 序列的甲基化缺失可能诱导这些基因的转录。

在风湿免疫病的发病机制中，信号转导及转录调节蛋白异常是 T 细胞基因表观遗传学调控异常的可能原因。调节 DNA 甲基化的方式和基因表达的改变是自身免疫发生发展的原因之一。系统性红斑狼疮（SLE）患者 T 细胞功能的异常表现为高度自身反应性、信号转导和蛋白质合成异常。T 细胞 DNA 的低甲基化参与自身免疫的发生，与红斑狼疮的发病密切相关。SLE 患者 T 细胞的 DNA 甲基化转移酶活性降低，T 细胞基因 DNA 普遍存在低甲基化。用 DNA 甲基化抑制剂处理活化的 T 淋巴细胞可改变实验动物基因的表达，诱导小鼠发生狼疮样改变。DNA 低甲基化和组蛋白乙酰化协同作用共同参与 SLE 的发病。T 细胞 DNA 低甲基化是 T 细胞具有自身反应性的原因之一，促使抗 DNA 抗体及其他自身抗体的产生，导致 SLE 的发生。进一步深入研究各类风湿免疫病的表观遗传学发病机制，包括 DNA 低甲基化、组蛋白的乙酰化及组蛋白修饰对 T 细胞基因转录的调控等，有助于深入了解风湿免疫病发生的分子机制，开辟风湿免疫病的新的治疗方向。

（高燕鲁）

第三章　免疫失调与风湿病

风湿病与免疫失调密切相关。本章在简述固有免疫、适应性免疫和免疫调节基本原理的基础上，介绍自身免疫性风湿病与免疫失调的关系，侧重以系统性红斑狼疮（SLE）和类风湿关节炎（RA）为例加以说明。

第一节　免疫细胞

一、免疫细胞类别

按分化途径和生物学特征，参与免疫应答的细胞分为淋巴细胞、固有类淋巴细胞和非淋巴细胞。前者介导适应性免疫应答，后两者介导固有免疫应答（图3-1）。因而参与固有免疫的细胞种类相对较多，先作介绍。

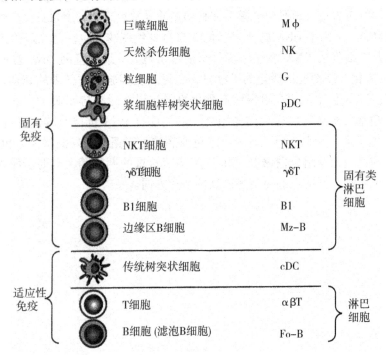

图3-1　免疫细胞

Mφ：macrophage；NK：natural killer；G：granulocyte；pDC：plasmacytoid-dendritic cell；Mz-B：marginal zone B cell；cDC：conventional dendritjc cell；Fo-B：follicular B cell

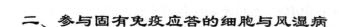

二、参与固有免疫应答的细胞与风湿病

(一)巨噬细胞

单核巨噬细胞系统中的主要类型,通过吞噬作用和其他效应功能,杀灭和清除病原体及异物,并借助表面和胞内的模式识别受体(PRR),识别病原微生物(详见后),产生多种促炎症细胞因子及趋化因子,包括 IL-1、IL-6、TNF-α 和 IFN-γ。巨噬细胞作为抗原提呈细胞(APC)还参与适应性免疫应答,并发挥免疫调节作用。

(二)NK 细胞

占外周淋巴细胞总数的 5%~10%。人类 NK 细胞表达 CD2、CD16(FcγRⅢ)、CD56 和 CD69 等多种分化抗原和表面标志。NK 细胞分为 CD16⁺NK 和 CD56⁺NK 两种主要类型。NK 细胞对靶细胞的杀伤活性取决于所表达的抑制性受体与激活性受体间的平衡与相互作用。在 NK 和 Mφ 作用下,大量靶细胞的死亡和破坏,有可能成为自身抗原的来源,作为损伤相关分子模式(详见后),引发炎症反应和自身免疫病。

(三)树突状细胞

根据谱系来源分两大类:一类称传统 DC(conve-ntional DC,cDC),系髓样干细胞在 GM-CSF 刺激下分化而来,因而又称髓样 DC;第二类来源于共同淋巴样前体细胞,称浆细胞样 DC(plasmacytoid DC,pDC)。cDC 高表达 MHCⅠ类分子、Ⅱ类分子以及共信号分子,能摄取、加工和提呈抗原,激活 T 细胞,在适应性免疫中发挥重要作用。根据分化阶段和组织分布的不同,cDC 尚有朗格汉斯细胞、间质 DC、并指状 DC 之分。人 pDC 可借助胞内表达的 Toll 样受体(TLR7、TLR9)和 RIG 样受体(RLR),大量产生Ⅰ型干扰素,发挥抗病毒作用,并参与启动 SLE 等自身免疫病中对核酸成分的病理性应答。除了 cDC 和 pDC,在外周淋巴滤泡中还有一类称为滤泡树突状细胞(FDC)的亚型,其起源不同于前两者,亦无吞噬功能,但可借助表达补体受体和 Fc 受体,参与生发中心反应和 B 细胞的分化成熟。

在风湿病中,自身反应性 T 细胞的活化、自身抗体的产生和Ⅰ型干扰素基因的激活等因素至为关键,皆与三种树突状细胞(cDC、pDC、FDC)密切相关。生理条件下,DC 直接参与清除凋亡细胞、提呈抗原,以及激活 T 细胞,其数量和功能的异常与 SLE 发病的关系不可低估。

(四)中性粒细胞

中性粒细胞处于机体抗感染的第一线。病原微生物入侵时,中性粒细胞最早到达炎症部位,其数量迅速增加,发挥吞噬细菌和异物的作用。除了参与炎症反应和抗感染外,该类细胞还可表达多种类型的模式识别吞噬性受体、Fc 受体和补体受体。在吞噬免疫复合物和借助脱颗粒清除病原体的同时,中性粒细胞也可损伤血管和组织,是自身性炎症(auto inflammation)的积极参与者。

(五)固有类淋巴细胞

固有类淋巴细胞(innate-like lymphocyte,ILL)特指来自淋巴细胞谱系,但功能上参与固有免疫应答的一类细胞。

1. NKT 细胞 介于 NK 细胞与 T 细胞的一种类型,其 αβTCR 结构单一,不显示多样性,但表达 CD4 分子及 NK 细胞表面分子 CD161。与传统 αβT 细胞不同，NKT 不识别蛋白质抗原，而是识别由 CD1 分子提呈的脂类抗原。NKT 具有细胞毒活性，活化后可分泌穿孔素、颗粒酶等以介导对靶细胞的裂解或诱导凋亡。NKT 细胞是连接固有免疫和适应性免疫的一个重要细胞组分。

有报道称，SLE 患者 NKT 细胞的自发性凋亡增加，其细胞表面黏附分子 CD226 表达减少，使患者体内 NKT 数量减少，进而影响到调节性 T 细胞的功能，造成自身反应性 T 细胞过度增殖。表明 NKT 细胞可能参与 SLE 疾病的发生和发展。

2. γδT 细胞　大多数 γδT 细胞为 CD4 CD8 双阴性细胞，少部分表达 CD8 分子。根据分布的不同，γδT 细胞分为上皮内 γδT 细胞和全身性 γδT 细胞。有一类 γδT 细胞参与自身免疫性疾病。SLE 患者外周血中，γδT 细胞数量往往增多。

3. B1 细胞　属于表达 CD5 分子的一类 B 细胞，无需 Th 细胞的辅助而直接介导对非蛋白质抗原如脂多糖的免疫应答，产生的抗体通常为低亲和力的 IgM。B1 细胞在自身抗体的产生中十分活跃，有报道称，B1 细胞比例增高与 SLE 发病有关。

4. 边缘区 B 细胞（Mz－B）　新近确认的一类固有类 B 淋巴细胞，定居于脾脏边缘区，能迅速地对血流中的病原体起反应，其表型为 $IgM^+CD21^+CD35^+$。和 B1 细胞一样，Mz－B 在 LPS 等刺激下，迅速增殖和分化成为抗体形成细胞，大量分泌低亲和力 IgM，并在脾脏中参与捕获和浓缩抗原，借助分泌细胞因子影响 T 细胞和 DC 的功能。后面将提到，SLE 中也有针对非 T 依赖抗原的 IgM 抗体应答，其中有 Mz－B 的参与。

（饶咏梅）

第二节　固有免疫应答

固有免疫（innate immunity）是机体在种系发育和进化过程中形成的防御功能。有三个特点：①先天获得，出身后即具备；②应答范围广，不显示抗原特异性；③参与的各种受体分子直接由胚系基因编码，多样性有限。而固有免疫应答履行的防御功能，主要通过各种炎症性应答来完成。炎症性应答既能清除病原体也能对组织造成损伤，因而与自身免疫及风湿病产生的关系十分密切。

一、启动固有免疫应答的免疫原

（一）病原体相关分子模式

诱导固有免疫的病原体成分称病原体相关分子模式（pathogen associated molecular pattem，PAMP），主要包括两类：

（1）以糖类和脂类为代表的细菌胞壁成分：其中具有代表性的是革兰阴性菌产生的脂多糖（LPS）、革兰阳性菌产生的脂磷壁酸（LTA）、分枝杆菌产生的糖脂和酵母菌产生的甘露糖。

（2）病毒产物及细菌胞核成分：如非甲基化寡核苷酸 CpG DNA、单链 RNA、双链 RNA 等。

PAMP 可以出现在病原体表面，或游离于免疫细胞之外，也可因受染细胞的摄入而出现在胞质溶胶，以及胞质中各种携带病原体及其分解产物的细胞器，如内体、吞噬体和吞噬溶酶体。

（二）损伤相关分子模式

另一类诱导固有免疫应答的成分称为损伤相关分子模式（damage associated molecular pattem，DAMP）。主要包括细胞在应激和损伤状态下释放的各种分子，如无前导序列的分泌蛋白（LSP）、高迁移率族蛋白1（HMGB1），及多种非蛋白成分如ATP和尿酸。DAMP还包括组织损伤后由胞外基质产生的透明质素和嘌呤代谢物等。生理条件下，分泌至胞质外的各种成分，在含硫氧化酶系统的作用下处于还原状态而保持其构型，不显示免疫活性；一旦以非正常途径（如细胞发生损伤）从胞内进入胞外环境，因还原酶缺如和存在多种氧化因子（如NO），这些成分即被迅速氧化，因变性和失活而成为DAMP，参与介导无菌性炎症。因而自身免疫病的发生往往也涉及DAMP。

二、固有免疫中识别免疫原的成分

机体中能够感知PAMP和DAMP的成分，包括循环中的模式识别分子和表达于细胞表面及细胞内的模式识别受体（pattern recognition receptor，PRR）。

（一）模式识别分子

这些分子往往本身即具有效应功能，参与炎症反应和清除病原体。重要者有以下几种。

（1）五聚体蛋白：通常识别PAMP中的磷酸胆碱，并可结合多种其他成分如补体C1q和胞外基质蛋白（TSG-6）。其中属于短分子家族的五聚体蛋白称急性相蛋白，以C反应蛋白（CRP）及血清淀粉样P成分（SAP）为代表，在炎症信号及IL-6的激发下由肝脏产生。长分子家族的五聚体蛋白以PTX3为代表。

（2）胶原凝集素：主要成分为甘露糖结合凝集素（MBL）和表面活化蛋白（Spa-A/SP-D）。

（3）脂多糖识别蛋白：包括抗菌/通透性增强蛋白（BPI）和脂多糖结合蛋白（LBP）。

（4）IgM类天然抗体：可结合PAMP上的糖类分子，启动针对病原体的快速应答。

（5）补体：补体激活的凝集素途径以识别PAMP中的MBL和聚糖素（ficolin）而开始，活化C3转化酶后，行使补体三项功能，即炎症反应、调理作用和杀伤效应。

（二）模式识别受体

模式识别受体是固有免疫中免疫受体的代表。受体分子由胚系基因编码，进化上十分保守，表明此类受体对生物体的生存和发展极为重要。与适应性免疫中淋巴细胞受体相比较，PRR除了全部由胚系基因编码外，还有三个特点：普遍表达；引起快速应答；具有感知各种PAMP和DAMP的能力。按其功能，PRR分两种类型：

1. 模式识别吞噬性受体　此类受体结合PAMP后，借助吞噬作用，将病原体或其成分摄入胞质溶胶囊泡中形成吞噬体或内体；通过与溶酶体融合而引进溶酶体酶，将病原体消化分解后清除。其中又包括两类，一类属C型凝集素受体（CLR），由甘露糖受体（MR）和DC相关凝集素1（Dectin-1）组成；另一类为清道夫受体（SR），包括SRA和SRB（CD36）。

2. 模式识别信号受体　此类受体可分别在细胞胞膜、细胞器（内体、吞噬体）膜，和胞质溶胶中感知PAMP和DAMP并与之结合，通过信号转导，使得免疫细胞中多种基因发生转录激活，产生促炎症和抗病毒的可溶性因子。

PRR 主要包括三种：TLR、NLR 和 RLR。下面重点介绍。

三、模式识别信号受体

（一）Toll 样受体

Toll 样受体（Toll - like receptor, TLR）是参与抗感染的一类重要跨膜分子。胞外结构域由 19～25 个前后相连的片段组成亮氨酸重复序列（LRR）（图 3-2 左上），是与 PAMP 的结合部位。TLR 分子胞内段由 TIR 结构域（TIR：Toll/IL - 1 receptor）组成，可以与胞内其他带有相同 TIR 结构域的分子发生相互作用，启动信号转导。

1. TLR 类别　人类已发现 11 种 TLR，因表达部位和识别的配体不同而分成两类：表达于细胞表面的 TLR 和表达于内体和吞噬体膜上的 TLR（图 3-2）。第一类 TLR（TLR1、TLR2、TLR4、TLR5 和 TLR6）出现于巨噬细胞等固有类免疫细胞的表面，往往以同源或异源二聚体形式识别细菌、分枝杆菌、酵母和真菌相关的 PAMP 成分。除了上面提到的 LPS、LTA、糖脂和甘露糖，尚有三酰脂肽、脂蛋白、酵母多糖和鞭毛素等。出现于内体/吞噬体膜上的一类 TLR 划归第二类，包括 TLR3、TLR7、TLR8 和 TLR9，识别的 PAMP 分子属于能够进入细胞器中的病毒和细菌胞核成分，如 CpG DNA、单链和双链 RNA。

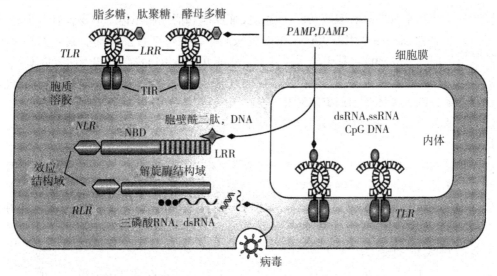

图 3-2　固有免疫应答中感知免疫原的模式识别受体 TLR、NLR 及 RLR

Toll 样受体（TLR）、NOD 样受体（NLR）与 RIG 样受体（RIR）分别在细胞膜、内体膜及胞质溶胶内感知病原体相关分子模式（PAIVIP）和损伤相关分子模式（DAMP）中的特定成分。

LRR：亮氨酸重复序列；TIR：Toll/IL - 1 受体结构域；NBD：核苷酸结合结构域

绝大部分 SLE 患者的高滴度自身抗体，针对的是细胞核成分，这已成为 SLE 的一个重要特征。第二类 TLR 具有感知核酸的特性，如 CpG DNA 和带有核酸的自身抗原复合物等，均可以通过 TLR9 活化自身反应性 B 细胞；而 RNA 相关的核糖核蛋白（RNP）和 Sm/RNP 复合物则通过 TLR7 激活 B 细胞产生自身抗体。由此，TLR 在自身免疫病中的作用受到关注。

2. 信号途径与促炎症因子基因的激活　结合了 PAMP 的 TLR 需通过信号转导发挥生物

学功能。信号途径中首先出现的是衔接蛋白 MyD88，该蛋白可借助其 TIR 结构域，以同型互作的方式与 TLR 的 TIR 衔接，启动信号转导，并通过磷酸化作用分别活化蛋白激酶 IKK（IKB kinase）相关途径或丝裂原激活蛋白激酶（MAPK）相关途径；最后活化转录因子 NF－κB 与 AP－1。后两者进入细胞核，使多种基因，特别是促炎症细胞因子基因发生转录激活，并表达活化产物（表 3－1）。另有一种非 MyD88 依赖的 TLR 信号途径，此处不予深入。

表 3－1　巨噬细胞通过 TLR 信号途径产生促炎症细胞因子

炎症因子	局部效应	全身效应
IL－1	激活血管内皮细胞，激活淋巴细胞，加速效应细胞穿越血管，引起局部组织损伤	发热，产生 IL－6
TNF－α	激活血管内皮细胞，增加血管通透性使更多的 IgG、补体和细胞进入组织，增加淋巴结引流液量	发热，动员代谢产物，引起休克
IL－6	激活淋巴细胞，增加抗体产量	发热，诱导产生急性相蛋白
IL－8	作为趋化因子将中性粒细胞、嗜碱粒细胞和 T 细胞招募至炎症部位	/
IL－12	激活 NK 细胞，诱导 CD4T 细胞分化成 Th1	/

（二）NOD 样受体

图 3－2 表明，NOD 样受体（NOD－like receptor，NLR）主要由三种功能不同的结构域组成：位于 C 端识别 PAMP/DAMP 的 LRR 结构域；位于中间的核苷酸结合结构域（NBD）；以及 N 端的效应结构域。效应结构域有五种，将 NOD 样受体分为五个亚家族。其中两个亚家族 NLRC 和 NIRP 研究得比较充分。各自的代表性分子称为 Nod1 和 NLRP3，分别介导两条 NLR 相关的信号转导途径。

NLR 及其功能行使有三个特点。一是所有 NLR 分子皆处于胞质溶胶中。因而识别 PAMP 和 DAMP 之后发生的信号不是从胞外向胞内传递，也不是从内体/吞噬体腔内向胞质溶胶传递，而是从胞质溶胶传向胞质溶胶；二是由 NLRP 等亚家族成员介导的信号转导过程中可形成一种称为炎症小体（inflamm asome）的结构，通过胱天蛋白酶（Caspl）的活化，使促炎症因子（如 IL－1β 和 IL－18）得以从其前体转化为有活性的形式；三是除了 PAMP，NLR 在感受 DAMP 方面也十分活跃，被称为 DAMP 的一类通用感受器。它可诱导产生各种无菌性炎症。NLR 参与的炎症应答与炎症性肠病，特别是节段性回肠炎（Crohn's disease）的发病有关。其中 NLRP3 炎症小体与痛风和阿尔茨海默病关系密切，而 SLE 发病也认为与 AIM2 炎症小体的参与有关。

（三）RIG 样受体

属于视黄酸诱导基因 1（RIG－1）和黑色素瘤分化相关基因（MDAG）的编码产物，是胞质溶胶中感知病毒双链 RNA（dsRNA）的另一种受体分子，可参与识别和清除进入胞质溶胶中的病毒，称为 RIG 样受体（RIG－like receptor，RLR）。图 3－2 左下方表明，RIG－1/MDAG 分子以其解旋酶结构域识别胞质溶胶中的三磷酸 RNA 和 dsRNA，借助效应结构域（称为 CARD）启动信号转导，通过激发干扰素调节因子（IRF）促成大量分泌具有抗病毒活性的Ⅰ型干扰素（IFN-α和IFN-β）。由于RLR感知的是胞质溶胶中游离的PAMP，其抗病毒意义及识别核酸成分的作用可能更为重要。

（四）模式识别信号受体与自身免疫病

自身免疫性疾病发生中，通过模式识别受体（PRR）感知PAMP/DAMP的重要性已开始受到普遍关注。因为相关信号途径不仅产生多种启动炎症反应的效应分子，而且可以激活参与炎症反应的各种免疫细胞。图3-3是相关机制的一个汇总。前已述及，TLR、NLR和RLR分别在细胞表面、内体膜、和胞质溶胶中识别各种入侵的病原体成分和自身抗原，包括病毒与细菌胞核中的RNA/DNA及其构成的免疫复合物，所产生的可溶性因子（如促炎症因子及Ⅰ型干扰素）等均参与了自身免疫病的发生；并与Mcp、DC、浆细胞和自身反应性T细胞的充分激活相关，共同加速了自身抗体（包括抗核抗体）的产生与分泌。值得注意的是，其中的炎症小体尤为擅长识别DAMP。

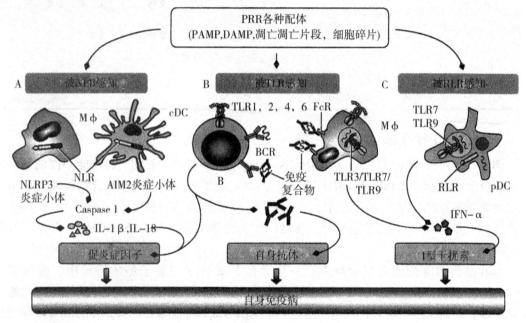

图3-3　模式识别受体（PRR）对PAMP/DAMP的感知与自身免疫病

A. NLR识别进入胞质溶胶的PAMP/DAMP成分，其中NLRP3炎症小体和AIM2炎症小体分别感知DAMP和核酸，通过Caspasel激活促炎症因子，启动炎症反应。B. B细胞以BCR识别核酸，产生自身抗体，也通过TLR传递识别PMP的信号，活化促炎症细胞因子基因。Mφ以其Fc受体摄取带有核酸的抗原抗体复合物，以内体膜TLR（TLR3，7，9）进行识别，并激活IFN-α基因。C. 进入pDC内体和胞质溶胶的核酸成分分别通过TLR和RLR信号途径，激活Ⅰ型干扰素基因，产生IFN-α。B：B细胞；M：巨噬细胞；cDC：传统树突状细胞；pDC：浆细胞样树突状细胞；Caspase：胱天蛋白酶；NLRPI：NL，R家族成员；AIM2：非黑色素瘤受体

四、固有免疫应答效应成分的异常与风湿病

（一）补体

1. 补体的激活与效应　自然条件下，补体成分以无活性的酶原形式存在，分解后产生

有活性的大片段和小片段，这一过程称为补体激活。大片段通常停留在病原体和细胞表面，使之裂解或加速其清除；小片段介导炎症反应和实施免疫调理。

补体的激活包括紧密相随的两个阶段。前阶段涉及三条不同途径激活 C3 转化酶，即经典途径、凝集素途径和旁路途径；后阶段补体发挥效应功能，包括介导炎症反应、调理作用和对靶细胞的杀伤。后者也称补体介导的细胞毒性效应（CDC）。

2. 补体缺陷与 SLE　补体功能缺陷或异常活化，可引起自身免疫病和组织损伤。经典途径中补体成分的缺陷与 SLE 的发病关系了解得比较清楚。其中 C1 与 C4 缺陷的纯合状态与 SLE 的相关性最强，如 C1qA 基因缺陷患者血清 C1q 水平下降，不仅表现为感染机会增加，其亚急性皮肤狼疮的发病率也显著增加。

SLE 患者体内的自身抗体与自身抗原形成的免疫复合物可激活补体引起免疫损伤，而补体成分的缺陷应该减轻损伤。然而实际上，补体缺陷反而造成对 SLE 更加易感。这是因为，SLE 自身抗原主要来自凋亡细胞，凋亡产生的自身抗原结合补体 C1q、C 反应蛋白及天然存在的 IgM 后，应迅速被吞噬细胞清除，然而，一旦 C1q 出现缺陷，巨噬细胞对凋亡细胞的清除能力下降，反而易于引发 SLE。向患者补充 C1q 可逆转这一过程，证明了这一点。

3. 补体调节成分缺陷与抗补体抗体　补体活性直接受补体调节蛋白的调控。调节蛋白缺陷造成补体过度活化将加速炎症反应，引起病理损伤。如出现抗核抗体、皮损、光过敏等 SLE 表现，在出现膜增生型肾小球肾炎时，患者血清中存在 C3 肾炎因子，最终可导致 SLE。

在 SLE 患者中，补体成分往往成为自身抗体攻击的目标。自身抗体可以针对某个单一的补体成分，也可以针对转化酶、补体调节蛋白和补体受体。抗补体自身抗体的出现常常和 SLE 的发病及严重程度相关。例如抗 C3、C4 抗体能抑制补体 I 因子介导的 C3 裂解，由此影响到免疫复合物的清除。30% ~ 50% 的 SLE 患者可以检测到抗 C1q 自身抗体，大部分 C1q 自身抗体阳性的 SLE 患者有 Ⅲ ~ Ⅳ 期肾小球性肾炎，这些抗体包含能与肾小球上 C1q 中多个部位专一性结合的 IgG。

（二）细胞因子

1. 特性和分类　细胞因子是多种细胞产生的小分子可溶性糖蛋白。主要特性为：①低浓度即能在局部显示生物学活性；②一种细胞因子可作用于多种细胞，而多种细胞因子也可以对同一种细胞发挥相似的生物学作用；③功能发挥以网络的形式存在，细胞因子之间的作用可以协同也可以拮抗。

结构上细胞因子分为 6 个家族（表 3 - 2）。

（1）白细胞介素：包括淋巴细胞、单核细胞及其他细胞产生的细胞因子，参与细胞相互作用、免疫调节、造血以及炎症过程。

表 3 - 2　细胞因子家族

家族	主要成员	受体
白细胞介素	IL - 1、IL - 2、IL - 3、IL - 4、IL - 5、IL - 6、IL - 7、IL - 9、IL - 11、IL - 12（p35）IL - 15	I 型细胞因子受体家族 IL - 1 受体家族
集落刺激因子	G - CSF、GM - CSF、OSM、LIF、CLIF	I 型细胞因子受体家族
干扰素	IFN - α、IFN - β、IFN - γ、IL - 10	干扰素受体家族

家族	主要成员	受体
肿瘤坏死因子	TNF－α、TNF－β、LT－β、CD30L、CD40L、FasL、CD70、OX－40L、4－1BBL	肿瘤坏死因子受体家族
趋化因子家族	IL－8、MIP－1α、MIP－1β、MIP－2、PF－4、PBP、I－309/TCA－3、MCP－1、MCP－2、MCP－3、γIP－10、RANTES	七次跨膜受体家族
转化生长因子β家族	TCF－β	TGF－β受体家族

（2）集落刺激因子：如巨噬细胞集落刺激因子（M－CSF）、粒细胞－巨噬细胞集落刺激因子（GM－CSF）、干细胞因子（SCF）、红细胞生成素（EPO）等。

（3）干扰素：包括IFN－α、IFN－β、IFN－ω和IFN－γ，分别由白细胞、成纤维细胞和活化T细胞产生。各种干扰素的生物学活性基本相同，具有抗病毒、抗肿瘤和免疫调节等作用。α干扰素和β干扰素统称为Ⅰ型干扰素。下面将提到，Ⅰ型干扰素特别是其中的IFN－α在风湿病和炎症反应中十分活跃。IFN－γ称为免疫干扰素或Ⅱ型干扰素，由活化的T细胞及NK细胞产生。

（4）肿瘤坏死因子：分为TNF－α、TNF－β（LT－α）和LT－β三类。TNF－α由单核/巨噬细胞产生，LT－α又名淋巴毒素（LT），由活化T细胞产生，LT－β是膜型淋巴毒素。肿瘤坏死因子除杀伤肿瘤细胞外，还可调节免疫应答，参与炎症反应。

（5）转化生长因子β（TGF－β）：有20多个成员，如TGF－β$_1$、TGF－β$_2$、TGF－β$_3$，以及骨形成蛋白（BMP）等，由多种细胞分泌。

（6）趋化因子（详见后）。

2. 功能

（1）介导固有免疫：包括抗感染和参与炎症反应。其中涉及的主要细胞因子有干扰素、肿瘤坏死因子、IL－1、IL－6、IL－12、IL－17等。

（2）介导和调节特异性免疫应答：包括参与淋巴细胞的激活和亚群分化，调节效应细胞的功能。典型例子如IL－12和IL－4参与Th1和Th2的分化，以及抗体类别转换依赖于不同细胞因子的作用。

（3）刺激造血细胞生成和分化：免疫应答和炎症反应需要白细胞不断更新。一些细胞因子对骨髓祖细胞的生长和分化有较强刺激作用。如集落刺激因子（CSF）、IL－3和IL－7等。

3. 受体　细胞因子受体由两条或两条以上的跨膜分子组成。α链具有和细胞因子结合的专一性，称为结合链：β链（和γ链）负责信号传递，称为转导链。细胞因子受体的胞外区一般由三种不同类型的结构域组成。①细胞因子（Ck）型结构域：含有Cys－x－Trp基序和另外三个保守的半胱氨酸残基；②Ⅲ型纤连蛋白（FNⅢ）结构域：含有Trp－Ser－x－Trp－Ser（WSXWS）的保守序列，是结合配体和启动信号转导的结构基础；③免疫球蛋白C2型样（Ig样）结构域。

细胞因子受体与细胞因子家族相对应。如分为细胞因子受体家族（CkR－F）、干扰素受体家族（IFNR－F）、肿瘤坏死因子受体家族（TNFR－F）等。

4. Ⅰ型干扰素与 SLE　IFN-α 由单核巨噬细胞和 pDC 产生。发现给狼疮易感小鼠注射Ⅰ型干扰素诱导剂 poly-Ⅰ:C 会加重肾小球肾炎等 SLE 相关症状。淋巴细胞脉络丛脑膜炎病毒（LCMV）能诱导Ⅰ型干扰素表达，感染 LCMV 的小鼠会发生自身免疫病，而抗Ⅰ型干扰素抗体，可抑制这些小鼠疾病的进展，减轻肾小球肾炎的病情。

SLE 患者血清中 IFN-α 水平通常是升高的，而并发中枢神经症状的 SLE 患者脑脊液中 IFN-α 含量也显著增加。采用基因芯片技术分析 SLE 患者细胞的基因表达谱，发现多数患者出现Ⅰ型干扰素信号通路相关基因异常，其高表达与肾脏病变、血液系统病变、中枢神经系统病变及重症狼疮有相关性。例如在 15 个上调最为明显的基因中就有 14 个是 IFN 诱导基因。提示Ⅰ型干扰素参与 SLE 的病理过程。

下面将会提到，SLE 患者血清中 DNA 成分参与形成免疫复合物，可通过 TLR9 介导的信号途径诱导分泌 IFN-α，并引起血浆 IgM 和 IgG 浓度升高，造成自身抗体和免疫复合物在肾脏的沉积，出现自身反应性 T 细胞及自身反应性 B 细胞（包括 B1 细胞）的激活。而且，SLE 患者体内高水平的 IFN-α 能诱导单核细胞向 DC 分化，包括前面提到的 cDC 和 pDC。前者摄取凋亡小体，将自身抗原包括核酸成分递呈给 CD4 T 细胞，参与启动适应性免疫应答；后者通过其 RLR 受体，进一步产生 IFN-α，形成激发 SLE 的恶性环路（详见后）。而且，IFN-α 又通过自分泌的方式促进未成熟 DC 向成熟 DC 转化，使未成熟 DC 诱导的免疫耐受不复存在，从而加剧了自身免疫病。

5. 细胞因子与 RA　参与 RA 发病的细胞因子，主要有 IL-1、IL-6、IL-12/IFN-γ 和 TNF-α 等，皆具促炎症因子活性（表 3-1）。

（1）IL-1：RA 患者血液中 IL-1 水平增高的幅度与 RA 的活动程度相关。滑膜组织中也可检测到高水平 IL-1α 和 IL-1β 的表达。动物实验中，反复给正常大鼠关节注射 IL-1，可产生慢性滑膜炎，以单核细胞浸润和纤维化为特征；若先向关节注入属于 PAMP 的肽聚糖-多糖复合物，然后再注入 IL-1，能显著增强炎症反应，产生关节血管翳和关节损伤。

IL-1 的病理作用与其作为炎症介质的生物学效应有关。①在 RA 病变早期 IL-1 可协助多种炎症细胞迁徙，包括中性粒细胞、血管内皮细胞、淋巴细胞、单核/巨噬细胞；②IL-1 能刺激成纤维细胞增殖，并诱导血小板衍生生长因子（PDGF）产生，而导致关节瘢痕纤维化；③IL-1 促进炎症关节灶中 T、B 淋巴细胞增殖，后者释放的细胞因子，反过来又促进巨噬细胞产生更多的 IL-1。此恶性循环最终导致关节软骨和骨质的破坏。

（2）IL-6：RA 患者血清和滑膜组织中 IL-6 水平上升。IL-6 受体（包括膜型和可溶型）的表达也增高。IL-6 的作用特点是诱导 B 细胞产生抗体的力度远大于 IL-1 和 TNF-α。IL-6 还可诱导肝细胞合成急性期蛋白，增强致炎作用。

（三）趋化因子

1. 趋化因子类别　根据分子内二硫键两端半胱氨酸的分布与连接方式的不同，趋化因子分为 4 个家族：CXC、CC、C 和 CX3C。其中 C 代表半胱氨酸，X 代表其他氨基酸。

（1）CXC 亚家族：趋化中性粒细胞。主要成员有 IL-8、黑色素瘤生长活性因子（GRO/MGSA）、血小板碱性蛋白（PBP）、干扰素诱导蛋白 10（IP-10）、基质衍生因子（SDF-1）、B 细胞趋化因子（BLC-1）、血小板因子 4（PF-4）、ENA-78 等。

（2）CC 亚家族：趋化单核细胞。主要成员为巨噬细胞炎性蛋白（MIP-1α 和 MIP-1β）、T 细胞激活性低分泌因子（RANTES）、单核细胞趋化蛋白（MCP-1/MCAF）、MCP-

2、MCP – 3、嗜酸性粒细胞趋化因子（eotaxin），等。

（3）C 亚家族：目前发现有淋巴细胞趋化因子（lymphotactin，LTN）和 SCM – 1β 两个成员。

（4）CX3C 亚家族：只发现一个成员 Fractalkine。

趋化因子皆通过相应的受体发挥作用，而共同组成 7 次跨膜受体家族。相应地形成 4 类趋化因子受体亚家族：CXCR、CCR、CR 和 CX3CR。

2. 趋化因子与风湿病　趋化因子参与体内各种重要的生理功能以及疾病的发生发展，包括通过趋化作用向炎症部位招募白细胞特别是吞噬细胞和淋巴细胞。因而趋化因子在炎症反应中起核心作用。然而在病理条件下，趋化因子及其受体可引起免疫细胞的过度活化和过度趋化而损伤正常组织，诱致自身免疫病包括风湿病。

（1）趋化因子介导的白细胞浸润可以引起或加重 SLE 肾脏病变：例如出现在浸润 T 细胞上的趋化因子受体 CCR1 和 CCR5 与肾脏病变的发展相平行。肾小球和肾间质中都检测到 CCR1$^+$CCR5$^+$T 细胞浸润，与 MIP – 1α 和 RANTES 的趋化作用有关。

（2）趋化因子参与 RA 病理过程：主要的趋化因子有：①含 ELR 基序的 CXC 亚家族成员 IL – 8、ENA – 78、CXCL1 和 CXCL6，介导中性粒细胞进入滑膜组织，参与新生血管生成；②具有抗炎作用而不含 ELR 基序的 CXC 亚家族成员，如血小板因子（CXCL4）、IP – 10、干扰素诱导单核因子（MIG，CXCL9），它们发挥抗炎和抑制新生血管生成的作用；③CC 类趋化因子，包括 MCP – 1、MIP – 1α、MIP、3α 及 RANTES，这些趋化因子主要作用于单核、T、NK、嗜碱性和嗜酸性粒细胞的炎性浸润过程。

趋化因子 IL – 8 在 RA 患者血浆和滑膜液中呈高表达。在动物膝关节腔内注射 IL – 8 能诱导滑膜炎，其病理特征与 RA 相似，表现为中性粒细胞和单核细胞浸润，关节内新生血管生成。IP – 10 和 MIG 可以趋化多种炎症细胞包括 T 细胞、单核细胞和 NK 细胞。它们在 RA 患者滑膜组织和滑膜液中表达浓度比正常对照分别高 100 倍和 50 倍。在 RA 炎症局部，IP – 10 和 MIG 还能促进 NK 介导的细胞裂解和加强效应 T 细胞的应答强度，加剧 RA 的病理过程。

（饶咏梅）

第三节　T、B 淋巴细胞异常与风湿病

一、T 细胞及其亚群

针对自身抗原的效应性 T 细胞和产生自身抗体的 B 细胞参与适应性免疫（adaptive immunity）应答，在风湿病发病中发挥重要作用。其中的 T 细胞，不仅直接参与对组织的损伤，也参与体液免疫，因为多数自身抗体的产生需要 T 细胞的协助。

完成分化的 T 细胞包括效应细胞、调节细胞和记忆细胞，三类细胞各自又由不同的亚群组成。T 细胞及其亚群在比例和功能上的失调与自身免疫病的发生密切相关。本节先讨论效应性 T 细胞及其亚群与风湿病的关系。

表3-3列举了五种重要的效应性 T 细胞亚群（effective T cell subset）。

表3-3　效应性 T 细胞亚群

亚群	CTL 配体	诱导的 Ck	转录因子	激活基因	主要效应分子	靶目标	应答类型
CD4 Th1	pMHC Ⅱ类*	IL-12，IFN-γ	STAT4/T-bet	IFNG	IFN-γ，TNF-α，IL-2	受感染的巨噬细胞	细胞免疫
CD4 Th2	pMHC Ⅱ类	IL-4	STAT6/GATA3	IL-4	IL-4，IL-5，IL-13	抗原特异性 B 细胞	体液免疫
CD4 Th17	pMHC Ⅱ类	IL-6，TGF-β，（IL-23）#	STAT3/RORγt	IL-17	IL-17，IL-22	炎症细胞	炎症反应
CD4 Tfh	pMHC Ⅱ类	IL-21	STAT3/Bcl-6	IL-21	IL-21	分化中的 B 细胞	体液免疫
CD8 CTL	pMHC Ⅰ类	IL-2	STAT5	IL-2	穿孔素，颗粒酶	感染病毒的靶细胞	特异杀伤

注：*pMHC：（抗原）肽-MHC 分子复合物；#IL-23 增强 IL-17 的增殖分化。

（一）CD4 Th1 与 CD4 Th2 的分化及专一性转录因子 T-bet 与 GATA3 的激活

图3-4表明，初始 CD4 T 细胞向功能性亚群分化从两个方面接受信号：一是 TCR，二是细胞因子受体。

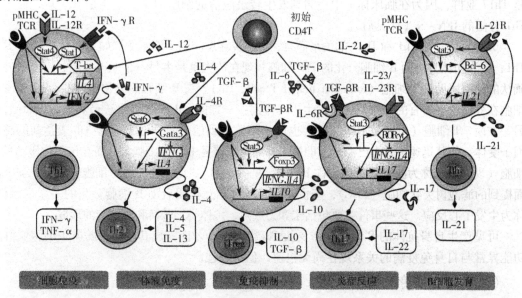

图3-4　CD4T 亚群的分化、特征及分化机制

初始 CD4 T 细胞向各种亚群分化，除了依赖 TCR 与配体 pMHC 的结合，须由不同的细胞因子进行激发。注意五种 CD4 T 亚群（Th1，Th2，Treg，Th17 和 Tfh）的分化依赖于 Ck 受体信号转导中不同的转录因子 Stat 家族成员，并分别启用特定的亚群专一性转录因子（T-bet，Gata3，Foxp3，RORγt 和 Bcl-6），使不同的细胞因子基因受抑或受激，促使相应 T 亚群完成分化。各亚群依据相互有别的细胞因子分泌格局，行使不同的效应功能或发挥调节作用

1. Th1 亚群分化　通过 IL-12 与 IL-12R 的配接活化转录因子 Stat4，后者进入细胞核，首先激活 IFNG 基因，所产生的 INF-γ 再与同一细胞表达的 IFN-γ 受体结合，激活另一转录因子 Stat1，并活化 Th1 亚群专一性转录因子 T-betoT-bet 一方面加速 IFNG 的激活，另一方面抑制 IL4 基因活化，最终完成 Th1 亚群的分化。

2. Th2 亚群分化　IL-4 一旦出现，借助单链受体 IL-4R 及共用细胞因子受体 γ 链（γc），启用另一条信号通路活化 Stat6，后者参与激活 Th2 亚群专一性转录因子 Gata-3，使 IL-4 基因激活，同时阻抑 IFNG 基因的转录，由此引起 Th2 的分化。

Th1 和 Th2 借助分泌不同的细胞因子，各自介导细胞免疫和体液免疫，参与不同疾病的免疫发病机制。可归纳为：Th1 型应答介导移植物排斥，抗肿瘤、抗病毒；Th2 型应答介导超敏反应和抗寄生虫。如果将自身免疫病也作相应的归纳，则 RA 属 Th1 型；SLE 因涉及大量自身抗体的产生，同时有 Th2 和 Th1 的参与。

（二）介导炎症反应的 CD4 Th17 和对 B 细胞分化发挥辅助作用的 Tfh

Th17 是新近确认的效应性 CD4 T 细胞亚群，通过分泌 IL-17、IL-22 等细胞因子主宰炎症反应。图 3-4 表明，初始 CD4 T 细胞向 Th17 分化除了从 TCR 获取信号，细胞因子 IL-6 和 TGF-β 发挥关键作用，IL-23 则促进该类细胞的扩增。其中参与的转录因子是 Stat3 和 RORγt，后者促进 IL-17 基因活化而阻止 IFNG 和 IL-4 基因转录，亦即在 Th17 出现的同时，CD4 T 细胞向 Th1 和 Th2 亚群的分化受到遏制。

新近有资料指出，当初认为 RA 等疾病过程中起关键作用的是 Th1 细胞，其实应该主要是 Th17 亚群，因为在临床标本中检测到发生转录激活的细胞因子，主要是 IL-17，而不是 Th1 分泌的 IFN-γ（详见后）。

无独有偶，就 Th1 和 Th17 的关系而言，参与炎症反应的 T 细胞亚群如果主要是 Th17 并非 Th1；则当初认为协助 B 细胞分化的 Th2 细胞，现在认为也是由另一个亚群承担，这就是新近确认的滤泡协助性 T 细胞（follicular helper T cell, Tfh）。在 B 细胞的分化过程中；T、B 淋巴细胞在外周免疫器官的 T 细胞区会发生相互作用：一方面，B 细胞借此获得双重信号而激活；另一方面，T 细胞（应该是 Th2 细胞）也从 B 细胞得到信号而分化成 Tfh。Tfh 表达新的趋化因子受体，使其迅速进入淋巴滤泡，即进入外周免疫器官中的 B 细胞区。而在该部位激活的 B 细胞（现倾向于称为滤泡 B 细胞简称 Fo-B，见图 3-1）、滤泡协助性 T 细胞（Tfh），加上前面提到的滤泡树突状细胞（FDC），三位一体，通过相互作用启动 B 细胞分化的一系列事件，称为生发中心反应。这些事件主要包括亲和力成熟、抗体类别转换和浆细胞的形成。

可见产生自身抗体的 B 细胞，需要从 Tfh 得到协助才能完成其分化。此类 T 细胞亚群的功能异常与自身免疫病的关系现在尚无报道，值得关注。

（三）发挥自身免疫病理效应的 CD8 CTL

CD8 CTL 是另一类重要的效应性 T 细胞，即行使杀伤作用的细胞毒性 T 淋巴细胞。其分化途径未列入图 3-3。对抗肿瘤和抗病毒，这是一群摧毁肿瘤细胞和病毒感染靶细胞的"战士"，越多越好；对自身免疫病，则可能是一类专门攻击自身组织的"作乱者"，越少越好。由于自身反应性 CTL 的分化成熟，经历了自身抗原选择和克隆扩增等过程，因而 CTL 行使功能往往显示高度自身抗原特异性，这样，就可能通过有选择的方式作克隆清除而不危及正常的免疫应答。这是当今免疫干预的一个重要而有希望的目标。

二、T 细胞与风湿病

（一）T 细胞与 SLE

SLE 的一个病理特征是 B 细胞应答亢进和产生大量针对细胞核成分的自身抗体。这一过程同时受到免疫系统中 T 细胞、B 细胞、DC 以及促炎症细胞因子和趋化因子的调节。就 T 细胞而言，上面已提到，不仅可以借助 T、B 相互作用并促使 Tfh 分化，影响 B 细胞的行为；在效应阶段，自身反应性 T 细胞更是直接参与免疫损伤的病理过程。

SLE 中功能性 T 细胞结构异常的表现之一，是不能有效地履行激活诱导的细胞死亡，造成自身反应性 T 细胞存活期延长，从而使 B 细胞和浆细胞持续产生自身抗体。这些变化与 T 细胞激活后胞质钙离子浓度超常增加、信号蛋白酪氨酸磷酸化异常及线粒体电位增高有关。除了线粒体电位变化外，SLE 患者 T 细胞线粒体数量及线粒体膜内钙离子浓度也在增加。这些异常加剧了自身反应 T 细胞的病理效应。

（二）T 细胞与 RA

RA 的关节滑液中有记忆性 $CD4^+CD45RO^+T$ 细胞浸润。构成这些 T 细胞的 TCR Vp 基因的某些片段，往往呈现特定的取用格局，提示参与 RA 致病的 T 细胞可能是单克隆或寡克隆来源的。这些对自身抗原有高亲和力的 T 细胞克隆，可逃脱胸腺选择迁移到外周后发挥病理性效应。在 RA 滑膜组织血管周围，T 细胞通过与内皮细胞相互作用，从滑膜毛细血管后微静脉迁移至炎症部位。与中性粒细胞、巨噬细胞、DC、成纤维样滑膜细胞等共同参与了滑膜炎症和关节损伤（图 3-5）。

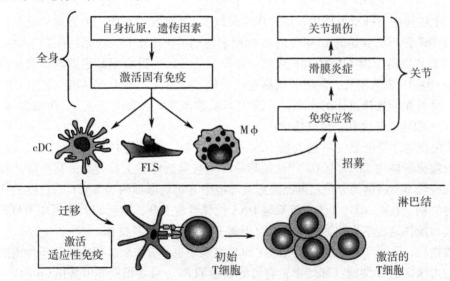

图 3-5 类风湿关节炎（RA）中免疫细胞相互作用示意图
自身抗原（左上）首先通过固有免疫应答激活传统树突状细胞（cDC）、成纤维样滑膜细胞（FLS）和巨噬细胞（Mφ）。cDC 随后迁移至淋巴结，作为抗原提呈细胞激活初始 T 细胞，启动适应性免疫应答。激活的 T 细胞被招募至关节部位，与固有免疫中已活化的各种细胞一起引起滑膜炎症，造成关节损伤

小鼠胶原诱导性关节炎（CIA）是 RA 研究中常用的动物模型。去除 T 细胞后小鼠不再发病，说明 CIA 疾病模型中 T 细胞起关键作用。其中，自身反应性 Th1 细胞居于核心地位，因为在 RA 炎症部位可检测到促使 Th1 分化的高水平 IL－12 以及 Th1 细胞分泌的 IFN－γ。此外，用抗体中和炎症因子 TNF－α 和 IL－1β 能明显抑制 CIA 的进展，因为两种细胞因子与 Th1 细胞分化和功能行使有关。

前面提到，对 Th17 及其细胞因子在 RA 发病中的作用有了新的认识。资料显示，RA 滑膜组织中的淋巴细胞能产生 IL－17，而且局部 IL－17 的表达水平显著高于正常对照组和骨关节炎组。IL－17 能通过其受体激活信号转导的 NF－κB 途径刺激滑膜组织中的成纤维细胞、内皮细胞、上皮细胞等分泌多种细胞因子和趋化因子，如 IL－6、IL－8、GM－CSF 和前列腺素 E_2，引起 RA 炎症反应。IL－17 还参与破坏关节软骨，因为它可刺激巨噬细胞和滑膜细胞分泌炎症介质 IL－1 和 TNF－α，诱导滑膜细胞表达破骨细胞分化因子 RANKL，增强破骨细胞生成和骨质再吸收。

在 RA 炎症性关节中，高水平的 IL－23 与相对低水平的 IL－12 往往同时出现。而 RA 滑膜组织中的某些 DC 细胞亚群能分泌 IL－23。IL－23 可促进 Th17 分泌 IL－17。这提示"IL－23－Th17－IL－17"相联系的过程在 RA 的发病机制中可能发挥更为重要的作用。

三、自身反应性 B 细胞与自身抗体

B 细胞的激活与抗体产生的格局因抗原类型不同而存在差异。就抗体产生是否依赖 T 细胞而言，抗原分为 T 依赖（TD）和非 T 依赖（TI）两类，前者主要为蛋白质抗原；后者中的典型代表为属于 PAMP 的脂多糖（LPS）和多糖抗原。前面提到，Tfh 细胞在 TD 抗原诱导 B 细胞产生抗体中发挥重要作用，这一作用是以 T、B 细胞相互作用的方式体现的。该相互作用涉及 Th2 激活后表达的 CD40L 与 B 细胞表达的 CD40 分子间的相互配接。而 Th2 的激活又依赖于 B 细胞作为 APC 为其提供第一和第二信号。已揭示 SLE 患者淋巴细胞及外周淋巴组织中 CD40L 表达增高，促使 B 细胞过度活化。应用抗 CD40L 抗体能抑制生发中心 B 细胞增殖，降低血清抗核抗体的水平，并改善 SLE 临床症状。表明阻止 T、B 细胞相互作用，确可抑制 B 细胞的分化和自身抗体的产生。

SLE 免疫病理特征之一，是大量出现高亲和力 IgG 抗双链 DNA 自身抗体。研究发现，活动性狼疮患者体内 $CD19^{low}CD27^{hig}$ 浆细胞是产生自身抗体的主要类型，其扩增涉及生发中心自身反应性 B、细胞的分化及淋巴滤泡微环境中 B 细胞激活因子 BAFF 的过度表达，后者引起多种类别（IgM，IgG，IgA）抗双链 DNA 抗体含量上升，而且 SLE 患者中 BAFF 受体的表达及其与配体结合率也明显提高，皆可促进 B 细胞分泌自身抗体。

应该指出，除了 TD 抗原，TI 抗原在 SLE 发病中也十分重要。据称，位于外周淋巴器官生发中心边缘区的 B 细胞（MZ－B）有可能表达 TLR9，后者识别非甲基化 CpG DNA，直接诱导 B 细胞产生 IgM 抗体。而且，在细胞因子 IL－10 等存在的情况，还能发生有限的抗体类别转换，即分泌相应的抗 DNA IgG 自身抗体。CpG DNA 与 TLR9 的相互作用还能刺激 DC 分泌 IFN－α 和 BAFF。上面提到，BAFF 参与刺激 B 细胞分泌高亲和力自身 IgG 抗体。有报道称，SLE 患者血清中有高水平的 BAFF 和 IL－10 被检出，提示 TI 抗原应答在 SLE 病理机制中可能也发挥重要作用。

（闫　丽）

第四节 免疫调节失常与风湿病

一、调节性 T 细胞

（一）调节性 T 细胞的分类及功能

调节性 T 细胞（regulatory T cell，Treg）是维持机体内环境稳定的重要因素，直接制约自身免疫病的发生和转归，并参与调控移植、肿瘤和过敏等重大疾病。相关研究已成为临床免疫的前沿领域。Treg 主要分两类：一是自然调节性 T 细胞（nTreg），以 $CD4^+CD25^+$ $Foxp3^+$ nTreg 为代表，通过表达 CTLA-4 及细胞-细胞相互接触，发挥免疫抑制作用；第二类由特定细胞因子和抗原激发，称诱导性调节 T 细胞（iTreg），如在外周由 TGF-β 等诱导产生的 $CD4^+CD25^+Foxp3^+$ iTreg，可借助分泌 IL-10 和 TGF-β 等发挥作用（图 3-4 中下）。外周经诱导产生的 Treg 还包括 1 型调节性 $CD4^+$ T 细胞（$CD4^+$Tr1）、$CD4^+$Th3 和 CD8 阳性的 $CD8^+CD28^-$ Treg 等。

（二）Treg 与风湿病

调节性 T 细胞数量减少或功能异常直接引发自身免疫病。例如，$CD4^+CD25^+$ nTreg 在 SLE 活动期外周血淋巴细胞中的比例明显下降；在 BWF1 和 SNF1 狼疮易感小鼠疾病进展期的数量也明显减少。此外，SLE 活动期患者 $CD8^+$Treg 的数量和功能也下降。$CD8^+$Treg 发挥抑制作用依赖细胞因子 IL-6 和 IFN-γ。而活动期 SLE 患者的 $CD8^+$Treg 分泌 IL-6 和 IFN-γ 能力明显低于正常人。

生理条件下，各种调节性 T 细胞可通过与其他免疫细胞的相互作用和释放抑制因子保持机体内环境稳定，包括调控 B 细胞产生抗体、抑制自身抗体的分泌、减轻免疫复合物在肾脏的沉积和补体依赖的免疫损伤。SLE 中 Treg 数量的减少和功能缺陷，必然导致平衡失调。例如活动期 SLE 患者，淋巴细胞分泌 TGF-β 的水平下降明显。TGF-β 不仅介导 Tr1 和 Th3 的免疫抑制作用，还参与 $CD4^+CD25^+$ iTreg 以及 $CD8^+$Treg 的分化。TGF-β 含量下降则引起免疫应答亢进。

RA 发病中 Treg 的作用也日益受到重视。发现其中 $CD4^+CD25^+$ Treg 可正常地行使对效应性 $CD4^+$T 细胞增殖功能的抑制，但不能有效地阻遏这些 T 细胞和单核细胞产生 TNF-α 和 IFN-γ。还有研究发现，RA 患者中分离的效应性 T 细胞对 $CD4^+CD25^+$ Treg 的抑制作用具有抵抗性。而且 TNF-α 能够与 $CD4^+CD25^+$ Treg 表达的相应受体 TNFR-2 结合，可抑制其负向调节功能和 Foxp3 表达水平。在这个意义上，抗 TNF-α 单克隆抗体有可能用来增强调节性 T 细胞的活性并控制自身免疫病。现已应用于 RA 和炎症性肠病的临床实践。

实验动物中胶原诱导性关节炎（CIA）研究结果进一步支持 nTreg 细胞参与 RA 病理过程。首先，在用抗体去除 $CD4^+CD25^+$ Treg 的动物中，CIA 发病迅速，关节损伤更加严重。在疾病早期，过继转移 $CD4^+CD25^+$ Treg 能延缓疾病发生和减轻症状表现，但不改变整个病程；在进展期，$CD4^+CD25^+$ Treg 则没有明显的治疗作用。有可能因为局部微环境中某些高浓度的细胞因子如 TNF-α 抑制了 Treg 的活性。

（三）Treg 的治疗意义和影响因素

研究和开发 Treg 用于自身免疫病治疗，属于热点和前沿。已提出采用口服自身抗原诱导耐受，引入未成熟 DC 细胞及血管活性肠肽（VIP）等手段，在动物体内诱导 Treg 以治疗 CIA。据称结果令人鼓舞。而且如上所述，抗 TNF－α 单抗在治疗 RA 中的疗效也被证明与上调体内 CD4$^+$CD25$^+$Treg 的数量和功能有关，但抗 TNF－α 单抗不能治愈 RA，一旦停药，RA 就会复发。所以，基于 Treg 的免疫治疗还有很长的路要走。

需要指出的是，Treg 本身的分化和行使功能受到多种因素的制约和影响，包括细胞因子 TGF－β 和 IFN－γ 抗原提呈细胞、CD28 和 CTLA－4 的表达、抗凋亡基因，以及前面提到的 Toll 样受体等。例如 DC 细胞表达的 TLR4 和 TLR9 一旦与相应配体结合，可抑制 Treg 的活性。研究发现，这与效应性 T 细胞对 Treg 的免疫抑制作用不再敏感有关。在 SLE 中，如果患者病毒感染持续存在，其产物可通过结合 TLR，长期抑制 Treg 的活性，将导致免疫应答亢进，加剧自身免疫病。

二、核酸代谢异常、IFN－α 与 SLE

SLE 患者往往产生多种自身抗体，其中针对核蛋白及 RNA/DNA 的抗体主导了病理性的免疫应答。抗核抗体来自何处？核酸成分如何被机体感知和识别？有关自身抗体引起一系列免疫应答的特点和机制如何？现知，一模式识别受体（PRR）、浆细胞样 DC（pDC）和 I 型干扰素（type I interferon，IFN－α/IFN－β）的激活和分泌在其中起关键作用。这实际上是对前面相关论述的一个综合性考量。

对常染色体显性遗传病冻疮样狼疮（chilblainlupus）的研究揭示，因 DNA 外切核酸酶 TREX1 或磷酸水解酶 SAMHD1 编码基因突变，可引起患者冷性疼痛和肢端损伤，属于慢性皮肤狼疮型的一类表现。患者亦可产生抗核抗体（ANA）。而 TREX1 基因突变同质体患者（称为 Aicardi－Goutieres 综合征），除了产生 ANA，尚有其他典型的 SLE 症状，如关节炎、口腔溃疡、白细胞和血小板减少、补体含量下降等。由于 TREX1 基因编码的蛋白酶在生理条件下可降解 RNA/DNA，提示相关基因缺陷引发了核酸代谢异常，使大量自身 RNA/DNA 在胞内积聚，出现病理性效应。上面提到，其机制是积累的核酸可作为"危险信号（danger signal）"被免疫细胞感知，并激活干扰素调节因子（IRF），引起 IFN－α 释放。

几乎所有细胞皆可产生 INF－α，但大多数 IFN－α（80% 以上）由 pDC 活化后分泌。前面提到，pDC 带有胞内 RNA/DNA 感受器（sensor），可借助 RIG 样受体（RLR）和 TLR7/TLR9 识别核酸分子，启动信号转导，产生 IFN－α。与此同时，自身产生或因感染而出现的外来病原体核酸成分，也可借助抗核抗体和抗原抗体复合物，通过 APC 表面的免疫球蛋白 Fc 受体，进入内体或吞噬体，被内体膜上的 Toll 样受体 TLR3、TLR7 和 TLR9 识别后，启动相似的信号途径，产生 IFN－α（图 3－6）。

进入胞质溶胶的核酸分子可以激活促炎症因子的分泌，还可以借助前面提到的 AIM2 炎症小体发挥作用（图 3－6 左侧）。AIM2 分子具有识别 DNA 的能力，并可进一步通过衔接蛋白 ASC 激活胱天蛋白酶 Caspase－1，使 IL－1β 和 IL－18 前体转化为有活性的形式，引发炎症反应。

前已述及，SLE 患者中 IFN－α 基因的广泛激活在 SLE 发病中起关键作用，因为此类细胞因子不仅能活化 T 细胞（发挥效应作用）、浆细胞（促使自身抗体产生），并可激发 cDC

和 pDC 等多种树突状细胞。而因遗传因素或代谢异常而沉积的自身核酸分子，或感染外来细菌病毒而进入胞内的核酸成分亦可以成为重要的启动因素，从而把"核酸 - pDC - PRR - IFN - α - 病理性应答 - SLE"联系起来（图 3 - 6）。应该说，这种联系目前只是为探索作用机制的工作假说，但多少展示了核酸代谢、免疫失调与 SLE 等自身免疫病产生的关系。

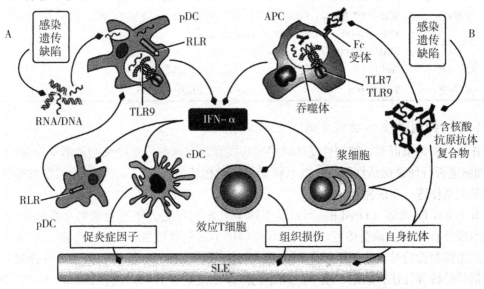

图 3 - 6　SLE 发病中起关键作用的 IFN - α：产生、病理效应及其与核酸代谢异常的关系

A. 感染和基因突变等因素使大量核酸（RNA/DNA）在体内聚焦（左上），进入 pDC 后，或直接被 RLR 识别，或进入内体被 TLR9 等识别，启动干扰素调节因子参与的信号途径，产生 I 型干扰素 IFN - α。后者进一步激活 pDC，并促使 cDC 产生促炎症因子；B. 类似的因素诱发产生带有核酸的抗原抗体复合物（右上），一方面发挥效应作用，产生自身抗体，同时被 Mφ 等抗原提呈细胞（APC）表达的 Fc 受体识别，内吞后由胞内 TLR7 和 TLR9 感知后激活 IFN - α 基因，加速自身反应性 T 效应细胞的活化，也促使浆细胞分化，进一步产生自身抗体

三、免疫细胞的抑制性受体及其调节异常

（一）抑制性受体存在的普遍性及其反馈调节

几乎所有免疫细胞皆表达功能相反的激活性受体和抑制性受体（表 3 - 4）。激活性受体与抗原等配体分子结合后，通过其自身或相关跨膜分子，启动抗原识别信号的转导。其中起关键作用的是与胞膜相连的蛋白酪氨酸激酶（PTK）和跨膜分子胞内段的免疫受体酪氨酸激活基序（ITAM），后者可招募胞质中游离的 PTK 和其他信号分了，通过蛋白磷酸化级联反应，传递正向活化信号。而免疫细胞抑制性受体（immunocyte inhibitory receptor，IIR）跨膜分子胞内段所携带的是免疫受体酪氨酸抑制基序（ITIM），通过招募蛋白酪氨酸磷酸酶（PTP），使已发生磷酸化的各种信号分子脱磷酸化，随之关闭激活信号通路，造成免疫细胞的激活和功能行使受挫。

重要的是，同一细胞的两类受体介导的信号转导并非同时启动。通常，活化信号的产生和发送在前（使细胞活化），抑制信号在后（使活化适可而止）。结果是，免疫细胞的激活和发挥效应功能在时空上可保持在一个适度的范围内。

表3-4 免疫细胞的两类功能相反的受体

免疫细胞	激活性受体（带有ITAM）	抑制性受体（带有ITIM）
B细胞	BCR - Igα/Igβ 复合体	FcγRⅡ - B, CD22
T细胞	TCR - CD3 复合体；CD28	CTLA - 4, PD - 1, BTLA
NK细胞	KRI - s/DAP12, CD49 - NKG2C/DAP12 NKD2D/DAP10, CD16/ζ/FcεR1γ	KIR - L, CD94/NKG2A, ILT - 2
肥大细胞	FcεR1	FcγRⅡ - B
γδT细胞	Vγ9Vδ2TCR	CD94/NKG2A

（二）抑制性受体功能失常与风湿病

作为反馈调节因素，抑制性受体结构和功能异常直接制约免疫细胞的激活。前面提到，NK细胞能否行使杀伤活性取决于抑制性受体的活化状态。现以 T、B 细胞抑制性受体与风湿病的关系作进一步的阐述。

Ⅱ型 IgG Fc 受体（FcγRⅡ - B）是表达于 B 细胞及肥大细胞表面的一类抑制性受体，其胞内段带有 ITIM。该受体可以借助 IgG 型的抗 TCR 抗体或抗原抗体复合物与 BCR 分子交联，产生抑制性信号，从而阻遏由 BCR 启动的常规活化信号。然而，风湿病患者的 B 细胞抑制信号的转导往往有缺陷，或导致细胞钙离子浓度异常升高，或者如 SLE 患者，抑制性受体 FcγRⅡ - B 分子因出现点突变（Ile 232 Thr）而不能嵌入胞膜的脂筏结构，结果是皆难以有效地发送抑制信号，造成 B 细胞过度活化。

对 T 细胞，抑制性受体属于共信号分子 CTLA - 4，其结构与传递第二信号的 CD28 分子相似，不同的是，两者胞内段分别携有 ITIM 和 ITAM。CD28 分子属于组成性表达，而 CTLA - 4 分子需要在抗原诱导 24 小时后表达，称为诱导性表达。而且，两者虽结合相同的配体分子 B7.1 和 B7.2，但 CTLA - 4 与之结合的亲和力远高于 CD28，结果是 CTLA - 4 一旦出现，即不再有或仅有少量 B7.1/B7.2 分子被留下与 CD28 结合。此时由 CD28 启动的活化信号迅速被抑制性信号所掩盖，T 细胞激活遂告终止。

利用抑制性受体的反馈调节特性，可通过基因工程手段构建 CTLA - 4 分子胞外段与免疫球蛋白 Fc 段相结合的融合蛋白。此 CTLA4 - Ig 保持了与 B7 分子高亲和力结合的特性，已用于抑制 T 细胞活性，诱导免疫耐受。有报道称，实验动物中该基因工程蛋白的使用也能明显抑制自身抗体的产生和 SLE 样的病理性改变，甚至在出现明显的临床症状之后（疾病进展期），CTLA4 - Ig 的应用仍可取得疗效。

四、激活诱导的细胞死亡对免疫应答的调节

细胞表面三聚体 Fas 分子一旦和配体 FasL 结合，通过死亡信号转导，将引发凋亡相关的一系列特征性变化：DNA 片段化、染色质浓缩、胞膜泡化和细胞皱缩。Fas 作为一种普遍表达的受体分子，可以出现在包括淋巴细胞在内的多种细胞表面，但 FasL 的大量表达通常只见于活化的 T 细胞（特别是活化的 CTL）和 NK 细胞。因而已激活的 CTL 往往能够有效地以凋亡途径杀伤表达 Fas 分子的靶细胞。然而，能分泌 FasL 的 CTL，对于因抗原激发而同样表达 Fas 分子的 T、B 淋巴细胞，也可以实施自我杀伤。生理条件下，这是一种活化的

T、B 细胞被清除的自杀性程序，称为激活诱导的细胞死亡（activation induced cell death，AICD）。显然，"被杀"的不是所有的淋巴细胞，仅仅是因抗原活化而发生克隆扩增（因而表达 Fas）的那一小部分。足见 AICD 属于一类高度特异性的生理性反馈调节，其目标是限制抗原特异性淋巴细胞克隆的容积即属于同一克隆的淋巴细胞数量，由此降低淋巴细胞分泌的细胞因子浓度。

实验动物中发现，Fas 或 FasL 基因发生突变后，其产物无法相互配接而不能启动死亡信号转导，AICD 相关的反馈调节遂难以奏效。例如，对于不断受到自身抗原刺激的淋巴细胞克隆，反馈调节无效意味着细胞增殖失控，可形成一群数量日益增多的病理性自身反应性淋巴细胞，产生大量自身抗体，呈现 SLE 样的全身性反应（图 3-7）。Fas 和 FasL 的突变，已分别检出于 lpr 及 gld 小鼠。人类中相应的疾病称自身免疫性淋巴细胞增生综合征（ALPS）。ALPS 患儿淋巴细胞大量扩增，淋巴结和脾脏肿大，并有溶血性贫血和中性粒细胞减少等类似 SLE 症状。仔细检查其 Fas 和 FasL 基因是否有突变，均获阳性结果。

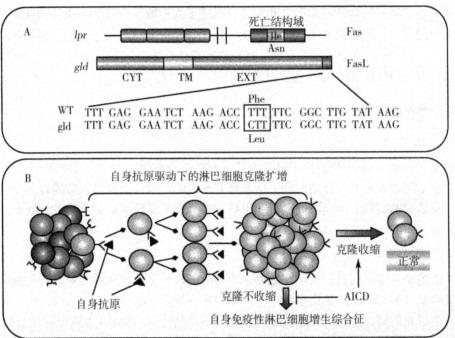

图 3-7 Fas 和 FasL 突变使 AICD 介导的反馈调节失效引起 SLE 样自身免疫病

A. 因为基因突变，lpr 和 gld 小鼠的 Fas 分子死亡结构域的异亮氨酸和 FasL 分子 C 端的苯丙氨酸分别被天门冬氨酸和亮氨酸取代，造成 Fas 与 FasL 难以配接，不再出现 Fas 介导的死亡信号转导，因免疫负向调节失控而引发 SLE 样自身免疫病；B. 相似机制使识别自身抗原而反复扩增的人自身反应性淋巴细胞不能发生激活诱导的细胞死亡（AICD），难以实施细胞克隆容积的收缩，引起自身免疫性淋巴细胞增生综合征（ALPS）。表现为淋巴细胞过量扩增，淋巴结和脾脏肿大，并出现溶血性贫血和中性粒细胞减少

（闫　丽）

第四章 风湿病的流行病学

第一节 流行病学研究方法的概况

流行病学是研究人群中疾病的分布以及决定因素的学科。流行病学研究的目的是为了描述疾病发生的频率及变化的决定因素，比较各种致病原因的相关强度并且评估它们的真实性。本章讲述了流行病学的基本概念和定义；描述了大多数研究设计的优势和缺点，及其在病因判断中的意义；同时说明了流行病学在风湿性疾病研究中的特殊应用。在本章中，我们用"疾病"（disease）这个词代表发病、死亡或者其他结局，同时，"暴露"（exprosure）这个词用来代表与该疾病相关的"危险因素"或"保护因素"。

一、疾病发生的描述

（一）患病率

患病率（prevalence）是指特定时间点某一人群中所有患有此病的病例在该人群中所占的比率。它是用来表示某一特定时间、所有患有此病的人数占研究总人数的百分比，包括已经患病以及新发的病例。不同时间获得的患病率通常用于反映疾病的动态发展或者用于卫生服务的需要。

（二）发病率

为了描述疾病随时间发展的动态趋势，观察同一人群中新发病例与未发病例数是非常必要的，发病率（incidence）是指定在特定人群中某一条件下的所有新发病例在该人群中所占的比例。在研究期间，个体可能有发病风险但并不发病，他或她将为整个时期贡献风险时间。或者发生该疾病的患者有可能死于该病或失访，所有出现这些情况的患者都意味着他们不再为分母贡献风险时间。人时（person-time）的概念包括每个个体所贡献的实际风险时间。例如，计算系统性红斑狼疮（systemic lupus erythematosus，SLE）10年的发病率（图4-1）。研究对象 A 在观察开始即发病，但在第5年去世。因此，对象 A 对分母贡献了5人年。研究对象 B 在研究开始后的第4年发病，此后即不再有发病风险，那么研究对象 B 在分母计入4人年。研究对象 C 在研究开始的第2年加入，但在第9年失访，其计入7人年。研究对象 D 在研究开始第1年加入，但在第5年失访，总的人年计为4。研究对象 E 在研究开始第2年加入，并且在第8年至第9年间发病，贡献了6.5人年。发病率则通过下面的公式计算：

发病率＝观察期内新发病例数/总的人时

	年											总风险时间
	0	1	2	3	4	5	6	7	8	9	10	
研究对象A	I_____ +											5.0
研究对象B	I_____ X											4.0
研究对象C	I_____ LFU											7.0
研究对象D	I_____ LFU											4.0
研究对象E	I_____ X											6.5
总风险年数												26.5

图 4-1 假定计算系统性红斑狼疮在某一人群中 10 年的发病率。I：研究开始；+：死亡；X：发病；LFU：失访。(Modified from Hennekins CH. Buring JE：Epidemiology in medicine. Boston. 1987. Little，Brown and Company.)

在上例中，有两个新发病例，且从研究对象 A 到 E 总的人时为 5.0+4.0+7.0+4.0+6.5=26.5，因此该病的发病率为 2/26.5 人年，或为 1/13.25 人年，也可以表达为 0.075 4 例/人年或 7.54 例/100 人年。

二、效果的评估

与仅仅描述疾病发生的频率及其发展相比，疾病与其潜在的诱发因素相关性的研究更为重要。有一种研究方法是通过比较暴露与未暴露于某一危险因素的两组人群的发病率或患病率，从而得到该危险因素与发病的相关性。仅通过比较暴露组与未暴露组的发病情况很难评估该暴露因素与疾病发生的因果关系。描述疾病发生与暴露因素之间的关系是根据研究设计而定的。横断面研究（cross-sectional surveys）和病例对照研究（case-control studies）常用比值比（odds rate，OR），这是对暴露组与非暴露组相比疾病发生概率（odds）的描述（患病率比值比＝患病率/1-患病率；发病率比值比＝发病率/1-发病率）。纵向设计（longitudinal designs）可以计算出暴露组与非暴露组发病的相对危险度（relatLve risk，RR）。

（兰培敏）

第二节 研究设计

研究设计包括生态学研究（ecologic studies）、横断面研究（cross-sectional surveys）、病例对照研究（case-control studies）、队列研究（cohort studies）和随机对照临床试验（randomized controlled clinicaitrials）－其中随机对照临床试验被认为是最严谨的，最具代表性的试验设计。每种实验设计均具有其自身的优势和缺点（表 4-1），并且研究设计的选择要根据研究的问题、疾病的发生率、研究的可获得性以及对照人群、开展研究可利用的资源及研究的支持条件而定。

表 4-1　常见的流行病学研究设计及其各自的优缺点 *

研究设计	定义	效果评价	强度	缺点
生态学	收集暴露因素和疾病的数据；比值比针对群组来分析，而并非针对个体	比值比	花费少 时间短 提出假设	容易出现混杂 生态学谬误
横断面研究	收集同一时间点、某一地区所有研究对象关于暴露因素和疾病的相关数据，无论研究对象是否发病	患病率 比值比	可以研究数个结局 时间短 可以估计疾病的发病率以及危险因素对疾病的贡献	无法得到疾病和暴露的先后关系； 潜在的生存偏倚 不适用少见病 无法得到发病率或相关危险度的评估
病例对照研究	研究疾病组与正常对照组其暴露与疾病的相关性	比值比	是少见病或潜伏期长的疾病的最适合的 时间短 小样本 * 花费少 * 比值比可估计相对危险度 可以获得时间的先后关系	对少见的暴露因素不是很高效
队列研究	对最初未发病者进行随访，从而获得发病者与未发病者之间的区别	发病率 相对危险度	生存偏倚少 可以获得多个结局 可以获得疾病的发病率和相对危险度	需要的样本量大 对少见病不适用 比较昂贵 时间长
前瞻性	由研究者抽样选择样本，并前瞻性随访疾病的转归	发病率 相对危险度	研究者可掌控抽样	增加了花费 时间长 研究者对试验的掌控少
回顾性	研究已经发生的暴露和疾病	发病率 相对危险度	花费少 时间短	研究者对试验的掌控少
嵌入式病例对照	在前瞻性或回顾性研究中的病例对照研究	发病率 相对危险度	群体设计 相对完全的队列研究花费少	可能需要在结局发生时或之后对样本库进行分析
随机临床试验	在研究者实施的暴露（药理学，非药理学设施，教育干预）	相对危险度风险比	最仿真的试验 最强有力为病因和疗效提供证据的设计 随机分配干预，尽量减少混杂 对于某些研究问题，比观察性研究更快、更廉价	费时、费钱 因罕见或伦理问题而不适用某些研究问题若过度控制环境而无法反映真实条件，则难以推广 研究的问题和范围窄

注：与队列研究设计相关。

一、观察性研究

观察性研究中的暴露不是在人群中随机分配的。调查者观察暴露情况而不选择患者的暴露状态。观察性研究包括生态学研究、横断面研究、病例对照研究以及队列研究。

二、生态学研究

生态学研究是以群体而非个体为观察和分析对象的。通过描述不同人群中某危险因素的露情况与疾病的发生率来分析该因素与疾病发生的相关性。生态学研究是一种非常简便的研究，并且可以为很多以个体为研究对象的并非常严密的研究设计提基础。其主要缺之一是混杂（confounding）造成的敏感性过高。混杂是指由于存在一个额外的因素与该疾病和某暴露因素都相关，从而造成了疾病与某暴露因素相关。群体的相关性并不必然代表个体的相关性。这个概念被称为生态学谬误（ecologic fallacv）。举一个假定的粒子来说，某种肿瘤的发生率在某个国家可能很高，同时在这个国家中烟的销售量也很高，但通过生态学研究，我们并不能判断出买烟或者吸烟的个体是否就是发生肿瘤的个体。

三、横断面研究

横断面研究的目的通常是描述性的，包括所有的个体（发病以及未发病的人群），或者在某一时间点抽样调查其中一部分人群，而不需要随访。该研究可以评估某一个人群中特定疾病的患病率，并且可以用于卫生服务和资源分配。其特点是可以同时获得危险因素的信息。这些危险因素也许和疾病相关，也许和疾病无关，我们并不能判断出这些因素与疾病的因果关系。

例如在美国，每10年进行一次国家卫生和营养调查（National Health and Nutrition Examination Survey）即为横断面研究。这项调查抽取了48个州的居民并评估他们的健康状态和生活习惯，如血压、血脂、身高、体重、吸烟和饮食习惯。这些调查同样被用于风湿病的研究，以了解不同年龄、性别、种族的膝关节、髋关节骨关节炎的患病率。

四、病例对照研究

缺乏经验者因其容易出现偏倚而造成许多不足。在这种情况下，病例对照研究是一个合适的甚至是唯一的选择，特别是研究少见病的时候。通常，病例对照研究包括的研究对象比队列研究要少，花费少，但具有更高的效率，这是由于它的研究对象为已经患有特定疾病的人群，而并非观察某一人群在一段特定时间内发病的人数。设计病例对照研究最重要的是：①选择的对照组必须和研究对象具有可比性；②确认可能会影响有效性的潜在偏倚。

病例对照研究的严格定义是指比较来自于同一群体中的患有特定疾病的人群（病例组）与不患该疾病但具有可比性的人群（对照组）的研究。研究群体可以为某一地区的居民或者某所医院的患者。对照组是充当一个评估者的角色，用来评估这个群体暴露的分布情况。因此，对照组必须是独立的、未患有所研究疾病的人群。例如，如果我们要研究吸烟与进行性系统性硬化（progressive systemic sclerosis, PSS）的相关性，那么对照组必须选择来自于同一群体，并且无论其是否吸烟，都可被选择。

（一）病例对照研究中对照组的选择

如果样本的来源是一个定义明确的群体，那么对照组可以直接从该群体中抽样获得。如果这个群体过于庞大以至于无法完全计算人数，那么对照组可以选择与病例组邻近的、匹配的群体。随机数字拨号（random digit dialing）可以用于对照组的选择，但是这种消耗人力的方法遗漏了没有电话的个体以及没有接通电话的个体。如果病例组是来自特定的医院或诊所，那么群体应代表所有患有研究疾病、并可能接受该医院或诊所治疗的患者。但是通常情况下，这类群体很难定义，并且会受到医疗行为的影响。例如以医院为基础研究吸烟和系统性红斑狼疮的关系，住院患者中其他疾病，如心肌梗死、肺炎，也许已经暴露于某个因素了，特别是这个暴露因素（在本研究中即为吸烟），导致或阻止了对照疾病的选择。有一种方法可以用来避免上述情况，即除外已知与暴露因素相关的疾病，但这也可能带来其他的偏倚。另一种方法即选择与所研究疾病完全无关的疾病作为对照组，例如外伤性小腿骨折，或者选择多个不同的对照组。后者可以选择住院患者中患有其他疾病的患者，同一医疗体系的门诊患者，或者一般群体中的门诊患者，分别对每一个对照组与疾病组进行比较。

（二）病例对照研究的缺点

病例对照研究无法得到疾病的发病率或者患病率。这种方法很容易出现偏倚，这种偏倚可以由试验的设计造成，因为病例组和对照组是分别抽样的，并且是回顾性分析其与暴露的关系。病例组和对照组在某些因素上的匹配，如年龄、性别或者种族，可以在一定程度上确保两组的可比性。正如上文所述，如果发现总是存在不同的抽样偏倚时，我们可以应用不同的方法选择多个对照组。嵌入式病例对照研究（nestedcase conirol desjon）是在一项大型队列研究中的病例对照研究，由于病例组和对照组的抽样均在队列研究之前完成，因此其具有最小的抽样偏倚。

病例对照研究中另一个主要的偏倚为记忆偏倚，病例组对既往暴露情况的记忆深度和详细程度通常超过对照组，由此造成了记忆偏倚在各比较组中分布不痛。这种偏倚是可以避免的，例如在发病之前进行暴露的评估，或者使研究者对暴露因素呈肓态，或者可能的话，可以使研究者对暴露以及研究疾病均为肓态。比如，在一项观察种族变化与系统性红斑狼疮关系的病例对照研究中，由于种族是始终不变的，因此并不存在回忆偏倚。相反，如果研究者欲观察暴露于染发剂和系统性红斑狼疮发病的相关性，那么患有狼疮的疾病组和对照组相比，更容易"记得"曾暴露于染发剂。研究者应该尽力将记忆偏倚降到最低，否则可能获得很多包含多种"虚假"的暴露因素，从而掩盖了真正的假设。

五、队列研究

队列研究是指将一些不确定是否患有某种特定疾病的人群，按照是否暴露于某种危险因素及暴露程度分为不同的组别，在一段时间内通过追踪不同组别人群各自的结局，比较不同组别之间发病率的差异，从而判断某种疾病的转归或危险因素。队列研究可以是前瞻性的，也可以是回顾性的。

六、前瞻性队列研究

前瞻性队列研究（prospective cohort study）的特点就是群体的选择以及危险因素评估都

是在疾病发生之前完成的。因此，前瞻性队列研究具有一定的时间先后顺序以及因果关系。与病例对照研究相比，前瞻性队列研究的优点显而易见，可以对暴露因素和疾病同时进行评估。前瞻性队列研究的主要缺点就是耗时、耗力，它需要花费很长的时间来对研究对象进行随访。如果失访情况严重，则各种偏倚因素很容易掺杂其中。对于一发病率低的疾病，这种方法就会非常低效而不适用；相反，对于研究群体大、发病率越高的疾病，这种方法就越发显得高效。例如，前瞻性队列研究不适合系统性硬化这样的少见疾病；而对于骨关节炎这类常见病，它的优越性就会很突出。

（一）回顾性队列研究

在回顾性队列研究（retrospective cohort study）中，研究对象同样被随访一段时间，但该群体的选择以及数据的收集已经完成，入组标准会随着不同的研究目的而有所改变。比如，一个回顾性队列研究，研究对象为1990—1992年间就诊于某医院的患小血管炎的患者，研究数据包括血清学指标、查体及其首次就诊时获得的活检结果，通过病历记录或回访，到2000年为止，以脑卒中的发生或者透析依赖性肾病的发生情况作为转归（outcome）的评判指标。由于对暴露或危险因素的评估要先于转归的评估，这种研究设计可以建立像前瞻性队列研究一样建立"时序性"（temporality）而较少回忆偏倚，后者可能完全破坏病例对照研究。因为观察组和对照组的样本来源于同一群体，所以可以避免对照组来自不同样本所造成的选择偏倚。相对于前瞻性队列研究而言，回顾性队列研究更加低成本和高效率，但由于数据已经存在，无法变更，所以这一类研究的推论并不非常可靠，因为它们很依赖于原始数据的质量、完整性以及是否适于评价疾病与其暴露因素的相关性。

（二）嵌入式病例对照研究

嵌入式病例对照研究（nested case–control studies）是一种介于前瞻性队列研究和回顾性队列研究之间的一种方法，特别适用于评估一些成本很高，不宜对所有对象进行评估的情况。在这个研究中，将观察期间发生某种结局的对象与该群体中未发生该结局的对象进行比较。例如，比较发病组与未发病组血清学指标的特点，如维生素D水平等。

（三）注册

在确定的地域范围内可以通过各种来源获得研究对象的发病情况，从而形成疾病注册（registries）。这些来源的数据相互形成链接，从而避免病例重复登记。注册可以是基于群体，医院或者是诊所。以医院和诊所为基础的注册可以发现潜在的临床研究对象。对于风湿性疾病，以纵向人群为基础。进行数据收集注册的例子包括有风湿性疾病的国家数据库（www. arthritis – research. org）和关节炎的互联网注册（www. arthritis. org/arthritis – internet – registry. php）。

七、临床试验

本章之前提到的研究设计均为观察性的，并没有任何对于暴露因素或转归的试验操作。试验研究设计或干预包括临床试验、现场试验以及社区试验。与观察性研究相比，这种试验研究的样本量足够大，并且是随机设计，因此得到的推论很少出现明显的偏倚或不稳定性。尽管一些偶然的危险因素的变化也会在需要时纳入到统计学分析中，但总体而言，这种理论上的随机选择还是可以消除大部分的混杂因素。临床试验结论的可靠性部分取决于能否有效地避免失访。

临床试验可以观察药理学或者非药理学干预的影响，如饮食、活动、辅助设施或者教育干预等。试验包括一组或多组剂量的实验药物干预组、安慰剂对照组、活性药物对照组和混合干预组，所谓活性药物对照组，就是指用某一种已知有确定疗效的药物作为对照，与将要进行实验的药物进行对比。比如，著名的 GAIT 研究（Glucosamine/chondroitin ArthritisIntervention Trial）就是分别比较了单纯氨基葡萄糖干预组、单纯硫酸软骨素干预组以及它们与安慰剂和活性药物（塞来昔布）混合干预组的疗效，从而对这两种药物治疗膝骨关节炎的疗效得出最终结论。ADAPT 试验（Arthritis, Diet, and Activity Promotion Trial）就是观察非药理学方面的研究，它通过饮食、运动或者两者结合等几个方面的数据来与对照组进行对比。这一类非药理学方面的试验还包括一种叫做"关注－对照"的试验。在这个试验中，对照组并不接受特殊的干预，但会得到研究者的关注，因为我们知道即使是微小的关注也会帮助研究对象改善转归。

减少偏倚的最好方法是进行双盲研究，双盲是指无论研究对象还是评价试验疗效的试验设计人员都不知道试验具体的分组情况。交叉设计中每一个研究对象都可以作为自身的对照，因为所有研究对象都是在洗脱期（washout period）之后再接受某种因素的干预，在洗脱期期间，不会有干预因素的影响，反之亦然。这种试验设计有一些优势，尤其是在对样本量要求比较严格的情况下，但是当活性药物治疗组进入空白观察期后有显著的药物遗留效应时，试验就会存在偏倚。治疗反应可能因在安慰剂或其他对照药之前或之后是否接受过活性药物治疗而有所不同。

在临床试验中，另外一个需要重点考虑的问题就是对于主要和次要结果的选择和评估方法，而且必须事先明确。转归包括疾病的变化、症状的变化以及副作用和其他不良反应的发生频率。观察症状变化的试验往往在短期研究中比较常见，而且与观察疾病变化的试验相比更加经济、有效，后者更常应用于长期的转归研究。比如在类风湿关节炎的生物制剂试验中，症状变化的观察周期经常为几周至几个月，而在影像学骨侵蚀程度的研究中，这个周期往往更长。与上述情况相类似，目前观察骨关节炎改变病情治疗的大规模临床试验的周期至少为两年，特别是对于一膝关节腔的细微结构改变，放射学检查并不十分精确，经常会有一些测量上的误差。如果我们评判疗效仅依赖于影像学表现，那么磁共振是更加敏感、测量误差更小的检测方法，而且只需要较小的样本量和较短的观察周期。

此外，还有一些通过干预整个群体或者医务工作者来进行患者转归评估的临床试验方法。例如，我们设计了一个干预医务工作者的试验，在膝关节和髋关节病变的人群中，观察加强健康教育是否能够增加患者物理治疗的比例。在这个研究中，医生受到了干预，但患者是否做了物理治疗，以及患者的症状是否得到改善，都是南患者来评估的。

尽管临床试验已经代表了一种非常接近于理想的严格的对照试验，但是仍然有很多因素在影响着试验的有效性和可靠性，其中最重要的一种偏倚就是大量失访。为了最大限度地减少这种类型的偏倚，我们必须尽最大努力去收集每一个研究对象的转归信息，即便这个研究对象已经停止了这次试验中所进行的治疗。因为所有人都不能预知谁会失访，也因为失访者与仍在进行试验者的不同在于其不可控制性，因而传统的分析方法容易出现混杂。数据分析通常要遵循意向性治疗分析方式（intention－to－treat fashion, ITT），在 ITT 分析中所有进行了随机的参试者均在其随机进入的小组中进行分析，而不考虑其是否完成随机进入小组的干预方案。由于存在不依从干预方案而导致错误分类，这种分析方法易产生偏倚。Mark 和 Robins 提出了一个解决治疗不服从的方法，即将分配治疗作为固定的协变量，并在结构失效模型中将接受治疗作为时间依赖的暴露。完成者或"遵照方案"分析也常被采用，只有坚持分配方案治疗的个体才被纳入分析。随机筛选和随机分派这两种方法就可以很好地帮助我们避免出现受试者不愿意服从初始随机分组或不愿意坚持试验的情况，从而在最大限度上减少了不必要的资源和时间浪费。此外，在可控环境中产生的试验结果与今后实际产生的结果肯定存在着共性与不同，如何阐明呢？药物上市后的临床观察往往可以观察到很多副作用或是预期外的结局，而这些在普通试验中往往是不会出现的。

（一）非劣效性试验

常见的随机对照试验为优效性试验，即调查人员把一个新的治疗方法与安慰剂、没有治疗、较低剂量的试验治疗或已被广泛采纳或已知有效的治疗相比较，确定新疗法是否更加有效。另一方面，非劣效性试验被用来确定新的治疗方法的疗效是否不差于参考治疗方法。它不同于等效性实验，后者旨在证明新的治疗方法与参考治疗方法疗效相当。

与优效性试验相比，非劣效性试验存在一些缺点，隐私它的设计和解释都具有挑战性。非劣效性试验无法采用意向性分析（在优效性试验中，当不是所有的参与者都完成了治疗时而普遍采用的一种分析方法）。意向性分析往往导致无效的偏倚结果（即治疗等效），而这在非劣效性试验中将导致一个劣效的治疗被误以为是非劣效性的。另外，必须事先确定劣效性界值，这个界值可能是主观上对最小主要疗效的期望值，或者相对客观地说，是基于先前研究中参考治疗方法的作用效果。对于后者，假定了非劣性试验中参考治疗方法的疗效类似于先前的试验，但如果目前的试验和先前的试验在关键因素方面（比如，研究人群）不同的话，这种假设就可能不正确。

（二）疗效比较研究

对做出医疗决定的临床医生、患者和照顾者而言，获知关于治疗效果的证据是非常必要的，可以降低医疗保健成本并改善治疗效果。疗效比较研究（comparative effectiveness research，CER）可以得出治疗效果的证据，其目的是确定哪种治疗对特定条件下的某些人群最适合，可以提高治疗的质量和效果。系统评价是将现有研究的所有结果进行编译，它可以实现对不同人群治疗的获益和风险进行评估。另外新的研究可以验证治疗的有效性，包括其益处、副作用以及在指定的人群中，就某一效果同其他治疗方法进行成本比较。在过去的十年里，美国的医疗质量不断取得改进。然而，持续增加的费用和卫生保健的财政负担，以及治疗使用、花费和疗效存在的地区差异都让人担忧。例如，Fisher 和他的同事报道了，与最低消费力的地区相比较，消费力最强的地区多获得了 60% 的医疗保健，但这些额外的照顾并没有使死亡率、功能状态或患者的满意度得到改善。在全国范围内，不断上升的医疗花费和令人担忧的地区差异促使我们致力于开展 CER。根据 2009 年的《美国复兴与再投资法案》（ARRA），国会拨款 11 亿美元推动全国 CER 的提升，从而在改善医疗保健质量的同时，降低医疗成本。根据 ARRA，医学会（IOM）的疗效 比较研究优先委员会依靠公共和个人的投入，选择了需要进行 CER 的 100 个健康主题，其中包括了骨关节炎（肌肉骨骼障碍）和类风湿关节炎（免疫系统、结缔组织和关节疾病）。关于国家重点的 CER，医学研究所委员会的首要国家重点 CER 的更多信息，可参见国家科学院出版社网站：www. nap. edu。

八、研究设计中的偏倚

研究中的错误可能是随机（偶然）或是系统（偏倚）产生的。偏倚可能导致对暴露与疾病之间的关系产生错误的结论。偏倚包括挑选参与者时的错误，测量变量错误，或是混杂。

（一）选择偏倚

在挑选研究对象和选择研究相关因素的过程中，可能导致在研究对象和非研究对象之间不同的暴露疾病关联。选择偏倚可以出现在任何一种研究设计中。尤其是回顾性或病例对照研究，它们在选择研究对象之前，暴露和结局就同时存在了。有失访的队列研究或临床试验，特别是当参与者因为与暴露或疾病相关的原因而离开研究时，参与的差别就可能出现。

（二）信息偏倚

在测量或者信息搜集的过程中可能会有错误出现。如果按类别测量一个变量时，那么有可能错误分类研究对象的信息。当错误分类与疾病发生无关联时，将会出现无差别性错误。如果不同的疾病状态暴露不同，产生的错误分类也不相同。而差别性错误分类则可能导致暴露与疾病之间的关联出现不同方向的偏倚。无差别性错误分类使得暴露与疾病之间的关联发生无效偏倚，除非两者确实不存在关联。

（三）记忆偏倚

由于暴露在病例组但与对照组中是差别的错误分类的，在病例对照研究中，与非病例组相比，病例组的可能对既往暴露存在不同的回忆。这种记忆的不同可以导致对暴露与疾病之间关系的评估出现偏倚。差别性错误分类可能导致暴露与疾病之间关联的偏倚，回忆偏倚为差别的错误分类。减少记忆偏倚的方法包括通过结构化的问题同时改善两组的记忆，选择有更好既往暴露回忆的对照组，或者采用例如医疗记录等的信息记录而非采访的形式。

九、混杂

混杂在暴露、结局以及第三因素间的"混合效应"中出现。具体地说，一个混杂变量是该疾病的危险因素，又与主要的暴露有关，但并不是从暴露到疾病发生的因果关系的中间步骤。例如，在队列研究中，当将下肢长度的差异作为下肢骨关节炎的危险因素时，其中一个可能的混杂变量是对下肢造成的损伤。损伤是骨关节炎发生的一个危险因素，它与下肢长度不同（严重的下肢创伤会导致肢体的缩短），而它是在骨关节炎和腿长度变得不等之前发生的。用于控制混杂的方法包括将混杂变量进行分层分析，或者通过多变量统计模型将混杂因素作为协变量。配比可能会减少病例对照研究中的混杂。在实验性研究中，随机化可以减少混杂。

混杂的数目决定了分析中是否需要对其进行控制，这是一个重要的考虑因素。如果调整了某个潜在的混杂变量后，估计比值比变化很小（如未经调整比值比 = 2.62，调整比值比 = 2.58），则在多变量模型中需要包含协变量。然而，如果估计比值比变化非常大（如未调整比值比 = 2.62，调整后的比值比 = 1.05），那么就应该通过控制混杂的方法来减少偏倚。

（兰培敏）

第三节　效应修正作用

如果两个因素的组合效应等于它们的联合效应。那么两个因素被认为是独立的。如果一个因素的影响依赖于另一个因素，那么就存在效应修正作用。这个概念也被称为统计交互。检验效应修正作用需要调查在亚组中暴露与疾病之间的关系是否不同。例如，Krishnan 及其同事曾报道：在男性患者中，吸烟史和类风湿关节炎之间有很强的关联（比值比为 2.0，95% 可信区间 1.2 ~ 3.2），但该关联不存在于女性患者之中（比值比为 0.9，95% 可信区间 0.6 ~ 1.3）。进一步探索发现，这种关联仅见于类风湿因子阳性的男性 RA 患者中。如果不考虑效应修正作用，结果可能存在偏倚，也可能会错过重要的干预组。

（兰培敏）

第四节　筛查

筛查是一种重要的公共卫生策略，它可以降低发病率和死亡率。筛查实验将无症状的人划分为可能或不可能发病。筛查与诊断不同，后者是确定一个有症状或体征的人是否真正患有该疾病。如果一个筛查试验表明与某种疾病有高度相关性，就可以用进一步的诊断评估来确诊。虽然筛查不适用于所有的疾病，但是与已有症状的人相比较，在疾病早期被发现的无症状患者的治疗效果更好。为了明确筛查实验或诊断性实验的效度，我们必须设立实验的灵敏度和特异性。通常，一种新的实验需要与疾病定义的"金标准"相比较，虽然这一标准可能并没有包含该疾病的所有症状和体征。例如，为了发现导致骨关节炎的关节早期变化，生物学标志物可能是有用的筛查工具。骨关节炎特征性的影像学表现被作为"金标准"，但这一定义没有包括可用于诊断的其他方面，如关节疼痛、酸痛或晨僵。

一、灵敏度

灵敏都是指一个试验将病例正确分类的概率。它是试验诊断的病例数占实际疾病个体数的比例。在筛查过程中，个体作为可发觉的、尚处于临床前期的病例，而灵敏度就是将其进行正确分类的概率。如果实际患病 43，试验诊断为阳性的有 37 人，则灵敏度为 86%（表 4 - 2）。

二、特异度

特异度是指一个试验正确鉴别非患者的概率。它是试验诊断的未患病数占实际健康个体数的比例。如果在未患病的 66 人中，试验诊断为阴性的有 62 人，则特异度为 94%（表 4 - 2）。

三、预测价值

诊断试验通过试验来验证个体的正确分类，而预测值被用来解释诊断试验的结果。这是种有价值的方法，因为一个人是否确实是患者或非患者很难知道（需确定灵敏度和特异度），但一个试验的阳性或阴性结果却可以获知。阳性预测值（positive predictivevalue）是指诊断试验为阳性者，确定为患者的概率。如果37人患病，41人诊断试验为阳性，那阳性预测值为90%（表4-2）。阴性预测值（negative predictive value）是指诊断试验为阴性者，却为非患者的概率。如果有62人未患病，68人诊断试验结果为阴性，那阴性预测值为90%（表4-2）。

表4-2　疾病和测试结果的患者假设分布

	患病	未患病	合计
阳性测试	37	4	41
阴性测试	6	62	68
合计	43	66	

（兰培敏）

第五节　小结

　　流行病学方法可以用来观察疾病的发生频率或发展情况，也可以用来评估疾病发生的危险因素和保护因素。试验设计的选择要考虑很多方面的因素，包括需研究的问题、所研究疾病的特性、是否有合适的受试人群，以及各种资源的利用。当然，对于最严格的临床试验来说，每一种试验设计都有它的优势和劣势，我们要取长补短。

（兰培敏）

第五章　风湿病的解剖病理学改变及体格检查

第一节　解剖学基础

一、骨骼

（一）骨的分类

骨骼（OS）是人体重要的支持性组织及参与构成人体的运动部分，主要由骨组织构成，并有丰富的血管、淋巴管及神经。活体骨能够不断地进行新陈代谢，具有生长、发育、修复及改建等功能。成人骨有 206 块。

1. 按骨的基本形态分类　可分为以下四类。长骨（Os Longum）：呈长管状，分布于四肢，在运动中起杠杆作用；短骨（Os Breve）：形似立方体，往往成群地连接在一起，分布于承受压力较大而运动复杂的部位，如腕骨和跗骨；扁骨（Os Planum）：呈板状，主要构成颅骨、胸腔和盆腔的壁，以保护腔内器官和组织，如颅盖骨和肋骨；不规则骨（Os Irregulare）：形状不规则，如椎骨。

2. 根据骨在身体的不同部位分类　可分为颅骨、躯干骨和四肢的附肢骨三部分，前两者统称为中轴骨。

3. 根据骨的发生分类　可分为膜化骨、软骨化骨以及兼有膜化骨与软骨化骨的复合骨。

（二）骨的构造与功能

1. 从形态看　骨由骨质、骨膜、骨髓和神经、血管等构成。

（1）骨质（Substantia）：由骨组织构成，分密质（Substantia Compacta）和松质（Substantia Spongiosa）两部分。骨密质：质地致密，耐压性较大，定位于骨表面。长骨骨密质分布于骨干和骨骺的外侧部分。骨密质内的骨板排列很有规律，可分为环骨板、骨单位和间骨板。骨松质：呈海绵状，由相互交织的骨小梁排列而成，分布于骨的内部。骨小梁的排列方向与骨所承受的压力和张力方向一致，因此能够承受较大的重量。

（2）骨膜（Periosteum）：由纤维结缔组织构成，含有丰富的神经和血管，对骨的营养、新生和感觉有重要作用。骨膜可分为内外两层。外层致密，有许多胶原纤维束由此穿入骨质，使之固定于骨面。内层疏松，有成骨细胞和破骨细胞，它们分别具有产生新骨和破坏骨质的功能。衬覆在骨髓腔内表面和松质间隙内的膜，称为骨内膜，也含有成骨细胞和破骨细胞，因而也具有造骨和破骨的能力。

（3）骨髓（Medulla Ossium）：充填于骨髓腔和骨松质间隙内。在胎儿和婴、幼儿期，全部骨髓呈红色，称红骨髓，具有造血功能。约在 5 岁以后，长骨骨髓腔内的红骨髓逐渐被脂肪组织代替，呈黄色，称黄骨髓。但在慢性失血过多或重度贫血时，黄骨髓可转化为红骨髓，恢复造血功能。

（4）血管长骨的动脉包括滋养动脉、干骺端动脉、骺动脉及骨膜动脉。滋养动脉是长骨的主要动脉，一般有 1～2 支，经骨干的滋养孔进入骨髓腔后，分为升支和降支达骨端，再发出分支分布到骨干密质的内层、骨髓和干骺端，在成年人可与干骺端动脉的分支吻合。干骺端动脉和骺动脉均发自邻近动脉，分别从骺软骨的近侧和远侧穿入骨质。上述各动脉均有静脉伴行，汇入该骨附近的静脉。

（5）淋巴管：骨膜的淋巴管非常丰富，但骨的淋巴管是否存在，尚有争议。

（6）神经：骨的神经伴滋养血管进入骨内，分布到哈弗斯管的血管周围间隙中，从内脏传出纤维较多，分布到血管壁。躯体传入纤维则分布于骨膜、骨小梁及关节软骨深面。骨膜的神经最丰富，并对张力或撕扯的刺激较为敏感。

2. 从组织结构看　骨骼由骨细胞和骨间质构成。

（1）骨细胞：骨有四种主要细胞，包括骨细胞、成骨细胞、破骨细胞及骨原细胞。骨细胞（Osteocyte）：单个分散于骨板内或骨板间的骨陷窝内，具有溶骨作用，对维持血钙的恒态水平有一定意义；成骨细胞（Osteoblast）：分布于骨组织表面，成年前细胞数量较多，成年后较少。成骨细胞分泌骨基质的有机成分类骨质，同时释放基质小泡使类骨质钙化。当成骨细胞被类骨质包埋后，便成为骨细胞；破骨细胞（Osteoclast）：是一种多核大细胞，主要分布在骨组织表面，数目较少。目前认为它由多个单核细胞融合而成，在功能活跃时，能够释放多种蛋白酶、碳酸酐酶、乳酸及柠檬酸等，在酶及酸的作用下使骨基质溶解，表明破骨细胞有溶解和吸收骨基质的作用；骨原细胞（Ostegenic Cell）：是骨组织中的干细胞，位于骨外膜及骨内膜贴近骨处。当骨组织生长或改建时，骨原细胞能够分化成为成骨细胞。以上几种细胞的比例随一定的刺激而改变，如当维生素 D 缺乏症（佝偻病）或骨折愈合期成骨细胞增多，骨母质形成迅速；而在甲状旁腺功能亢进症的骨骼中，破骨细胞增生，骨骼吸收增加。

（2）骨间质：骨骼的细胞间质主要由胶原纤维，黏多糖和无机质组成，能够在正常细胞外液中发生钙化作用，这是与其他细胞间质的不同之处。用特殊技术脱钙获得的骨切片，可以看到致密的胶原网，在网中有骨晶、骨小管与细胞间隙。

（三）骨的化学成分和物理性质

骨质的化学成分主要由有机质和无机质组成。有机质一方面作为成骨的支架，另一方面赋予骨的弹性和韧性。无机质则使骨骼坚硬结实。去掉无机质的脱钙骨仍具有骨的外形，但柔软而有弹性。锻烧骨（去掉有机质）虽有骨的原形，但脆而易碎。骨骼的物理性质由有机质与无机质的比例决定。幼儿的骨骼中有机质与无机质各占 1/2，故弹性较大，硬度较小，较柔软，但易变形，在外力作用下不易发生骨折或折而不断，仅易发生青枝状骨折。成年人骨骼中有机质与无机质的比例为适宜的 3：7，因而骨具有很大的硬度和一定的弹性，并较坚韧，其抗压力约为 $15kg/mm^2$。老年人骨骼中所含的无机质比例更大，故脆性较大而易发生骨折。

1. 有机质　骨的有机质构成骨母质，它的主要成分是 I 型胶原，其次是非胶原纤维。在非胶原蛋白中，主要为骨钙素或称骨 Gla 蛋白（Bone Gla Protein），占非胶原骨蛋白的 25%，有人认为它是一种潜在的骨化抑制因子。骨中还含有几种氨基聚糖，如硫酸 4 - 软骨素和硫酸肤质素等，二者均参与胶原纤维的组织构造。

2. 无机质 骨的无机质（即骨盐）构成骨晶。将骨母质除去后，用电子显微镜能够清晰地看到骨晶。小梁骨晶长 0.3 ~ 40nm（3 ~ 400A），宽与长相似，厚 2.5 ~ 5nm（25 ~ 50A）。骨晶主要由羟磷灰石结晶组成，这些结晶构成晶格，表面积很大。每克骨盐有 10^6 个结晶，表面积达 $100m^2$。晶格表面吸附了大量的阴、阳离子，包括 Na^+、Ca^{2+}、Mg^{2+}、Cl^- 及 HCO_3^- 等。这些离子可以与体液中的离子迅速交换，在维持血液中离子浓度和酸碱平衡起重要作用。

（四）骨的发生与发育

骨发生于中胚层的间充质，约从胚胎第 8 周时开始，间充质先分布成膜状，以后有的从膜的基础上成骨，称膜化骨或膜内成骨（Intramembranous Ossification）；有的则是先通过软骨阶段，以后再骨化为骨，称软骨化骨或软骨内成骨（Endochondral Ossification）。

1. 膜化骨 在将来成骨的间充质膜内，有些细胞分化为成骨细胞。成骨细胞产生骨纤维和基质，基质内逐渐出现钙沉积，构成骨质。开始产生骨的部位称骨化中心，由此中心向外做放射状增生，形成海绵状骨质。新生骨质周围的间充质膜即成为骨膜。膜下的成骨细胞不断产生骨质，使骨不断加厚；骨化中心边缘不断产生骨质，使骨不断加宽。同时，破骨细胞将已形成的骨质破坏吸收，成骨细胞再将其改造和重建，如此不断地改变着骨的外形和内部结构，以达到成体骨时的形态。如颅盖骨和面颅骨等。

2. 软骨化骨 以长骨为例，间充质内先形成初具骨体形状的软骨雏形（Cartilagemodel），在软骨外周的间充质即形成软骨膜，膜下的一些细胞分化为成骨细胞。在软骨体中央的周围产生的骨质，称骨领（Bonecollar）。骨领处原来的软骨膜即成为骨膜。在骨领不断生成的同时，有血管侵入软骨体中央，间充质也随之而入，形成红骨髓。其中的间充质细胞分化为成骨细胞与破骨细胞，开始造骨，此即所谓初级骨化中心；被破坏而形成的腔即骨髓腔。在胎儿出生前后，有的长骨在骺处出现次级骨化中心，在骺部也进行造骨。骨膜、初级骨化中心和次级骨化中心均不断造骨，分别形成骨干与骨骺，但两者之间有骺软骨。此后，外周的骨膜层造骨与改建，使骨干不断加粗。骨髓腔也不断地破骨、造骨和改建，使骨髓腔不断地扩大。骨干的骨质则保持一定的厚度。同时，骺软骨也不断增长，与其接近的骨干端和骺端又不断骨化，使骨不断加长。发育到一定年龄，骺软骨停止增长，也被骨化，而形成界于骨干与骺之间的骺线。骺形成关节面部分的软骨，保留为关节软骨，终生不骨化。

（五）骨的可塑性

骨的基本形态是由遗传所决定的。然而，骨的形态结构的某些细节，则是在整个生长发育过程中，受着体内外因素的影响，不断发生变化。影响骨生长发育的因素，包括内分泌、神经、营养、疾病和运动等。神经系统调节骨的营养过程。当神经系统的营养功能加强时，可促使骨质增多，骨粗壮坚硬，反之则变得骨质疏松。内分泌对骨的影响也很大。如在成年前垂体生长激素分泌亢进，可促使骨过快及过多地生长，形成巨人症；垂体生长激素分泌不足则使发育停滞，成为侏儒。先天性甲状腺功能不足，导致呆小病。先天性甲状旁腺功能亢进，则因骨质脱钙而疏松。维生素 D 缺乏，在儿童期导致佝偻病（规范名称：维生素 D 缺乏症）；在成人则导致骨质软化病。良好的体育锻炼，可以促进骨质密度增加，预防骨质疏松；运动不足则加重骨质脱钙而疏松。骨折后经过一段时间的锻炼，骨折处多余的骨质将被吸收，使骨折骨基本恢复原来形态。因此，应当充分重视骨的可塑性，加强体育锻炼，摄取适当营养，可以促进骨的正常发育与维持健康状态。

（六）骨的生理功能

骨的生理功能体现在以下几个方面：①构成人体形态的基本构架：如头、躯干、四肢骨骼。②参与构成人体运动系统：骨是四肢和关节面的构成部分，为骨骼肌提供支点和力点。③作为人体矿物质库，在机体需要时为人体提供足够的钙和其他矿物质，故在维持人体内环境稳定性方面发挥了重要作用。④骨髓是人体出生后终生的造血器官。

二、关节

关节是连接两块或两块以上骨骼的结构，它将全身206块骨骼连结成人体的支架，与韧带和肌肉等共同组成人体的运动系统，并共同完成该系统的运动、保护和支持功能。广义的关节，是指骨与骨之间的连结，包括直接连结与间接连结两大类。狭义的关节，仅指骨与骨的间接连接而言。任何原因所致的关节或关节周围结缔组织病变，均有可能破坏运动系统的完整和统一，直接影响运动系统的功能。

（一）关节的分类

1. 根据连结方式分类　可分为直接连结关节和间接连结关节两大类。

（1）直接连结：可分为三种类型，即纤维连结、软骨连结及骨性结合。纤维连结：两骨之间以纤维结缔组织相连结，包括韧带连结与缝连接。韧带连结（Syndesmosis），依靠连结两骨的纤维结缔组织比较长，而形成韧带或膜。缝（Sutura）连结，系指连结两骨的纤维结缔组织很薄，有时骨化，成为骨性结合；软骨连结：两骨之间借软骨连结。根据软骨种类的不同，又分为透明软骨结合（Synchondrosis）和纤维软骨联合（Symphysis）。前者的代表有蝶枕结合。这种结合发育到一定年龄可骨化成为骨性结合。后者的代表为椎间盘；骨性结合：两骨之间以骨组织连结。常由软骨结合或纤维连结骨化而成。如骶椎各椎体之间的融合与颅骨缝的骨化。

（2）间接连结：相对两骨的骨面间相互分离，而借其周围的结缔组织相互连结。这是骨连结的最高形式，其正规名称是滑膜关节（Synovialioint），一般称为动关节。

2. 根据关节的活动性　可分为以下三类。

（1）不动关节（Synarthroses）：主要指颅骨缝等一类关节。由于两骨间相互紧密交锁，不允许有可见的运动。此类关节相当于以上分类中的缝和骨性结合。

（2）微动关节（Amphiarthroses）：主要为纤维软骨结合。与不动关节相比，此类关节允许有轻微的运动，其代表为椎间盘、耻骨联合和骶髂关节下1/3的部分。

（3）活动关节（Diarthroses）：即以上分类中的间接连结关节或动关节，是关节中最常见和最重要的类型。由于这类关节都具有一层滑膜并含有滑液，又被称为滑膜关节（Synovial Joints）。

3. 根据关节部位分类　可分为中轴关节与外周关节二类。

（1）中轴关节：即脊柱的连结。有直接连结（软骨、韧带）和间接连结两种方式。如椎间盘（纤维软骨联合）、各种韧带对脊柱的连结与固定、关节突关节、寰枕关节及寰枢关节等。

（2）外周关节：指与脊柱关节相对应的四肢的大小关节，如膝、踝、肘、肩、腕、掌指（跖趾）和指（趾）间关节等，均属于滑膜关节。

4. 按关节运动轴的数目和关节面的形状分类　可将滑膜关节分为三大类。

（1）单轴关节：此类关节只有一个运动轴，关节仅能围绕此轴做与之垂直面内的运动。这类关节包括屈戎关节（Hinge Joint），如指关节；车轴关节（Pivot Joint），如尺桡近侧关节。

（2）双轴关节：关节有两个互为垂直的运动轴，能对此二轴做互相垂直的两个面内的运动。双轴关节的基本形式是椭圆关节（Ellipsoid Joint），如桡腕关节；鞍状关节（Saddle Joint）如拇腕掌关节。

（3）多轴关节：此类关节面常是球面的一部分，具有三个互相垂直的运动轴。其基本形式是球窝关节（Spheroidal Joint），如肩关节；杵臼关节，如髋关节；平面关节（Plane Joint）如腕骨间关节。

（二）滑膜关节的宏观结构

1. 滑膜关节的基本结构　滑膜关节包括关节面、关节囊和关节腔三个部分。

（1）关节面（Facies Articularis）：每一个关节至少有两个相对应的关节面，一般为一凹一凸，凹者为关节窝，凸者为关节头。每个关节面上被覆关节软骨（Cartilage Articularis）。关节软骨下为软骨下骨。

（2）关节囊 Capsula Articularis）：呈袋状，附着于关节面周边缘的骨面，并与骨膜融合续连。它包围关节，使之与邻近的结构隔开。关节囊分内、外两层。外层为纤维层，由致密结缔组织构成，富有血管、神经和淋巴管。纤维层的表面，在某些部位增厚成为韧带，以加强连接。内层为滑膜层，由平滑、光亮、薄而柔润的疏松结缔组织膜构成，贴于纤维层的内面，其边缘附着于关节软骨的周边缘。除关节软骨、关节唇和关节盘外，滑膜覆盖在关节内的一切结构。有时滑膜从纤维层缺如处突出，形成与关节腔相通的滑液囊。滑膜内富有血管网，能产生滑液，并对关节软骨提供部分营养。滑膜内层表面常有很多微小突起和皱襞，分别称为滑膜绒毛和滑膜壁。若滑膜壁中含有脂肪，即成为滑膜脂垫，在关节运动时，关节腔的形状、容积及压力发生改变时滑膜脂垫可起调节作用。滑液（Synovia）是透明的蛋清样液体，润滑性强，是关节软骨和半月板等进行物质交换的媒介。

（3）关节腔（Cavitas Articularis）：由关节软骨和关节滑膜层共同组成的密闭的腔，在正常情况下含有少量滑液。关节腔内为负压，对维持关节的稳定性有一定作用。

2. 关节的辅助结构　关节除以上的主要结构外，某些关节为适应运动功能，可有韧带、关节盘及关节唇等结构出现。它们可增加关节的灵活性或稳定性。

（1）韧带（Ligamenta）：即连接于相邻两骨之间的致密纤维结缔组织，具有加强关节稳固性的作用。按韧带分布位置不同分为囊外韧带和囊内韧带两种。囊外韧带位于关节囊外，有的为囊的局部纤维增厚，如髋关节的髂股韧带；有的独立于关节囊，不与关节囊相连，如膝关节的腓侧副韧带。囊内韧带位于关节囊内，有滑膜包绕，如膝关节内的交叉韧带。

（2）关节盘（Discus Articularis）：关节盘又称半月板，是位于关节面之间的纤维软骨板，其周边附着于关节囊，把关节腔分为两部分，使两个关节面更为适合，且加强了关节的稳固性，减少了关节所受的冲击和震荡。此外，两个腔可产生不同的运动，从而增加了运动的形式和范围。其上腔无血管、神经及淋巴组织，通过滑液与邻近组织中的血管丛渗液获得营养。代谢较透明软骨为慢。这类结构存在于膝关节、颞颌关节及远端桡尺关节等部位。

（3）关节唇（Labru Marticularis）：是附着于关节窝周边的纤维软骨环，它能加深关节窝，增大关节面，起到增加关节稳定性的作用。

（三）滑膜关节的微观结构

1. 关节软骨 多为蓝色透明软骨，肉眼观呈灰蓝色半透明状，表面光滑。多数关节软骨由透明软骨构成，少数为纤维软骨，厚度为 2～7mm。关节软骨由软骨细胞和软骨间质组成。关节软骨的层次可分为以下四层：①表浅层（Superficial Zone）：占关节软骨厚度的 5%～10%。此区的胶原纤维在软骨表面密集排列，与运动轴线平行，形成膜样结构。本层蛋白聚糖的浓度相对较低。②中间层（Intermediate Zone）：占关节软骨厚度的 40%～45%。胶原纤维随机排列，相互交织。软骨细胞在此区呈散在分布。③放射排列层（Radial Zone）：占关节软骨厚度的 40%～45%。此层胶原纤维自下而上呈放射状排列，向上垂直于软骨表面，向下深入固定在软骨盘下。软骨细胞成串地定位于此层中。④钙化层（Calcified Zone）：此层占软骨厚度的 5%～10%，邻接软骨下骨。

（1）软骨间质的主要成分：软骨基质和胶原纤维。软骨基质由软骨细胞合成，主要有水分、电解质、蛋白聚糖与糖蛋白等。

1）水、电解质：水分占关节软骨湿重的 70%～75%，电解质与组织间液相似，pH 值较组织间液低，为 7.1～7.2。但是，位于骨的生长部位、围绕肥大的软骨细胞的基质其 pH 值较高，这一现象有利于邻近钙化带的软骨钙化。

2）软骨糖蛋白（Glycoproteins）：与胶原纤维含量相反，在胶原纤维含量多的部位如表浅层软骨处，糖蛋白的含量少；反之，在胶原纤维含量少的部位如深层软骨处，糖蛋白的含量较多。软骨糖蛋白的种类较多，包括纤维连接蛋白、软骨结合素和基质结合蛋白等。纤维连接蛋白（Fibronectin）分子质量为 450ku，由两个亚单位通过两个二硫键连接而成。主要生理功能为连接各种分子和细胞。该蛋白的连接部位可以连接肝素和透明质酸等。同时，软骨糖蛋白还通过与细胞膜上的特异性连接蛋白受体结合，而与细胞发生特异性连接。软骨结合素（Chondronectin）的分子质量为 175ku，也由两个亚单位通过二硫键组成。其主要功能为介导软骨细胞黏附于胶原，特别是 Ⅱ 型胶原，在保持关节软骨结构方面起重要作用。基质结合蛋白在软骨基质中含量丰富，是构成软骨基质的重要成分，但目前尚不清楚其生理功能。

3）软骨蛋白聚糖（Proteoglycans）：多数软骨蛋白聚糖以超分子聚合体的形式存在于软骨基质中，由长度为 $(1～10)×10^8$ nm 的透明质酸分子形成单一的中心线形骨架。沿此骨架，以 40～50nm 的间隔排列成许多长 300～400nm 的单个蛋白聚糖分子，状如瓶刷的鬃毛一样。每个鬃毛状结构中含有一个核心蛋白，形成蛋白聚糖单体的骨架。核心蛋白的羧基端连接着大约 80 个硫酸软骨素链，此外大约有 100 个硫酸软骨素链通过糖苷键与核心蛋白的丝氨酸或苏氨酸残基相连。核心蛋白的氨基端通过连接蛋白（Linkprotein），由共价键将透明质酸、连接蛋白和蛋白聚糖结合在一起。由于葡糖胺聚糖中有许多羧基与硫酸，带有密集的负电荷，彼此排斥。所以在溶液中糖链基本成直线状。蛋白聚糖密集的负电荷可吸入大量水分子，构成凝胶状，具有良好的弹性和膨胀能力。每一个蛋白聚糖聚合体就像一个小弹簧，对关节起机械性保护作用。

4）葡糖胺聚糖（Glycosaminoglycans）：葡糖胺聚糖是由重复的双糖单位组成的不分支

的糖类多聚体，其中一个是葡糖胺，另一个是己糖醛酸或艾杜糖醛酸。葡糖胺聚糖种类较多。存在于软骨的葡糖胺聚糖主要有透明质酸盐、硫酸软骨素、硫酸肤质素及硫酸角质素等，与核心蛋白及连接蛋白共同构成蛋白聚糖。透明质酸盐（Hyaluronate）：由葡萄糖醛酸与乙酰氨基葡萄糖组成的双糖单位重复连接而成，含有约 12 500 个双糖单位。透明质酸在关节软骨中的作用，主要为构成蛋白聚糖的骨架。硫酸软骨素（Chondroitin Sulfates）：由葡萄糖醛酸和 N - 乙酰氨基半乳糖组成的双糖单位，硫酸连接在 N - 乙酰氨基半乳糖的 C4 或 C6 羟基上。硫酸角质素（Keratan Sulfate）：由半乳糖和乙酰氨基葡萄糖（N - acetyl - galactosamlne）组成的双糖单位，后者的 C6 羟基结合硫酸。硫酸肤质素（Dermatan Sulfate）：由艾杜糖醛酸和乙酰氨基半乳糖组成的双糖单位。

关节软骨的胶原纤维主要由 Ⅱ 型胶原组成。在关节软骨表面成弧形排列，在软骨深层次则成垂直排列，形如拱廊。此种排列特点对外可支撑关节表面，对内适应内在应力牵制的需要。同时，胶原纤维网对蛋白聚糖聚合体与软骨细胞起着固定的作用。

（2）软骨细胞在软骨中的数量极少，仅占软骨总容积的 0.1%。软骨细胞为高度分化的细胞，常单个独立或成对存在于软骨陷窝中，其功能主要为合成软骨基质（包括胶原、蛋白聚糖和其他糖蛋白）与分解基质的酶类（如胶原酶和中性蛋白酶等）。

1）软骨细胞的形态：近表面的软骨细胞较小，为扁椭圆形，深层软骨细胞较大。粗面内质网与 Golgi 器在二三层充分发育。短细胞突见于每层软骨细胞特别是深层软骨细胞表面，主要作用为胞饮和将细胞内酶转移到细胞外。有人证实，在 20 ~ 80 岁的成年人的软骨细胞密度为（14.5 ± 3.0）× 10^3/mm^3，说明软骨细胞在死亡的同时，有新生的软骨细胞补充。但是迄今为止，尚未发现软骨细胞有丝分裂的直接证据。

2）软骨细胞的营养：软骨既无血管也无神经，其营养方式尚有争议。处于生长发育阶段的儿童，毛细血管深入干骺软骨肥大区之中，为软骨的骨化输送各种物质。各种物质也通过毛细血管扩散至软骨细胞，对软骨细胞起到营养作用。但在成年人，由于软骨下钙化带的存在，阻断了血管对软骨细胞的营养作用。同时，这一结构也阻止了营养物质自骨干侧向软骨侧的扩散。实际上，软骨的营养过程有以下三种方式，扩散方式：即自滑液向软骨组织扩散。这种方式是软骨营养的主要形式。已经证实，阳离子的扩散速度大于阴离子，小分子物质的扩散速度大于大分子物质。能够扩散进入软骨组织的最大分子质量约为 65ku。幸运的是软骨细胞代谢所需的营养物质的分子量都远远小于这一上限。主动转运方式：即软骨细胞对营养物质的主动转运。目前尚无这一营养方式的直接证据。"泵"机制：通过对软骨组织的间歇性挤压，造成软骨组织受压时释放液体进入滑液，软骨体积缩小；压力解除后软骨组织弹性回胀，滑液进入软骨组织中。通过挤压 - 释放、解压 - 吸收过程的往复循环，达到滑液与软骨组织间的物质交换。

（3）软骨生理学特点：关节软骨表面光滑，为关节相对骨端提供了光滑的活动面。关节软骨富含胶原纤维，后者在关节软骨内呈半圆形即拱形排列，不仅使关节软骨耐磨损，而且使之具有良好的弹性。当压力直接作用于软骨表面时，拱形结构传导压力，并发生形变，软骨厚度减少，当压力解除后，软骨借胶原纤维的弹性迅速恢复原状。因此，关节软骨既能承受巨大的压力，又能缓冲来自骨干的冲击和震荡。在人类，软骨的修复能力极小。不累及软骨下骨质的软骨损伤，虽然偶尔可见轻微增殖，但损伤却很难修复，裂缝不能愈合，缺损也将保留。如损伤穿通软骨下骨质，则局部有血凝块形成，血凝块机化后，在关节的模造作用下形成纤维软骨，后者虽可填充裂隙甚至软骨缺损，但极少产生透明软骨。

（4）关节炎时关节软骨的病理改变：关节软骨的病变可以是关节炎的原发性病变，如骨性关节病，也可以是其他关节组织炎症的继发性改变，如类风湿关节炎中关节软骨的破坏即继发于类风湿性滑膜炎。关节炎和风湿病常见的关节软骨病变有两种。一种是关节软骨的退行性变性，另一种是关节软骨的腐蚀、破坏。在骨性关节病中，关节软骨的典型改变就是退行性变性。正常软骨基质含有大量水分，可达70%～80%。随着年龄的增长，软骨含水量逐渐减少，承受压力能力逐渐降低，软骨变脆，易受损伤，加之长期机械磨损，代谢异常，营养不良及软骨细胞退变等因素的共同作用，导致骨性关节病关节软骨的退行性变性。肉眼可见软骨逐渐变成黄色，失去光泽，弹性下降，表面出现压迹、裂隙、溃疡等，软骨逐渐变薄、碎裂，微纤维形成，软骨碎块可从表面脱落，软骨细胞变性、崩解，软骨下骨质暴露。关节炎造成关节软骨的腐蚀、破坏，可以以类风湿关节炎为代表。类风湿关节炎造成的关节软骨腐蚀、破坏是滑液、滑膜、血管翳，甚至软骨细胞本身综合作用的结果。

2. 滑膜　　正常的滑膜组织菲薄，肉眼看表面光滑。在关节软骨侧缘，滑膜突起呈绒毛状，电镜下滑膜表面呈浅皱叠外观。滑膜虽然只是衬覆在关节内层的一层薄膜，但是无论对维持关节正常的生理状态，还是造成关节的一系列病理改变，滑膜均可发生巨大的作用。

（1）滑膜的分层：滑膜可分为靠近关节的滑膜内层（又称滑膜衬里层或滑膜细胞层）与滑膜下层（又称滑膜衬里下层）。滑膜内层由1～3层衬里细胞组成，覆盖于除软骨接触面以外的囊内所有结构，是主要的关节囊内组织。滑膜衬里层由带微孔的微血管组成的丰富的血管床供血。滑膜的神经来自支配每一组跨越关节的肌肉的神经根。滑膜下层主要由成纤维细胞、脂肪细胞、肥大细胞、胶原纤维和蛋白聚糖组成。还可有与滑膜内层平行的弹力纤维。关节囊内存在相当丰富的脂肪组织，形成极其柔韧和充填空间的结构，使关节能适应关节全范围活动时产生的关节几何学变化。

（2）滑膜细胞的分类与起源：滑膜衬里细胞主要有A型细胞和B型细胞两种类型，位于胶原纤维和蛋白聚糖含量丰富的基质中。C型细胞目前尚有争论。此外，滑膜中还有其他一些细胞，如树突状细胞、肥大细胞、脂肪细胞和少量的白细胞等。A型细胞由单核细胞衍生而来，含有大量细胞器，诸如溶酶体、光壁空泡和微吞饮小泡等，与巨噬细胞相似。A型细胞具有明显的吞噬功能，在关节免疫防御与免疫病理中起重要作用。B型细胞的来源还不清楚，有研究表明，正常滑膜B型细胞既不来自骨髓，也非起源于A型细胞。目前认为B型细胞直接来源于滑膜内层或滑膜下层结缔组织的干细胞。B型细胞的形态类似成纤维细胞，胞质内含有丰富的内质网，具有合成功能。C型细胞是指形态学上介于A型细胞和B型细胞之间，因此又称中间型或AB型。有人认为该型细胞实际上就是B型细胞。

（3）正常滑膜细胞具有以下功能：①清除作用：主要依靠A型细胞完成。A型细胞吞噬并降解关节腔内颗粒性物质及细胞碎屑，并移行到滑膜下层，然后通过滑膜下层的淋巴管将颗粒性物质等清除出关节。含有蛋白质的液体则通过滑膜细胞的吞饮作用而得到清除。②合成作用：滑膜细胞可合成和分泌许多物质。一般认为，滑膜细胞的合成作用主要由B型细胞承担。但是，简单地把滑膜细胞分为吞噬性细胞（如A型）或合成性细胞（如B型）是不完全的。已知A型细胞除吞噬功能外，还具有合成透明质酸的功能。因此普遍认为滑膜细胞是一种具有多种表现型的细胞。A型细胞和B型细胞的不同形态，只是反映了它们在瞬间的不同功能。滑膜细胞可分泌纤维结合素、Ⅰ型和Ⅲ型胶原、潜在的胶原酶、蛋白酶、胶原酶的促进因子、中性蛋白酶的抑制剂、透明质酸、润滑素，以及其他小的未确定的基质成分。正常的滑膜能诱导产生白介素 -1，刺激软骨细胞合成和分泌降解软骨中蛋白聚糖的酶。③参与滑膜免疫应答：某些滑膜细胞能够向淋巴细胞呈递抗原，因而能够参与免疫应答。④滑膜的其他生理功能：包括充填关节腔，使关节结构保持稳定；润滑关节面，减少关节运动时的摩擦系数。正常情况下，关节腔内滑液极少，而滑膜黏湿滑润，因此滑膜的润滑作用极为重要；分泌滑液，营养和润滑关节软骨，其中透明质酸主要在关节面与滑膜之间提供润滑作用，滑膜细胞合成与分泌的润滑素是一种小分子糖蛋白，附着在关节软骨表面，在关节软骨之间提供润滑作用；重吸收滑液，保持关节腔内环境稳定。

（4）滑膜的生理学特点：关节最重要的功能是运动，而滑膜的存在不仅使关节获得一个内表面光滑的密闭囊腔，而且滑膜的浅皱叠状态可以使其在关节活动时得以充分的折叠或伸张。

关节在运动中为了减少摩擦，缓冲震荡，需要滑液的润滑作用及一对光滑健康的关节软骨。在滑膜关节，分泌滑液和营养关节软骨的任务正是由滑膜完成的。滑膜血运丰富，在滑膜被覆细胞与滑膜下层之间没有基底膜，滑膜下层毛细血管可直接与滑液进行物质交换，而毛细血管面向关节腔一侧又有窗孔样结构，窗孔处仅有一层极薄的膜，则更有助于滑液与血液之间物质交换的进行。含电解质、小分子糖和小分子蛋白的血浆透析液直接流入关节腔，与滑膜细胞合成的透明质酸共同组成滑液，可以润滑关节并营养关节软骨。滑膜毛细血管壁与间质内的透明质酸之间像一个分子筛，正常状态下不允许大分子蛋白质通过，阻止其漏入滑液中。此外透明质酸对水分有部分制动作用，可限制过多的水分通过。因此，关节液的代谢在正常情况下是十分稳定的，即滑膜在正常状态下既可生成滑液，又不会因滑液生成过多而形成关节积液。关节在运动中，可产生大量的热，如不能及时吸收扩散，必将造成关节损害。滑膜下层有丰富的毛细血管，毛细血管壁的血管平滑肌有丰富的交感神经末梢，对血流状态可以进行有效的调节。滑膜绒毛内的小血管间有动静脉吻合支，在温度升高时，该动 - 静脉短路开放。滑膜的这些组织学特点，均有助于热的吸收和扩散，以保护关节。在关节运动中，关节腔内可出现变性细胞残渣和脱落的骨碎屑，须及时清除净化。由于 A 型滑膜被覆细胞有吞噬功能，滑膜的淋巴管也很丰富，所以这些残渣和碎屑可被 A 型细胞吞噬，或经淋巴管移去，这对关节腔的净化无疑是重要的。滑膜的修复和再生能力很强。滑膜切除后，可以完全再生，只是与切除前的滑膜组织相比，再生的滑膜组织细胞及血管成分较少，而纤维成分较多。由于滑膜可以再生，再生的滑膜组织仍有发生炎变的可能，因此在类风湿关节炎滑膜切除术后，手术关节的滑膜炎仍有可能复发。

（5）关节炎时滑膜的病理改变：在关节炎和风湿病的病理改变中，滑膜的炎症占很重要的比重。在某些疾病，如类风湿关节炎，滑膜炎甚至是关节病理改变的始动环节，而软骨、骨及韧带等关节组织的破坏都是滑膜炎的继发性改变。滑膜炎时，滑膜充血、水肿、增厚，形成绒毛样突起，镜下可见滑膜被覆细胞增生，可由正常的 1~4 层增至 6~10 层。B 型细胞增殖，A 型细胞胞浆内溶酶体及吞噬体均增多，表现出旺盛的吞噬活力。将类风湿关节炎的滑膜细胞取出体外，放在营养液中，模拟机体内环境做体外培养，发现其可释放大量胶原酶、蛋白水解酶类及前列腺素。这些酶类及炎症介质不仅可加剧关节的炎症状态，而且可参与关节组织的破坏。滑膜下层可见毛细血管增生，毛细血管周围炎细胞浸润，这些炎细胞有些如中性粒细胞可直接参与关节组织的破坏，有些如淋巴细胞、浆细胞，可通过释放淋巴因子、类风湿因子等加剧关节内的免疫反应性炎症；有些细胞如淋巴细胞、单核细胞等，还可以通过释放某些刺激因子激活滑膜细胞，软骨细胞等靶细胞，造成靶细胞的溶酶体酶类释放，从而间接参与关节破坏。此外，炎细胞释放的组胺、5-羟色胺和前列腺素等炎症介质，尚可使毛细血管扩张，血流旺盛，血管壁通透性增强，并通过其致炎作用，造成关节局部红、肿、热、痛的炎症表现。在某些关节炎，如类风湿关节炎，增生的滑膜组织首先于滑膜-软骨结合部造成软骨甚至骨质破坏，继而继续向关节软骨表面爬行，形成覆盖在关节软骨表面的一层炎性肉芽组织——血管翳。后者不仅可直接破坏与之相接触的关节软骨，而且可干扰软骨从滑液获得营养而间接造成软骨萎缩。滑膜炎时，关节局部温度升高还可造成滑膜绒毛内小动脉、小静脉间吻合支开放。血液大部分通过绒毛短路运行，故导致小静脉及毛细血管血流缓慢，血液淤滞，加重关节积液及组织水肿。

3. 滑液　在正常关节中的滑液量仅能够覆盖滑膜的所有折叠面，不能够使关节面互相分开。由于正常关节腔基本上抽不出滑液，因此对正常滑液的研究甚少，多数资料是通过对炎性滑液的研究间接获得。

（1）滑液的生成：滑液的小分子物质，包括水、电解质、营养性小分子物质及低分子蛋白质等，是由血浆通过滑膜下毛细血管滤出进入细胞间隙。滑液的大分子物质，如透明质酸及润滑素等，由滑膜细胞合成，然后分泌入细胞间隙。二者在细胞间隙汇合，再扩散进入关节腔，并与关节腔内滑液吸收保持平衡。

（2）滑液的成分：根据滑液的来源可以将其分为血浆源性滑液成分和滑膜细胞源性滑液成分两类。血浆源性滑液成分：此成分来源于血浆的滤过，其中的小分子物质以扩散的方式通过滑膜组织间隙。滑液电解质浓度与血浆浓度一致，葡萄糖浓度也与血浆接近。但是有证据表明葡萄糖进入关节腔的速度大于其分子量所允许的扩散速度，因此推测该分子进入关节腔除被动扩散外，还有主动运转参与。滑液中的大分子物质如蛋白质等的浓度与分子量成反比，即分子量小的蛋白质浓度明显高于分子量大的蛋白质浓度。这是由滑膜组织间液中的透明质酸的阻留作用所致。组织间液的透明质酸像分子滤器，可以阻止大分子可溶性物质进入滑液。因此，一些大分子物质，如 α_2-巨球蛋白、胶原蛋白和 IgM 等在滑液中的浓度极微。滑膜细胞源性滑液成分：此成分由滑膜细胞合成与分泌，其中包括：①透明质酸：其在滑液中的浓度为 2.5~4.0g/L，半衰期为 1~2d，与滑液一道自淋巴管回流。透明质酸在关节液中的生理作用主要为降低软骨与滑膜间的摩擦力。其次，它还有分子屏障作用，限制炎性介质的扩散。②润滑素（润滑性糖蛋白）：由滑膜细胞合成和分泌，占滑液蛋白质的0.5%，主要分布于关节软骨表面，对软骨与软骨间的运动提供良好的润滑作用。除此之外，滑液中还含有少量细胞，主要是淋巴细胞和巨噬细胞。滑液所含细胞数量若增多（每微升>300个），特别是中性粒细胞增多，可作为病变的指征。

（3）滑液的吸收：滑液要通过淋巴系统吸收。位于滑膜表层的衬里细胞也具有一定的吞噬能力。在正常生理状态下，滑液的水、电解质和大分子物质的分泌与吸收始终保持平衡。关节腔压力呈负压，在这一状态有利于关节腔中的滑液吸收，并保留少量关节液成线状分布于关节表面。

（4）关节炎时滑液的病理改变：关节炎时，滑液的体积、颜色、浑浊度、黏滞性、生化成分以及细胞计数等均可能发生改变，故滑液检查对诊断关节疾病起重要作用。在某些关节炎，滑膜细胞生成很多低质量的透明质酸，透明质酸的屏障作用因此而被破坏，渗出大量液体及蛋白质，加之血管通透性增高，故液体、血浆蛋白及白细胞等渗入关节腔而形成滑膜腔积液。屏障作用的降低还可使正常滑液中很少存在的纤维蛋白原和其他凝固因子进入关节腔，因此，类风湿关节炎的滑液经放置可自发地形成凝块。炎症时，滑液的颜色多变黄，正常清莹透明的外观常因细胞数的剧增及出现多量细胞碎屑和软骨组织碎片而变浑浊。其黏度常因滑液增多和稀释作用而较正常降低。关节炎时滑液的化学成分也可发生改变，如正常滑液中的葡萄糖含量比血糖低10%左右，类风湿关节炎患者滑液中的葡萄糖含量可较血糖低30%以上，化脓性关节炎则更低，甚至不能测出。不同关节炎滑液的组织学改变亦不同，正常滑液的细胞计数 $< 200 \times 10^6/L$（$200/mm^3$），其中多形核白细胞 $< 25\%$。类风湿关节炎、痛风、假痛风等炎症时，滑液的计数可以增至 $(10 \sim 15) \times 10^9/L$（$10\,000 \sim 15\,000/mm^3$），其中多形核白细胞可占 $50\% \sim 60\%$。化脓性关节炎滑液中白细胞可达 $100 \times 10^9/L$（$100\,000/mm^3$）以上，多形核白细胞可达75%以上。在感染性关节炎，滑液的细菌学检查可发现致病菌。结晶诱发性关节炎如痛风、假痛风的滑液内可发现尿酸钠或焦磷酸钙等结晶成分。70% ~ 80%的类风湿关节炎患者的滑液中可检出类风湿因子。部分红斑狼疮患者的滑液涂片可发现狼疮细胞。将滑液滴入5%醋酸的试管中，正常及非炎症性关节病，如骨性关节炎、外伤性关节炎的滑液可迅速形成坚固、致密的黏液素凝块，轻轻摇动试管，凝块不易破碎；而炎症性滑液，如痛风、假痛风、化脓性关节炎及强直性脊柱炎等，黏液素凝块则容易碎裂，称为黏液素凝块形成不良。

4. 软骨下骨　软骨下骨与其他部位骨质比较具有特殊性。其一是软骨下的钙化线比大部分骨皮质薄，可能含有不同数量成熟的哈佛系统；其二是钙化线的走向与关节面平行，而与骨的长轴垂直；其三是钙化层下骨板的排列方向与应力方向垂直，具有较高的可变性（是皮质骨的10倍多）。软骨下骨的这种结构特点是与其功能相适应的。

（四）关节的生理功能

1. 韧带、关节囊以及其周围肌肉的功能

（1）韧带：可防止关节脱位及半脱位，并限制和引导关节运动。韧带的结构是可变的，与邻近组织关系很复杂。膝关节的侧副韧带的结构能保证膝关节在不同度数的屈曲情况下，侧副韧带均能处于紧张状态。它与交叉韧带结合起来，引导股骨远端在胫骨近端上进行复杂的滚动和滑动运动。当关节少量负荷或无负荷时，内侧副韧带和前交叉韧带组成了稳定关节的有抗力的一对。全身承受最大压力的韧带是足的跖韧带，它在维持足的纵弓中起重要作用。手和足的小关节，因掌侧或跖侧增厚的关节囊形成一个板状结构，而增加了关节的稳定性。

（2）关节囊：关节囊借其自身的容积调节关节囊内压力，如膝关节屈曲15° ~ 60°时，关节内压力为0.49KPa（$5cmH_2O$）；完全伸直时，关节内压力可高达5.88KPa（$60cmH_2O$）。每个关节均有一个适当位置，处于这一位置，如膝关节在30°屈曲时，关节囊容积最大，而关节内压力最小。

（3）关节周围肌肉：肌肉在稳定关节特别是大的近端关节方面，起着重要的作用，如球窝型关节（髋与肩）等。

2. 关节软骨的功能　关节软骨是关节的负重面，其结构适宜于抵抗反复的磨损，同时也具有防止关节运动时剪力对关节软骨和软骨下骨的破坏作用。关节软骨的功能是负重。它能使软骨下骨板很好的固定。负重力应用到关节时，能变形的关节软骨保证了最大的接触面。软骨还具有缓冲作用，软骨的受压变形能力极大，能够吸收部分能量，缓解重力对软骨下骨的冲击。

3. 软骨下骨的功能　由于软骨下骨具有较高的变形性，在负重时能够有效地分散压力。软骨下骨的变形可导致一系列变化，包括骨小梁微骨折、骨折愈合与骨的重新改造等，从而使软骨下骨强度增高。这种结构模式的改变反映了关节内压力的分布。

4. 纤维软骨板的功能　铰链关节的运动具有一定的旋转度，为完成这种类型的运动，关节边缘必须绕铰链转动。半月板充填于关节间隙，起着垫圈的作用，既承受负重，又吸收震荡。

（五）关节的润滑

关节的润滑是一个复杂的课题。目前解释关节润滑的机制很多，大体上可分为两种类型：一是液体膜的润滑作用，液体膜分布于关节表面；二是边界润滑作用，即通过附着在软骨表面的特殊分子来保护软骨及减少摩擦。

1. 液体膜的润滑机制　关节的润滑主要依靠关节液。关节液中的透明质酸盐，主要通过流体静力学机制润滑关节。关节负重时，关节软骨面由一层滑膜液的薄膜隔开。软骨中与蛋白聚糖和胶原以凝胶形式存在的水分，受压力作用而释放并挤向关节软骨表面，特别是在即将接触区的周围，压力消失时，挤出的水分被重新吸收进入软骨基质中。这种在负重时，关节软骨面之间因挤压而溢出的液体，对关节负重运动起着重要的润滑作用。但是，该机制不能解释非负重运动时关节的润滑。

2. 边界润滑　边界润滑是依靠一种特殊的糖蛋白黏合物来完成的。这种糖蛋白又称润滑素或润滑性糖蛋白，由滑膜细胞合成和分泌，分子量为 225 000，占滑液蛋白质的 0.5%。润滑素黏着在软骨表面，使软骨之间避免直接接触，对软骨与软骨间的运动起着重要的润滑作用。

边界润滑与流体静力学润滑系统相互补充，前者在关节低负荷时起作用，后者在关节高负荷时发挥效力。但两者并不能截然分开。实际上，关节负重运动与非负重运动是交替进行的。因此，在不同的关节运动相，可能涉及各种润滑机制。

（六）关节的血液供应和神经支配

1. 关节的血液供应　动脉行至关节附近，发出一些分支跨越关节前后，并互相吻合形成关节动脉网。由动脉网的分支分别进入骨骺部、关节囊的纤维层和滑膜层，形成毛细血管网以营养关节各组织。所以滑膜血管最为丰富，而关节软骨则无血液供应。由于关节的血液供应由关节动脉网完成，所以滑膜切除术后的患者，虽已切除大部分关节囊及滑膜组织，关节仍可得到充分的血液供应。

2. 关节的神经支配　各关节均受两套神经支配。①由周围神经发出，专门支配关节的关节支。②支配关节附近肌肉的神经肌支，发出神经支也支配该关节。所以关节病时，强烈的关节疼痛可引起有关肌肉的痉挛。由于关节的位置觉和运动觉都是由关节囊和肌肉中的感觉神经双重支配的，所以在施行全关节置换术后，虽然已将关节囊切除，但患者仍具有关节的位置觉和运动觉。

（七）关节的运动

关节的运动有滑动、伸、屈、内收、外展、内旋及环转运动等。①滑动：指 - 骨的关节面在另一骨的关节面上滑动、如跗跖关节等。②屈伸运动：运动骨沿矢状面移动的关节运动叫屈伸运动、出现相关节的二骨之间的角度减小和两骨互相接近时，称为屈；反之，称为伸。大多数关节均可完成屈伸运动。③内收与外展运动：运动骨沿冠状面移动的关节运动称内收外展运动。运动骨向正中面的运动，称为内收：相反，称为外展。如肩关节、髋关节等。④旋转运动：运动骨围绕垂直轴或自身的纵轴进行旋转的关节运动，称为旋转运动。前者如寰枢关节，后者如肩关节、髋关节等。以肩、髋关节为例，运动骨沿逆时针方向运动，称为内旋；相反，称为外旋。⑤环转运动：指运动骨的上端在原位活动，下端做圆周运动，如肩关节及髋关节等。

三、骨骼肌

骨骼肌是人体最主要的肌组织，分布极为广泛，约占体重的40%，一般均附着在骨骼上，可随人的意志而收缩，所以又称随意肌。每块骨骼肌都由中间的肌性部分和两端的腱性部分构成。

（一）肌性部分

由结缔组织膜和肌纤维组成，具有收缩和舒张能力。

1. 结缔组织膜　自外向内有以下三层结构。①肌外膜：是一层致密结缔组织膜，包被整个骨骼肌，含有血管和神经。②肌束膜：是自肌外膜发出的结缔组织膜，含有来自肌外膜的血管和神经分支，将肌肉分割为较小的肌束。③肌内膜：由少量结缔组织形成，包被肌束内每条肌纤维。

2. 肌纤维　是细长圆柱状的有横纹的多核细胞，直径为 $10 \sim 100 \mu m$，长度不一，短的仅数毫米，长的可超过4.0cm。一条肌纤维的细胞核多的可达百余个，分布在纤维的周边。核附近有小的 Golgi 复合体。细胞质内有大量与肌纤维长轴平行的肌原纤维（Myofibril），肌原纤维之间有肌质网、线粒体、脂滴及糖原等。

（1）肌原纤维：呈细丝状，直径 $1 \sim 2 \mu m$，沿肌纤维长轴平行排列。每条肌原纤维上都有明暗相间、重复排列的横纹（Cross Strlatton）。横纹由明带和暗带组成。在偏振光显微镜下，明带（Lightband）呈单折光，为各向同性（Isotropic），又称 I 带；暗带（Dark Hand）呈双折光，为各向异性（Anisotropic），又称 A 带。在电镜下，暗带中央有一条浅色带称 H 带，H 带中央还有一条深色的 M 线。明带中央有一条深色的细线称 Z 线。两条相邻 Z 线之间的一段肌原纤维称为肌节（Sarcomere）。每个肌节都由1/2 I 带 + A 带 +1/2 I 带所组成。肌节长 $2 \sim 2.5 \mu m$，是骨骼肌的基本结构单位。肌原纤维是由上千条粗、细两种肌丝有规律地平行排列组成的：在横切面上，一条粗肌丝的周围有6条细肌丝；一条细肌丝的周围有3条粗肌丝。这种规则排列以及它们的分子结构是肌纤维收缩功能的主要基础。粗肌丝（Thick Myofilament）：直径约15nm，长约 $1.5 \mu m$，位于肌节的 A 带，中央借 M 线固定，两端游离。粗肌丝由许多肌球蛋白分子有序排列组成。肌球蛋白（Myosin）形如豆芽，头部如两个豆瓣，杆部如同豆茎。在头与杆的连接点及杆上，有两处类似关节，可以屈动。杆部向中段排列。头部向粗肌丝的两端排列并露出表面，称为横桥（Cross Bridge），具有 ATP 酶活性，能够与 ATP 结合，并在与肌动蛋白接触时被激活而分解 ATP 放出能量，使横桥发生屈伸运动。细肌丝（Thinmyofilament）：直径约5nm，长约 $1 \mu m$，一端固定于 Z 线上，另一端插入粗肌丝之间，止于 H 带外侧。细肌丝由三种蛋白质分子组成，即肌动蛋白、原肌球蛋白和肌原蛋白。肌动蛋白由两条纤维形肌动蛋白缠绕形成的双股螺旋链构成。其功能为提供横桥结合位点并激活 ATP 酶。其余两种蛋白为调节蛋白。

（2）横小管（Transverse Tubule）：是肌膜向肌质内凹陷形成的小管网，其走行方向与叽纤维长轴垂直，故名。横小管的功能是将叽膜的兴奋迅速传到每个肌节。

（3）肌质网（Sarcoplasmic Reticulum）：肌纤维内特化的滑面内质网，位于横小管之间，纵行包绕在每条肌纤维周围，故又称纵小管。位于横小管两侧的肌质网呈环形的扁囊，是为终池（Terminal Cisternae），终池之间是相互吻合的纵行小管网。每条横小管与其两侧的终池共同组成骨骼肌三联体（Triad）。这一结构便于将兴奋从肌膜传到肌质网膜。肌质网膜上有丰富的钙泵（一种 ATP 酶），有调节肌质中 Ca^{2+} 浓度的作用。

（二）肌腱部分

肌腱位于肌性部分的两端，附着于骨或其他组织，主要由 I 型胶原纤维构成，不能收缩，但抗拉力强，是力的传导部分。I 型胶原是人体内含量最丰富的胶原类型，占体内胶原的 90%，除主要构成骨骼肌腱以外，还参与构成角膜，结合膜、皮肤、巩膜、滑膜与骨骼等。电镜下，I 型胶原纤维呈宽的带有横纹的纤维。

（三）骨骼肌的收缩原理

目前公认的骨骼肌收缩的机制是肌丝滑动原理，其过程大致有如下 9 个阶段。①肌膜兴奋阶段：兴奋由运动神经末梢传递给肌膜；②终池兴奋阶段：兴奋由横小管迅速传递至终池；③钙泵转运阶段：肌质网膜上的钙泵被激活，将大量 Ca^{2+} 转运到肌质网；④肌原蛋白激活阶段：肌原蛋白钙结合位点与 Ca^{2+} 结合，发生构形改变，进而使原肌球蛋白的位置发生变化；⑤肌动蛋白 - 肌球蛋白结合阶段：原肌球蛋白位置变化使肌动蛋白被掩盖的肌球蛋白结合位点暴露，迅速与肌球蛋白头接触；⑥肌球蛋白头 ATP 酶激活阶段：肌动蛋白与肌球蛋白头的结合激活了肌球蛋白头 ATP 酶，分解 ATP 并释放能量；⑦肌球蛋白变形运动阶段：肌动蛋白头及杆在能量驱动下，发生屈曲转动，将肌动蛋白拉向 M 线；⑧肌纤维收缩阶段：细肌丝向 A 带内滑入、I 带变窄，A 带长度不变，但 H 带可因细肌丝的插入而消失。由于细肌丝在粗肌丝之间向 M 线滑动，肌节缩短，肌纤维收缩；⑨肌纤维舒张阶段：肌纤维收缩完毕后，肌质内 Ca^{2+} 被泵入肌质网内，肌质内 Ca^{2+} 浓度降低，肌原蛋白恢复原来构形，原肌球蛋白又重新掩盖肌动蛋白位点，肌球蛋白头与肌动蛋白脱离接触，肌肉舒张。

（四）骨骼肌的生理功能

骨骼肌的功能单位是由一个运动神经元和它所支配的全部肌纤维构成的，这一功能单位称运动单位。骨骼肌的生理功能主要表现为两个方面，一是维持正常肌张力，二是产生运动。

1. 骨骼肌的分类　根据骨骼肌在运动中所起作用的不同，可以把肌分为以下四类。①原动肌（Prime Mover）：指发起并完成一个动作的主要肌；②拮抗肌（Antagonist）：指与原动肌功能相反的肌；③固定肌（Fixator）：是指固定原动肌起点的肌或肌组，它们使原动肌工作更为有效；④协同肌（Synerist）：是指配合原动肌使之更好发挥作用的诸肌。

2. 骨骼肌的基本运动形式　骨骼肌有以下三种基本运动形式：①平衡杠杆运动：支点在重点和力点之间。如仰、俯头时发生的寰枕关节运动。②省力杠杆运动：重点位于支点和力点之间。如提起足跟时踝关节的运动。由于动力臂大于重力臂，故较省力，但运动幅度小。③速度杠杆运动：力点位于重点和支点之间。如手持重物屈肘时发生在肘关节的运动。由于动力臂较小，只能克服较小的重力，但运动幅度大。

（五）骨骼肌的血管和神经

1. 血管　供应骨骼肌的血管大多是邻近血管的分支，常与神经伴行进出肌肉。血管在肌内反复分支，形成巨大的毛细血管网。按血管分布情况的不同，可以分为以下三类：①血供来源多，血管吻合丰富，如胸大肌、三角肌及股外侧肌。②血供 2～3 支，血管吻合少，如缝匠肌、股直肌及大腿后肌肉等。③单支血供，无侧支循环，如腓肠肌及股中间肌等。

2. 神经　分布于骨骼肌的神经是混合神经。60% 为运动纤维，40% 为交感纤维。此外，还有少许交感神经纤维。①运动神经：支配骨骼肌的运动神经有两类。一类是较粗的 α 纤维，起自脊髓前角较大的细胞，其末梢构成分布于骨骼肌纤维的运动终板；另一类是较细的 γ 纤维，起自脊髓前角较小的细胞，分布于骨骼肌的肌梭。②感觉纤维：起自肌内的特殊感受器－肌梭，属有髓纤维。感觉纤维能够接受骨骼肌主动收缩和被动牵拉时产生的刺激，并传递至中枢。这一反映肌紧张程度的信息，是维持肌张力、体态以及协调随意运动所必需的。③交感纤维：分布于骨骼肌的交感纤维为无髓鞘纤维，大多数分布于肌血管壁的平滑肌，功能为调节肌内的血流。少数交感纤维分布于骨骼肌纤维表面，功能尚不清楚。

（魏　薇）

第二节　体格检查

风湿病常累及全身多个系统，临床表现多种多样。体格检查简便易行，常能为风湿病的诊断提供重要的资料和线索，并能为疾病之间的鉴别诊断提供重要依据，是重要而基本的物理学检查方法。

（一）皮肤黏膜检查

类风湿结节好发于前臂伸侧和肘关节伸侧，也可见于手背、手指伸侧、膝关节、脊柱和头皮等处，主要在骨隆突处或易受压的部位。表现为 0.3～3cm 大小坚实的结节，呈正常肤色，无触痛，一般可推动，若与纤维组织粘连时则不能移动。有时结节可溃破。风湿热出现的皮下结节好发于四肢关节伸侧，尤其是手足背骨隆起处，也可见于枕后头皮和脊柱部位，为直径 0.5～2cm 大小的结节，正常肤色，质地坚实，无压痛。结节性多动脉炎的皮下结节，好发于下肢，为直径 0.5～1cm 大小的结节，表面皮肤发红或呈正常肤色，有时结节可沿血管走行分布，压痛，有时可破溃。

红斑在风湿病中极为常见，且表现形式多样。面部蝶形红斑是系统性红斑狼疮的特征性皮损，典型者为面颊和鼻部呈蝶形分布的红色轻度水肿的斑片，皮损消退后不留瘢痕，可有暂时性色素沉着。病情活动时，有时躯干和四肢均可出现对称分布的红色或紫红色斑疹或斑片，可出现掌红斑和甲周红斑。有时可出现在指端和手掌，为紫红色斑丘疹，有时呈紫斑样，中心可有坏死。盘状红斑狼疮的皮损为好发于面部的边界清楚的紫红色浸润斑，表面有黏着性鳞屑，鳞屑下方有角栓。陈旧皮损中心有萎缩和毛细血管扩张，并可有色素沉着和色素减退。亚急性皮肤型红斑狼疮皮损泛发，呈对称分布，颈部、肩、上臂伸侧、前胸、背部好发，腰以下罕见。初始表现为红斑性斑疹或丘疹，逐渐发展为以下两种皮损类型中的一种：一为银屑病样或丘疹鳞屑型，表面有鳞屑，无角栓，鳞屑较厚时呈银屑病样外观；一为环状斑块型，边缘水肿隆起，外侧有红晕，内缀细小鳞屑。典型的亚急性皮肤型红斑狼疮皮损消退后不留痕迹，但若环状损害持续时间长，斑块中央有色素减退和毛细血管扩张，此皮损可持续数月甚则留有瘢痕。

皮肌炎的特征性皮损有如下几种：①眶周紫红色斑，伴或不伴有眼睑水肿，尤其是上眼睑的非凹陷性鲜红或暗紫红色斑，对皮肌炎的早期诊断有意义；②指关节、掌指关节和肘、膝关节伸侧有对称分布的紫红色斑和扁平丘疹，表面覆盖细小鳞屑，中心可有萎缩，毛细血管扩张；③面部有弥漫性红斑，额部、头皮、颈部、颈前 V 形区和躯干上方也均可有紫红色斑。

环形红斑是风湿热常见的皮损，初起时为红斑或丘疹，中心消退后形成环形或多环形红斑。经数天皮损能自行消退，但新发疹成批出现，无明显自觉症状，皮损好发于躯干和四肢近端。环形红斑边缘隆起者称边缘性红斑，边缘不隆起者称环形红斑。

成人斯蒂尔病皮疹多伴随发热症状。初起为直径 2 ~ 5mm 的鲜红色、桃红色斑疹或斑丘疹，有的融合成片，压之褪色，皮疹多分布于颈部、躯干和四肢，消退后多不留痕迹，少数患者可出现荨麻疹样皮疹、痤疮样皮疹、湿疹、靶形疹、醉酒样皮损或出血点等。

系统性硬化症患者查体可见手指肿胀，皮肤紧贴于下方组织，指腹萎缩变平，手指远端变细，指甲变小。指尖可见点状瘢痕，甚者手指呈半屈曲状，不能伸直。面部、颈部、甚至肢体、躯干皮肤肿胀，发亮，无皱纹，面部呈假面具样，缺乏表情。鼻尖，日唇变薄，张口受限，口周有放射状沟纹。有时面部可有扩张的毛细血管。

白塞病的口腔溃疡可见于唇黏膜，舌、颊黏膜，软腭，硬腭，齿眼和扁桃体，为直径 2 ~ 10mm、圆形或不规则形状、深浅不一的溃疡，底部或有淡黄色覆盖物，周围见红晕。外生殖器溃疡，男性主要发生于阴囊、阴茎、龟头和尿道口，女性以大小阴唇受累多见，也可见于阴道和宫颈，溃疡较深，可见瘢痕。

（二）淋巴结检查

各种风湿病活动期均可有淋巴结肿大，应注意与其他疾病鉴别。

淋巴结结核，多发生在儿童和青少年，少数为中年女性，可为原发性或转移性结核。初起查体仅可触及单个或少数散在淋巴结增大，活动而无粘连，质地较硬，可有轻触痛。随着病情发展可有淋巴结周围炎，淋巴结相互粘连，融合成团，不活动，周围组织可见红肿、压痛，并可能见到溃疡或瘘管，常有豆渣样或米汤样脓液流出。晚期可见溃疡边缘皮肤暗红、潜行，肉芽组织苍白、水肿。增大的淋巴结比较固定，融合成串珠状是淋巴结结核的特征。

淋巴瘤浅表及深部淋巴结均可肿大。浅表淋巴结触诊可触及颈部或锁骨上淋巴结、腋下淋巴结肿大，可活动，也可互相粘连融合成块，若病情早期，淋巴结较软，触诊可为软骨样感觉，病情晚期质地较硬。腹部查体可触及肝脏、脾脏肿大。

传染性单核细胞增多症儿童及青少年多见，但近年来成人发病逐渐增多。淋巴结轻或中度肿大，以颈部为甚，腋下、腹股沟次之。多不对称，肿大淋巴结直径很少超过 3cm，中等硬度，无粘连及明显压痛，肠系膜淋巴结受累时可有腹部压痛。另外，部分患者查体可见皮疹，眼睑浮肿，扁桃体肿大，上覆盖灰白色膜状物，咽后壁有白色分泌物，肝脾肿大。

（三）骨关节的检查

在风湿病的体格检查中以骨关节的检查最为重要。以下将按照各部位骨关节的顺序分别予以介绍，并结合常见的风湿病加以鉴别区分。

1. 肩关节　正常双肩为对称的圆弧形，由肩胛骨关节盂和肱骨头组成。肩关节为人体运动最灵活的关节，正常的活动范围为前屈90°、后伸45°、外展90°、内收45°、内旋90°、外旋45°，肩外展超过90°时为上举。

（1）望诊：嘱患者脱去上衣，取坐位或站立位，观察肩关节外形，注意肩关节是否对称，有无肿胀、积液、畸形等。若肩部弧形消失成直角，为"方肩"畸形，多见于肩关节脱位或三角肌萎缩。若肩部一侧高一侧低，可见于肩关节脱位、脊柱侧弯。

（2）运动检查：检查肩关节运动情况时，先用一手固定患者肩胛骨，嘱患者做主动活动，再持患者前臂做多个方向的被动活动。肩关节外展时即出现疼痛，但仍可外展，多见于肩关节炎。轻微外展即感疼痛，见于肱骨或锁骨骨折。肩关节各方向活动均受限的，称冻结肩，见于肩关节周围炎。外展达60°~120°感疼痛，超过120°则消失为冈上肌腱炎。

（3）触诊：肩部多种疾患可在肩关节周围出现压痛点，如肱骨结节间的压痛提示肱二头肌长头腱鞘炎，肱骨大结节压痛提示冈上肌腱损伤，肩峰下内方压痛提示肩峰下滑囊炎。

（4）特殊检查

1）搭肩试验（杜加斯征）：令患者屈肘90°并用手触摸对侧肩部，若手能搭到对侧肩部，且肘部能贴近胸壁为正常。若手能搭到对侧肩部，肘部不能靠近胸壁，或肘部能靠近胸壁，手不能搭到对侧肩部，均属阳性征，可见于肩关节脱位。

2）肩周径测量试验（卡拉威试验）：用软尺从肩峰绕过腋窝测其周径。肩关节脱位时，由于肱骨头移位后与肩胛骨重叠，故周径增大。需将患侧与健侧作对比。

2. 肘关节　正常肘关节双侧对称，由肱尺关节、肱桡关节、桡尺近侧关节3个关节组成。当前臂完全旋前时，上臂与前臂成一直线，当前臂完全旋后时，上臂和前臂两纵轴间有10°~15°夹角，称为携物角。正常肘关节活动范围为屈曲135°~150°，过伸5°~10°，旋前80°~90°，旋后80°~90°。

（1）望诊：观察肘关节时，嘱患者将两侧肘关节完全伸直，掌侧向前，左右对比观察两侧是否对称，注意有无肿胀、畸形、结节等。肘关节积液、滑膜增生、骨折时均可见到肿胀。肱骨内髁骨折时携物角增大，称为肘内翻畸形。肱骨外髁骨折时携物角减小，称为肘外翻畸形。鹰嘴向肘后方突出，可见于肘关节脱位时。肘窝上方突出，可见于髁上骨折。肘窝外下方向桡侧突出，可见于桡骨头脱位。类风湿关节炎可形成梭形畸形。

（2）触诊：检查者以拇指置于患者鹰嘴旁沟之间，另外的一个或两个手指置于对应的鹰嘴内侧沟，令肘部放松，检查肘关节运动情况。若在鹰嘴和尺骨近端的伸侧触到结节，多为类风湿结节。鹰嘴上突肿胀，可见于鹰嘴滑囊炎。

（3）特殊检查

1）腕伸肌紧张试验（Mill征）：令患者伸直肘关节，腕关节屈曲的同时前臂旋前，若肱骨外上髁处疼痛为阳性，见于肱骨外上髁炎症。

2）伸肌紧张试验（Cozen试验）：令患者握拳屈腕，检查者按压其手背，嘱患者对抗阻力伸指及伸腕关节，若肱骨外上髁处疼痛为阳性，多见于网球肘。

3）屈肌紧张试验：令患者用力握住检查者的手指，强力伸腕握拳，作对抗运动，若肱骨内上髁处疼痛为阳性，多见于肱骨内上髁炎。

3. 腕关节及手关节　腕关节由桡骨、尺骨与腕骨之间多个关节连接而成。正常腕关节活动范围为背伸 70°～80°、屈腕 80°～90°、桡偏运动 20°～30°、尺偏运动 40°。手的休息位为腕关节背伸 10°～15°，并有轻度尺偏，手的掌指关节及指间关节半屈曲，拇指轻度外展，指腹接近或触及食指远端指间关节的桡侧，第 2～5 指的屈度逐渐增大，呈放射状指向舟骨。手的功能位为腕背伸 20°～30°，拇指充分外展，即掌指关节及近端指间关节半屈曲，而远端指间关节微屈曲。

（1）望诊：观察腕关节有无肿胀、畸形、肌肉萎缩等。应注意鉴别导致腕部肿胀的原因，腕关节肿胀发展迅速，时肿时消，呈对称性，多见于类风湿关节炎；全腕肿胀显著，红热明显，可见于急性化脓性腕关节炎；梭形肿胀，不红不热的可见于腕关节结核；腱鞘炎所致肿胀通常凸出较局限，可随手指屈伸而改变。常见的腕关节畸形有腕下垂、猿掌、餐叉样畸形等。骨性关节炎多见于中年以上患者，远端指间关节出现骨性隆起的，称为 Heberden 结节。类风湿关节炎可见近端指间关节梭形肿胀。

（2）触诊：检查者将患者腕关节置于拇指与其余手指之间，触诊腕关节的两面。注意有无肿胀、触痛、畸形等。腱鞘囊肿可在腕关节背面的伸肌肌腱之间触及囊性肿大。狭窄性腱鞘炎可在桡骨茎突附近出现压痛。尺骨半脱位可见于类风湿关节炎晚期，在腕背部触及骨性凸出。

（3）叩诊：嘱患者握拳尺偏，用叩诊锤叩击第三掌骨头部，出现疼痛者为阳性，多见于舟骨骨折或月骨骨折。

（4）特殊检查

1）握拳试验：患者将拇指放在掌心中握拳，检查者握住患者手部向尺侧屈腕，若桡骨茎突部出现疼痛者为阳性，见于桡骨茎突狭窄性腱鞘炎。

2）屈腕试验：患者极度屈曲腕关节，短时间内即引起手指麻木疼痛者为阳性，见于腕管综合征。

3）屈指试验：使患者掌指关节略为过伸，屈曲其近端指间关节，近端指间关节不能屈曲者为阳性，可能是内在肌紧张或是关节囊挛缩。

4. 脊柱　正常脊柱有 4 个生理弯曲，即颈曲、胸曲、腰曲、骶曲。由于年龄、运动训练、脊柱结构差异等因素，脊柱活动范围存在较大的个体差异。决定脊柱活动的主要为颈椎和腰椎。

（1）望诊：脊柱过度后弯称为脊柱后凸，多发于胸椎，常见于强直性脊柱炎、脊柱退行性变、佝偻病等。脊柱过度向前凸出性弯曲，称为脊柱前凸，多发于腰椎，可见于髋关节后脱位、髋关节结核、大量腹水等。脊柱离开后正中线向左或右偏曲称为脊柱侧凸，多发于胸椎、腰椎或胸腰结合处，可见于椎间盘突出、先天脊柱发育不全、各种原因造成的胸廓畸形等。

（2）触诊：嘱患者取端坐位，检查者以右手拇指从枕骨粗隆开始自上而下逐个按压脊椎棘突及椎旁肌肉，出现压痛的部位可能存在病变。所用压力由轻至重以判断压痛点是位于浅层还是深层。胸腰椎病变在相应脊椎棘突有压痛，椎旁压痛多为肌纤维炎或劳损。

（3）叩诊：直接叩击法是用中指或叩诊锤垂直叩击各椎体的棘突。间接叩击法嘱患者取坐位，检查者左手掌置于患者头部，右手半握拳叩击左手背。叩击痛的部位多为病变部位。

（4）运动检查：包括脊柱前屈、后伸、左右侧屈及旋转运动等。可测量以下指标。

1）腰椎活动度试验（Schober）：令患者直立，在背部正中线髂嵴水平作一标记为零，向下5cm做标记，向上10cm再做另一标记，然后令患者弯腰（保持双膝直立），测量两个标记间的距离，若增加少于4cm，提示腰椎活动度降低。

2）指-地距：患者直立，弯腰伸臂，测指尖与地面距离。

3）枕-墙距：令患者靠墙直立，双足跟贴墙，双腿伸直，背贴墙，收腹，眼平视，测量枕骨结节与墙之间的水平距离。正常应为0。如枕部不能贴墙，为异常。

4）胸廓活动度：患者直立，用刻度软尺测第4肋间隙水平（妇女乳房下缘）的深呼气和深吸气之胸围差。小于2.5cm为异常。

（5）特殊检查

1）臂丛神经牵拉试验：患者取坐位，头微屈，检查者一手置于患侧头部，另一手握患侧腕部做相对牵引，若患肢出现放射疼痛、麻木为阳性。多用于颈椎病的检查。

2）椎间孔挤压试验：患者取坐位，头偏向患侧，检查者用手按住患者头顶部向下加压，若出现放射性疼痛为阳性。多用于颈椎病的检查。

3）椎间孔分离试验：检查者一手托患者颏下，另一手托枕部，逐渐向上牵引头部，若患者感到颈部和上肢的疼痛减轻为阳性。多见于颈椎椎间孔狭窄，神经根受压时。

4）吸气转头试验：患者取坐位，昂首转向被检查一侧，深吸气后屏住呼吸，检查者用手指触摸患者桡动脉，若感到桡动脉搏动明显减弱或消失者为阳性。常见于前斜角肌综合征等。

5）直腿抬高试验：患者仰卧，两腿伸直，分别作直腿抬高动作，若上抬受限，同时有下肢放射性疼痛则为阳性，说明有坐骨神经根受压。

6）健肢抬高试验：患者仰卧，抬高健肢，患侧产生腰痛或伴有下肢放射痛者为阳性。多见于中央型腰椎间盘突出症。

7）抬物试验：在地上放物品，嘱患者去拾，如骶棘肌有痉挛，患者抬物时只能屈曲两侧膝、髋关节而不能弯腰，多见于下胸椎及腰椎病变。

（6）鉴别诊断：脊柱关节病、骨结核、骨转移癌均可能出现脊柱疼痛，须注意鉴别。

脊柱关节病多为中青年发病，男性多见。发病前可有腹泻、尿道炎、结膜炎或发热等临床表现。关节炎以下肢为主。体格检查可见口腔溃疡、银屑病样皮疹或指甲病变、结节性红斑等。部分患者可见腊肠指（趾），膝关节、踝关节等处可出现肿胀，并可能出现关节腔积液，活动受限等。累及骶髂关节时骶髂关节处压痛，活动受限，4字试验、Schober试验等阳性。

80%以上骨与关节结核继发于各类肺结核，在儿童和青年发病居多，尤以10岁以下儿童多见。骨与关节结核好发于松质骨和扁骨，最常见于脊柱、髋、肩、肘、踝等处，发生于脊柱者占68%，且以腰椎结核居首。主要临床表现为结核中毒症状，少数患者在急性发作期可有高热、骨或关节肿胀等。体格检查可见局部脓疡，严重者可查到窦道。颈椎结核患者可见头前倾或斜倾，以手托下颌，颈部疼痛可向枕部或上肢放射。腰椎、胸椎结核患者躯干呈直立位，行走须以手托腰部，脊柱生理曲度消失，活动受限，抬物试验阳性。胸椎结核，胸椎处压痛可向上腹放射，腰椎结核腰椎处压痛可向下肢放射。

骨转移癌好发于中老年，40岁以上发病居多。骨转移癌一般是由血行播散而来，常为多发，极少为单发。脊柱、骨盆和长骨干骺端是好发部位，脊柱是转移癌发生率最高的部位，躯干骨多于四肢骨，下肢多于上肢。体格检查时，可见脊柱叩击痛，转移部位压痛等，神经系统检查可正常亦可异常。

5. 骨盆　骨盆由骶骨、尾骨和髋骨组成。人直立时骨盆前倾，两侧髂前上棘和耻骨结节位于同一冠状面上。正常骨盆倾斜角，男性约50°~55°，女性约55°~60°。

（1）望诊：患者取站立位，从前面观察两侧髂前上棘是否等高，是否有倾斜；从侧面观察骨盆有无前倾；从后面观察两侧髂后上棘是否等高。

（2）触诊：骨盆触诊时，患者取站立位。首先触诊髂嵴、髂前上棘、髂前下棘，注意两侧是否等高，有无压痛。后触诊耻骨结节、耻骨联合、耻骨上支及下支，注意有无压痛及骨轮廓改变。侧面触诊股骨大转子，两侧是否等高，局部有无触痛。后面检查髂后上棘，两侧是否等高，骶髂关节处有无压痛，骶骨后面骨轮廓有无改变，尾骨有无压痛。屈曲髋关节，检查坐骨结节骨轮廓有无改变。

（3）特殊检查

1）骨盆挤压分离试验：患者仰卧位，检查者两手置于髂骨翼两侧同时向中线挤压骨盆，若发生疼痛为阳性，提示骨盆有骨折或骶髂关节有病变。

2）4字试验：患者仰卧，屈膝、屈髋，将小腿横置于另一侧膝关节上，双下肢呈4字形，检查者一手放在髂前上棘前固定骨盆，另一手放在患者屈曲的膝关节内侧下压，若骶髂关节处出现疼痛为阳性。提示骶髂关节病变。

3）床边试验：患者仰卧，一侧臀部位于床外，让该侧下肢在床边下垂，检查者按压使其髋后伸，同时按压另一侧膝关节，使之尽量屈髋、屈膝，若骶髂关节出现疼痛为阳性。提示骶髂关节病变。

4）单髋后伸试验：患者俯卧位，下肢伸直，检查者一手按住患者骶骨背面，另一手向上提起一侧下肢，使髋关节被动后伸，若骶髂关节处疼痛为阳性。提示骶髂关节病变。

5）髋关节过伸试验（伸髋试验）：患者俯卧，检查者一手压住患侧骶髂关节，一手将患侧膝关节屈至90°，握住踝部，向上提起，使膝过伸，此时必扭动骶髂关节，如有疼痛即为阳性，此试验可同时检查髋关节及骶髂关节的病变，其意义同4字试验。

6）卧床翻身试验：骶髂关节炎的患者，常喜健侧卧位，下肢屈曲，否则多引起病变部位疼痛。翻身时病变部位疼痛加重，故常以手扶持臀部，或请旁人帮助才能翻身。

7）骶髂关节定位试验：患者仰卧，检查者抱住其两膝后部，使髋关节屈曲至90°位，其小腿自然地放在检查者右臂上。检查者左手压住膝部，使骨盆紧贴检查台。患者肌肉放松，然后以双大腿为杠杆，将骨盆向右和向左挤压，往往是：一侧受挤压，对侧被拉开。骶髂关节疾患时，向患侧挤压时疼痛较轻，而向对侧挤压则患侧被拉开，且疼痛较剧烈。

8）单腿跳跃试验：先用健侧，后用患侧单腿跳跃。如腰椎无病变，则健侧持重单腿跳跃时当无困难。如患侧持重做单腿跳跃时有明显骶髂部痛，或不能跳起，则考虑患侧骶髂关节、脊柱和神经系统可能有疾病。

9）吊筒柄试验（斜攀试验）：患者仰卧，检查者手扶患腿，使之屈膝屈髋。然后检查者一手握住膝部，强使髋关节屈曲内收，另一手扶住患侧肩部，以稳定上身不动，这时由于臀肌牵引和大腿向内侧挤压骨盆，致使骨盆纵轴产生旋转压力。若骶髂关节不稳，则产生疼痛。

10）骨盆摇摆试验：患者取仰卧位，将双髋关节及双膝关节完全屈曲。检查者一手扶持患者双膝，另一手托起患者臀部，使其做腰骶部被动屈曲及骨盆左右摆动活动。如出现腰痛，为阳性。可能是腰骶部有病变或下腰部软组织劳损。

11）骨盆按压试验：患者取侧卧位，双下肢微屈。检查者用双手压髂骨嵴前部。若骶髂关节部出现疼痛，则为阳性。

12）骨盆旋转试验：患者坐于小椅子上，检查者面向患者，以两大腿内侧夹住患者两膝以稳定骨盆，再用两手分别扶住患者两肩，将躯干做左右旋转活动。若骶髂关节有病变，则病变侧出现疼痛，为阳性。

（4）鉴别诊断　骶髂关节和腰骶关节的疼痛主要通过以下试验检查加以鉴别。

1）腰骶关节试验：患者仰卧，检查者令患者屈膝屈髋，而后用两手压其双膝，将其双大腿推向腹部，如患者觉腰骶部疼痛，即为阳性。表示病变在腰骶关节部位。

2）骶髂关节试验：患者仰卧，屈曲双髋双膝，检查者分别用双手向外展外旋方向压其膝部，如引起骶髂关节处疼痛，即为阳性。提示病变在骶髂关节处。

3）立坐位弯腰鉴别试验：本试验主要目的是鉴别腰骶关节和骶髂关节的疼痛。患者先立位后坐位，做弯腰前屈动作。立坐位弯腰均感疼痛者，为腰骶关节病变，因为立位和坐位弯腰时，腰骶关节均受卷曲应力。如坐位弯腰无痛或疼痛很轻，而单在立位弯腰时疼痛，则为骶髂关节病变，因为坐位时，骶髂关节被臀肌绞锁而稳定，故坐位弯腰时，腰骶关节遭受卷曲应力较大，而骶髂关节接受应力较小。因此，假若腰骶关节无病，则坐位弯腰不痛，而只在立位弯腰时才痛，这才证实是骶髂关节的疼痛。当然，单纯检查坐位或单独检查立位的弯腰动作，不做对比试验，就不能做鉴别坐位弯腰试验。

4）骨盆倾斜试验：在弯腰时，除检查疼痛外，还应观察弯腰时的动作中心部位。先在髂前上棘和髂后上棘之间连一直线，在此连线上用粘膏贴一直尺，然后令患者弯腰。假如直尺没有倾斜或很小倾斜，则说明是利用腰椎的弯曲来减轻骶髂关节的倾斜，此时判定为骶髂关节病变；反之，骨盆的倾斜很大而腰椎保持伸直状态，弯曲中心在髋关节，则说明为腰骶关节的病变。

5）坎贝尔试验：用立位和坐位两种体位令患者弯腰，检查其骨盆有无倾斜来区别腰骶关节或骶髂关节的病变。与上述原理完全一样，只是不贴直尺，直接用眼观察骨盆有无倾斜。若为骶髂关节病，则骨盆无痛，仅是腰部变曲；若为腰骶关节病，则骨盆前倾。

6. 髋关节　髋关节由股骨头和髋臼组成，正常两侧对称，活动度为屈曲 130°～140°，后伸 15°～30°，内收 20°～30°，外展 30°～45°，旋转 45°。

（1）望诊：患者平卧于硬板床上，对比两侧髋关节，注意髋部异常的肿胀、膨隆、皮肤皱褶的增多或减少、皮肤有无擦伤、色泽变化、疱疹、窦道。髋关节病变可引起步态改变，对于可以行走的患者，要检查站立姿势、步态。由髋关节引起的异常步态主要有跛行、鸭步等。常见的畸形主要有内收畸形、外展畸形、旋转畸形等。

（2）触诊：髋关节位置深，只能触及其体表位置。触诊可按如下顺序：先髂前上棘、髂嵴、股骨大转子，后股骨颈、股骨头、髋臼，然后股骨大转子。尤其注意股三角与大粗隆外侧，股三角区触诊淋巴结是否肿大，局部有无肿胀、压痛等。髋部周围肌肉触诊，先检查屈肌群，虽然髂腰肌触不到，但髂腰肌挛缩可导致髋关节屈曲畸形；然后触诊缝匠肌、股直肌、内收肌群的长收肌；接着触诊外展肌群的臀中肌。检查时注意有无压痛与索状物，了解肌张力。

（3）运动检查：类风湿关节炎患者或股骨头坏死患者常表现为髋关节内旋受限。

（4）特殊检查

1）单腿独立试验：患者保持身体直立，交替单腿站立，若不负重一侧的骨盆不抬高反下降为阳性。提示负重侧的臀中肌无力或功能不全。

2）髂胫束挛缩试验（欧伯试验）：患者侧卧，健侧卧位并屈髋屈膝，检查者一手固定骨盆，另一手握患侧令其尽量外展，然后屈膝90°。若外展的大腿放松后不能自然落下为阳性。提示髂胫束挛缩。

3）髋关节屈曲挛缩试验（托马试验）：患者仰卧，一侧腿完全伸直，另一侧腿屈髋、屈膝，使大腿贴近腹壁，使腰椎紧贴于床面，若伸直一侧的腿不能平放于床面，或平放于床面则引起代偿性腰椎前凸为阳性。提示髋关节屈曲挛缩畸形。

4）下肢短缩试验（艾利斯试验）：患者仰卧位，两腿屈髋、屈膝并拢，两足平行置于床面，观察两膝的高度，若两膝不等高为阳性。提示较低一侧股骨或胫骨短缩，或髋关节后脱位。

5）大腿滚动试验（高芬试验）：患者仰卧，双下肢伸直，检查者以手掌轻搓大腿，使大腿向内外旋转滚动。若系该髋关节疾患并引起髋四周肌肉痉挛，则运动受限、疼痛，并见该侧腹肌收缩，即为阳性。此实验主要用来检查髋关节炎症、结核、股骨颈骨折、粗隆间骨折等。

6）腰大肌挛缩试验（过伸试验）：患者取俯卧位，患肢屈膝90°，检查者一手握住踝部将下肢提起，使髋关节过伸。若骨盆随之抬起，为阳性。说明髋关节后伸活动受限。当腰大肌脓肿或有早期髋关节结核时，此试验可出现阳性。

7）望远镜试验（套叠征、都普顿、巴洛夫试验）：患者仰卧，助手按住骨盆，检查者两手握住患者小腿，伸直髋、膝关节，然后上下推拉患肢。若患肢能上下移动2~3cm，即为阳性。

8）欧特拉尼试验：患者仰卧，髋、膝屈曲90°，检查者手掌扶住患侧膝及大腿，拇指放在腹股沟下方大腿内侧，其余手指放在大粗隆部位，另一手握住对侧下肢以稳定骨盆。检查时先用拇指向外侧推，并用掌心由膝部沿股骨纵轴加压，同时将大腿轻度内收。如有先天性髋脱位，则股骨头向后上脱出并发出弹响；然后再外展大腿，同时用中指向前内顶压大粗隆，股骨头便复位。当它滑过髋白后缘时，又发出弹响，表明本试验阳性。适用于6个月至1岁以内的婴儿先天性髋脱位的早期诊断。

9）巴劳试验：用于检查1岁以内婴儿有无先天性髋脱位。患儿仰卧，检查者首先使患儿双侧髋关节屈曲90°，双膝关节尽量屈曲。双手握住患儿双下肢，双手拇指分别放在患儿大腿内侧小粗隆部，中指置于大粗隆部位，轻柔地外展双髋关节，同时中指在大粗隆部位向前内推压。如听到响声，表明脱位的髋关节复位，股骨头滑入髋白。第二步检查是，拇指在小粗隆部位向外推压，若听到响声，表明股骨头滑出髋白，表明试验阳性。假如拇指放松压力，股骨头即复位，说明髋关节不稳定，以后容易发生脱位。

10）蛙式试验：蛙式试验又称双髋外展试验，用于婴儿。患儿仰卧，检查者扶持患者两侧膝部，将双侧髋、膝关节均屈曲90°，再做双髋外展外旋动作，呈蛙式位。如一侧或双侧大腿不能平落于床面，即为阳性。先天性髋脱位的患儿，此试验阳性。

11）直腿屈曲试验：患儿仰卧，检查者一手握住小腿下端，使髋关节尽量屈曲，膝关节伸直。若有先天性髋脱位，则患肢可与腹胸部接触，其足可与颜面部接触。表明脱位髋关节屈曲活动的范围增大。本试验适于婴幼儿的检查。

12）黑尔试验：此试验主要用于区别髋关节疾病与坐骨神经痛。患者仰卧，检查者将患肢膝关节屈曲，踝部放于健肢大腿上，再将膝部下压，抵至床面。如为坐骨神经痛，可放置自如；若髋关节有疾患，则不能抵至床面。

（5）股骨大转子位置的测量方法

1）髂坐骨结节连线：髂坐骨结节连线又称奈拉通（Nelaton）线。患者取侧卧位，从髂前上棘到坐骨结节的连线，正常股骨大转子的顶点恰在该连线上。若大转子超过此线以上，提示大转子上移。

2）髂股连线：髂股连线又称休梅克（Shoemaker）线。患者取仰卧位，两髋伸直中立位，两侧髂前上棘在同一平面上，从两侧髂前上棘与股骨大转子顶点分别做连线，即髂股连线。正常两连线之延长线相交于脐或脐上中线，称为卡普兰（Kaplan）交点。若延长线交于健侧脐下，且偏离中线，提示一侧大转子上移。

3）大转子与髂前上棘间的水平距离：此距离又称布瑞安（Bryant）三角。患者取仰卧位，自髂前上棘与床面做一条垂线，自股骨大转子顶点与身体平行划一线与上线垂直，连接髂前上棘与大转子顶点，即构成一直角三角形，称为布瑞安（Bryant）三角。正常直角的两边等长。若大转子顶点到髂前上棘与床面的垂线之间的距离变短，提示该侧大转子向上移位。

（6）鉴别诊断：强直性脊柱炎与股骨头无菌性坏死髋关节疼痛的鉴别诊断。

强直性脊柱炎多见于儿童或青少年起病的患者，髋关节受累更常见，其发生率在17%～36%之间，多为双侧隐袭，并较其他关节受累更易致残。疾病晚期常出现髋关节屈曲难伸，并引起特征性的步态，强直性脊柱炎髋关节受累常伴有骶髂、臀部疼痛。股骨头无菌性坏死的主诉还常见髋关节、腹股沟区的局限性疼痛，并有可能沿着大腿向膝关节放射，在活动和负重时加重，休息时减轻。询问病史时应注意询问患者的疼痛部位，有无放射痛，是否使用激素和嗜酒等。

体格检查时，强直性脊柱炎合并髋关节病变的患者，早期即可出现疼痛步态或臀中肌受累的蹒跚步态，晚期因髋关节的屈曲畸形可出现强迫卧位。髋关节活动范围受限，尤其在屈曲和内旋时明显。压痛部位多局限。股骨头无菌性坏死患者多见单侧跛行，晚期髋关节活动范围受限，屈曲和内外旋时均可受限。髋关节、腹股沟区压痛可沿大腿向膝关节放射。

7. 膝关节　膝关节是人体内最大最复杂的关节，由股骨内外侧髁和胫骨内外侧髁及髌骨组成。正常膝关节有5°～10°的生理外翻角。其活动范围为：屈膝145°，伸膝0°，屈曲90°时，内、外旋转运动10°～20°。

（1）望诊：观察两侧膝关节是否对称，有无肿胀、畸形。膝关节积液时，膝关节均匀肿大，双侧膝眼消失。髌前滑囊炎时髌骨前明显隆起。半月板囊肿时关节间隙附近有突出物。注意股四头肌有无萎缩，因关节病变影响步行，可致股四头肌废用性萎缩。

（2）触诊：患者取坐位或仰卧位，两膝屈曲90°，可以清楚触诊膝关节的骨隆起和关节边缘。膝关节炎症多于膝眼处压痛。急性损伤可在损伤部位查到压痛点。

（3）特殊检查

1）浮髌试验：患者平卧，伸直下肢，检查者一手压在髌上囊处向下挤压，使积液流入关节腔，另一手拇、中指固定髌骨内外缘，示指按压髌骨，若感觉髌骨与关节面有碰触感，松手时髌骨浮起，为浮髌试验阳性。提示膝关节腔内有中等量以上积液。

2）半月板弹响试验（麦克马瑞试验）：患者仰卧位，检查者一手握足部，一手固定膝关节，使膝关节尽量屈曲，小腿内收、外展，慢慢伸直膝关节。若膝关节外侧有弹响和疼痛为阳性，表明外侧半月板有损伤。做反方向动作，小腿外旋、内翻，慢慢伸直膝关节，若有弹响和疼痛为阳性，表明内侧半月板有损伤。

3）抽屉试验：患者仰卧位，双膝屈曲90°，检查者双手握住小腿近端用力前后推拉。若小腿近端过度向前移动，表明前交叉韧带断裂；若小腿近端过度向后移动，表明后交叉韧带断裂。

4）侧方应力试验：患者取仰卧位，将膝关节置于完全伸直位，分别作膝关节的被动外翻和内翻，与健侧对比。若超出正常外翻或内翻范围，则为阳性。说明有外侧或内侧副韧带损伤。

（4）鉴别诊断：类风湿关节炎、骨关节炎、强直性脊柱炎及反应性关节炎均可出现膝关节疼痛。

类风湿关节炎可发于任何年龄，其中45～55岁的女性发病率较高。体格检查时膝关节肿胀，以滑膜肿胀、积液为主，皮温可能升高，浮髌试验阳性。另外可见近端指间关节、掌指关节、腕关节等处关节的肿胀、压痛，皮温升高，关节处多有压痛。严重者可出现多关节活动受限。晚期可见典型的尺侧偏斜、天鹅颈、纽扣花畸形等。部分患者可在骨隆突处或经常受压的部位触及类风湿结节。

骨性关节炎多见于60岁以上的老年人，女性较男性发病率高。体格检查时可发现膝关节局部压痛、关节肿胀，多为骨性增生，浮髌试验阴性。手关节、髋关节、足关节、颈椎、腰椎等受累关节可闻及骨摩擦音，严重者关节活动受限，偶有关节半脱位。

强直性脊柱炎以20～30岁的男性多见。体格检查时患者可出现单侧膝关节肿胀，浮髌试验多阳性。肌腱端如坐骨结节、股骨大转子、胸肋关节等处压痛，甚至关节肿胀，严重者脊柱生理曲度消失，活动度减少。Schober试验、4字试验等可出现阳性。

反应性关节炎多发于16～35岁的青年男性。体格检查时可发现口腔溃疡、局部皮肤出现溢脓性皮肤角化症及龟头炎等，眼科检查可出现角膜炎、色素膜炎、结膜炎、前房积脓、角膜溃疡等，坐骨结节、股骨大转子、脊柱棘突、胸肋关节、髂棘、胫骨粗隆、跟腱、耻骨联合等部位有压痛或肿胀，可见腊肠指，外周关节可出现红肿、压痛、关节腔积液。

8. 踝部与足　踝关节由胫骨、腓骨远端和距骨体近端组成。正常可跖屈45°、背屈20°及做轻微的内收、外展运动。

（1）望诊：患者取坐位或站位，观察有无肿胀、畸形。全踝关节肿胀常见于踝部骨折、关节结核、骨性关节炎等。局限性关节肿胀多见于类风湿关节炎、跟腱周围炎。足踝部畸形常见扁平足、高弓足、马蹄足、足内翻、足外翻等。

（2）触诊：韧带损伤、跟骨骨折、内外踝骨折均可在局部出现压痛。第二、第三跖骨头处压痛见于距骨无菌性坏死。

（3）特殊检查

1）伸踝试验：嘱患者伸直小腿，然后用力背伸踝关节，若小腿肌肉发生疼痛，则为本试验阳性。提示小腿有深静脉血栓性静脉炎。

2）前足挤压试验：患者仰卧位，检查者用手握住患者前足部横向挤压，若出现剧烈疼痛为阳性。提示有跖骨骨折。

（胡攸水）

第六章　实验室检查

风湿病的诊断离不开实验室检查，血清学实验是针对风湿病的特异性检查，通过筛查某些血清学指标，可以获得某些风湿病的特异性诊断依据，并可以了解患者细胞免疫、体液免疫水平、病情活动度、疾病特性以及相关疾病的遗传易感性。

一、自身抗体检查

自身抗体是抗自体细胞内抗原抗体的总称。自身抗体既有生理性的，也有病理性的。生理性的自身抗体用以净化体内衰老及死亡的细胞，患者血清中存在病理性自身抗体则是风湿病的特征之一。

（一）抗核抗体谱

抗核抗体是抗各种细胞核成分的抗体，可以用间接免疫荧光测定法、对流免疫电泳及免疫双扩散法、酶联免疫吸附实验、放射免疫、免疫印迹法检测。抗核抗体是 B 淋巴细胞增殖分化后分泌的免疫球蛋白，无器官和种属特异性，故可以与不同种属的核抗原发生反应，检测出多种自身抗体。

1. 抗核抗体（ANA）　抗体和核抗原成分结合形成抗原抗体复合物，且 ANA 阳性与疾病活动无平行关系。ANA 通过间接免疫荧光法检测，主要有五种荧光模式。

（1）均质性：细胞核质呈现均匀弥漫的荧光染色，该染色型别与抗组蛋白抗体有关，可见于系统性红斑狼疮和其他的自身免疫性疾病。

（2）核模型：在靠近细胞核膜处有荧光染色，与此型相对应的为抗 ds－DNA 抗体，多见于 SLE，尤其是狼疮肾炎患者血清中。

（3）斑点型：细胞核荧光染色呈斑点状，与抗可溶性核抗原抗体相关，应做进一步的特异性抗体检测。

（4）核仁型：细胞核仁被均匀染色，提示抗核仁抗体阳性，多见于 SLE、SSc。

（5）着丝点型：分裂细胞的着丝点被荧光染色，是系统性硬化症表现，尤其是 CREST 综合征特异性高，与雷诺现象相关。

除上述风湿病之外，慢性活动性肝炎、重症肌无力、慢性淋巴性甲状腺炎、正常老年人也可能出现低滴度的 ANA 阳性。

2. 抗双链 DNA 抗体（ds－DNA）　通过间接免疫荧光法检测，靶抗原是细胞核中 DNA 的双螺旋结构，阳性见于活动期系统性红斑狼疮，且肾脏受累常见。特异性高但敏感性低，且与 SLE 的活动性相平行，抗体的效价随疾病的活动或缓解升降，活动期转高，缓解期降低甚至阴性，是 SLE 的诊断标准之一，因而对 SLE 的诊断和治疗监控极为重要。该抗体与 DNA 结合成免疫复合物，沉积于毛细血管造成器官损伤，表现出肾小球肾炎、关节炎、皮肤红斑、精神神经症状等临床征象。该抗体极少出现在药物诱导的 SLE、RA、PSS 中。

3. 抗组蛋白抗体　抗原是以组蛋白为基础的 DNA 相关蛋白，DNA 被组装到蛋白复合物上，针对这些 DNA 复合物产生的自身抗体可用 ELISA 法检测到，即抗组蛋白抗体。95% 以上的药物性狼疮可出现该抗体阳性，部分系统性红斑狼疮、硬皮病及原发性胆汁性肝硬化患者也可出现该抗体阳性。

4. 抗 ENA 抗体

（1）抗核糖核蛋白抗体（抗 nRNP 抗体）与抗 Sm 抗体：抗原 nRNP 和 Sm 属于一组小核糖核蛋白，由低分子量的 RNA 和多种蛋白组成（分子量 9~70kD）。高滴度的抗 nRNP 抗体为混合性结缔组织病的特征，发生率为 95%~100%。抗体滴度与疾病活动相关。在系统性红斑狼疮患者血清中也可检测到。抗 Sm 抗体是系统性红斑狼疮的特异性抗体，但很少单独出现，常与抗 nRNP 抗体同时出现。

（2）抗 SSA（Ro）和抗 SSB（La）抗体：SSA 抗原由两种不同的蛋白质组成，分子量分别为 52kD 和 60kD，抗体直接针对蛋白质的抗原决定簇。SSB 抗原是分子量为 48kD 的磷酸化蛋白。

抗 SSA 抗体与抗 SSB 抗体同时出现，见于原发和继发性干燥综合征患者。临床上，抗 SSB 抗体总是和抗 SSA 抗体相伴出现，而抗 SSA 抗体则可不伴随抗 SSB 抗体而单独出现，如抗 SSA 抗体出现在系统性红斑狼疮患者常引起光过敏，母体抗 SSA 抗体阳性，可能导致新生儿狼疮综合征及先天性心脏传导阻滞。抗 SSA 抗体阳性还可见于混合性结缔组织病。

（3）抗 rRNP 抗体：抗原为存在胞质中的磷酸蛋白，常在 SLE 的活动期存在，有报道认为该抗体与精神症状相关，但这一点还有争议。

（4）抗 Sc1-70 抗体：抗原是 DNA 拓扑异构酶 I 蛋白的降解产物，分子量 70kD，特异性地出现在进行性系统硬化症，并预示着预后不良，发生肺间质病变、肾功能衰竭、心脏损害及小肠病变的危险性增大。

（5）抗 Jo-1 抗体：间接免疫荧光法只提供了抗体存在的可能性，需用酶联免疫吸附测定法做进一步检测。抗原是组氨酰-tRNA 合成酶，该抗体对肌炎和间质性肺纤维化有高度特异性。

（6）抗增殖细胞核抗原抗体（PCNA）：采用间接免疫荧光法进行检测。抗原为 DNA 多聚酶与辅助蛋白，3%~5% 的 SLE 患者阳性，少见于其他疾病。

（7）抗 Ku 抗体：抗 Ku 抗体的靶抗原分子量为 66kD 及 86kD 的两种核蛋白。该抗体阳性见于 PM、SSc、MCTD、SLE、原发性肺动脉高压等。

（8）抗 PM-Sc1 抗体：常用间接免疫荧光法、免疫沉淀法、免疫印迹法检测。抗原为位于核仁中颗粒成分内的多种蛋白，抗体阳性见于皮肌炎/硬皮病重叠综合征、多发性肌炎、硬皮病，且抗体阳性的硬皮病患者出现钙化症及关节炎的概率高，但预后好，无严重的内脏累及。

5. 抗着丝点抗体　靶抗原是一种紧密集合在着丝点上的 DNA 蛋白质，多见于局限型系统性硬化症、原发性胆汁性肝硬化，其他相关疾病也可见阳性，尤其是关节痛、肺部病变的青年发病者。

6. 抗核仁抗体　抗原是 RNA 多聚酶、原纤维与 RNA 复合物形成的蛋白，该抗体阳性与系统性硬化症相关。

7. 抗 DNP 抗体　抗 DNA 的一组蛋白复合物抗体，为 SLE 的特异性抗体。

（二）抗中性粒细胞胞浆抗体（ANCA）

是一种以中性粒细胞为靶抗原的自身抗体，其相关疾病是多系统损害的全身免疫性疾病小血管炎，主要指肉芽肿性多血管炎、显微镜下多血管炎及原发性局灶性肾小球肾炎。ANCA 常见的荧光模式有两种：p - ANCA（核周型）和 c - ANCA（胞质型），此外还有 a - ANCA（非典型 ANCA）。p - ANCA 阳性见于颞动脉炎、I 型自身免疫性肝炎、原发性硬化性胆管炎、显微镜下多血管炎等。c - ANCA 阳性见于肉芽肿性多血管炎、结节性多动脉炎、肺 - 肾综合征、特发性新月体肾小球肾炎等。a - ANCA 在炎性肠病（尤其是溃疡性结肠炎）、急性疟疾、克罗恩病、类风湿关节炎、系统性红斑狼疮等感染和结缔组织病中均可检出，提示与感染有关。

（三）抗线粒体抗体

靶抗原是线粒体的内、外膜蛋白，分为 10 个亚型（AMA1 - AMA10）。原发性胆汁性肝硬化的阳性率可达 90% 以上，且高效价，AMA - 2、4、8 同时出现；药物引起的自身免疫病患者的 AMA 阳性通常为 AMA - 3 和 AMA - 6 亚型。

（四）抗组织细胞抗体

1. 抗肾小球基底膜抗体（GBM）　肾小球基底膜是由内、外透明层及中间致密层构成的网状结构，肺泡基底膜的结构与肾小球基底膜的结构相似，广义的肺肾综合征或急进性肾小球肾炎阳性率为 15% ~ 20%，需与 ANCA 结合检测。

2. 抗心肌抗体　抗原包括线粒体内膜上的腺苷酸转移蛋白、心肌肌浆蛋白、原肌球蛋白和热休克蛋白。阳性可见于风湿热及风湿性心脏病、心肌炎、特发性扩张性心肌病、重症肌无力等。

3. 抗平滑肌抗体　抗原为细胞骨架蛋白，包括微纤维（G 型肌动蛋白和 F 型肌动蛋白）、中级纤维和微管。高滴度的平滑肌抗体为抗 F 型肌动蛋白，对自身免疫性肝炎的特异性几乎达到 100%。低滴度的抗平滑肌抗体阳性与酒精性肝硬化和病毒性肝炎有关。

4. 抗肝肾微粒体抗体（LKM）　抗原主要位于肝细胞的内质网和肾脏近曲小管，分为 LKM - 1、LKM - 2、LKM - 3 三种亚型。LKM - 1 见于自身免疫性肝炎，LKM - 2 见于药物替尼酸治疗的患者，LKM - 3 见于丁型肝炎。

（五）类风湿因子（RF）

RF 是指一类抗人或动物 IgG 分子 Fc 片段上抗原决定簇的特异抗体，常见的 RF 有 IgM - RF、IgG - RF、IgA - RF。我们常说的 RF 是指 IgM - RF，与皮下结节、血管炎、下肢溃疡、多发性单神经病变有关。关节滑液中以 IgG - RF 为主，是关节损伤的重要因素。高滴度的 IgA - RF 与关节外损伤如 IgA 肾病、干燥综合征有关。RA 的 RF 阳性率一般为 70% ~ 80%，特异性 88.5% 左右。RF 阳性提示疗效差，且多伴有并发症；RF 阴性表示病症较轻，且并发症少，疗效好。持续高滴度的 RF 提示 RA 疾病活动，且骨侵蚀发生率高，常伴有皮下结节或血管炎等全身并发症，预后不佳。RF 阳性亦可见于系统性红斑狼疮、干燥综合征、进行性系统性硬化、混合性结缔组织病、结节病、恶性贫血、慢性肝病等。

（六）抗心磷脂抗体（ACA）

ACA 是一种以血小板和内皮细胞膜上带负电荷的心磷脂作为靶抗原的自身抗体，分 IgG

和 IgM 两种类型。在 ACA 阳性的系统性红斑狼疮患者中有 64% 发生了血栓，表现为反复的静脉和（或）动脉血栓形成。在慢性特发性血小板减少性紫癜患者中阳性占 30%，以 IgG - ACA 多见。在习惯性流产患者中阳性占 50%，IgM - ACA 可作为自发性流产的前瞻性指标。ACA 阳性的患者更易发生高血压、神经系统症状和肾炎。随访发现 ACA 阳性者 50% 以上发生了抗磷脂抗体综合征（APS）。ACA 是脑卒中重要危险因素并在非高血压性脑卒中的发病中起到独立作用。IgM - ACA 对脑卒中的预测有一定意义，IgG - ACA 与临床平行。

（七）早期类风湿筛查实验

1. 抗环瓜氨酸肽抗体（CCP） 抗环瓜氨酸肽抗体是以 IgG 型为主的抗体，对类风湿关节炎的敏感度约达 70%，与 RF 相近，特异性达 89% ~ 90%，明显优于 RF，且在 70% 的发病一年内类风湿关节炎患者血清中检测到 CCP 的存在，因此在临床上抗 CCP 抗体的检测有助于提高 RA 的诊断率，特别是早期、不典型的病例。同时 CCP 也可用来预测严重破坏的类风湿关节炎，阳性患者易发展为可通过放射性方法检测到的骨关节损害。CCP 抗体尚可区分早期 RA 和早期具有侵蚀性小关节病变的系统性红斑狼疮（SLE 患者 CCP 抗体全部阴性）。目前，可以人工合成高纯度的 CCP，是较理想的抗原底物，且较之 APF、AKA 需采用间接免疫荧光法检测，抗 CCP 抗体应用酶联免疫吸附法，结果判断更易标准化，易于临床推广和应用，成为临床应用最广泛的早期类风湿关节炎筛查指标。

2. 抗角蛋白抗体（AKA） AKA 是以 IgG 型为主的抗体，敏感性较低，阴性结果并不能排除类风湿关节炎的诊断。但 AKA 的特异性较高，达 95% ~ 99%，罕见于其他非类风湿关节炎疾病，在类风湿关节炎出现症状若干年前即可查出，且与病情的严重程度有关，可用于病情严重程度及预后的判断。

3. 抗 RA33 抗体 该抗体是 RA 的独立标志物，不依赖于 RF 出现，敏感度低，但特异性高达 96%，在 RF 阴性的 RA 患者，RA33 的阳性率约 40%，主要与侵蚀性关节炎损害有关，对 RA 的早期诊断十分重要，但单纯的 RA33 阳性不足以诊断为 RA。在骨关节炎、强直性脊柱炎等常需要与类风湿关节炎鉴别诊断的患者血清中，该抗体不出现。但在 1/3 的系统性红斑狼疮和混合性结缔组织病的患者血清中可出现该抗体阳性。

4. 抗核周因子抗体（APF） APF 抗原成分是存在于人颊黏膜上皮细胞胞质内的不溶性蛋白质，与 RF 无依赖性，特异性较好但敏感度较低，对 RA 的早期诊断十分重要，但单纯的 APF 阳性不足以诊断为 RA，RF 阴性而 APF 阳性的 RA 患者，往往有早期的关节放射性损伤，预后较差。APF 阳性尚可见于少数系统性红斑狼疮、硬皮病及传染性单核细胞增多症患者。

5. 抗 Sa 抗体 该抗体为一种酸性蛋白，在 RA 患者滑液中有高浓度的 Sa 抗体检出，推测 Sa 可能为推动原位免疫损伤发展过程中的抗原成分之一。抗 Sa 抗体敏感性低，特异性高，可以作为不典型的早期 RA 指标之一，且阳性患者的晨僵时间、关节受累情况严重。

二、炎性指标

（一）血沉（ESR）

血沉是指在一定条件下，单位体积血液中红细胞的沉降速率。大多数风湿病活动期有血沉增快，如急性风湿热、类风湿关节炎、系统性红斑狼疮等，这是由炎症反应和高球蛋白血症所致。但同时需注意的是影响血沉的因素较多：红细胞表面带有负电荷，当血中带有正电荷的白蛋白增多时血沉增快；红细胞下沉力与血浆逆阻力关系密切，受红细胞比积影响，贫血时血沉增快；实验检测时采血时间，血沉管置放是否垂直，室温均影响准确性，需结合临床分析诊断。

（二）C-反应蛋白（CRP）

CRP 具有激活补体、促进粒细胞和巨噬细胞吞噬作用，是临床最有用的急性时相反应指标，但特异性不高。急性风湿热患者急性期 CRP 升高，治疗后可恢复正常；类风湿关节炎治疗后，70% 可下降，但不能恢复正常，若治疗后 CRP 再次升高，且持续超过两周，提示应重新治疗。CRP 与 ESR 均属于非特异性指标，但 CRP 更敏感，更有利于早期诊断和动态观察，不受贫血、高球蛋白血症及血沉诸多影响因素的干扰。

（三）肿瘤坏死因子 α（TNFα）

TNFα 具有广泛生物活性的多肽调节因子，是巨噬细胞被脂多糖和其他细菌产物活化后分泌的一种重要的炎症细胞因子。可以通过 TNF 靶细胞毒性试验、免疫学试验、流式细胞仪检测三种方法进行检测。在类风湿关节炎、多发性硬化症患者血清中可以检测到 TNF。

（四）白介素-1（IL-1）

IL-1 主要来源于单核细胞及巨噬细胞，是 RA 炎症相关的重要的细胞因子，刺激 B 细胞和 T 细胞释放细胞因子和抗体，同时刺激软骨细胞和滑膜细胞释放细胞毒素，导致关节软骨和骨侵蚀，促进关节破坏进行性发展。通过原位杂交的方法检测到类风湿关节炎患者滑膜液中存在 IL-1。

三、体液免疫

（一）免疫球蛋白（Ig）及其亚群

免疫球蛋白及其亚群是一类机体接受抗原刺激后产生的具有抗体活性的蛋白质，可以分为 IgG、IgA、IgM、IgE、IgD 五种亚群。IgG 是人体最主要的抗体，也是唯一能通过胎盘的 Ig，具有免疫保护与免疫损伤功能；IgM 是机体接受抗原刺激后最先产生的抗体，有抗感染、抗肿瘤、免疫损伤作用；IgA 分为血清型和分泌型，具有抗菌、抗病毒、抗毒素等作用，且分泌型还具有局部黏膜免疫的作用；IgD 在正常血清中浓度低而不稳定，是 B 细胞的重要表面标志，完整的 IgD 不能激活补体，但凝集的 Fc 碎片可激活补体旁路途径；IgE 是花粉、尘螨等抗原入侵部位受刺激的 B 细胞合成的特异性抗体，对机体有防卫作用。低 Ig 血症有先天性和获得性两种，先天性见于体液免疫缺陷和联合免疫缺陷病，缺乏 IgA 易出现反复呼吸道感染，缺乏 IgG 易患化脓性感染，缺乏 IgM 易患革兰阴性菌败血症。大量蛋白丢失、淋巴网状系统肿瘤、中毒性骨髓肿瘤均可以引起获得性低 Ig 血症。高 Ig 血症时，感染、自身免疫病、肝脏疾病均可出现升高。在风湿性疾病中，IgG、IgA 或 IgG、IgM 升高较多见于系统性红斑狼疮，IgM 升高多见于类风湿关节炎。

（二）血清冷球蛋白（Cg）

cg 是一种遇冷自行沉淀的球蛋白，分为单克隆型和混合型。单克隆型由 IgG 或 IgM 组成，无激活补体的作用，易引起大血管损害，多见于巨球蛋白血症等；混合型多为免疫复合物，具有抗补体作用，易引起皮肤和肾脏小血管的炎性损害，多见于类风湿关节炎、干燥综合征、系统性红斑狼疮、自发性混合冷球蛋白血症等。

（三）总补体（CH50）

CH50 是一组有潜在酶活力且不耐热的球蛋白，具有溶解靶细胞、促进吞噬、清除免疫复合物、参与炎症反应、变态反应、调节免疫、维持机体内环境稳定的功能。风湿热急性期、结节性动脉周围炎、皮肌炎、多发性关节炎的急性期，肿瘤、骨髓瘤可见总补体含量增加；系统性红斑狼疮活动期、类风湿关节炎等则见总补体含量降低。

（四）补体 C3

C3 是血清中含量最高的补体成分，在经典激活途径和补体激活途径中均发挥重要作用。与系统性红斑狼疮的病情密切相关，活动期降低，缓解时恢复正常。

（五）补体 C4

C4 主要参与经典激活途径。风湿热急性期、结节性动脉周围炎、皮肌炎、多发性关节炎的急性期可见 C4 升高；系统性红斑狼疮、多发性硬化、类风湿关节炎、自身免疫性慢活肝可见减低，且在系统性红斑狼疮患者血清中 C4 的减低早于其他补体成分。

四、细胞免疫检测

（一）T 细胞计数

根据其细胞表面标志物的不同，可分为 E - 玫瑰花环形成试验及 CD3 检测法。E - 玫瑰花环形成率低。提示细胞免疫功能低下或缺陷，可出现在系统性红斑狼疮、皮肌炎等。CD3 检测法则需结合 T 细胞亚群的检测来反应疾病状态。

（二）T 细胞亚群

机体的免疫平衡主要是由 T 细胞亚群的相互作用来维持。$CD4^+$ 辅助 B 细胞产生抗体，分泌细胞因子，调节免疫反应；$CD8^+$ 则具有免疫抑制和细胞毒作用。当两种细胞数量和功能异常时就会发生免疫功能紊乱，CD4/CD8 比值异常出现在自身免疫性疾病、免疫缺陷病、再生障碍性贫血、病毒感染、恶性肿瘤等。

（三）NK 细胞

NK 细胞具有非特异性免疫杀伤作用，活性降低见于免疫缺陷性疾病如自身免疫病、艾滋病等。

五、遗传标记物检查

（一）人类白细胞抗原 B_{27}（HLA - B_{27}）

HLA 是位于细胞表面的糖蛋白，由位于第 6 号染色体短臂的一组基因控制，参与并调节免疫应答反应。HLA - B_{27} 与强直性脊柱炎、雷诺症、急性葡萄膜炎等相关。

（二）人类白细胞抗原 $DR_{2,3,4}$（HLA - $DR_{2,3,4}$）

HLA 也称主要组织相容性复合系统，是一群具有多功能紧密连锁的基因，HLA - $DR_{2,3,4}$ 属于 Ⅱ 类基因。HLA - $DR_{2,3}$ 与系统性红斑狼疮相关，HLA - DR_4 与类风湿关节炎相关。

六、其他

(一) 血常规

1. 红细胞计数　风湿病大多有不同程度的贫血而出现红细胞减少。RA 出现低血红蛋白小细胞性贫血，SLE 出现正常细胞色素性贫血，使用非甾体抗炎药、慢作用药造成继发性贫血，血红蛋白测定同红细胞计数。

2. 红细胞比积测定　贫血时，红细胞减少，红细胞比积常随之减低，但因不同性质的红细胞大小不同，两者减低不一定平行，故用此项指标协助各类贫血间的鉴别诊断。

3. 白细胞计数　中性粒细胞增多见于风湿热、肌炎/皮肌炎、韦格纳肉芽肿、幼年类风湿关节炎、多动脉炎等；嗜酸性粒细胞增多见于硬皮病、过敏性血管炎、多动脉炎、嗜酸性筋膜炎、少数 RA 重症患者；白细胞总数下降见于 SLE、MCTD、SS 等。

(二) 尿常规

狼疮肾炎和各种风湿性疾病累及肾脏，均可能出现蛋白尿、血尿及管型，尤其是肺－肾综合征、淀粉样病尿常规异常更为常见。

(三) 抗链球菌溶血素"O"抗体（ASO）

链球菌感染后，激发机体产生抗链球菌素"O"抗体。ASO 在感染 1 周后开始升高，4～6 周达到高峰，并可持续至痊愈后数周至数月，故 ASO 增高提示有过链球菌感染，但并不一定是近期感染，只有当效价增高至 500U 以上，表示近期曾感染过链球菌，可以协助风湿热的诊断。抗体滴度的变化可以判断疾病分期：逐步增高对风湿热活动期或急性肾炎有诊断意义；逐步下降认为病情缓解；恒定高水平，原因比较复杂，具体需结合临床。此外，病毒性肝炎、溶血、高胆固醇血症、肾病综合征、结核病等非溶血性链球菌感染性疾病，也会使 ASO 增高。

(四) 循环免疫复合物（CIC）

机体内抗原与抗体结合的产物，可以激活补体，在血小板、中性粒细胞参与下引起一系列连锁反应导致组织损伤。血清阳性患者可见于系统性红斑狼疮、类风湿关节炎、结节性多动脉炎等自身免疫病，膜增殖性肾炎、急性链球菌感染后肾炎，传染病、肿瘤等。

(五) 葡萄糖－6－磷酸异构酶（GPI）

GPI 抗原对类风湿关节炎血管样滑膜增殖和骨破坏起了重要作用。其浓度与 RA 患者的关节肿、疼痛呈正相关。与其他自身免疫性疾病，如炎症、肿瘤、各型肝炎等无相关性。

（赵　涛）

第七章　自身免疫病与免疫学检验

自身免疫性疾病（autoimmune disease，AID），简称自身免疫病，其病因复杂，患者临床症状往往不典型，常伴有其他疾病发生，且病情表现多样化，缺乏特异性检查诊断指标，无特殊治疗方法，病程迁延、易慢性化。疾病可发生在各种人群及各年龄段，女性较男性发病率高，以20~50岁多见，近年发现有随年龄增大而增高的趋势，故随着世界人口老龄化的产生，加之外界环境的变化，自身免疫病将有增多的可能，应引起广泛关注。

第一节　概述

一、基本概念

一般情况下，机体能识别"自我"，对自身不产生或仅产生微弱的免疫应答，这种现象称为自身免疫耐受（autoimmune tolerance）。自身免疫耐受是机体维持免疫平衡的重要因素。某些情况下，机体自身免疫耐受遭到破坏，免疫系统对自身组织成分发生较强的免疫应答，这种现象称为自身免疫（autoimmunity）。

免疫系统受环境或遗传等因素作用，产生针对自身正常或变性组织、细胞、酶类等自身抗原成分的自身抗体或自身反应性T淋巴细胞（亦称为致敏T淋巴细胞，简称致敏T细胞），造成自身组织器官损伤或功能障碍所引发的疾病称自身免疫病。

二、自身免疫病的基本特征

自身免疫病病因复杂、种类较多，疾病一般拥有以下十大特征。①多数病因不明，可有诱因或无诱因，无诱因者多称为自发性或特发性自身免疫病。②患者以女性居多，发病率随年龄增长而增加。③患者外周血中可检出高效价的自身抗体或针对自身组织细胞的致敏T细胞，自身抗体在不同的自身免疫病中有交叉和重叠现象，少数疾病有相关的特异性自身抗体。④自身免疫病有重叠现象，即一个人可同时患两种及以上自身免疫病。⑤病程往往较长，多迁延而成为慢性，病情发展与缓解常常反复交替，病情轻重程度与自身免疫调节紊乱密切相关。⑥损伤局部可见淋巴细胞、浆细胞、中性粒细胞浸润。⑦免疫抑制剂治疗大部分可取得较好的疗效。⑧在实验动物中经相关抗原免疫或输注自身抗体或输注自身反应性T细胞可复制出相似的疾病模型。⑨存在遗传倾向，已发现某些特定基因和自身免疫病发病有密切关系，如强直性脊柱炎与HLA-B27相关。⑩可能与环境因素有关。

三、自身免疫病的分类

目前尚无统一的分类方法。一般按受累组织器官将其分为器官特异性与非器官特异性两大类，具体见表7-1。

表7-1 常见自身免疫病的分类

类别	病名	自身抗原或免疫复合物
器官特异性	慢性甲状腺炎	甲状腺球蛋白、微粒体
	Graves 病	甲状腺细胞表面 TSH 受体
	自身免疫性溶血性贫血	红细胞
	特发性血小板减少性紫癜	血小板
	免疫不孕	精子
	多发性硬化症	髓鞘碱性蛋白
	原发性胆汁性肝硬化	胆小管细胞、线粒体
	萎缩性胃炎	胃壁细胞
	溃疡性结肠炎	结肠上皮细胞
	胰岛素依赖型糖尿病	胰岛细胞
	重症肌无力	乙酰胆碱受体
非器官特异性	类风湿关节炎	变性 IgG、免疫复合物
	强直性脊柱炎	免疫复合物
	干燥综合征	细胞核（SSA、SSB）、唾液腺管
	系统性红斑狼疮	胞核成分（DNA、组蛋白、Sm）
	系统性硬化症	胞核成分（拓扑异构酶 I、着丝粒蛋白 B）
	混合性结缔组织病	胞质成分（线粒体、微粒体）

（江 华）

第二节 自身免疫病发生的相关因素

自身免疫病发生的确切原因目前还不是很清楚，启动机制较为复杂，可能涉及自身抗原的暴露或改变、免疫调节以及遗传因素异常等。

一、自身抗原方面的因素

（一）自身抗原成分改变

理化、生物以及药物等因素作用于机体自身成分后引起自身抗原性发生改变。改变的自身成分能刺激 T、B 细胞产生自身免疫应答，导致自身免疫病发生。如变性 IgG 常可刺激机体产生抗变性 IgG 的抗体，引起类风湿关节炎。临床使用某些药物，可改变血细胞表面抗原性，引起自身免疫性溶血性贫血或粒细胞减少等。

（二）免疫隔离部位的隐蔽抗原释放

人体脑、眼球、睾丸、心肌与子宫等部位存在隐蔽抗原（sequestered antigen），手术、外伤、感染等原因可破坏隔离屏障，造成隐蔽抗原释放入血或淋巴液，免疫系统误认它为

"异物"，从而引起自身免疫病的发生。例如眼外伤造成隐蔽抗原释放所引发的自身免疫性交感性眼炎。

（三）共同抗原引起的交叉反应

有些细菌、病毒与正常人体一些组织细胞上有相同或类似的抗原表位，人体感染这些病原微生物后，针对这些细菌、病毒抗原产生的抗体和致敏 T 细胞，引起机体免疫应答以清除外来异物，同时也可能与自身组织细胞发生交叉反应，引起自身免疫病，这种现象称为分子模拟（molecular mimicry）。分子模拟可引发多种自身免疫病。如 A 族溶血性链球菌的多种抗原蛋白与人肾小球基底膜等有共同抗原，故感染链球菌可引起急性肾小球肾炎等。

二、免疫调节机制紊乱方面的因素

正常情况下，机体内虽有针对自身抗原的 T、B 淋巴细胞，但机体有一个严格、精密控制的免疫调节系统，因而不发生自身免疫病。如果免疫调节系统功能紊乱，则有可能发生自身免疫病。免疫调节系统功能紊乱与下列因素有关。

（一）MHC Ⅱ 类抗原表达异常

一般情况下，体内多数组织器官只表达 MHC Ⅰ 类抗原，不表达 MHC Ⅱ 类抗原，在一些细胞因子作用下，有些组织细胞表面可异常表达 MHC Ⅱ 类抗原，并可将自身抗原递呈给 Th 细胞，启动自身免疫应答，引起自身免疫病。原发性胆汁性肝硬化患者的胆管上皮细胞、糖尿病患者的胰岛内皮细胞和 β 细胞表面等均可异常表达 MHC Ⅱ 类分子。

（二）免疫忽视被打破

免疫忽视（immunological ignorance）指免疫系统对低水平抗原或低亲和力抗原不发生免疫应答的现象。在胚胎发育期间，由于免疫忽视，针对低水平表达或低亲和力自身抗原的淋巴细胞克隆并未被删除且保持着对自身抗原的反应性，成为潜在的自身反应性淋巴细胞。

许多因素可打破免疫忽视，例如在微生物感染之时，树突细胞（DC）可被激活并高水平表达协同刺激分子，此时如果递呈被免疫忽视的自身抗原就可能激活自身反应性淋巴细胞克隆，引起自身免疫病；细菌超抗原等多克隆刺激剂可激活处于耐受状态的 T 细胞，使其向 B 细胞发出辅助信号以刺激其产生自身抗体，引发自身免疫病；自身抗原的免疫忽视也可通过 Toll 受体的激活而被打破。异常情况下，凋亡细胞碎片清除发生障碍，碎片中的 DNA 片段可被 DNA 特异性的 B 细胞所识别并被内化，启动激活信号，激活 B 细胞产生抗 DNA 抗体，引发自身免疫病。

（三）调节性 T 细胞功能失常

$CD4^+CD25^+$ 调节性 T 细胞（Treg）的免疫抑制功能异常为自身免疫病产生的一种原因。$CD4^+CD25^+$ 调节性 T 细胞功能缺陷小鼠易发生自身免疫病，将正常小鼠的 $CD4^+CD25^+$ 调节性 T 细胞过继给该小鼠可抑制其自身免疫病的发生。

三、生理性方面的因素

（一）年龄与性别

自身免疫病发病率随年龄增大而升高，这可能和随年龄增长胸腺功能低下引起的免疫功能紊乱有关。实验和临床资料均显示，自身免疫病可能和性别有关，性别使体内性激素水平不同。女性高发某些自身免疫病可能与体内雌激素水平相关，但其机制目前仍不清楚。

（二）遗传方面的因素

自身免疫病发病和遗传因素呈密切相关，临床与实验均证实自身免疫病往往出现家系发病，患者家族中常常有家系成员患同一自身免疫病或其他自身免疫病；同卵与异卵双生子具有某些非常类似的自身免疫病发病模式；一些自身免疫病和性染色体有关；实验动物中一些品系小鼠易患某些自身免疫病。机体的遗传背景对自身免疫病易感性有影响。

1. HLA 和自身免疫病易感性相关联　在众多的遗传因素中，科学家对 HLA 和自身免疫病易感性关联性进行了广泛深入的研究，现已发现许多自身免疫病的发生率与 HLA 的某些基因型表达的抗原检出率呈正相关。比较多见的一些 HLA 系统抗原表达和自身免疫病的相关性见表 7 - 2。

表 7 - 2　HLA 与自身免疫病的相关性

病名	HLA 抗原	相对危险值 $\bar{x}$
强直性脊柱炎	B27	10
系统性红斑狼疮	DR3	5.8
类风湿关节炎	DR4	4.2
多发性硬化	DR2	4.1
桥本甲状腺炎	DR5	3.2
重症肌无力	DR3	2.5

注：$\bar{x}$ 相对危险值 = pp（1 - pc）/pc（1 - pp），pp 与 pc 分别为病例组与对照组中抗原阳性百分率。

2. 非 HLA 基因和自身免疫病易感性的关联　一些非 HLA 基因缺陷或异常也和自身免疫性疾病易感性相关，如 Fas/FasL 基因缺陷者，其活化诱导的细胞死亡（AICD）机制发生障碍，使自身反应性淋巴细胞凋亡受阻，易产生系统性红斑狼疮等，其他免疫分子如淋巴毒细胞相关抗原 4（CTLA - 4）、补体等基因缺乏也能导致免疫性肠炎、乳糜泻等自身免疫病。

（江　华）

第三节　自身免疫病的免疫损伤机制

自身免疫病的发生是自身抗体、自身反应性 T 细胞单个或共同介导对自身成分的免疫应答，其组织损伤多由 Ⅱ ~ Ⅳ 型超敏反应所致，参与的免疫学因素主要有自身抗体和 T 淋巴细胞。

一、自身抗体的作用

自身抗体常通过激活补体系统、调理吞噬、介导细胞毒作用，以及发挥酶与介质的作用而引发自身细胞破坏或激活细胞表面受体而引发自身免疫病。

（一）细胞表面或细胞外基质抗原自身抗体介导的组织损伤

自身抗体直接和其靶抗原结合，通过激活补体、趋化中性粒细胞及单核细胞、促进吞噬及释放炎症介质等，引起肥大细胞活化、血小板聚集、血管平滑肌扩张与凝血途径活化等，导致细胞或组织损伤。如自身免疫性溶血性贫血、肺出血肾炎综合征等。

（二）细胞表面受体自身抗体介导细胞与组织功能障碍

细胞表面受体与其自身抗体结合，可通过多种机制导致受体功能障碍。①模拟配体作用：自身抗体与受体结合，自身抗体可模拟受体配体的作用，刺激并导致靶细胞功能亢进，如甲状腺毒症等。②竞争性阻断效应：自身抗体与受体结合，阻断了受体与天然配体结合或改变受体结构，抑制受体功能。如胰岛素耐受性糖尿病。③介导受体内化与降解：自身抗体和受体结合使受体内化并降解．或通过激活补体系统而引发细胞损伤，如重症肌无力。

（三）免疫复合物介导的组织损伤

自身抗体与可溶性自身抗原结合形成循环免疫复合物，并随血流沉积于某些组织，进而造成组织损伤。主要包括系统性红斑狼疮、类风湿关节炎、强直性脊柱炎，其中系统性红斑狼疮是该类疾病的代表。

二、自身反应性 T 细胞的作用

自身反应性 T 细胞在多种自身免疫病的免疫损伤中起重要作用。CD8$^+$ CTL 细胞、CD4$^+$Th1 细胞均可介导自身组织损伤。CTL 可直接攻击靶细胞；Th 细胞可辅助 CTL 细胞，或者通过释放毒性细胞因子及促进炎性细胞聚集与激活的细胞因子，产生淋巴细胞与单核细胞浸润为主的炎性病变，直接或间接造成组织损伤。针对自身抗原，体内存在自身反应性 T 淋巴细胞时，在一定条件下可引发自身免疫病。如胰岛素依赖性糖尿病（IDDM）是由自身反应性 T 细胞引起的自身免疫病。

还有一点需说明，有的自身免疫病的发生是自身抗体和自身反应性 T 淋巴细胞混合作用的结果，如有些重症肌无力（MG）患者的体内既存在神经肌肉接头乙酰胆碱受体的自身抗体，也存在乙酰胆碱受体自身反应性 T 淋巴细胞。

常见自身反应性 T 细胞引起的自身免疫病见表 7-3。

表 7-3　自身反应性 T 细胞引起的自身免疫病

疾病类型	自身抗原	指征	损伤范围
胰岛素依赖性糖尿病	胰腺细胞抗原	细胞破坏	器官特异性
多发性硬化	髓磷脂	虚弱及多处硬化	非器官的异性
桥本甲状腺炎	甲状腺抗原	甲状腺功能低下	器官特异性
类风湿关节炎	关节滑膜抗原	关节炎症和损伤	非器官特异性

（江　华）

第四节　临床常见的自身免疫病

许多自身免疫病与超敏反应密切相关，主要分为由 II 型、III 型、IV 型超敏反应引起的自身免疫病。临床常见的有系统性红斑狼疮、类风湿关节炎及甲状腺毒症等，现分述如下。

一、系统性红斑狼疮（systemic lupus erythromatosus，SLE）

SLE 是一种多器官、多系统被累及的小血管及结缔组织疾病，多发于中青年女性，病程往往呈现缓解与复发交替出现。患者体内有针对核酸、核蛋白和组蛋白而产生的抗核抗体及其他自身抗体，其抗体种类及其发生率见表 7-4。

表 7-4　系统性红斑狼疮常见的自身抗体

自身抗体	发生率
抗双链 DNA（dsDNA）抗体	60%～90%
抗 Sm 抗体	20%～40%
抗单链 DNA（ssDNA）抗体	70%～95%
抗 SSA 抗体	20%～60%
抗 SSB 抗体	10%～20%
抗核糖核蛋白抗体（抗 nRNP 抗体）	30%～40%
抗核糖体 P 蛋白抗体（ARPA）	10%
抗组蛋白抗体	30%～70%
增殖性细胞核抗原（PCNA）抗体	3%～5%
抗血小板抗体	75%～80%
抗红细胞抗体	10%～65%
抗磷脂抗体	10%～15%

上述自身抗体和相应抗原结合形成免疫复合物，进而沉积在心血管结缔组织、肾小球基底膜、浆膜、关节滑膜与多种脏器小血管壁上，并在局部激活补体，吸引中性粒细胞到局部组织，造成其慢性炎性损伤。

依据损害器官的不同，患者临床表现常有面颊部红斑、盘状红斑、光敏性红斑（皮疹）、关节痛、肾损害（尿蛋白 > 0.5g/d，细胞管型等）、心血管病变、浆膜炎、血液学异常［溶血性贫血，白细胞减少和（或）血小板减少］、精神症状，有时也有发热等。

二、类风湿关节炎（rheumatoid arthritis，RA）

RA 多发于青壮年，女性多于男性。患者手与脚的小关节常呈向心性对称发病，老年患者可能发生远端大关节受累，关节畸变程度和病程长短有关。患者可伴有血管炎、皮肤与肌肉萎缩、皮下结节、浆膜炎、淋巴结病、（局限型）肺炎、脾肿大及白细胞减少等临床表现。

疾病发生与患者体内出现类风湿因子（rheumatoid factory，RF）有关，它是免疫系统针对体内变性 IgG 产生的自身抗体。变性 IgG 可与 RF 结合成免疫复合物，沉淀于关节滑膜等部位，激活补体，在局部引起慢性渐进性免疫炎症性损害，引起滑膜炎症，产生渗出液、肉芽肿、软骨与骨细胞破坏、类风湿结节等，部分病例可累及心、肺及血管等。RA 常见的自身抗体见表 7-5。

表 7-5　类风湿关节炎常见的自身抗体

自身抗体	发生率
IgM - RF	80%
抗环瓜氨酸肽抗体（抗 CCP 抗体）	50%～80%

续 表

自身抗体	发生率
抗丝集蛋白抗体（抗角蛋白抗体）	36% ~59%
抗组蛋白抗体	15% ~50%
抗单链 DNA 抗体	8%

三、甲状腺毒症

患者血清中产生针对促甲状腺激素受体的自身 IgG 抗体，由此而引发自身免疫病。患者体内产生的 IgG 抗体持续作用于甲状腺细胞的促甲状腺激素受体，刺激甲状腺细胞分泌过多的甲状腺素，使患者出现甲状腺功能亢进。

某些自身抗体能过继诱导相应的自身免疫病。如患毒性弥漫性甲状腺肿的母亲血液中的自身促甲状腺激素受体激动剂样 IgG 类抗体能通过胎盘进入胎儿体内，其婴儿在出生后前几周表现为甲状腺功能亢进的症状。

其他较常见的自身免疫病还有干燥综合征、多发性肌炎与皮肌炎、硬化病等。干燥综合征（Sjogren syndrome，SS）常与系统性红斑狼疮、硬皮病、淋巴增生性疾病以及胆汁性肝硬化等伴随而发生。其典型的临床特征为腺体分泌功能异常，导致皮肤与黏膜干燥，最常侵犯泪腺和唾液腺，产生眼干与口干。约半数患者有鱼鳞样的皮肤干燥，患者抗 SSA 抗体、抗 SSB 抗体等通常为阳性，具体见表 7-6。

表 7-6 干燥综合征常见的自身抗体

自身抗体	发生率
抗 SSA 抗体	40% ~95%
抗 SSB 抗体	40% ~95%
抗双链 DNA 抗体	13%
类风湿因子	60% ~80%

多发性肌炎（polymyositis，PM）是以肌肉损害为主要临床表现的自身免疫病，如果同时伴有皮肤损害，则称为皮肌炎（dermatomyositis，DM）。PM 常表现为近端肌群无力且伴触痛，随病情发展患者可有呼吸困难甚至生命危险。多发性肌炎与皮肌炎患者有多种自身抗体，较为特异的是抗 Jo-1 等。

硬化病（scleroderma，Scl）也是较为常见的自身免疫病，其最典型的临床表现为皮肤变紧、变硬。病变仅累及皮肤而不伴有内脏器官时则称为进行性系统性硬化症（progressive-systemic sclerosis，PSS）。其特异性抗体为抗 Scl-70 抗体，80% ~95% 的局限性硬化症患者可检测到抗着丝点抗体。

（江 华）

第五节 自身免疫病的免疫学检验

自身免疫病主要是机体针对自身成分产生相应自身抗体和（或）致敏淋巴细胞而引发

的相应疾病。临床上自身免疫病的诊断，目前主要依靠临床表现及自身抗体检查，故无论是临床医生，还是临床检验工作者，都需要掌握或熟悉自身抗体及其相关知识。

一、自身抗体的分类及其命名

（一）自身抗体的分类

自身抗体分类方法较多，目前主要有两类分类方法。

（1）根据致病自身抗原体内分布范围：分为器官特异性和非器官特异性自身抗体。

（2）根据检测自身抗体所用基质：分为细胞抗体和组织抗体。

（二）自身抗体的命名

自身抗体的命名尚不统一，一种抗体常常有几个名称，如抗丝集蛋白抗体，也有称抗角质蛋白抗体等。自身抗体的命名一般以下述原则进行。

（1）以首先被检测到该抗体的患者名字的缩写进行命名，如，抗 Sm 其同义名为抗 SSA；抗 La，其同义名为抗 SSB。

（2）以相关疾病名称的缩写进行命名，如抗 Scl – 70、抗 SSA、抗 SSB 等。

（3）以抗原化学性质进行命名，如抗 DNA、抗 U1 – RNP 等。

（4）以抗原所在部位进行命名，如抗核膜抗体等。

目前习惯上以自身抗体针对的抗原进行命名。与特定疾病高度相关的自身抗体称该疾病的标志性抗体。

二、自身抗体的常用检测方法

抗体检测的所有方法均可用于检测自身抗体，目前常用的检测方法有免疫荧光法、ELISA、免疫印迹法、胶乳凝集试验。

三、自身抗体检测及其相关自身免疫病诊断

（一）抗核抗体

抗核抗体（antinuclear antibody，ANA）是一组将各种自身细胞核成分作为靶抗原的自身抗体的总称。ANA 主要是 IgG，其次有 IgM、IgA 和 IgD，无种属与器官特异性，故这一类抗体可和所有动物的细胞核发生反应。迄今被发现的已有二十余种 ANA，主要存在于血清中，也可在胸腔积液、关节滑膜液和尿液中检测到。

大多数自身免疫病患者 ANA 均可呈阳性，但 ANA 阳性并不一定患有自身免疫病，正常老年人可有低滴度的 ANA。总 ANA 检测在临床诊断与鉴别诊断中已成为一个非常重要的筛查试验。

各种 ANA 在不同自身免疫病中可出现不同组合，能形成各种疾病或疾病亚群的特征性抗体谱。ANA 阳性者应进一步检测各亚类抗核抗体，这对明确诊断、临床分型、病情预后及疗效评价均有重要意义。

根据抗原分布部位和细胞内分子理化性质将抗核抗体分为四大类：抗 DNA 抗体、抗组蛋白抗体与抗非组蛋白抗体以及抗核仁抗体。各大类又因抗原特性的不同再分为许多亚类。

1. ANA 的检查方法 临床常用间接免疫荧光法作为总 ANA 筛检试验，用核质丰富的培

养细胞 Hep-2 细胞作为抗原，是目前最常用的检测方法。

2. 常见 ANA 荧光图形

（1）均质型（homogeneous，H）：胞核均匀着染荧光素，核仁部位可不着色，分裂期细胞浓缩染色体荧光强度增大，和均质型相关的自身抗体主要有抗双链 DNA 抗体与抗单链 DNA 抗体、抗组蛋白抗体和抗核小体抗体。

高滴度均质型抗核抗体主要见于系统性红斑狼疮，低滴度均质型抗核抗体可见于类风湿关节炎、慢性肝病等。

（2）颗粒型（speckled，S）：也称斑点型，胞核内出现颗粒状荧光，分裂期细胞染色体无荧光显示。与颗粒型相关的自身抗体涉及抗 nRNP 抗体，如抗 Ul-nRNP、抗 Sm、抗 SSA、抗 SSB 等。

高滴度的颗粒型常见于混合型结缔组织病，也可见于系统性红斑狼疮、干燥综合征、硬化症等。

（3）核膜型（membranous，M）：也称周边型，荧光主要显示在细胞核的周边且形成荧光环，或者是在均一的荧光背景上核周边荧光增强；分裂期细胞浓缩染色体着染阴性，也有人认为，只有 Hep-2 细胞未固定好时，才会出现周边型荧光。

现认为此型主要见于原发性胆汁性肝硬化患者。

（4）核仁型（nucheolar，N）：荧光着色主要分布在核仁区，分裂期细胞染色体无荧光着染。相关抗体为核仁特异的低相对分子质量 RNA 抗体，如抗原纤维蛋白（U3-RNP）抗体、抗 Scl-70 抗体等。

核仁型在系统性干燥综合征中出现率最高，特别是高滴度核仁型对诊断硬皮病具有特异性，但核仁型也见于其他。

未治疗的 SLE 与混合性结缔组织病（MCTD）患者，大约95%以上都有较高滴度抗核抗体，1∶100 以上即可怀疑临床疾病。抗核抗体阴性时，对排除非系统性红斑狼疮有较高的价值，故抗核抗体检测为系统性红斑狼疮的最佳筛检试验。抗核抗体在其他自身免疫病中滴度较低，常见自身免疫病各自的阳性检出率见表7-7。

表7-7 常见自身免疫病抗核抗体阳性检出率

疾病类型	阳性率
未治疗的系统性红斑狼疮	95%
混合性结缔组织病	95%~100%
系统性硬化	80%~90%
干燥综合征	60%~70%
多发性肌炎、皮肌炎	30%
类风湿关节炎	20%~30%
自身免疫性肝病	10%~15%

抗核抗体荧光图形分类对于自身免疫病的鉴别诊断具有提示作用，但要明确属哪一类自身抗体，还须对抗核抗体谱系做进一步的检查，不能只凭荧光核型对自身抗体做出关的判断。

（二）抗双链 DNA 抗体（抗 dsDNA）的检测及其临床意义

抗 dsDNA 抗体其反应位点在 DNA 外围区的脱氧核糖磷酸框架上。目前，抗 dsDNA 抗体的检测方法有间接免疫荧光法、放射免疫分析法、ELISA 及芯片技术。

用绿蝇短膜虫为基质的间接免疫荧光法能特异性检测抗 dsDNA 抗体，且有较高的疾病特异性和灵敏度，由于绿蝇短膜虫的虫体为圆形或卵圆形，其动基体（kinetoplast）由环状双链 DNA 构成，且通常不含有其他细胞核抗原，能和动基体起反应的自身抗体仅有抗 dsD-NA 抗体，所以有高度的特异性；仅细胞核或鞭毛体的荧光应判断为抗 dsDNA 抗体阴性。用此法检测可见抗 dsDNA 抗体和动基体结合后发出致密光亮点，动基体可单独发荧光，也能与核同时发出荧光。抗双链 DNA 抗体低滴度时，在 Hep - 2 细胞片上则不易检出。但在绿蝇短膜虫基质片上，用 1 : 10 稀释时即出现动基体阳性，故其灵敏度高。

抗 dsDNA 抗体为系统性红斑狼疮患者的特征性标志抗体，为系统性红斑狼疮重要的诊断标准之一。抗 dsDNA 抗体滴度和疾病活动度相关，抗体滴度的动态检测可指导治疗。抗 dsDNA 抗体参与系统性红斑狼疮发病，此抗体可形成多种冷沉淀而导致血管炎、蝶形红斑及狼疮型肾炎等。

临床意义：抗 dsDNA 抗体诊断 SLE 的特异性能达 95%，但其敏感性只有 30% ~ 50%，故抗 dsDNA 抗体阴性不能排除 SLE 的诊断。抗核小体抗体也可用于系统性红斑狼疮诊断。

四、抗 ENA 抗体谱的检测及其临床意义

ENA（extractable nuclear antigens）是可提取核抗原的总称，用盐水或磷酸盐缓冲液可从细胞核中提取 ENA 抗原。ENA 为非组蛋白的核蛋白，属于酸性蛋白抗原，是许多小相对分子质量 RNA（100 ~ 125 个核苷酸）和各自对应的特定蛋白质组成的核糖核蛋白（ribonu-cleoprotein，RNP）颗粒，这样的组成使其抗原性得以增强，分子中无 DNA。ENA 抗原主要包括 RNP、Sm、SSA、SSB、Jo - 1、Scl - 70 等抗原，这些抗原有各自的抗原特异性，因其与蛋白质组成后的抗原相对分子质量大小各异，电泳时可被分成不同相对分子质量的抗原条带。相应的自身免疫病能产生相应的抗 ENA 抗体。按照 ENA 抗体相对分子质量与抗原特性的不同，可用不同的免疫方法检测这些自身抗体。不同特性的抗 ENA 抗体在各种自身免疫病中的阳性率差异明显，有的有很高的特异性。对其进一步检测，可协助诊断和鉴别诊断自身免疫病，临床意义重大。

（一）检测方法

抗 ENA 抗体谱检测的方法较多，较早常用的方法有双向免疫扩散、对流免疫电泳，但敏感度和特异性较低。自从 1979 年免疫印迹法被引进中国后，因在同一载体上可作多项分析，且灵敏度高，特异性强，易操作，现已成为临床实验室广泛采用的抗 ENA 抗体谱的检测方法。据参照区带的相对位置，就可辨读出各种特异性抗 ENA 抗体的类型，见图 7 - 1。

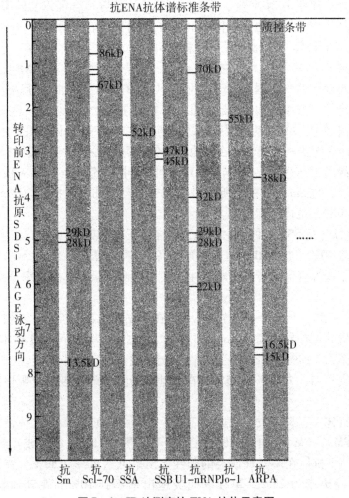

图 7 – 1　IB 法测定抗 ENA 抗体示意图

（二）临床意义

1. 抗 Sm 抗体　Sm 抗原属小核核糖核蛋白（snRNP 或 nRNP）颗粒，参与 mRNA 前体的剪切，由富含尿嘧啶的核 RNA（U – RNA）与各种特定蛋白组成，据其色谱测定性质，U – RNA 可分为 U1 – U6RNA，常见的为 U1RNA，其次为 U2RNA、U4 – U6RNA，分布在细胞核内，U3RNA 分布在核仁上，常与原纤维蛋白结合，它与蛋白质形成复合物后相对分子质量为 9～70kD。抗 Sm 抗体只在系统性红斑狼疮（SLE）患者中发现，属于 SLE 的血清标志抗体，已列入 SLE 的诊断标准。30%～40% 的 SLE 患者抗 Sm 抗体阳性，故其阴性不能排除 SLE。与抗 dsDNA 抗体相比，抗 Sm 抗体水平与 SLE 疾病活动性不相关，和临床表现也不相关，治疗后的 SLE 患者亦可有抗 Sm 抗体阳性存在。抗 Sm 抗体检测对早期、不典型的 SLE 有很大的诊断价值。

2. 抗核小体抗体　主要见于系统性狼疮患者血清中。对 SLE 诊断的特异性可达到 95%。

3. 抗核糖体 P 蛋白抗体（ARPA）　为系统性狼疮的特异性自身抗体。抗核糖体 P 蛋白抗体在干燥综合征、皮肌炎/多肌炎、系统性硬化症、夏普综合征以及健康献血者中未曾检出。近年来研究认为核糖体 P 蛋白抗体的出现与狼疮性脑病密切相关。

4. 抗 U1 – nRNP 抗体 通常所说的抗核 RNP（nuclear RNP，nRNP 或 RNP）抗体，因其抗原物质常为含有 U1RNA 及核蛋白的复合物，故又称为抗 U1 – nRNP 抗体，是诊断混合性结缔组织病的重要血清学依据，高滴度的抗 U1 – nRNP 抗体是混合性结缔组织病的特征性抗体，已列入混合性结缔组织病的诊断标准。其抗体在混合性结缔组织病患者的阳性检出率可高达 95%。无论在疾病的活动或缓解期，高滴度的抗 nRNP 抗体均可持续存在。

抗 nRNP 抗体尚无疾病特异性，在其他自身免疫病中也有不同的阳性检出率，不过滴度均低于混合性结缔组织病患者。Sm 与 nRNP 分别属于同一分子（RNA – 核蛋白颗粒）抗原位置上的不同位点，抗 Sm 抗体能与所有的 nRNP 反应，故抗 Sm 抗体与抗 nRNP 抗体常同时阳性，但抗 U1 – nRNP 抗体则不一定。

5. 抗 SSA 抗体与抗 SSB 抗体 它们是干燥综合征最常见的自身抗体。其阳性检出率分别是 70% ~ 80%、40%，抗 SSB 抗体的特异性高于抗 SSA 抗体，可达 50% ~ 60%。两抗体共同检测可提高干燥综合征患者的诊断阳性率。一些 SLE 患者其阳性率分别为 35% 与 15% 左右。

6. 抗 Scl – 70 抗体 抗 Scl – 70 抗体几乎只在硬皮病患者中检出，其靶抗原成分是相对分子质量为 70 kD 的拓扑异构酶 I（topo – I），故称其抗体为抗 Scl – 70 抗体。在系统性硬皮病中的阳性检出率为 20% ~ 40%，在进行性系统性硬化症患者中的阳性检出率依据实验方法与疾病的活动度不同，为 25% ~ 75%，在其他自身免疫病中极少有阳性结果，正常人为阴性。

7. 抗 Jo – 1 抗体 又称多发性肌炎 – 1 抗体（PM – 1 抗体），此抗体最常见于多发性肌炎（polmositis，PM）。PM – 1 自身抗原是相对分子质量为 110kD 和（或）80kD 的多肽（核仁蛋白）。抗 PM – 1 抗体在多发性肌炎的阳性检出率可达 40% ~ 50%，在多发性肌炎、皮肌炎患者中阳性检出率为 25%，单独皮肌炎检出率不到 10%，在其他自身免疫病中抗 PM – 1抗体几乎阴性，故其对诊断多发性肌炎具有特异性。

多发性肌炎和硬皮症重叠的患者，抗 PM – 1 抗体的阳性率可高达 85%。

另外，还有抗着丝点抗体（ACA）、抗增殖性细胞核抗原抗体（PCNA）、抗组蛋白（H）抗体及抗线粒体 – M2 抗体（AMA – M2），它们分别和局限性系统性硬化症、SLE、RF 及原发性胆汁硬化性肝硬化相关。

五、类风湿关节炎相关自身抗体的检测与临床意义

（一）类风湿因子（rheumatoid factor，RF）

RF 最早由 Rose 等人在 RA 患者血清中发现。RF 主要为 19S IgM，也可有 7S IgM 和 IgA，它和天然 IgG 结合能力较差，最易和人及动物的变性 IgG 或免疫复合物中的 IgG 结合，形成的免疫复合物可活化补体，或者被吞噬细胞吞噬。吞噬细胞可释放溶酶体酶、胶原酶及前列腺素 E_2 等物质，在炎症黏附分子等的参与下，导致组织炎性损伤，引发关节炎及血管炎。

常见的类风湿因子有 IgM 型、IgG 型、IgA 型与 IgE 型，IgM 型被认为是 RF 的主要类型，也是临床免疫检验中最常用的测定对象。

1. 检测方法 胶乳颗粒凝集试验为检测 IgM 型 RF 的常用方法，只能定性或半定量，灵

敏度与特异性均不高，仅能检出血清中的 IgM 型类风湿因子；速率散射比浊法检测类风湿因子快速、准确，可定量分析，灵敏性与准确性均高于胶乳凝集法，此法已逐渐替代胶乳凝集法，但其仍只能检出 IgM 型类风湿因子；ELISA 可测定不同类型的类风湿因子。

2. 临床意义　RF 在 RA 患者中的阳性率很高，约为 80%，属于 RA 患者中最常见的自身抗体。高滴度 RF 有助于 RA 患者的早期诊断，其滴度与患者的临床表现相关。另外，部分老年人和其他自身免疫病患者也可检测到 RF，其阳性率为 28.9% ~50%。尽管在多种疾病中，RF 可呈阳性，但浓度一般低于 40U/mL，随其浓度增加，其对 RA 诊断的特异性增高。

Ig 浓度监测及分型检测有助于病情分析及预后判断，病变部位检出高浓度 Ig 意义更大。

RF 阴性时不排除 RA，有些 RA 患者血清 RF 阴性，该类患者关节滑膜炎轻微，极少发展为关节外类风湿病。不同疾病 RF 检出率见表 7-8。

表 7-8　不同疾病类风湿因子检出率

疾病类型	阳性率
类风湿关节炎	79%
干燥综合征	95%
硬皮病	80%
皮肌炎	80%
系统性红斑狼疮	30%
混合性结缔组织疾病	25%

（二）抗丝集蛋白抗体（anti - filaggrin antibody，AFA）

AFA 又称抗角蛋白抗体（anti keratin antibody，AKA）。AFA 主要见于类风湿关节炎患者，其阳性率为 30% ~55%，特异性可达 95% ~99%。在其他疾病，AFA 的检出率极低。AFA 同类风湿关节炎有显著相关性。

1. AFA 检测方法　常用间接免疫荧光法，以大鼠食管中段黏膜组织切片作为基质。AFA 的靶抗原是食管角质层蛋白与上皮层角质基底层蛋白及角质棘层蛋白。

2. 临床意义　抗丝集蛋白抗体对类风湿关节炎早期诊断具有重要意义，与类风湿因子联合检测，能进一步提高诊断效能。抗丝集蛋白抗体属于判断类风湿关节炎预后的一个标志性抗体，高滴度常提示疾病较为严重。抗丝集蛋白抗体敏感性较低。阴性尚不能排除类风湿关节炎，抗丝集蛋白抗体与类风湿因子极少同时平行检出。

（三）抗环瓜氨酸肽抗体（antibodies against cyclic citrullinated peptides，anti -CCP）

丝集蛋白中的瓜氨酸是主要抗原表位，用合成的环瓜氨酸肽作为 ELISA 的抗原基质检测抗 CCP 抗体，其敏感性可达 80%。抗 CCP 抗体是一个高度特异性诊断类风湿关节炎的新指标，已被纳入类风湿关节炎的诊断标准。

1. 检测方法　目前最常用的检测方法为 ELISA。

2. 临床意义　抗 CCP 对类风湿关节炎诊断的特异性为 96%，在疾病早期阶段即可呈阳性，具很高的阳性预测值。抗 CCP 特异性显著高于类风湿因子，且阳性患者更易发生关节损伤。

六、自身免疫病相关的其他实验室检测

自身免疫病自身抗体虽为主要的检查内容,但其他免疫学指标(如 IgG、IgA、IgM 和补体等)有无变化也能为临床诊疗提供帮助。

(一)免疫球蛋白、补体检测及临床意义

1. 免疫球蛋白检测及其意义 自身免疫病患者免疫功能紊乱,体内产生了大量自身抗体,所以血清 Ig 含量常常高于正常值。其中 IgG 升高较明显,IgM、IgA 也可升高。其含量的波动与疾病活动呈一定相关性,动态观察血清或局部体液中 Ig 含量变化,能辅助分析病情。

2. 补体监测及其临床意义 在以 Ⅱ 型、Ⅲ 型超敏反应机制引发的自身免疫病中,补体参与反应。这类患者因疾病活跃期时消耗了大量补体,总补体活性(CH50)与单一补体含量均明显降低。在疾病缓解期,补体含量又可逐渐恢复正常。故监测补体含量的变化对了解疾病的进展与治疗效果有重要意义。T 细胞引起的自身免疫病,补体含量变化不明显。

(二)淋巴细胞检测及临床意义

尽管自身免疫病多与自身抗体有关,但起主导作用的还是淋巴细胞,故检测淋巴细胞亚群数量及其功能变化,可反映患者体内免疫细胞状况,进而为临床治疗提供参考指标。

(三)细胞因子检测及其临床意义

目前临床上已开始用生物合成的抗细胞因子抗体治疗一些自身免疫病,目的是为了降低过强的免疫应答、缓解免疫病理损伤,如用抗 IL-10 单克隆抗体治疗 SLE,用抗 TNF-α 抗体治疗类风湿关节炎。故在疾病病程中检测这些细胞因子不但对疾病发生机制的研究有作用,而且还可了解病程进展并指导治疗。

(四)循环免疫复合物检测及其临床意义

随血液循环的免疫复合物称为循环免疫复合物(carculating immune complex,CIC)。免疫复合物沉积能引起一系列病理生理反应,进而形成免疫复合物病。故检测体内免疫复合物,对自身免疫病的诊断、疗效观察、预后判断和病情演变及发病机制的探讨等有重要意义。

(江 华)

第八章　免疫缺陷病与免疫学检验

健康的免疫系统担负着免疫防御、免疫监视、免疫自稳和免疫调节的功能。多种因素可引起机体免疫功能的异常，进而导致疾病的发生。

免疫缺陷病（immuno deficiency disease，IDD）是因免疫系统先天发育障碍或后天损伤所致的各种临床综合征。患者因免疫细胞在发育、分化、增生、调节、代谢等不同环节上发生异常，导致机体免疫功能缺陷或低下，临床表现多为感染首发（常为反复或持续性感染且难治），并易伴发自身免疫病、恶性肿瘤、过敏性疾病等。

第一节　概述

一、免疫缺陷病的分类

按发病原因不同，免疫缺陷病可分为如下两大类：

（一）原发性免疫缺陷病

原发性免疫缺陷病（primary immunodeficiency disease，PIDD）是由免疫系统的遗传基因异常或先天性免疫系统发育不良造成免疫功能障碍引起的疾病，可伴其他组织器官的发育异常或畸形，也称先天性免疫缺陷病（congenital immunodeficiency disease，CIDD）。据估计，它在人群中的总发病率约为 0.01%，病种较多，迄今文献报道多达 200 余种。按其累及的免疫成分不同，可分为 B 细胞缺陷（抗体缺陷，占 50%），T 细胞缺陷（细胞免疫缺陷，占 18%），联合免疫缺陷（T、B 细胞缺陷，占 20%），吞噬细胞缺陷（占 10%），补体缺陷（占 2%）。PIDD 具有人群发病率低，发病年龄早，病情严重且难治，死亡率高的特点。

随着分子生物学技术的发展，目前已对某些 PIDD 的基因突变或缺陷进行了定位，为阐明其发病机制、临床诊断和治疗奠定了基础，并促进了对免疫应答和调节机制的深入了解。

（二）继发性免疫缺陷病

继发性免疫缺陷病（secondary immunodeficiency disease，SIDD）是免疫系统受到后天因素（如营养不良、感染、肿瘤、消耗性疾病、应用免疫抑制剂等）引起免疫功能损伤而导致的疾病，也称获得性免疫缺陷病（acquired immunodeficiency disease，AIDD）。可累及 T 细胞、B 细胞、吞噬细胞和补体等不同免疫成分，导致相应功能受损。SIDD 具有人群发病率高，临床表现复杂，通常消除病因后可恢复的特点。

二、免疫缺陷病的特点

免疫缺陷病的临床表现各异，与所缺陷的成分、程度、范围有关，但有如下共同的临床特点。

（一）对感染的易感性增加

免疫缺陷病患者易出现反复感染，且病情常较严重，难以控制，是造成患者死亡的主要原因。体液免疫缺陷、吞噬细胞缺陷及补体缺陷导致的感染，以细菌尤其是化脓性细菌感染为主，也可发生肠道病毒感染。T 细胞免疫缺陷导致的感染主要由病毒、真菌、胞内寄生菌和原虫引起。T、B 细胞联合免疫缺陷除对各种病原微生物易感之外，机会感染是其重要特点（表 8-1）。

表 8-1 各类免疫缺陷病感染特点

免疫缺陷病	易感病原体类别	感染类型
体液免疫缺陷	以化脓性球菌感染为主	败血症、化脓性脑膜炎、肺炎、气管炎、中耳炎等
细胞免疫缺陷	细胞内寄生病原体感染为主	重症病毒感染、真菌感染、布氏菌病、结核病等
联合免疫缺陷	化脓菌和胞内寄生病原体	全身重症细菌及病毒感染、顽固性腹泻或脓皮病
吞噬细胞和补体缺陷	化脓菌为主，补体缺陷时也常见奈瑟氏菌属球菌感染	肺炎、化脓性淋巴结炎、脓皮病、全身性肉芽肿

（二）易伴发恶性肿瘤

免疫缺陷病患者易发生肿瘤，尤其是 T 细胞缺陷患者，主要为病毒所致肿瘤和淋巴系统肿瘤，其发生率比同龄正常人群高 100~300 倍。

（三）易发自身免疫病

因免疫自稳和免疫调节功能障碍，免疫缺陷病患者易发自身免疫病，发病率可高达 14%，而正常人群的发病率仅 0.001%~0.01%，以 SLE、类风湿关节炎和恶性贫血等多见。

（张宏军）

第二节 原发性免疫缺陷病

自 1952 年 Bruton 报道首例原发性免疫缺陷病 X 性联无丙种球蛋白血症以来，目前约有 160 个免疫缺陷基因被确定，病种达 200 多。缺陷可发生于免疫系统发育的各个环节，其中常染色体遗传病约占 1/3，隐性遗传高于显性遗传；X 性联隐性遗传病占 1/5，15 岁以下 PIDD 患者多为男性，男女比例为 5：1，成年为 1：1.4。

一、原发性 B 细胞缺陷病

原发性 B 细胞免疫缺陷（primary B lymphocytes deficiency）是因 B 细胞发育或 Th 细胞辅助功能缺陷引起，其免疫学特点：免疫球蛋白全部缺失或低下，或选择性缺乏某些类别，外周血 B 细胞数量减少或缺陷，T 细胞数量正常。临床表现：①易引起化脓性细菌、肠道病毒感染；②易伴发自身免疫病，尤其是血细胞减少；③治疗以补充免疫球蛋白（选择性 IgA 缺陷除外）和抗感染治疗为主。

（一）无丙种球蛋白血症

可分两种情况。一为 X 性联无丙种球蛋白血症（X – linked agammaglobulinemia，XLA），又称 Bruton 病或 Bruton 综合征，是第一个被发现的 PIDD，也是最典型的原发性 B 细胞缺陷病。在无丙种球蛋白血症患者中占 80% ~ 90%，为 X 性联隐性遗传。因位于 Xq22 染色体上的 Bruton 酪氨酸激酶（Bruton's tyrosine kinase，Btk）编码基因突变引起该病，女性为携带者，男性发病。二是由编码 μ 重链、λ5、Igα 和 β、B 细胞接头分子（BLNK）等常染色体隐性基因突变引起。

Btk、μ 重链、λ5、Igα 和 β、BLNK 均参与 B 细胞发育、成熟，若基因突变都能使 B 细胞发育停滞于前 B 细胞阶段，不能成熟。

两者的临床表现类似。因从母体获得的 IgG 已基本完全降解，患儿大多于出生 6 ~ 9 个月时开始发病，临床表现以反复化脓性细菌、肠道病毒感染为特征，患者细胞免疫功能正常，对其他病毒、真菌等胞内感染仍有较强抵抗力。免疫学主要特征为：①血清各类免疫球蛋白缺乏（IgG < 2g/L，总 Ig < 2.5g/L）；②外周 B 细胞、生发中心和浆细胞缺乏；③对抗原刺激无抗体应答；④免疫球蛋白补充治疗效果较好。20% 患者伴有自身免疫病。

（二）选择性免疫球蛋白缺陷病

1. 选择性 IgA 缺陷病（selective IgA deficiency） 最常见的一种选择性免疫球蛋白缺陷病，发病率约为 1%。有家族史者多为常染色体显性或隐性遗传。约半数患者无明显症状，或仅发生呼吸道、消化道及泌尿道感染，少数可出现严重感染，患者常伴超敏反应、自身免疫病。免疫学主要特征为：①血清 IgA < 50mg/L，仅为正常人的 1/80 ~ 1/40，同时 SIgA 含量极低，其他免疫球蛋白水平正常或略高，细胞免疫功能正常；②不能用免疫球蛋白补充治疗，若补充易发生超敏反应（44% 患者体内有抗 IgA 的抗体，补充治疗可引起严重甚至危及生命的过敏反应）。患者重链 Q 基因和膜表达 IgA 正常，但是，B 细胞不能分化成分泌 IgA 的浆细胞，发病机制尚不清楚。

2. 普通可变性免疫缺陷病 普通可变性免疫缺陷病（common variable immunodeficiency，CVID）是血清免疫球蛋白水平降低（3.0g/L）的一组异质性免疫缺陷病，是最常见的原发性抗体缺乏病，临床表现多变，任何年龄均可发病。此病对化脓性细菌易感，窦肺感染最常见，几乎所有患者有复发性鼻窦炎、中耳炎，约 2/3 患者有支气管炎、肺炎。慢性及反复感染可导致重症支气管扩张症、肺间质纤维化、肉芽肿浸润和间质性肺炎。也可引起感染性腹泻、炎症性肠道疾病、结节性淋巴组织增生。易并发自身免疫病（如类风湿关节炎、SLE、溶血性贫血、恶性贫血等），易伴发恶性肿瘤（淋巴瘤、白血病、胃癌、胸腺瘤等）。

本病可为常染色体隐性或显性遗传，患者共同的免疫学特征是循环 B 细胞数量正常，但是不能分化成浆细胞。

3. 选择性 IgG 亚类缺陷病（selective IgG subclass deficiencies） 患者血清总 IgG 含量正常，但某一种或几种 IgG 亚类选择性降低。其中最常见的类型是成人 IgG3 亚类缺陷病；IgG2 缺陷与 IgA 缺陷有关，多见于儿童。这类患者大多无临床表现，少数患者可反复发生化脓性细菌感染。本病通常由 B 细胞分化异常引起。

4. 高 IgM 综合征　高 IgM 综合征（hyper – IgM syndrome, HIGMS）是血清 IgM 水平增高或正常, IgG、IgA、IgE 缺乏的一组异质性疾病, 因 B 细胞产生抗体不能发生类转换引起。较罕见。发病机制约 70% 为 X 性联隐性遗传所致, 其他与常染色体隐性遗传基因 CD40、活化诱导的胞嘧啶核苷脱氨酶（activation induced cytidine deaminase, AICD）、尿嘧啶 – DNA 糖基化酶（uracil – DNA glycosylase, UDG）突变有关。

X 性联隐性遗传性高 IgM 综合征（X – linked high IgM syndrome, XLHM）是由于 T 细胞 X 染色体上 CD40 L 基因突变, 使 Th 细胞表达的 CD40 L 结构异常, 与 B 细胞 CD40 相互作用受阻, 从而导致 B 细胞不能进行抗体类别转换, 只分泌 IgM。XHM 患者为男性, 临床表现主要为反复胞外细菌感染和某些机会菌感染（如卡氏肺囊虫、隐孢子虫、非洲弓形虫）。X 性联隐性遗传性高 IgM 综合征主要免疫学特征：①血清 IgM 水平增高或正常, IgG、IgA、IgE 缺乏；②抗体功能减弱, 细胞免疫功能有一定程度的损伤；③生发中心缺失；④患者常伴发自身免疫病, 出现某些血细胞减少症（因血清中含有大量抗中性粒细胞、血小板和红细胞的自身抗体）；⑤成人常发生硬化胆管炎（sclerosing cholangitis）、肝炎、肝癌；⑥B 细胞数量正常, 但缺乏表达 mIgG 和 mIgA 的 B 细胞。

高 IgM 综合征患者中 CD40 L 缺陷约占 65%, AICD 缺陷约占 20%, CD40 和 UDG 缺陷各小于 1%, 另有约 25% 患者由其他原因引起。

二、原发性 T 细胞缺陷病

原发性 T 细胞缺陷病（primary T lymphocytes deficiency）是一类由遗传因素所导致的 T 细胞发育、分化和功能障碍的免疫缺陷病, 常伴有体液免疫及其他免疫功能缺陷。虽然某些患者血清 Ig 正常, 但对抗原刺激并不产生特异性抗体。

主要临床特点：①细胞免疫功能缺陷；②以低毒力机会感染或细胞内微生物感染多见, 如真菌、病毒、卡氏肺囊虫等；③减毒活疫苗接种可引起全身感染而导致死亡；④迟发型皮试无反应；⑤肿瘤发生率增高；⑥易发生移植物抗宿主反应。目前尚无有效治疗方法。

（一）先天性胸腺发育不全（congenital thymic hypoplasia, CTH）

本病又称 DiGeorge 综合征, 是典型的 T 细胞缺陷病。患者因染色体 22q11.2 区域缺失, 导致胚胎早期第Ⅲ、Ⅳ咽囊发育障碍, 引起多器官发育不全、功能受损。免疫学特征：外周血 T 细胞显著减少, 细胞免疫功能严重缺损, B 细胞数量和功能正常或偏低, 但对 TD 抗原刺激不产生特异性抗体。临床表现如下。①胸腺发育不全, X 线胸腺影缺乏。②甲状旁腺先天发育不全：低血钙, 出生后 24h 内可发生抽搐。③先天性心脏病：主动脉弓中断、中隔缺损。④特征性面容：耳位低、耳轮有切迹, "鱼形" 嘴（人中短）, 眼距宽, 颌小畸形, 眼反光先天愚型倾斜。⑤食道闭锁、悬雍垂裂为两瓣。胸腺移植可有效治疗 T 细胞缺陷。

（二）T 细胞活化和功能缺陷

T 细胞膜分子或细胞内信号转导分子缺陷, 可导致 T 细胞功能缺损, 甚至联合免疫缺陷病。例如, CD3 转导抗原刺激信号缺陷, CD3δ 链缺陷导致血液中 T 细胞数量非常低或缺如, CD3ε 或 CD3γ 缺陷引起循环 T 细胞功能失调, 而数量正常。于是 CD3δ 缺陷产生 SCID, 而 CD3ε 和 CD3γ 缺陷常产生轻度 CID。ZAP – 70 缺陷, 共刺激分子（如 B7）表达缺失, 细胞因子受体表达缺失，患者 CD4$^+$T 细胞数量正常但是功能异常，CD8$^+$T 细胞缺失，NK 细胞功能正常。这是一组常染色体隐性遗传病。

三、联合免疫缺陷病

联合免疫缺陷病（combined immunodeficiency disease，CID）通常指 T 细胞及 B 细胞均有分化发育障碍或缺乏细胞间相互作用而导致的疾病，患者存在严重的细胞免疫和体液免疫缺陷。其发病机制：患者全身淋巴组织发育不良，淋巴细胞减少；易发生严重和持续性的细菌、病毒和真菌感染，且常为机会性感染；接种某些减毒活疫苗可引起严重的全身感染，甚至死亡。一般免疫治疗很难奏效，骨髓移植治疗有一定疗效，但可导致移植物抗宿主反应。患者多见于新生儿和婴幼儿，一般在 1~2 岁内死亡。

（一）重症联合免疫缺陷病

重症联合免疫缺陷病（severe combined immunodeficiency disease，SCID）罕见。有性联隐性遗传和常染色体隐性遗传两种类型。患者 T、B 细胞免疫功能严重受损；对各种病原、机会菌易感，如不采取治疗措施，一般在出生后 6~12 个月内死亡。

发病机制主要有以下三个方面。

1. 细胞因子受体信号转导缺陷

（1）细胞因子受体 γc 链缺陷：细胞因子受体 γc 链基因突变引起 X 性联重症联合免疫缺陷病（X - linked SCID，XLSCID），为 X - 连锁隐性遗传，约占 SCID 的 50%。γc 链基因突变，使 IL - 2R、IL - 4R、IL - 7R、IL - 9R、IL - 15R 和 IL - 21R 表达和信号转导受阻，T 细胞发育停滞于祖 T（pro - T）细胞阶段，从而发生 SCID。患者成熟 T 细胞和 NK 细胞缺乏或严重减少，B 细胞数量正常但功能受损。

（2）JAK - 3 缺陷：JAK - 3 是细胞因子受体 γc 链胞质区唯一连接的酪氨酸激酶，JAK - 3 基因突变，导致 γc 链信号转导受阻。该病为常染色体隐性遗传，其临床表现与 XLSCID 相同。

（3）IL - 7Rα 缺陷：为常染色体隐性遗传，约占 SCID 的 10%。患者 IL - 7 受体 α 链基因突变，使共同祖淋巴细胞（CLP）不能向 T 细胞发育，导致 T 细胞缺陷。NK 细胞数量和功能正常；B 细胞数量正常或增加，但功能受损。

2. 腺苷脱氨酶缺陷症 腺苷脱氨酶（adenosine deaminase，ADA）缺陷为常染色体隐性遗传，约占 SCID 的 15%。发病机制是因位于第 20 对染色体（20q13 - ter）的 ADA 编码基因突变或缺失导致 ADA 缺乏。ADA 参与嘌呤分解代谢，能不可逆地使腺苷和脱氧腺苷脱氨基，产生肌苷和脱氧肌苷。ADA 缺失，导致脱氧腺苷及其前体 S - 腺苷高半胱氨酸、dATP 蓄积，这些产物有毒性作用，能抑制 DNA 合成，引起细胞凋亡，使 T 细胞、B 细胞和 NK 细胞发育受阻，导致这些细胞缺陷。该病是人类历史上首次进行基因治疗临床实验的一种遗传病。

3. V（D）J 重组缺陷 V（D）J 重组缺陷属于一组常染色体隐性遗传病。Rag（重组激活基因）- 1 和 Rag - 2 及其他抗原受体重组酶基因编码一组重组酶成分，启动和参与抗原受体 V、D、J 重排。这些基因突变，引起 T、B 淋巴细胞抗原受体不能表达，成熟受阻，患者缺乏成熟 T、B 细胞，导致 SCID。

此外，网状发育不全可能是造血干细胞成熟有缺陷所致，是一种更严重的 SCID，患者

T、B 细胞和粒细胞都缺乏。

（二）MHC 分子表达缺陷

1. MHC I 类分子表达缺陷　为常染色体隐性遗传，由于 TAP 或 tapasin 基因突变引起。TAP 突变使内源性抗原肽不能转运至内质网，未结合抗原肽的 MHC I 类分子很不稳定，不能最终完成组装，会在胞内降解。tapasin 突变不能促进高亲和力抗原肽与 MHC I 类分子结合，也主要影响 MHC I 类分子组装和稳定，导致 MHC I 类分子表达降低，CD8$^+$T 细胞功能缺陷。TAP 缺陷患者常患有呼吸道细菌感染，而不是病毒感染。tapasin 突变患者易患病毒感染。

2. MHC II 类分子表达缺陷　又称为裸淋巴细胞综合征（bare lymphocyte syndrome），为常染色体隐性遗传，患者 MHC II 类分子表达缺陷。胸腺基质上皮细胞 MHC II 类分子表达缺陷，T 细胞阳性选择受阻，导致 CD4$^+$T 细胞分化障碍，数量减少；APC 表面 MHC II 类分子表达缺陷，引起递呈抗原功能发生障碍。CD8$^+$T 细胞发育正常，B 细胞数量正常，临床表现为迟发型超敏反应以及对 TD‐Ag 的抗体应答缺陷，对病毒的易感性增高。

该病的发生并非由于 MHC II 类基因本身缺陷，而是由于调节 MHC II 类分子表达的转录因子基因发生突变所致。转录因子包括 MHC II 类基因特异性的与启动子区 X 框结合的三个转录因子 RFX5（promoter x‐box regulatory factor 5）、RFXAP（regulatory factor x‐associated protein）和 RFXANK（regulatory factor x‐associated ankyrin‐containing protein），及转录调节蛋白 II 类转录活化因子（class II transactivator，C II TA）。C II TA 与 RFX5、RFXAP、RFX-ANK 结合形成复合物才能启动转录，其中任一基因突变都可导致 MHC II 基因不能转录，发生裸淋巴细胞综合征，引起严重的免疫缺陷病。

（三）伴湿疹血小板减少性免疫缺陷病

伴湿疹血小板减少性免疫缺陷病（Wiskott‐Aldrich syndrome，WAS）是一种 X 性联隐性遗传病。其主要临床和免疫特征如下：①临床表现为湿疹、血小板减少和极易化脓性细菌感染三联征；②T 细胞数量减少、功能有缺陷，易发生自身免疫病和肿瘤；③对多糖抗原的抗体应答明显降低，伴 IgM 水平降低，但 IgG 正常，IgA、IgE 增高。发病机制：X 染色体上 WAS 基因编码的蛋白（WASP）存在于所有造血来源的细胞中，在调节细胞骨架重组及活化中起作用；WAS 基因突变或缺陷，导致细胞骨架不能移动，使免疫细胞相互作用受阻。

（四）毛细血管扩张性共济失调综合征

毛细血管扩张性共济失调综合征（ataxia telangiectasia syndrome，ATS）为常染色体隐性遗传，由于第 11 号染色体上 AT 基因突变，引起 DNA 依赖性磷脂酰肌醇‐3 激酶（PI3K）缺陷，可能与 T 细胞活化、DNA 修复缺陷有关。病变涉及神经、血管、内分泌和免疫系统。主要临床和免疫特征如下：①进行性小脑共济失调，9 个月至 1 岁发病，也可晚至 4~6 岁；②毛细血管扩张，2 岁前发作，也可延迟至 8~9 岁，主要表现在眼结膜和面部；③IgA 选择性缺陷，反复鼻窦、肺部感染；T 细胞数量和功能降低；B 细胞数量和 NK 活性正常；④对电离辐射异常敏感，易染色体断裂；⑤易发肿瘤，如淋巴瘤、白血病、上皮癌等。

（五）Chediak‐Higashi 综合征

Chediak‐Higashi 综合征（CHS）为多系统的常染色体隐性遗传疾病，由位于第 1 号染色体上的 CHS1 基因突变引起，可能与高尔基体外侧网络或早期内体向晚期内体转运、细胞器融合和裂殖、颗粒胞吐、微管功能、颗粒蛋白酶（如弹性蛋白酶和组织蛋白酶 G）等缺陷有关，导致吞噬细胞、NK 细胞和 CTL 细胞毒作用受损，胞内杀菌功能降低、趋化作用异常。患者临床特征：所有血细胞、黑色素细胞、神经鞘（Schwann）细胞等胞质内有在光学显微镜下可见的巨大颗粒（可能由于内体和溶酶体过度融合所致）；眼和皮肤局部有白化病，畏光；患者对病毒和肠道菌非常易感；肝、脾、淋巴结肿大，贫血，白细胞减少；皮肤溃疡；大脑萎缩。患者多在 5 岁之前因感染而死亡。

四、原发性吞噬细胞缺陷病

吞噬细胞缺陷包括吞噬细胞数量减少和功能异常，患者易患各种化脓性细菌感染，重者可危及生命。

（一）原发性中性粒细胞缺陷

按照中性粒细胞缺陷的程度，临床上常将其分为粒细胞减少症（granulocytopenia）和粒细胞缺乏症（agranulocytosis）。前者外周血中性粒细胞数低于 $1.5 \times 10^9/L$，而后者外周血几乎没有中性粒细胞。其发病机制是由于粒细胞集落刺激因子基因突变导致髓样干细胞分化发育障碍，使粒细胞分化受阻。患者多在生后 1 个月内开始发生各种细菌的反复感染，重者可死于败血症或脑膜炎。

（二）白细胞黏附缺陷病

白细胞黏附缺陷病（leukocyte adhesion deficiency，LAD）为常染色体隐性遗传，可分为如下两型。

1. LAD-1 型　罕见。因整合素 β_2 亚单位（CD18）基因突变，使 β_2 亚家族 4 个成员 LFA-1、Mac-I/CR3、gp150,95/CR4 和 αDβ$_2$ 糖蛋白均表达缺陷，导致吞噬细胞的黏附、趋化、活化、吞噬功能障碍，T 细胞和 NK 细胞趋化、激活和细胞毒作用受损。患者主要表现为反复化脓性细菌感染（常 1 周内新生儿发生），可在 1 岁内死亡。

2. LAD-2 型　发生机制为 α_1-3 岩藻糖转移酶基因突变所致，该酶参与 Sialyl-Lewis X（CD15s）的生成，基因突变导致该配体分子在白细胞表面表达缺陷，使白细胞与 E-选择素和 P-选择素结合功能、趋化作用受损。患者主要表现为反复化脓性细菌感染。

（三）慢性肉芽肿病

慢性肉芽肿病（chronic granulomatous disease，CGD）患者由于编码还原型辅酶Ⅱ（NADPH）氧化酶系统的基因缺陷，使吞噬细胞呼吸爆发受阻，不能产生有氧杀菌物质如超氧离子、过氧化氢及单态氧离子等，使吞噬细胞杀菌功能严重受损。吞入的细菌非但不被杀死，反而使细菌在胞内得以存活、繁殖，并随吞噬细胞游走播散，造成反复的慢性感染。持续的感染使活化的巨噬细胞在炎症部位聚集，对 CD4$^+$T 细胞持续性刺激导致肉芽肿的形成。CGD 约 2/3 为性联隐性遗传（gp91^{phox}），其余为常染色体隐性遗传（p22^{phox}、p47^{phox}、p67^{phox}）。

患者常对过氧化氢酶阳性细菌（如葡萄球菌、黏质沙雷菌、假单胞菌、大肠杆菌、念珠菌、曲霉菌、灵杆菌等）和真菌易感，主要表现为慢性化脓性感染，淋巴结、皮肤、肝、肺、骨髓等有慢性化脓性肉芽肿或伴有瘘管形成。

五、原发性补体系统缺陷病

原发性补体系统缺陷病（primary complement system deficiency）少见，大多数属常染色体隐性遗传，少数为常染色体显性遗传。补体系统的补体固有成分、补体调节蛋白和补体受体都可发生缺陷，其遗传方式和基因定位也已明确。临床主要表现为反复化脓性细菌（尤其奈瑟菌）感染及自身免疫病（如 SLE）。但是，有些补体调节蛋白缺陷除有这些临床表现外，还有某些特征性的体征和症状，下面予以介绍。

（一）补体固有成分缺陷

补体激活途径的固有成分均可发生遗传性缺陷。C3 缺陷可致严重的甚至是致命的化脓性细菌感染；C4、C2 缺陷常引发 SLE、肾小球肾炎等免疫复合物病，P 因子、D 因子缺陷易致反复化脓性细菌感染；C5 ~ C9 缺陷可引起奈瑟菌属感染。

（二）补体调控蛋白缺陷

1. 遗传性血管神经性水肿（hereditary angioneurotic edema，HAE）　为最常见的补体缺陷病，是由 C1INH 遗传缺陷所致，为常染色体显性遗传。该调节蛋白缺乏可引起 C4、C2 裂解失控，产生过多的 C4a、C2a 等介质，使血管通透性增高，患者易反复发生皮下组织（如面部和眼睑）和黏膜（如肠道）水肿，严重的喉头水肿可致窒息死亡。本病可分两型，Ⅰ型是 C1INH 基因缺损，无转录物，可通过检测 C1INH 进行诊断；Ⅱ型是 C1INH 基因点突变，产生缺陷的 C1INH 分子，其诊断需同时检测 C1INH 和 C4。

2. 阵发性夜间血红蛋白尿（paroxysmal nocturnal hemoglobinuria，PNH）　由多能造血干细胞 X 染色体上 PIG – A（phosphatidylinositol glycan A）基因获得性突变引起，使其编码产物 N – 乙酰葡糖胺转移酶不能合成磷脂酰肌醇（GPI），导致借助 GPI 锚定在细胞膜上的补体调节蛋白 CD55（衰变加速因子，DAF）、CD59（膜反应性溶解抑制因子，MIRL）缺乏，引起患者红细胞对补体介导的溶解作用敏感。本病常在夜间发生，可能与夜间血液 pH 生理性偏低、容易导致补体系统替代途径激活有关。临床表现为慢性溶血性贫血、全血细胞减少和静脉血栓形成，晨尿中出现血红蛋白。

（三）补体受体缺陷

补体受体主要存在于红细胞和吞噬细胞膜表面，其表达缺陷可致循环免疫复合物清除障碍，从而发生 SLE 等自身免疫病。

（赵　涛）

第三节　继发性免疫缺陷病

继发性免疫缺陷病是继发于其他疾病或由某些理化因素所导致的免疫缺陷病。可涉及免疫系统的各个方面，临床表现和免疫学特征与相应的原发性免疫缺陷病相似。

一、继发性免疫缺陷病的常见病因

诱发免疫缺陷病的因素可分为以下两类。

（一）非感染因素

可诱发免疫缺陷病的非感染因素较多，常见的致病因素有以下诸方面。

1. 营养不良 引起获得性免疫缺陷病最常见的原因。蛋白质－能量、维生素和微量元素摄入严重不足可影响免疫细胞的成熟，并引起淋巴器官萎缩，降低机体抗感染能力。

2. 肿瘤 恶性肿瘤特别是淋巴组织的恶性肿瘤常可进行性地抑制患者的免疫功能。

3. 医源性因素 临床治疗应用免疫抑制剂、抗癌药物，放射治疗，手术、脾或胸腺切除等均可引起获得性免疫缺陷。

4. 消耗性疾病 如糖尿病、尿毒症、肾病综合征、急性和慢性消化道疾病、严重肝病等，可致蛋白质大量丢失、吸收不良或合成不足。

5. 其他因素 如严重创伤、大面积烧伤、中毒、妊娠、衰老等均可引起免疫功能低下。

（二）感染

如人类免疫缺陷病毒（human immunodeficiency virus，HIV）感染引起获得性免疫缺陷综合征（acquired immune deficiency syndrome，AIDS），简称艾滋病。此外，多种病毒（如人类嗜 T 细胞病毒、麻疹病毒、巨细胞病毒、风疹病毒和 EB 病毒等）、结核分枝杆菌、麻风杆菌、原虫或蠕虫感染均可导致免疫缺陷。

二、获得性免疫缺陷综合征

（一）AIDS 的流行情况

自 1981 年发现首例 AIDS 以来，AIDS 在世界广泛蔓延。尽管目前流行趋势在下降，但是在撒哈拉以南非洲地区艾滋病已成为最常见的死亡原因，20% 是死于艾滋病。根据联合国艾滋病规划署估计，2008 年全球约 3 340 万人感染 HIV/艾滋病（其中成年人 3 130 万，妇女 1 570 万，15 岁以下的儿童 210 万），当年新增 HIV 感染者约 270 万，200 万人死于艾滋病。卫生部与联合国艾滋病规划署和 WHO 联合对中国 2009 年艾滋病疫情（截至 2009 年底）进行了评估，估计存活的 HIV 感染者和艾滋病患者约 74 万，其中艾滋病患者为 10.5 万；当年新增 HIV 感染者 4.8 万。

AIDS 的传染源是 HIV 的无症状携带者和 AIDS 患者。HIV 存在于血液、精液、阴道分泌物、乳汁、唾液和脑脊液中，主要的传播方式有三种：①性接触；②注射传播；③垂直传播，可经胎盘或产程中的母血或阴道分泌物传播，产后可通过乳汁传播。

（二）病原学

1983 年法国病毒学家 Montagnier 等从 AIDS 患者体内首次分离出一种 RNA 逆转录病毒，WHO 于 1987 年将该病毒正式命名为 HIV。HIV 属于逆转录病毒科慢病毒属，可分为 HIV－1 和 HIV－2 两型，目前，世界流行的 AIDS 主要由 HIV－1 所致，约占 95%；HIV－2 主要在西非和印度流行。两者的基因序列有 25% 以上差异，且对抗体反应也有所不同，但是两者引起疾病的临床症状相似，通常称 HIV 均指 HIV－1。

成熟的病毒颗粒直径为 100~120nm，外有脂质层包膜，病毒内部为 20 面体对称的核衣壳，核心为圆柱状，含病毒 RNA、逆转录酶和核衣壳蛋白，基因组包含两条长度约 9.2 kt 的 RNA 链。病毒基因组两侧的 LTR（long terminal repeat）调控病毒 DNA 与宿主细胞基因组的整合、病毒基因表达和复制。Gag（group－specific antigen）序列编码病毒核心结构蛋白。

Env（envelope）序列编码病毒包膜糖蛋白 gp120 和 gp41。Pol（polymerase）序列编码病毒复制所需的逆转录酶、整合酶、蛋白酶。除了这些典型的逆转录病毒结构蛋白基因之外，HIV-1 还含有 6 个调节辅助性蛋白基因 tat、rev、vif、vpr、vpu 和 nef，其产物以不同方式调节病毒蛋白合成、病毒复制、促进感染、抑制宿主细胞免疫功能。HIV 在体内增殖迅速，每天产生 $10^9 \sim 10^{11}$ 个病毒颗粒。HIV 易发生变异（突变率约为 3×10^{-5}），从而易逃避免疫作用。

（三）HIV 侵入细胞的机制及感染特点

HIV 穿过表皮屏障，通过两种方式感染细胞：①游离病毒与 $CD4^+T$ 细胞、巨噬细胞、DC、神经胶质细胞接触，通过 CD4 和 CCR5/CXCR4 介导病毒核衣壳穿入细胞（图 8-1）；DC 细胞也可通过 CD209（DC-SIGN）介导的胞吞作用摄入病毒。②感染细胞通过与未感染细胞接触传播感染。细胞间接触传播感染更迅速、更有效。

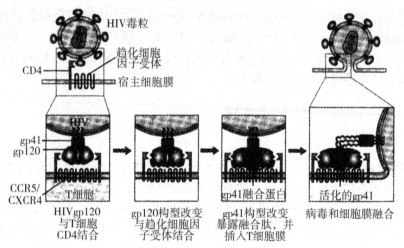

图 8-1 HIV 进入细胞机制

CD4 分子与病毒 gp120 结合，诱导 gp120 和 gp41 构象顺序改变，促使病毒与趋化因子
受体结合，活化的 gp41 介导病毒与宿主细胞膜融合

被感染的 DC 迁移到局部淋巴结，尤其是黏膜相关的淋巴组织，主要感染 $CD4^+CCR5^+T$ 细胞（主要是 Tem 细胞），引起病毒大量扩增，细胞大量破坏，并扩散全身引起广泛感染。在 HIV 感染后 1~4 周，许多感染者可出现流感样等症状，如发热、咽喉疼痛、肌肉疼痛、头痛、疲劳、皮疹、口腔溃疡、消瘦、厌食、腹泻或淋巴结肿大。随之机体对 HIV 发生免疫应答，病毒复制被有效抑制，疾病处于潜伏状态，持续 2~15 年，形成 HIV 慢性感染。在此期间，由于肠道免疫系统活化的 $CD4^+T$ 细胞耗竭，微生物产物（如细菌 LPS、DNA 等）通过破坏的肠黏膜进入机体，以及隐伏 HIV 随细胞分裂或合并微生物感染、受丝裂原或细胞因子等刺激能持续诱导病毒复制，于是广泛激活全身固有免疫和适应性免疫，使 $CD4^+T$ 细胞不断被特异性和非特异性活化，并表达 CXCR4，导致 $CD4^+T$ 细胞不断被感染、破坏，最终耗竭、免疫崩溃，发展为 AIDS 甚至死亡（图 8-2）。

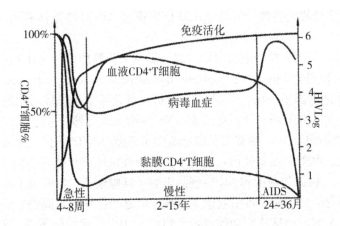

图 8-2　HIV 感染过程

HIV 感染过程分为急性期、慢性期和 AIDS 发作期。HIV 进入机体的最初数天，由于 HIV 在淋巴组织中大量扩增，主要导致 CD4$^+$ CCR5$^+$TEM 细胞大量破坏，尤其是黏膜系统 TEM 细胞损失达 80% ~ 90%。随后对 HIV 免疫功能建立，HIV 复制降至最低水平，长期稳定维持。慢性 HIV 感染可持续 2 ~ 15 年，特点是随 CD4$^+$T 细胞数量降低，免疫功能不断恶化，最终免疫崩溃，发展为 AIDS

（四）HIV 损伤免疫细胞和逃避免疫攻击的机制

病毒主要侵犯 CD4$^+$T 细胞、巨噬细胞、DC、B 细胞和脑组织中的小胶质细胞，AIDS 患者表现以细胞免疫功能严重缺损、机会感染、恶性肿瘤和中枢神经系统病变为主要特征。HIV 通过直接和间接方式损伤免疫细胞。

1. 对 CD4$^+$T 细胞的损伤　活化的 CD4$^+$T 细胞是病毒感染和破坏的主要靶细胞。HIV 主要感染破坏 CD4$^+$ CCR5$^+$/CXCR4$^+$T 细胞。在感染的急性期，主要破坏 CD4$^+$Tem 细胞，因为初始 CD4$^+$T 细胞和 Tcm 细胞不表达 CCR5，主要由 CD4$^+$ Tem 细胞表达，且该群细胞主要存在于黏膜免疫系统，故在该系统尤其是在肠道相关的淋巴组织中损失惨重。在慢性感染期，主要破坏活化的 CD4$^+$CXCR4$^+$T 细胞，因为活化的 CD4$^+$T 细胞表达 CXCR4。此外，活化的 CD4$^+$T 细胞易遭受破坏，也与这些细胞内 APOBEC3G 抗病毒能力减弱有关。成人 T 细胞数量约为 10^{12}，其中 90% 以上存在于淋巴组织中。在慢性 HIV 感染期间，在淋巴组织中的 CD4$^+$T 细胞高达 10% 被感染，循环中被感染的数量则小于 0.1%，每天被破坏的 CD4$^+$T 细胞数量约 2×10^9（约占全部 CD4$^+$T 细胞数量的 5%）。

（1）直接破坏作用：①病毒大量复制，毒粒芽生释放，引起细胞膜损伤、通透性增高，胞内 Ca^{2+} 浓度升高，导致 T 细胞渗透性崩解或凋亡。②感染细胞的胞质中积聚大量病毒 DNA、RNA 及蛋白，干扰宿主细胞蛋白质合成，影响细胞功能和生存，导致细胞死亡。③感染细胞表达 gp120，介导与周围 CD4$^+$ 细胞融合，形成多核巨细胞，加速细胞死亡。④此外，HIV 能感染和破坏造血干细胞、双阳性前 T 细胞，导致外周血 CD4$^+$T 细胞数量降低。

（2）间接破坏作用：①CTL 和 NK 杀伤病毒感染细胞。②可溶性 gp120、感染 DC 表面的 gp120 与 CD4 分子交联使胞内 Ca^{2+} 浓度升高，导致感染和未感染细胞凋亡。③gp120 与 CD4 分子交联，刺激靶细胞表达 Fas 分子，促进靶细胞凋亡。④病毒 tat 蛋白可促进 CD4$^+$T

细胞对 Fas – FasL 途径的敏感性。⑤抗 gp120 抗体通过 ADCC 或激活补体，破坏感染细胞。⑥病毒超抗原引起反应性 CD4$^+$T 细胞死亡。

（3）功能异常：①HIV 抑制细胞磷脂合成，影响细胞膜功能。②HIV LTR 的 U3 区与宿主细胞转录因子（如 SP1［promoter – specific transcription factor］、NF – κB、AP – 1）结合，抑制 T 细胞增殖和细胞因子分泌。③CD4$^+$T 细胞大量破坏干扰机体对抗原的特异性免疫应答，导致 B 细胞应答、TCL 增殖及巨噬细胞、NK 细胞活性受抑。

2. 对 B 细胞的影响　gp41 羧基端肽段能激发 B 细胞多克隆活化，导致高免疫球蛋白血症及自身抗体产生；由于 T 细胞辅助功能低下，特异性抗体产生能力受损。

3. 对巨噬细胞、树突状细胞和 NK 细胞的影响　巨噬细胞、FDC 和 DC 等感染 HIV 不引起死亡，而成为病毒的庇护所，可引起感染扩散；但是功能均有不同程度的损伤，例如巨噬细胞趋化、黏附、杀菌、递呈抗原功能受损，FDC 和 DC 正常功能下降、数量减少。此外，DC 通过特异性 CD209，能高亲和力与 gp120 结合，可将毒粒传递给 CD4$^+$细胞，有助于感染扩散。NK 细胞被感染后细胞数量正常，但是分泌 IL – 2、IL – 12 等细胞因子的能力下降，细胞毒活性下降。

4. HIV 逃避免疫攻击的机制　HIV 感染人体后，可通过不同机制逃避免疫识别和攻击，以利于病毒在机体内长期存活、潜伏、不被根除：①HIV 抗原表位序列可频繁变异，逃避 CTL 杀伤和中和抗体作用；②HIV Nef 蛋白能下调细胞表达 MHC I 类分子，抑制 CTL 杀靶，Vpu 能抑制 NK 和 NKT 杀靶；③Th1 细胞数量降低，抑制细胞免疫功能；④病毒潜伏感染，被感染细胞不表达 HIV 蛋白，逃避免疫识别和攻击。

（五）AIDS 的免疫学特征

HIV 感染患者体内存在特异性体液免疫和细胞免疫应答。感染后 10 天机体产生 HIV 特异性 CTL 应答，感染后 1 ~ 3 周产生非中和抗体（如抗 p24 衣壳蛋白抗体），约 8 周出现中和抗体（抗包膜糖蛋白 gp120 和 gp41 抗体）。感染的急性期和慢性期，虽能清除体内大部分病毒，但是不能根除 HIV 感染，且中和抗体对抑制细胞间传递感染也很少有效。AIDS 免疫学表现：CD4$^+$T 细胞数量明显减少，CD4$^+$和 CD8$^+$T 细胞比值倒置；免疫调节功能失调；抗原递呈细胞功能降低；B 细胞功能异常，可被多克隆激活，产生多种自身抗体。

（刘爱林）

第四节　免疫缺陷病的免疫学检验

免疫缺陷病病种较多，临床表现各异。病因多样，涉及免疫系统的多种成分，因此其检测也应是多方面、综合性的。影像学检查可作为辅助，如胸腺影，侧位 X 线片咽部腺样体。实验室检测是疾病确诊的主要手段，主要采用免疫学方法和分子生物学方法，检测 T 细胞、B 细胞和吞噬细胞数量与功能，以及测定免疫球蛋白、补体、细胞因子等的含量。其他一些常规的和特殊的检测手段，如血液检查、皮肤与黏膜、淋巴结活检等对确诊和明确分型也很重要。

一、B 细胞缺陷病的检测

B 细胞缺陷主要表现为 B 细胞数量减少或缺陷以及功能障碍，由此导致体内 Ig 水平降低或缺陷，以及抗体产生功能障碍，因此，其检测主要包括 B 细胞数量、功能和体内 Ig 水平等。

（一）B 细胞数量的测定

1. B 细胞表面膜免疫球蛋白（SmIg）的检测　SmIg 是 B 细胞最具特征性的表面标志。检测 SmIg 不但可以测算 B 细胞的数量，还可根据 SmIg 的类别判断 B 细胞的成熟及分化阶段。所有体液免疫缺陷患者都有不同程度的 B 细胞数量和成熟比例的异常。采取淋巴结、直肠或小肠黏膜活检，以免疫荧光法和流式细胞分析法进行检测。

2. B 细胞表面 CD 抗原检测　B 细胞表面存在着 CD10、CD19、CD20、CD22 等抗原。CD10 只出现在前 B 细胞，CD19、CD20 从原始至成熟的 B 细胞都存在，而 CD22 只在成熟 B 细胞表达。用免疫组化方法检测这些 B 细胞标志可了解 B 细胞数量、亚型和分化情况。其检测方法主要 Ig 流式细胞术。

（二）血清 Ig 的测定

1. 血清各类 Ig 的测定　B 细胞缺陷患者均存在不同程度的 Ig 水平降低。因 Ig 类别与特性不同，IgG、IgM 和 IgA 主要采用免疫浊度法；IgD 和 IgE 由于含量甚微，可采用 RIA、CLIA 和 ELISA 等技术测定；IgG 亚类可用 ELISA 和免疫电泳法测定。Ig 缺陷有两一种，即所有 Ig 都缺陷和选择性 Ig 缺陷。前者 IgG < 2g/L、IgM < 0.1g/L、IgA < 0.05g/L，IgE 也降低，而 IgD 可正常。后者最常见的是 IgA 选择性缺陷，血清 IgA < 0.05g/L，外分泌液中测不出 SIgA，IgG、IgM 正常或偏高。

判断体液免疫缺陷病时应该注意的是：①血清中 Ig 总量的生理范围较宽，不同测定方法检测的结果差异较大，对于 Ig 水平低于正常值下限者，应在一段时间内反复测定，才能判断其有无体液免疫缺陷；②患者多为婴幼儿，应注意其 Ig 生理水平及变化规律；③还需要注意地区与种族 Ig 差异。

2. 同种血型凝集素的测定　同种血型凝集素，即 ABO 血型抗体（抗 A 抗体和抗 B 抗体），其为出生后对红细胞 A 物质或 B 物质的抗体应答所产生，为 IgM 类，属天然抗体。检测其滴度是判定机体体液免疫功能简便而有效的方法。通常，除婴儿和 AB 血型外，正常机体均有 1 : 8（抗 A）或 1 : 4（抗 B）或更高滴度。其检测有助于诊断 Bruton 症，SCID，选择性 IgM 缺陷症等。

（三）抗体产生能力的测定

1. 特异性抗体产生能力测定　正常人接种疫苗或菌苗后 5 ~ 7 天可产生特异性抗体（IgM 类），若再次免疫（或接种）会产生更高滴度的抗体（IgG 类）。因此，接种疫苗后检测抗体产生情况可判断机体有无体液免疫缺陷。常用的抗原为伤寒菌苗和白喉类毒素，可在注射后 2 ~ 4 周测定抗体的滴度。接种伤寒菌苗常用直接凝集实验测定效价，接种白喉类毒素常用锡克试验（Schick's test，体内法）检测相应抗体。

2. 噬菌体试验　人体清除噬菌体的能力被认为是目前观察抗体应答能力的最敏感的指标之一。正常人甚至新生儿，均可在注入噬菌体后 5 天内将其全部清除；而抗体产生缺陷者，清除噬菌体的时间则明显延长。

二、T 细胞缺陷病的检测

T 细胞缺陷病主要表现为 T 细胞数量减少或缺陷以及功能障碍，由此导致机体细胞免疫功能缺陷，并影响体液免疫功能。因此，其检测主要包括 T 细胞数量和功能检测。

（一）T 细胞数量的检测

1. T 细胞总数的检测　T 细胞在外周血中占 60% ~ 80%，当 T 细胞总数低于 1.2×10^9/L 时，提示可能存在细胞免疫缺陷。通常采用免疫荧光法和流式细胞术检测 T 细胞标志 CD3 反映外周血 T 细胞总数。

2. T 细胞及其亚群检测　T 细胞按其功能不同分为许多亚群，如 $CD4^+$ T、$CD8^+$ T 细胞，可通过检测 CD3/CD4 和 CD3/CD8 对其亚群进行检测，并观察两者比例。正常情况下，外周血 $CD4^+$ T 细胞约占 70%，$CD8^+$ T 细胞约占 30%。

（二）T 细胞功能的检测

1. 皮肤试验　皮肤试验可检测体内 T 细胞迟发型超敏反应（DTH）能力，从而反映受试者的细胞免疫功能。常用的皮试抗原是易于在自然环境中接触而致敏的物质，包括结核菌素、白色念珠菌素、毛发菌素、链激酶 – 链道酶（SK – SD）和腮腺炎病毒等。为避免个体差异、接触某种抗原的有无或多少、试剂本身质量和操作误差等因素影响，应该用几种抗原同时试验，凡 3 种以上抗原皮试阳性者为正常，2 种或少于 2 种阳性或在 48h 反应直径小于 10mm，则提示免疫缺陷或反应性降低。但 2 岁以内儿童可能因未曾致敏而出现阴性反应，因此判断时只要有一种抗原皮试阳性，即可说明 T 细胞功能正常。

2. T 细胞增生试验　体外检测 T 细胞功能的常用技术，用非特异性刺激剂或特异性抗原（最常用 PHA）刺激淋巴细胞，通过观察淋巴细胞增生和转化能力来反映机体的细胞免疫功能。T 细胞缺陷患者会表现出增生应答能力降低，且增生低下程度与免疫缺损程度一致。新生儿出生后不久即可表现出对 PHA 的反应性，因而出生一周后若出现 PHA 刺激反应，即可排除严重细胞免疫缺陷的可能。

3. 其他检查　疑为 SCID 或 T 细胞免疫缺陷的患儿有条件时应进行血标本中腺苷脱氨酶（ADA）及嘌呤核苷磷酸化酶（PNP）的定量分析；对于酶正常的 SCID 或其他严重的 T 细胞免疫缺陷，如 MHC Ⅰ 型和（或）Ⅱ 型抗原缺陷及 Wiskott – Aldrich 综合征，可进行适当的细胞表型（MHC Ⅰ 型、Ⅱ 型抗原）和（或）功能的测定。95% 的共济失调毛细血管扩张症的甲胎蛋白增加（40 ~ 2 000mg/L），有助于区别其他神经系统疾患。测定中性粒细胞过氧化酶，红细胞或中性粒细胞红细胞葡萄糖 – 6 – 磷酸脱氢酶活性可明确有无这些酶活性下降。染色体检查对诊断共济失调毛细胞血管扩张症和胸腺发育不良有帮助。

三、吞噬细胞缺陷病的检测

吞噬细胞包括单核细胞、巨噬细胞和中性粒细胞，其缺陷可表现为细胞数量减少和功能缺陷，包括细胞吞噬能力、胞内杀菌能力、趋化运动等减弱或消失。

（一）白细胞计数

外周血中性粒细胞计数，当成人 $< 1.8 \times 10^9$/L，儿童 $< 1.5 \times 10^9$/L，婴儿 $< 1.0 \times 10^9$/L 时，可认为是中性粒细胞减少。若能排除其他外因的影响，就应考虑遗传因素的作用。

（二）趋化功能检测

趋化运动是吞噬细胞功能发挥的前提。常采用滤膜渗透法（Boy den 小室法），用微孔滤膜将趋化因子和白细胞分开,观察白细胞穿越滤膜的能力,从而判断其趋化功能。对于迟钝白细胞综合征、家族性白细胞趋化缺陷症等有诊断价值。

(三) 吞噬和杀伤试验

吞噬和杀伤试验是检测吞噬细胞功能的经典试验。可将白细胞与一定量的细菌悬液混合孵育,取样涂片、染色、镜检,观察白细胞对细菌的吞噬和杀伤情况,用吞噬率和杀伤率表示。慢性肉芽肿病患者由于吞噬细胞缺少过氧化物酶而无法杀菌,故其吞噬率基本正常,但杀菌率显著降低。

(四) NBT 还原试验

NBT 还原试验是一种检测吞噬细胞还原杀伤能力的定性试验。吞噬细胞杀菌时,能量消耗剧增,耗氧量也随之增加,氢离子的传递使添加的淡黄色 NBT 被还原成蓝黑色甲臜颗粒,沉积于胞质中,称为 NBT 阳性细胞。正常参考值为 7% ~ 15%,低于 5% 表明杀菌能力降低,可用于检测慢性肉芽肿病和严重的 6 - 磷酸葡萄糖脱氢酶缺乏症。

(五) 黏附分子检测

用免疫组化或 FCM 精确测定中性粒细胞表面的黏附分子(如 CD18、CD11b、CD11c、CD15、CD62L 等),以便了解吞噬细胞黏附功能。另外,也可用 ELISA 检测血清中游离选择素水平。

四、补体系统缺陷病的检测

补体系统的检测包括总补体活性和单个组分的测定。总补体活性测定可反映补体系统总的活性,单个补体检测 C1q、C4、C3、B 因子和 C1 酯酶抑制剂等含量。由于补体缺陷涉及成分多,又有多条激活途径,对补体系统缺陷病的分析较难。原发性补体缺陷的发病率低,注意与自身免疫病相鉴别。测定 C1 酯酶抑制剂可协助诊断遗传性血管神经性水肿。

五、基因诊断

采用分子生物学手段,对一些原发性免疫缺陷病的染色体 DNA 进行序列分析,可发现是否存在与缺陷相关的基因突变或缺损的部位,从而为各种原发性免疫缺陷病的诊断、治疗提供了新的途径。常见的原发性免疫缺陷病的基因突变位点见表 8 - 2。

表 8 - 2　原发性免疫缺陷病的基因突变位点

疾病	突变基因
X - SCID	Xq13.1 ~ 13.3
XLA	Xq21.3
XLHM	Xq26.3 ~ 27.1
ADA 缺乏	2.0q13.2 ~ 13.11
PNP 缺乏	14q13.1
X - CGD	Xp21.1
LAD - 1	21q22
DiGeorge 综合征	22q11
毛细血管扩张性共济失调综合征	11q22

六、AIDS 的检测

用于检测 HIV 的实验室有初筛实验室和确认实验室。实验室的建立必须经有关部门验收和批准。HIV 的实验室检查主要包括检测 HIV 核酸、血清中的抗 HIV 抗体、HIV 抗原以及淋巴细胞尤其是 CD4$^+$T 淋巴细胞的数量。

（一）病原学检测

病原学检测是指直接从 HIV 感染者体内分离出病毒或检出 HIV 组分。但病毒分离培养和鉴定需要时间较长，对实验技术和条件要求较高，目前多采用分子生物学技术如核酸杂交、反转录 PCR 技术检测病毒 cDNA 或 RNA。

（二）免疫学检测

免疫学标志主要是 HIV 感染后产生的抗原、抗体，也包括 T 细胞计数及亚群比例。

1. 抗原的检测　感染 HIV 后，血液中最先出现 HIV – p24 抗原，持续 4～6 周后消失。可用 ELISA 抗原捕获法检测血清中的 p24 抗原，以确定是否为 HIV 急性感染。

2. 抗体的检测　HIV 感染后 2～3 月可出现抗体，并可持续终身，是重要的感染标志。HIV 抗体测定分为初筛试验和确认试验。初筛试验常用 ELISA 法，敏感性高，特异性不强。HIV 抗体检测试剂必须是 HIV – 1/2 混合型，经卫生部批准或注册，并通过批检验定合格，进口试剂还必须提供进口许可证和中国生物制品检定所检定合格证书。确认试验主要用免疫印迹法，敏感性高，特异性强。HIV 抗体初筛试验检测通常由取得资格的 HIV 抗体初筛实验室和（或）确认实验室进行，HIV 抗体确认和 HIV 抗体阳性报告必须由取得资格的确认实验室进行。免疫印迹试验检测结果的判断是根据呈色条带的种类和多少，与试剂盒提供的阳性标准比较，并按照试剂盒说明书的规定综合判断。我国的判定标准为：

（1）抗 HIV 抗体阳性（＋），有下列任何一项阳性即可确认

1）至少有 2 条 env 带（gp41/gp160/gp120）出现。

2）至少有 1 条 env 带和 p24 带同时出现。

（2）抗 HIV – 2 抗体阳性（＋），同时符合以下两条标准可判为 HIV – 2 抗体阳性

1）符合 WHO 阳性判断标准，即出现至少两条 env 带（gp36/gp140/gp105）。

2）符合试剂盒提供的阳性判定标准。

（3）抗 HIV 抗体阴性（－），无抗 HIV 特异条带出现。

（4）抗 HIV 抗体不确定（±），出现抗 HIV 特异条带，但不足以判定阳性。

3. 淋巴细胞的检测　AIDS 患者淋巴细胞总数减少，常 $< 1.5 \times 10^9/L$；CD4$^+$T 细胞绝对值下降，$< 0.5 \times 10^9/L$ 易发生机会感染，$< 0.2 \times 10^9/L$ 则发生典型 AIDS；CD4/CD8 值下降，常 < 0.5，比值越低，细胞免疫功能受损越严重。

（三）其他检测

其他检测指不直接针对病原体 HIV 的检测，但与其感染及 AIDS 病情进展相关的非特异性检测项目，如其他相关微生物检查、Ig 检测、T 细胞增生反应，皮肤迟发型超敏反应、红细胞计数、血沉等。

（赵　涛）

第五节　获得性免疫缺陷综合征

获得性免疫缺陷综合征（AIDS）是人类免疫缺陷病毒-1（HIV-1）所致的多系统感染，约1/2~2/3的患者神经系统受累，可在感染的任何时期发病，但多于晚期出现。HIV感染直接产生的神经系统损害的机制是多因素的，包括病毒产物和免疫反应对神经的毒性作用（如肿瘤坏死因子对大脑、脊髓和周围神经均有损害作用），另外还与宿主和不同病毒株的神经毒性差异有关；继发的神经损害与机会菌感染、肿瘤和治疗药物的副作用有关。

一、中枢神经系统 HIV 感染

HIV 属于逆转录病毒科慢病毒属，具有亲神经和亲淋巴细胞的特性，宿主感染后其神经系统均受侵犯。伴有各种神经系统综合征的艾滋病患者的脑脊液和脑组织中都能分离出HIV，即使只有血清学阳性而无症状的患者，其脑脊液中也可分离出病毒。

（一）急性感染

尽管大多数患者在 HIV 早期侵犯中枢神经系统时无任何症状，但部分患者以神经系统病变为首发症状，甚至可早在免疫指标正常的血清转化期发病。①急性可逆性脑病：表现为意识模糊、记忆力下降和情感障碍等。②急性无菌性脑膜炎：表现为头痛、颈强、畏光、关节痛和斑丘疹等。③还可表现为单颅神经炎（特别是面神经炎）、急性上升性或横贯性脊髓炎和类似于格兰-巴利综合征的炎症性多神经病。

（二）慢性感染

1. 人类免疫缺陷病毒伴发认知运动障碍综合征或艾滋病痴呆综合征　约 20% 艾滋病患者发生，尤以严重免疫抑制的患者好发。表现为进展性皮层下痴呆，可伴有平衡障碍和下肢无力。疾病早期表现为注意力不集中、记忆力下降、感情淡漠和精神运动迟滞，因此常误诊为抑郁症。还可伴发躁狂症、器质性精神病；由于神经元细胞受到 HIV 感染，可产生惊厥。其他常见症状和体征有：握持反射和其他额叶释放症状、震颤、齿轮样强直、锥体束征（巴氏征阳性）、精细运动笨拙和肌阵挛。脑影像学检查常无特殊异常表现，因此艾滋病痴呆是一种临床诊断而不是影像学诊断。还有一种影像学检查异常的 HIV 脑炎，CT 特征性地表现为弥散的皮层萎缩和脑室扩大；T_2 加权 MRI 提示多灶或弥散的白质信号增高，但患者认知功能正常。病理学检查可发现 HIV 脑炎特异性的多核巨细胞（即受感染的巨噬细胞的合胞体），血管周围单核细胞袖套是常见而非特异性表现。

2. 人类免疫缺陷病毒伴发的脊髓病　也称空泡性脊髓病，临床表现和病理表现都与维生素 B_{12} 缺乏的亚急性联合变性相似，表现为无痛性痉挛性截瘫和脊髓后索损害的深感觉异常，有时伴尿失禁。若同时有人类免疫缺陷病毒伴发的周围神经病变，可使神经系统检查变得复杂。应与维生素 B_{12} 缺乏、神经梅毒、人嗜 T 淋巴细胞病毒性脊髓病和脊髓肿瘤相鉴别。

3. 周围神经病变　是常见的并发症，发病机制是多因素的，如免疫介导损伤、继发感染所致（特别是进展性腰骶神经根病）和治疗药物的副作用。临床类型、临床表现、电生理学检查和治疗见表8-3。

表8-3　HIV感染相关的周围神经病变

神经病变类型	肌力下降	感觉障碍	尿潴留	肌电图/神经传导速度提示	治疗
远端对称性	+	+++	-	小纤维轴索病变	齐多夫定
感觉性共济失调	-	+++	-	大纤维神经节细胞炎	未明
格兰-巴利	+++	+	-	脱髓鞘+轴索病变（重症）	血浆置换
CIDP	+++	+	-	脱髓鞘+轴索病变	血浆置换
多发性单神经炎	++	++	-	多灶性轴索病变	血浆置换
进展性多神经根神经病（马尾综合征）	+++	++	+	轴索病变±脱髓鞘	更昔洛韦

注：CIDP：慢性炎症性脱髓鞘性多神经病。

4. **腰骶神经根病**　除少数是 HIV 感染的自限性并发症，大多数是巨细胞病毒（机会致病菌）感染的并发症，可以治疗，但有潜在致死性。表现为亚急性起病的双下肢无力，可伴或不伴背痛和神经根痛，早期出现大小便障碍，肛周感觉异常和双下肢腱反射下降或消失。肌电图和神经传导速度检查有助诊断；脑脊液检查有一定特异性，白细胞数常大于 $500/\mu l$，以多形核细胞增高为主，蛋白含量增高，糖可正常或稍低。脑脊液必须送巨细胞病毒培养，约 1/2～2/3 患者培养阳性，但治疗必须在培养结果前即经验性地应用更昔洛韦，因为只有早期治疗才能改善症状。鉴别诊断包括淋巴瘤性脑膜炎、水痘带状疱疹病毒感染和神经梅毒，另外还应行影像学检查排除马尾和圆锥肿瘤。

（三）HIV 感染的脑脊液改变

HIV 血清学阳性的患者，即使无神经系统症状和体征，脑脊液中也有所变化：轻中度的单核细胞增多、蛋白含量增高和轻度糖浓度降低（不低于 35mg/dl）。脑脊液中细胞数多少和能否培养出 HIV 无关，脑脊液中能否培养出 HIV 与是否合并神经系统并发症无关。尽管脑脊液性状改变比较常见，但都缺少特异性改变。

（四）抗 HIV 治疗

1. **叠氮胸苷（齐多夫定，AZT）**　是第一个批准用于治疗 HIV 感染的抗逆转录病毒的药物，特异性地抑制逆转录酶，常与至少一个核苷类似物和一种蛋白酶抑制剂合用。剂量为 200mg，每日 6 次口服，或 1.5mg/kg 每 4～8 小时静注，若有骨髓抑制应适当调整剂量。药物在肝脏代谢，葡萄苷酸化的代谢产物经肾脏排出，血浆半衰期约 1 小时，血脑屏障透过良好；常见的副作用是骨髓抑制，是剂量相关的和可逆的；在维生素 B_{12} 或叶酸缺乏、合用其他细胞毒性药物时，有潜在的骨髓毒性；头痛和轻良行为异常也可发生；肌病少见，停药或减少剂量可缓解。丙磺舒、西咪替丁、劳拉西泮和吲哚美辛克干扰药物排泄导致毒副作用增加。

2. **2′，3′-双脱氧肌苷（ddI）和扎西他宾（ddC）**　也是通过抑制逆转录酶来抗 HIV，与核苷类似物和蛋白酶抑制剂合用。双脱氧肌苷剂量随患者体重不同而改变；75kg 以上，300mg 每日 2 次；50～75kg，200mg 每日 2 次；35～49kg，125mg 每日 2 次。扎西他宾剂量 0.75mg 每日 3 次。两个药均可引起胰腺炎（双脱氧肌苷可致暴发性胰腺炎），大剂量、长疗程或二者合用可致痛性周围神经病，停药后 2~6 周缓解。

二、中枢神经系统机会致病菌感染

艾滋病患者易感弓形体、隐球菌、结核、进行性多灶性白质脑病、巨细胞病毒和带状疱疹；有时也可见中枢神经系统曲霉菌、念珠菌和诺卡菌感染；神经梅毒易感性是否增加尚有争议；急性细菌性脑膜炎和脑脓肿的危险性并不增加。治疗上与非艾滋病患者的药物选择完全一致，不同的是应延长疗程，有的甚至终生治疗。

三、脑局灶性病变

艾滋病患者经常出现脑弥漫性或局灶性的神经症状和体征，当 CT 扫描发现脑内有单个或多个低密度环状强化的病灶时，应与下列疾病作鉴别诊断：弓形体病、淋巴瘤、结核球、真菌性脓肿、脑卒中、细菌性脓肿和转移性肿瘤。卡博肉瘤和杆菌性血管瘤病极少累及大脑。虽然确诊依靠病理，但由于每个患者都做脑组织活检是不现实的，所以根据影像学的特性（如强化特性，水肿情况等）作出经验性治疗是必要的。

一般而言，不强化的脑白质病灶且不伴有水肿或占位效应，提示进行性多灶性白质脑病或 HIV 脑炎；多个强化的病灶应经验性抗弓形体治疗，若临床和影像学均未改善，考虑脑组织活检；手术径路可到达的单个病灶可行脑组织活检，除非该病灶高度提示弓形体感染（皮层或灰质深部环状强化病灶，25% 的弓形体性脓肿表现为单个病灶）；有些学者推荐，所有有局灶神经系统病变的艾滋病患者，不管病灶的数量和强化特性，只要弓形体血清学检查阳性就给予抗弓形体治疗，治疗无效者再考虑行病理检查。

四、肿瘤

艾滋病患者易患原发性中枢神经系统淋巴瘤、淋巴瘤性脑膜炎和较罕见的卡博肉瘤。

（龙海丽）

第九章 内分泌系统免疫分析

第一节 概述

内分泌系统是人体重要的功能调节系统，它与神经系统、免疫系统互相作用，密切配合，共同调节体内各种功能活动，维持人体生长发育和各种代谢等生理功能的完整和稳定。内分泌调控障碍导致激素分泌过多或过少，是内分泌疾病的共同病理基础，一般表现为多系统甚至全身性代谢紊乱，临床实验室的检测结果对于该类疾病的诊断、疗效观察等均具有重要意义。

一、激素

内分泌激素（endocrine hormone）是内分泌细胞分泌的传递信息的微量活性物质，由血液输送至远端组织并通过受体而发挥调节作用的化学信使物质。但现代内分泌学已经将激素的范围扩展到具有局部调节作用的旁分泌活性物质和具有细胞自身调节作用的自分泌活性物质。分子结构清楚的物质称为激素（hormone），结构尚不明确称为因子。

（一）激素的分类

一般根据化学结构，可以将激素分为四类：

（1）肽类激素和蛋白质激素

（2）胺类激素

（3）氨基酸类激素

（4）类固醇类激素

（二）激素的分泌方式

1. 内分泌 分泌的激素先进入毛细血管，再经腺体静脉进入体循环，随血液作用于远端的靶器官或靶组织。

2. 旁分泌 一般不进入血液循环，主要在分泌细胞附近的局部发挥作用。

3. 自分泌 自分泌激素反馈作用于自身分泌细胞，是细胞自身调节的重要方式之一。

4. 胞内分泌 由细胞质合成的激素直接转运至核内，调控靶基因的转录与表达。

5. 神经分泌 神经激素由神经细胞分泌，借轴浆流沿着神经轴突运送至所支配的组织，或经垂体门脉系统到达腺垂体，调节靶细胞的激素合成和分泌。

此外，还有并临分泌、腔分泌和双重分泌等激素分泌方式，后两者是激素进入腺腔、腺导管或消化道的一种分泌现象，腔分泌只分泌激素，双重分泌可同时分泌激素和外分泌物质。

（三）激素的分泌节律

多数激素的自然分泌具有明显的节律性，主要体现在如下两点：

（1）生物节律人体中的生物节律可以发生于一个细胞、一种组织或器官、一个生物个体或者一个生物群体。

（2）昼夜节律个体的生长、发育、代谢和环境变化及神经一内分泌的生物钟现象与下丘脑视上核活动有关，并与褪黑素的昼夜节律分泌有密切关系。下丘脑昼夜活动的节律性和激素脉冲性分泌因其垂体激素的血浆浓度变化而变化，如皮质醇的昼夜节律性（午夜至黎明前达分泌高峰，白天逐渐下降至夜间最低）是垂体促肾上腺皮质激素节律性分泌的结果。病理情况下，激素的节律性分泌可有明显变化。

（四）激素的特点

1. 共性

（1）浓度低（pg/L ~ μg/L）。

（2）识别其靶组织（细胞）上的特异性受体发挥生理作用。

（3）浓度取决于该组织的血流量。

（4）激素原转换为活性激素，游离的激素发挥生理作用。

（5）高效能生物放大作用。

（6）相互调节，表现在：①协同作用：如生长激素与甲状腺激素对于机体生长的调节；②拮抗作用：如胰岛素与升血糖激素对于血糖的调节。

（7）允许作用及多功能作用，如下丘脑促甲状腺激素释放激素可同时促进促甲状腺激素和泌乳素的释放。

2. 个性

（1）节律性、周期性、脉冲式分泌不同。

（2）化学性质不同。

（3）作用机制不同。

二、内分泌的反馈调控

为了保持人体内主要激素之间的平衡，在中枢神经系统的作用下，有一套复杂、精细的调节机制。激素一般以相对恒定速度（如甲状腺素）或一定节律（如皮质醇，性激素）释放，生理或病理因素可影响激素的基础性分泌，并由传感器监测和调节激素水平。反馈调节系统是内分泌系统中的重要自我调节机制，在大脑皮质影响下，下丘脑通过垂体调节控制某些内分泌腺中激素的合成和分泌；而激素进入血液后，又可以反过来调节下丘脑和垂体有关激素的合成和分泌。

按作用的路径和方式可将反馈调节分为以下几种：

1. 长反馈与短反馈

（1）长反馈调节指靶腺与下丘脑及垂体之间的正、负反馈。

（2）短反馈调节指下丘脑与垂体之间的相互调节。

（3）超短反馈调节指反馈作用于产生该激素的细胞自身。

2. 正反馈与负反馈

（1）正反馈（促进作用）如在月经周期中，促卵泡激素（follicle stimulating hormone，FSH）刺激卵巢使卵泡生长，通过分泌雌二醇，不仅促进黄体生成素（luteinizing hormone，LH）及其受体数量增加，而且还使 FSH 分泌增加，以便共同兴奋，促进排卵和黄体形成。

（2）负反馈（抑制作用）下丘脑、垂体与靶腺之间最常见的反馈调节，如：下丘脑的促肾上腺皮质素释放素（corticotropin releasing hormone，CRH）使腺垂体的促肾上腺皮质激素（adrenocorticotropic hormone，ACTH）分泌增加，而 ACTH 又促进肾上腺皮质束状带分泌皮质类固醇，使血液皮质类固醇浓度升高；升高的皮质类固醇反作用于下丘脑，抑制 CRH 的分泌，并在垂体抑制 ACTH 的分泌，从而减少肾上腺分泌皮质醇，这种通过先兴奋后抑制达到相互制约保持平衡的机制，称为负反馈。

激素的反馈调节不仅具有重要的生理作用，同时也是各种激素分泌功能和储备功能试验的基础。临床上通常需同时检测垂体激素和靶激素水平及其相关代谢物的水平，才能正确判断各内分泌腺体的功能是否正常。

三、免疫系统与内分泌功能的相互作用

内分泌、免疫和神经三个系统之间可通过相互的肽类激素和共有的受体相互作用，形成一个完整的调节环路。淋巴细胞膜表面有多种神经递质及激素的受体，如：糖皮质激素、性激素、前列腺素 E 等可抑制免疫应答，而 GH、T4 和胰岛素能促进免疫应答；ACTH 主要由垂体产生，又可由淋巴细胞产生，ACTH 既可刺激肾上腺皮质产生和释放糖皮质激素，又可作用于免疫系统，抑制抗体生成；内啡肽与淋巴细胞的相应受体结合，增强淋巴的有丝分裂和非杀伤性，促进单核细胞和中性粒细胞的趋化性，抑制抗体的产生等。

免疫系统在接受神经内分泌系统调节的同时，亦有反向调节作用。神经内分泌细胞膜上有免疫反应产物如白细胞介素、胸腺肽等细胞因子的受体，免疫系统也可通过细胞因子对神经内分泌系统的功能产生影响。如：下丘脑神经元上有白细胞介素 - 1 受体（interleukin 1 - receptor，IL - 1R），白细胞介素 - 1（interleukin 1，IL - 1）通过 IL - 1R 作用于下丘脑的 CRH 合成神经元，促进 CRH 的分泌等。

内分泌系统不但调控正常的免疫反应，在病理性自身免疫反应中也起作用。内分泌系统常见的自身免疫性疾病有慢性淋巴细胞性甲状腺炎、Graves 病、1 型糖尿病、Addison 病等。在人类，自身免疫病好发于育龄女性，用糖皮质激素治疗有效，说明内分泌激素与自身免疫性疾病的发病有关。

四、内分泌疾病的分类

（1）激素产生减少引起的功能减退。

（2）激素产生过多引起的功能亢进。

（3）突变基因编码生成的异常激素分子。

（4）激素合成后的转运代谢异常。

（5）激素分解代谢障碍。

（6）内分泌腺体自身免疫病和内分泌腺肿瘤。

五、激素测定的免疫学方法

1960 年美国科学家 Berson 和 Yalow 创立了 RIA，使得机体内微量物质的体外检测成为可能，极大地促进了内分泌学科的飞速发展。RIA 是以放射性核素作为示踪物，同时结合抗原抗体反应的特异性而创立的一类标记免疫分析技术，随着科学技术的进步，由 RIA 又衍生出 EIA、CIA 及 IRMA 等，上述方法对于激素的测定均具有高灵敏度和高特异性，其原理和具体方法步骤详见相关章节。

六、激素测定的质量控制

除按实验室的通用质量管理体系规则进行质控外，还要设立内分泌激素检测的特殊质控要求，如：抽血时患者的准备（激素的分泌特点）、兴奋试验或抑制试验的药物准备等。

（刘爱林）

第二节　甲状腺功能的免疫分析

甲状腺功能紊乱是目前常见的内分泌疾病之一，其本质是甲状腺激素代谢紊乱造成的，因此，甲状腺激素的检测对于甲状腺疾病的诊断、治疗具有重要意义。

下丘脑 – 垂体 – 甲状腺轴（hypothalamic – pituitary – thyroid axis，HPTA）激素的测定除对定性定位诊断具有决定性意义外，对女性生殖方面同样具有重要意义。因为甲状腺激素对于成年人，主要参与物质代谢和能量代谢的调节，对于胚胎及婴幼儿的中枢神经系正常发育则是必需的，对于儿童期的骨骼生长、性成熟、青春期发育等生理过程则更是起关键作用。

一、促甲状腺激素释放激素兴奋试验

（一）测定原理

由于 TRH 在外周血中浓度极低，半衰期短，故直接测其含量的方法在临床上不易推广，各学者所测的正常参考值差别也较大，其范围为 19～137ng/L。现多采用 TRH 兴奋试验，根据 TRH 能迅速刺激腺垂体释放储存的 TSH 的理论，给予外源性 TRH 后，观察血清 TSH浓度的变化，再结合甲状腺激素的水平，就可以了解下丘脑 – 垂体 – 甲状腺轴的相互关系。

（二）试验方法

将人工合成 TRH0.2～0.3mg 溶于 2～4ml 无菌生理盐水，快速静脉注射，丁注射前及注射后 15min、30min、60min 和 120min 各抽取血液测定血清 TSH 含量；以时间为横坐标，血清 TSH 浓度为纵坐标，根据所测的结果绘制曲线特征来判断反应状态。

（三）结果分析

1. 正常反应　注射前血清 TSH 含量成人为 2～10mU/L，注射后 15～30min 达到高峰，其绝对值增加 8～20mU/L，1～3h 内降至正常水平。

2. 强反应型　TSH 基础值高于正常水平，兴奋后期峰值可达 100～200mU/L，绝对值亦有明显增加。

3. 弱反应型　　TSH 的绝对值轻度增加，但 <8mU/L。

4. 无反应型　　TSH 基础值低，兴奋后无峰值出现。

5. 延迟反应型　　注射 TRH 后，血清 TSH 峰值时间延迟。

（四）临床意义

本实验反映了垂体分泌 TSH 的储备功能，主要用于以下疾病诊断。

1. 甲状腺功能减退症　　呈强反应型。垂体性甲状腺功能减退者呈弱或无反应型，下丘脑性甲状腺功能减退者多表现为延迟反应型。

2. 甲状腺功能亢进症　　甲状腺性甲状腺功能亢进症者呈无反应型；异源性 TSH 分泌综合征性甲状腺功能亢进者，虽呈无反应型，但 TSH 的基础值高于正常；垂体腺瘤性甲状腺功能亢进者，虽然 TSH 基础值高，但 TRH 兴奋试验呈阳性反应。

二、促甲状腺激素

（一）测定原理

（1）血滴纸片法测定脐带血和末梢血中 TSH 含量，测定方法为常规 RIA 法。

（2）血清标本中 TSH 含量测定：TSH 是反映甲状腺功能变化最敏感的指标。TSH 的灵敏度对检测至关重要，常规 RIA 法检测血清中 TSH 含量，其灵敏度仅达到 $1 \sim 3mU/L$，对于含量低于 $1mU/L$ 的正常人或甲状腺功能亢进患者，用此法不能鉴别其正常和异常。近年推出的 IRMA 和 CIA 方法的试剂盒可使灵敏度达到 $0.01 \sim 0.02mU/L$，足以满足临床要求，因此将 IRMA 和 CIA 法又称为高灵敏度 TSH 测定法。

（二）测定方法

1. 血滴纸片法　　所用标本为固化于专用滤纸上的干燥血斑，较液态血清或血浆易于保存和邮寄，其检测方法为常规 RIA 法。

2. CIA 法　　所用标本为血清或血浆，其分析步骤详见各自不同型号发光分析仪器的操作说明书。

3. IRMA 法　　该方法不需要离心，且简便、快速、特异性强、灵敏度高、测定范围广。其采用两种抗体和 TSH 在不同位点结合形成夹心的方法，其中一种是以 ^{125}I 标记的抗 TSH 单克隆抗体，另一种是包被在磁性颗粒上的抗 TSH 多克隆抗体。测定时先将 ^{125}I 标记的单克隆抗体加入标准或者待测血清中，第一次孵育，标准或者待测血清中的 TSH 和单克隆抗体结合形成复合物，然后加入磁性多克隆抗体，第二次孵育，使其和 TSH 在另一位点结合，形成 ^{125}I 抗 TSH 单克隆抗体 – TSH – 磁性抗 TSH 多克隆抗体复合物，在磁场中，该复合物随磁性颗粒沉降，和上清液中的游离 ^{125}I 抗 TSH 单克隆抗体分离，弃上清，测定沉降的磁性颗粒上的每分钟计数（countsper minute，cpm）。标准品和样本中 TSH 浓摩和磁件颗粒的 cpm 呈正相关，用不同浓度的 TSH 标准 cpm 就可以制作标准曲线，从标准曲线上即可以查到被测血清中 TSH 含量。

（三）参考值

1. 血滴纸片法　　主要用于新生儿先天性甲状腺功能减退的筛查，所以除正常之外，还有一个阳性阈值，后者是指正常与可疑异常的分界点，凡达到阳性阈值的新生儿均应立即抽血复查，以确定是否患先天性甲状腺功能减退。

（1）脐血：（20.0±4.0）mU/L，阳性阈值为>30mU/L。

（2）足跟血：（8.6±1.0）mU/L，阳性阈值为>20mU/L。

2. CIA 法　儿童及成人 0.3~6.0mU/L。

3. IRMA 法　儿童及成人 0.4~6.0mU/l_ 。

（四）临床意义

由于 TSH 水平既不受甲状腺激素结合蛋白（thyroxine - binding protein，TBG）浓度影响，亦较少受总 T_3（total T_3，TT_3）、总 T_4（total T_4，TT_4）的多种非甲状腺疾病的干扰，所以单独或联合甲状腺激素测定及动态功能试验，对甲状腺功能紊乱及病变定位诊断均为最灵敏、最特异指标，目前美国临床内分泌学会及许多国家均推荐将 TSH 测定作为甲状腺功能紊乱实验室检查的首选项目。纸片法筛查新生儿先天性甲状腺功能减退的意义在于先天性甲状腺功能减退是造或低智儿的重要原因之一，居先天性代谢性发病率之首，且为患儿病变部位在甲状腺，垂体功能正常，其激素水平的变化先于临床表现，所以血液循环中低浓度的 T_3、T_4 通过反馈机制使垂体分泌 TSH 增加，其浓度明显高于正常参考值上限的数倍至数十倍。

1. 诊断甲状腺功能减退症　甲状腺性甲状腺功能减退症患者，TSH 水平升高，但甲状腺激素水平低下。甲状腺激素受体缺陷及存在抗 T_3、T_4 自身抗体时，TSH 和甲状腺激素均升高；若 TSH 及甲状腺激素均低下时，多为下丘脑性 TRH 分泌不足或压迫 TSH 分泌细胞的垂体催乳素瘤所致的继发性甲状腺功能减退者。

2. 诊断甲状腺功能亢进症　甲状腺性甲状腺功能亢进症者，TSH 低下而甲状腺激素升高，若两者水平均升高，提示为垂体 TSH 分泌细胞或异源性 TSH 分泌综合征所致甲状腺功能亢进。

（五）注意事项

分析 TSH 测定结果时应考虑以下几点：①在甲状腺功能减退患者或甲状腺功能亢进患者的治疗阶段，TSH 水平的变化随所用药物的种类和剂量不同而异；②TSH 分泌存在昼夜节律，血液中峰值在午夜 0 点左右，而谷值在上午 11 点左右，两者可相差 2~3 倍；③某些甲状腺功能紊乱情况可影响 TSH 分泌，如胺碘酮片、缺碘地区居民、艾迪生病等，可导致 TSH 分泌增多；而急性创伤、皮质醇增多症、全身性危重疾病、慢性抑郁症等可使 TSH 水平降低。

三、甲状腺激素

（一）测定原理

血中大部分 T_3、T_4 是与 TBG 等血浆蛋白结合的形式存在，但是游离部分更能可靠反应甲状腺激素的生物活性，所以血清甲状腺激素测定包括 TT_3、TT_4、FT_3 和 FT_4。

1. TT_3　TT_3 有 2 个来源，一是甲状腺直接分泌，二是由 T_4 外环脱去 1 个碘原子，相对分子贡量为 651。血液中有 65%~70% 的 T_3 是与 TBG 结合的，采用 8 - 苯胺 - 1 - 1 奈碘酸（8 - 1 - 1 - aniline technique of Nairobi，ANS）做阻断剂将 T_3 从血液中 TBG 解离下来，然后将原有 FT: 和解离下来的 T_3 统一作为被测物，即为 TT_3，再根据上述的 RIA 或其他标记免疫分析技术测定。

2. TT_4　TT_4 的浓度应为结合状态 T_4 和游离状态 T_4 的总和，因其大部分呈结合状态，所以必须像测 TT_3 一样，先用 ANS 作为阻断剂，将结合在 TBG 上的 T_4 解离出来，然后再依据 RIA 及其他标记免疫分析技术测定。

3. FT_3 和 FT_4　利用 RIA 和 CIA 方法进行检测。

（二）参考值

1. TT_3、TT_4　由于血清 TT_3 和 TT_4 浓度受血中 TBG 水平影响，且 TBG 正常者，不同年龄段 TT_3 和 TT_4 水平不同，所以正常值参考范围较大。T_3：$0.6 \sim 2.2\mu g/L$，T_4：$45 \sim 126\mu g/L$。

2. FT_3、FT_4　血清 FT_3、FT_4 浓度虽不受血中 TBG 水平影响，但其含量甚少，受检测方法、试剂盒质量及实验室条件等因素的影响。目前文献报道的参考范围较大，分别为：FT_3：$6.0 \sim 11.4pmol/L$，FT_4：$14.3 \sim 28.6pmol/L$。

（三）临床意义

1. TT_3 和 TT_4

（1）诊断甲状腺功能亢进症甲状腺功能亢进症患者血清 TT_3 和 TT_4 一般均升高，但 TT_3 比 TT_4 升高的更明显，高于正常人 $4 \sim 5$ 倍，而 TT_4 仅高于正常人 $2 \sim 3$ 倍。甲状腺功能亢进症早期或治疗后复发初期，TT_3 值升高往往早于 TT_4，所以诊断甲状腺功能亢进症时，TT_3 指标比 TT_4 指标更为灵敏。此外，测定 TT_3、TT_4 还可用于甲状腺功能亢进症患者治疗期间了解甲状腺功能状态，决定是否继续用药或调整药物剂量的依据。

（2）诊断甲状腺功能减退症 TT_3 指标不如 TT_4 指标灵敏。甲状腺功能减退症患者，TT_3 一般可降低，但不如 TT_4 明显。轻度原发性甲状腺功能减退症患者，TT_4 值大多数低于正常范围的下限，仅少数与正常值有交叉，而 TT3 值下降不明显，甚至可轻度升高，此时必须联合其他检查指标进行综合分析；同时也说明临床上不能以 TT_3 含量的测定代替 TT_4 的检测。

（3）TT_3 是诊断 T_3 型甲状腺功能亢进症的特异性指标此型患者血清 TT_4 正常，TT_3 升高。所以临床上不能以 TT_4 含量的测定代替 TT_3 的检测，只有 TT_3、TT_4 联合检测，才能提高诊断符合率。

2. FT_3、FT_4 是反映甲状腺功能的指标　甲状腺功能亢进症患者 FT_3 和 FT_4 均明显高于正常，甲状腺功能减退症患者 FT_3 和 FT_4 则均明显低于正常。FT_3 和 FT_4 在甲状腺功能亢进症、甲状腺功能减退症与正常人之间无交叉现象，所以临床上诊断符合率非常高。

（四）注意事项

分析甲状腺激素的测定结果应考虑以下两点：①在甲状腺功能亢进症或甲状腺功能减退症的治疗阶段，甲状腺激素的浓度变化随所用治疗方法、药物种类和剂量的不同而不同。②血清中 TBG 浓度变化可影响甲状腺激素，尤其是 T_4 浓度的变化。妊娠、服用含雌激素的避孕药、遗传性 TBG 增多症等，可使 TT_4 浓度升高；而雌激素、糖皮质激素、肾病综合征、各种原因导致营养不良及应激状态等，均可使血清 TBG 减少，TT_4 浓度降低。

（刘爱林）

第三节 性激素的免疫分析

下丘脑－垂体－卵巢轴（hypothalamic－pituitary－ovarian axis，HPOA）是一个完整而协调的神经内分泌系统，它的每个环节均有其独特的神经内分泌功能，并且相互调节、相互影响。HPOA 的神经内分泌活动同时受大脑高级中枢调控，在下丘脑促性腺激素释放激素（gonadotropin－releasing hormone，GnRH）的控制下，腺垂体分泌 LH 和 FSH，卵巢性激素一方面依赖于 LH 和 FSH 的作用，另一方面又调控子宫内膜和物质代谢。实验室通过测定 HPOA 的激素水平可了解该轴的协调与平衡状态。

一、促性腺激素释放激素

（一）概述

GnRH 是下丘脑合成并释放的 10 肽激素，它的作用就是调节垂体促性腺激素的释放。由于 GnRH 半衰期极短，又呈脉冲式释放，所以外周血中 GnRH 浓度低且不稳定，使直接测其含量的各种免疫学方法均很难推广应用，现多采用 GnRH 兴奋试验。

（二）GnRH 兴奋试验原理

人工合成的 GnRH 类似物与天然 GnRH 作用一样，可刺激腺垂体释放储存的 LH 和 FSH，因此给予外源性 GnRH 后，观察血清 LH 和 FSH 浓度变化，用以鉴别闭经的原因是在下丘脑还是在垂体。其适应证为性腺萎缩性功能不全、溢乳性闭经、原发或继发性闭经、性早熟及青春期延迟等。

（三）试验方法

现以国产戈那瑞林为试剂介绍单次静脉注射法。戈那瑞林是按下丘脑释放的天然促黄体激素释放激素（luteinizing hormone releasing hormone，LHRH）的化学结构进行人工合成的 10 肽激素类药物。将药物溶解于 2ml 灭菌生理盐水中静脉注射，于注射前及注射后 25min、45min、90min 和 180min 分别抽血检测 LH 和 FSH 浓度，以时间为横坐标，血清 LH 和 FSH 为纵坐标，根据所测结果绘制曲线，并判断反应状态。

（四）结果分析

1. 正常反应 先出现 LH 峰，后出现 FSH 峰，且 LH 峰值明显高于 FSH 峰值。即注射药物后 25 ~ 45min LH 上升至峰值，较其基础值增加 3 倍以上，FSH 增加 2 倍以上。

2. 延迟反应 注射药物后 90 ~ 180min LH 才达峰值。

3. 低弱反应 注射药物后 LH 的峰值仅为基础值的 2 倍或不足 2 倍。

4. 无反应 注射药物后 LH 值不变或变化甚微。

（五）临床意义

1. 病变在下丘脑 受试者出现正常反应或延迟反应。

2. 病变在垂体 受试者显示无反应或者低弱反应。

3. 鉴别性早熟 真性性早熟者，LH 对 GnRH 呈现正常反应型；而假性性早熟者，则多为低弱或者无反应型。

（六）注意事项

（1）孕妇、激素依赖性肿瘤患者及对戈那瑞林过敏者禁用。

（2）使用戈那瑞林时，不宜同时接受直接影响垂体分泌促性腺激素的药物。

（3）对首次 GnRH 兴奋试验无反应或反应低弱者，最好再作一次 GnRH 兴奋试验，若仍无反应才能确定为垂体病变。

二、黄体生成激素

（一）概述

LH 是腺垂体所分泌的糖蛋白激素，和 FSH 一起称为促性腺激素。LH 由 2 条多肽链组成，主要生理作用是促进育龄妇女成熟卵泡排出。LH 在月经周期的中期即排卵前 24h 左右有一个分泌高峰，其峰值较卵泡期高 10 倍左右，排卵后 LH 水平迅速降低，卵泡排卵后 LH 可促进黄体生成，并使黄体分泌雌激素和孕激素；男性 LH 主要刺激睾丸的间质细胞产生雄激素。由于 LH 和 FSH 的作用是相互协同的，故两者常同时测定。

（二）测定原理

经典的 RIA 法：先将含有 LH 的患者血清样本、标准品分别与限量的抗 LH 抗体反应，37℃30 min 后加入^{125}I 标记的 LH 与剩余的抗 LH 抗体反应，各自生成相应的抗原抗体复合物，当反应达到平衡后，加入第二抗体和聚乙二醇，使游离相与结合相分离，离心弃上清，用 γ 计数器检测沉淀物的 cpm，计算标准品的结合率并拟合标准曲线，由此可计算出患者血样的 LH 含量。

目前多采用 CIA 法。

（三）参考值

LH 与性发育、成熟及衰老均明显相关，儿童期最低，老年期最高，育龄期女性还与月经周期密切相关。

1. 青春期前　5～10U/L。

2. 成年男性　5～20 U/L，50 岁以后逐渐升高。

3. 育龄女性　卵泡期为 5～10U/L，排卵期为 30～100U/L，黄体期为 4～15U/L。

4. 绝经期　30～120U/L。

（四）临床意义

1. LH 水平升高　常见于卵巢功能早衰、多囊卵巢综合征、先天性性腺发育不全、真性性早熟等。

2. LH 水平低下　常见于垂体性功能低下、希恩综合征、假性性早熟等。

三、卵泡刺激素

（一）概述

FSH 是腺垂体分泌的，由 2 条多肽链组成的糖蛋白激素，是促性腺激素之一。在男性，FSH 主要作用于睾丸曲细精管的上皮细胞，促进精子的生成；女性主要作用于卵巢的卵泡，促进卵泡的生成、成熟，使颗粒细胞增生并分泌卵泡液，在月经周期中与 LH 同步变化，协同促进排卵。与 LH 一样可用于预测排卵、内分泌治疗监测及不孕症的诊断等。

（二）测定原理及方法

同 LH。

（三）参考值

（1）青春期 <5U/L。

（2）成年男性 <20U/L，50 岁以后逐渐增高。

（3）育龄女性卵泡期为 2~10U/L，排卵期为 10~30U/L，黄体期为 4~15U/L。

（4）绝经期 >40U/L。

（四）临床意义

1. FSH 水平升高　常见于原发性性腺功能低下，卵巢功能早衰、真性早熟等。

2. FSH 水平降低　常见于继发性性腺功能低下，如希恩综合征、垂体肿瘤、放射损伤，假性性早熟以及闭经溢乳综合征等。

3. LH/FSH 比值　计算血清 LH/FSH 比值，对多囊卵巢综合征的诊断有重要意义，其比值 >2 为多囊卵巢综合征的诊断标准之一。

当 LH、FSH 两者均增高时，应结合其他激素测定值，如雌激素偏低，则提示卵巢功能早衰，若两者值均低，应运用 GnRH 兴奋试验，以区别病变部位是垂体还是下丘脑。

（五）注意事项

（1）严重溶血标本不能使用，4℃保存标本不能超过 48h，否则应 -20℃保存，且避免反复冻融。

（2）和 LH 一样，呈脉冲式分泌，故测定值波动较大，解释结果时应予以考虑。

四、人垂体催乳素

（一）概述

PRL 是由腺垂体合成并分泌的一种蛋白质激素。其主要生理作用是雌激素、孕激素、皮质类固醇和胰岛素共同作用的基础上，促进乳腺的生长、发育和乳汁形成。妊娠后由于下丘脑催乳素释放抑制激素（prolactin release inhibitory hormone，PIH）受抑制，血清 PRL 水平逐渐增高，至分娩前达到高峰，哺乳期进一步增加。此外，PRL 还具有抗生育及抗性腺作用，作用于下丘臂．使血中 LH、FSH 水平降低，产后妇女停经及不排卵可能是 PRL 作用的结果；对于男性，高垂体催乳素血症常伴有精子活率降低及阳痿发生。因此测定血 PRL 水平及观察其动态变化，不仅可以探查垂体分泌 PRL 的储备功能，而且对诊断垂体疾病，特别是垂体微腺瘤和闭经溢乳综合征有特殊价值，对月经异常和不孕的诊断具有重要意义。

（二）测定原理与方法

（1）血清 PRL 水平测定与 LH、FSH 的测定基本相同。

（2）TRH 兴奋试验根据 TRH 能刺激 PRL 分泌的原理，观察给予外源性 TRH 后，血清 PRL 浓度的变化，用以评价垂体 PRL 的储备功能。方法是将人工合成的 TRH 溶于无菌生理盐水中，快速静脉注射，分别于注药前及注药后 15min、30min、60min 和 120min 抽血，测定血清 FRL 含量。

（3）氯丙嗪刺激试验氯丙嗪为多巴胺受体拮抗剂，可以消耗多巴胺受体，阻断多巴胺的作用，促使 PRL 分泌并释放。方法是肌内注射氯丙嗪，分别于注药前及注药后 15min、30min、60min 和 120min 抽血，测定血清 PRL 含量。

（4）左旋多巴抑制试验：外源左旋多巴进入脑组织后，可使下丘脑 PIH 释放增加，进而抑制 PRL 的分泌与释放。方法是患者空腹卧床抽血后，口服左旋多巴，3h 后测定血浆 PRL 含量。

（三）参考值

1. 青春期前　<8μg/L。
2. 成年男性　<20μg/L。
3. 育龄女性　3～25μg/L。

（四）临床意义

确定高 PRL 血症的标准为 >30 μg/L。常见原因如下：

1. 下丘脑疾病　下丘脑或邻近部位肿瘤，如颅咽管瘤、神经胶质瘤等；下丘脑炎症或破坏性病变，如脑膜炎、结核或头部放射线治疗等；头部外伤引起的垂体柄切断；下丘脑功能失调，如假孕、消瘦厌食综合征等。

2. 垂体疾病　垂体肿瘤是高催乳素血症最常见的原因。75% 女性垂体肿瘤患者存在高 PRL 血症；高 PRL 血症中 20%～30% 患垂体瘤。空泡蝶鞍综合征患者若有内分泌障碍，也可出现高催乳素血症。

3. 原发性甲状腺功能减退　患该病者在下丘脑 TRH 大量分泌使腺垂体分泌 TSH 增加的同时，也使垂体 PRL 细胞受到刺激而使 PRL 分泌增加。

4. 药物性原因　多巴胺受体阻断剂（如氯丙嗪、奋乃静等），儿茶酚胺耗竭剂（如利血平、甲基多巴等），雌激素及避孕药，鸦片类药物及抗胃酸药物等。

5. 其他　20%～30% 的女性肾功能不全患者出现高 PRL 血症，6%～20% 的多囊卵巢综合征患者可有高 PRL 血症，异位 PRL 分泌（如支气管癌、肾癌等），特发性高 PRL 血症等。

6. 生理性增高　生理情况下的血 PRL 可轻度增高，如妊娠、哺乳期、新生儿、应激状态、活动过度等。

某些情况下，如原发性不孕症、全垂体功能低下者血 PRL 水平可明显降低。

五、雌二醇

（一）概述

E_2 是雌激素中生物活性最强的一种，女性主要由卵巢卵泡生长发育过程中的颗粒细胞层及卵泡内膜层分泌，排卵期达到高峰，妊娠期间胎盘可大量产生。男性的雌激素主要来自肾上腺皮质。E_2 最重要的生理功能是促进和维持女性生殖器、乳腺及第二性征的生长与发育，对蛋白质、脂质、水、电解质、钙及磷的代谢也具有重要作用。

（二）测定原理与方法

目前临床上以 CIA 法测定血清 E_2 最常用。

（三）正常参考值

1. 青春期前　<36.7pmol/L。

2. 成年男性　<256.9pmol/L。

3. 育龄女性　卵泡期：91.7~367pmol/L，排卵期：367~1 835pmol/L，黄体期：183.5~880pmol/L。

4. 绝经期　<220pmol/L。

（四）临床意义

1. 青春期前　若 E_2 水平升高，有助于女性性早熟的诊断。

2. 在月经周期　动态观察 E。水平，可协助确定排卵时间。

3. 血 E_2 水平病理性增高　可见于卵巢颗粒细胞瘤、多胎妊娠、糖尿病孕妇、肝硬化、心脏病、经前期紧张综合征。

4. 血清 E_2 水平降低　见于葡萄胎、无脑儿、妊娠高血压、原发性和继发性性功能低下、绝经等。

六、孕酮

（一）概述

孕酮（progesterone，P）又称黄体酮，是人体内真正的孕激素，主要由卵巢黄体、肾上腺皮质和妊娠时的胎盘产生。育龄女性 P 的主要功能是与雌激素配合，参与维持正常月经周期的功能亏动。排卵前，P 相对恒定；排卵后，卵巢黄体形成，血清 P 水平迅速增加并维持高值达 4~6 天。妊娠期 P 主要由胎盘产生，其含量随孕周增加而升高。在男性，P 则是雄激素生成过程中的中间产物。P 的测定主要用于确定排卵、孕激素治疗的检测和早期妊娠状况的评价，在判断黄体功能状态方面具有特别重要意义，是研究卵巢生理不可缺少的检测项目。

（二）测定原理及方法

1. 黄体功能检测　血清 P 水平在正常育龄女性中随月经周期而变化。卵泡期最低，黄体期最高，应 >47.7nmol/L，且峰值出现在排卵后的第 7 天左右。

2. 血清 P 水平测定　目前临床上以 CIA 法测定血清 P 最常用。

（三）参考值

1. 育龄期　女性卵泡期为 0.64~1.9nmol/L，黄体期为 27.0~102.4nmol/L。

2. 绝经期　<3.2nmol/L。

3. 成人男性　<2.2nmol/L。

（四）临床意义

1. 正常月经周期　正常育龄女性月经周期中，黄体期血清 P 水平为峰值，卵泡期最低。若峰值提前 2 天以上或峰值 <31.8nmol/L，则考虑黄体不足。

2. 正常孕妇　正常妊娠孕妇血中 P 水平自第 9 周开始上升，至 35 周达高峰。若出现下降趋势，则为临产或早产先兆。

3. 葡萄胎、双胎及多胎妊娠　P 含量较正常妊娠者为高。

4. 绒毛癌、胎儿发育迟缓、死胎　P 含量下降。

5. 肾上腺、甲状腺功能严重失调　可影响卵巢功能，使排卵发生障碍，P 含量也相应降低。

七、睾酮

（一）概述

睾酮（testosterone，T）在男性主要由睾丸间质细胞分泌，少量由肾上腺皮质产生；在女性则主要来源于肾上腺皮质，少部分来自卵巢。在男性需要大量的 T 促进性器官发育及维持第二性征；而女性仅需要少量 T，以支持机体的正常生长，且不干扰女性性征及生育功能。T 对人体蛋白质合成、骨骼生长及红细胞生成等均有促进作用。T 主要在肝被灭活，大部分由尿排出，仅少量随粪便排出。

（二）测定原理与方法

目前临床上以 CIA 法测定血清 T 最常用。

（三）参考值

1. 青春期前男性　<1.56nmol/L。

2. 青春期前女性　<1.04nmol/L。

3. 成年男性　9.02～45.80nmol/L。

4. 成年女性　0.14～3.47nmol/L。

（四）临床意义

对于女性，血清 T 水平降低无明显临床意义，而 T 水平升高则有重要临床意义，常见原因如下：

1. 妇科疾病　女性多毛症、女性男性化及 XYY 女性，因肾上腺皮质及卵巢合成 T 及雄二酮增加，使血清 T 水平增高。多囊卵巢综合征患者，因血清 LH 水平升高，刺激卵巢分泌过量的 T，同时由于血清 FSH 含量下降，T 转化为 E_2 的作用降低，也促使 T 水平升高。

2. 肾上腺疾病　皮质醇增多症的女性患者，因 ACTH 合成增加，引起肾上腺皮质增生，常伴 T 分泌增加。

3. 妊娠　妊娠期间，测定孕妇血清 T 及 FSH 含量，对胎儿性别的预测有参考价值。

4. 外源性因素　使用外源性睾丸激素或促性腺激素，可使血 T 水平增高。

（赵　涛）

第四节　肾上腺激素的免疫分析

下丘脑 – 垂体 – 肾上腺皮质轴（hypothalamic – pituitary – adrenal axis，HPAA）也是一个完整而协调的神经内分泌系统，其每个环节同样具有相互调节、相互影响的内分泌功能。

一、促肾上腺皮质激素释放激素

（一）促皮质激素释放激素刺激试验原理

CRH 是由下丘脑促垂体区肽能神经元分泌的，呈脉冲式释放，有昼夜周期节律，觉醒时达高峰，午夜最低，主要受皮质醇和 ACTH 的长、短负反馈调节。由于 CRH 在外周血中浓度极低，且半衰期仅为 25min，易被破坏排泄，故不易检测。给予受试者外源性 CRH 后，检测其血中皮质醇的变化，间接评价 ACTH 对静脉注射 CRH 的反应。

（二）临床意义

1. 用于库欣综合征的鉴别诊断　库欣综合征对 CRH 刺激试验反应增强，垂体瘤摘除术后 1 周内 CRH 刺激试验反应恢复正常；而异位 ATCH 综合征及肾上腺源性库欣综合征则无反应。

2. 用于肾上腺皮质功能减退症的鉴别诊断　肾上腺皮质功能减退症有原发性和继发性之分。原发性肾上腺皮质功能减退者血中基础皮质醇浓度极低，而 ACTH 水平高于正常，CRH 刺激试验时，ACTH 水平进一步增高，而皮脂醇无反应。ACTH 对 CRH 刺激试验反应增强是因为垂体 ACTH 分泌细胞增生或肥大所致，在肾上腺皮质功能减退早期，ACTH 刺激试验使有些患者不能表现肾上腺皮质功能不足，但 CRH 刺激试验即可呈现 ACTH 与皮质醇反应不一致性，所以 CRH 刺激试验可以诊断早期隐匿性原发性肾上腺皮质功能减退症。

继发性肾上腺皮质功能减退症，多系腺垂体或下丘脑等病变所致。该病患者血中基础 ACTH 和皮质醇水平均低，对 CRH 刺激试验可呈延迟的正常反应或无反应。前者对下丘脑功能减退的病变部位的确定有重要价值。因为单纯性 ACTH 缺乏症患者对 CRH 刺激试验多呈现阴性反应，提示原发病变在垂体的 ACTH 分泌细胞。

（三）注意事项

清晨注射 CRH 后，ACTH 和皮质醇分泌反应较弱，尤其皮质醇更为明显，所以 CRH 刺激试验最适宜在下午或傍晚进行。

二、促肾上腺皮质激素

（一）概述

ACTH 是垂体促肾上腺皮质细胞分泌的多肽类激素，呈现日节律波动。入睡后 ACTH 分泌逐渐减少，午夜 0 点最低，随后逐渐增多，至觉醒时分泌达到高峰，白天维持在较低水平，入睡时再减少，其峰值可为最低值的 2 倍，ACTH 分泌的日节律是由下丘脑 CRH 节律性释放决定的。

ACTH 的生理功能主要是促进肾上腺皮质激素的合成与分泌，促进肾上腺皮质的生长发育；也可促进醛固酮的分泌，但作用较弱；还可以促进肾上腺皮质分泌雄激素及雌激素。

（二）测定方法

RIA 测定 ACTH。

（三）参考值

早晨 8 时最高，为 2.3 ~ 18.0pmol/L；下午 4 时为 1.6 ~ 16.7pmol/L；午夜 0 时最低，为 0 ~ 8.8pmol/L；妇女妊娠期可 >44pmol/L。

（四）临床意义

1. ACTH 升高　见于原发性肾上腺皮质功能减退症、先天性肾上腺皮质增生症、异位 ACTH 综合征、垂体性皮质醇增多症、应激状态等。

2. ACTH 减少　见于各种原因所致的垂体前叶功能减退症、肾上腺皮质肿瘤、临床上大剂量使用糖皮质激素等。

三、肾上腺皮质激素

（一）概述

肾上腺皮质分泌的激素分为 3 类，即盐皮质激素、糖皮质激素和性激素。各类皮质激素是由肾上腺皮质不同层上皮细胞所分泌的，球状带细胞分泌盐皮质激素，主要是醛固酮；束状带细胞分泌糖皮质激素，主要是皮质醇；网状带细胞主要分泌性激素，如脱氢表雄酮和雌二醇，也能分泌少量的糖皮质激素。

（二）测定原理和方法

1. 血浆皮质醇测定　是检测包括血液中蛋白结合和游离的两部分皮质醇总浓度，直接反映肾上腺糖皮质激素分泌情况，但不能排除 BCG、清蛋白浓度改变等因素通过影响皮质醇蛋白结合率而对游离皮质醇浓度造成影响，因此，总皮质醇浓度并不一定和游离皮质醇浓度平行。目前常用 CIA 法检测。

2. 17 - 羟皮质类固醇、17 - 酮类固醇测定　尿中 17 - 羟皮质类固醇（17 - hydroxyl cortico - steroids, 17 - OHCS）测定是指对尿中 C - 17 上有羟基的所有类固醇类物质的测定，该类内源性物质在人类主要由肾上腺皮质所分泌的糖皮质激素 - 皮质醇及其活性更强的代谢产物去氢皮质醇，以及二者的二氢、四氢、六氢代谢产物组成。上述物质大多数以葡萄糖醛酸酯或硫酸酯的结合形式排出，24 h 尿中以 17 - OHCS 排出的糖皮质激素及其各种代谢产物占每日分泌量的 25% ~40% 。测定尿 17 - OHCS 时，一般需收集 24h 尿，量其体积后取样加酸水解，释放出游离 17 - OHCS，这些皮质类固醇中的二羟丙酮侧链与硫酸溶液中的盐酸苯肼反应显色，利用分光光度法测定。

尿 17 - 酮类固醇（17 - steroid testosterone, 17 - KS）是指尿中出现的以 C - 17 为酮基的类固醇物质。人类尿中排出的内源性 17 - KS 包括雄酮、异雄酮、脱氢异雄酮等及其代谢产物，还有少量皮质醇可在肝发生 C - 17 羟基脱氢氧化成 17 - KS，由尿中排出。尿内源性 17 - KS 中男性约 2/3 来自肾上腺皮质，1/3 来自睾丸；女性则几乎全部来自肾上腺皮质，卵巢仅产生少量，所以，尿 17 - KS 在女性青春期前可粗略的代表肾上腺皮质的内分泌功能。其测定方法是与 17 - OHCS 一样先收集 24h 尿，量体积后取样加酸将结合形式的 17 - KS 进行水解以释放出游离的 17 - KS，提取后，在碱性环境中，通过其结构中的酮 - 亚甲基与间二硝基苯反应显色，利用分光光度法测定。

（三）参考值

1. 血浆皮质醇

（1）上午 8 时　（441.6 ±165.6）nmol/L。

（2）下午 4 时　（287.0 ±69.0）nmol/L。

（3）午夜 0 时　（132.5 ±69.0）nmol/L。

2. 尿 17 - OHCS 和尿 17 - KS　尿 17 - OHCS 为 5.5 ~22.1pmol/24 h，尿 17 - KS 为 20.8 ~52μmol/24h。

（四）临床意义

1. 血浆皮质醇和尿 17 - OHCS、17 - KS 升高　常见于皮质醇增多症（如肾上腺皮质增生、肾上腺皮质腺瘤、肿瘤等引起的库欣综合征，除测定值明显升高外，也呈现皮质醇的昼夜节律消失或异常），应激状态（如手术、创伤、妊娠等），单纯性肥胖者，异位 ACTH 综合征，垂体前叶功能亢进，肢端肥大症，性早熟等。

2. 血浆皮质醇和尿 17 - OHCS、17 - KS 降低　常见于肾上腺皮质功能低下（如原发性艾迪生病、继发性希恩综合征等），家族性血浆 BCG 水平低下，临床上长期应用 ACTH 或皮质激素使下丘脑 - 垂体 - 肾上腺皮质轴受抑制等。

（五）注意事项

（1）采血时间皮质醇分泌有明显的昼夜节律，故空腹早 8 点采血最好。

（2）标本质量严重溶血标本影响测定，且避免反复冻融试剂及样本。

（3）采集标本禁忌收集 24h 尿期间应严格禁止服用有色药物、有色饮料及食品等。

（赵　涛）

第十章 风湿病常用药物概述

第一节 非甾体抗炎药

非甾体抗炎药（Non - Steroidal Anti - Inflammatory Drugs，NSAIDs）仍然是目前治疗各种风湿性疾病的最常用的基础药物之一。NSAIDs 种类繁多，结构式各不相同，但基本作用机制均为抑制合成前列腺素所需的环氧合酶，而发挥解热、镇痛、抗炎作用。NSAIDs 广泛用于临床许多疾病，全球范围内其总的消耗量仅次于抗生素，而在各种风湿病治疗中，NSAIDs 的处方量位居第一。近年，由于环氧合酶异构体的发现使 NSAIDs 再次成为研究与开发的热点之一。

一、NSAIDs 作用机制

（一）抑制前列腺素合成

NSAIDs 通过抑制环氧合酶（Cyclo - Oxygenase，COX）的生成，减少前列腺素的合成而发挥抗炎、镇痛、解热等作用。

1. 花生四烯酸（Arachidonic Acid，AA）代谢　大多数组织细胞膜的磷脂含有丰富的 AA。在炎症、毒素等刺激下，从在磷脂酶 A_2 作用下释放，并由 COX 及脂氧合酶（Lipoxygenase，LOX）转化为炎症介质。

2. 环氧合酶的同工酶　研究证明环氧合酶至少有两种异构体同工酶，即环氧合酶 - 1（Cycloxygenase - 1，COX - 1）及环氧合酶 - 2（Cycloxygenase - 2，COX - 2）。两者分子量均为 70KD，有 60% C - DNA 同源性，均能使花生四烯酸代谢生成前列腺素，但两者位于不同基因上，故其功能不尽相同。

COX - 1 位于染色体 9，缺乏 TATA 框架及上调转录始点，能持续转录稳定信号，故称"管家基因"（要素酶）。它在胃、小肠、肾脏、血小板中构建，并合成微量的 PG，它具有多种生物活性，维持着机体正常生理功能。

COX - 2 位于染色体 1，含有一个 TATA 框架及上调转录始点，组成重要的转录因素（NF - κBA，PEA - 3，AP_2，C - AMP 等），合成与炎症反应的 PG 称为诱导基因（诱导酶），它在内皮细胞、巨噬细胞、纤维母细胞等处表达。在炎症、毒素等刺激下诱导产生的 COX - 2 可以数十倍的速度增长，故具有强烈的致炎、致痛作用。

近年，新开发的选择性 COX - 2 抑制剂能抑制诱导型 COX - 2，而发挥抗炎、镇痛作用，但不抑制 COX - 1 的生理作用。

进一步研究发现，COX - 1 和 COX - 2 两种酶的活性有重叠与互补性，即两者均有生理与病理作用。如在类风湿关节炎的滑膜中可同时测出 COX - 1 和 COX - 2；在滑膜细胞培养后的检查其巨噬细胞、纤维母细胞中也有两种酶同时表达。COX－2在胃、肾、脑等组织均有表达，且发挥着生理功能。在炎症组织中COX－2呈双向表达，即存在致炎性的PG（PGE_2，PGF_2）及抗炎性PG（PGI_2，PGJ_2）的双向效应。后来又发现COX－2抑制剂可促进脂蛋白氧化而诱发动脉粥样硬化病变并增加高血压、心肌梗死的患病率与心血管事件的发生率。

（二）抑制5脂氧合酶（5 – Lipoxygenase，5 – LOX）

炎症过程5 – LOX可合成多种介质。由炎症细胞（单核－巨噬细胞、中性粒细胞、肥大细胞等）生成氢过氧化二十碳四烯酸（5 – HPETE），白三烯、组胺、氧自由基等。NSAIDs可抑制炎症组织内中性粒细胞黏附，从而改善微循环、舒张血管，解除支气管痉挛与减少黏液分泌等。

（三）其他潜在作用

（1）NSAIDs属亲脂性药物，可与细胞膜脂质结合，故可阻断信号传导有关的蛋白质－蛋白质之间的相互作用。例如，某些NSAIDs在体外可抑制刺激－反应偶联，从而阻遏巨噬细胞在炎症部位的募集。

（2）NSAIDs抑制中性粒细胞活动与其趋化作用，减少受刺激的中性粒细胞生成毒性氧自由基，并能清除超氧阴离子。

（3）水杨酸类药物能抑制巨噬细胞磷脂酶活力与抑制花生四烯酸的级联反应。

（4）某些NSAIDs可抑制T－淋巴细胞功能，在体外试验中显示，可抑制类风湿因子的产生。

（5）体外实验显示NSAIDs可抑制NF－κB依赖性转录，故可抑制诱生型NO合成酶的表达，但水杨酸类则需在超药理剂量浓度时方能抑制亚硝酸盐的生成。

（6）诱导肿瘤细胞凋亡，抑制肿瘤的侵袭、转移。

（7）超前镇痛作用：手术前应用NSAIDs，可在中枢"敏感化"形成之前抑制COX－2活性，阻断PG、白三烯等物质的生物合成，从而起超前镇痛作用。

二、药代动力学

不同的NSAIDs化学结构式差异很大，故药物的生物利用度、代谢、半衰期差别极大。但不同NSAIDs制剂的基本作用机制和副作用基本相同。

1. 生物利用度　NSAIDs口服后吸收一般是完全的，血清蛋白结合率 > 95%。

炎症局部血管渗透性高、故NSAIDs蛋白结合率高、疗效显著。低蛋白血症者或老年人其蛋白结合率较低，故游离的NSAIDs浓度升高，使疗效亦降低，副作用却增多。

肠溶制剂可降低药物吸收率，故对胃刺激性减少，但疗效亦随之降低。

2. 代谢　NSAIDs主要在肝脏代谢，肾脏排泄。

排泄途径，代谢产生一部分经胆道排泄，另一部位经肾脏排泄（苯异恶内酸等）。

药物口服后经肝肠循环后排泄，可使半衰期延长，这对老年人肝肾功能病变用药时需注意（吲哚美辛、舒林酸等）。

代谢产物可再次成活性物质，有肾功能不全者起始剂量应小（双氯芬酸、西乐葆）。

水杨酸是NSAIDs药物中蛋白结合率最低的药物，其结合率仅68%，它按"零级动力学"代谢，当达饱和状态时，再增加剂量可使血循环中药物浓度明显升高，故增加水杨酸剂量应十分谨慎。

3. 半衰期　不同 NSAIDs 制剂的药物血浆半衰期各不相同，半衰期长的制剂不能在短时间内达到有效血浆浓度，但药物效应是长的；半衰期短者起效迅速，停药后副作用消失也快，故应按个体化原则选用药物。

三、NSAIDs 分类

不同 NSAIDs 药物的半衰期，使用剂量及适应证，见（表 10 - 1）。

表 10 - 1　不同 NSAIDs 药物的半衰期，使用剂量及适应证

药物	衰期（h）	使用剂量	适应证
羟酸类（Cerboxylic Acids）			
二氟尼酸 Diflunisal	8 ~ 12	0.5 ~ 1.0 g, 2 次/d	RA OA AS ST
阿司匹林 Aspirin	0.5 ~ 2.0	0.5 ~ 1.0g, 3 次/d 儿童 0.11（kg·d）	RA OA AS ST
水杨酸 Salsaalate	2.0	1.5 ~ 3.0 g, 2 次/d	RA OA AS ST
丙酸类（Propionic）			
布洛芬 Ibuprofen	2 ~ 2.5	0.1 ~ 0.2g, 3 次/d	RA OA JIA
萘普生 Naprofen	12.5 ~ 17	0.25 ~ 0.5g, 2 次/d	RA OA JIA ST
托美丁 Tolmetin	5.0	0.4 ~ 0.8, 2 次/d	RA OA JIA
乙酸衍生物（Acetic Acid Derivatives）			
吲哚美辛 Indomethacin	4.5	25 ~ 50mg, 3 次/d	RA OA G AS
双氯芬酸 Diclofenace	1.1 ~ 2.0	75mg, 3 次/d	RA OA AS
舒林酸 Sulindace	16	200mg, 2 次/d	RA OA AS STG
膏酸类（Enolic Ac ids）			
炎痛喜康 Piroxicam	5.0	10 ~ 20mg, 1 次/d	RA OA
美洛昔康 Meloxicam	15 ~ 20	7.5 ~ 15mg, 1 次/d	OA RA
萘基烷酮（Naphthylkanones）			
萘丁美酮 Nabumetone	24	500mg, 2 次/d	RA OA
COX - 2 抑制剂（COX - 2 Inhibitors）			
萘来昔布 Celecoxib	11	100 ~ 200mg, 2 次/d	RA OA

注：RA：类风湿关节炎；OA：骨关节炎；AS：强直性脊柱炎；JIA：幼年特发性关节炎；G：痛风；ST：软组织损伤。

近年欧美学者根据治疗剂量时，NSAIDs 抑制 COX - 1、COX - 2 的强度分类命名如下（表 10 - 2）。

表 10 - 2　NSAIDs 抑制 COX - 1、COX - 2 的强度分类命名

美国命名		欧洲命名		NSAIDs
COX - 1	特异性	COX - 1	选择性	低剂量阿司匹林
COX	非特异性	COX	非选择性	布洛芬、萘普生、吲哚美辛
COX - 2	优势性	COX - 2	选择性	双氯芬酸、美洛昔康、萘丁美酮
COX - 2	特异性	COX - 2	高选择性	西乐葆

四、选用 NSAIDs 的注意事项

（1）迄今无证据显示非选择性及选择性 COX 抑制剂在治疗效果上有明显差异。

（2）选择性 COX-2 抑制剂胃肠道毒性作用较轻，故适用于易发生 NSAIDs 胃肠道毒性反应的患者，但选择性 COX-2 抑制剂价格较贵。

（3）严重贫血可加重 NSAIDs 诱发胃肠道出血的危险性。

（4）没有证据支持易发生 NSAIDs 肾功能衰竭者应选用选择性 COX-2 抑制剂，但后者在肾脏表达，故在肾脏局部可生成前列腺素而起调节肾脏血流的作用。

（5）NSAIDs 可使血压轻度升高，并减弱降压药的效果。也可加重心力衰竭。

（6）长期使用小剂量阿司匹林预防心血管事件的患者构成一个特殊临床问题。迄今尚不了解可逆性抑制血小板功能的 COX-1 抑制剂是否可取代阿司匹林而同样发挥心血管保护作用。同时应用某些非选择性 NSAIDs（如消炎痛等）可减弱阿司匹林抑制血小板的效力，这可能是限制了阿司匹林进入 COX-1 的乙酰化部位，而选择性 COX-2 抑制剂则无此作用；另一方面，同时使用阿司匹林亦可削弱选择性 COX-2 抑制剂胃肠道副作用轻的优点。

（7）阿司匹林对血小板的作用是不可逆的，故进行任何手术前应停用 1~2 周；而其他 NSAIDs 则需在手术前停用 5 个半衰期。

（8）所有非选择性 NSAIDs 绝对禁用于阿司匹林过敏患者，选择性 COX-2 抑制剂也同样属禁用之列。

（9）NSAIDs 可在血浆蛋白结合部位置换药物，并改变其代谢与药效。

（10）妊娠妇女一般亦禁用 NSAIDs，妊娠末期使用 NSAIDs 可能导致出血或胎儿动脉导管过早闭合，故更属禁用。

（11）某些非处方药（OTC），其中包括布洛芬、阿司匹林等，与正规 NSAIDs 药物合用时，可增加药物的中毒机会。

（12）禁用于儿童的 NSAIDs 有阿西美辛、依托度酸、舒林酸、美洛昔康、酮洛芬、咯索洛芬、二氟尼酸、萘丁美酮及塞来昔布。美国 FDA 批准用于儿童的 NSAIDs 药物有水杨酸、布洛芬、萘普生及托美丁。

五、NSAIDs 的临床应用

本药具有抗炎、镇痛、解热和抗血小板聚集四大主要作用，主要用于下列风湿性疾病。

1. 关节炎　伴有急、慢性关节炎的风湿性疾病是使用 NSAIDs 的主要适应证。如类风湿关节炎、强直性脊柱炎、赖特综合征、反应性关节炎、骨关节炎、银屑病关节炎、儿童特发性关节炎、风湿热等。

2. 软组织病　肌纤维疼痛综合征、颈肩臂综合征、肩周炎、腱鞘炎等。

3. 其他

（1）预防肠道腺瘤发生癌变。

（2）治疗多发性硬化症。

（3）治疗新生儿动脉导管关闭。

（4）用于心、脑血管病的一级与二级预防（阿司匹林）。

（5）可能对囊性纤维化肺炎有治疗作用。

六、NSAIDs 的毒副作用

NSAIDs 对机体多种器官具有毒副作用，主要是由于抑制了前列腺素生成所致。副作用的严重程度与所用的药物、用药剂量、患者全身状况及医师的临床经验等因素有关，故用药时需权衡风险/效应比并严密观察药物反应。

（一）胃肠道毒副作用

NSAIDs 最常见的副作用是胃肠道损害，其发生率占各种副作用的首位。临床常见表现有恶心、呕吐、腹胀、食道炎、胃炎、腹痛等，严重者可发生溃疡、出血、穿孔、甚至危及生命。

1. NSAIDs 诱发胃肠毒性钠危险因素

（1）年龄 >60 岁。

（2）有胃溃疡病史或消化道出血史，既往服用抗酸药、H_2 - 阻滞剂。

（3）长期使用 NSAIDs 或用量过大，或同时应用糖皮质激素 >10mg/d 抗凝剂。

（4）并存其他慢性疾病：高血压、糖尿病、肝病、肾功能不全等。

（5）嗜酒、嗜烟。

2. 胃肠道副作用处理原则

（1）严格掌握用药适应证，选用一种而不同时应用两种 NSAIDs，并尽量采用低剂量。

（2）出现胃肠道副作用时立即停用 NSAIDs。

（3）选用 COX - 2 选择性抑制剂或 COX - 2/COX - 1 比值小的 NSAIDs。

（4）高危患者可用米索前列醇200mg，每日 2 次，以预防发生胃肠道溃疡，也可并用奥美拉唑、波利特等药物防治十二指肠溃疡。

（5）硫糖铝、H_2 - 阻滞剂等药物可协助缓解药物诱发的症状。

（二）肾脏毒副作用

肾脏是合成前列腺素最活跃的组织之一。肾皮质主要合成 PGI_2、PGE_2 并刺激肾素和醛固酮释放，促进钾的排泄。肾髓质集合管合成 PGE_2、PGF_2 并抑制氯转运与阻断抗利尿激素作用，减少水钠重吸收。肾功能不全或低血容量时，前列腺素发挥重要的维持肾小球血流量和血压作用，它扩张肾动脉增加钠的排泄。而 NSAIDs 则可使肾血管收缩、肾小球滤过率减低、水钠潴留、血钾与肌酐升高，甚至可导致肾乳头坏死。

肾毒性临床表现为间质性肾炎、过敏性肾炎、肾病综合征，重者出现肾功能衰竭。

NSAIDs 诱发肾功能不全的危险因素：

1. 高危因素　血容量不足（脱水、失血）、严重心力衰竭、肝硬化。

2. 低危 - 中危因素　原有肾脏疾病、糖尿病肾病、高血压肾病、诱导麻醉时，同时应用血管紧张素转换酶抑制剂（ACEI）、利尿剂。年龄 >60 岁。

（三）对心血管系统的影响

由于 NSAIDs 抑制前列腺素生成，故可增加血管阻力，使血压升高，并增加冠心病发生率。同时它对肾素 - 血管紧张素系统与抑制利尿剂的作用可引起水钠潴留，引起症状性水肿，对原有心血管疾患的患者可促发充血性心力衰竭，并增加猝死的危险性。NSAIDs 可拮抗 β - 受体阻滞剂、α - 受体阻滞剂与 ACEI 的作用，故可使血压升高，老年人高血压未控制者服用本类药物尤需严密监测，并应尽可能不用。

促发血栓。特异性 COX-2 抑制剂（昔布类）对 COX-1 无作用，而后者对血栓烷 A_2（TXA_2）是至关重要的，异常血管需要抗血栓的前列腺素 I2（PGI_2），但昔布类是选择性 COX-2 抑制剂，可使抗栓与致栓之间的天然平衡失调（使促血栓的 TXA_2 占优势），而易促发血栓。

（四）肝毒性

肝毒性的发生机制不明，可引起药物性肝炎，胆汁郁积（舒林酸）。急性肝功能衰竭（氟比洛芬）。故肝病、低蛋白血症患者与老年人应慎用或避免使用本类药物。

（五）其他

1. 过敏反应　（荨麻疹、红斑等）光敏感、Stevens-Johnson 综合征（罕见）。
2. 哮喘　其中最危险的是伴有鼻息肉的哮喘，即阿司匹林诱发的哮喘与鼻息肉（阿司匹林过敏三联症）。
3. 耳鸣　多见于儿童、老年人，可致不可逆性听力丧失，应加警惕。
4. 神经系统　头痛、眩晕、幻觉、忧郁、震颤、无菌性脑膜炎等。
5. 血液系统　粒细胞减少、贫血、Coomb 阳性贫血（萘普生）、再生障碍性贫血（主要是保泰松，故已禁用）。血小板减少，血小板聚集率降低等。

（六）NASAIDs 毒副作用

1. 胃肠道　消化不良；消化道反流、糜烂、溃疡、出血、穿孔；小肠、结肠溃疡等。
2. 肝脏　转氨酶上升；肝细胞损伤；胆汁郁积。
3. 肾脏　血清肌酐升高；低钠血症；高钾血症；急性肾衰；肾间质坏死；镇痛性肾病。
4. 血液学　血小板减少；中性白细胞减少；红细胞成形不全；溶血性贫血。
5. 皮肤　光敏；多形性红斑；荨麻疹。
6. 呼吸系统　支气管痉挛；肺炎。
7. 心血管　血压升高；促发充血性心力衰竭；促发血栓；增加猝死危险性。
8. 中枢神经系统　头痛；晕眩；人格改变；无菌性脑膜炎。

七、小结

自阿司匹林问世直至选择性 COX-2 抑制剂的临床应用，NSAIDs 已经历了 100 余年的临床应用与考验，且其新品种仍在不断发展中。医师们熟知 NSAIDs 因抑制引起炎性的前列腺素，而发挥抗炎、镇痛、解热作用，同时也应抑制生理性前列腺素而起不良反应。胃肠道的副作用是首当其冲的。选择性 COX-2 抑制剂既阻断了炎性的前列腺素合成，同时保护防止胃肠道的前列腺素。故选择性 COX-2 抑制剂（昔布类 Coxibs）很快发展，现至少有 5 种昔布类已被美国 FDA 批准用于临床，仅美国就有超过 8 000 万患者在服用中。但 NSAIDs 的临床应用也经历了不少波折，FDA 批准的苯恶洛芬、估灭酸、舒洛芬、溴芬酸钠、罗非昔布于 1982、1987、1988、2004 年相继撤出市场。其根本原因是前列腺素在人体的组织分布既广泛，且生物效应也极为复杂。故在临床应用中不断出现许多问题。以人群为基础的回顾性方法研究证实选择性 COX-2 抑制剂会增加充血性心力衰竭发生的危险性，尚发现它增高血压、与诱发血栓性心血管事件。对于生殖系统及视力等毒副作用也逐渐被暴露，故需进一步评估选择性 COX－2 抑制剂的利与弊。COX－3 于 2002 年证实它是 COX－1 的异构体，存在于大脑、心脏中，可引起疼痛、发热并有较强的致炎作用，COX－1，COX－2，COX－3 三种同工酶在生理和病理上均有重叠作用。故开发特异性 COX－3 抑制剂将对广大患者带来新的希望。

为安全合理使用 NSAIDs，广大医师应不断提高临床药理学的知识，严格掌握用药适应证，严密观察其副作用，以发挥其最大疗效。

（闫　丽）

第二节　糖皮质类固醇激素

1949 年 Hench 等首先应用糖皮质激素（Glucocorticosteroid，GC）治疗类风湿关节炎，并获得显著疗效，为此获得了 1950 年诺贝尔医学奖。自此，激素广泛应用于治疗各类风湿性疾病。一方面激素的应用对某些危重患者似发挥了"起死回生"功效；另一方面，长期大剂量应用也可能给一些患者带来严重甚至致命的毒副作用，故激素是一把"双刃剑"，临床医师在考虑应用 GC 时，对此应有充分认识。

一、激素生理功能

在基础与应激状态下，激素对维持机体正常的生长发育与内环境的稳定均发挥着重要作用。

激素是下丘脑－垂体－肾上腺（HPA）轴与中枢应激反应系统生成的重要物质之一，除其强力抗炎作用外，它还调节各种代谢与中枢神经系统功能。在基础状态下，激素水平呈时辰节律性波动与变化，早晨分泌量最低，晚间最高；当机体处于应激状态时，中枢应激反应系统受刺激可促进激素大量生成与分泌。

炎症性应激可产生大量细胞因子，诸如肿瘤坏死因子（TNF－α）、白介素－1、白介素－6（IL－1，IL－6）等，这些细胞因子在正常情况下，可刺激 HPA 轴生成激素，这一变化转而可反馈性抑制细胞因子的生成与炎症反应。激素生成不足可促使炎症蔓延与组织损伤。

中枢神经系统与末梢炎症通路之间双向性反馈通路的障碍可能是某些风湿性疾病的发病机制。此外，组织对皮质激素效应的抵抗亦可能参与了上述疾病的发生。

虽然激素不能真正治愈任何一种风湿性疾病，但激素却极有可能参与了不少风湿性疾病，尤其是类风湿关节炎的发病过程。

二、激素对细胞与分子的作用

激素的所有作用由其两种受体所介导。即 I 型受体又称盐皮质类固醇受体；II 型受体又称皮质类固醇受体。

I 型受体主要分布在肾脏与中枢神经系统不同部位，它对维持肾上腺皮质活动的昼夜节律性变化至关重要；II 型受体存在于机体所有细胞内，它介导皮质类固醇的抗炎作用与代谢活动。

在无皮质类固醇配体条件下，Ⅱ型受体与几种热休克蛋白同时存在。在结合皮质类固醇条件下，热休克蛋白与受体分离，皮质类固醇 – 受体复合体（物）进入细胞核发挥调节基因表达与其他细胞功能的作用。

皮质类固醇 – 受体复合物的主要细胞内作用包括使 C – fos – C – jun 复合体与核因子（NF）– κB 活动竞争性失活。NF – κB 的抑制系经抑制因子（IκB）介导而实现的。

C – fos – C – jun 与 NF – κB 是重要的转录激活因子，它的主要效应是促使细胞产生许多促炎症性细胞因子与各种炎症性介质。皮质类固醇激素尚能阻抑位于皮质类固醇受体结合部位的基因启动子 – 增强子程序，从而改变基因转录。此外，皮质激素尚能促进 CAMP（环腺苷酸）的生成与使某些信使 RNA 变得不稳定。

糖皮质激素的作用机制：糖皮质激素（激素）具有疏环，故容易进入细胞膜。激素与其胞浆中受体（cGR）结合形成复合物进入细胞核为转录过程，分别生成转录后抑制和转录后激活效应。某些 GC – cGR 复合物在特定辅因子的帮助下，抑制转录因子 AP – 1 或 NF – κB 等与基因启动子的结合，从而抑制基因的转录，使得炎症因子，如 IL – 4、IL – 3、IL – 10、TGF – β、补体促炎物（C1q、C3、C5）、趋化因子等的表达受限，从而起到抗炎作用。另外一些 GC – cGR 复合物与位于靶基因启动子区的某些特定序列（抑制性糖皮质激素结合序列，nGRE）结合，结合后抑制相应基因的转录，从而抑制炎症因子的产生，这一途径被称为转录抑制途径为药理作用。还有一些 GC – cGR 复合物则与靶基因启动子区的糖皮质激素结合序列（GRE）结合，激活转录因子，使得特定基因的转录活化，最终导致代谢增强，这一途径被称为转录激活途径与其副作用相关。

Ⅱ型受体有两种交替性剪接型（Spliced form），即 α 型与 β 型。α 型主要调节皮质类固醇受体的抗炎症性活动；β 型可抑制皮质类固醇作用并与 α 型相互竞争。故可认为细胞的 α/β 型受体比率调节着皮质类固醇对细胞的作用。如细胞内以 β 型为主，则该类细胞对皮质类固醇作用将呈"抵抗"。

在细胞水平皮质类固醇的最基本作用是抑制炎症性与免疫性级联（Cascade）反应。与此同时，中性粒细胞、单核细胞向炎症部位迁移、抗原加工、淋巴细胞活动和分化亦均受皮质类固醇抑制，激素对未成熟的 T 淋巴细胞、激活的 T – 效应淋巴细胞、自然杀伤细胞与幼稚 B 细胞的抑制效应特别明显，但对成熟的产生抗体的 B 细胞抑制作用微弱。

正常情况下，皮质类固醇能强力地抑制各种致炎症性细胞因子与炎症介质的生成，但对抗炎症因子诸如 IL – 4 与 IL – 10 则仅有轻微的抑制作用。因此，皮质激素的应用使机体的免疫反应转向体液免疫（Ⅱ型免疫反应），并抑制巨噬细胞活动与细胞免疫（Ⅰ型免疫反应）。

上述不同的免疫效应可能决定着患者在接受皮质激素治疗后的有效与无效。例如类风湿关节炎主要由巨噬细胞与Ⅰ型细胞免疫所介导，故皮质激素治疗非常有效；反之，如狼疮性肾小球肾炎，可能主要为Ⅱ型体液免疫机制性疾病，故常需应用超生理浓度的激素治疗方可抑制疾病进展。

三、激素药效学、药物动力学与药物相互作用

所有不同激素都与同一激素受体结合，但不同激素的相对效力与其结构和血浆半衰期有关。

（一）激素的药效学与药物动力学

（1）常用糖皮质激素药效与药物动力学比较见（表10-3）。

表10-3　常用糖皮质激素药效与药物动力学比较

药物	等效口服剂量（mg）	血浆半衰期（分钟）	相对抗炎强度	相对的盐皮质激素作用
可的松	20	90	1	1
泼尼松	5	200	4	0.8
甲泼尼松	4	200	5	0.5
氟羟泼尼松龙	4	200	5	0
地塞米松	0.75	300	25	0

（2）使用激素剂型见（表10-4）。

表10-4　激素剂型

剂型		抗炎效力	蛋白结合力	贮纳
短效	生物半衰期<12小时			
	氢化考的松	1*	100	2*
	可的松	0.8	128	2*
中效	生物半衰期12～36小时			
	泼尼松	4.0	68	1*
	泼尼松龙	4.0	61	1*
	甲泼尼松龙	5.0	74	0
	氟羟泼尼松龙	5.0	0	
长效	生物半衰期>48小时			
	醋酸帕拉米松	10.0		
	倍他米松	25.0	>100	0
	地塞米松	30～40	>100	0

常用的口服制剂泼尼松，口服后由胃肠道迅速吸收并与血浆蛋白呈可逆性结合。在低浓度或正常血浆浓度时，主要与球蛋白结合，在较高浓度时与白蛋白结合量增加，且伴游离激素水平增加。生物利用度80%～90%，泼尼松在肝脏中快速代谢，并经尿液排泄。口服后1.5～3.0小时激素由血液中消失、半衰期约1小时。但在组织中作用维持时间明显为长。

（二）药物相互作用

（1）某些激素与苯巴比妥、苯妥因、异烟肼合用时其代谢速率加快。

（2）阿司匹林与激素合用，因增强水杨酸代谢速率，故可降低血浆水杨酸水平；相反如减少激素剂量可增加血浆水杨酸水平而出现水杨酸过量的症状。儿童炎症性关节炎患者同时接受上述两种药物治疗时容易出现上述药物的相互作用。

（3）激素应用可使接受胰岛素治疗或口服降糖药的糖尿病患者血糖水平变得难以控制。

（4）激素与排钾性利尿剂合用易致低钾血症，而引起严重心律失常等后果。

四、激素治疗风湿性疾病的适应证

1. 主要的　系统性红斑狼疮、皮肌炎、血管炎及其相关疾病、严重风湿性多肌痛与急性风湿性心肌炎等弥漫性结缔组织病。

2. 选择性的　类风湿关节炎、赖特综合征、干燥综合征伴脏器损伤者；硬皮病并嗜酸性筋膜炎，自身免疫性肝炎，Still 病，Tietze 综合征等。

五、激素的剂量与用法

各种风湿性疾病的发病机制、临床表现不同，不同个体对激素的反应也不相同，故使用的激素剂量应根据个体化原则分别制订。

(一)连续口服法

小剂量：泼尼松 $\leq 7.5mg/d$，可作为病情控制后的维持量使用以防复发。

中剂量：$7.5mg < $ 泼尼松剂量 $\leq 30mg/d$，用于风湿性疾病活动期，但无明显脏器损伤的患者，如 SLE（以关节炎、浆膜炎为主要表现者）、血管炎、自身免疫性肝炎等疾病。

大剂量：$30mg < $ 泼尼松剂量 $\leq 100mg/d$，用于风湿性疾病有明显活动且伴脏器损伤，如狼疮肾炎，皮肌炎并间质性肺炎，白塞病并血管炎等患者，以迅速控制病情，一般使用 4～6 周后逐渐递减剂量，直至使用一个固定的维持量。

(二)激素的脉冲疗法

激素脉冲疗法亦称甲泼尼松龙冲击（IVMP）治疗。适用于风湿性疾病伴重要脏器严重损伤且危及生命时，如狼疮脑病，多发性肌炎并呼吸肌麻痹，红斑狼疮并全血细胞减少等患者。这一疗法可使部分患者赢得宝贵时间，以使细胞毒等药物与支持治疗发挥作用，从而协助患者度过危险期。根据病情将脉冲疗法使用的剂量分为：小、中、大剂量 3 种。使用冲击量后再用大剂量泼尼松维持一段时间。

小剂量：甲泼尼松龙 80～250mg/d 静脉滴注，持续 5～7 天。

中剂量：甲泼尼松龙 250～500mg/d 静脉滴注，持续 3～5 天。

大剂量：甲泼尼松龙 500～1 000mg/d 静脉滴注，持续 3 天。

注意事项：甲泼尼松龙静脉滴注时间不应少于 2 小时，应警惕可诱发低血钾、感染、胃穿孔、高血压、高血糖、脑出血、猝死等不良反应。

Cachcait 于 1976 年报道用泼尼松龙 1g/d 静脉滴注，连续使用 3 天治疗严重狼疮肾炎 7 例，其中 5 例患者获救。这一极大剂量 IVMP 治疗未经严格对照试验，即被少数医生广泛甚至盲目滥用于临床，致诱发严重感染和（或）出血、猝死等后果。Edward 曾做随机双盲对照试验，对比了 1 000mg 与 100mg IVMP 对 SLE 的临床疗效，结果两组无区别。近年专家们认为，重症狼疮还是要大剂量的冲击，使用极大剂量类固醇激素治疗风湿性疾病应十分慎重。

(三)激素的使用方法

1. 每日分次给药法　适用于病情活动期，以便较快控制症状。这一给药方法对下丘脑 - 垂体 - 肾上腺轴（HPA 轴）抑制作用较明显。一般在晨、午、晚 3 个时段服用（晚间剂量一般是早晨剂量的1/3）。

2. 每晨一次给药法　适用于病情已获控制的稳定期患者，每晨 6~8 点给药一次，这可减少对体内 HPA 轴的抑制作用。

3. 隔日给药法　疾病控制后为防止复发，以最小剂量维持用药，本法药物副作用轻微，且对 HPA 轴的抑制作用最小，故可保持患者 HPA 轴的抗炎与免疫抑制的作用。

4. 减量方法　当足量激素持续应用 4~8 周，病情已获控制后，即可递减药量，常先减少晚间的剂量，每 5~7 天减量一次，直至用量处于中等剂量时（泼尼松 40mg/d）应每 15 天减 1/10 量。当剂量接近小剂量（泼尼松 ≤7.5mg/d）时，可隔日递减一次剂量，最终每隔日早晨服药一次。

5. 撤药综合征（Withdrawal Syndromes）　因突然停用糖皮质激素而出现皮质激素不足表现：典型的是 "爱迪生危象"（Addisonian Crisis）表现为发热恶心、呕吐、低血压、低血糖、高血钾、低血钠等，以及原发的炎症疾病突然加重。需注意的是，此时检测患者血液中的皮质素水平可能仍高于 "正常"。

有 "撤药综合征" 患者，需暂时增加糖皮质激素剂量，症状缓解后再按以上减量方法递减药量。

当糖皮质激素减至 <20mg/d，尤其是 5mg/d 时患者易发生撤药综合征，因剂量改变已是在正常生理范围之内了。如当泼尼松 5mg/d 快速地减为 2.5mg/d，此时，体内可利用的皮质类固醇已减少了 50%，就很容易发生撤药综合征。故根据病情，患者及用药时间在隔日减药时按泼尼松 1/4~1/5 片的减药是安全的。

6. 儿童患者的激素应用　激素可导致生长迟缓（抑制线状骨生长与骨骺闭合）尤易发生在泼尼松每日剂量 >7.5mg 时。如儿童患者必须使用激素则宜采用隔日一次给药法，此可避免患儿生长发育迟缓。

六、激素的主要毒副作用

激素的应用可产生多种多样的不良反应，且大多数副作用与剂量和疗程呈正相关；剂量越大、疗程越长，出现不良反应的几率越大。例如在激素连续应用 2 个月后，约 13% 患者可出现库欣面容外貌，连续应用 ≥5 年者，一半患者将表现柯兴外貌，将药物改为每隔日 1 次服用后可减轻其副作用。

更重要的是激素长期应用可影响糖、蛋白质与电解质代谢。导致胰岛素抵抗、高血糖症、高血压、水钠潴留、血钾丢失与骨骼肌肉蛋白质分解等。

（一）感染

长期激素治疗可使患者易患各种感染，尤其是葡萄球菌、革兰阴性杆菌、结核与利斯特菌属感染，亦较易发生霉菌与某些病毒感染。住院使用激素治疗的风湿性疾病患者可罹患不典型病原菌感染，且症状亦可不明显，激素治疗引起结核病的复燃就是一个例证。但最近的研究显示结核菌素皮肤试验阴性的一组患者使用激素后长期随访并未发现结核病发病率增加。但同时使用多种免疫抑制剂或有易患感染性疾病危险因素的患者则在激素使用期间仍应警惕发生结核病等感染的可能性。

（二）溃疡病

使用激素诱发胃、十二指溃疡病或使慢性病变活动的报告大多非对照性研究。近年认为，这一副作用发生率并不很高，但激素应用可加重 NSAIDs 的致溃疡性作用。故两者合用时应特别注意溃疡病的防治。

（三）骨质疏松（OP）

激素主要降低成骨细胞蛋白合成，故可降低骨的形成；抑制降钙素及其他骨代谢所需的细胞因子；增加破骨细胞的数量，促进骨吸收；促进甲状旁腺的分泌，故抑制肠和肾对钙的吸收及促进钙、磷排泄，使骨骼矿化不足而导致骨质疏松。用光子吸收仪测定骨的矿物质密度显示使用激素的患者腰椎最易发生骨质丧失，其次为股骨近端，最少的是前臂骨。椎体楔形或粉碎性骨折是应用激素治疗患者的常见并发症，其发生率为 11% ~ 20%，故应予特殊关注。

根据英国一项髋骨骨折的病例对照性研究，激素应用可使髋骨骨折发生率增加 1 倍，但目前并不了解骨折发生与激素用药剂量之间有何关联。有研究发现，强的松每日剂量 10mg，在应用 20 周时减量至停药者亦发生骨质丢失，另有报道称，接受强的松维持量为 ≤7.5mg/d，长期治疗者仍可发生骨折。

必须指出，强的松剂量 >7.5mg/d 长期治疗与骨质丧失发生率上升有着密切关系。

类风湿关节炎本身即有骨质丧失危险性，使用激素后这一并发症发生率进一步增高。一般而言，强的松剂量 >7.5mg/d，持续应用 >6 个月者，应评估患者发生骨质疏松的各种可矫治性与不可矫治性危险因素，如有一个或一个以上不可矫治性危险因素，应考虑尽早给予双磷酸盐治疗。

（四）动脉粥样硬化

越来越多的报道显示类风湿关节炎、系统性红斑狼疮与其他风湿性疾病患者的心血管死亡率增高。与未接受激素治疗的对照组比较，接受激素治疗组的心血管病死亡率要高 1 倍左右。

七、如何安全合理使用糖皮质激素

（1）必须严格掌握用药适应证，在保证患者充分获得治疗条件下，尽量使用较小剂量，较短疗程。

（2）告知患者与家属有关激素的各种副作用表现。

（3）用药前筛选有无结核病 PDD 试验与摄胸片。

（4）治疗前与治疗中检测血糖，每周查尿糖一次。

（5）定期监测血压变化。

（6）筛选有无白内障与青光眼（治疗前与治疗中）。

（7）防治性腺功能减退。

（8）按病情制订运动方案，避免长期卧床，但禁忌剧烈运动。

（9）尽可能避免做选择性外科手术。

（10）摄食维生素 A 20 000 单位/d×7 天可促进伤口愈合（妊娠期禁用）。

（11）经常注意皮肤，指（趾）甲、口腔、阴道、直肠有无霉菌等感染。

（12）一旦发现合并感染应积极治疗，尤应想到不常见病原体的感染。

（13）尽量避免使用含氢氧化铝抗酸剂，因其与磷酸盐结合可致低磷酸盐性骨软化，而加重激素引起的骨质疏松。

（14）防治溃疡病：激素与食物同服，如需合用 NSAIDs 药物，应考虑预防性使用奥美拉唑 20～40mg/d。

（15）经常测体重、合理营养，避免肥胖。

（16）治疗前，治疗过程中定期做骨密度测定，禁烟、限制酒精摄入。

（17）递减剂量过程中，注意有无肾上腺功能不全表现。

（18）每日补充元素钙 1g，维生素 D_3 400～800IU，监测晨尿使钙浓度＜30mg/dl；并用噻嗪利尿剂者监测有无高钙血症，每日补充元素钙 0.5g 已足。

（19）亦可使用双磷酸盐制剂，如阿仑膦酸钠 10mg/d 或每周口服 70mg。

建议以上适用于激素长期治疗者。

八、激素局部注射的临床应用

（一）激素局部注射的剂量、优点与注意事项

优点：迅速改善关节的炎症，消除肿胀，减轻疼痛，慢性期患者可减轻关节粘连，纤维化，改善关节功能，并可减少全身用药量。

用药前必须排除局部治疗的禁忌证：如感染（关节腔或周围化脓），关节不稳定、既往关节腔注射无效者，药物注射不易进入关节腔，或有凝血功能障碍等情况。

操作时注意事项：

（1）应保证绝对无菌操作。

（2）用药量：中、小关节甲泼尼松龙 2～20mg/次，间隔 4～6 周。负重关节甲泼尼松龙 20～40mg/次，间隔 6～12 周，注射过频可加速软骨退化、肌腱软化或破裂。

（3）应随访观察局部治疗的效果及不良反应（感染、类固醇晶体性滑膜炎、肌腱断裂等）。

（二）适应证

（1）多关节炎患者某一关节炎症状特别明显（必须先排除感染性）。

（2）复发性渗出性关节炎。

（3）严重腱鞘炎。

（4）抗 NSAIDs 的滑囊炎，腱鞘炎。

（5）非感染性多关节炎。

（三）某一阶段适应证

以下风湿性疾病在病程某一阶段亦可考虑使用局部可的松注射：

（1）类风湿关节炎。

（2）骨关节炎。

（3）晶体沉积性关节炎。

（4）系统性红斑狼疮。

（5）血清阴性脊柱关节病。

（6）急性外伤性关节炎（不合并感染者）。

（7）Tietze 综合征。

九、小结

糖皮质激素是治疗多种风湿性疾病的主要药物，以治疗类风湿关节炎（RA）为例，10个随机双盲对照试验中9个显示，激素可改善并防止RA破坏性进展。激素不仅有抗炎作用，而且有免疫抑制作用，它的合理使用已使无数患者获益，不仅改善了症状而且提高了生活质量。但最近发现有部分患者对激素呈抗药性，专家认为此种抗药性源于激素受体的异构体，即受体有α和β受体，正常情况激素仅与α受体结合而发挥作用，但某些患者β受体呈高度表达，此时该受体不仅不和激素结合，反可抑制激素和α受体结合，因此虽然激素血浓度高但不能发挥其效能而表现抗药现象，甚至反而出现激素的众多不良反应。

激素研究的重要进展之一是正在大力开发新型制剂，此包括：①选择性糖皮质激素受体激动剂（Selective Glucocorticoid Receptor Agonist，SEGRA），即EK216348。它选择性地作用于特定受体，并发挥强力的转录后抵制作用，减少转录后激活作用；②氮䓬体激素，可同时释放少量一氧化氮且抗炎作用强于泼尼松，不良反应亦小，且没有活化破骨细胞的作用。

鉴于风湿性疾病的复杂性与多样性，以及皮质类固醇激素作用与副作用的多向性，故应严格掌握用药的适应证，并遵循个体化原则选择合适的给药方式、剂量与疗程，治疗期间严密观察药物反应与不良作用，以最大限度地发挥激素的疗效并避免不良反应。

（闫　丽）

第三节　改善病情抗风湿药

改善病情抗风湿药物（Disease Modifying Antirheumatic Drugs，DMARDs）包括多种药物，它们的共同特点是可以改善风湿免疫疾病与其他关节病，诸如银屑病性关节炎等的症状与体征表现。最初DMARDs的定义包含着这类药物应具有预防放射线学上关节破坏的效能，但尽管传统上羟氯喹与醋硫葡金（金洛芬）归属于DMARDs类药物，但它们并不能延缓关节病变的进展。近年若干种新型生物制剂亦被考虑属于DMARDs范畴，因其能改善关节的结构性改变。

定义上限定，一种药物至少必须能够改变类风湿关节炎病程1年者才能称为DMARD。亦即需符合下列条件之一：关节活动功能持续改善、炎症性滑膜炎好转，关节结构损害进展减慢或预防了它的发生。

传统的DMARDs药物治疗后至少需3～6个月才能出现显著效果，故亦称为慢作用药物，理解本类药物这一特点并告知患者是非常重要的，以便使患者与医师都能树立信心坚持长期治疗。

由于RA患者发病后数月即可出现关节结构破坏，故近年专家主张对该类患者应尽早启动DMARD类药物治疗；病情严重者则应施行不同药物的联合治疗。

对使用一种DMARD制剂反应不佳或出现不耐受副作用时可换用另一种DMARD类制剂；如一种DMARD药临床效果欠佳但尚能耐受则可加用第二种DMARD类药物，此可发挥协同作用，提高疗效。

一、柳氮磺吡啶（Sulfasalazine，SSA）

柳氮磺吡啶（SSA）早在20世纪40年代即已用于类风湿关节炎（RA）的治疗。治疗RA的药物对照研究表明本药的疗效与金制剂相当。

（一）免疫药理

本药为5-氨基水杨酸（5-ASA）与磺胺吡啶（SP）的偶氮化合物。

1. 抗炎作用　抑制前列腺素、白三烯、氧自由基等炎症介质的生成。

2. 免疫抑制作用

（1）抑制单核-巨噬细胞分化、增殖，并抑制血管内皮细胞黏附分子（ICAM-1）表达。

（2）抑制有丝分裂原诱导的淋巴细胞转化、增殖（肠道、滑膜）。

3. 抗菌作用　抑制肠道细菌（克雷白杆菌）。

（二）药代动力学

生物利用度：原形SSA生物利用度<15%，经小肠细菌分解后转化为5-ASA，其生物利用度为10%~30%；磺胺吡定生物利用度为60%。

口服后SP血浆峰值出现在10小时，SP代谢后半衰期为10~15小时，SP其及代谢产物在尿中排泄。

（三）临床应用

1. 类风湿关节炎　可减轻关节炎症、缓解晨僵，改善血液学指标，长期应用可减缓病情进展，延缓关节侵蚀进展。

2. 强直性脊柱炎　因抑制其肠道菌群作为基础治疗药，伴有外周关节症状者效果尤为显著

3. 其他　反应性关节炎、赖特综合征、肠源性关节炎等。

（四）用法与剂量

常用剂量1.0~2.0g/d分次口服，起始剂量0.5g/d，逐步递增至2.0g/d。

（五）副作用

1. 消化道　腹胀、腹痛、恶心、呕吐。

2. 皮肤　皮疹（用药初期），罕见Stevens-Johnson综合征。

3. 血液系统　白细胞、血小板减少，偶见再生障碍性贫血。

4. 肝脏　可逆性肝转氨酶升高，偶有药物性肝炎。

5. 其他　可逆性精子减少与成熟障碍。

（六）注意事项

（1）用药前后检测血常规、尿常规（治疗头3个月，每3~4周查一次）。

（2）对磺胺、阿司匹林或SSA过敏者禁用。

（3）有G6PD缺乏的溶血性贫血禁用。

（4）有哮喘史、嗜酒、肝、肾功能不全者慎用。

二、抗疟药 – 羟氯喹（Hydroxychloroquine，HCQ）

1894 年 Payne 报道首先用喹宁治疗风湿性疾病，1951 年 Page 又报道用抗疟药治疗系统性红斑狼疮取得成功。目前本类药物仍是系统性红斑狼疮等风湿性疾病的主要治疗药物。

（一）免疫药理

羟氯喹呈碱性，可积聚于酸性囊泡（如溶酶体）中，使细胞内 pH 值提高，故而抑制抗原肽 – MHC 复合物形成，使 CD4 细胞失活，从而降低了对抗原反应。羟氯喹尚能与 DNA、RNA 结合成复合体，抑制抗体生成。抗疟药、羟氯喹在治疗风湿病的机制仍未完全阐明。

1. 抗炎作用

（1）降低磷脂酶 A_2 的活性，抑制花生四烯酸代谢，使前列腺素合成减少，且可阻断炎症组织所需能量（ATP）的生物合成，故降低炎症反应。

（2）稳定溶酶体膜，减少溶酶体释放，抑制组胺，缓激肽，透明质酸酶、乙酰胆碱等炎性物质产生、释放，降低毛细血管通透性，而减少炎症渗出。

（3）降低血浆纤维蛋白合成使成纤维细胞生成减少，故可阻抑肉芽组织形成。

2. 免疫抑制

（1）抑制植物血凝素诱导的淋巴细胞转化、增殖，抑制细胞免疫。

（2）抑制浆细胞活性，使抗体产生减少。

（3）低浓度羟氯喹可抑制 IL – 1，IL – 6，IFNr，TNF – α 生成。

3. 其他　光滤作用；抗血小板聚集、黏附可预防血栓形成；降低血清胆固醇水平。

（二）药代动力学

口服后吸收迅速而完全，2～3 小时达峰值血浓度。口服后 24 小时血中仍维持较高浓度，50% 与血浆蛋白结合，很快分布在肾、肺、肝、脾脏组织中，在含有色素细胞的组织如虹膜、脉络膜中浓度尤高（可达血浓度 300 倍）。

半衰期 3.5～12 天，尿排出率 55μg/d，停服 77 天后，尿排出率 1μg/d，5 年后（停服最后一天算起）在血浆、红细胞、尿液中仍可检测到羟氯喹。

（三）用法与剂量

口服 0.2～0.4g/d，专家建议身高 < 152.4cm 者，剂量为 0.2g/d；身高 < 167.7cm 者剂量为 0.3g/d。

（四）临床应用

盘状狼疮，亚急性皮肤狼疮，狼疮性肾炎及系统性红斑狼疮并发的抗磷脂抗体综合征等。

对轻型类风湿关节炎，可作为类风湿关节炎早期联合治疗的基础药物。

其他：血管炎（结节性多动脉炎，皮肤血管炎，白塞病等）干燥综合征、硬皮病（心脏受损者不用）等。

（五）毒副作用

1. 胃肠道　恶心、呕吐、腹痛、腹泻。

2. 皮肤　皮疹、瘙痒、毛发、脱发、干枯、变白。

3. 神经系统　头痛、无力、肌痉挛、神经性耳聋、多发性神经病，疲乏，无力、精神症状等。

4. 眼、复视、眼肌麻痹（高剂量）角膜沉积、视网膜病变　连续服用2年以上者，1%～2%患者发生视网膜病变，色视异常，红色光视丧失，视野异常等（氯喹副作用大于羟氯喹）。

5. 其他　心脏传导阻滞、心肌损伤、白细胞减少，罕见再生障碍性贫血，白血病等。转氨酶升高等。

（六）注意事项

（1）治疗前与治疗期间，每2～6个月检测一次血、尿常规，肝、肾功能。

（2）每6个月眼科检查一次，出现视觉症状或有视网膜病变者应立即停药。

（3）妊娠、哺乳妇女忌服。

三、米诺环素（Minocycline，美满霉素）

米诺环素是2002年美国风湿病学会（ACR）在对类风湿关节炎治疗中添加的5种新治疗药物之一。

（一）免疫药理

本药是长效半合成四环素类广谱抗生素。

1. 抗炎作用　抑制脂氧合酶，抑制磷脂酶 A_2，使前列腺素生成减少，中性粒细胞趋化聚集，清除超氧自由基。

抑制胶原合成，及 NO－Ⅱ 的表达，抗炎症介质，上调 IL－10。

抑制金属蛋白酶的活性、抑制骨吸收，可能有修复破坏的骨质作用。

2. 免疫抑制　抑制T淋巴细胞分化、增殖。抑制抗体产生，抑制炎症介质 IL－2，TNF－α 和干扰素－γ（IFN－γ）的分泌，故有抗风湿作用。

3. 抗感染　对 G^+ 和 G^- 球菌、杆菌均有较强的抑制作用，对支原体、衣原体亦有抑制作用。本药的抗感染作用也可能是对类风湿关节炎触发因素的"间接"治疗。

（二）药代动力学

本药吸收迅速，口服米诺环素0.2g后，血药浓度峰值出现在1～4小时，半衰期为15.5小时，血清蛋白结合率76%～83%，易透入机体各组织。

本药大部分由胆汁、尿排泄。

（三）临床应用

（1）类风湿关节炎，早期轻度至中度可改善症状，缓解病情。

（2）其他：赖特综合征，反应性关节炎，骨关节炎等。

（四）用法与剂量

0.1～0.2g/d，分次口服，治疗6个月无效时应停用。

总体而言，本药不良反应少，且较轻微，常见不良反应为消化道症状，头晕和皮疹，但一般均能耐受，本药在国内应用经验较少，有待进一步观察，积累经验。

（五）副作用

1. 消化道　食欲不振，恶心、呕吐、口腔炎、舌炎、食道溃疡（罕见）。

2. 肝脏　黄疸，血清转氨酶升高，脂肪肝，急性肝坏死（罕见）。

3. 皮肤　斑丘疹、色素沉着，多形红斑，罕见 Steven – Johnson 综合征。

4. 神经系统　头晕、耳鸣、共济失调（停药后可恢复）。

5. 肾脏　加重肾功能不全。

6. 血液系统　白细胞减少，嗜酸性粒细胞增多。

7. 其他　哮喘、褐色牙。

（六）注意事项

（1）妊娠、哺乳期、妇女禁用。

（2）老人肝、肾功能损伤者慎用或不用。

（3）定期监测血常规、尿常规、肝、肾功能。

（4）长期治疗偶可发生"狼疮样综合征"。

四、沙利度胺（Thalidomide）

1956 年沙利度胺（反应停）作为口服镇静剂问世。其后因孕期妇女服用后出现胎儿先天性异常（海豹型畸形），故于 1960 年从市场中撤除。但随后 Sheskin 用于麻风病伴有躁狂和结节性红斑的治疗，发现用药后 24 ~ 28 小时全身症状迅速缓解，红斑结节消退。本药对特发性发热、皮疹、葡萄膜炎、关节炎、睾丸炎等治疗也有效。近年用于强直性脊柱炎，类风湿关节炎、白塞病等自身免疫病治疗亦获有显著效果。尚用于人类免疫缺陷性病毒感染（HIV）、移植物抗宿主疾病、多发性骨髓瘤、乳腺癌等疾病均显示一定效果。反应停是一种新型强力的免疫调节剂，但不是免疫抑制剂。对它的作用机制及毒性尚需深入研究。

（一）免疫调节

（1）选择性抑制单核细胞和巨噬细胞生成 TNF – α（增加 TNF – α mRNA 的降解）。

（2）改变细胞表面 TNF – α 诱导的整合素表达。

（3）降低白细胞趋化、吞噬，并抑制白细胞进入炎症部位，拮抗炎症介质 PGE_2、组胺等。

（4）是人类 T 细胞生成的强力辅助刺激剂（通过 T 细胞受体复合物的刺激作用）对 $CD8^+T$ 细胞作用强于 $CD4^+T$ 细胞，故调整了 Th1/Th2 的比值。

（5）增加单核细胞生成 IL – 4、IL – 5，抑制 IL – 1、IFN – γ 生成，及血管内皮生长因子、成纤维生长因子。

（6）抗新血管生成（治疗实体性肿瘤）。

（二）临床应用

白塞病（以血管炎为病理的自身免疫病，临床表现复发性口、生殖器溃疡，皮肤色素膜炎），沙利度胺治疗口、生殖器溃疡疗效显著，Saylan 报道，22 例严重完全型白塞病，服用沙利度胺 400mg/d，5 天，以后 200mg/d，15 ~ 60 天后，溃疡痊愈。其耐受率 82.6%。

严重特发性口腔、生殖器溃疡，本药治疗后 92% 患者的溃疡痊愈。关节炎、强直性脊柱炎（AS）、难治性类风湿关节炎等用沙利度胺起始剂量 150 ~ 200mg/d，病情控制后 50 ~ 100mg/d。国内学者用沙利度胺治疗 AS 患者，于 6 ~ 12 个月时起最大疗效，并证实沙利度胺能缓解症状，控制病情，延缓放射学的进展，此可能是抑制了 TNF – α 基因的表达。

其他：结节病、硬皮病，皮肤血管炎、坏疽性脓皮病、溃疡性结肠炎、成人斯蒂尔病等。

（三）毒副作用

1. 致畸　新生儿短肢畸形（海豹型畸形）、十二指肠狭窄、中线血管瘤等。

2. 多发性神经病变（女性多见）　初起时为对称性上下肢感觉异常，"针刺样"疼痛，立即停药后，可能恢复。神经病变常呈进行性，肢体感觉丧失，肌萎，呈不可逆性。

3. 其他　昏昏欲睡、眩晕、口干、便秘、食欲亢进等。

（四）注意事项

（1）仅适用于其他方法治疗无效的风湿性疾病（白塞病、强直性脊柱炎、皮肤血管炎等）。

（2）应预先制定剂量疗程并进行预后评估。

（3）告知患者使用本药的利与弊，特别是致畸性与神经系统损害的可能性，并签署知情同意书。

（4）确保女性患者用药前未怀孕，并应保证在用药期间与停药后3个月有效避孕。

（5）治疗前进行神经生理功能检查，治疗期定期（6个月）复查。

（6）应控制每次处方的药量，以防患者贮存药物，对不再使用的存余药物应予回收，以确保患者安全。

五、雷公藤多苷（Tripterygium Glucosides）

我国于20世纪70年代，首先应用本药治疗类风湿关节炎并取得明显效果。1995年我国列为基本药物广泛用于治疗各种自身免疫性疾病。

（一）免疫药理

雷公藤含多种成分（生物碱、萜类、糖类、有机酸、无机盐等），具有多种药理作用。如免疫调节，抗炎，抗肿瘤及抗生育等。雷公藤通过激活下丘脑 - 垂体 - 肾上腺轴（HPAA）等机制而起抗炎与免疫抑制作用。

1. 抗炎症作用

（1）抑制单核 - 巨噬细胞合成的前列腺素 E_2（PGE_2）、氧自由基、组胺等。

（2）抑制血管通透性，减少渗出、炎症后期血管内皮增生、纤维增生和肉芽组织形成。

2. 免疫抑制

（1）大剂量雷公藤可抑制巨噬细胞抗原提呈功能。

（2）抑制 T 淋巴细胞的增殖，明显抑制 $CD4^+$ 细胞，故使 $CD4^+/CD8^+$ 比值下降。

（3）直接抑制 B 淋巴细胞增殖，或经抑制 Th 细胞后抑制 B 细胞，故抑制 DNA 和蛋白合成，减少 IgG、IgM 及自身抗体生成。本药作用于细胞周期 $G_0 - S$ 期。

（4）抑制巨噬细胞产生 IL_1、T 细胞表达的 IL_2 和 IL_2 受体与抑制关节滑膜表达的 $TNF\alpha$。

3. 小剂量雷公藤增强 NK 细胞活性；大剂量时抑制 NK 活性

4. 抗生育作用

（二）药代动力学

口服吸收不完全，以小肠吸收为主，在肝脏缓慢代谢，分布于肝、肾、肺等器官，半衰期 58.6 小时，未经吸收的药物经粪便排泄。吸收的原药及代谢产物经肾脏排泄。

（三）临床应用

（1）类风湿关节炎：是本药主要适应证，有效率达 90% 以上。用药后能较快控制症状，改善关节功能和实验室指标异常（血沉、C - 反应蛋白、IgG、IgM 等），从而提高患者生活质量。雷公藤亦是与其他"改变病情"药联合应用的基础配伍药。

（2）系统性红斑狼疮（伴关节炎、浆膜炎）、皮肤型狼疮、深在性红斑狼疮，尤其是狼疮肾炎（弥漫增殖型、系膜增殖型）与皮质激素、细胞毒药物联合应用时可减少这些药物的剂量，缩短病程并减少药物副作用。

（3）其他：强直性脊柱炎，幼年型特发性关节炎，硬皮病及血管炎等风湿性疾病。

（四）用法与剂量

口服 40～60mg/d［1～1.5mg/（kg·d）］分次口服，病情控制后可减量维持。

（五）副作用

1. 胃肠道　食欲减退、恶心、呕吐、腹胀、罕见消化道出血（应立即停服）。
2. 肝脏　肝酶升高，重者可有黄疸、肝损伤。
3. 血液系统　粒细胞减少、血小板减少。
4. 生殖系统　雷公藤是抗生殖药物，可致月经紊乱、闭经、卵巢功能衰退。男性精子数减少，精子发育异常。

（六）注意事项

（1）有肝炎史、嗜酒者用药前需监测肝功能，如肝功能正常亦应减少剂量。

（2）月经期间、孕妇、哺乳期禁服，服药期应避孕。

（3）老年人、儿童、未婚者慎用。

（4）有严重肝、肾功能损伤或消化道溃疡、未控制的感染者禁用。

六、白芍总苷（Total Glucosides of Pueonia，TGP）

白芍总苷（TGP）是我国自行研制并于 1998 年批准上市的抗炎与免疫抑制药物，主要治疗类风湿关节炎，具有镇痛、抗炎与免疫调节作用。本药的药理作用与非甾体抗炎药及细胞毒免疫抑制剂不同。经循证医学研究及临床应用证实本药是一种较安全有效的风湿性疾病治疗药物。

（一）免疫药理

（1）抑制巨噬细胞合成 PGE_2，白三烯（LTB4）等炎症介质。

（2）清除自由基（H_2O_2）、降低脂质过氧化和氮氧化物生成。

（3）抑制巨噬细胞、滑膜细胞、淋巴细胞生成 I_L2，IL_1，TNF - α。

（4）调节下丘脑 - 垂体 - 肾上腺轴（HPAA）功能，小剂量 TGP 兴奋大剂量抑制 HPAA 功能。

调整 TH/TS 比值（提高外周血 CD8 值），降低 RF 滴度。

（5）其他：有催眠，抗惊厥，保护肝细胞超微结构等。

（二）临床应用

类风湿关节炎、干燥综合征、狼疮肾炎、多肌炎、自身免疫性肝炎等。

（三）用法与剂量

1.8～2.4g/d，分次口服，疗程3～9个月。

（四）毒副作用

（1）消化道：食欲差，轻度腹痛，腹泻（较多）大便稀，次数增多，但多能自行缓解。

（2）过敏性皮疹。

（3）一般无肝、肾损害作用，亦无骨髓抑制与致畸作用。

（五）小结

近年随着循证医学研究资料的进一步积累，DMARD 在治疗类风湿关节炎等风湿性疾病中的地位业已牢固确立，DMARDs 品种较多，其生物治疗各不相同，其中 MTX 的临床应用已有丰富经验，其优良的耐受性与长期疗效临床应用十分广泛。

既往，临床医师凭经验使用 DMARDs 治疗 RA，随着对 RA 发病机制的深入研究，已成功研制了多种针对发病机制的某个特异性环节的治疗药物。其中 Etanercept（依那西普）、Infliximab（英利昔单抗）是有很大希望的代表性药物。临床应用经验已显示此新型药物可防止关节破坏与功能残疾的进展。

近年更致力于 DMARDs 联合治疗方案，以更有力地抑制关节炎症及其所致的关节破坏。

七、金制剂（Auranofin 金诺芬、醋硫葡金）

金制剂早在 20 世纪 20 年代起即用于类风湿关节炎治疗，于 80 年代起改用口服金制剂醋硫葡金（金诺芬）商品名瑞得，替代注射剂型，本药至今仍是类风湿关节炎主要的"改变病情"治疗药物之一。

（一）免疫药理

金诺芬与激活的中性细胞的氰酸盐生成氰化金而抑制细胞内氧化过程而起作用。

1. 抗炎作用　抑制炎症多个环节，抑制炎性细胞游走、吞噬，降低血管通透性等。抑制血管内皮细胞增生和新生血管的形成，减少血管翳数量

2. 免疫抑制　氰化金抑制 T、B 淋巴细胞的 DNA 合成，并降低抗体生成。

（二）临床应用

1. 类风湿关节炎　抑制关节炎症，改善症状，修复破坏的骨质。但服药后平均需 6 个月才出现疗效，一旦生效，应坚持应用 2 年以上。

2. 其他　银屑病关节炎，幼年型类风湿关节炎，反应性关节炎等。

（三）用法与剂量

起始剂量为 3mg/d，以后可递增至 6mg/d，奏效后可减为 3mg/d 作维持治疗。

（四）副作用

1. 皮肤黏膜　皮炎、瘙痒、口腔炎、溃疡。

2. 亚硝酸盐反应　用药后 15～30 分钟皮肤发红，低血压。

3. 血液系统 中性粒细胞减少、血小板减少，甚至发生再生障碍性贫血（儿童用药应特别注意）。

4. 胃肠道 腹泻（金在粪便排泄，故起始剂量应小）。

5. 肾毒性 蛋白尿、少数有膜性肾小球肾炎发生。

八、D－青霉胺（D－Penicillamine，D－PEN）

青霉胺（D－PEN）是 2002 年美国风湿病学会（ACR）批准的治疗类风湿关节炎的改变病情药物之一，但本药有较高的毒副作用，故应慎用，现已临床上很少应用。

（一）免疫药理

D－PEN 是青霉素的代谢产物，属含巯基的氨基酸。临床使用的是右旋（D）异构体。其基本作用机制是与体内铜离子协同作用产生超氧离子攻击细胞膜，故抑制 T、B 淋巴细胞增殖。

青霉胺治疗风湿性疾病的确切机制仍未完全阐明。

（二）临床应用

（1）类风湿关节炎（起效慢，6 个月后才显效）、伴血管炎或 Felty 综合征等患者。

（2）其他：系统性硬化症，原发性胆汁性肝硬化，胱氨酸尿等。

（三）用法与剂量

起始剂量 125～250mg/d，以后每 3 个月增加 125mg/d 直至剂量达 500～750mg/d，病情控制后可减量维持。

（四）副作用

1. 胃肠道 食欲不振、恶心、呕吐，口有金属异味。

2. 皮肤 瘙痒、皮疹、重者疱疹性皮炎、黏膜溃疡（应减少用药剂量）。

3. 肾脏 肾损伤发生率约 20%、出现蛋白尿、肾病综合征、肾炎表现者应停药。

4. 肌肉、重症肌无力，多发性肌炎。

5. 血液系统 白细胞、血小板减少，罕见再生障碍性贫血。

6. 自身免疫病 出现抗核抗体阳性的药物性狼疮，阻塞性细支气管炎等。

（饶咏梅）

第四节 免疫抑制剂

自 1968 年 Fosdick 首先报道用细胞毒药物对治疗自身免疫性疾病取得效果后，其后免疫抑制剂（Immunosuppresive Agent，ISA）的新药开发与临床应用取得了迅速发展。

能抑制免疫细胞的分化、增殖，并降低机体的免疫反应的药物称免疫抑制剂（ISA）。必须指出 ISA 仅能控制疾病症状，但不能改变患者自身免疫的体质，亦不能根治自身免疫性疾病。

ISA 的作用特点

（1）免疫应答是由多种因素、多种细胞、分子参与的复杂的连锁性生物学过程，多数

ISA 对机体免疫系统的作用机制尚待进一步阐明。但其作用的靶点部位可能是：

1）感应阶段：由抗原递呈细胞摄取、处理、加工与 MHC 在细胞膜上表达，并被抗原特异性淋巴细胞识别阶段。

2）增殖和分化阶段：抗原特异性淋巴细胞迅速发生活化、增殖、分化形成许多致敏淋巴细胞（T 细胞亚群、B 细胞）。

3）效应阶段：效应细胞、效应分子与相应的抗原产生相互作用，发生细胞免疫与体液免疫。

（2）ISA 的效果与药物及抗原进入体内的时间有关。ISA 对初次免疫应答较再次免疫应答更敏感，对正在建立中的免疫应答比已经建立的免疫更敏感。一旦记忆细胞群已形成，ISA 的治疗效果就较差。

（3）多数 ISA 选择性不高，故称非特异性免疫抑制剂。由于同时也抑制正常的免疫功能，故可诱发感染、肿瘤。且 ISA 在接近毒性剂量时才能产生免疫抑制作用，故应在病情活动时应用，待病情控制后减量或延长给药间歇期。近期开发的生物制剂选择性高而毒副作用则减轻，故有广泛应用前景。

（4）ISA 尚有非特异性抗炎作用。

一、硫唑嘌呤（Azathioprine，AZA）

硫唑嘌呤（AZA）是美国 FDA 最早批准用于抵制异体移植后免疫排斥反应和自身免疫疾病的细胞毒药物。

（一）免疫药理

AZA 为嘌呤拮抗剂可干扰嘌呤核苷酸代谢各个环节，以烷基化形式抑制嘌呤核苷酸合成，从而阻止 DNA、RNA 和蛋白质的合成。

1. 抗炎作用　本药有非特异性抗炎作用，它既抑制单核细胞、中性粒细胞向炎症部位浸润，亦抑制单核细胞的生成。

2. 免疫抑制　阻止单核 - 巨噬细胞对抗原递呈，干扰抗原识别与结合过程。抑制抗原敏感的淋巴细胞转化为免疫母细胞与淋巴细胞的增殖。本药主要抑制 T 淋巴细胞，并降低 IL - 2 的合成与分泌（T 细胞），它对 β 淋巴细胞抑制较弱。作用于细胞周期 S 期。

（二）药代动力学

口服易吸收，生物利用度 60%，1~2 小时血液浓度达峰值，半衰期 3 小时。AZA 在肝脏代谢为巯基嘌呤，并几乎丧失其活性。代谢产物 50%~60% 经肾脏排泄、肠道排泄 12%、10% 未经代谢的 AZA 以原形随尿排泄。

（三）临床应用

（1）治疗系统性红斑狼疮伴浆膜炎和（或）神经精神症状者。

（2）经环磷酰胺治疗后获控制的膜性肾炎及弥漫增殖型狼疮性肾炎亦可用 AZA 作为维持治疗。

（3）亦用于自身免疫性肝炎、硬皮病、ANCA 阳性的血管炎、皮肌炎、白塞病等自身免疫病。

本药亦常联合应用于糖皮质激素治疗减量过程中，以协助稳定病情故亦称激素减量剂。

（四）用法与剂量

口服 50~150mg/d［1.5~2.5mg/（kg·d）］分次服用。从小剂量开始，逐渐加量至常规量。用药 8 周后疗效达高峰，病情稳定后减量维持［0.5mg/（kg·d）］可维持治疗 2 年左右。用药开始期间应每 2 周 1 次检测血常规，其后每 2~3 个月 1 次，肝功能每 2~3 个月检测 1 次。

（五）副作用

1. 骨髓抑制　白细胞，血小板减少，贫血。出现严重粒细胞缺乏或血小板减少，应立即停服 AZA。

2. 胃肠道　恶心，呕吐，食欲不振（可减少剂量），偶见肝损害，胰腺炎。停服或减量后症状可消失。

3. 恶性肿瘤　肾移植者应用本品可以增加恶性肿瘤发生率，但风湿性疾病治疗中尚未见报道。

4. 生殖系统　长期服 AZA 可使精子成熟障碍。本药无致畸性，但可致胎儿早熟及新生儿低体重。

（六）注意事项

（1）本药不能与柳氮磺吡啶同时使用。

（2）与别嘌醇合用时应减少 AZA 剂量；与血管紧张素转换酶抑制剂（ACEI）合用可致白细胞减少。

（3）与吲哚美辛联用时可加重骨髓抑制。

（4）出现发热、皮疹、脱发、肌痛（起始应用时）者需与原发病表现相鉴别。长期应用尚可诱发感染。

二、甲氨蝶呤（Methotrexate，MTX）

甲氨蝶呤（MTX）早在 20 世纪 50 年代即用于银屑病关节炎的治疗，继之又应用于类风湿关节炎等风湿性疾病治疗。MTX 是治疗风湿性疾病的基础免疫抑制剂。

（一）免疫药理

MTX 属抗代谢性药物，是叶酸拮抗剂。它与二氢叶酸还原酶（DHFR）结合阻止二氢叶酸转化为四氢叶酸，从而使胸腺嘧啶、嘌呤核苷酸合成受阻，并阻断 DNA、RNA 和蛋白质的合成，抑制淋巴细胞的分裂、增殖。

1. 抗炎作用　抑制炎症部位单核细胞、中性粒细胞趋化、黏附及释放炎症介质（组胺等）与释放细胞因子 IL-1，IL-8。抑制炎症部位细胞增生和新生血管形成。

2. 免疫抑制　选择性抑制淋巴细胞增殖高峰期，其抑制体液免疫的作用强于对细胞免疫的抑制，抑制滑膜细胞成纤维细胞的增殖，并诱导敏感细胞凋亡。

MTX 作用于细胞周期 S 期。

（二）药代动力学

低剂量 MTX 口服的生物利用度 70%（有个体差异）。口服吸收迅速，1 小时内达血浓度峰值，半衰期 3~10 小时。MTX 广泛分布于各组织，约 10% 进入血脑屏障。

MTX 代谢产物为谷氨酸衍生物，仍有活性，可在细胞内长期存在。原形 MTX 及其代谢产物均从肾脏排泄。

（三）临床应用

1. 类风湿关节炎（RA）　　MTX 仍是国内外治疗 RA 二线药物中的首选药物，约三分之二的严重 RA 患者经治疗后可获长期缓解，如在发病后 5 年内用药，50% 患者的病情可获控制且可延缓关节的侵蚀性破坏。本药副作用小、耐受性好，可长期维持治疗达 10 年以上，故为重要的基础抗 RA 药。

2. 银屑病　　1950 年美国 FDA 批准用于治疗银屑病及其关节炎。

3. 其他　　强直性脊柱炎、皮肌炎，儿童慢性关节炎、顽固性硬皮病，ANCA（抗中性粒细胞胞浆抗体）阳性的血管炎，风湿性多肌痛、成人 Still 病等风湿性疾病（以上适应证均缺乏对照性研究）。

（四）用法与剂量

每周用药一次，起始剂量为 7.5mg/w，之后每 4~8 周增加 2.5~5mg，最大剂量一般为 15~20mg/w，如有胃肠道副作用可将总药量于 24 小时内分次服用。一般 3~6 周起效。口服效果不明显时可改为胃肠道外给药。宜餐后服药，服药期间应同时口服叶酸 1mg/d。

（五）副作用

1. 胃肠道　　为本药最常见的副作用。有恶心、腹泻、胃炎（偶有溃疡、穿孔）、口腔溃疡，偶见肛门周围溃疡。

2. 皮肤　　光敏感脱发（多见）。

3. 血液系统　　可逆性中性粒细胞减少，血小板减少，贫血。

4. 肝毒性　　肝损伤，肝纤维化（与总剂量累积有关）有病毒性肝炎史者易出现肝损伤，在治疗 RA 患者时出现肝毒性者不常见。

5. 肺毒性（MTX 肺）　　可能属一种过敏反应，多发生于治疗早期，但也可发生在治疗期间（30 周左右）。主要表现是肺间质改变，呈急性发作时应停用 MTX，并立即给予糖皮质激素治疗。治疗前应常规做胸部放射检查。

6. 肾毒性　　大多发生在老年人或用药剂量过大时。用药前肾功能正常者很少发生，肾毒性表现为少尿、无尿、血尿等。

7. 生殖系统　　月经紊乱、闭经、精子减少。

（六）注意事项

（1）妊娠妇女绝对禁用，可致流产与胎儿畸形。哺乳期亦忌服，用药期间应采取避孕措施（男、女双方）。

（2）有活动性肝病、嗜酒者、有哮喘、肺间质病变者禁用。

（3）用药期间不应接受肝炎病毒疫苗预防接种。

（4）治疗期间应定期监测血细胞、肝功能及胸部放射学检查。

三、环磷酰胺（Cyclophosphamide，CTX）

环磷酰胺（CTX）1958 年首次合成。是目前各种免疫抑制剂中作用最强的药物之一，已广泛应用于严重风湿性疾病的治疗。

（一）免疫药理

CTX 代谢产物氯乙醛可与细胞核酸共价结合，致使 DNA 链断裂，并阻断 DNA 复制而导致细胞死亡。

1. 抗炎作用　通过干扰细胞增殖或药物直接作用起抗炎作用，但抗炎作用较其他免疫抑制剂（硫唑嘌呤）弱。

2. 免疫抑制　抑制 B 细胞、T 细胞，非特异性地杀伤抗原敏感小淋巴细胞，阻止其转化为免疫母细胞。在抗原刺激后 48 小时应用 CTX，其免疫抑制作用最强，对增殖期、休止期的免疫细胞均有抑制作用。本品对体液免疫作用强，可抑制抗体生成，减少免疫复合物合成。

CTX 为非细胞周期性药物，主要阻断 G_2 期。

（二）药代动力学

口服吸收迅速，生物利用度 >75%，半衰期 2～10 小时。在肝脏代谢为有活性的氯乙磷酰胺后大量与蛋白结合，广泛分布于各组织中，包括中枢神经系统、乳汁并通过胎盘至胎儿。原形 CTX 与大部分代谢产物从肾脏排泄。一次服药后约 48 小时完全排泄。

（三）临床应用

本品常用于治疗危及生命的严重风湿性疾病，但其安全范围较窄，故应按个体化原则，选择合适剂量与用药疗程。

主要适应证：

（1）系统性红斑狼疮伴重要脏器受累且威胁生命时，如合并狼疮脑病、肺出血、溶血性贫血及严重的血管炎、弥漫增殖型肾炎等。CTX 冲击疗法治疗有时可逆转病情。美国 NIH 制订的治疗狼疮肾炎（Ⅵ型）方案为 CTX 每月冲击治疗一次，共 6 个月，之后每 3 个月冲击一次，共 6 次，总疗程为 24 个月，可使大部分患者获临床好转。

（2）系统性血管炎，韦格纳肉芽肿：口服治疗可使病情持久缓解。重症的血管炎患者也可间歇使用冲击治疗。

（3）显微镜下多血管炎伴多脏器受累（肾小球肾炎、肾性高血压、肺出血、神经炎等）：明确诊断后，亦应及时使用 CTX。

（4）结节性多动脉炎：约 50% 患者伴有肝炎 B 病毒，可单用皮质激素治疗；余 50% 患者需合用糖皮质激素与 CTX。

（5）白塞病：伴有红斑结节或中枢神经系统症状者。

（6）变应性肉芽肿性血管炎（Churg - Strauss 综合征）：伴嗜酸性粒细胞增多，肺、肾、神经等多脏器受累者亦应早期持续地使用 CTX。

（7）难治性类风湿关节炎伴关节外脏器受累者，可用甲基强的松龙与 CrIX 联合冲击治疗作为 RA 的"强化"治疗。

（8）其他：风湿性血管炎，角膜溃疡，单神经炎，皮肤溃疡，肠系膜血管炎等，均有应用本品而获效的报道。

（四）用法与剂量

1. 每日给药法　CTX 2mg/（kg·d）（正常肾功能患者）清晨服药，服药期间应增加每日饮水量。

安全使用 CTX 的基本原则：

（1）限制使用时期（6~12 个月），必要时更换毒性较小的 ISA（硫唑嘌呤）。

（2）告诫患者清晨服药，每天饮水量至少 2 000ml。

（3）监测血常规、尿常规与肾功能，注意调整 CTX 剂量，使患者血白细胞 $> 3.5 \times 10^9/L$。

（4）老年人、肾功能不全者应使用低剂量。

（5）告诫患者有排尿困难时应立即就诊（注意：CTX 引起的膀胱损伤可无症状）。

2. 每周使用法　CTX 2~4mg/kg，治疗前后应监测血常规。

3. 每月使用法　CTX 0.8~1.2g/次。

（五）副作用

骨髓抑制：常见中性粒细胞减少，亦可引起贫血，血小板减少等。

胃肠道：恶心、呕吐、厌食、腹泻、血便少见（间隙大剂量冲击治疗者）、口腔溃疡，肝功能损伤，胆汁郁积等。

膀胱炎：使用 CTX 后出现膀胱炎表现，且有严重排尿困难者应立即停用 CTX；个别患者尚可发生出血性膀胱炎、膀胱纤维化甚至膀胱癌。

恶性肿瘤：长期应用 CTX 者血液系肿瘤，膀胱癌发生率可增加 33 倍，即使停服 CTX 10 年或更长时间后仍可发生上述肿瘤，故应定期做尿液监测。在病情缓解后，应尽早用毒副作用小的 ISA（硫唑嘌呤）替代。

不育：女性不排卵（提早更年），男性也有不育危险性。

其他：间质性肺炎，肺纤维化，过敏、皮疹、严重脱发、肌痛等，尚可诱发病毒、细菌感染。

（六）注意事项

（1）CTX 仍然是缓解多种严重风湿性疾病病情的基础药物，除狼疮肾炎需要时可用药治疗 2 年以上外，其他风湿病一般疾病用药时间不宜超过 6~12 个月。

（2）CTX 可发生多种副作用，故应用过程中均应定期随访，并监测血常规、尿常规、肝、肾功能等。一旦病情好转后应即更换副作用小的免疫抑制剂。

（3）妊娠、哺乳期禁用。

四、环孢素 A（CyclosporinA，CSA）

环孢素 A（CSA）是一种新型第二代免疫抑制剂。1978 年首先用于器官移植患者。其后本药作为免疫抑制剂用于银屑病、类风湿关节炎、葡萄膜炎等治疗，并取得了令人鼓舞的效果。

（一）免疫药理

本药与细胞内受体环亲合素（Cyclophilin）结合形成（CSA – cyclophilin）复合物，而抑制环亲合素的旋转酶活力。此复合物进一步干扰钙调神经磷酸酶的活力引起 Ca^{2+} 依赖信号传导过程的抑制，从而阻抑了 T 细胞特异性转录因子（NF – AT）的活化，使 T 细胞休眠于细胞周期 G_0 期；并使 IL – 2 转录基因抑制，使其合成减少。

免疫抑制：抑制抗原提呈细胞的功能，抑制单核 – 巨噬细胞的抗原提呈，进而抑制 Go 淋巴细胞的活化。

选择性抑制 T 淋巴细胞，Th 细胞是本药作用的主要靶细胞，对 Ts 的活化、增殖抑制不明显，故改变了 Th/Ts 的比值。抑制细胞毒 T 淋巴细胞（Tc），并进而抑制 IL－2 受体表达。但对 Ts 表达的 IL_2 受体抑制不明显。

抑制 Th 细胞产生的 IL－4 及 IFN－γ 等基因转录，并抑制原癌基因 C－MYC，C－FOS。对 B 淋巴细胞则通过抑制 Th 细胞，间接抑制 B 淋巴细胞活化、增殖。

（二）药代动力学

口服后 1～8 小时血浓度达峰值，某些病例血浓度可出现第二高峰。半衰期 25～30 小时。CSA 口服后主要在小肠吸收，60%～70% 与红细胞结合，其余与血浆脂蛋白结合。本药在肝脏代谢，90% 由胆汁排泄，6% 由尿排出，血液透析不能清除 CSA。

（三）临床监床应用

（1）主要用于类风湿关节炎、银屑病、肾病综合征（肾功能应正常、高血压已控制的患者）的治疗。CSA 不是狼疮肾炎的一线药物，对有肾功能不全、高血压、高钾血症、高尿酸血症患者应慎用或不用。

（2）其他：亦用于皮肌炎，白塞病（葡萄膜炎）、类风湿关节炎等疾病。常在环磷酰胺治疗数个疗程后再用 CSA。以防在停用 CSA 后症状复发。

（四）用法与剂量

口服剂量 2.5～4mg/（kg·d）。治疗肾病综合征时用药 3 个月无效者应予停用。但类风湿关节炎等疾病需治疗 3 个月左右方能生效，有效者可改用维持量，一般疗程为 6～8 个月。

（五）副作用

（1）多毛，齿龈增生（不同时用硝苯地平），疲劳、震颤、头痛、肌痛、肢体感觉异常，少数人可有幻觉、抑郁等。

（2）胃肠道：食欲不振、恶心、呕吐、腹泻、肝功能异常、胆汁郁积，胰腺炎。

（3）肾毒性：肾小球滤过率下降、肾纤维化，亦可损伤小动脉（因本药可使肾小动脉收缩，并损伤肾小管）。

（4）诱发淋巴瘤、皮肤癌（器官移植者）。

（六）注意事项

（1）孕妇、妇女、哺乳期禁用。

（2）肝、肾功能损害、未控制的高血压或有严重全身性疾病、肿瘤、艾滋病史者忌用。

（3）年龄 ≥50 岁或儿童慎用。

（4）药物相互作用可升高 CSA 血药浓度的药物：糖皮质激素、氨基糖甙类抗生素、钙通道阻滞剂（地尔硫革、维拉帕米等）、酮康唑、胃复安等可增加肾毒性，如需同时合用上述药物，CSA 应减量，并密切监测肾功能。并用非甾体抗炎药易发生肾功能衰竭。

（5）可降低 CSA 血药浓度的药物，利福平，磺胺嘧啶、苯妥英、卡马西平、新青霉素 Ⅲ 等，合用时可适量增加 CSA 剂量。

（6）避免疫苗接种（如流感疫苗）。

五、吗替麦考酚酯（Mycophenolate Mofetil，MMF 霉酚酸酯）

吗替麦考酚酯，商品名骁悉。1995 年美国 FDA 批准用于同种移植物后的急性排斥反应。1997 年起在我国成功地用于狼疮性肾炎的治疗，本药是近年广泛应用于治疗肾小球疾病及各种风湿性疾病的免疫抑制剂。

（一）免疫药理

本药的活性代谢产物霉酚酸（MPA），可选择性可逆性抑制次黄嘌呤单核苷酸脱氢酶（IMPDH），阻止鸟嘌呤核苷酸的合成途径，使嘌呤核苷酸耗竭，进而阻断 T 和 B 淋巴细胞依赖的核苷酸。MPA 亦选择性地抑制 T、B 淋巴细胞的增殖期。

1. 抗炎作用

（1）抑制循环中中性粒细胞，单核细胞、淋巴细胞向炎症部位移动与募集；抑制淋巴细胞糖蛋白糖基化，使其不能与内皮细胞黏附。

（2）抑制黏附分子生成，如 VLA - 4、VCAM - 1 及选择素等。

（3）抑制平滑肌细胞、纤维母细胞、内皮细胞增生及成新生血管。

2. 免疫抑制

（1）选择性抑制 T 和 B 淋巴细胞的增殖，并直接抑制 B 细胞产生抗体。

（2）本药作用于细胞周期 G_1 - S 期。

（二）药代动力学

口服吸收迅速并转化为 MPA，其与血浆蛋白结合率达 97.5%。

生物利用度 94%，口服后 1 小时血药浓度达高峰；第二次高峰在服药后 6 ~ 12 小时。

97% MPA 在肝脏与葡萄糖醛酸结合，87% 由尿排出。

（三）临床应用

（1）狼疮性肾炎：主治弥漫增殖型（Ⅳ型）。对局灶增殖型（Ⅲ型）亦能有效地阻断向Ⅳ型演变。可显著减少细胞浸润，免疫复合物沉积并逆转血管病变、肾小球毛细血管袢坏死及间质坏死性血管炎，且不引起肾损伤。

（2）难治性全身性狼疮或并发肝、肾功能损伤、全血细胞减少者，当其他免疫抑制剂不宜应用时，MMF 是唯一的可选用的免疫抑制药物。本药无肝毒性，也无证据表明它有肾脏毒性和骨髓抑制作用，故可缓解病情逆转损伤脏器的功能。

（3）难治性皮肌炎、韦格纳肉芽肿、大动脉炎、白塞病、自身免疫性肝炎等。

（四）用法与剂量

口服剂量一般为 1.5 ~ 2.0g/d。起始剂量 500mg/d，睡前服，可减少胃肠道副作用。如能耐受数日后，递增至 1.5 ~ 2.0g/d，分次口服，病情缓解后减量，可连续应用 6 个月 ~ 1 年。

（五）副作用

1. 副作用　本药毒性较小，无严重的肝、肾毒性。

2. 消化道　恶心、呕吐、腹痛、腹泻（多在服药 30 天后发生）。

3. 血液系统　白细胞减少、贫血（与剂量相关）。

4. 其他　感染（机会感染），偶见血尿酸升高，血钾升高。

（六）注意事项

（1）本药有胎儿致畸作用，故禁用于孕妇及哺乳期妇女。妇女用药前需做妊娠试验，并要采取避孕措施。

（2）肾功能不全，肾小球滤过率＜25ml/min 者，本药剂量应＜1.5～2.0g/d。

（3）同时服制酸药物（氢氧化镁、氢氧化铝）或消胆胺时可降低本药吸收率。

（4）服药期间禁用杀毒疫苗，并避免使用减毒疫苗。

（5）本药不宜与硫唑嘌呤合用。

六、来氟米特（Leflunomide，LEF）

来氟米特（爱若华 Arava）是 1998 年美国 FDA 批准上市的新型免疫抑制剂，中国药品监督管理局（SDA）于 1999 年批准在中国上市。

（一）免疫药理

来氟米特是具有抗增生活性的异恶唑类抑制剂，属于细胞因子信息传递抑制剂。其代谢产物 A771726 可抑制二氢乳清酸脱氢酶（DHODH）的活性，阻断嘧啶的最初合成阶段，从而阻抑 DNA、RNA 合成。本药尚能抑制酪氨酸激酶（Tyrosineprotinkinase，PTK）的活性，而对某些肿瘤细胞产生抑制作用。

抑制活化的淋巴细胞嘧啶合成使增殖期细胞休眠于细胞周期 G_1/S 期中间阶段。

抑制酪氨酸蛋白酶，阻断细胞信号传递为细胞因子传递抑制剂，可抑制 IL-2 受体，血小板生长因子受体（PDGF-R），表皮生长因子受体（EGF-R）。

抑制 NF-κB 的活性，抑制其所调控的基因对 IL-1、TNF 等的表达。

抑制 B 淋巴细胞增殖和抗体的产生，B 细胞对 A771726 是最敏感的细胞类型。

抑制细胞黏附分子的表达，如 ICAM-I，ECAM-I，从而抑制了炎性细胞的黏附和游走。

抑制金属蛋白酶的活性、纤维母细胞及动脉平滑肌细胞的增生。

（二）药代动力学

本药生物利用度 80%，与血浆蛋白结合率 99.3%，广泛分布于各组织，血浓度达峰时间 0.5±0.4d，半衰期 8.79±0.77d。

本药 43% 经肾脏从尿中排泄，48% 经胆汁从粪便中排泄。

（三）临床应用

1. 类风湿关节炎　控制炎症，延缓骨破坏，改善生活质量。

2. 其他　银屑病，狼疮肾炎，结节性多动脉炎等。

（四）用法与剂量

口服 10～20mg/d；或 100mg/d，每周 1 次，共 3 周，以后 10～20mg/d；或 50mg/d，共 3 天，以后 10～20mg/d，平均疗程可达 2 年左右。

（五）副作用

1. 胃肠道　恶心、呕吐、腹泻（服药第 1～2 周内）。

2. 肝脏　转氨酶升高（2～3 倍于正常值）发生率约 2%～4%。如有严重肝损者应立即停服。

3. 综合征　过敏、皮疹、脱发、罕见 Stevens-Johnson 综合征。

4. 其他 白细胞减少、肺炎等。

（六）注意事项

（1）妊娠妇女禁用，哺乳期亦禁用，服药期应采取避孕措施（男、女双方）。

（2）有病毒性肝炎史（B、C）者，或嗜酒者禁用本药。

（3）肾功能不全者忌用（LEF 不能经透析清除）。

（4）有严重免疫缺陷患者禁用本药。

（5）服药期间不做免疫接种。

七、他克莫司（Tacrolimus，FK506）

1986 年首次报道他克莫司（FK506）具有免疫抑制活性，20 世纪 90 年代初开始用于肝移植后排斥反应，他克莫司是一种新型强免疫抑制剂。

（一）免疫药理

本药与环孢素 A 有相似的免疫抑制作用，但作用比后者强 100 倍以上。

本药进入人体后与细胞内受体 FKBP（FK506 结合蛋白）形成复合物，抑制 FK - BP 的旋转酶活力。此复合物结合于胞浆内钙抑制激活的 T 淋巴细胞核因子（NF - ATc）的核内转移，而阻断连续性淋巴因子基因转录。

抑制 Th 细胞活化与钙调神经磷酸酶生成 IL - 2、IL - 3、TNF - α 及 GM - CSF。其作用较环孢素 A 强 10 ~ 100 倍。

抑制 Th 细胞依赖型的 B 细胞增生，但对已成熟的细胞毒性 T 细胞无抑制作用。故在自身免疫疾病的早期用药治疗效果显著。

（二）药代动力学

口服后在胃肠道吸收，于 0.5 ~ 0.8 小时达峰血浆峰浓度，生物利用度 27%（平均），平均半衰期 12.4 小时。

本药 75% ~ 85% 与红细胞结合，与蛋白结合率为 88%。在肝脏代谢，大部分由粪便排除。仅 1% ~ 10% 以原形从尿排出。

（三）临床应用

治疗类风湿关节炎、银屑病、白塞病等。

（四）用法剂量

口服剂量 0.1 ~ 0.15mg/（kg·d）（油溶胶囊）饭后分次口服。应从小剂量开始给药，根据反应逐渐加量。

（五）副作用

总不良反应发生率较低。

1. 神经系统 震颤、头痛、失眠、感觉异常、情绪不稳、紧张、幻觉等。

2. 心血管 高血压、偶有心悸、心电图异常等。

3. 消化道 恶心、腹泻、偶有肝功能异常，胆管炎、罕见肝坏死、腹水。

4. 代谢性 高血钙、高血糖、低血钾、低血磷。

5. 皮肤 皮疹、瘙痒、脱毛、过敏。

6. 血液系统　白细胞减少、血小板减少。

7. 其他　肌无力、骨质疏松、诱发感染（病毒、细菌、霉菌）、诱发良性或恶性肿瘤（罕见）。

（六）注意事项

（1）对本药或大环类药物过敏者禁用。

（2）妊娠妇女禁用，用药前应排除妊娠。哺乳期亦禁用。

（3）定期监测血糖、血钾。

（许鸿雁）

第十一章　风湿热

风湿热（rheumatic fever）是 A 组 β 溶血性链球菌（GAS）感染后发生的一种自身免疫病，可引起全身结缔组织病变，尤其好侵犯关节、心脏、皮肤，偶可累及神经系统、血管、浆膜、肺、肾等内脏。临床上多表现为关节炎、心脏炎、皮下结节、环形红斑、舞蹈病。本病有反复发作倾向。瓣膜炎症的反复发作可导致慢性风湿性心脏病（rheumatic heart disease，RHD）。

第一节　病因和发病机制

一、病因

（一）GAS 咽部感染是诱发风湿热的病因

一般认为风湿热发病与 GAS 的高度抗原性有关。

1. GAS 的结构　由外而内依次为荚膜、细胞壁、细胞膜和细胞质。

（1）荚膜（外囊）：由透明质酸组成，可抵抗白细胞吞噬而起保护作用，与人体滑膜和关节液的透明质酸蛋白之间存在共同抗原性。

（2）细胞壁：共分 3 层：①外层：由蛋白质组成，含 M、T、R 蛋白。M 蛋白与 T 蛋白同为 GAS 的免疫学亚型标记，是决定细菌毒力的主要物质，有保护细胞和抗吞噬的能力。它位于细胞的表面，呈纤毛样突出，通过其上的脂磷壁酸与人体咽部黏膜上皮的纤维结合素起黏附作用而侵入人体。在已确认的 130 多个 M 蛋白血清型中，M1、M3、M5、M6、M14、M18、M19、M24、M27、M29 型被认为与风湿热有关。②中层：由碳水化合物（C 多糖）组成。含组特异性抗原，其抗原性取决于所含的 N 乙酰葡萄糖胺。人类和哺乳动物结缔组织的糖蛋白和黏多糖亦含有 N 乙酰葡萄糖胺。已证明心瓣膜、软骨、角膜的糖蛋白与 GAS 的多糖之间存在共同抗原性。③内层：由黏肽组成。

（3）细胞膜：其抗原性结构是脂蛋白。A 组溶血性链球菌的细胞膜最少含有一种与别组（除 C－G 组外）溶血性链球菌细胞膜不同的特异性抗原。此抗原与哺乳动物的组织如肾基底膜、肌质膜（包括心肌肌膜）、胸腺细胞、脑视丘下部和尾核的神经元有共同的抗原决定簇。

（4）细胞质：为细胞原生质，含 DNA 和 RNA。

2. GAS 的细胞外产物　已知有 20 种以上，包括毒素和酶。链球菌溶血素 "O"（ASO）和溶血素 "S" 有毒性作用，能溶解红细胞和使心肌细胞溶酶体破裂，造成心肌和关节组织损害。蛋白酶可溶解 M 蛋白，静注动物后可引起心肌病变。ASO、链球菌激酶、透明质酸酶、DNase B 和核苷酶等具有抗原性，均可产生抗体。通过对上述抗体的测定有助于确定链球菌感染是否存在。但上述细胞外产物不引起自身免疫反应。

（二）病毒感染与风湿热的关系

Butsh 等提出病毒可能是风湿性心瓣膜病和风湿热的病因，也可能是细菌与病毒协同作用诱发风湿热。但近年未有进一步的研究证明此种观点。

据 WHO 统计，全世界目前至少有 15 600 000 人患 RHD，每年新发病例约 50 万人，其中约有 30 万人发展成为 RHD 患者，每年约有 233 000 人死于急性风湿热或 RHD。虽然 20 世纪后半叶发达国家的风湿热发病率已大幅下降，但大多数发展中国家风湿热和 RHD 的发病一直相当严重，发病率 >50/10 万。而澳大利亚中部和北部土著人发病率最高，文献报道为（245~351）/10 万儿童。1998 年黄震东等报道我国初发风湿热年发病率为 20.05/10 万。

二、发病机制

即使在流行期，在众多 GAS 感染中，只有少数（1%~3%）发生风湿热。关于链球菌如何诱发风湿性关节炎和心脏炎，其机制至今尚未彻底明了。

（一）免疫发病机制

GAS 入侵咽部后经 1~6 周潜伏期而发病，被认为是机体对 GAS 的一种迟发型变态反应。早在 20 世纪 60 年代，Zabriskie 及 Freimer 等就发现风湿热和 RHD 患者血清中存在有抗心肌抗体，并证明此抗体能在体外与心肌结合。不少研究发现 GAS 结构成分与哺乳动物机体组织存在有多种交叉抗原，可诱发机体产生相应的抗体。目前认为 GAS 菌体的多种结构成分（如细胞壁、细胞膜或胞质）的分子结构和人体某些组织的分子结构相同或极相似，因而出现交叉免疫反应，此即分子模拟（molecular mimicry）现象。它在风湿热的发病中有重要意义。

GAS 感染人体后，人体产生了大量的自身抗体及活化的自身反应性 T 细胞。内皮细胞也被激活，表达血管细胞黏附分子 – 1（VCAM – 1）。随后 T 细胞（包括 CD_4^+ 和 CD_8^+ T 细胞）通过内皮细胞渗透进入无血管结构的心瓣膜，形成 Aschoff 小体或内皮下形成包含巨噬细胞和 T 细胞的肉芽肿病灶。最终由于新生血管的形成及病情的进展，心瓣膜变成瘢痕样的慢性病变，导致 RHD。目前内皮细胞被认为是风湿性心脏炎发病机制的焦点。

不少事实也证明在风湿热的发病中有细胞免疫参与：①风湿热时可测出多种细胞免疫激活的标记物，如 TNF – α、IFN – γ、IL – 1。②应用 GAS 膜作为刺激物，可使风湿热患者外周血淋巴细胞和心肌细胞促凝血活性增高。

在动物实验方面，Murphy 等应用 GAS 皮内感染家兔、Merse 等通过咽喉部注射 GAS、余步云应用 GAS 眼结膜下重复注射家兔等方法，均成功制成风湿热动物模型。上述研究结果也提示风湿热的免疫发病机制。

（二）超抗原的作用

超抗原（super antigen）是一组由细菌和病毒合成的独特的糖蛋白，超抗原可激活比普通抗原高达 1 000~100 000 倍的 T 细胞。大量的 T 细胞被激活后产生多种细胞因子，并使巨噬细胞和其他免疫细胞被激活。超抗原这种强大的刺激效应可能激活体内本来存在的少量的自身反应性 T 细胞，从而诱发某些自身免疫病。链球菌 M 蛋白已经公认为一种超抗原。此外，GAS 致热性毒素或称红斑毒素是 GAS 另一种致病性超抗原。

（三）遗传易感性

在上呼吸道感染的人群中仅有少数人发生风湿热，且风湿热患者有容易复发的倾向。同一风湿热患者家族成员发病率较无风湿热的家族为高，单卵双胎同时患风湿热者较双卵双胎者为高。

古洁若等报道广东籍人群中 HLA - DQA1* 0101 和 HLA - DRBl* 0301 等位基因对风湿热有遗传易感作用，而 DQA1* 0102 有遗传抵抗作用，广东籍 RHD 患者 HLA - A10、A28 和 A33 等抗原出现频率明显高于健康人。

Zabriskie 及其同事发现了非 HLA 抗原 B 细胞标志，称为 883 或 D8/17。D8/17 在急性风湿热或有急性风湿热病史的患者 B 细胞中高度表达，在一级亲缘关系的家庭成员的 B 细胞中有中度表达，提示 D8/17 是遗传易感性的标志。D8/17 在出现舞蹈症或抽搐的患者中表达更高。美国、俄罗斯、墨西哥、智利的研究表明，D8/17 阳性率在 90% ~ 100%，而正常人 D8/17 阳性率在 5% ~16%。

（魏　薇）

第二节　病理改变

风湿热以侵犯心脏、关节为主，少数情况也可同时侵犯皮肤、脑及其他脏器。根据其病变发展过程可分为三期。

（一）变性渗出期

本期病变是从结缔组织的基质改变开始。由于酸性黏多糖增加，胶原纤维首先出现黏液样变性，继之出现胶原纤维肿胀、断裂及纤维素样变性，病灶内可同时有浆液渗出，周围有淋巴细胞和单核细胞浸润。此期持续 1 ~2 个月，然后恢复或进入第二、第三期。

（二）增殖期

此期的特点为 Aschoff 小体的形成。此小体多位于心肌间质的血管周围，是在一期病变的基础上发展的。病灶中央有纤维素样坏死，边缘有淋巴细胞、浆细胞和风湿细胞浸润。风湿细胞体积巨大，可呈圆形或椭圆形，含有丰富的嗜碱性胞质。胞核有明显的核仁，可出现双核或多核。Aschoff 小体为风湿热的病理特征性改变和风湿活动的标志。此期持续 3 ~4 个月。

（三）硬化期

Aschoff 小体中央的变性和坏死物质被吸收，炎症细胞减少，风湿细胞变为成纤维细胞，纤维组织增生，局部形成瘢痕灶。此期持续 2 ~3 个月。

风湿热常反复发作，每次发作持续 4 ~6 个月。上述各期病理变化常交错存在，其病理变化对临床症状起决定性作用。如关节和心包的病理变化是以渗出性为主，故临床上不发生关节畸形和缩窄性心包炎；而心肌、心内膜（瓣膜）的病理变化一般均经历上述三期，故常有瘢痕形成，造成永久性损害。

（魏　薇）

第三节 临床表现和辅助检查

一、临床表现

(一)前驱症状

在风湿热症状出现前 2~6 周常有咽或扁桃体炎等上呼吸道 GAS 感染的表现,有发热、咽喉痛、颌下淋巴结肿大、咳嗽等症状。也有患者由于症状轻微而遗忘此前驱症状,故临床上仅有 1/3~1/2 患者能主诉近期上呼吸道感染的病史。

(二)常见表现

最常见为发热、关节炎和心脏炎,环形红斑、皮下结节和舞蹈症也偶尔可见。

1. 发热 约半数患者有发热,热型多不规则,高热多见于少年和儿童,成人每呈低、中度发热,甚至无发热。发热持续时间 1~2 周,亦可持续数周。

2. 关节炎 典型的关节炎具有下述特点:①游走性。②多发性。③常侵犯大关节(如膝、踝、肘、腕、肩等)。④炎症过后无关节变形遗留。⑤对非甾体消炎药反应甚佳。⑥对天气变化十分敏感。典型风湿性关节炎的游走性特点系指在较短时间内,如 24~48h 内,有时甚至是数小时内,关节疼痛可以从一个关节部位转移到另一部位。关节炎对非甾体消炎药和水杨酸制剂的治疗非常敏感,常在用药后 24~48h 内病情得到控制,这是其他关节炎所少有的。不典型的关节炎可表现:①单关节炎或寡关节炎。②小关节炎。③关节炎症状较轻。④对非甾体消炎药反应差,但常保留游走性和关节炎症不遗留变形的特点。

关节炎和关节痛常为风湿热的首发表现,近年统计的发生率分别为 50%~60% 和 70%~80%。

3. 心脏炎 风湿性心脏炎在临床上常有心悸、气短、心前区不适、疲倦、乏力的主诉,间或伴有轻度贫血。心肌炎、瓣膜炎和心包炎三者中以心肌炎最常见,次为瓣膜炎或心肌炎伴瓣膜炎,心包炎通常相对少见,仅见于较急性和病情较重的少数患者。

(1)心肌炎:最早期和常见的表现是窦性心动过速,入睡后心率仍 >100 次/min,也可同时伴有早搏、心尖第一心音减弱及心脏杂音,最常为心尖区柔和的收缩期及舒张期杂音(由于心脏增大所致的相对关闭不全和狭窄)。病情严重的心肌炎可有充血性心力衰竭的症状,甚至出现肺水肿,这是由于左心室容量超负荷所致。X 线或超声心动图可提示心脏增大。

(2)瓣膜炎:最主要表现为心瓣膜区出现新的杂音,可在心尖区听到高调收缩期吹风样杂音,或心尖区短促低调舒张中期杂音,后者发生机制尚不十分明了,可能是左心室增大或二尖瓣炎或乳头肌受累引起。此舒张期杂音被称为 CareyCoombs 杂音。该杂音与二尖瓣狭窄杂音的区别为前者不存在左心房与左心室之间的明显压力阶差。如心底部主动脉瓣区新出现舒张早期柔和的吹风样杂音,尤其在急性风湿性心脏炎无二尖瓣杂音时,应考虑为主动脉瓣炎所致。在风湿性心瓣膜病的基础上新出现上述杂音,或原有上述杂音出现肯定的性质上的变化,均提示急性心瓣膜炎的存在。

（3）心包炎：可主诉胸痛。听诊出现心音遥远、心包摩擦音，以胸骨左缘第3、4肋间最响亮。超声心动图检查可测出少量心包积液，大量心包积液较罕见。心电图可有低电压，胸前各导联 ST 段抬高。X线可见心影增大，坐立位时心影下部增大呈烧瓶样，平卧时心底部明显增宽、心腰消失。

近年报道心脏炎的发生率约为65%，充血性心力衰竭约为20%。总的来说，20世纪90年代后新发的风湿性心脏炎以轻症及不典型病例逐渐增多，故对于近期有过上呼吸道 GAS 感染的少年儿童及青年患者，或有风湿热或现患 RHD 者，近期突然出现无明显原因的进行性心悸、气短逐渐加重时，或进行性心功能减退，应保持警惕性。必要时可行心肌放射性核素灌注显像检查。

4. 环形红斑　临床上少见，国内统计在风湿热的出现率仅2.3%~5.2%，国外报道最高为15%。典型的环形红斑为粉红至紫红色环状红斑，中央苍白，边缘略微突起。此种皮疹多分布在躯干和近端肢体，不痒、不痛，压之可变白色，时退时现，其大小变化不一，形状多样，有时几个红斑相互融合成不规则环形。环形红斑通常在风湿热发作的早期出现，但是也可数日、数月或数年地反复出现。

5. 皮下结节　皮下结节的发生率，不同国家的报道有很大差异。近年统计其发生率 < 20%。皮下结节为一圆形、坚硬、活动、无痛的小结，大小为0.5~2.0cm。由于其表面的皮肤无发炎，若不细心触诊，很容易被忽略。皮下结节每发生于骨的隆突部位和伸肌肌腱，以肘、腕、膝、踝和跟腱处最常见。可发生在头皮，尤其是在枕部和脊椎棘突等部位。皮下结节可有1个或多个，但通常是3~4个。持续存在时间为数日至1~2周，罕有 >1个月。

6. 舞蹈症　常发生在儿童期，4~7岁儿童较多见，有报道可发生在14岁儿童，以女性多见。国外近年报道舞蹈症的发生率较前增高，为5%~36%。国内约为2.3%。一般出现在初次 GAS 感染后2个月或以上，由于风湿热炎症侵犯脑基底神经节所致。其临床表现是一种无目的、不自主的躯干或肢体动作。如面部表现为挤眉、眨眼、摇头转颈、努嘴伸舌；肢体表现为伸直和屈曲、内收和外展、旋前和旋后等无节律的交替动作，激动和兴奋时加重，睡眠时消失，情绪常不稳定是其特征之一。由于其多在风湿热后期出现，常不伴有其他明显的风湿热临床表现。近年我们发现有初诊为单纯舞蹈症者，经2年追踪后出现风湿性心瓣膜病，故对单纯舞蹈症仍应严格进行二级预防。

7. 其他表现　有时风湿热的临床表现无特征性，仅有不明原因的进行性疲倦、乏力、轻度贫血、肌痛、盗汗。皮肤的不典型表现为反复发作的结节性红斑、多形红斑和皮下瘀斑。有时可有严重腹痛，甚至酷似急性阑尾炎和急腹症，以至剖腹探查者并非罕见，此可能由于风湿性血管炎所致。若风湿热时发生肾炎，尿镜检可见红细胞和白细胞甚至管型，尿培养结果常阴性，抗生素治疗无效，但激素治疗有效。

（三）临床分型

根据风湿热的疾病过程，可分为5个临床类型。

1. 暴发型　本型多见于儿童，急性起病，病情凶险，常因严重心脏炎、急性心力衰弱于短期内死亡。此型在国内已少见。

2. 一过性发作型　急性风湿热呈一过性发作。绝大多数此型患者均接受过至少3~5年长效青霉素的继发预防。

3. 反复发作型　本型最常见，据统计占44%~70%。第一次风湿热后3~5年内再发的概率最高，有些患者在 5 年内发作 2~3 次。在复发时其病情常有重复以往临床表现的特点。

4. 慢性迁延发作型 此型病程持续半年以上，间有持续 2~3 年。常以心脏炎为主要表现，在疾病过程症状趋向减轻和加剧反复交替出现。此型患者如能坚持继发性预防和充分抗风湿治疗，其预后较好。放弃预防和治疗者预后较差。

5. 亚临床型（隐性风湿热） 本型可无临床表现，或仅有疲倦、乏力、面色苍白、低热等一般症状。间有咽痛或咽部不适史。检验常有血沉加速，C 反应蛋白增高，ASO 或抗DNA 酶 B 增高，血清循环免疫复合物持续增高，抗心肌抗体阳性，ASP、PCA 试验结果阳性。心电图正常或 P－R 间期延长。持续一段时间后可因风湿热活动性加剧而出现典型的临床表现，或病情自限地完全缓解，间有心脏损害隐匿进行，若干年后出现慢性风湿性心瓣膜病。

二、辅助检查

（一）GAS 感染的检测方法

1. 咽拭子培养 本试验的优点是方法简单可行，但对就诊较晚，就诊前用过抗生素者，其结果常为阴性，近年发现阳性率仅为 20%~25%。

2. 抗 ASO 试验 一般以 >500U 为异常。如持续在 800U 以上，其意义较大，预示有可能发生风湿热。本项目优点是方法简便、重复性好、易于标准化、费用较低，但由于近年国内轻症和不典型病例占相当比例，且 ASO 效价受抗生素治疗影响，故 ASO 阳性率仅在 40% 左右，远较以往的报道为低。

3. 抗 DNase B 试验 一般认为儿童 >240U 或成人 >120U 为异常。本试验的优点是其高峰维持时间较长，发病后 2~4 周达高峰，可持续增高数月之久，对就诊较晚或迁延型风湿活动的患者或舞蹈症患者意义更大，其阳性率达 80% 以上。若同时测定 ASO 和抗 DNaseB，阳性率可在 90% 以上。

（二）急性期反应物的检测

1. 血沉的敏感性 近年来由于轻症和不典型病例增多，风湿热活动期血沉加速者从过去占 80% 左右下降至 55% 左右，但本试验优点是简便、价廉、结果稳定。

2. 测定 C 反应蛋白最适合的时间 在风湿热过程中 C 反应蛋白常呈一过性增高，起病 1 周内阳性率最高，可达 81.2%，但随着时间推移，4 周后阳性率下降至 10%~30%。最佳的检测时间应在发病 1 周内，愈早愈好。

3. 外周血白细胞数检查 近年流行的急性风湿热中约有 44% 患者可被测出有外周血白细胞数增高。由于各种干扰因素太多，较难仅凭此项检查结果作出活动性的判断。

4. 血清糖蛋白或黏蛋白的意义 急性风湿热的病理变化是胶原纤维变性和炎症细胞的渗出、增生。由于糖蛋白是结缔组织胶原基质的化学成分，也是细胞膜的重要成分，故在急性风湿热时有血清糖蛋白和黏蛋白水平的增高。糖蛋白水平不受激素治疗和心功能不全影响，其结果较之血沉、C 反应蛋白、外周血白细胞数三项检查更能反映炎症过程，阳性率约 77%。

值得注意的是，上述各项检查方法都属于急性期反应物的检测，对风湿热的判断无特异性意义，只有在无并发症的情况下，对风湿热活动性的判断才有价值。因为在其他多种情况如感染、肿瘤、血液、免疫性疾病时，均可能出现阳性结果。

（三）免疫学的检查

1. 非特异性免疫试验 风湿热时免疫球蛋白、补体 C3c 和循环免疫复合物（CIC）均可升高，IgM、IgG 和 IgA 阳性率分别为 53%、59% 和 46.3%，补体 C3c 升高的阳性率为 63.4%，CIC 阳性率达 66%，其增高程度与病情严重程度相平衡。应用单克隆抗体分析急性风湿热患者外周血 T 细胞及其亚群，可测出 CD_4^+ 细胞增多，CD_8^+ 细胞减少，CD_4^+/CD_8^+ 比例增高。近年国内外均有文章报道急性风湿热时有 sIL-2R 增高，其增高水平随病情的活动程度及心脏受累的严重程度而异，阳性率达 83.3% ~88.6%。

总的来说，上述各项非特异性免疫试验在反映风湿热活动性、病情严重程度、指导治疗、判断疗效等方面有不同程度的参考意义，但在临床应用时需排除其他原因所致。

2. 特异性免疫试验

（1）抗心肌抗体（HRA）的测定：自 20 世纪 80 年代以来，血清 HRA 检测陆续在国内外作为临床上检查项目开展（ELISA 法）。在急性风湿性心肌炎时阳性率为 70.8%。

通过系列研究证明：①HRA 不但能反映风湿性心脏炎病情的活动性，还具有心肌受累的定位诊断意义。②HRA 可用于监测病情，判断疗效。③在疾病鉴别诊断上有一定参考意义。但在与病毒性心肌炎、心肌病及有心脏受累的其他疾病鉴别时，应作出排除性诊断。

（2）HRA 吸附试验：本方法亦根据 GAS 膜抗原与心肌组织具有交叉抗原性的原理，GAS 诱生的 HRA 具有与心肌抗原、GAS 菌膜抗原结合的双重特性而设计，故可通过 HRA 阳性血清经 GAS 菌膜抗原吸附前后的变化来判断被检者 HRA 是否由 GAS 感染所诱发。

吸附试验研究结果显示，风湿性心脏炎阳性率为 73.9%，原发性心肌病为 18.2%，病毒性心肌炎为 11.1%，冠心病、其他心脏病和结缔组织病的阳性率均为 0。可见，风湿性心脏炎以外的其他疾病极少被链球菌菌膜抗原结合，故本试验比单纯 HRA 测定更具有特异性。

（3）抗 GAS 胞壁多糖抗体（ASP）的测定：本试验系根据链球菌胞壁多糖与人心脏瓣膜糖蛋白有共同抗原性原理设计。20 世纪 80 年代以来，我们在过去研究的基础上采用 GAS 最具生物活性部分多糖为抗原，用 ELISA 法测定风湿性心脏炎患者血清中的多糖抗体（ASP-IgG 及 IgM），由于抗原是经过多种方法纯化，提高了试验的精确度和准确性，经过近 10 年在千例以上患者的临床应用，证明本试验对诊断风湿热具有较好的敏感性和特异性，敏感性为 73.7%，特异性为 76.7%。

（4）抗 GAS 胞壁 M 蛋白抗体测定：近年国外有研究用重组 M 蛋白 C 区作包被抗原，用 ELISA 法测定患者血清中抗 M 蛋白 C 区抗体，结果显示风湿热患者的抗体高达 43μg/ml，而健康对照组仅 1.5μg/ml，说明在风湿热患者体内存在较高的抗 M 蛋白 C 区抗体。由于抗原制备较复杂，国外极少单位用于临床研究。

（5）外周血淋巴细胞促凝血活性试验（PCA）：本试验系根据已致敏的淋巴细胞再次接触相同抗原时其表面可出现凝血酶样物质，可促进凝血的原理设计。有学者应用 GAS 胞膜作为抗原，刺激患者外周血淋巴细胞，发现其凝血活性增高。其增高程度较其他疾病为显著，经过系列的临床研究结果显示，PCA 在诊断风湿性心脏炎时灵敏度为 82.98%，特异度为 88.3%。PCA 在反映风湿活动性方面较血沉、C 反应蛋白敏感，在反映免疫状态时较 CIC、HRA 阳性率高，在反映链球菌感染及链球菌免疫反应方面较 ASO 优异。应该注意的是，由于本试验所用的刺激物是链球菌抗原，这一抗原仅与人心肌之间存在共同抗原性，故对急性风湿性关节炎来说，其 PCA 值与健康人、其他疾病组无差异。

其次是在多次链球菌感染时有可能出现一过性 PCA 升高。要鉴别这一情况，可于 1 ~ 2 周后复查其 PCA 变化，如 PCA 阴转，即可能为假阳性。

上述 5 项特异性试验虽然均具有较好的敏感性和特异性，但各有优势和缺点。现代免疫学、细胞生物学和分子生物学的迅猛发展，完全有可能突破 100 多年来的传统观念，解决长期以来认为风湿热无特异性试验诊断的大难题。

（四）其他辅助检查

1. 心电图检查　风湿热伴心脏炎患者约有半数有心电图异常，典型变化为房室传导阻滞（P－R 间期延长）、房性及室性早搏，亦可有 ST－T 改变，心房颤动也偶可发生。心包炎患者也可有相应心电图的变化。过去认为 P－R 间期延长较常见，甚至可高达 70% ~ 80%，但近年仅见于 1/3 左右病例。

2. 超声心动图检查　20 世纪 90 年代以来，应用二维超声心动图和多普勒超声心动图检查风湿热和风湿性心脏炎的研究有较大进展。目前认为最具有诊断意义的超声改变为：①瓣膜增厚：可呈弥漫性瓣叶增厚或局灶性结节增厚。有报道前者出现率可高达 40%，后者可高达 22% ~ 27%，均以二尖瓣多见。②二尖瓣脱垂：二尖瓣前叶多见（51% ~ 82%）。③瓣膜反流：为最常见的瓣膜改变，二尖瓣反流远较主动脉瓣、三尖瓣反流常见。④心包积液：多属小量积液，发生于初发风湿热占 7%，复发性风湿热占 29%。

3. 胸部 X 线检查　大多数风湿性心脏炎的心脏增大是轻度的，如不做胸部 X 线检查难以发现，有时还需通过治疗后心影的缩小来证实原有心脏炎的存在。

（魏　薇）

第四节　诊断和鉴别诊断

一、诊断

风湿热的诊断在过去 10 多年沿用 Jones（1992 年修订）标准，2003 年 WHO 又进行了一次修改。

（一）Jones 标准（1992 年修订）

主要表现：①心脏炎。②多关节炎。③舞蹈症。④环形红斑。⑤皮下结节。次要表现：①关节痛。②发热。③急性期反应物（血沉、CRP）增高。④心电图 P－R 间期延长。有前驱的链球菌感染证据：①咽拭子培养或快速链球菌抗原试验阳性。②链球菌抗体效价升高。

如有前驱的链球菌感染证据，并有 2 项主要表现或 1 项主要表现加 2 项次要表现者高度提示可能为急性风湿热。

由于此修订标准主要是针对急性风湿热，故又对下列情况作了特殊说明：①舞蹈症者。②隐匿发病或缓慢出现的心脏炎。③有风湿性疾病史或现患 RHD，当再感染 GAS 时，有风湿热复发的高度危险性者，不必严格执行该修订标准。

过去 10 年的临床实践证明，应用上述的修订标准对诊断典型的初发急性风湿热有较高的敏感性和特异性，诊断符合率达到 74.1% ~ 77.3%；但对不典型病例，尤其是不典型的复发风湿热，其符合率仅为 25.8% ~ 47.8%。可见，有半数以上病例漏诊，说明该标准存在较大的局限性。

（二）2003 年 WHO 修订标准

本标准最大的特点是对风湿热分类提出诊断标准，有关主要和次要临床表现沿用过去标准的内容，但对链球菌感染的前驱期作了 45d 的明确规定，并增加了猩红热作为链球菌感染证据之一（表 11 -1）。

表 11 -1　WHO 诊断标准（2003 年）

诊断分类	标准
初发风湿热*	2 项主要表现*或 1 项主要和 2 项次要表现加上前驱的 A 组链球菌感染证据
复发性风湿热不患有 RHD**	2 项主要表现或 1 项主要和 2 项次要表现加上前驱的 A 组链球菌感染证据
复发性风湿热患有 RHD	2 项次要表现加上前驱的 A 组链球菌感染证据…
风湿性舞蹈症、隐匿发病的风湿性心脏炎***	其他主要表现或 A 组链球菌感染证据，可不需要
慢性风湿性心瓣膜病 [患者第一时间表现为单纯二尖瓣狭窄或复合性二尖瓣病和（或）主动脉瓣病]****	不需要其他任何标准即可诊断 RHD

注：*患者可能有多关节炎（或仅有多关节痛或单关节炎）以及有数项（3 个或 3 个以上）次要表现，联合有近期 A 组链球菌感染证据。其中有些病例后来发展为风湿热，一旦其他诊断被排除，应慎重地把这些病例视作"可能风湿热"，建议进行继发预防。这些患者需予以密切追踪和定期检查其心脏情况。这尤其适用于高发地区和易患年龄患者。

**感染性心内膜炎必须被排除。

***有些复发性病例可能不满足这些标准。

****先天性心脏病应予排除。

与 1992 年修订的 Jones 标准比较，2003 年 WHO 标准由于对风湿热作了分类诊断，有如下改变：①对伴有 RHD 的复发性风湿热的诊断明显放宽，只需具有 2 项次要表现及前驱链球菌感染证据即可确立诊断。②对隐匿发病的风湿性心脏炎和舞蹈症的诊断也放宽，不需要有其他主要表现，即使前驱链球菌感染证据缺如也可诊断。③对多关节炎、多关节痛或单关节炎可能发展为风湿热给予重视，以避免误诊及漏诊。

（三）对不典型风湿热诊断的建议

近年风湿热临床表现趋向轻症和不典型，漏诊率可达 41.7% ~ 76.9%。采用下述步骤有助于做出正确的诊断。

（1）最少有 1 项主要表现或 2 项次要表现作为初筛依据。

（2）积极寻找近期链球菌感染的证据：联合测定 ASO 和抗 DNase B，阳性率可高达 90% 以上。

（3）特异性和非特异性炎症指标的检测：可测定促凝活性、抗多糖抗体、抗心肌抗体等特异性指标，以确定有无风湿热免疫性炎症存在；如条件不具备，也可测定血沉、C 反应蛋白、血清糖蛋白等。

（4）寻找影像学证据：应用心电图、X线、心脏超声及心肌核素灌注显像，以确定有无新出现的心脏炎。

（5）排除其他疑似疾病：特别是其他结缔组织病、结核病、感染性心内膜炎、其他心肌炎、心肌病、其他关节炎和关节病。

二、鉴别诊断

1. SLE　鉴别要点：①有无 SLE 常见症状如蝶形红斑和盘状红斑、口腔溃疡、光过敏。②有无其他内脏损害如出现蛋白尿、管型尿、红细胞尿；有无全血细胞减少、白细胞或血小板减少、溶血性贫血；有无神经、精神系统症状或外周神经炎表现。③实验室检查有无 ANA、抗 Sm 抗体、抗 dsDNA 抗体阳性和补体 C3 或 C4 下降。

2. RA　本病特点是有晨僵，多呈对称性腕关节、掌指或近端指间关节炎，有类风湿因子效价升高和抗 RA33、抗角蛋白抗体、抗核周因子、抗 Sa、抗 CCP 抗体等阳性，病情发展至一定程度还可有 X 线改变。

3. Still 病　本病以发热、关节炎或关节痛、皮疹为主要临床表现。皮疹常与高热伴随出现，热退疹退；高热常持续 1 周以上。白细胞增高明显，$> 10 \times 10^9/L$，中性粒细胞 > 0.8，常伴淋巴结和（或）肝脾肿大。

4. 结核感染变态反应性关节炎（Poncet 病）　本病系由结核感染后引起机体产生的一种变态反应。主要表现为发热，伴有多发性关节炎或关节痛，常由小关节开始，逐渐波及大关节。体内可有活动性结核病灶，胸片可发现肺结核，结核菌素试验阳性，非甾体消炎药治疗无效，而抗结核治疗有效。

5. 链球菌感染后状态　本病是否是一个独立疾病尚有争论。临床表现是在上呼吸道炎或扁桃体炎后出现血沉加速、低热、关节痛，有时还可有心悸、心电图出现 ST－T 改变。但青霉素和小剂量激素治疗后症状很快消失，也不再复发。

6. 感染性心内膜炎　有进行性贫血，黏膜或皮肤瘀斑，脾肿大，皮肤或内脏栓塞表现；血培养细菌阳性是最可靠的诊断依据，白细胞总数可明显增多，中性多形核白细胞比例也增高；心脏彩色多普勒超声可发现心瓣膜上赘生物。

7. 病毒性心肌炎　本病以鼻塞、喷嚏、流涕伴眼结膜充血、流泪等卡他性炎症为前驱症状，实验室检查有病毒血清学改变，如中和试验的抗体效价在 3～4 周内升高 4 倍以上。病毒性心肌炎常有较明显的胸痛、心悸和顽固性心律失常。其心律失常呈较复杂的变化，如早搏呈多源性、多发性，较为持续存在。常需用抗心律失常药才能控制。

8. 血液病　儿童期和青年期急性淋巴细胞白血病早期较容易与风湿热混淆，前者还具有以下特点：出血症状较明显，除皮肤、黏膜外可有其他器官如肾脏（血尿）、消化道和中枢神经系统出血；全身淋巴结、肝、脾肿大；骨髓检查可发现异常幼稚细胞增多，这是该病的重要诊断依据。

（魏　薇）

第五节 治疗

（一）治疗原则

治疗原则是：①去除病因，消灭链球菌和清除感染病灶。②积极抗风湿治疗，迅速控制临床症状。③治疗并发症，改善疾病的预后。④根据不同情况，实施个别化处理原则。

（二）基本治疗措施

1. 一般治疗 应注意保暖、防寒、防潮。发作风湿热有心脏受累时应卧床休息，待体温、血沉正常，心动过速控制或明显的心电图变化改善后，继续卧床 2～3 周（总卧床时间≥4 周），然后逐步恢复活动。急性关节炎患者早期亦应卧床休息。舞蹈症患者应注意安置在较安静的环境，避免神经系统受到刺激。

2. 抗生素的应用 目的是消除咽部链球菌感染，避免风湿热反复发作。迄今为止，青霉素仍被公认为杀灭链球菌最有效的药物。如青霉素过敏，可改用红霉素族，最常用为罗红霉素，亦有主张用阿奇霉素和头孢呋辛。在上述药物治疗的基础上，应坚持继发预防。

3. 抗风湿治疗 目的是控制发热、关节炎/关节痛、心脏炎的症状，对能否减少以后心脏瓣膜病变的发生尚缺乏肯定性结论。关于选择水杨酸制剂或激素作为首选药物的问题，近年的观点是：风湿性关节炎的首选药物为阿司匹林（乙酰水杨酸），开始剂量成人为 3～4g/d，小儿为 80～100mg/（kg·d），分 3～4 次口服。近年 Uzid Y 等报道应用萘普生 10～20mg/（kg·d）治疗，也有较好疗效。在应用阿司匹林和非甾体消炎药时要注意其不良反应，最常见为恶心、呕吐、厌食、上腹不适或疼痛，严重者可有胃肠道溃疡、出血和肝肾损害，少数可发生耳鸣等神经系统症状，有特异质者可发生皮疹、哮喘等。加服胃黏膜保护剂如质子泵抑制剂可减轻或缓解上述消化道不良反应。对原患有较明显胃炎或溃疡病患者，可采用中药治疗，如正清风痛宁或帕夫林，对关节炎的治疗可收到较好疗效。

风湿热伴明显心脏炎时一般首选糖皮质激素治疗，常用泼尼松，开始剂量为成人 30～40mg/d，小儿 1.0～1.5mg/（kg·d），分 3～4 次口服。病情控制后逐渐减量至 10～15mg/d 维持量治疗。为防止停用激素时出现反跳现象，可于激素停用前 2 周或更长一些时间加用阿司匹林，待激素停用 2～3 周后停用阿司匹林。病情严重，如出现心包炎、心肌炎并急性心力衰竭，可静滴甲泼尼龙 1.5～2mg/（kg·d）或氢化可的松 200mg/d，亦可用地塞米松 5～10mg/d 静注，至病情改善后改口服泼尼松治疗。对一时未能确定有无心脏炎的病例，可根据杂音、心率、心律情况作出判断。一般来说心尖区或主动脉瓣区有Ⅱ级以上收缩期杂音或新近出现舒张期杂音，或有持续性窦性心动过速，或心律失常而无其他原因解释者，应按心脏炎处理，采用激素治疗。有部分患者对药物的耐受性较差，为减少激素和阿司匹林的不良反应，可采用两者联合治疗方案，各取其单独治疗用量的 1/3～1/2 联合应用，可减少各自的不良反应。激素最常见的不良反应为水肿、血压增高、消化道出血、感染等。

在抗风湿疗程方面，单纯关节炎的疗程为 6～8 周，心脏炎疗程最少不短于 12 周。如病情迁延，应根据临床表现和实验室结果，延长其治疗时间至半年到 1 年或更长一些时间。

以上是传统的抗风湿治疗方法。近年国外有尝试用甲泼尼龙冲击治疗风湿性心脏炎的报道，但文献报道对其疗效很不一致。

4. 丙种球蛋白的应用 近年陆续有应用丙种球蛋白治疗风湿热的报道，一般多选择性地用于严重急性风湿性心脏炎，尤其是伴心力衰竭者。多数报道认为对急性期有效，至于远期疗效，则与安慰剂无显著性差异。

5. 舞蹈症的治疗 绝大多数舞蹈症是属于轻症和良性经过，能自限而无需治疗，罕有病程持续 2～3 年。只有在病情中至重度患者，才需用特殊药物治疗。目前认为可选用丙戊酸、卡马西平或氟哌醇等药物，但上述药物不可同时并用。激素治疗是否采用，取决于有无风湿热活动的存在。过去曾认为舞蹈症常发生在风湿热的恢复期或静止期，无需抗风湿治疗，近年有些报道提出了舞蹈症亦可能在风湿热急性期出现，文献上曾报道 1 例舞蹈症 1 年后死于心脏炎。可见，对于舞蹈症患者的继发预防问题，应予充分重视。

（三）并发症的治疗

最常见的并发症为治疗过程出现的消化道反应、电解质紊乱和代谢紊乱、呼吸道感染，其次是心脏炎时出现的心律失常、心功能不全、感染性心内膜炎等，有针对性地进行处理，可改善疾病预后。

1. 心功能不全或充血性心力衰竭 这是严重心脏炎最常见的并发症，也是急性风湿热死亡的最主要原因。应针对心功能不全采用利尿、强心处理，加用小剂量洋地黄制剂，以静注毛花苷 C 或口服地高辛为宜。有肺水肿时应兼用吸氧、氨茶碱、吗啡等药物，激素如地塞米松静注也是重要的应急措施。

2. 心律失常 最常发生的心律失常为窦性心动过速、室性或室上性早搏、传导阻滞，多数患者在抗风湿治疗后心律失常能改善，甚至进一步缓解，但部分心动过速患者需加用抗心律失常药如美托洛尔（倍他乐克）或胺碘酮等治疗。

3. 呼吸道感染 应针对具体情况做痰液检查，及时、足量地选用有效抗生素控制呼吸道感染。

4. 亚急性感染性心内膜炎 这是 RHD 常见的并发症，而临床上往往容易注意到风湿热发作而忽视心内膜炎并存的可能性。对 RHD 风湿活动的患者，经抗风湿及实施有效的继发预防后，心脏情况无明显改善时，必须排除亚急性感染性心内膜炎同时并存的可能性，应做血培养并密切观察，早期作出诊断，选用有效、足量、足疗程的杀菌剂治疗。

5. 消化道并发症 由于激素和阿司匹林的应用，消化道不良反应包括胃痛、胃胀，溃疡病、胃肠道出血的症状常有发生。对原患有慢性消化道疾病者，应在抗风湿治疗的同时加用胃黏膜保护剂，可选用复方氢氧化铝、雷尼替丁、法莫替丁、美索前列醇或质子泵抑制剂。

6. 电解质及代谢紊乱 应定期做电解质、血糖、血脂、血尿酸和血压的检查，以尽早诊断及进行相应处理。

（四）其他疗法

如经上述治疗，风湿热仍反复发作，链球菌感染无法控制，应细致分析患者的具体情况，是否存在特殊的环境因素或个体免疫力的差异，可试用下列措施。

1. 易地治疗 目的是去除链球菌反复感染和其他诱发风湿热发作的各种外界因素，这对长期处于潮湿、寒冷、空气高度污染、通风环境恶劣的患者，不失为有效的治疗措施。

2. 提高机体免疫力　可进行一些有效的健身锻炼，进行适度的有氧运动，包括太极拳、气功、户外散步，亦可使用提高机体免疫力的药物和食物，如灵芝、冬虫夏草、蜂皇浆，对提高机体免疫力、对抗链球菌感染可起到一定疗效。

（魏　薇）

第六节　预防和预后

一、预防

关键是要预防和控制上呼吸道链球菌感染，提高患者的机体免疫力。

（一）一般性预防

注意环境卫生，居室宜通风通气良好，防潮、保暖，避免受寒及淋雨。加强体育锻炼，提高抗病能力。对未患过风湿热，或曾患风湿热但无心脏损害遗留者，其运动量不必严格限制。如已患过风湿热，有心脏瓣膜损害遗留者，其运动强度和运动量应适当控制。对流行期咽部感染应积极控制。

（二）风湿热的预防

1. 初发的预防（一级预防）　所谓初发预防，是指儿童、青年、成人有发热、咽喉痛症状，拟诊上呼吸道链球菌感染者，为避免其诱发风湿热，即给予青霉素或其他有效抗生素治疗。目前公认初发预防以单一剂量苄星青霉素肌注为首选药物。应用剂量：体重＜27kg，可用 60 万 U；体重≥27kg，可用 120 万 U。其次，可选用口服青霉素 V 或阿莫西林。青霉素 V，儿童剂量为250mg，每日 2～3 次；青年及成年人 250mg，每日 3～4 次，或 500mg，每日 2 次口服，疗程为 10d。阿莫西林，儿童剂量为 25～50mg/（kg·d），分 3 次口服；成人为 750～1 500mg/d，分 3 次口服。近年美国有推荐用高剂量（成人 2g/d）阿莫西林一次疗法，认为较青霉素 V 更有效。对青霉素过敏者，可选用第一代头孢菌素（如头孢氨苄）或罗红霉素。但应注意近年有报道链球菌对红霉素族有耐药情况。此外，还可用阿奇霉素 5日疗程，儿童 10mg/（kg·d），每日 1 次；成人第 1 日 250mg/次，用 2 次，第 2～5 日250mg/d。亦可用头孢呋辛酯（头孢呋辛或西力欣），儿童 20～30mg/（kg·d），分 2～3 次口服；成人 250mg，每日 2 次，疗程亦为 5d。

2. 再发（继发）的预防（二级预防）　再发预防是指对已发生过风湿热或已患 RHD者持续应用特效的抗生素，以避免 GAS 侵入，发生上呼吸道感染，并诱发风湿热再发作，防止心脏损害的加重。

目前仍公认青霉素为继发预防的首选药物，不少研究证明苄星青霉素每 3 周肌注 1 次能最有效地维持足够的血浆浓度，防止风湿热的复发。每次所用剂量仍主张成人为 120 万 U，儿童（＜27kg）时用 60 万 U。由于每 4 周定期注射，有时会出现预防失败，对高危地区、高危人群主张每 3 周 1 次，对非流行区及低危患者（包括上述经 3 周定期注射一段时期后，上呼吸道链球菌感染较少发生者）可考虑每 4 周间隔注射。对青霉素过敏者可考虑用磺胺类药物如磺胺嘧啶或磺胺二甲基异噁啶预防，成人或儿童体重≥30 kg 剂量为 1g/d，体重＜

30kg 儿童为 500mg/d。应予注意的是：妊娠期，青霉素可继续预防注射，但磺胺药是禁忌的。如青霉素和磺胺药均过敏，可选择用红霉素预防，剂量为口服 250mg，每日 2 次；如无青霉素过敏，也可选用青霉素 V250mg，每日 2 次口服。

关于继发预防的时间，应根据：①患者的年龄：年龄越轻，预防时间要越长。②是否患 RHD。③发作的次数多少。④居住环境及工作场所拥挤程度。⑤有无风湿热或 RHD 家族史。建议按以下分类处理（表 11 - 2）。

表 11 - 2　继发预防的时间

患者分类	预防时限
无心脏炎	末次发作后 5 年或至 18 岁（可选择较长的时限）
患有心脏炎（仅为轻微二尖瓣关闭不全或已治愈的心脏炎）	末次发作后 10 年或至 25 岁（可选择较长的时限）
较严重的心瓣膜病	终身
瓣膜手术后	终身

在参照上述建议时应根据患者的具体情况，适当进行个体化的处理。

二、预后

1. 早期诊断和早期预防，预后良好　有人追踪 20 例初发风湿热，并即开始苄星青霉素预防的患者，经 10～40 年观察，无 1 例发生 RHD。所有上述患者心功能良好，一直能坚持正常工作。

2. 二级预防的实施可大大降低病死率　近年初发风湿热死亡已经很少发生，只是在诊断延误时才会出现。关于累计病死率，各家报道不同。Carapetis JR 报道 10 年病死率为 6.3%；KamarR 报道 15 年病死率为 12%～20%；本院 15 年病死率为 8%。病死率显著降低是归究于有效的二级预防的结果。

3. 并发症是影响预后的重要因素之一　在一组包括有 74 例死亡的分析，发现所有患者均患有 RHD 并心力衰竭，可见 RHD 并心力衰竭是最重要的死亡原因。此外，有血栓性栓塞、感染性心内膜炎、冠心病、糖尿病、高血压、青霉素过敏性休克等。由此可见，并发症的预防和及时的处理有可能进一步改善疾病的预后。

（魏　薇）

第十二章　系统性红斑狼疮

系统性红斑狼疮（systemic lupus erythematosus，SLE）是一种病因未明的自身免疫病，临床表现多种多样。其临床特征是多系统、多脏器累及，以及临床上疾病缓解和加重交替出现。特征性免疫学异常是血清中出现以 ANA 为代表的多种自身抗体。过去认为 SLE 是一难治的致死性疾病，经过近几十年的研究，目前已有显著改观，认为本病是一种可治性的慢性炎症性自身免疫病，10 年生存率达 90% 以上。

SLE 好发于育龄期女性，多见于 16～55 岁年龄段。女性与男性的比例为（7～9）∶1。西方 SLE 的患病率为（14.6～122）/10 万人。我国黄铭新、陈顺乐等于 1985 年对上海纺织系统 33 668 人进行流行病学调查，其中男性为 12 374 名、女性为 20 294 名，男女之比为 1∶1.6，结果显示 SLE 的患病率为 70/10 万人、女性患病率为 113/10 万人。最近 Hochberg 等报道美国 SLE 的患病率为 124/10 万，2000 年美国 ACR 诊疗指南显示美国 SLE 的患病率为 111 000，与 1985 年上海 SLE 的患病率相当。SLE 发病率在不同人群也有所不同，有报道美国黑种人患病率比同地区白种人高 3～4 倍。

第一节　病因和病理

一、病因

SLE 的病因和发病机制尚未明确。目前研究认为 SLE 的发病与遗传、性激素、免疫、环境等因素有关。

（一）遗传因素

SLE 同卵双生共患率约为 50%；5%～13% SLE 患者可在其一、二级亲属中找到另一 SLE 患者；SLE 患者的子女中 SLE 患病率约 5%，此提示 SLE 存在遗传的易感性。近年对人类 SLE 和狼疮鼠动物模型的全基因组扫描和易感基因定位的工作提示，SLE 的发病是多基因相互作用的结果。这些基因可影响免疫调节、蛋白质降解、蛋白多肽向细胞膜的转移、免疫反应、补体、单核巨噬细胞系统、免疫球蛋白、细胞凋亡、性激素等各个方面：①对核抗原免疫耐受的丧失，参与基因（位点）如 sle1（鼠）、Sap、C1q。②免疫调节紊乱，包括调控淋巴细胞免疫应答的多种基因（位点），如 sle2、sle3（鼠）、Fas、Lyn、SHP-1 等。③免疫效应阶段的终末器官损伤，主要涉及免疫复合物的形成和在特定组织的沉积，相关基因（位点）如 sle6（鼠）、FcγRⅢ等。患者的易感性与 HLA 有关。如 SLE 患者的 HLA-B8 频率较高，而亚急性皮肤型红斑狼疮的 HLA-DR3 频率较高。

（二）性激素

生育年龄女性的 SLE 发病率明显高于同年龄段的男性，也高于青春期以前的儿童和老年女性。SLE 患者体内雌激素水平增高，雄激素降低。催乳素水平增高亦可能对 SLE 的病情有影响，妊娠后期和产后哺乳期常出现病情加重，可能与体内的雌激素和催乳素水平有关。雌激素可使 NZB/NZW 小鼠狼疮加剧而雄激素有保护作用。红斑狼疮患者普遍有 α 羟雌酮升高，活动性 SLE 患者血清雌二醇升高。睾酮降低、血清雌二醇/睾酮比值明显增高可能与发病有关。

（三）免疫反应异常

SLE 存在多种免疫调节异常。在 SLE 发病过程中，多种因素使其正常免疫应答调节机制发生障碍。SLE 存在自身抑制性 T 细胞功能异常，导致 B 细胞多克隆活化。在狼疮鼠动物模型及 SLE 患者存在着基因调控下的程序性细胞死亡（PCD）异常，而 PCD 所介导的自身反应性 T、B 细胞清除是免疫耐受形成和维持的重要基础。免疫调节异常的结果可导致凋亡过度产生多种自身抗原。这些自身抗原被抗原呈递细胞（包括巨噬细胞、B 细胞、树突状细胞等）摄取、处理为抗原肽，并与 MHC Ⅱ 类分子结合，呈递给自身反应性 T 细胞，促进其活化并释放多种细胞因子（如 IL-6、IL-4、IL-10 等）。在 CD_4^+ 辅助性 T 细胞协助下，自身反应性 B 细胞被激活、分化，产生大量针对自身抗原的自身抗体。这些自身抗体与相应自身抗原结合，形成免疫复合物，沉积于肾小球基底膜、小血管壁等多种器官及组织，活化补体，导致局部炎症及小血管炎。如自身抗体如抗 dsDNA 抗体与相应 DNA 抗原形成免疫复合物，通过Ⅲ型变态反应，损伤组织，产生病变。有些自身抗体（如抗红细胞抗体）则通过Ⅱ型变态反应使红细胞受损。T 细胞也可被自身抗原致敏，发生Ⅳ型变态反应，释放多种淋巴因子使组织损伤。此外，抗体依赖性细胞介导的细胞毒作用对皮损等发生也起着一定作用。

（四）环境因素

SLE 可能与某些感染因素有关，尤其是病毒感染，并可能通过分子模拟或超抗原作用破坏自身免疫耐受。任何过敏均可能使 SLE 病情复发或加重。紫外线可使上皮细胞核 DNA 解聚为胸腺嘧啶二聚体，后者具有很强的抗原性，可刺激机体的免疫系统产生大量自身抗体。日光照射可以使 SLE 皮疹加重，引起疾病活动。某些药物特别是含有芳香族胺基团或联胺基团的药物（如肼屈嗪、普鲁卡因胺等）可以诱发药物性狼疮。此外，社会与心理压力对 SLE 也常产生不良影响。

二、病理

光镜下的病理变化为：①结缔组织的纤维蛋白样变性：由于免疫复合物和纤维蛋白构成的嗜酸性物质沉积于结缔组织所致。②结缔组织的基质发生黏液性水肿。③坏死性血管炎。疣状心内膜炎是心瓣膜结缔组织反复发生纤维蛋白样变性而形成的疣状赘生物，是 SLE 特征性的病理表现之一，但目前临床已经相当少见。SLE 其他特征性病理改变包括：①苏木紫小体：由 ANA 与细胞核结合，使之变性形成嗜酸性团块。②"洋葱皮样"病变：小动脉周围出现向心性纤维组织增生。免疫荧光病理表现可见免疫球蛋白（IgG、IgM、IgA 等）和补体（C3c、C1q 等）沉积，对 SLE 具有一定特异性。狼疮肾炎的肾脏免疫荧光亦多呈现多种免疫球蛋白和补体成分沉积，被称为"满堂亮"。

（江 华）

第二节 临床表现和辅助检查

一、临床表现

SLE 临床表现复杂多样。发病时大多数呈隐匿起病，症状可以表现为发热、肌肉酸痛、恶心、呕吐、头痛、易疲劳等非特异症状。开始仅累及 1～2 个系统，表现轻度的关节炎、皮疹、隐匿性肾炎、血小板减少性紫癜等，也有一些患者起病时就累及多个脏器，表现凶险。SLE 的自然病程多表现为病情的加重与缓解交替。

1. 一般症状　疲乏几乎可见于所有的 SLE 患者，容易被忽视，常是狼疮活动的先兆。80% 患者可出现发热，但应除外感染因素，尤其是在免疫抑制治疗中出现的发热，更应警惕感染。

2. 皮肤与黏膜　>50% 患者可有光敏感，即日光照射后出现皮疹。蝶形红斑指在鼻梁和双颧颊部呈蝶形分布的红斑，是 SLE 特征性表现。25% SLE 患者可仅表现为盘状红斑，而临床上没有狼疮的其他表现，大约 10% 盘状红斑狼疮（DLE）可最终发展为 SLE。SLE 还可出现的皮肤损害，包括脱发、手足掌面和甲周红斑、结节性红斑、脂膜炎、网状青斑等。17%～30% SLE 患者发生 Raynaud 现象，并随着病情的控制，数年后症状可消失。

3. 关节和肌肉　53%～95% SLE 患者可出现关节、肌肉症状，大约 50% 患者首发症状为关节痛或关节炎。表现为对称性多关节疼痛、肿胀，常累及关节有腕、掌指、近端指间、膝、踝、肘等关节。SLE 患者可发生关节畸形，大多是因关节周围肌腱炎症及支持性软组织的结构丧失，并非骨质破坏所致。SLE 患者可出现缺血性股骨头坏死，大剂量激素冲击治疗及长期大剂量激素治疗的患者是发生缺血性股骨头坏死的危险因素。对长期服用激素，特别是剂量较大的患者，当出现髋关节区域或腹股沟以下、髌骨以上区域不明原因隐痛不适时，需注意缺血性股骨头坏死的可能性，必要时做 CT 或 MRI 予以排除。SLE 患者出现骨质疏松也较常见，特别是长期激素治疗可能使骨质疏松加重。SLE 可出现肌痛和肌无力，少数可有肌酶谱增高等肌炎表现，应予及时治疗。

4. 肾脏损害　又称狼疮肾炎（lupus nephritis，LN）。临床表现为蛋白尿、血尿、管型尿，甚至可出现肾衰竭。40%～85% SLE 患者临床上有明显的肾脏累及，肾活检显示几乎所有 SLE 均有病理学改变。LN 的病理分型对于估计预后和指导治疗有积极意义（表 12-1、2），通常 I 型和 II 型预后较好，IV 型和 VI 型预后较差。但 LN 病理类型是可以转换的，I 型和 II 型有可能转变为较差的类型，IV 型经过免疫抑制剂的治疗也可以有良好的预后。肾脏病理还可提供 LN 活动性指标，如肾小球细胞增殖性改变、纤维素样坏死、核碎裂、细胞性新月体、透明栓子、金属环、炎症细胞浸润、肾小管间质炎症等，均提示 LN 活动；而肾小球硬化、纤维性新月体、肾小管萎缩和间质纤维化则是 LN 的慢性指标。

表 12-1　国际肾脏病学会，肾脏病理学会（ISN tRPS）狼疮肾炎分型（2003 年）

I 型：轻度系膜病变光镜下肾小球正常，但免疫荧光和电镜检查系膜区有免疫复合物沉积
II 型：系膜增生性病变光镜下见单纯系膜细胞增生或系膜区增宽，免疫荧光或电镜下可见系膜区免疫复合物沉积，可伴有少量上皮下或内皮下免疫复合物沉积物

续　表

Ⅲ型：局灶型病变活动性或非活动性局灶节段（或球性）毛细血管内或毛细血管外肾小球肾炎，累及＜50%肾小球。一般可见有局灶内皮下免疫复合物沉积，伴或不伴系膜区改变根据活动性（A）与慢性（C）不同可进一步分为：

　　Ⅲ型（A）：活动性病变，局灶增生型 LN

　　Ⅲ型（A/C）：活动性和慢性病变，局灶增生和硬化型 LN

　　Ⅲ型（C）：慢性非活动性病变伴肾小球硬化，局灶硬化型 LN

Ⅳ型：弥漫型病变活动性或非活动性弥漫节段（或球性）毛细血管内或毛细血管外肾小球肾炎，累及＞50%肾小球。一般可见弥漫性内皮下免疫复合物沉积伴或不伴系膜改变。此型被分为：弥漫节段性（Ⅳ-S）狼疮肾炎，即50%以上受累肾小球为节段性病变；弥漫球性（Ⅳ-G）狼疮肾炎，即50%以上受累肾小球为球性病变；节段性定义为＜50%血管襻受累的一种肾小球病变。此型包括弥漫性"铁丝圈"沉积，但很少或无肾小球增生的病例

　　Ⅳ-S（A）：活动性病变，弥漫节段增生性 LN

　　Ⅳ-G（A）：活动性病变，弥漫球性增生性 LN

　　Ⅳ-S（A/C）：活动性和慢性病变，弥漫节段增生和硬化性 LN

　　Ⅳ-G（A/C）：活动性和慢性病变，弥漫球性增生性和硬化性 LN

　　Ⅳ-S（C）：慢性非活动性病变伴肾小球硬化，弥漫节段硬化性 LN

　　Ⅳ-G（C）：慢性非活动性病变伴肾小球硬化，弥漫球性硬化性 LN

Ⅴ型：膜型病变光镜、免疫荧光或电镜下球性或节段性上皮下免疫复合物沉积伴或不伴系膜区改变。Ⅴ型 LN 可以与Ⅲ型或Ⅳ型同时出现，在这种情况下2种类型都需诊断

Ⅵ型：晚期硬化型病变≥90%肾小球有球性硬化，且残余肾小球无活动病变

表 12-2　ISN/RPS 2003 年 LN 分型（续）

肾小球活动性病变：毛细血管内细胞增生伴或不伴白细胞浸润，血管腔狭窄；核破裂；纤维样坏死；肾小球基底膜断裂；细胞或细胞纤维性新月体；光镜下可见内皮下复合物沉积（"铁丝圈"）；毛细血管腔内免疫复合物沉积（透明血栓）

肾小球慢性病变：肾小球硬化（节段性、球性）；纤维性粘连；纤维新月体

5. 消化系统表现　25%～40%可有消化系统累及。SLE 可出现恶心、呕吐、上腹痛、吞咽困难、腹泻或便秘等。其中表现为腹泻的患者可伴有蛋白丢失性肠病，并引起低蛋白血症。肠系膜血管炎是 SLE 严重的消化系统并发症，常威胁生命。患者可表现为间歇性下腹部疼痛，甚至类似急腹症表现，可被误诊为胃穿孔、肠梗阻而手术探查。SLE 肠系膜血管炎尚缺乏有力的辅助检查手段，血管影像学检查有助于诊断。SLE 常见肝酶增高，尤其是多见于疾病活动、服用非甾体消炎药及免疫抑制剂等患者。肝功能异常患者应注意排除病毒性肝炎及药物毒副反应。对于长期或严重肝损害和黄疸的患者，应考虑肝活检病理学检查。SLE 还可并发急性胰腺炎、腹膜炎、腹水。

6. 神经系统损害　又称神经精神狼疮。美国风湿性疾病学院（ACR）19 种常见的神经精神狼疮表现：①中枢神经系统表现：无菌性脑膜炎、癫痫发作、脑血管病、脱髓鞘综合征、脊髓病变、运动障碍、头痛、急性精神错乱、焦虑、认知障碍、情绪失调、精神障碍。②周围神经系统表现：Guillain-Barre 综合征、重症肌无力、脑神经病变、单神经病变、多发性神经病变、神经丛病变、自主神经系统功能紊乱。存在上述神经精神表现，并除外感染、药物、代谢性等继发因素，结合影像学、脑脊液、脑电图等检查可诊断神经精神狼疮。

脑脊液检查示蛋白量常增加，葡萄糖量很少降低，氯化物可正常，白细胞轻度增多，颅内压增高。神经精神狼疮应与颅内感染，特别是结核或真菌感染相鉴别。

7. 血液系统表现　SLE 常出现贫血、白细胞减少、血小板减少。贫血根据发病机制可分为免疫性贫血和非免疫性贫血。短期内出现重度贫血常是自身免疫性溶血所致，多有网织红细胞升高，Coomb 试验阳性。SLE 本身可出现白细胞减少，治疗 SLE 的细胞毒药物也常引起白细胞减少，需要鉴别。SLE 的白细胞减少一般发生在治疗前或疾病复发时，多数对激素治疗敏感；细胞毒药物所致的白细胞减少，其发生与用药相关。血小板减少与血小板抗体、抗磷脂抗体及骨髓巨核细胞成熟障碍等有关。部分患者在起病初期或疾病活动期伴有淋巴结肿大和（或）脾肿大。SLE 合并再生障碍性贫血较少见，常由药物如氮芥、硫唑嘌呤、氯喹等所致。但也有少数报道认为系 SLE 本身疾病所致。

8. 肺部表现　SLE 常累及肺和胸膜，包括胸膜、肺间质、肺血管、气道、肺实质等。其中胸膜炎是 SLE 患者最常见的肺部表现。应注意排除其他原因如结核、心肾功能不全引起的胸腔积液。SLE 所引起的肺脏间质性病变主要是急性和亚急性期肺间质浸润并呈磨玻璃样改变和慢性肺间质纤维化呈蜂窝状肺，表现为活动后气促、干咳、低氧血症，肺功能检查可显示弥散功能下降和限制性通气障碍。少数患者可出现咯血。SLE 合并弥漫性出血性肺泡炎在临床上比较少见，但病死率很高。SLE 还可出现肺动脉高压、肺梗死、肺萎缩综合征等。肺部感染是 SLE 患者常见的并发症之一。结核感染在 SLE 表现常呈不典型性。在持续性发热的患者，如排除 SLE 疾病活动及一般感染，经常规抗生素治疗无效，应警惕结核感染可能。

9. 心脏表现　SLE 患者常出现心包炎，表现为心包积液，但心包填塞少见。SLE 心包炎可单独出现，亦可同时伴有胸膜炎，可表现为心前区疼痛、呼吸困难等。SLE 可有心肌炎、心瓣膜病变、心律失常等。多数情况下 SLE 的心肌损害不太严重，但是在重症 SLE 患者可伴有心功能不全，为预后不良指征。SLE 可出现疣状心内膜炎（Libman – Sack 心内膜炎），表现为瓣膜赘生物。疣状心内膜炎通常不引起临床症状，但可以脱落引起栓塞，或并发感染性心内膜炎。SLE 可以有冠状动脉受累，表现为心绞痛和心电图 ST – T 改变，甚至出现急性心肌梗死。除冠状动脉炎可能参与发病外，长期使用糖皮质激素加速了动脉粥样硬化。部分 SLE 患者存在抗磷脂抗体，并导致动脉血栓形成。

10. 其他　SLE 常伴有继发性干燥综合征，表现为口干、眼干症状，常有血清抗 SSA、抗 SSB 抗体阳性。SLE 的眼部受累包括结膜炎、葡萄膜炎、眼底改变、视神经病变等。眼底改变包括出血、视盘水肿、视网膜渗出等。

二、辅助检查

（一）实验室检查

1. 一般检查　血常规检查，活动性 SLE 约 60% 有慢性贫血，其中约 10% 属溶血性贫血。约 40% 患者有白细胞或淋巴细胞减少。大约 20% 患者有血小板减少。在血小板减少的 SLE 患者中，5% 血小板可 $< 50 \times 10^9 / L$。尿常规检查如出现蛋白尿、血尿、各种管型尿等提示肾损害。血沉在活动期常增高。

2. 自身抗体

（1）ANA：是诊断 SLE 的筛选试验。几乎所有 SLE 患者在病程过程中可出现 ANA 阳性。除 SLE 外，其他风湿性疾病的血清中也常存在 ANA，一些慢性感染、肿瘤和正常人中也可出现 ANA 阳性。

（2）抗 dsDNA 抗体：特异性为 95%，敏感性为 70%，对确诊 SLE 有很重要的意义。

（3）抗 Sm 抗体：特异性高达 99%，但敏感性仅 25%，该抗体的存在与疾病活动性无关。此外，抗核小体抗体、抗核糖体抗体对 SLE 也具有较高的特异性。

（4）抗组蛋白、抗 RNP、抗 SSA 和抗 SSB 等抗体：可出现于 SLE 和其他自身免疫病，特异性较低。抗 SSA 和抗 SSB 抗体与继发干燥综合征、新生儿狼疮有关。

（5）其他 SLE 的自身抗体：包括与抗磷脂抗体综合征有关的抗磷脂抗体（包括抗心磷脂抗体和狼疮抗凝物）；与溶血性贫血有关的抗红细胞抗体；与血小板减少有关的抗血小板抗体；与神经精神性狼疮有关的抗神经元抗体等。SLE 患者还常出现血清类风湿因子阳性。

3. 补体　血清总补体、C3、C4 水平降低，有助于 SLE 的诊断，并往往提示疾病活动。

（二）肾活检

对狼疮肾炎的诊断、治疗及评估预后等有重要价值。肾组织示慢性病变为主，而活动性病变较少者，对免疫抑制剂治疗反应差；反之，治疗反应好。

（三）其他

X 线检查对肺部浸润、胸膜炎，CT 对狼疮梗死性、出血性脑病，超声心动图对心包积液、心肌及心瓣膜病变等，有重要价值。

（江　华）

第三节　诊断和鉴别诊断

一、诊断

目前普遍采用美国风湿性疾病学院 1997 年推荐的 SLE 分类标准（表 12-3）。SLE 分类标准的 11 项中符合 4 项或 4 项以上者可诊断为 SLE。其敏感性和特异性均 >90%。

表 12-3　美国风湿性疾病学院推荐的 SLE 分类标准（1997 年）

颊部红斑	固定红斑，扁平或隆起，在两颧突出部位
盘状红斑	片状隆起于皮肤的红斑，黏附有角质脱屑和毛囊栓；陈旧病变可发生萎缩性瘢痕
光过敏	对日光有明显的反应，引起皮疹，从病史中得知或医生观察到
口腔溃疡	经医生观察到的口腔或鼻咽部溃疡，一般为无痛性
关节炎	非侵蚀性关节炎，累及 2 个或更多的外周关节，有压痛、肿胀或积液
浆膜炎	胸膜炎或心包炎
肾脏病变	尿蛋白 >0.5g/24h 或 + + +，或管型（红细胞、血红蛋白、颗粒或混合管型）
神经病变	癫痫发作或精神病，除外药物或已知的代谢紊乱
血液学疾病	溶血性贫血，或白细胞减少，或淋巴细胞减少，或血小板减少
免疫学异常	抗 dsDNA 抗体阳性，或抗 Sm 抗体阳性，或抗磷脂抗体阳性（包括抗心磷脂抗体或狼疮抗凝物或至少持续 6 个月的梅毒血清试验假阳性三者中具备一项阳性）
抗核抗体	在任何时候和未用药物诱发"药物性狼疮"的情况下，抗核抗体滴度异常

二、鉴别诊断

SLE 应注意与原发性肾小球肾炎、类风湿关节炎、混合性结缔组织病、干燥综合征、各种皮炎、癫痫病、精神病、特发性血小板减少性紫癜等疾病鉴别。对怀疑 SLE 者应做 ANA、抗 ENA 抗体、抗 dsDNA 抗体等相关检查，以资鉴别。

（江　华）

第四节　治疗、治疗进展和预后

一、治疗

SLE 目前尚不能根治，但合理治疗可以使病情长期缓解，尤其是早期患者，故早期诊断、早期治疗尤为重要。对每一个 SLE 患者一定要准确判断疾病活动性及严重性，并根据疾病的轻重与活动性决定治疗方案。

（一）一般治疗

1. 饮食　饮食应包括碳水化合物、蛋白质、脂肪等在内的均衡饮食。对 LN 患者要及时补充足够的蛋白质，但要注意适量，以免加重肾脏负担。一般以优质蛋白（如牛奶、鸡蛋、瘦肉等）为主。糖皮质激素能分解蛋白质，并引起高脂血症、糖尿病和骨质疏松，应注意纠正蛋白质的负氮平衡，避免高脂、高糖饮食，并适当补充维生素及钙剂。

2. 锻炼　应注意劳逸结合，根据病情及体力状况适当锻炼。病情活动时要注意休息；病情控制缓解后应适当锻炼，以避免肌肉萎缩。

3. 婚育　妊娠分娩可诱发或加重 SLE，故病情未得到控制的女性患者应注意避免。

4. 其他　正确认识疾病，强调长期随访的必要性。避免过多的紫外线暴露。

（二）药物治疗

1. 非甾体消炎药（NSAIDs）　它们的共同作用是抑制环氧化酶（COX），使花生四烯酸不能转化为前列腺素，从而发挥作用。NSAIDs 对控制 SLE 患者的轻度炎症表现如乏力、发热、胸膜炎及关节炎等有效，必要时可短期应用。这类药物的主要副作用有胃肠道反应、肾损害、肝功能异常、高血压、水肿等。服用 NSAIDs 应注意监测肾脏、胃肠道及肝脏等的不良反应。

2. 抗疟药　临床常用的抗疟药有氯喹和羟氯喹。其最重要的作用机制可能是对细胞内 pH 的影响。两药皆为碱性药物，在细胞中高度聚集，能使细胞内空泡、溶酶体及胞质内 pH 增高，影响这些细胞器的功能，并可能与抑制淋巴细胞转化和浆细胞活性等有关。此外，细胞内 pH 增高使 MHC Ⅱ 类分子复合体形成减少，后者是刺激 CD_4^+ T 细胞所必需的，其结果使免疫复合物下调。抗疟药尚有阻断血小板聚集，降低胆固醇，抗寄生虫、抗病毒和抗细菌作用。常用剂量为羟氯喹 $200 \sim 400mg/d$ 或氯喹 $250mg/d$，在治疗 $3 \sim 6$ 个月后起效。主要的副作用是本药可沉积于视网膜色素上皮细胞，可引起视力减退、失明，但发展甚慢，及时停药可逆转。其他副作用还包括胃肠道反应、肌肉病变、皮疹、头痛、心脏毒性等。

3. 糖皮质激素 具有强大的抗炎作用和免疫抑制作用，是治疗 SLE 的基础药。它能抑制几乎所有的细胞因子合成，从而发挥免疫抑制作用。由于不同的激素剂量的药理作用有所侧重，病情不同、患者之间对激素的敏感性有差异，因此临床用药要个体化，正确应用激素是狼疮治疗的关键。激素用量：①小剂量泼尼松：一般指 ≤7.5mg/d，适用于有关节炎、皮疹等轻症 SLE 患者。②中等剂量泼尼松：20 ~ 40mg/d，适用于有高热、胸膜炎、心包炎，以及轻中度活动性间质性肺炎、系膜增生性肾炎等 SLE 患者。重型 SLE 的标准剂量是泼尼松 1mg/kg，每日分 2 ~ 3 次口服，病情稳定后缓慢减量；如果病情允许，维持治疗的激素剂量尽量小于泼尼松 10mg。③大剂量泼尼松：1mg/（kg·d），适用于有重要脏器累及的如弥漫性血管炎、弥漫增殖型肾炎、重症血小板减少性紫癜等患者。必要时可用甲泼尼龙冲击治疗，可用至 500 ~ 1 000mg，一般每日 1 次，连续 3d。

激素的副作用除感染外，还包括高血压、高血糖、高血脂、低钾血症、骨质疏松、缺血性骨坏死、体重增加、水钠潴留等，应注意防治。为减少激素的副作用，有人曾把甲氨蝶呤（M，10mg/周）、氯喹（C，0.25g/d）与小剂量泼尼松（P，7.5 ~ 10mg/d）联合应用（PMC 方案），以治疗轻、中度而无明显内脏累及的 SLE 患者，取得了肯定的疗效，且副作用明显减少。

4. 免疫抑制剂

（1）环磷酰胺（CTX）：为主要作用于 S 期的细胞周期特异性烷化剂，通过影响 DNA 合成发挥细胞毒作用。其对体液免疫的抑制作用较强，能抑制 B 细胞增殖和抗体生成，且抑制作用较持久，是治疗重症 SLE 的有效药物。CTX 主要应用于 LN、神经精神狼疮、各种血管炎和肺动脉高压等。其中尤其以 LN 应用最广泛，CTX 与激素联合治疗能有效地诱导疾病缓解，阻止和逆转病变的发展，改善远期预后。目前普遍采用的标准 CTX 冲击疗法：0.5 ~ 1.0g/m²，每月 1 次。多数患者 6 ~ 12 个月后可以缓解病情而进入维持治疗阶段。由于各人对 CTX 的敏感性存在个体差异，年龄、病情、病程和体质等影响使患者对药物的耐受性有所区别，所以治疗时应根据患者具体情况，掌握好剂量、冲击间隔期和疗程。

CTX 主要副作用除白细胞减少和诱发感染外，还包括性腺抑制、胃肠道反应、脱发、肝功能损害、致癌作用、出血性膀胱炎等。此外，CTX 能杀伤卵巢中的原始卵泡，对年龄在 30 岁以上的女性易导致卵巢功能衰竭而绝经，尽量避免应用。

（2）硫唑嘌呤：具有嘌呤拮抗作用，可通过抑制 DNA 合成发挥淋巴细胞的细胞毒作用。口服硫唑嘌呤加泼尼松被用来治疗 LN，剂量为 1 ~ 3mg/（kg·d）。硫唑嘌呤对浆膜炎、皮疹等也具有较好治疗作用。硫唑嘌呤主要副作用包括骨髓抑制、胃肠道反应、肝功能损害等。少数对硫唑嘌呤敏感者用药短期就可引起严重粒细胞和血小板缺乏症，应予以重视。

（3）甲氨蝶呤：为二氢叶酸还原酶拮抗剂，通过抑制核酸的合成发挥细胞毒作用。主要用于关节炎、肌炎、浆膜炎和皮肤损害为主的 SLE 患者。剂量为 7.5 ~ 15mg，每周 1 次。主要副作用有胃肠道反应、口腔黏膜糜烂、肝功能损害及骨髓抑制等。

（4）环孢素：可特异性抑制 T 细胞及活化因子 IL - 2 的产生，发挥选择性细胞免疫抑制作用。环孢素常与泼尼松联合应用治疗 LN，特别是 V 型 LN。环孢素每日剂量 3 ~ 5mg/kg，分 2 次口服。用药期间注意肝、肾功能及高血压、高尿酸血症、高血钾等，有条件者应监测血药浓度，以调整剂量。

（5）霉酚酸酯（MMF，骁悉）：为次黄嘌呤单核苷酸脱氢酶的抑制剂，可抑制嘌呤从头合成途径，从而抑制淋巴细胞活化。MMF 治疗Ⅳ型 LN 有效，剂量 2g/d 以上能够有效诱导缓解Ⅳ型 LN。MMF 副作用较小，也常作 ILN 维持治疗。

（三）特殊脏器受累的治疗

SLE 目前还没有根治的办法，但恰当的治疗可以使大多数患者达到病情的完全缓解。强调早期诊断和早期治疗，以避免或延缓不可逆的组织脏器的病理损害。SLE 是一种高度异质性的疾病，临床医生应根据病情的轻重程度，掌握治疗的风险与效益之比，制定具体的治疗方案。

1. 轻型 SLE 的药物治疗　轻型 SLE 虽有狼疮活动，但症状轻微，仅表现光过敏、皮疹、关节炎或轻度浆膜炎，而无明显内脏损害。药物治疗包括 NSAIDs 可用于控制关节炎；抗疟药可控制皮疹和减轻光敏感，并对稳定病情和减少激素的副作用具有重要作用；可应用小剂量激素，必要时考虑使用硫唑嘌呤、甲氨蝶呤等免疫抑制剂。

2. LN　LN 应结合病理分型和临床表现的严重程度给予不同的治疗。治疗的目的在于控制活动性肾炎，以缓解和防止肾衰竭。对于Ⅰ型或Ⅱ型即单纯系膜病变者，一般预后较好，常于 SLE 控制后，肾炎临床表现亦可被控制，很少需要特殊治疗。对于Ⅲ型和Ⅳ型 LN，因可导致进行性肾衰竭，应积极治疗。一般给予泼尼松 1mg/（kg·d），加用 CTX 冲击治疗，CTX 剂量 $0.5 \sim 1.0 g/m^2$，每月 1 次，持续 6~12 个月。当肾炎临床缓解后可改为每 3 个月 1 次，持续 18~24 个月。另一种选择是静注 CTX6 个月后给予硫唑嘌呤 1~2mg/（kg·d）或 MMF2g/d 维持。对膜型 LN，常用大剂量泼尼松治疗；如对激素无效，可加用免疫抑制剂。慢性硬化性肾炎则以保护残余肾功能为主。晚期患者必要时辅以透析治疗或肾移植。此外，合并高血压时应给予及时有效的治疗。利尿剂对改善水肿和高血压有效。血管紧张素转换酶抑制剂除可有效控制血压外，还有助于减少蛋白尿。

3. 神经精神狼疮　治疗方案因临床表现而异。一般可分为两大类：①血管闭塞：如果脑卒中是狼疮唯一表现，尤其疑有抗磷脂抗体综合征时，则应考虑抗凝治疗。②弥漫性中枢损伤：应首选泼尼松 1~2mg/（kg·d），或合并应用 CTX 静注。如有癫痫发作，则应给予抗癫痫药物。SLE 活动引起精神病者，除给予激素及 CTX 治疗外，同时应予以抗精神病药物，及时控制精神症状。

4. SLE 合并妊娠　过去妊娠生育曾经被列为 SLE 的禁忌证，而今大多数 SLE 患者在疾病控制后可以安全地妊娠生育。在无重要脏器损害，细胞毒免疫抑制剂（环磷酰胺、甲氨蝶呤等）停药半年，泼尼松剂量在 10mg/d 以下，疾病缓解 1 年以上时可考虑妊娠。非缓解期的 SLE 患者妊娠生育存在流产、早产、死胎和诱发母体 SLE 病情恶化的危险，因此此期不建议怀孕。SLE 患者妊娠后需要产科和风湿科双方共同随访。对于有习惯性流产病史和抗磷脂抗体阳性的孕妇，主张口服低剂量阿司匹林（50~75mg/d）和（或）低分子量肝素抗凝防止流产或死胎的发生。

二、治疗新进展

1. 靶向治疗　近年来随着对 SLE 免疫发病机制及炎症级联通路的认识，使生物制剂特异性、靶向性地应用于 SLE 成为可能，并期望其效果比传统治疗更好，副作用更小，这代表了自身免疫病治疗的新方向（图 12-1）。

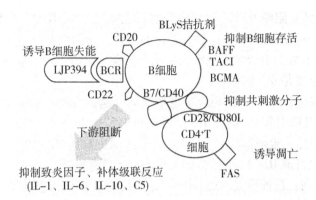

图 12 - 1　SLE 治疗靶点示意图

（1）针对 B 细胞靶向治疗

1）利妥昔单抗（rituximab，抗 CD20 单抗）：能阻断 CD20⁺ B 细胞信号通路。CD20 是 33～37kDa 非糖基化的四次跨膜磷酸化蛋白，是 B 细胞表面的特异性受体，在 B 细胞激活、增殖和分化中起主要作用。CD20 的表达限制在 B 细胞，转化成为浆细胞后消失。利妥昔单抗是一种人鼠嵌合抗体，可以通过以下几种机制清除 B 细胞：①ADCC。②补体介导的细胞毒作用。③抑制 B 细胞增殖和诱导 B 细胞凋亡。利妥昔单抗 1997 年上市用于治疗 B 细胞淋巴瘤。临床研究表明，它对难治性 SLE 如中枢神经系统、肾脏、血液系统受累及血管炎有效。

2）抗 CD22 单抗（epratuzumab）：诱导 B 细胞凋亡。CD22 是 B 细胞胞质的抑制性受体。抗 CD22 单抗不但可以抑制 B 细胞的功能，而且可以诱导 B 细胞凋亡，与抗 CD20 单抗比较，对 B 细胞仅有部分清除作用，耐受性好。

3）抗 B 细胞刺激物（B lymphocyte stimulator，BlyS）抗体：能抑制 B 细胞存活。BlyS 是一 285 个氨基酸的 TNF 家族的成员，表达在 B 细胞上。人源化单克隆抗 BLyS 抗体可以抑制 B 细胞存活，Ⅰ期临床试验和Ⅱ期临床随机对照试验已完成。

4）LJP - 394：B 细胞耐受原使 B 细胞失能。B 细胞耐受原为人工合成分子，是由 4 个双链寡核苷酸及 1 个三次乙基甘醇基架组成，该分子与 B 细胞表面的抗 dsDNA 抗体具有高度亲和力，与其交联后可诱导免疫耐受，延迟肾炎发作，降低抗 dsDNA 抗体的滴度，且无明显副作用。

（2）CTLA4 - Ig（cytotoxic T - lymphocyte antigen - 4）抑制 T 细胞的共刺激信号：CTLA4 是表达在 T 细胞表面的信号分子。CTLA4 - Ig（abatacept）是人 IgG1 的 Fc 段与 T 细胞上 CTLA4 分子的融合蛋白，能抑制共刺激分子 CD28 和 B7 - 1/B7 - 2 活化 T 细胞的第二刺激信号，从而抑制 T 细胞活化。CTLA4 - Ig 联合使用 CTX 等药物可以使狼疮鼠病情缓解，减少尿蛋白，延长生存期。已用于类风湿关节炎患者，长期随访显示其疗效明显高于安慰剂，治疗 SLE 患者的临床试验正在进行中。

（3）细胞因子抗体

1）抗 IL - 1 治疗：抗 dsDNA 抗体和 TNF - α 都能在体内增加 IL - 1 的表达，在 LN 组织中可以明显检测到 IL - 1，小剂量的 IL - 1 可以加速肾脏病变。在体外试验中使用重组的 IL - 1 受体拮抗剂（anakinra）可以明显降低狼疮鼠 MRL/lpr 的 B 细胞分泌自身抗体，在体内却不能改善 LN，但使用可溶性 IL - 1 受体则显示了疗效。

2）抗 IL－6 抗体：阻断 IL－6 可以改善狼疮鼠的症状。抗 IL－6 受体抗体 MRA（monoclonal interleukin－6 receptorantibody）是人源化的单抗，在治疗类风湿关节炎的临床试验中发现 MRA 相对安全有效，有轻度而短暂的白细胞减少和腹泻。MRA 在瑚临床研究中发现治疗中度活动的狼疮患者是安全有效的。

3）抗 IL－10 抗体：IL－10 在 SLE 患者中显著升高，且与疾病活动相关。动物模型显示连续给予 IL－10 可以引起 LN 的发生，而使用抗 IL－10 抗体则能阻断肾炎的发生。

4）抗 IL－18 治疗：狼疮鼠（MRL/lpr）的肾组织过表达 IL－18。我们在 LN 肾组织中也发现类似现象，但目前 IL－18 的拮抗剂治疗狼疮还没有报道。

5）干扰素拮抗剂：最近研究发现，IFN－α 在狼疮鼠和 SLE 患者发病中均起重要作用，因此 IFN－α 也可能成为潜在的治疗靶点。

6）TNF－α 抑制剂：TNF－α 抑制剂在治疗狼疮鼠时显示了治疗效果。最近在一个开放的试验中使用英夫利昔单抗治疗 6 例难治性 LN 伴关节炎的患者，发现 60% 患者蛋白尿减少。

（4）补体抗体：在 LN 患者和使用抗 dsDNA 抗体诱导的 LN 小鼠模型中，人源化的抗 C5b 抗体（eculizumab）能阻断补体的活化，并可显著降低蛋白尿，已有的临床结果同时显示了良好的安全性和耐受性。

随着生物靶向性治疗的兴起，使 SLE 的治疗策略进入一个新时代，但有关长期治疗的安全性、有效性以及代价的问题，尚待进一步的观察和研究。不同靶向的生物制剂如何联合传统药物治疗 SLE，以取得更好的疗效并减低费用，是值得研究的课题。

2. 造血干细胞移植（HSCT）　初步研究表明，HSCT 治疗 SLE 效果肯定。HSCT 治疗 SLE 仍以自体骨髓或外周血去 T 细胞造血干细胞移植为主。由于存在一定风险及复发的可能，HSCT 不应作为 SLE 的治疗常规，但对部分难治性 SLE 患者不失为可能的一种治疗选择，值得探讨。

3. 免疫吸附　对治疗难治性 SLE 患者的疗效肯定。大量临床研究证明，在 SLE 免疫吸附治疗中，适应证的选择十分重要。该治疗应仅用于经药物治疗无效、高球蛋白血症、高滴度抗体等难治性 SLE 患者。免疫吸附联合免疫抑制剂治疗能取得较好的疗效。

三、预后

与过去相比，SLE 的预后已显著提高。19 世纪 50 年代 SLE 患者 5 年存活率为 50%，目前 10 年存活率可达到 90%，合并有神经精神狼疮、严重高血压、氮质血症以及发病年龄较轻的 SLE 患者预后较差。血肌酐增高、持续性大量尿蛋白 ≥3.5g/24h、肾脏病理慢性指数高等是 LN 预后不良的指征。SLE 患者主要死亡原因是感染。

（江　华）

第五节　系统性红斑狼疮的护理

系统性红斑狼疮（SLE）是一种自身免疫性结缔组织病，以体内存在多种致病性自身抗体和病变累及全身多系统器官为特征。本病以女性多见，病程迁延，反复发作，临床表现为多个系统和脏器的功能损害：发热、颊部蝶形红斑、关节痛、狼疮性肾炎、急性狼疮性肺炎、神经精神狼疮、慢性贫血等。肾功能不全、感染、中枢神经系统损伤是本病主要的死亡原因。

一、护理措施

（一）一般护理

（1）患者应安置于避免阳光直射的病室内，并挂窗帘，病房温湿度适宜，定期通风。不用紫外线消毒。合并狼疮性脑病者安排在单人房间，使用床档或约束带，以保证患者安全。合并血液系统损害者应实施保护性隔离，避免感染发生。

（2）疾病活动期卧床休息，肌肉和关节疼痛明显时，应采取最佳卧位，以减轻疼痛。缓解期可适度活动，劳逸结合。

（3）提供高蛋白、高维生素、高糖软食，可少量多餐。避免刺激性食物，忌用含有补骨脂素的食物，如芹菜、无花果、香菜等。肾功能不全者应给予优质低蛋白饮食。心力衰竭、肾衰竭、水肿者应给予低盐饮食。

（4）遵医嘱应用药物，密切观察药物疗效及不良反应。治疗 SLE 常用药物有非甾体类消炎药、抗疟药、肾上腺糖皮质激素、免疫抑制剂及中药雷公藤等。非甾体类消炎药宜在饭后服用，常见不良反应有消化道反应、肝肾毒性、抗凝作用及皮疹等；肾上腺糖皮质激素应用期间应进食低盐、高蛋白、富含钾、钙的食物，监测血压、血糖，观察有无感染发生；应用免疫抑制剂应监测白细胞变化，鼓励患者多饮水，观察有无出血性膀胱炎。长期服用氯喹可引起视网膜退行性变，应定期检查眼底。

（5）本病目前预后已明显改善，帮助患者了解该病相关知识，解除焦虑和恐惧心理，积极配合治疗和护理。

（二）症状护理

1. 狼疮性肾损害

（1）狼疮性肾炎活动期、肾功能不全及衰竭期，都应卧床休息。当疾病活动控制和缓解后，慢性狼疮肾炎恢复期，可适当活动。

（2）给予低盐、低脂饮食，限制蛋白质入量，补充体内蛋白质应给予瘦肉、牛奶等优质蛋白，忌食豆类及其他植物性蛋白。因使用激素导致血糖升高者，给予低糖饮食。

（3）严重水肿及少尿者，注意营养补给及水、电解质、酸碱平衡，按医嘱要求准确输入液体或口服中药。

（4）记录 24h 出入量，严密观察尿量，水肿严重者每周称 2 次体重，腹水者每 3d 量 1 次腹围。

（5）伴高血压者，定时监测血压。

（6）预防感染，做好口腔及皮肤护理，严格无菌操作。

（7）肾衰竭者，按肾衰护理常规处理。

2. 狼疮性心脏损害 系统性红斑狼疮累及心脏最常见的为心包炎，其次为心肌炎、心内膜炎，并可出现各种心律失常，严重者出现心力衰竭而死亡，其护理要点：

（1）一般患者可适当活动，大量心包积液、心力衰竭患者应卧床休息。有呼吸困难时，宜半卧位，并给予吸氧。

（2）给予高热量、高蛋白、易消化、低热、高维生素饮食。

（3）密切观察血压、脉搏、呼吸变化，异常情况立即通知医师处理。

（4）对心律失常患者应做好心电监护，严密观察病情，备好各种抢救药品和器械，病情发生变化，立即通知医师。

（5）应用抗心力衰竭药物时，要严密观察病情，用药前注意观察心率和节律变化。注意患者有无食欲减退、恶心、呕吐、腹泻、头痛、头晕及视物不清等洋地黄中毒症状，如有反应，应暂时停药并通知医师。

3. 狼疮性肺炎

（1）严重者卧床休息，室内空气保持流通新鲜和适当的温度、湿度。

（2）呼吸困难者，取半卧位，给予吸氧。

（3）伴发热者按发热常规护理。

（4）咳嗽剧烈者，可按医嘱给镇咳剂。

（5）注意口腔清洁，预防感染。

4. 狼疮性神经系统损害　有20%的狼疮患者可出现神经系统损害，主要是侵害脑部和脊髓而形成狼疮性脑病和脊髓炎，出现一系列神经精神症状，其护理要点：

（1）安静卧床，若有精神分裂症状或躁动不安者，按医嘱给予镇静剂。

（2）有抽搐者，注意发作规律，可按癫痫处理。

（3）患者脑出血或有颅压增高时，要立即给予脱水剂脱水。

（4）肢体瘫痪者加床档以防坠床。

（5）长期卧床或意识昏迷者，定期翻身、活动肢体，防止压疮及肺炎发生。

（6）当病情控制，肢体能活动后，鼓励患者多活动肢体，以尽快恢复功能。

5. 狼疮性血液系统损害　系统性红斑狼疮引起血液系统损害主要是贫血（溶血性贫血或其他贫血）、白细胞降低、血小板减少，护理要点：

（1）单纯贫血患者，要适当休息，尽量减少机体耗氧量，严重者给予吸氧。

（2）血小板减少有出血者，患者保持镇静，针对不同出血部位，采取积极止血措施。若出现头痛、恶心、呕吐及烦躁不安，应怀疑颅内出血，立即通知医师，作好各种治疗，密切观察患者意识、瞳孔、血压、脉搏的变化。

二、健康教育

（1）使患者及家属了解本病的相关知识，做好长期疗养的准备。

（2）避免一切可能诱发本病的因素，如阳光直射、药物、妊娠、分娩及手术、感染、过度劳累、预防接种等。

（3）坚持按时服药，不可自行减量或停药。学会观察药物的不良反应。

（4）注意个人卫生，做好皮肤护理，避免皮肤破损、感染等。

（5）保持乐观情绪。

（6）定期复查。

（江　华）

第十三章 混合型结缔组织病和未分化结缔组织病

第一节 混合性结缔组织病

混合性结缔组织病（mixed connective tissue disease，MCTD）是 1972 年由 Sharp 等人首先提出的一种独立的风湿性疾病，其临床表现具有 SLE、SSc、RA、PM/DM 的重叠症状。血清学特征具有高水平的抗 U_1 小核糖核蛋白（U_1 small nuclearribonuclear proteins，snRNPs）抗体，临床上以雷诺现象、肿胀指关节痛和肌痛为特征，肾损坏较轻，预后相对良好。30 年来此概念不断更新。发现该病多脏器受累，死亡率为 11% ~23%，最常见的死亡原因是肺动脉高压和恶性高血压。某些患者逐渐演化为某一特定结缔组织病（CTD）。一些学者认为 MCTD 是未分化结缔组织病（UCTD）的一部分，但是 Martin Aringer 等学者认为 MCTD 是一种独立的疾病。在临床上，MCTD 有着不同于 SLE、SSc、RA 或 UCTD 的表现。MCTD 患者 HLA - DR 分子不同于 SLE 和 SSc，但与 RA 却更相关。血清中含高滴度的特异性抗 U_1 - snRNP 抗体。那些有着高滴度抗 U_1 - snRNP 抗体的 UCTD 通常发展成为 MCTD，而且 MCTD 患者的血清至少能识别一种不同于 SLE 或 RA 患者的抗原，如 hnRNPA2 抗原，因此认为 "MCTD" 的概念存在有助于诊断和适宜的治疗，且在遗传学和免疫学上都已有深刻的认识。Josephine Swanton 等学者认同该观点。

MCTD 的提出是以抗 U_1RNP 抗体为前提和核心的。已知的 U_1RNP 抗体是剪接体复合物的组成部分。剪接体（spliceosome）是核小体复合物，参与 pre - U_1RNP 剪接为成熟 U_1RNP 的过程。两个主要的剪接体亚单位成为弥漫性结缔组织病（DCTD）自身免疫的靶抗原，分别是 snRNPs 和核不均一核糖核蛋白颗粒（hnRNPs）。

snRNPs 是包含 80 ~350 个核苷酸的小 RNA 片段和蛋白质的复合物。这些 RNAs 富含尿嘧啶，称为 U - RNAs。免疫沉淀技术鉴定了 5 种 U - RNAs，分别为 U_1、U_2、U_4、U_5 和 U_6。抗 snRNPs 自身抗体主要针对其中的蛋白组分。抗 RNP 抗体可使 3 种蛋白质沉淀，其分子量分别为 68kDa、33kDa（A）、22kDa（C），这些多肽只与 U_1 - RNA 相关。抗 Sm 抗体可使 5 种不同的蛋白质沉淀，其分子量分别为：28kDa（B'B）、16kDa（D）、13kDa（E）、12kDa（F）和 11kDa（G），与该 5 种多肽相连的可以是 U_1、U_2、U_4、U_5 和 U_6。

hnRNPs 由 pre - mRNA 和 30 种小分子蛋白质组成，分子量为 33 ~43kDa。hnRNPs 有 9 种核心蛋白，其中抗 RA33 抗体（其靶抗原是 33kDa - hnRNP - A2）备受关注，约 1/3RA、SLE 和 MCTD 患者血清中发现抗 RA33 抗体，且与侵蚀性关节炎的发生相关联。而在 SSc（无侵蚀性）、PM、PM - SSc 或 PM - DM 重叠综合征中，均未发现与抗 RA33 抗体相关。

MCTD 的血清学特征：①具有高滴度的抗 U_1 - RNP。②1/3MCTD 患者有抗 RA33 抗体。

近年来有报道，抗凋亡形式的 70kDa 抗体（抗 70k apop 抗体）与 MCTD 的关系比其他类型抗 70kDa 抗体的关系更为密切。53 例 MCTD 患者中 29 例患者（54%）的血清优先识别凋亡形式的 70kDa 抗原。

一、遗传和免疫学

MCTD 和其他许多 CTD 一样，目前病因尚不明确，其中遗传因素起重要作用。研究表明，HLA 抗原系统与多种 CTD 的疾病易感性、特异自身抗体的产生、临床表现及分型密切相关。

MCTD 与 HLA 相关性研究，不同种族报道不一。50 例 MCTD 研究结果显示，中国汉族 MCTD 患者中未发现与 HLA Ⅰ 类抗原相关联。其中符合 Sharp 诊断标准的 MCTD 患者中，HLA – DR4、DR5 抗原频率明显增高，分别为 60.9% 和 56.0%。而且符合 Sharp 诊断标准的 MCTD 患者转变为其他 CTD 的仅占 4.3%（1/23），而不符合 Sharp 标准的患者转变为其他 CTD 的占 44.4%（12/27）。结果提示符合 Sharp 诊断标准的 MCTD 患者与不符合该诊断标准患者的遗传有显著差异。

MCTD 患者血清中高滴度抗 U_1RNP 抗体始终存在，并伴有明显的多株性高丙种球蛋白血症，提示有 B 细胞功能亢进。Mitsuo 报道，MCTD 和 SLE、SSc、PM/DM 患者外周血 $CD161^+CD_8^+T$ 细胞（CD_8^+NKT 细胞）的频率和绝对计数均下降。结果提示 MCTD 患者的 CD_8^+NKT 细胞免疫缺陷，可能是导致 B 细胞功能亢进的原因之一。

Yasuhiro Shimojima 等报道，一名 34 岁女性患者为 HTLV – 1 长期携带者，分娩后相继出现多种 CTD 的临床表现，3 年后确诊为 MCTD 合并间质性肺病变，经糖皮质激素治疗有效。此提示 MCTD 的发病在遗传易感基础上，环境因素如病毒感染可诱发疾病的发生和发展。

二、流行病学

白种人中 MCTD 的患病率尚不明确。日本一项流行病学研究显示其人群中 MCTD 的发病率为 2.7%，而相对应的 SLE、SSc、PM/DM 的发病率分别为 20.9%、5.7% 和 4.9%。男女比例为 1∶16，起病年龄在 20~30 岁。MCTD 以散发病例多见，亦有家族性发病的报道。

三、临床表现

1. 关节　关节疼痛和僵硬几乎是所有 MCTD 患者的早期症状。MCTD 较之经典 SLE 有更为常见且严重的关节累及。60% 患者最终发展为明显的关节炎。如同 RA 患者，常见关节畸形如尺侧偏斜、"天鹅颈"样、"钮扣花"样畸形，但 X 线检查往往缺乏显著的侵蚀性改变是其特征，与 Jaccoud 关节病十分相似。但亦有破坏性关节炎，包括关节残毁。50%~70% MCTD 患者血清 RF 阳性。关节组织活检显示滑膜增生，滑膜表面有纤维蛋白样坏死组织，毛细血管数增多，伴巨噬细胞、少量淋巴细胞、浆细胞、多形核白细胞和多核巨细胞的浸润。

2. 皮肤和黏膜　约 90% 以上患者有雷诺现象。雷诺现象为最常见和最早的表现之一，常伴手指肿胀。约 44% 的患者前臂屈肌、手足伸肌、跟腱的腱鞘周围可见皮下结节。

3. 肌肉　肌痛是 MCTD 患者的常见症状，但无明显肌力减退、肌电图异常和肌酶改变。MCTD 相关的炎症性肌病在临床和组织学上与经典 PM 一致。多数患者对短期大剂量糖皮质激素治疗反应良好。

4. 心脏　MCTD 患者心脏的三层结构均可累及。约 20% 患者心电图异常。常见的心电图改变为右心室、右心房大和室间传导障碍。心包炎是最常见的心脏受累的表现（10% ~ 30%）。心肌亦常累及，仅次于肺动脉高压（PAH）。早期 PAH 常无症状，逐渐感到乏力和动则气急。多普勒超声评估右心室收缩压常能检出亚临床 PAH。日本一项研究中 15%（83/555）MCTD 患者合并 PAH。下述 6 条标准中 4 条（或更多）的诊断敏感性和特异性分别为 92% 和 100%：①劳力性呼吸困难。②胸骨左缘收缩期搏动。③肺动脉瓣第二音（P2）亢进。④胸片示肺动脉段扩张。⑤ECG 示右心室肥大。⑥超声心动图示右心室扩张。传导障碍包括束支传导阻滞和完全性心脏传导阻滞。

MCTD 主要的死亡原因为 PAH。尸解证实 MCTD 患者 PAH 往往有动脉内膜增生、中度肥厚和血管丛样改变。有报道，PAH 与抗 U_1RNP 抗体、抗心磷脂抗体、狼疮抗凝物和抗内皮细胞抗体相关。

5. 肺　一项前瞻性研究报道 85% MCTD 患者有肺部累及，其中 73% 无症状。81 人回顾性研究发现，25% MCTD 患者有胸膜、肺部累及。其中呼吸困难（16%）、胸痛（7%）、咳嗽（5%），影像学检查示肺间质性改变（19% ~ 33%）、胸膜渗出（6% ~ 50%）、肺部炎症性浸润（4%）、胸膜增厚（2%），单次呼吸一氧化碳弥散肺功能检测（DLco）等，较具鉴别意义。间质性肺病常呈进行性。一项 6 年随访研究显示，35% 患者肺活量减低，43% 患者 DLco 减低。急性间质性肺炎较少见，偶有报道肺出血。

6. 肾脏　约 25% MCTD 患者累及肾脏。抗 U_1RNP 抗体对于弥漫性增殖性肾小球肾炎的发生具有保护作用，因此 MCTD 肾病变常以膜性肾小球肾炎的形式出现。某些患者发生与 SSc 肾病变相似的肾血管性高血压危象。病程长者可能罹患淀粉样变和氮质血症。

7. 胃肠道　胃肠道累及是 MCTD 与 SSc 重叠的一个主要特征，见于 60% ~ 80% 患者。一项对 21 例 MCTD 食管累及的研究显示，66% 患者有症状，71% 患者食管测压有异常。SSc 患者食管累及的严重度与皮肤累及的程度相关，但 MCTD 并非如此。

8. 神经系统　据 Sharp 最初的描述，中枢神经系统累及是 MCTD 的一个显著临床特征。三叉神经病较为常见，但在经典 SLE 患者则少见。其他还有报道发生横贯性脊髓炎、马尾综合征、视网膜血管炎、多灶性白质脑病、重症肌无力、脱髓鞘病变和外周神经病变。

9. 血管　MCTD 血管病变的特点是小血管、中等大小血管的内膜和血管中层的增殖肥厚、内膜纤维化及局部血栓形成。其组织学表现类似于 SSc 的血管病变，而不同于 SLE，SLE 患者的血管炎特征为血管周围炎症浸润和纤维素样坏死。血管造影的研究发现 MCTD 患者中等血管闭塞的发生率很高，特别是手部尺侧、掌丛及指端动脉。甲褶毛细血管检查显示，73% MCTD 患者甲褶毛细血管有丛状分叉改变（类似于 SSc 的甲褶毛细血管表现），是 MCTD 的又一显著特征，而 SLE 患者仅 2% 有此现象。电镜显示，MCTD 患者甲褶毛细血管的浆细胞、成纤维细胞的活化和增殖类似于 SSc。有报道 45% MCTD 患者血清中发现抗内皮细胞抗体，易导致肺部病变和自发性流产。34% ~ 47% MCTD 患者血清中有抗 fibrillin - 1 抗体。血清中凝血因子Ⅷ和血浆中内皮素 - 1 水平升高亦提示 MCTD 的血管内皮损伤。

四、辅助检查

应用对流免疫电泳和免疫印迹方法可以检测出所有 MCTD 患者血清中始终有抗 U_1RNP

抗体，其滴度与疾病活动无关。约 1/3 患者抗 RA33 抗体阳性。15% MCTD 患者抗心磷脂抗体阳性，但与 SLE 不同，其抗心磷脂抗体是非 β_2 – GPI 依赖性的，与血栓性事件无关。可有白细胞减少、贫血，但溶血性贫血不常见；50% 患者 RF 阳性；另外，可有抗组蛋白抗体、抗内皮细胞抗体等。

五、诊断和鉴别诊断

至今 MCTD 无统一诊断标准，下列 3 种标准较常用，其诊断的敏感性和特异性相仿。

（一）Sharp 诊断标准

主要指标：①严重肌炎。②肺受累。DLco 弥散能力＜正常 70%，肺动脉高压，肺活检提示血管增殖性损害。③雷诺现象或食管功能障碍。④手指肿胀或指端硬化。⑤高滴度抗 U_1RNP 抗体 >1：10 000，而抗 Sm 抗体阴性。

次要指标：①脱发。②白细胞减少。③贫血。④胸膜炎。⑤心包炎。⑥关节炎。⑦三叉神经病变。⑧面部红斑。⑨血小板减少。⑩轻度肌炎。⑪手肿胀。

明确诊断：4 条主要指标，同时抗 U_1RNP 抗体 >1：4 000，而抗 Sm 抗体阴性。

可能诊断：符合 3 条主要指标，或①、②、③主要指标中任意 2 条，或具有 2 条次要指标，并伴抗 U_1RNP 抗体 >1：1 000。

可疑诊断：符合 3 条主要指标，但抗 U_1RNP 抗体阴性；或 2 条主要指标，或 1 条主要指标和 3 条次要指标，伴有抗 U_1RNP 抗体 >1：100。

（二）Alarcon – Segovia 诊断标准

包括：①血清学检查：抗 U_1RNP 滴度 >1：1 600。②临床有手肿胀、雷诺现象、肌炎、滑膜炎、肢端硬化病。

明确诊断：血清学阳性并至少有 3 条临床表现，如手指肿胀、雷诺现象和肢端硬化病存在，至少还有另一条症状（肌炎或滑膜炎）。

（三）Kasukawa 诊断标准

包括：①一般症状：雷诺现象、手指和手肿胀。②抗 U_1RNP 抗体阳性。③混合表现：类 SLE 表现，如多关节炎、淋巴结病、面部红斑、心包炎和胸膜炎、白细胞减少或淋巴细胞减少；类 SSc 表现，如指端硬化、肺纤维化、肺限制性改变或弥散功能受限、食管运动功能减退或食管扩张；类 PM 样表现，如肌无力、肌酶（如 CK）升高、肌电图提示肌源性损害。

明确诊断：一般症状中 1～2 条阳性；抗 U_1RNP 阳性；3 条混合表现中任何 2 条内各具有 1 条以上的症状。

六、治疗

MCTD 因发病机制不清楚，故无治愈方法。治疗方法参考对 SLE、PM/DM、RA 和 SSc 的常规治疗。

1. 雷诺现象的治疗　雷诺现象是可逆的、反复发作的血管痉挛。病理学改变包括内膜纤维化、血管腔变窄及血管内血栓形成。由于至今尚无完全消除雷诺现象的方法，因此治疗旨在减少发作频率、预防指端溃疡和限制血管损伤的进展。必须注意全身保暖，避免使用缩血管药物。

（1）MCTD患者雷诺现象的标准药物治疗是钙通道阻滞剂，最常用的有硝苯地平，新的二氢吡啶类包括非洛地平、氨氯地平和依拉地平等。静滴前列环素类药物对重度的雷诺现象有效。其他常用血管扩张剂包括硝酸盐类和α受体阻断剂（如哌唑嗪）。

（2）新的血管扩张剂：内皮素抑制剂如波生坦（bosentan），它可扩张血管并抑制平滑肌的活化和增殖；选择性5-羟色胺再摄取抑制剂（SSRI），如氟西汀20mg/d对雷诺现象作用与硝苯地平40mg/d相仿，但无统计学差异，且对原发性雷诺现象的作用更好。有报道己酮可可碱和西洛他唑（培达，50~500mg，每日2次口服）亦能改善雷诺现象。

（3）抗血小板和抗凝治疗：建议应用阿司匹林80mg/d或者双嘧达莫（潘生丁）。

（4）危重的指端缺血必须住院紧急处理，保暖，卧床休息以减少患肢损伤和活动，适当止痛。及时应用低分子量肝素。指端缺血危象时，如常规扩张血管治疗无效，应静滴前列环素类药物（如依前列醇或伊洛前列素、前列腺素E_1）；较大血管病变，可应用血管多普勒彩超、血管磁共振或血管造影以检查和评估。

2. PAH的治疗　PAH是MCTD的主要死亡原因。一旦发现PAH，应尽早应用免疫抑制剂控制疾病的发展。虽然尚无随机对照临床研究的评估结果，但一些报道显示大剂量糖皮质激素合并应用免疫抑制剂（如CTX）能改善临床症状和血流动力学状态，同时应用血管扩张剂。有报道对特发性PAH（IPAH）口服钙通道阻滞剂、及时应用依前列醇，其5年生存率可达94%。其他口服血管扩张剂如血管紧张素转换酶抑制剂（ACEI）类、α受体阻滞剂亦有效。一项470例肺动脉高压（IPAH和继发于CTD）双盲、随机对照试验结果显示，treprostinil（一种皮下注射的前列环素，在室温及自然pH条件下结构稳定）能改善运动量、Borg呼吸评分和心肺动力学指标，副作用为皮下注射局部疼痛。

（1）内皮素拮抗剂：内皮素-1是一种内源性血管收缩剂，且是平滑肌的致分裂原，在IPAH和继发于CTD的PAH患者的血管和肺组织中过度表达。波生坦是一种口服内皮素拮抗剂，同时阻滞内皮素两种受体（ETA和ETB）。有2个双盲、随机、对照试验及1年随访报道，波生坦治疗PAH可改善临床症状和血流动力学状态。副作用包括肝损害、贫血、液体潴留、致畸及男性不育。

（2）抗凝、氧疗和利尿：华法林抗凝，建议使其INR为1.5~2.5。缺氧可导致肺动脉收缩，因此给予吸氧，有利于PAH的治疗。对于周身水肿、腹水、右心衰竭的PAH患者可适当利尿，但不应过快，以防低血压、肾功能不全和晕厥。

（3）磷酸二酯酶拮抗剂：增加细胞水平的环磷鸟苷（cGMP），可通过松弛血管平滑肌而使血管扩张。昔多芬是磷酸二酯酶-5（PDE-5）的特异拮抗剂，能提高cGMP而松弛血管平滑肌，有利于PAH的治疗。有开放对照试验报道，静滴依前列醇同时口服昔多芬对治疗PAH是有效的。

（4）应定期监测肺DLco和心脏多普勒彩超。对糖皮质激素反应较好的，包括无菌性脑膜炎、肌炎、胸膜炎、心包炎和心肌炎。而肾病综合征、雷诺现象、致畸性关节病、肢端硬化病和外周神经病，常对激素反应较差。

（5）应尽早联合使用免疫抑制剂如氯喹、甲氨蝶呤等，以取得较好的治疗效果，又可减少糖皮质激素的剂量。警惕糖皮质激素的总负荷和可能引起的医源性类固醇性肌病、院内感染、无菌性骨坏死和骨质疏松。常规监测骨密度以早期发现无症状的骨质疏松。常规补充钙和维生素 D。

像任何不明病因的疾病一样，MCTD 患者的治疗要对其临床表现不断进行重新评估，治疗措施不是一成不变的，而是逐渐进步和完善的。

七、预后

MCTD 高滴度抗 U_1RNP 抗体患者，严重肾脏疾病和致命的神经病变发生率低。然而不是所有的 MCTD 都有良好的预后。进展性 PAH 和其心脏后遗症可导致死亡。PAH 有时呈快速进展，在几周内导致死亡。较少见的死亡原因为心肌炎、肾血管性高血压和脑出血。与 SLE 相比较，MCTD 较少发生院内感染。日本一项对 45 例 MCTD 患者的研究显示，5 年和 10 年的存活率分别为 90.5% 和 82.1%。以 SSc - PM 重叠为主的患者预后不佳，10 年存活率仅为 33%。

（闫　丽）

第二节　未分化结缔组织病

未分化结缔组织病（undifferentiated connective tissue disease，UCTD）是指那些有着自身抗体但没有明确的任何一种风湿性疾病特异临床表现的患者。ANA 阳性表明患系统性风湿疾病的高风险性，但临床资料尚不能对这些患者作出明确诊断。

一项 84 例 UCTD 患者 5 年随访发现，51 例仍是 UCTD，33 例发展为明确的 CTD，其中 13 例 SSc、7 例 SS、3 例 RA、3 例 MCTD。另一项研究 91 例 UCTD 随访发现，12 例发展为 SLE。79 例长期处于稳定状态（平均 3 年），其中 30% 患者仅有抗 SSA 抗体，且与口干、眼干相关；28% 患者仅有抗 U_1RNP 抗体，且与雷诺现象和关节炎的发生相关。这些特异性抗体的出现几乎总是先于临床疾病的发展，提示特异性自身抗体与风湿性疾病的病因或发病机制相关。

（闫　丽）

第十四章 抗磷脂综合征

抗磷脂综合征（antiphospholipid syndrome，APS）是一组由抗磷脂抗体（antiphospholipid antibody，aPL）介导或与之密切相关的临床综合征。临床主要表现为反复动静脉血栓、病态妊娠（反复流产、死胎）和血小板减少等症状。这些症状可单一出现或多个共同存在。Moore 等于 1952 年发现"梅毒血清反应生物学假阳性"（biological false positive serological test forsyphilis，BFP – STS）的患者患有 SLE 或其他结缔组织病的概率较高（5% ~ 19%）。Conley 等发现了循环抗凝物（circulatinganticoagulant），以后称为狼疮抗凝物（lupus antico- agulant，LA）。1983—1985 年间 Hughes 等建立抗心磷脂抗体（anticardiolipin antibody，aCL）的检测方法，并对该病进行了系统研究，于 1987 年定名为现在临床上统一的名词"抗磷脂综合征"。APS 临床上可分为原发性 APS（primary antiphospholipidsyndrome，PAPS 或 1°APS）及继发性 APS（secondaryantiphospholipid syndrome，SAPS 或 2°APS），后者可继发于 SLE、RA、SSc 和 SS 等结缔组织病。另有一种较少见的临床类型称为恶性 APS（catastrophic APS），表现为在短期内（几日到几周内）进行性出现大量血栓形成，累及中枢神经系统、肾脏、肺脏和心脏等重要器官，并可造成器官衰竭及死亡。

第一节 病因和发病机制

APS 的病因尚不清楚，目前认为是遗传和环境相互作用的结果，吸烟、高脂血症、口服避孕药常能诱发并加重病情。有报道 APS 患者存在家族聚集倾向，遗传发病因素是高度异质性和多因素的，aCL 阳性的 APS 患者中 HLA – DR4、DR7、DRw53 和 DQB1* 0302 频率明显增高。不同种族和人群的分布情况不尽一致。有些研究表明该疾病与补体 C4a、C4b 等位基因缺陷有关。

APS 的病理基础为体内凝血机制异常而导致血栓的形成。过去认为 aPL 的靶抗原主要是各种阴性磷脂，但自 1990 年起许多研究发现直接针对磷脂的 aPL 多见于感染性疾病，而血栓和病态妊娠的 aPL 所识别的抗原为血浆中 β_2 – GPI。近 10 年研究发现多种凝血相关蛋白可以成为 aPL 的靶抗原，包括凝血酶原、蛋白 C、蛋白 S、膜联蛋白 V（annexin V）、缓激肽原、组织型纤溶酶原激活物（t – PA）、纤溶酶原、纤溶酶和抗凝血酶等。尽管 aPL 在体内外诱导血栓形成被许多学者反复证实，但 aPL 导致凝血异常的确切机制目前仍有争论，认为可能与以下机制有关。

1. aPL 对血管内皮细胞的影响 抗 β_2 – GPI 抗体可作用于血管内皮细胞表面的硫酸乙酰肝素（HS）、膜联蛋白 II 和 β_2 – GPI，并通过 TLR（ToII like receptor）活化内皮细胞核内转录因子 NF – KB，上调黏附分子 ICAM – 1、VCAM – 1 的表达和早期炎症介质 IL – 1β、TNF – α、IL – 6 的分泌，进一步诱导组织因子（TF）的表达，在细胞膜上形成 TF – 因子Ⅶ

复合物，启动外源性凝血通路。另外，aPL 与血管内皮的磷脂结合后，使内皮细胞功能受损，PGI_2 合成减少，同时激活血小板并促使 TXA_2、$ET-1$ 释放，导致 TX/PGI_2 比例失衡，最终血管收缩、血流缓慢、抗血小板凝集功能减弱而血栓形成。

2. aPL 促进凝血 目前发现的 aPL 识别凝血通路上的多种抗凝成分，导致血栓形成：①aPL 与蛋白 C、蛋白 S 结合，阻断蛋白 C 抗凝系统。②结合 t-PA、纤溶酶原和纤溶酶，阻断纤溶系统。③结合 $β_2$-GPI、凝血酶原/凝血酶和因子Ⅺ，$β_2$-GPI 抑制Ⅺ被因子Ⅻa 和凝血酶活化，抗 $β_2$-GPI 抗体则能促进因子Ⅺ和血小板的活化；抗凝血酶抗体结合了凝血酶表面的肝素结合位点，增加凝血酶的稳定性，和抗凝血酶抗体一样，延长了凝血酶的半衰期。这些抗体都直接促进内源性或外源性凝血通路，抑制蛋白 C 系统和纤溶系统，促进了血栓形成和病态妊娠。

（闫　丽）

第二节　临床表现和辅助检查

一、辅助检查

APS 临床表现多变复杂，累及多个系统，涉及包括风湿科、血液科、神经科、皮肤科、眼科、妇产科和血管外科在内的众多学科的一种临床综合征，但是血管栓塞和产科病态妊娠仍是主要临床表现。

（一）血栓形成

APS 的血栓临床表现见表 14-1。深静脉血栓比动脉血栓多见，深静脉血栓的发生率为32%，浅静脉血栓性静脉炎为9%，肺栓塞为9%。静脉血栓形成最常见部位是小腿，而肺、锁骨下静脉、颈静脉、四肢、脑、肾脏、肝脏（Budd-Chiari 综合征）和视网膜的静脉也可受累。动脉血栓形成最常见的部位是脑，有13% APS 发生脑卒中，短暂性脑缺血发作占11%，多梗死灶性痴呆占2.5%，而肾脏、视网膜、肠系膜、冠状动脉和搭桥移植物血管处都有报道发生动脉血栓。皮肤小血管受累导致网状青斑、腿部溃疡、肢端溃疡和表皮坏死。

表 14-1　APS 的血栓临床表现

累及血管	临床表现
静脉	
肢体	深静脉血栓
脑	中枢静脉窦血栓
肝脏	
小静脉	肝肿大；转氨酶升高
大静脉	Budd-Chiari 综合征
肾脏	肾静脉血栓
肾上腺	中央静脉血栓；出血、梗死，Addison 病
肺	肺血管栓塞；毛细血管炎；肺出血；肺动脉高压
大静脉	上/下腔静脉综合征

累及血管	临床表现
皮肤	网状青紫；皮下结节
眼	视网膜静脉血栓
动脉	
肢体	缺血性坏死
脑	
大血管	卒中；短暂性脑缺血发作；Sneddon 综合征
小血管	急性缺血性脑病；多发性脑梗死性痴呆
心脏	
大血管	心肌梗死；静脉搭桥后再狭窄
小血管	
急性	循环衰竭；心脏停搏
慢性	心肌肥厚；心律失常；心动过缓
肾脏	
大血管	肾动脉血栓；肾梗死
小血管	肾血栓性微血管病
肝脏	肝梗死
主动脉	
主动脉弓	主动脉弓综合征
腹主动脉	附壁血栓
皮肤	指端坏疽
眼	视网膜动脉和小动脉血栓

APS 通常有反复血栓形成。一项为期 10 年的多中心大型研究表明，反复血栓的发生率为 29%，死亡率为 10%，对于患者血栓发生在动脉或静脉循环的决定因素尚不明确。

1. 中枢神经系统 中枢神经系统动脉血栓常见表现是卒中和暂时性脑缺血发作。APS 可有单支或多支血管受累，常反复发作，导致暂时或永久性神经障碍缺陷和功能紊乱。如果年轻患者发生脑血管病，应高度怀疑是否是 APS。年龄 <45 岁就发生卒中的患者中有 25% 是由于APS。随访 10 年中有 20% APS 患者发生卒中，14% 发生短暂性脑缺血发作。一项为期 7 年的前瞻性研究发现，30% APS 患者有反复发作的卒中。尽管缺血性卒中是诊断 APS 唯一的神经系统表现，然而也有个例报道其他神经系统受累的表现，如偏头痛、舞蹈症、运动失常、癫痫、脱髓鞘病变、骨髓病、Guillain – Barre 综合征、暂时性延髓性麻痹和大脑假肿瘤等。

2. 眼 原发性和继发性 APS 均可有眼部缺血表现，有缺血性眼部神经病变、侧支和中央视网膜动脉阻塞、睫状体视网膜动脉阻塞、混合性动静脉阻塞及一过性黑矇。

3. 心血管系统 aPL 引起的心瓣膜增厚和非细菌性赘生物常累及二尖瓣和主动脉瓣。反流是原发性 APS 最常见的病变。APS 的瓣膜病变与 SLE 的瓣膜病变相似，二尖瓣心房面和主动脉瓣的血管面均有不同程度的瓣叶增厚和不规则的赘生物。aPL 也可能造成冠状动脉搭桥术后和周围血管病中的提前再梗死。APS 的心肌梗死发生率为 4% ~20%。

4. 肺 1/3 反复深静脉血栓形成的患者可发生肺栓塞和肺梗死。原发性 APS 在临床上出现肺动脉高压症状的占 3%，其中轻型肺动脉高压占 16%。严重肺动脉高压可导致三尖瓣功能障碍和右心衰竭。反复肺栓塞是造成 APS 肺动脉高压的原因。慢性血栓性肺动脉高压患者中有 10%~50% aPL 阳性。有报道急性呼吸窘迫综合征、肺泡出血和纤维性肺泡炎都与 aPL 相关。

5. 皮肤　深静脉血栓和浅表血栓性静脉炎是 APS 常见的阻塞表现。网状青斑也多见，其部位通常比较固定，并随天冷而加重。Sneddon 等报道一组患者有痴呆和网状青斑，有时也有高血压。这些 Sneddon 综合征患者中一部分合并有 aPL，其发生痴呆的原因可能是多发性脑梗死。其他与 aPL 相关的皮肤损害有青斑样血管炎、皮肤结节、坏死性紫癜、慢性腿部溃疡、外周坏疽和 Dego 病（恶性萎缩性丘疹）。

6. 肾上腺　APS 可发生肾上腺功能减退。半数患者急性起病，发病可早于深静脉血栓。肾上腺缺血后出血导致腺体坏死及 Addison 病也是 APS 的临床表现。

7. 肾脏　APS 可有肾动脉或静脉血栓，有时是双侧性。有狼疮抗凝物的 SLE 患者发生肾小球血栓的机会增加。血栓性微血管性肾病在 APS 中得到证实。临床表现有少量蛋白尿，而有的则可能发展为肾病综合征、恶性高血压，甚至肾衰竭。

8. 肝脏和肠道　aPL 是发生 Budd – Chiari 综合征的常见原因。有报道因肠系膜血管血栓引起广泛的肠道梗死可以是 APS 的首发表现。

（二）血小板减少

早期报道就表明血小板减少是 APS 的特征之一。对总共 869 例 SLE 患者参加的 13 个回顾性研究表明，有 aPL 的患者血小板减少更为普遍。70%~80% 有血小板减少的 SLE 患者存在 aPL。22% APS 患者在发病时就有血小板减少，30% 患者在以后随访的 10 年中出现。同时也有 10% 患者合并 Coombs 试验阳性的溶血性贫血。SLE 合并有血栓性血小板减少性紫癜（TTP）时亦与 aPL 有关。

（三）病态妊娠

胎盘血管的血栓导致胎盘功能不全，可引起习惯性流产、胎儿宫内窘迫、宫内发育迟滞或死胎。典型 APS 流产常发生于妊娠 10 周后，但亦可发生得更早，这与 aCL 的滴度无关。APS 孕妇可发生严重并发症，早期可发生先兆子痫，亦可伴有溶血、肝酶升高及血小板减少，即 HELLP（hemolysiselevated liver enzymes and low platelets）综合征。

（四）恶性抗磷脂综合征

"恶性"抗磷脂综合征的名称用来定义发生多脏器衰竭的、加速性的 APS。这些患者同时或 1 周内相继出现 3 个以上部位或脏器的栓塞表现，组织学上有多发性小血管阻塞，有时为大血管血栓形成，并具有高滴度的 aPL。恶性抗磷脂抗体综合征少见，发生率 <1%，但治疗后的死亡率仍高达 50%。感染常是促进因素。

二、辅助检查

1. 狼疮抗凝物（LA）　LA 是一种作用于凝血酶原复合物（Xa、Va、Ca^{2+} 及磷脂）及 Tenase 复合体（因子Ⅸa、Ⅷa、Ca^{2+} 及磷脂）的免疫球蛋白，在体外能延长磷脂依赖的凝血试验的时间。LA 是异质性的，易受抗凝治疗的影响，因此检测 LA 是一种功能试验，有活化部分凝血活酶时间（APTT）、白陶土凝集时间（KCT）和蛇毒试验（dRVVT）等，以 dRVVT 最为敏感，结合多种筛选试验，有助于提高 LA 的检出率。

2. aCL　检测方法是以心磷脂为抗原检测 aPL 的间接 ELISA 法，国际上对 IgG 和 IgM 型的 aCL 检测结果的表述单位为 GPL（1μg/ml 纯化的 IgG 型 aCL 的结合抗原活性）和 MPL（1μg/ml 纯化的 IgM 型 aCL 的结合抗原活性）。

3. 抗 β_2 - GPI 抗体　　目前用 β_2 - GPI 为抗原的 ELISA 方法检测。一般认为其与血栓发生的相关性要比 aCL 强，假阳性低，诊断 APS 的敏感性与 aCL 相仿。

其他与 APS 有关的抗体如抗凝血酶原/凝血酶抗体、抗磷脂酰丝氨酸抗体和抗 t - PA、抗纤溶酶抗体等的临床意义有待进一步临床研究。

（闫　丽）

第三节　诊断和鉴别诊断

APS 的临床诊断可参照 2006 年发表的在澳大利亚悉尼第 11 届抗磷脂抗体综合征国际研讨会（2004 年）上提出的 APS 修订的分类标准（表 14 - 2）。诊断 APS 必须具备至少一项临床标准和一项实验室标准。如患者临床上还存在其他自身免疫病时（如 SLE 等），则诊断为继发性 APS。

表 14 - 2　APS 的分类标准

一、临床标准

（一）血管栓塞*　任何器官或组织发生 1 次以上**的动脉、静脉或小血管血栓***，血栓必须被客观的影像学或组织学证实。组织学还必须证实血管壁附有血栓，但没有显著炎症反应

（二）病态妊娠

1. 发生一次以上的在 10 周或 10 周以上不可解释的形态学正常的死胎，正常形态学的依据必须被超声或被直接检查所证实

2. 在妊娠 34 周前因严重子痫或先兆子痫或严重胎盘功能不全****所致 1 次以上的形态学正常的新生儿早产

3. 在妊娠 10 周以前发生 3 次以上不可解释的自发性流产，必须排除母亲解剖、激素异常及双亲染色体异常

二、实验室标准*****

1. 血浆中出现 LA，至少发现 2 次，每次间隔至少 12 周

2. 用标准 ELISA 在血清中检测到中、高滴度的 IgG、IgM 类 aCL 抗体（IgG 型 aCL >40GPL；IgM 型 aCL >40MPL；或 >99 的百分位数）；至少 2 次，间隔至少 12 周

3. 用标准 ELISA 在血清中检测到 IgG、IgM 型抗 β_2 - GPI 抗体，至少 2 次，间隔至少 12 周（滴度 >99 的百分位数）

注：诊断 APS 必须具备下列至少一项临床标准和一项实验室标准，并应避免临床表现和 aPL 阳性之间的间隔 <12 周或 >5 年。

*当共存遗传性或获得性引起血栓的因素时也能诊断 APS，但应注明（a）存在；（b）不存在其他引起血栓的因素。危险因素包括：年龄（男性 >55 岁，女性 >65 岁）；存在已知的心血管危险因素（如高血压、糖尿病、LDL 升高、HDL 降低、胆固醇升高、吸烟、心血管病早发的家族史、体重指数 $\geqslant 30 kg/m^2$、微量白蛋白尿、GFR <60ml/min）、遗传性血栓倾向、口服避孕药、肾病、恶性肿瘤、卧床和外科手术。因此，符合 APS 分类标准的患者应该按照血栓发生的原因分层。

**过去发生的血栓可以认为是一项临床标准，但血栓必须是经过确切的诊断方法证实的，而且没有其他导致血栓的病因。

***浅表静脉血栓不包括在临床标准中。

****通常可普遍接受的胎盘功能不全包括以下 4 个方面：①异常或不稳定的胎儿监护试验，如非应

· 191 ·

激试验阴性提示有胎儿低氧血症。②异常多普勒流量速度波形分析提示胎儿低氧血症，如脐动脉舒张末期无血流状态。③羊水过少，如羊水指数≤5cm。④出生体重在同胎龄儿平均体重的第10个百分位数以下。

＊＊＊＊强烈推荐研究者对APS患者进行分型：Ⅰ，1项以上（任意组合）实验室指标阳性；Ⅱa，仅LA阳性；Ⅱb，仅aCL阳性；Ⅱc，仅抗 β_2 - GPI抗体阳性。

尽管没被列入分类标准，有以下情况应考虑APS可能：①心脏瓣膜病。②网状青斑。③血小板减少。④肾脏病。⑤神经精神症状。⑥IgA型aCL、IgA型抗 β_2 - GPI抗体阳性。⑦针对其他磷脂如磷脂酰丝氨酸的抗体等。

（闫　丽）

第四节　治疗

对于APS的治疗，目前尚无统一的或得到公认的治疗方案。其根本原因是该疾病的发病机制仍未明确。虽然aPL与患者的血栓等临床表现的相关性已得到许多研究的证明，但aPL的水平与临床表现并非一致，有些患者有高滴度的aPL，但无血栓发生；有些患者有反复的血栓，但aPL的滴度很低。目前认为APS的治疗原则是在治疗原发病的基础上进行对症治疗和防治血栓、病态妊娠的再发。目前的治疗可参照表14－3。

表14－3　APS伴中、高滴度aPL患者的治疗方案

临床情况	治疗
无症状	不治疗，或ASA75mg/d
可疑血栓	ASA75mg/d
反复静脉血栓	华法林，INR2.0~3.0，无限期
动脉血栓	INR3.0，无限期
初次妊娠	不治疗，或ASA75mg/d
单次流产，<10周	不治疗，或ASA75mg/d
反复流产，或10周以后流产，无血栓	妊娠全过程及产后6~12周小剂量肝素（5 000U，每日2次）
反复流产，或10周以后流产，血栓形成	
妊娠全过程肝素治疗，产后用华法林，无效可加用丙种球蛋白治疗	
网状青斑	不治疗，或ASA75mg/d
血小板 > $50×10^9$/L	不治疗
血小板 < $50×10^9$/L	波尼松1~2mg/kg

注：引自Lockshin MD. Antiphospholipid syndrome（Kelley风湿性疾病学第6版），略作修改。
ASA：阿司匹林；INR：国际标准化比值。

（一）aPL阳性的无症状患者的治疗

目前认为aPL阳性的无症状患者临床上可以不治疗或选用小剂量阿司匹林进行预防性治疗。另外，戒烟和不用口服避孕药对于降低血栓的发生有重要意义。一些前瞻性研究认为羟

氯喹可以降低血栓的发生率，其机制可能与其可以降低疾病的活动度和 aPL 滴度相关。

（二）血栓的治疗

APS 血栓形成的治疗可分为急性期（早期）、器官血循环重建和预防血栓再形成的治疗。

1. 急性期（早期）　可应用肝素阻断血栓的继续形成，常采用皮下注射肝素 5 000U，每 6h1 次，或静脉间歇性应用肝素 5 000U，使患者血液的部分凝血活酶时间维持在正常值的 2 ~ 2.5 倍，以及尽早采取溶栓治疗，其对于心、脑等重要器官的功能恢复尤为重要。在病情得到及时控制后，可根据累及的器官情况而采取不同的介入治疗，如血管成形术或冠状动脉搭桥术等。

2. 预防血栓再形成　为 APS 治疗的关键。APS 临床表现较多，由于目前临床上缺少多中心对照研究，所以仍无统一的治疗方案。有些研究者认为抗凝治疗使 INR 控制在 ≥3.0 应成为预防血栓再发生的"标准疗法"。另有一些研究表明，低强度抗凝治疗即使 INR 控制 < 3.0，甚至 <2，同样可以有效地预防血栓的发生。现有的研究一般未把动脉和静脉血栓的治疗进行分组观察，而且有些患者可以交叉发生动脉和静脉血栓，所以这也是目前治疗观点分歧的原因之一。

对于静脉血栓后 APS 患者的治疗，长期口服抗凝剂比短期服用 6 个月的效果好，所以建议终身抗凝治疗，但对每个具体患者应该仔细权衡利益与风险。

最常见的动脉事件是卒中和短暂性脑缺血发作，再者是心肌梗死和外周动脉血栓形成。反复动脉血栓带来很高的死亡率与致病率。重要的是，如果发现存在其他已知的危险因素，如吸烟、高血压、糖尿病、高胆固醇血症、高半胱氨酸血症等，必须去除或采取措施。有关 APS 卒中或短暂性脑缺血发作的再预防，目前还缺乏很好的前瞻性随机性研究的数据报道。但是，由于其高复发性及反复卒中造成的死亡或严重病损，长期口服抗凝剂已被普遍接受。对经良好抗凝治疗仍有血栓发生的患者，可加用羟氯喹。

（三）病态妊娠的治疗

胎盘血管的血栓导致妊娠早期流产或中、晚期死胎。因原发性 APS 是非血管炎性病变，一般不需用激素及其他免疫抑制剂治疗，而继发性 APS 则应根据病情酌情应用。

虽然至今仍未有严格的前瞻、随机的对照性研究报道，但有些学者进行了相关的研究。对于仅有 aPL 阳性而无任何临床症状的初孕妇，一般主张给予小剂量阿司匹林治疗。而对于 aPL 阳性且既往有血栓史的初孕妇，主张给予阿司匹林加肝素治疗。Rai 等对比研究了单用阿司匹林和阿司匹林合用肝素（5 000U/次，每日 2 次）对 APS 流产（治疗前有 3 次以上流产史）的疗效，单用阿司匹林组和阿司匹林合用肝素组的成功分娩率分别为 42% 和 71%。

目前对 APS 引起多次流产患者的治疗倾向于使用阿司匹林及肝素，一般认为 APS 的诊断确立后（孕前）即可用阿司匹林治疗，一旦确认妊娠即用阿司匹林 75mg/d 及小剂量肝素（2 500 ~ 5 000U 皮下注射，每日 2 次），使凝血酶原时间延长 1.5 倍，维持到分娩前 24 ~ 48h。如上述治疗无效，应检查患者的胎盘，如胎盘中有血栓，可增加肝素的用量至 10 000U/次，每日 2 次。大剂量静注用免疫球蛋白（IVIg）可用于治疗顽固性病例（对常用药物激素、阿司匹林、肝素等治疗反应不良）。有报道顽固性流产患者应用 IVIg 400mg/d，连用 5d/月，取得分娩成功。

（四）血小板减少的治疗

血小板减少的治疗应个体化。在治疗原发病的基础上，血小板 $>50 \times 10^9/L$ 的轻度血小板减少而不合并血栓的患者可以观察病情转归；对有血栓而血小板 $<100 \times 10^9/L$ 的患者要谨慎抗凝治疗；血小板 $<50 \times 10^9/L$，一般暂不用抗凝治疗，在用糖皮质激素的同时可使用大剂量静脉丙种球蛋白注射（400mg/kg），待血小板上升后再进行抗凝治疗。羟氯喹有抗血小板作用，并成功用于髋关节置换术后预防深静脉血栓和肺栓塞。它作为一种安全、副作用极小的药物，用于那些不适宜口服抗凝剂的患者作为预防药物。

（五）恶性抗磷脂综合征的治疗

恶性 APS 的原因可能与停用抗凝治疗、感染和疾病活动所诱发。在大样本研究中使用多种治疗方法，生存率≤50%。分析了 130 例恶性 APS 的病例报道得出，在不同的治疗中只有抗凝剂对避免死亡有显著作用。但很少有患者只使用抗凝剂作为唯一的治疗药物。除了抗凝治疗外，联合激素、环磷酰胺、血浆置换和大剂量丙种球蛋白治疗以降低或去除抗体，可提高患者的生存率。

（六）实验性治疗

基于 aPL 所识别的主要抗原 β_2 – GPI 的抗原表位设计的免疫耐受原用于治疗 APS 目前处在二期药物试验阶段。自身干细胞移植亦有用于 APS 治疗的报道，但长期随访的资料仍不多，从短期的随访结果来看有部分患者有血栓的复发。

（闫　丽）

第十五章　类风湿关节炎

类风湿关节炎（theumatoid arthritis，RA）以慢性破坏性关节炎为主要临床表现，其特征是对称性多关节炎，以双手、腕、踝、足关节受累最常见。患者还可伴有皮下结节、血管炎、心包炎等关节外表现。研究证明，抗原驱动、T细胞介导的自身免疫反应以及遗传因素的参与在RA发病中具有重要作用。

不同地域、不同种族RA患病率有一定差异。总的趋势是印第安人患病率高于白种人，而后者又高于亚洲黄种人。这种患病率的不同可能与HLA-DRBI亚型等遗传因素差异有关。我国RA患病率约为0.34%。女性多发，男女比例约为1：3。本病可发生于任何年龄，但发病高峰在30~50岁。此外，RA的发病与某些病毒或细菌感染有关。

第一节　病因、病理、发病机制

一、病因

RA是多种因素共同作用引起的自身免疫病。感染和自身免疫反应是RA发病和病情迁延的中心环节，而内分泌、遗传和环境因素等则增加了患者的易感性（图15-1）。

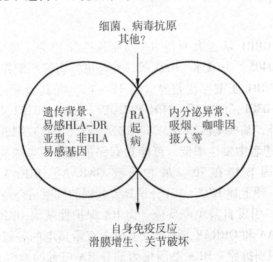

细菌、病毒抗原
其他？

遗传背景、易感HLA-DR亚型、非HLA易感基因　　RA起病　　内分泌异常、吸烟、咖啡因摄入等

自身免疫反应
滑膜增生、关节破坏

图15-1　RA发病因素

RA发病是多因素共同作用的结果，感染和自身免疫反应处于RA发病和病情迁延的中心环节，遗传、内分泌异常和吸烟等因素增加了疾病易感性。

（一）感染因素

许多研究从患者滑膜组织中分离到了病原体或其基因，目前有多种细菌或病毒成分被怀疑与 RA 有关。多数研究者认为，细菌或病毒致病的可能机制为病原体的某些蛋白成分在体内作为外源性抗原激活机体免疫反应，进而活化自身反应性 T 细胞。

1. 细菌　多种细菌成分可能与 RA 发病有关，如大肠埃希菌热休克蛋白 DnaJ、结核分枝杆菌 HSP65、奇异变形杆菌菌体抗原等。RA 患者血清中可以检测到针对奇异变形杆菌蛋白的特异性抗体，这些抗体与手足小关节内的透明软骨结合，激活补体和自然杀伤细胞，可造成滑膜及软骨的损伤。奇异变形杆菌的菌体抗原与 HLA - DR4 及 Ⅱ 型胶原 α1 链有相同序列，可能通过与 RA 患者自身蛋白发生交叉免疫反应而致病。

2. 病毒　RA 患者外周血存在 EB 病毒感染的 B 细胞，且血清中可检测到抗 EB 病毒抗体。EB 病毒核抗原 - 1（EBNA - 1）的 35 ~ 68 位氨基酸中精氨酸替换为瓜氨酸后，可作为抗原刺激 RA 患者产生其特异性抗体，而这种抗体可与瓜氨酸多肽及脱亚氨基的纤维蛋白原存在交叉反应。这些研究为 EB 病毒在 RA 中的致病作用提供了有力证据。此外，EB 病毒 gp110 糖蛋白与 HLA - DRBl*0404 等亚型存在共同的氨基酸序列，可能作为外源性抗原诱发 RA 的自身免疫反应。

细小病毒 B₁₉ 是另一种可能与 RA 发病有关的病毒。B₁₉ 急性感染常可引起类似 RA 的自限性多关节炎，部分患者甚至可发展成 RA。有报道 RA 患者 B₁₉ 感染率增高，在患者骨髓中可以检测到 B₁₉ 病毒 DNA，并发现其衣壳蛋白 VP - 1 高表达于活动性 RA 的滑膜病灶部位。

此外，内源及外源性逆转录病毒如 HVR - 5、HERV - K 及 HTLV - I 也可能通过上调原癌基因的表达，增加生长因子及基质降解酶的产生，参与 RA 关节破坏的进展。其他病毒如巨细胞病毒（CMV）、肝炎病毒、HIV - 1 等在 RA 滑膜中检出率较高。这些病毒对于 RA 有无原发致病性尚需研究。

（二）遗传因素

研究表明 HLA - DRB1 基因表型与 RA 易感性密切相关，常见易感亚型包括 HLA - DRB1*0401、*0404、*0405、*0101 和*1001 等，并与患者病情严重程度和预后相关。不同种族的 RA 易感 HLA - DRB1 亚型存在差异（表 15 - 1），而其他亚型如 HLA - DPB1*0401、*0201、*0601，DPA1*0301、*0101 及*0401 和 DQB1*0301、*0302、*0401、*0501 等也与 RA 可能有一定关联。此外，某些基因如 HLA - DRB1*0402、*0403、*1302、*1101、*1501、*0301 和 DRB1*0701 在 RA 患者中发生率低，可能具有保护机体不患该病的作用。研究发现 RA 易感 HLA - DRBI 基因 β 链在 70 ~ 74 位含有 QKRAA、QRRAA、RRRAA 的共同表位（shared epitope，SE），使上述 HLA - DR 分子具有共同的抗原结合特性，可与致病抗原肽结合，并呈递给 T 细胞，引发自身免疫反应。而 RA 保护性基因 DRB1*0402 和*0403β 链的 70 ~ 74 位分别为 DERAA 和 QRRAE，该部位由于含有带负电的谷氨酸 E，改变了共同表位的电荷，而使其不能识别抗原。HLA 基因仅为部分 RA 患者的遗传易感因子，HLA 复合体以外的基因同样对 RA 存在基因易感性，包括控制 T 细胞抗原受体基因、免疫球蛋白重链和轻链基因、TNF - α 和 IL - 10 基因等。RA 可能为多基因相关疾病，其易患性、严重程度及病变特点均可能与上述基因有关。

表 15-1 HLA-DRB1 亚型与 RA 的关系

作用	HLA 分型 (DR/Dw)	HLA-DRB1 基因亚型	β 链第 3 高变区氨基酸 序列 (70~74 位)	种族
RA 易感	DR4/Dw4	*0401	QKRAA	白种人 (西欧)
	DR4/Dw14	*0404	QRRAA	白种人 (西欧)
	DR4/Dw15	*0405	QRRAA	中国、日本
	DR1/Dw1	*0101	QRRAA	印度、以色列
	DR10	*1001	RRRAA	西班牙、意大利、 希腊、以色列
	DR14/Dw16	*1402	QRRAA	美国印第安人 和土著人
RA 保护	DR4/Dw10	*0402	QERAA	白种人 (西欧)
	DR4/Dw13	*0403	QRRAE	波利尼西亚人
	DR2/Dw2	*1501	QARAA	白种人
	DR3/Dw3	*0301	DARGR	白种人

注：Q：谷氨酰胺；K：赖氨酸；R：精氨酸；A：丙氨酸；D：天冬氨酸；E：谷氨酸；G：甘氨酸。

(三) 内分泌因素

RA 发病存在明显的性别差异，因此人们对性激素在 RA 中的作用进行了深入研究。有报道 RA 患者体内雄激素水平降低，雄激素/雌激素比例下降，患者滑膜局部及滑液中雌激素（特别是 16α 羟雌酮、17β 雌二醇）水平增高可能与诱导发病有关。进一步研究证实，16α 羟雌酮、17β 雌二醇等可能刺激巨噬细胞、成纤维细胞增殖，进而活化自身免疫反应，而睾酮则可诱导淋巴细胞凋亡。此外，下丘脑-垂体-肾上腺轴以及交感神经系统也与 RA 发病存在一定关系。这些因素均可能在 RA 的发病中发挥一定作用。

(四) 其他因素

吸烟、咖啡因摄入、寒冷、潮湿及疲劳等均与 RA 的发生有关。

二、病理

RA 的基本病理改变是滑膜炎和血管炎。前者可表现为滑膜水肿和纤维蛋白沉积，淋巴细胞和单核细胞浸润，随着症状迁延，滑膜衬里细胞层明显增厚，滑膜内大量炎症细胞浸润，以 T 细胞为主，周围可有巨噬细胞，形成以小静脉为中心的淋巴小结。滑膜内可出现多核巨细胞，并可有肉芽组织增生和血管翳形成。RA 患者增生的滑膜组织存在明显的血管增生和炎症细胞浸润，电镜下可见滑膜呈指状突起，形成所谓 "血管翳"。血管翳和软骨交界处可见血管、单个核细胞及成纤维细胞侵入软骨，导致软骨变性，并进而引起骨侵蚀。病变晚期，血管翳以纤维增生为主。RA 血管炎可以表现为不同类型，各个部位均可出现。病理表现与其他血管炎相似，急性期为血管壁纤维素样坏死、炎症细胞浸润，继而出现管壁纤维化，严重者可出现小动脉梗死及相应脏器受累。

三、发病机制

关于 RA 的发病机制，目前存在 2 种假说：一种认为该病的炎症反应是在抗原驱动下，CD_4^+ T 细胞在滑膜组织中特异性识别交叉抗原引起；另一种假说认为 RA 患者存在免疫耐受和调节机制异常，产生一群功能异常的 CD_4^+ 细胞。由此可见，T 细胞异常是 RA 患者免疫病理损伤的关键。目前证据显示，这两种假说在 RA 的发病机制阐述中均具有重要意义。

RA 发病过程可能分为 3 个阶段：①初始阶段：易感宿主接触相关抗原，由巨噬细胞消化，并结合在 HLA Ⅱ 类分子上呈递给外周血中 T 细胞，引起 T 细胞活化并增殖。②早期炎症阶段：抗原活化的 T 细胞迁移并聚集于滑膜。受滑膜巨噬细胞、滑膜细胞或树突状细胞呈递并与外源抗原有交叉反应的自身抗原刺激，再次活化，引起克隆性增殖，分泌炎症细胞因子，刺激巨噬细胞、中性粒细胞等炎症细胞向滑膜迁移并激活，分泌 IL-1 和 TNF-α 等炎症细胞因子、炎症介质及降解骨、软骨的酶类，同时刺激内皮细胞增殖和内皮黏附分子表达，促进新生血管形成。③进展期：滑膜细胞继续增殖，并侵犯软骨和骨。活性蛋白水解酶、细胞因子和一系列炎症介质引起各种临床症状和关节破坏。骨和软骨的破坏又释放出新的抗原，引起其他 T 细胞群的活化，造成关节侵蚀（图 15-2）。

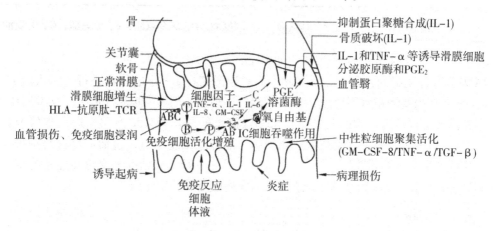

图 15-2　RA 发病机理示意图

T：T 细胞；B：B 细胞；P：浆细胞；TGF-β：转化生长因子 β；Ab：抗体；IC：免疫复合物；PGE：前列腺素 E

研究显示，在 HLA 对抗原多肽的呈递过程中存在分子模拟或模糊识别机制。例如许多与 RA 有关的细菌或病毒（结核分枝杆菌、EB 病毒蛋白等）含有共同表位 QK/RRAA，当进入机体后，其 QK/RRAA 多肽片段可诱导针对外源性抗原的特异性 T 细胞及抗体，引起病理性自身免疫反应。同一种抗原可被多个 HLA 表型识别，而同一 HLA-DR 分子又可分别结合不同抗原，这是 RA 患者存在多种易感基因和自身反应性 T 细胞交叉识别的分子基础。近年来瓜氨酸化蛋白的致病作用受到人们的重视，RA 患者体内存在抗瓜氨酸抗体，多种蛋白瓜氨酸化后可与之发生交叉反应，如聚丝蛋白、Ⅱ 型胶原和纤维蛋白原等。瓜氨酸在 RA 发病中的作用机制有待进一步研究。

关于共同表位与 RA 的相关性有 3 种解释：①SE 中特异性氨基酸侧链影响了对结合肽

的选择。②其自身作为抗原与其他完整的 HLA 分子结合，被抗原呈递细胞加工，并以小肽的形式呈递给 T 细胞。③共同表位 67~74 位氨基酸序列直接与 TCR 作用，导致自身反应性 T 细胞的活化。

（魏　薇）

第二节　临床表现

RA 主要临床表现为以双手、腕、足等小关节受累为主的慢性和破坏性多关节炎，并可有全身多系统受累的表现。其起病方式、关节受累及关节外表现多样，且因人而异（图 15-3）。

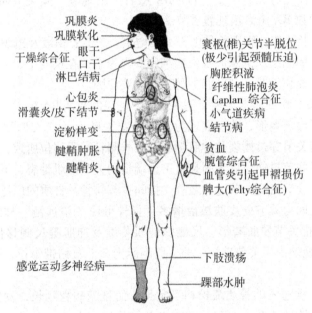

左侧标注：
巩膜炎
巩膜软化
干燥综合征　眼干
　　　　　　口干
淋巴结病
心包炎
滑囊炎/皮下结节
淀粉样变
腱鞘肿胀
腱鞘炎

感觉运动多神经病

右侧标注：
寰枢(椎)关节半脱位
(极少引起颈髓压迫)
胸腔积液
纤维性肺泡炎
Caplan 综合征
小气道疾病
结节病
贫血
腕管综合征
血管炎引起甲褶损伤
脾大(Felty综合征)

下肢溃疡
踝部水肿

图 15-3　RA 临床表现示意图
除双手、腕、足等小关节受累为主的慢性破坏性多关节炎外，RA 可有全身多系统受累的表现，常见关节外表现如图所示

（一）起病方式

1. 慢性起病型　60%~75% RA 患者呈隐匿起病。该型起病多以全身症状为主，如疲乏或伴全身肌肉疼痛，随后出现关节疼痛、肿胀。最初为非对称性，逐渐发展为对称性关节炎。明显晨僵是其重要特征之一。慢性关节炎可导致关节畸形、关节周围肌肉萎缩及肌无力等。

2. 急性起病型　5%~15% RA 患者关节症状可在几日内出现，甚至可描述出准确的发病时间及诱因，如感染、外伤、分娩、寒冷刺激等。该型起病急，关节受累数目、肿胀持续时间、晨僵特点等可能不符合 RA 的诊断标准，有时需与感染性关节炎、反应性关节炎等鉴别。

3. 亚急性起病型 该型占 RA 的 15% ~ 20%。其关节受累特点与急性型类似，但一般在数周内出现。全身表现相对较重。

（二）典型关节表现

1. 晨僵 明显晨僵是 RA 的特征性表现之一，对诊断颇具意义。晨僵是指患者晨起后关节及其周围肌肉僵硬、发紧的症状，活动后可缓解。RA 患者晨僵可持续 1h 以上甚至整个上午，且程度较重。其他关节炎如骨关节炎等也可出现晨僵，但持续时间及程度均不如 RA。

2. 疼痛及触痛 关节疼痛及触痛是 RA 最主要的临床表现，发生部位及程度存在个体差异。最常见的受累部位是近端指间关节、掌指关节和腕关节，但也可累及肘、肩、膝、踝、足、髋、脊柱、颞下颌、寰杻关节等。大关节中肘关节受累比较常见，发生率可达 65% ~ 80%。70% RA 患者存在肩关节病变。55% RA 患者可出现颞下颌关节病变。约 30% RA 患者伴足关节受累。少数 RA 患者出现髋关节受累。

3. 肿胀 RA 患者关节肿胀主要是由于滑膜增生、关节腔积液及组织间隙水肿而致。在炎症早期以滑膜关节周围组织的水肿及炎症细胞渗出为主，在病变中、后期则主要表现为滑膜增生、肥厚。关节腔积液是关节肿胀的另一个主要原因。

4. 关节畸形 关节畸形通常出现于重症或治疗延误的晚期 RA 患者，严重影响患者生活质量。各个关节均可出现畸形，典型表现为"钮孔花"畸形及"天鹅颈"样畸形等。前者是因屈曲的近端指间关节穿过撕裂的伸肌腱和关节外侧骨间肌移位所致，表现为近端指间关节屈曲，而远端指间关节过伸。后者则是由于远端指间关节伸肌腱裂、下移至关节两侧引起远端指间关节屈曲、近端指间关节过伸之故。指间关节软骨及骨质的广泛破坏和明显吸收还可导致指骨短缩，表现为关节处皮肤皱褶增多，指骨可像"望远镜"样缩短或拉长，也称为"望远镜手"。掌指关节屈曲畸形、尺侧腕伸肌萎缩及伸肌腱尺侧移位所致尺偏畸形在 RA 患者也很常见。晚期由于关节破坏、关节周围肌肉萎缩及韧带牵拉，可引起关节半脱位或脱位。

5. 骨质疏松 本病患者的骨质疏松相当常见，而且随病程延长，发生率上升。研究显示，患者脊柱及软骨骨量减低主要与活动减少及体重增加有关。下述三方面因素可能参与 RA 骨质疏松的形成：①成骨细胞功能减低。②溶骨作用增加。③钙吸收减少。

（三）关节外病变

1. 血管炎 常见于类风湿因子（RF）阳性、伴淋巴结病变及骨质破坏明显的 RA 患者，以中、小动脉受累为主，可致紫癜、网状青斑、指（趾）坏疽、皮肤溃疡等。供应神经和内脏血流的血管受累可引起相应的周围神经病变和内脏梗死。HLA - DR4、补体、CIC 等也与血管炎发生有关。

2. 类风湿结节 见于 20% ~ 30% RA 患者，为尺骨鹰嘴下方、膝关节等易受摩擦的骨突起部位存在的硬性结节，紧贴骨面，一般无疼痛。类风湿结节也可发生在内脏血管，如胸膜、心包等，偶可见于中枢神经系统、巩膜、心肺组织等。伴发类风湿结节的患者 RF 多为阳性，关节破坏程度较重或有其他关节外表现如血管炎、脾肿大等。类风湿结节与疾病活动度相关。伴发类风湿结节、血管炎、RF 阳性及病情活动的 RA 患者还可能出现心包炎、心瓣膜炎及心肌炎等，病变累及心脏传导系统时可导致不完全或完全性传导阻滞等心律失常的发生。

3. 肺 20% RA 患者可发生胸膜炎，其胸腔积液的特点是蛋白、免疫球蛋白含量增加，补体及糖明显下降，伴有炎症细胞渗出，积液中常可检出 RF。少数患者可发生肺间质纤维化及肺动脉高压等。

4. 肾脏 RA 患者可能存在与血管炎有关的原发性肾损害和与药物等有关的继发性肾损害，而后者似乎更常见，并可表现为原发性肾损害的任一类型。患者还可出现淋巴结肿大、肝脾损害和巩膜炎、角膜炎等眼部受累等。

除了上述关节和关节外表现，某些特殊类型 RA 可能表现为不同的临床特征。如缓解型血清阴性对称性滑膜炎伴凹陷性水肿综合征（RS3PE）为突发的手背凹陷性水肿、腕关节滑囊炎及手指屈肌腱鞘炎，患者 RF 多为阴性，无关节破坏。Felty 综合征伴脾肿大及白细胞减少，多出现贫血、血小板减少、血沉增快、RF 及 HLA – DR4 阳性。大颗粒淋巴细胞综合征患者外周血中可查到大颗粒淋巴细胞，并伴有多关节炎、中性粒细胞减低、脾肿大及易于感染。

（魏　薇）

第三节　诊断和鉴别诊断

一、诊断

RA 的诊断主要依据病史及临床表现，结合血清学及影像学检查，诊断一般不难。目前国际上应用较广泛的诊断标准仍是 1987 年美国风湿性疾病学会制订的 RA 分类标准：①晨僵，持续至少 1h（≥6 周）。②双侧近端指间关节、掌指关节、腕关节、肘关节、跖趾关节、踝关节、膝关节共 14 个关节区中至少 3 个区的关节炎（≥6 周）。③有近端指间关节、掌指关节或腕关节受累的手关节炎（≥6 周）。④对称性关节炎（≥6 周）。⑤皮下结节。⑥RF阳性。⑦手和腕关节 X 线片显示受累关节骨侵蚀或骨质疏松。符合 7 项中至少 4 项者可诊断为 RA。

上述标准的敏感性为 94%，特异性为 89%，对早期、不典型及非活动性 RA 患者均易漏诊。因此，RA 的诊断要以病史及临床特征为主，不应完全拘泥于人为的诊断标准。

此外，RA 患者可出现多种检查异常，这些检查有助于诊断和预后的判断。

1. 血清学检查 RA 患者血清中可检测到多种自身抗体，这些自身抗体在诊断和预后评估中的意义各不相同。

（1）类风湿因子（theumatoid factor，RF）：为 RA 血清中针对 IgG Fc 片段上抗原表位的一类自身抗体，可分为 IgM、IgA、IgG、IgE 四型。IgM – RF 是人们发现的最早的 RA 相关抗体，在 RA 患者中阳性率为 60% ~78%，但特异性不高。除 RA 外，尚可见于 SS 等其他自身免疫病、慢性感染性疾病及某些肿瘤患者等。

（2）从 1964 年发现抗核周因子（APF）是 RA 的特异性抗体后，人们陆续发现抗角蛋白抗体（AKA）、抗聚丝蛋白抗体（AFA）、抗 Sa 抗体均在 RA 中具有高度特异性。研究显示这些抗体针对的抗原表位为含瓜氨酸的抗原肽。上述抗体在疾病早期即可出现，与病情严重程度及骨质破坏有关，可作为 RA 早期诊断及预后判断的重要指标。

（3）抗内质网免疫球蛋白结合蛋白（BiP）抗体：为一种对 RA 相对特异性抗体，在 RA 患者中的敏感性为 35%～64%，特异性为 93%。抗 RA33/36 抗体可出现于早期不典型 RA 患者，对 RA 诊断具有较高的特异性。抗 RA 相关核抗原（RANA）抗体可见于 62%～95% RA 患者，显著高于其他风湿性疾病，且在 RF 阴性的 RA 患者中可有 38.5% 的阳性率。另外，抗葡萄糖-6-磷酸异构酶（GPI）抗体、抗钙蛋白酶抑素抗体、抗 II 型胶原抗体等也可出现于 RA 患者（表 15-2）。

表 15-2　RA 相关自身抗体

抗体	抗原成分	敏感性（%）	特异性（%）
抗 CCP 抗体	环瓜氨酸短肽	47～82	91～98.5
IgM - RF	变性 IgG	60～78	86
隐性 RF	变性 IgG	50～75	70～90
抗 APF 抗体	聚丝蛋白和前聚丝蛋白 200～400 kDa 的部分去磷酸化产物	48～66	72.7～97
AKA	人类上皮角质层 37kDa 前聚丝蛋白及其 40kDa 中/酸性异构体	44～73	87～99
AFA	聚丝蛋白及其前体	47～68.7	93.7～99
抗 Sa 抗体	50/55kDa 非酰基多肽	34～45	90.6～98.9
抗 RA33 抗体	hnRNPs	25～47	85～99
抗 BiP 抗体	人免疫球蛋白结合蛋白	35～64	93
抗钙蛋白酶抑素抗体	钙蛋白酶抑素	45.5～82.8	71～96.1
抗 GPI 抗体	葡萄糖-6-磷酸异构酶	12～64	75
抗 II 型胶原（CB10）抗体	CB10 片段	88	94

注：CB10 片段，溴化氰裂解片段 10。

（4）除自身抗体外，RA 患者急性时相反应物如 C 反应蛋白（CRP）和血沉在病情活动期增高，随着病情缓解可恢复至正常。在关节外表现较多者可出现总补体、C3 及 C4 水平下降。病情活动期 RA 患者还可伴有正细胞低色素性贫血、白细胞及嗜酸性粒细胞轻度增加及血小板升高。

2. HLA - DRpi（HLA - DR4/DR1）基因分型　　RA 共同表位的 QK/RRAA 基因见于 48%～87% 的患者，依种族不同而异。RA 的骨质破坏、类风湿结节及血管炎等表现与 HLA - DRpβ$_1$ *0401、*0404、*0101 密切相关，其中 HLA - DRβ$_1$ *0401 影响最大，*0404 次之，而 *0101 相对较弱。

3. 滑液　　RA 患者的滑液一般呈炎性特点，白细胞总数可达 10×10^9/L，甚至更多。在个别早期 RA 患者，滑液内单个核细胞占多数。滑液内可测出 RF、抗胶原抗体及免疫复合物。补体 C3 水平多下降，而 C3a 和 C5a 升高。

4. 影像学检查　　X 线片可见梭形软组织肿胀、骨质疏松、关节间隙变窄、骨侵蚀及囊性变，晚期可出现关节融合、半脱位等。CT 检查可用于需要分辨关节间隙、椎间盘、椎管及椎间孔的患者。MRI 可很好地分辨关节软骨、滑液及软骨下骨组织，对早期发现关节破坏很有帮助。已经证明发病 4 个月内即可通过 MRI 发现关节破坏的迹象。

5. 关节镜及针刺活检　关节镜及针刺活检的应用已日趋广泛。前者对关节疾病的诊断及治疗均有价值，后者则是一种操作简单、创伤小的检查方法。

二、鉴别诊断

RA 在诊断时需与其他累及关节的风湿性疾病鉴别，如强直性脊柱炎、反应性关节炎、银屑病关节炎、骨性关节炎和 SLE 等（表 15 – 3）。

表 15 – 3　类风湿关节炎与其他关节受累风湿性疾病的鉴别诊断

项目	RA	强直性脊柱炎	反应性关节炎	银屑病关节炎	骨关节炎	SLE
发病年龄	青中年多见	青年多见	青年多见	青中年多见	老年多见	青年多见
性别	女 > 男	男 > 女	男 ≥ 女	男女均等	女 ≥ 男	女 > 男
起病方式	多慢性	缓慢	急	不定	慢性	慢性为主
前驱感染史	不明	不明	有	无	无	不明
手、腕关节受累	常见	少见	少见	可见	可见	少见
骶髂关节受累	少见	常见	可见	少见	少见	少见
晨僵	明显	可有	少见	可有	可有	可有
特征性皮疹	无	无	有	有	无	有
类风湿结节	可有	无	无	无	无	无
Heberden/Bouchard 结节	无	无	无	无	无	可有
关节摩擦感	无	无	无	无	有	无
关节外表现	可有	可有	可有	可有	无	常见
自身抗体	有	无	无	无	无	有
HLA – B27	阴性	多阳性	多阳性	可阳性	阴性	阴性

（魏　薇）

第四节　治疗和预后

一、治疗

RA 治疗目的是减轻关节炎症反应、抑制病变进展、尽可能保护关节和肌肉的功能。ACR 推荐的 RA 临床缓解标准为：①晨僵 ≤15min。②无疲乏。③无关节痛。④活动时无关节触痛或疼痛。⑤无关节或腱鞘周围软组织肿胀。⑥血沉（魏氏法） < 30mm/h（女性）或 <20mm/h（男性）。至少连续 2 个月达到以上标准中 5 项。对以上临床缓解标准的各项进行评估，对于患者预后评价、治疗方案选择及疗效评估具有指导意义。

本病的治疗原则是提倡早期、联合应用慢作用抗风湿药（SAARDs）[或称缓解病情抗风湿药（DMARDs）] 及治疗方案个体化。功能锻炼作为改善关节功能的有效手段，成为

RA 治疗中必不可少的辅助措施。

（一）一般治疗

一般来说，在关节肿痛明显者应强调休息及关节制动，而在关节肿痛缓解后应注意关节的功能锻炼。此外，理疗、外用药对缓解关节症状有一定作用。

（二）药物治疗

主要包括非甾体消炎药（NSAIDs）、SAARDs、生物制剂及植物药等。

1. NSAIDs　它具有抑制环氧化物酶（COX）、磷酸二酯酶及前列腺素等作用，可有效缓解 RA 患者的关节症状。常用药物如双氯芬酸、洛索洛芬等（表 15 -4）。20 世纪 90 年代选择性 COX -2 抑制剂（如塞来昔布）用于临床，这类药在发挥抗炎镇痛作用的同时较少干扰 COX -1 在胃肠、肾和血小板中的正常生理功能，因此胃肠不良反应较传统 NSAIDs 降低。此外，萘丁美酮、美洛昔康、尼美舒利等在常规剂量时主要抑制 COX -2，对 COX -1 作用较弱，胃肠不良反应发生率也较低。NSAIDs 及 COX -2 抑制剂的选择应遵循个体化原则，对于没有胃肠病史或关节症状较重的年轻患者，仍首选双氯芬酸等传统 NSAIDs；在有胃肠道危险因素的患者可合用胃黏膜保护剂或改用非酸性抗炎药、选择性 COX -2 抑制剂。目前 NSAIDs 心血管不良事件的发生率已引起人们的深切关注，临床应用 NSAIDs 包括 COX -2 抑制剂时应酌情选用，尽量避免药物不良反应。必须指出，NSAIDs 可快速缓解 RA 患者的关节症状，但不能阻止病情进展，应尽早加用 SAARDs，以有效控制病情。

表 15 -4　用于治疗 RA 的常用 NSAIDs

分类	英文	半衰期（h）	每日剂量（mg）	每次剂量（mg）	次数（次/d）
布洛芬	ibuprofen	2	1 200 ~ 2 400	400 ~ 600	3 ~ 4
洛索洛芬	loxoprofen	1.2	180	60	3
双氯芬酸	diclofenac	2	75 ~ 150	25 ~ 50	3 ~ 4
舒林酸	sulindac	18	400	200	2
阿西美辛	acemetaan	3	90 ~ 180	30 ~ 60	3
依托度酸	etodolac	8.3	400 ~ 1 000	400 ~ 1 000	1
萘丁美酮	nabumetone	24	1 000 ~ 2 000	1 000	1 ~ 2
美洛昔康	meloxicam	20	15	7.5 ~ 15	1
尼美舒利	nimesulide	2 ~ 5	400	100 ~ 200	2

2. SAARDs　其起效缓慢，作用持久，可阻止或减缓 RA 的滑膜破坏。常用 SAARDs 主要包括甲氨蝶呤、柳氮磺吡啶、来氟米特、羟氯喹、硫唑嘌呤及环孢素等。四环素类抗生素如米诺环素、青霉胺及金制剂在 RA 中的疗效也得到了人们的肯定。中华医学会风湿性疾病学分会在 RA 诊治指南草案中对 RA 常用 SAARDs 的用法及不良反应进行了总结（表 15 -5）。

在中、重症 RA 患者，SAARDs 联合治疗已日益受到人们的重视。SAARDs 联合治疗较单一用药病情缓解率明显增高，远期关节影像学改善也较单一用药显著。甲氨蝶呤、柳氮磺吡啶、羟氯喹联合治疗是目前常用的治疗方案，来氟米特与甲氨蝶呤、柳氮磺吡啶、羟氯喹等合用有协同作用。其他 SAARDs 如环孢素、青霉胺、硫唑嘌呤及金制剂等也可作为联合治疗的备选药物，疗效均优于单一用药。

表 15-5　RA 常用 SAARDs

药物	起效时间（月）	常用剂量（mg）	给药途径	不良反应
甲氨蝶呤	1~2	7.5~15/周	口服、肌注、静滴	胃肠道症状、口腔炎、皮疹、脱发、偶有骨髓抑制、肝脏毒性、肺间质病变（罕见但严重，可能危及生命）
柳氮磺吡啶	1~2	1 000，每日 2~3 次	口服	皮疹，偶有骨髓抑制、胃肠道不耐受。对磺胺过敏者不宜服用
来氟米特	1~2	10~20，每日 1 次	口服	腹泻、瘙痒、可逆性转氨酶升高、脱发、皮疹
氯喹	2~4	250，每日 1 次	口服	头晕、头痛、皮疹、视网膜毒性，偶有心肌损害，禁用于窦房结功能不全、传导阻滞者
羟氯喹	2~4	200，每日 1~2 次	口服	偶有皮疹、腹泻，罕有视网膜毒性，禁用于窦房结功能不全、传导阻滞者
金诺芬	4~6	3，每日 1~2 次	口服	可有口腔炎、皮疹、骨髓抑制、血小板减少、蛋白尿，但发生率低，腹泻常见
硫唑嘌呤	2~3	50~150，每日 1 次	口服	骨髓抑制，偶有肝毒性、早期流感样症状（如发热、胃肠道症状、肝功能异常）
青霉胺	3~6	250~750，每日 1 次	口服	皮疹、口腔炎、味觉障碍、蛋白尿、骨髓抑制，偶有严重自身免疫病

3. 糖皮质激素　有报道小剂量糖皮质激素（≤7.5~10mg/d）除抗炎活性外，可能具SAARDs 的作用，减缓关节破坏发生，但一般不作为 RA 治疗的首选。只有在重症 RA 过渡治疗、患者存在类风湿血管炎或正规 SAARDs 治疗无效时使用。关节腔局部注射激素可有效缓解关节炎症，而不良反应较少发生。

4. 免疫及生物治疗　近年来 TNF-α 抑制剂已用于 RA 的临床治疗并取得良好疗效，包括依那西普（etanercept）、英夫利昔单抗（infliximab）及阿达木单抗（adalimumab）等。上述3 种 TNF-α 抑制剂起效快，1~2 周内患者病情即可出现改善，并可延缓关节破坏的发生，对常规 DMARDs 无效的顽固性 RA 患者有效，耐受性良好，特别是与甲氨蝶呤合用时疗效优于单一用药。目前，依那西普成人推荐治疗剂量为 25mg 皮下注射，每周 2 次。英夫利昔单抗与口服或皮下注射甲氨蝶呤合用，3~5mg 静注，每 8 周 1 次；或 3~5mg 静注，每 4 周 1 次。

5. 其他　帕夫林、正清风痛宁等多种植物药已用于 RA 治疗，可有效缓解关节肿痛及晨僵等症状，目前常用于与 SAARDs 联合治疗方案，患者耐受性良好。

另外，外科手术治疗如肌腱修补术、滑膜切除术及关节置换术等可用于经正规内科治疗无效及严重关节功能障碍的患者，可有效改善患者关节功能，提高生活质量。

二、预后

近年来随着 SAARDs 的正确使用以及新疗法的不断出现，已使 RA 的预后明显改善。若能早期诊断、经正确规范化治疗，RA 患者病情均可得到控制，甚至完全缓解。而治疗不及时或未接受正规治疗，患者常预后较差。

（魏　薇）

第五节　类风湿性关节炎的护理

类风湿关节炎（rheumatoid arthritis，RA）是一种常见的以慢性、对称性、进行性、游走性及侵蚀性的多滑膜关节炎和关节外病变（皮下结节、心包炎、胸膜炎、肺炎、周围神经炎等）为主要临床表现的，病因未明的，尚无特异性诊断指标的自身免疫炎性疾病。

类风湿关节炎是一个比较常见的疾病，分布在世界各个民族。以温带、亚热带和寒带地区多见，热带地区少见。

西方白种人类风湿关节炎患病率约1%，我国类风湿关节炎患病率约为0.3%。男女患病率之比为1∶2～1∶4，可发生于任和年龄，随着年龄的增长，患病率也随之增高，以40～60岁为发病高峰。约70%患者类风湿因子（rheumatoid factor，RF）阳性。我国类风湿关节炎患者在病情进展和病变程度上均较西方国家为轻。

一、常见护理问题

（一）疼痛

1. 相关因素

（1）与关节慢性炎性反应或关节软骨退行性改变有关。

（2）与血管炎炎性反应、痉挛、小血管微循环障碍有关。

（3）与骨质疏松、骨钙盐减少和骨小梁结构破坏有关。

2. 临床表现

（1）关节肿胀、疼痛、活动受限。

（2）雷诺现象、皮肤溃疡、坏疽等。

（3）骨痛，腰背疼痛或全身骨痛。骨痛通常为弥漫性，无固定部位。

3. 护理措施

（1）急性期卧床休息，冬天注意保暖。缓解期下床适量活动，锻炼，按医嘱使用一般止痛药，减轻和消除痛苦。保证患者休息睡眠。

（2）观察关节有无肿胀、疼痛部位及疼痛性质、有无游走性或对称性；关节的活动度，有无畸形。

（3）晨僵护理：①观察晨僵持续时间，以判断病情及治疗效果：有晨僵者起床前或睡前1h服用非甾体抗炎药以缓解病情。在疾病的治疗和恢复过程中，应计算每天晨僵的时间，观察病情变化。指导和配合用药。②鼓励患者早晨起床后行温水沐浴，或用热水浸泡僵硬的关节，以促进双手的血液循环，减轻僵硬，尔后活动关节。注意水温不宜过烫，以防烫伤。夜间睡眠戴弹力手套保暖，可减轻晨僵。③有晨僵时，勿强行翻动患者或强行活动，防止骨折。

（4）注意观察皮肤：有无掌红斑或指红斑，有无雷诺现象或皮肤破溃。

（5）疼痛分级评估：①急性期：每班评估，用药后30min后及时评估。②缓解期：可12h或每天评估。③观察评估疼痛有无减轻或加重及伴发的症状，如有无晨僵；多关节痛或单关节痛，是否影响睡眠和饮食。疼痛时除药物止痛外，可分散注意力，如听音乐等以减轻疼痛。

(6) 避免各种引起疼痛的诱因：如防寒保暖，勿过度劳累，不能在空调房间内长时间停留等。

(7) 注意观察关节外的症状：若出现胸闷、胸痛、腹痛、消化道出血、发热、咳嗽、呼吸困难等及其他不适症状，提示病情严重，应尽早给予适当处理。

(二) 生活自理能力下降 (躯体移动障碍)

1. 相关因素

(1) 与四肢关节肿胀、畸形、功能障碍有关。

(2) 与营养不良、卧床时间长、久病不能下床活动、全身虚弱有关。

(3) 与休息、睡眠时间不足；缺乏动力、抑郁有关。

2. 临床表现

(1) 生活不能自理，如不能自行如厕，不能自行起坐，行走困难等。

(2) 不能长时间活动或不能长时间坐位。

3. 护理措施

(1) 饮食护理：不要刻意避免吃某种食物；宜食含高维生素、高蛋白、营养丰富的饮食；选择含饱和脂肪和胆固醇少的食物；避免油炸食物，可食用低脂和脱脂牛奶；多吃蔬菜和水果；不要吃过咸的食物，有贫血的患者增加含铁的食物。

(2) 帮助患者经常变换体位，以减少压力性溃疡（压疮），2h 翻身 1 次或改变一下身体的重心。

(3) 经常协助患者主动或被动活动四肢关节，功能锻炼。

(4) 维持正常的体位，以预防关节畸形发生或加重。

(5) 患者以中老年女性较多，所负担的家务劳动较多，家人应给予适当分担，避免患者过度操劳，加重关节负担。

(6) 督促患者按时服药，指导并协助其功能锻炼，如穿衣、吃饭、步行等。如长期卧床不起，关节不活动，会使关节功能减退，甚至丧失。

(7) 做好基础护理，协助患者如厕等生活护理，帮助患者提高生活质量。

(三) 有废用综合征的危险

1. 相关因素

(1) 与关节炎反复发作、关节骨质破坏有关。

(2) 与不注意关节活动及功能锻炼有关。

2. 临床表现

(1) 关节畸形，关节功能障碍。

(2) 关节僵直、肌肉萎缩。

3. 护理措施

(1) 预防关节失用：帮助患者学会自我护理，明确锻炼目的，有计划地进行关节功能锻炼，防止和延缓畸形。

(2) 急性期：应卧床休息，以减少体力消耗，保护关节，避免脏器受损；静息时正确的体位和夹板的合理应用对于防止关节畸形有重要意义。

（3）通过适当合理的锻炼，防止关节出现僵直挛缩，防止肌肉萎缩，促进血液循环，恢复关节功能，振奋精神，增强体质，增加康复信心。

（4）缓解期：指导患者每日定期做全身和局部相结合的活动，如游泳、做操、打太极拳、太极剑、五禽戏等中华传统武术；骑自行车；跳老年迪斯科、传统舞蹈、健美操等；经常活动双手、双腕，如织毛衣、双手握圆球转动等。教会患者锻炼的方法，定时，合理，防止过度锻炼。

（5）注意事项：活动时慢慢开始，运动的关节疼痛剧烈时需暂停，经常改变体位锻炼，坚持、不放弃，功能锻炼时较严重的患者需有陪护。

（6）有必要对患者进行职业技能训练，根据患者兴趣、技能、专长、身体状况及可行性进行综合考虑，制订切实可行的训练计划，提高其社会适应能力。

（四）功能障碍性悲哀（预感性悲哀）

1. 相关因素

（1）与病情反复发作、顽固的关节疼痛、疗效不佳，疾病久治不愈有关。

（2）与肌肉萎缩、关节致残、畸形、影响生活有关。

2. 临床表现

（1）抑郁、失眠，情绪低落、悲观失望、厌世、恐惧等。

（2）工作及日常生活受影响。

3. 护理措施

（1）做好心理护理：用爱心去鼓励患者，争取社会支持。

（2）鼓励患者正确对待疾病：了解疾病的特点和转变，做到早期就诊，不要错过治疗的良机，以减少疾病治疗的难度和复杂性，降低致残率。

（3）帮助患者对不良心理的认识，重视患者的每一个反应，提供合适的环境让患者表达心中的想法、悲哀的情绪，尽量减少外界刺激，保持心情愉快，帮助患者认识不良情绪对健康的影响，长期的情绪低落会引起食欲缺乏、失眠等症状，可加重病情，影响治疗。

（4）鼓励患者自我护理，正确认识和对待疾病，积极配合治疗。鼓励患者自强，对家庭、对社会有责任感；同时激发患者亲友对患者多关心和支持，以增强战胜疾病的信心。

（5）一个良好的家庭环境和良好气氛，对患者治疗和康复是至关重要的。多数患者易悲观、情绪低落，鼓励家人对患者多理解和体贴。

（6）坚持关节功能锻炼，做一些力所能及的工作和自理日常生活，以延缓关节的功能障碍和畸形。

（五）潜在药物不良反应

1. 相关因素　与多种药物的长期应用有关。

2. 临床表现　恶心、呕吐、胃部不适、食欲缺乏，肝功能受损，血象变化等。

3. 护理措施

（1）非甾体抗炎药、免疫制剂药等药物的不良反应。

（2）应用生物制剂

1）注意观察肿瘤坏死因子拮抗剂的不良反应，包括注射部位的局部反应（如红肿、硬结）、输液反应、头痛、眩晕、皮疹、咳嗽、腹痛等。

2）为了避免在使用过程中发生不良反应，避免在处于急、慢性感染发作期，怀孕和哺乳期，有活动性结核病及肿瘤患者中应用。

3）如果需要接种疫苗，接种时间最好在开始 TNF 拮抗剂治疗前 2 周，或在最后 1 次用药的 2~3 周后，在使用该药期间不可接种疫苗。

4）多饮水，以减少药物在体内的毒副作用。病情稳定后逐渐减量。

5）定期监测肝肾功能、血常规等。注意观察病情是否有复发症状，定期随访复查。

6）尽量不用生理盐水稀释药物，因为生理盐水是等渗溶液，稀释后的溶液进行皮下注射不易被吸收，所以应规范使用灭菌注射用水稀释药物。

7）使用益赛普前需行结核菌素试验检查，如有活动性结核病、败血症患者禁用。

（六）知识缺乏（特定知识缺乏）

1. 相关因素

（1）对新出现的健康问题、治疗；认知、理解信息错误。

（2）缺乏主动学习，文化程度低；对信息资源不熟悉。

2. 临床表现

（1）发病时第 1 就诊时间未到专科治疗，从而延误治疗或误诊。

（2）擅自停药、换药，导致病情复发加重。

（3）未到医院规范治疗，病急乱投医。

3. 护理措施

（1）多数患者对 RA 只有朦胧的概念，不了解和其他类型关节炎的区别，错误地以为所有 RA 患者的关节一定会变畸形，也不知道 RA 的症状有自发性，加剧和消退倾向等。因此须向患者介绍 RA 的基本特点，治疗药物的特点和治疗注意事项等。通过教育使患者能配合治疗，改善预后。

（2）根据医嘱用药，不要随便停药或换药。

（3）帮助患者认识和了解疾病的性质、治疗方案。应认识到类风湿关节炎是一个难治性疾病，在整个病程中常常为复发和缓解交替出现，是一个病程长、疗程长的疾病，必须做好长期治疗的心理准备，必须积极配合治疗，并把自己在治疗中出现的微小变化、体会及时而又经常地与医生沟通，以便调整治疗计划。

（4）不要轻信广告和传言、想象通过神医、神药产生神效，不要相信"奇迹疗法"，坚持正规治疗，定期复查。

（5）鼓励患者积极参与集体活动及病友会，以充实生活，鼓励患者常与其他病友相互交流，了解治疗信息及自我护理知识。

二、健康教育

（一）心理指导

（1）类风湿关节炎是一种慢性疾病，容易复发，关节畸形、关节肿痛等多种不适，影响正常的生活、工作；所以有些患者表现出易激动、焦虑、抑郁、悲观等情绪，这种心理障碍不利于疾病的康复。

（2）应向患者解释治疗类风湿关节炎是一个长期的慢性过程，应保持积极的生活态度配合治疗，排除各种消极因素；培养自己广泛的生活情趣，陶冶情操，在各种文体活动中寻找人生乐趣，最大限度调动免疫系统的抗病效能。

（3）持之以恒的关节锻炼，保护关节的功能；同时培养坚毅性格，勇敢面对现实，处理好生活中的意外事件。要坚信，随着现代科技的发展，一些生物制剂的应用，类风湿关节炎能控制的越来越好。

（二）饮食指导

（1）保持体重在正常范围内，体重过重，会加重关节的负担。

（2）要选择含饱和脂肪和胆固醇少的食物。避免使用油炸食物。选用低脂牛奶或脱脂牛奶，尽量少吃冰淇淋。

（2）不要吃过咸的食物。盐可以造成水钠的潴留，引起高血压。

（三）关节功能锻炼指导

1. **活动期**　应适当休息，以减轻关节疼痛，预防炎症扩散，减轻炎症对关节的破坏；此期患者可取卧位、坐位或靠坐在床头，在肢体不负重的情况下被动或主动活动四肢，做肘、膝关节屈伸，指腕关节舒展和屈曲等动作的练习。每天可多次进行。在病变关节的活动范围内，做肌肉的主动静力性收缩运动（肌肉用力绷紧维持收缩 5～10s，连续 10 次）。主要有膝关节伸直，做股四头肌的静力性收缩等。对疼痛明显的关节，根据情况可采用护腕、护膝、夹板等，将关节制动。但固定时间不宜过长，白天的固定应允许手指充分活动，或取下固定夹板 2 次、3 次，以方便受累关节运动和关节肌肉的力量训练；夜间要能予以关节最大的支持力，使受累关节保持功能位。锻炼宜早进行，练习时不应引起剧烈的疼痛，结束后疼痛不宜持续 2h。卧床与下地、卧位练习与坐位练习宜交替进行，运动量要严格控制，从小运动量开始，逐渐加大，不可一蹴而就。重症患者宜绝对卧床休息，交替仰卧及侧卧，保持关节功能位。

2. **好转期**　不宜进行大运动量的练习，可在床上练习、抗阻力练习、扶拐站立或步行，为保持关节活动度，每天应做一定量关节活动，在关节活动范围内，被动或主动做各关节持续性全范围运动，动作要轻柔、舒缓。如伸臂、屈肘、抬肩、用力伸指、握拳、伸膝、伸髋、摇踝等运动。每次尽量做到最大限度。即使关节局部有轻度肿胀、轻微疼痛也要进行。

3. **稳定期**　主张多做一些关节负重小或不负重的运动。此期关节活动应由被动运动转为主动运动。最后为抗阻力运动。但各种运动训练要循序渐进，为关节炎所编的医疗体操、太极拳、健身操、游泳等有助于关节的康复。

4. **手关节功能操**　能减轻患者手关节疼痛，并能缩短晨僵时间，且患者易于接受。

（1）动作 1：双臂平放在桌面上，手掌向下（见图 15 - 4A）。①以腕关节为支点：手向上抬起，姿势类似与别人打招呼，尽量做到摆动的最大幅度。②以腕关节为支点：手逐渐放下，并低于腕关节平面，前臂有向前拉的感觉。

（2）动作 2：肘关节支撑在桌面上，手背面对自己（见图 15 - 4B）。

第 1 步：以腕关节为支点，手向小指方向歪。

第 2 步：以腕关节为支点，手向大拇指方向倒，姿势如同摇手。

（3）动作 3（图 15 - 4C）：第 1 步：用食指接触大拇指。第 2 步：用中指接触大拇指。第 3 步：用无名指接触大拇指。第 4 步：用小指接触大拇指。

（4）动作4（图15-4D）：第1步：五指屈曲，握成拳头状。第2步：五指放开，尽量伸直。

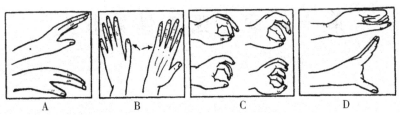

A　　　　B　　　　C　　　　D

图15-4　手关节功能操

（四）用药指导

（1）治疗类风湿关节炎宜采取联合用药，联合用药可改善关节疼痛的临床症状，又能阻止病程发展，同时药物的联合，可以增强疗效，减少不良反应。

（2）常用的药物中以非甾体抗炎药为多，该类药对胃肠道损害较大，嘱患者宜饭后服用，减少对胃肠道的刺激。并定期检查肝、肾功能、血常规。

（3）勿轻信有立竿见影的"特效药"，不会有今天吃明天就见效的药，应静下心，坚持治疗，坚持服药，才能缓解病情。

（五）关节的日常保护

（1）使用较大和有力的关节：关节发炎时，关节会变得不稳定，更容受损伤。用力的时候，细小的关节如手指关节就更易出现变形。因此，在日常生活中，应尽量利用较大和有力的关节，手提重物时，尽量不用手指而用手臂和肘关节；不要用手指作支持，应以手掌来支撑。

（2）避免关节长时间保持一个动作：不要长时间站立，在适当时候坐下休息。坐下时，应经常变换坐姿、转换双脚位置，舒展下肢的筋骨，或站起来走动一会。应避免手指长时间屈曲，如写字、编织、打字、修理，应不时停下来休息，舒展一下手指。

（3）避免关节处于不正确的位置，保持正确姿势：无论在睡眠、走路或坐下，都要保持良好姿势。拧瓶盖时，不要只用手指拧，应以掌心施加压力来拧。坐下时，膝关节不要过分屈曲，双足应平放在地上。

（4）留意关节的疼痛：活动时感到关节疼痛，应立即停止活动，检查活动方法是否妥当。

（5）减少工作和日常生活的体力消耗：如家里物品的放置应科学合理，轻便和不常用的物品放在高处，常用物品放在伸手可及的地方，笨重和不常用的物品放在柜子的下面。安排好工作的程序。尽量使用工具，以减少弯腰、爬高、下蹲等，使用手推车，以节省体力。

（6）注意工作与休息的平衡，并根据病情调整，如关节炎加剧时，应增加休息时间。

（魏　薇）

第十六章 强直性脊柱炎

第一节 概述

强直性脊柱炎（ankylosing spondylitis，AS）是 SpA 的原型，在我国的发病率约为 0.3%，以骶髂关节炎为特征，伴或不伴肌腱附着点炎和特征性关节外表现，如急性前色素膜炎、主动脉炎和结肠炎等（图 16-1）。在非典型病例，患者也可以炎性肠病、急性前色素膜炎和下肢非对称性大关节炎起病。

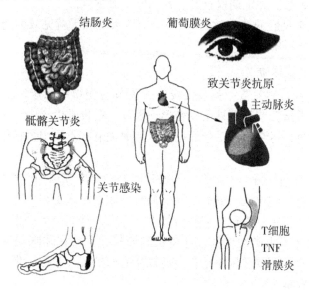

图 16-1 AS 表现

一、流行病学

AS 的患病率在各国报道不一，美国为 0.13% ~ 0.22%，我国为 0.26%。以往认为本病男性多见，男女比例为 10.6：1；现报道男女比例为（2.5~5）：1，只不过女性发病较缓慢及病情较轻。发病年龄通常在 13~31 岁，30 岁以后及 8 岁以前发病者少见。

二、病因和发病机制

AS 的病因未明，基因和环境因素共同在发病中发挥作用。HLA-B27 与 AS 的发病密切相关，并有明显家族发病倾向。

（魏 薇）

· 212 ·

第二节　病理改变

　　骶髂关节炎是 AS 的病理标志，也常是其最早的病理表现之一。骶髂关节炎的早期病理变化包括软骨下肉芽组织形成，组织学上可见滑膜增生、淋巴样细胞和浆细胞聚集、淋巴样滤泡形成以及含有 IgG、IgA、IgM 的浆细胞。骨骼的侵蚀和软骨的破坏随之发生，然后逐渐被退变的纤维软骨替代，最终发生骨性强直。脊柱的最初损害是椎间盘纤维环和椎骨边缘连接处的肉芽组织形成。纤维环外层可能最终被骨替代，形成韧带骨赘，进一步发展将形成 X 线所见的竹节样脊柱。脊柱的其他损伤包括弥漫性骨质疏松、邻近椎间盘边缘的椎体破坏、椎体方形变及椎间盘硬化。其他 SpA 也可观察到相似的中轴关节病理学改变。

　　AS 的周围关节病理显示滑膜增生、淋巴样浸润和血管翳形成，但没有 RA 常见的滑膜绒毛增殖、纤维原沉积和溃疡形成。在 AS，软骨下肉芽组织增生常引起软骨破坏。其他慢性 SpA 也可见到相似的滑膜病理，但 Reiter 综合征的早期病变则突出表现为更显著的多形核白细胞浸润。

　　肌腱端炎是在韧带或肌腱附着于骨的部位发生的炎症，在 AS 常发生于脊柱和骨盆周围，最终可能导致骨化，这是 SpA 的另一病理标志。在其他 SpA 则以外周如跟腱附着于跟骨的部位更常见。

（魏　薇）

第三节　临床表现和辅助检查

一、临床表现

　　AS 多发病隐袭。最常见的症状是腰背痛，非典型者可以外周关节炎开始。患者逐渐出现腰背部或骶髂部疼痛和（或）发僵，夜间痛醒，翻身困难，晨起或久坐后起立时腰部发僵明显，但活动后减轻。有些患者感臀部钝痛或骶髂部剧痛，偶向周边放射。咳嗽、打喷嚏、突然扭动腰部则疼痛可加重。疾病早期疼痛多在一侧呈间断性，数月后疼痛多为双侧，呈持续性。随病变由腰椎向胸颈部脊椎发展，则出现相应部位疼痛、活动受限或脊柱畸形。

　　24%~75% AS 患者在病初或病程中出现外周关节病变，以膝、髋、踝和肩关节居多，肘、手和足小关节偶有受累。非对称性、少数关节或单关节，以及下肢大关节的关节炎为本病外周关节炎的特征。髋关节受累占 38%~66%，表现为局部疼痛、活动受限、屈曲挛缩及关节强直，其中大多数为双侧，而且 94% 的髋部症状起于发病后最初 5 年内。发病年龄小及以外周关节起病者易发生髋关节病变。

　　本病的全身表现轻微，少数重症者有发热、疲倦、消瘦、贫血或其他器官受累。跖底筋膜炎、跟腱炎和其他部位的肌腱末端炎在本病常见。1/4 患者在病程中发生眼色素膜炎，单侧或双侧交替，一般可自行缓解，反复发作可致视力障碍。神经系统症状来自压迫性脊神经炎或坐骨神经痛、椎骨骨折或不全脱位以及马尾综合征，后者可引起阳痿、夜间尿失禁、膀胱和直肠感觉迟钝、踝反射消失。极少数患者出现肺上叶纤维化。主动脉瓣闭锁不全及传导障碍见于 3.5% ~10% 患者。AS 可并发 IgA 肾病和淀粉样变性。

二、辅助检查

（一）实验室检查

活动期患者可见血沉增快、C 反应蛋白增高及轻度低色素性贫血。RF 阴性的免疫球蛋白轻度升高。HLA - B27 阳性率达 90% 左右。

（二）影像学检查

X 线表现具有诊断意义。AS 最早的变化发生在骶髂关节，该处 X 线片显示软骨下骨缘模糊、骨质糜烂、关节间隙模糊、骨密度增高及关节融合（图 16 - 2）。通常按 X 线片骶髂关节炎的病变程度分为 5 级：0 级，正常；Ⅰ级：可疑；Ⅱ级：轻度骶髂关节炎；Ⅲ级：中度骶髂关节炎；Ⅳ级：关节融合强直。对于临床可疑病例，而 X 线片尚未显示明确的或Ⅱ级以上双侧骶髂关节炎改变者，应行 CT 检查（图 16 - 3）。该技术的优点还在于假阳性少。但是由于骶髂关节解剖学的上部为韧带，因其附着引起影像学上的关节间隙不规则和增宽，给判断带来困难。另外，类似于关节间隙狭窄和糜烂的骶髂关节髂骨部分的软骨下老化是一自然现象，不应视为异常。MRI 对了解软骨病变优于 CT，但在判断骶髂关节炎时易出现假阳性结果，又因价格昂贵，目前不宜作为常规检查项目（图 16 - 4）。

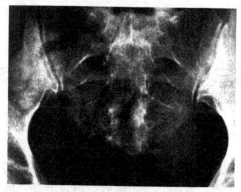

图 16 - 2　AS 骶髂关节 X 线表现

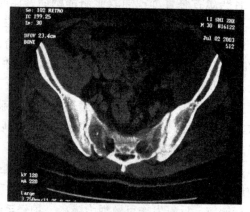

图 16 - 3　AS 骶髂关节 CT 表现

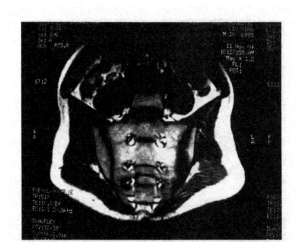

a

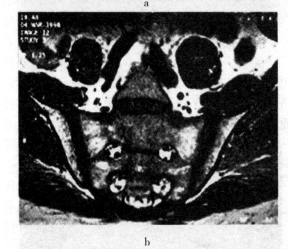

b

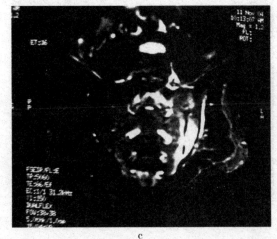

c

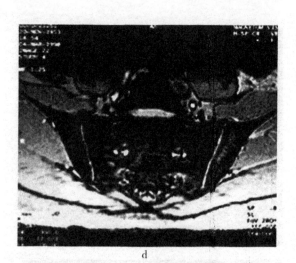

d

图 16 – 4   AS 骶髂关节 MRI

a. T$_1$ 加权；b. T$_1$ 加权；c. T$_2$ 加权；d. T$_2$ 加权

  脊柱 X 线片表现有椎体骨质疏松和方形变、椎小关节模糊、椎旁韧带钙化及骨桥形成。晚期广泛而严重的骨化性骨桥表现称为"竹节样脊柱"。耻骨联合、坐骨结节和肌腱附者点（如跟骨）的骨质糜烂，伴邻近骨质的反应性硬化及绒毛状改变，可出现新骨形成（图 16 –5）。

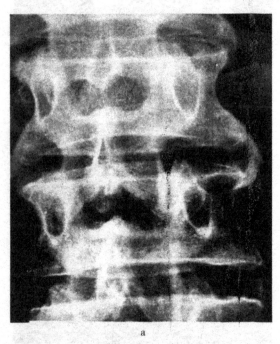

a

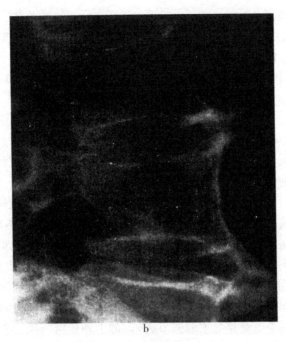

b

图 16-5　AS 腰椎 X 线片

a. 腰椎正位片（竹节样改变）；b. 腰椎侧位片

（魏　薇）

第四节　诊断

（1）对本病诊断的最好线索是患者的症状、关节体征和关节外表现、家族史。AS 最常见的和特征性早期主诉为下腰背发僵和疼痛。由于腰背痛是普通人群中极为常见的一种症状，但大多数为机械性背痛、非炎性疼痛，而本病则为炎性疼痛。以下 5 项有助于脊柱炎引起的炎性背痛和其他原因引起的非炎性腰背痛的鉴别：①腰背部不适发生在 40 岁以前。②缓慢发病。③症状持续至少 3 个月。④腰背痛伴发晨僵。⑤背部不适在活动后减轻或消失。以上 5 项有 4 项符合则支持炎性背痛。

（2）骶髂关节和椎旁肌肉压痛为本病早期的阳性体征。随病情进展可见腰椎前凸变平、脊柱各个方向活动受限、胸廓扩展范围缩小及颈椎后突。以下几种方法可用于检查骶髂关节压痛或脊柱病变进展情况。

1）枕壁试验：正常人立正姿势，后枕部应贴近墙壁而无间隙。而颈僵直和（或）胸椎段畸形后凸者该间隙增大至几厘米以上，致使枕部不能贴壁。

2）胸廓扩展：在第 4 肋间隙水平测量深吸气和深呼气时胸廓扩展范围，两者之差的正常值≥2.5cm，而有肋骨和脊椎广泛受累者则使胸廓扩张减弱。

3）Schober 试验：在双髂后上棘连线中点垂直距离向上 10cm、向下 5cm 分别作出标记，然后嘱患者弯腰（保持双膝直立位）测量脊柱最大前屈度，正常移动增加距离在 5cm 以上，脊柱受累者则增加距离多<4cm。

4）骨盆按压：患者侧卧，从另一侧按压骨盆可引起骶髂关节疼痛。

5）Patrick试验（下肢"4"字试验）：患者仰卧，一侧膝屈曲并将足跟放置到对侧伸直的膝上。检查者用一只手下压屈曲的膝（此时髋关节在屈曲、外展和外旋位），并用另一只手压对侧骨盆，可引出对侧骶髂关节疼痛则视为阳性。

（3）AS纽约标准（1984年）：包括：①下腰背痛的病程至少持续3个月，疼痛随活动改善，但休息不减轻。②腰椎在前后和侧屈方向活动受限。③胸廓扩展范围小于同年龄和性别的正常值。④双侧骶髂关节炎Ⅱ～Ⅳ级，或单侧骶髂关节炎Ⅲ～Ⅳ级。如果患者具备④并分别附加①～③条中的任何1条可确诊为AS。

从上述标准可见，它们均缺乏对早期患者诊断的敏感性。由于就诊患者的病程长短或病情轻重各不相同，尤其一些病程较短、病情较轻或不典型的患者，不可能完全具备所述AS的诊断条件。对于这些患者应根据其临床症状和体征决定是否治疗，而不应拘泥于套用诊断标准。另外，一些暂时不能确定为AS的患者，如果其表现符合欧洲脊柱关节病研究组（ESSG）制定的SpA分类标准，也应列入此类进行诊断、治疗和随访观察。ESSG标准（Dougados M Arthritis Rheum，1991，34：1218－1227）为：炎性脊柱痛或滑膜炎（现在或过去有非对称性或以下肢关节受累为主的关节炎），加下列任何一项：①阳性家族史：一级或二级亲属有AS、银屑病、炎性肠病、急性眼炎或反应性关节炎。②银屑病：现在或过去有银屑病。③炎性肠病：现在或过去有被X线或内镜证实的炎性肠病（Crohn病或溃疡性结肠炎）。④过去或现在有交替性臀区疼痛。⑤肌腱端病：过去或现在有跟腱或跖底筋膜部位的自发性疼痛或触痛。⑥关节炎发作前1个月内有急性腹泻。⑦关节炎发作前1个月内有尿道炎或宫颈炎。⑧X线证实的骶髂关节炎：双侧Ⅱ～Ⅳ级，单侧Ⅲ～Ⅳ级。其敏感性为87%，特异性2为87%。如增加HLA－B27阳性进入标准，则敏感性为82.6%，特异性为89.2%。如剔除放射线的骶髂关节炎，则敏感性为78.4%，特异性为89.6%。

（魏　薇）

第五节　治疗和预后

一、治疗

AS尚无根治方法。但是患者如能及时诊断及合理治疗，可以达到控制症状并改善预后。应通过非药物、药物和手术等综合治疗，缓解疼痛和发僵，控制或减轻炎症；保持良好的姿势，防止脊柱或关节变形，以及必要时矫正畸形关节，以达到改善和提高患者生活质量目的。

（一）非药物治疗

（1）对患者及其家属进行疾病知识的教育是整个治疗计划中不可缺少的一部分，有助于患者主动参与治疗并与医生合作。长期计划还应包括患者的社会心理和康复的需要。

（2）劝导患者要谨慎而不间断地进行体育锻炼，以取得和维持脊柱关节的最好位置，增强椎旁肌肉和增加肺活量，其重要性不亚于药物治疗。

（3）站立时应尽量保持挺胸、收腹和双眼平视前方的姿势。坐位也应保持胸部直立。应睡硬板床，多取仰卧位，避免促进屈曲畸形的体位。枕头要低，一旦出现上胸或颈椎受累，应停用枕头。

（4）减少或避免引起持续性疼痛的体力活动。定期测量身高。保持身高记录是防止不易发现的早期脊柱弯曲的一个好措施。

（5）对疼痛、炎性关节或其他软组织选择必要的物理治疗。

（二）药物治疗

1. 非甾类消炎药（NSAIDs）　这类药物对 AS 有良好的消炎解痛作用，可迅速改善患者腰背部疼痛和发僵，减轻关节肿胀、疼痛及增加活动范围，无论早期或晚期 AS 患者的症状治疗都是首选的，有助于患者坚持康复锻炼和从事正常的生活、工作，其意义不可忽视。

NSAIDs 的不良反应中较多的是胃肠不适，少数可引起溃疡；其他较少见的有头痛、头晕、肝肾损伤、血细胞减少、水肿、高血压及过敏反应等。医生应针对每例患者的具体情况选用一种抗炎药物。同时使用 2 种或 2 种以上抗炎药不仅不会增加疗效，反而会增加药物不良反应，甚至带来严重后果。NSAIDs 通常需使用 2 个月左右，待症状完全控制后减少剂量，以最小有效量巩固一段时间，再考虑停药，过快停药容易引起症状反复。如一种药物治疗 2~4 周后疗效不明显，应改用其他不同类别的抗炎药。在用药过程中应始终注意监测药物不良反应并及时调整。

2. 柳氮磺吡啶　本品可改善 AS 的关节疼痛、肿胀和发僵，并可降低血清 IgA 水平及其他实验室活动性指标，特别适用于改善 AS 患者的外周关节炎，并对本病并发的前色素膜炎有预防复发和减轻病变的作用。至今本品对 AS 的中轴关节病变的治疗作用及改善疾病预后作用均缺乏证据。通常推荐用量为每日 2.0g，分 2~3 次口服。剂量增至 3.0g/d，疗效虽可增加，但不良反应也明显增多。本品起效较慢，通常在用药后 4~6 周。为了增加患者的耐受性，一般以 0.25g 每日 3 次开始，以后每周递增 0.25g，直至 1.0g，每日 2 次，或根据病情和患者对治疗的反应调整剂量、疗程，维持 1~3 年。为了弥补柳氮磺吡啶起效较慢及抗炎作用欠强的缺点，通常选用一种起效快的抗炎药与其并用。本品的不良反应包括消化系症状、皮疹、血细胞减少、头痛、头晕、男性精子减少及形态异常（停药可恢复）。磺胺过敏者禁用。

3. 甲氨蝶呤　活动性 AS 患者经柳氮磺吡啶和 NSAIDs 治疗无效时，可用甲氨蝶呤。但经对比观察发现，本品仅对外周关节炎、腰背痛和发僵、虹膜炎等，以及血沉和 C 反应蛋白水平有改善作用，而对中轴关节的放射线病变无改善证据。通常以甲氨蝶呤 7.5~15mg，个别重症者可酌情增加剂量，口服或注射，每周 1 次，疗程为 0.5~3 年。同时可并用一种抗炎药。尽管小剂量甲氨蝶呤有不良反应较少的优点，但其不良反应仍是治疗中必须注意的问题，包括胃肠不适、肝损伤、肺间质炎症和纤维化、血细胞减少、脱发、头痛及头晕等，故在用药前后应定期复查血常规、肝功能及其他有关项目。

4. 糖皮质激素　少数患者即使用大剂量抗炎药也不能控制症状时，甲泼尼龙 15mg/（kg·d）冲击治疗，连续 3d，可暂时缓解疼痛。对其他治疗不能控制的下背痛，在 CT 指导下行糖皮质激素骶髂关节注射，部分患者可改善症状，疗效可持续 3 个月左右。本病伴发的长期单关节（如膝）积液，可行长效糖皮质激素关节腔注射。重复注射应间隔 3~4 周，一般不超过 2~3 次。糖皮质激素口服治疗既不能阻止本病的发展，还会因长期治疗带来不良反应。

5. 其他药物 一些男性难治性 AS 患者应用沙利度胺（反应停）后，临床症状、血沉及 C 反应蛋白均明显改善。初始剂量 100mg/d，每 10d 递增 100mg，至 300mg/d 维持。用量不足则疗效不佳，停药后症状易迅速复发。本品的不良反应有嗜睡、口渴、血细胞下降、肝酶增高、镜下血尿及指端麻刺感等。因此对选用此种治疗者应做严密观察，在用药初期应每周查血和尿常规，每 2 ~ 4 周查肝、肾功能。对长期用药者应定期做神经系统检查，以便及时发现可能出现的外周神经炎。

6. 生物制剂 国内外已将英夫利昔单抗（infliximab）及依那西普（etanercept）用于治疗活动性或对抗炎药治疗无效的 AS。英夫利昔单抗的治疗方法为：以 3 ~ 5mg/kg 静滴，间隔 4 周重复 1 次，通常使用 3 ~ 6 次。治疗后患者的外周关节炎、肌腱末端炎、脊柱症状及 C 反应蛋白均可得到明显改善。但其长期疗效及对中轴关节 X 线病变的影响如何，尚待继续研究。本品的不良反应有感染、严重过敏反应及狼疮样病变等。依那西普是一种重组人可溶性肿瘤坏死因子受体融合蛋白，能可逆性地与 TNF – α 结合，竞争性抑制 TNF – α 与 TNF 受体位点的结合。国内外已用于治疗活动性 AS。以本品 25mg 皮下注射，每周 2 次，连用 4 个月。治疗中患者可继续沿用原剂量的抗风湿药物。80% 患者病情如晨僵、脊背痛、肌腱末端炎、扩胸度、血沉和 C 反应蛋白等可获改善，显示本品疗效快且疗效不随用药时间延续而降低。本品主要不良反应为感染。

（三）外科治疗

髋关节受累引起的关节间隙狭窄、强直和畸形是本病致残的主要原因。为了改善患者的关节功能和生活质量，人工全髋关节置换术是最佳选择。置换术后绝大多数患者的关节痛得到控制，部分患者的功能恢复正常或接近正常，置入关节的寿命 90% 达 10 年以上。

二、预后

强直性脊柱炎的病程演变差异性很大，其特征是自发缓解和加重交替出现，尤其在疾病早期。一般预后较好，因为病变常相对较轻或呈自限性，大多数患者能从事正常工作。只有少数患者表现为持续性疾病活动，并在早期出现严重残疾。髋关节受累及颈椎完全强直是功能障碍的重要原因。近年全髋关节置换术已改善了这些患者的部分或全部功能丧失。大多数患者的功能丧失发生在发病的前 10 年内，并与外周关节炎、脊柱 X 线变化和"竹节"状脊柱有关。病程 >20 年者，80% 患者仍有疼痛与发僵，60% 以上患者需要药物治疗。有难治性虹膜炎和继发性淀粉样变性的患者预后不佳。

（魏　薇）

第十七章 多发性肌炎和皮肌炎

多发性肌炎（polymyositis，PM）和皮肌炎（dermatomyositis，DM）是一组主要累及横纹肌，以慢性非化脓性炎症为特征的自身免疫性结缔组织病。前者仅有肌肉病变而无皮肤损害；后者常具特征性皮肤表现，常又称皮肤异色性皮肌炎（poikilodermato – myositis）。本病属于特发性炎症性肌病（idiopathic inflammatorymyopathy，IIM）范畴。临床上多见对称性四肢近端肌群和颈部肌群肌痛及肌无力，血清肌酶升高，肌电图示肌源性损害，肌肉活检病理示肌肉炎症。作为系统性疾病，PM/DM 常侵犯全身多个器官，出现多系统损害，部分患者合并其他自身免疫病或伴发恶性肿瘤。

第一节 病因和病理

一、病因

病因尚不清楚。目前认为 PM/DM 是在某些遗传易感个体中由免疫介导、感染与非感染环境因素作用所诱发的一组疾病。

（一）遗传

家族发病聚集现象及疾病遗传易感基因的研究表明，遗传因素在 PM/DM 发病中起一定作用。家族发病聚集现象在 PM/DM 中并不多见，可见于同卵双生子、同胞、父母一子女之间。PM/DM 家系中患者一级亲属 PM/DM 发病率增高。目前 PM/DM 遗传易感基因并未明确，但研究表明多种基因与 PM/DM 发病有关，包括 HLA 和非 HLA 遗传易感基因。文献报道与 PM/DM 发病最为相关的是 HLA – B8、HLA – DR3 和 HLA – DRW52 等基因位点。一些研究强调了遗传因素在炎性肌病发病中的重要性。几乎 50% DM/PM 患者具 HLA – DR3 表型，且总是与 HLA – B8 相关，并且最常见于抗 Jo – 1 抗体阳性患者。在肌炎及抗 Jo – 1 抗体阳性患者中 HLA – DR52 可高达 90% 以上。临床已报道单卵孪生中同时患有 DM，患者的一级亲属中出现高百分比的 ANA，均提示本病有基因遗传倾向。

（二）感染

许多学者发现细菌、病毒、真菌、寄生虫等感染均可造成严重的肌炎症状，因而认为感染因素与 PM/DM 发病相关，以病毒和弓形体更受重视。

1. 病毒感染 研究表明病毒感染在 PM/DM 发病中起很大作用，多种病毒感染后可以诱发 PM/DM 肌炎症状。PM/DM 患者血清柯萨奇病毒抗体滴度升高；至今已成功应用多种小核糖核酸病毒如柯萨奇病毒 B_1、脑心肌炎病毒 221A、HTLV – 1 型病毒等造成肌炎动物模型等。因此推测小 RNA 病毒感染机体，机体针对外来病毒或病毒酶复合物产生的抗体亦作用于宿主蛋白的同源部位，通过分子模拟机制，诱导机体产生自身抗体，在一些易感人群中导致 PM/DM 的发生。

2. 弓形体感染　弓形体感染患者常出现严重肌肉病变，出现 PM/DM 样表现；PM/DM 患者肌肉组织活检有时可见到弓形体，乙胺嘧啶、磺胺等抗弓形体治疗有效。

（三）药物

研究发现肌炎的发生可能与某些药物相关，如乙醇、含氟皮质类固醇激素、氯喹及呋喃唑酮等。药物引起肌炎的发病机制尚不清楚，可能是由免疫反应或代谢紊乱造成。药物引起的肌炎在停药后症状可自行缓解或消失。

（四）肿瘤

PM/DM 常伴发恶性肿瘤。约 20%DM 患者合并肿瘤；PM 合并肿瘤的概率低于 DM，约 2.4%，以 50 岁以上患者多见。肿瘤可在 PM/DM 症状出现前、同时或其后发生，在时间先后顺序上并不像一种因果关系，而更像继发于同一种疾病的两种表现。好发肿瘤类型与正常人群患发肿瘤类型基本相似，常见为肺癌、乳腺癌、胃癌、女性生殖道癌等，因此很难确定是 PM/DM 诱发了肿瘤还是肿瘤引起 PM/DM 的发生。并发恶性肿瘤的患者常伴高球蛋白血症，提示本病可能与对肿瘤的异常反应有关。有学者提出可能是由肿瘤抗原导致免疫改变引起本病发生，认为肿瘤组织可与 DM 患者肌纤维、腱鞘、血管等有交叉抗原性，后者与相应抗体发生交叉抗原－抗体反应而发病。

本病可发生于任何年龄组，发病有 5 ~ 14 岁儿童及 45 ~ 64 岁成人两个高峰。成年男女发病比例约为 1：2。伴发肿瘤者平均年龄约 60 岁，而合并其他结缔组织病者平均年龄则在 35 岁左右。

二、病理改变

（一）皮肤病变

皮肤病理改变无特异性。初期为水肿性红斑阶段，可见表皮角化，棘层萎缩，钉突消失，基底细胞液化变性，真皮全层黏液性水肿，血管扩张，周围主要为淋巴细胞浸润。在进行性病变中胶原纤维肿胀、均质化或硬化，血管壁增厚，皮下脂肪组织黏液样变性，钙质沉着，表皮进一步萎缩，皮肤附件亦萎缩。

（二）肌肉病变

肌肉组织的主要病理改变为：①局灶性或弥漫性的骨骼肌纤维肿胀、破坏、变性（透明变性、颗粒样变性或空泡样变性）、萎缩、横纹消失，肌细胞核增多，可有巨细胞反应等。②肌束间、肌纤维间质、血管周围炎症细胞（淋巴细胞、巨噬细胞、浆细胞为主）浸润。③晚期肌纤维部分消失，可被结缔组织所代替，部分肌细胞可再生。DM 最特征性的病理改变为束周萎缩，即肌纤维的萎缩和损伤常集中于肌束周围，横断面上往往见肌束边缘的肌纤维直径明显缩小。

（兰培敏）

第二节 发病机制

目前认为 PM/DM 的发病机制与免疫异常、凋亡异常等有关。

（一）免疫机制

目前认为免疫介导机制在 PM/DM 发病中起主要作用。PM/DM 患者均存在细胞免疫和体液免疫异常。其中 PM 较 DM 肌纤维易发生坏死及再生，肌纤维表达 MHci 类分子，肌纤维中有 CD_8^+ T 细胞浸润，这些 T 细胞能识别迄今未明的内源性肌肉抗原及 MHC I 类抗原，主要浸润于肌内膜处；而 DM 更易使血管受累，发生缺血损伤和肌束萎缩。活动期患者血清中有高滴度补体成分和 C5b – 9 膜攻击复合物（MAC）。MAC 及免疫复合物早期沉积于肌内膜毛细血管，导致持续性毛细血管耗损、肌肉缺血、肌纤维坏死和束周萎缩，提示体液免疫在 DM 中占主导地位，PM 则以细胞免疫为主。许多 PM/DM 患者均存在循环自身抗体，有些被称为"肌炎特异性自身抗体"（MSAs）；有些也可见于其他结缔组织病中。大多数 MSAs 直接针对胞质抗原。现已发现有 8 种 MSAs，其中较常见的是抗 tRNA 合成酶抗体，特别是抗 Jo – 1 抗体最特异，并认为 Jo – 1 产生与 HLA – DR3 有关。其他"肌炎特异性自身抗体"还有抗 PL – 12、抗 M1 – 2、抗 PL – 7、抗 SRP 抗体等。患者中发现的 ANA 有抗 RNP、抗 Ro、抗 La、抗着丝点、抗 Scl – 70，抗 PM – 1、抗 Ku 抗体等。在伴发肿瘤的患者血清中测出抗自身肿瘤的补体结合抗体。以患者肿瘤组织提取液做皮内试验呈阳性反应，且被动转移试验亦为阳性。约 70% 患者血清中可测出免疫复合物。患者骨骼肌血管壁上显示 IgG、IgM 和（或）C3 颗粒状沉积，特别是在 DM 患儿。有研究提示 PM 可能是由于淋巴细胞介导的超敏反应所致，在肌肉内发现大量 T 细胞浸润，而血液中抑制性 T 细胞/细胞毒性 T 细胞明显减少。淋巴细胞刺激试验显示患者淋巴细胞对肌肉抗原的反应增强，其反应指数与临床活动性相关。显然，在 DM/PM 存在不同的免疫机制，有发现在非坏死性肌纤维中细胞浸润主要呈现管周性，B 细胞多于 T 细胞，CD_4/CD_8 增高；在血液中 DR 细胞及 B 细胞（CD_{20}^+ 细胞）增加，而 T 细胞（CD_3^+ 细胞）减少。这些发现提示体液免疫机制在 PM/DM 发病中起到一定作用。

（二）凋亡

凋亡在 PM/DM 发病中的作用仍有很大争议。有研究发现 PM/DM 病变处可见肌细胞 Fas 表达，浸润的 T 细胞和巨噬细胞 FasL 表达，然而迄今为止尚无关于凋亡的确切证据。研究表明，PM/DM 中肌细胞及淋巴细胞凋亡缺乏为一显著特征，淋巴细胞凋亡清除障碍可能对本病发生起一定作用。

（三）氧化物

炎症细胞产生的氧化物可直接造成细胞损伤以及诱导细胞凋亡。已证实 PM/DM 中肌细胞和入侵炎症细胞可产生大量氧化物，且表达产生氧化物所需的各种酶，可直接损伤 PM/DM 患者肌肉蛋白及收缩功能。由于 PM/DM 中未见肌细胞与炎症细胞凋亡增加，推测体内抗凋亡因子表达上调对抗了凋亡诱导因子的作用。有证据表明较高浓度的氧化物具有凋亡诱导作用，而较低浓度氧化物则具抗炎症、抗凋亡作用。目前关于氧化物在 PM/DM 发病中的作用尚未明确。

（四）其他

免疫反应和并发纤维化可直接导致炎症性肌病患者肌无力症状。此外，其他机制也共同参与，至少起部分作用。已发现一些有肌无力症状的患者，其肌肉组织病理检查未见炎症细胞浸润及肌纤维坏死，用磁共振光谱学研究发现 ATP 耗竭较健康对照者加快，而恢复至基线水平时间延长，经有效治疗后这些指标得以改善，提示存在骨骼肌能量代谢异常。

（兰培敏）

第三节　临床表现、并发症和辅助检查

一、临床表现

多数为隐匿、慢性起病，少数呈急性或亚急性起病。皮肤和肌肉受累是本病两组主要症状。部分患者起病时可伴前驱症状，如不规则发热、Raynaud 现象、倦怠、乏力、头痛和关节痛等。临床表现分为肌肉症状、皮肤损害及全身症状三部分。

1. 肌肉症状　以机体近端肌群无力为其临床特点，常呈对称性损害，早期可有肌肉肿胀、压痛，晚期出现肌萎缩。多数患者无远端肌受累。

（1）肌无力：几乎所有患者均出现不同程度的肌无力。肌无力可突然发生，并持续进展数周到数月以上。临床表现与受累肌肉的部位有关。肩带肌及上肢近端肌无力表现为上肢不能平举、上举，不能梳头、穿衣；骨盆带肌及大腿肌无力表现为抬腿不能或困难，不能上车、上楼、坐下或下蹲后起立困难；颈屈肌受累可导致平卧抬头困难，头常后仰；喉部肌肉无力造成发音困难、声音嘶哑等；咽、食管上端横纹肌受累引起吞咽困难，饮水发生呛咳，液体从鼻孔流出；食管下段和小肠蠕动减弱与扩张引起反酸、食管炎、咽下困难、上腹胀痛和吸收障碍等，同进行性 SSc 的症状难以区别；胸腔肌和膈肌受累出现呼吸表浅、呼吸困难，并可引起急性呼吸功能不全。

（2）肌痛：在疾病早期可有肌肉肿胀，约25%患者出现疼痛或压痛。

2. 皮肤　DM 除有肌肉症状外还有皮肤损害，多为微暗的红斑。皮损稍高出皮面，表面光滑或有鳞屑。皮损常可完全消退，但亦可残留带褐色的色素沉着、萎缩、瘢痕或白斑。皮肤钙化也可发生，易见于儿童。

（1）眶周水肿伴暗紫红色皮疹，见于 60%～80% DM 患者。

（2）Gottron 征：皮疹位于关节伸面，多见于肘、掌指、近端指间关节处，也可出现在膝与内踝皮肤，表现为伴有鳞屑的红斑，皮肤萎缩、色素减退。

（3）颈、上胸部"V"区弥漫性红疹，在前额、颊部、耳前、颈三角区、肩部和背部亦可见皮疹。

（4）指甲两侧呈暗紫色充血皮疹、手指溃疡，甲缘可见梗死灶。部分患者双手外侧掌面皮肤出现角化、裂纹，皮肤粗糙脱屑，与技术工人的手相似，称"技工手"，在抗 Jo-1 抗体阳性的 PM/DM 患者中多见。

（5）Raynaud 现象、网状青斑、多形性红斑等血管炎表现。慢性患者有时出现多发角化性小丘疹、斑点状色素沉着、毛细血管扩张、轻度皮肤萎缩和色素脱失，称为血管萎缩性异色病性 DM。

以上前两种皮损对 DM 诊断具有特征性。皮损程度与肌肉病变程度可不平行，少数患者皮疹出现在肌无力前。约 7% 患者有典型，皮疹，始终没有肌无力、肌痛，肌酶谱正常，称为"无肌病的皮肌炎"。

3. 关节 关节痛和关节炎见于约 20% 患者，为非对称性，常累及手指关节。由于手部肌肉纤维化、挛缩，可导致手指关节畸形，但 X 线检查可无关节破坏。

4. 全身症状 约 40% 患者有发热。发热可为本病的初发症状，亦可在本病的发展过程中出现，常为不规则低热，在急性患者中可有高热。浅表淋巴结一般无明显肿大，少数颈部淋巴结可成串肿大。心脏累及时可有心动过速或过缓、房颤、心脏扩大、心肌损害，甚至出现心力衰竭。亦可有胸膜炎、间质性肺炎。约 1/3 患者肝轻度至中等度肿大。消化道累及时 X 线钡餐检查提示食管蠕动差、通过缓慢、食管扩张、梨状窝钡剂滞留。眼肌累及时出现复视，视网膜可有渗出物或出血，或有视网膜脉络膜炎、蛛网膜下腔出血。

1/4 患者，特别是 >50 岁的患者可发生恶性肿瘤。DM 发生肿瘤的多于 PM，肌炎可先于恶性肿瘤 2 年左右，或同时或后于肿瘤出现。所患肿瘤多为实体瘤，如肺癌、胃癌、卵巢癌、宫颈癌、乳腺癌、鼻咽癌及淋巴瘤等。肿瘤切除后肌炎症状可改善。

此外，本病可与 SLE、硬皮病等重叠。

患儿临床特点是发病前常有上呼吸道感染史；无 Raynaud 现象和硬皮病样变化；在皮肤、肌肉、筋膜中可发生弥漫或局限性钙质沉着，较成人为常见；可有血管病变、消化道溃疡和出血。

二、并发症

肺间质病变是 PM/DM 常见的临床表现之一，因为肺间质病变的存在，以及长期采用糖皮质激素、免疫抑制剂治疗，肺部感染成为 PM/DM 最为常见的并发症。肺间质病变以及反复发生的肺部感染可导致肺动脉高压的出现，产生相应的临床症状和体征。

三、辅助检查

患者可有贫血、白细胞增多、血沉增快、蛋白尿等。其他具有较大临床意义的检查有：

1. 血清肌酶 95% 以上 PM/DM 患者在病程某一阶段出现肌酶活性增高，为本病诊断的重要血清指标之一。血清肌质酶升高包括肌酸激酶（CPK）、乳酸脱氢酶（LDH）、天冬氨酸氨基转移酶（AST）和醛缩酶（ALD）显著增高。上述肌酶以 CK 最敏感，其主要成分为来自骨骼肌的 CK－MM 同工酶，肌酶活性的增高表明肌肉有新近损伤，肌细胞膜通透性增加。因此肌酶的高低与肌炎病情的严重程度呈平行关系，可用于诊断、疗效监测及预后的判断。肌酶的升高常早于临床表现数周，晚期肌萎缩后肌酶不再释放。在慢性肌炎和广泛肌肉萎缩患者，即使在活动期，肌酶的水平也可正常。

2. 尿肌酸 生理状态下肌酸在肝脏内合成，大部分由肌肉摄取，以含高能磷酸键的磷酸肌酸形式存在。肌酸在肌肉内代谢脱水形成肌酐后从尿中排出。患本病时由于肌肉的病变，所摄取的肌酸减少，参与肌肉代谢活动的肌酸量减少，肌酐合成量亦减少，出现血中肌酸量增高而肌酐量降低，肌酸从尿中大量排出而肌酐排出量却降低。肌炎时24h尿肌酸排泄量增高，大于100~200mg/d，伴肌酐排泄量减少，具有一定的敏感性，但各种原因引起的肌萎缩均可使尿肌酸增高。临床上以肌酸/肌酸+肌酐<6%为正常。

3. 肌红蛋白　严重的肌损伤可释放肌红蛋白，血清肌红蛋白测定可作为衡量疾病活动程度的指标，病情加重时排出增多，缓解时减少。

4. 自身抗体

（1）ANA：在PM/DM时阳性率为20%~30%，对肌炎诊断不具特异性。

（2）抗Jo-1抗体：为诊断PM/DM的标记性抗体，阳性率为20%~40%，在合并有肺间质病变的患者中可达60%。抗Jo-1抗体阳性的PM患者，临床上常表现为抗合成酶抗体综合征（肌无力、发热、间质性肺炎、关节炎、Raynaud现象、"技工手"）。

5. 肌肉活检　取受损肢体近端（如三角肌、股四头肌）、有压痛、中等无力的肌肉送检为好，应避免肌电图插入处。肌炎常呈灶性分布，必要时需多部位取材，提高阳性率。肌肉病理改变主要有：①肌纤维间质、血管周围有炎症细胞（淋巴细胞、巨噬细胞、浆细胞为主）浸润。②肌纤维变性坏死、再生，表现为肌束大小不等、纤维坏死，再生肌纤维嗜碱性，核大呈空泡状，核仁明显。③肌纤维萎缩以肌束周边最明显。皮肤病理改变无特异性。

6. 肌电图　几乎所有患者都可出现肌电图异常，表现为肌源性损害，即在肌肉松弛时出现纤颤波、正锐波、插入激惹及高频放电，轻微收缩时出现短时限低电压多相运动电位，最大收缩时出现干扰相。

7. 肌肉MRI　为诊断肌炎新的非创伤性的检查方法。可见炎症肌肉的水肿部位出现对称性异常、高密度区T_2波，肌炎控制时恢复正常。可用于指导肌肉活检取材部位，随诊肌炎的活动性和治疗反应。

（兰培敏）

第四节　诊断和鉴别诊断

一、诊断

根据对称性近端肌无力、疼痛和压痛，伴特征性皮肤损害，如以眶周为中心的紫红色水肿性斑、Gottron征和甲根皱襞僵直毛细血管扩张性红斑、瘀点，一般诊断不难。再结合血清肌质酶如CPK、LDH、ALT、AST和ALD增高，24h尿肌酸排泄增加，必要时结合肌电图改变和病变肌肉活检病理改变，可以确诊本病。

Bohan和Peter（1975年）提出的诊断标准：①对称性近端肌无力，伴或不伴吞咽困难和呼吸肌无力。②血清肌酶升高，特别是CK升高。③肌电图异常。④肌活检异常。⑤特征性的皮肤损害。具备上述①、②、③、④者可确诊PM，具备上述①~④项中3项可能为PM，只具备2项为疑诊PM。具备第⑤条，再加上其他3或4项可确诊为DM；具备第⑤条，加上其他2项可能为DM；具备第⑤条，加上其他1项为可疑DM。

二、鉴别诊断

参照上述诊断标准，典型病例不难诊断。PM 具肌肉症状及相关实验室异常，而无皮肤表现，可与 DM 鉴别。DM 需与 SLE、SSc 等鉴别。PM 需与进行性肌营养不良、重症肌无力等鉴别。

1. 运动神经元病 肌无力从肢体远端开始，进行性肌萎缩，无肌痛，肌电图为神经源性损害。

2. 重症肌无力 为全身弥漫性肌无力，在进行持久或反复运动后肌力明显下降，血清肌酶、肌活检正常，血清抗乙酰胆碱受体（AchR）抗体阳性，新斯的明试验有助诊断。

3. 肌营养不良症 肌无力从肢体远端开始，无肌压痛，有家族遗传史。

4. 感染性肌病 肌病与病毒、细菌、寄生虫感染相关，表现为感染后出现肌痛、肌无力。

5. 内分泌异常所致肌病 如甲亢引起的周期性瘫痪以双下肢乏力多见，为对称性，伴肌痛，活动后加重，发作时出现低血钾，补钾后肌肉症状缓解；甲减所致肌病主要表现为肌无力，也可出现进行性肌萎缩，常见为咀嚼肌、胸锁乳突肌、股四头肌及手部肌肉，肌肉收缩后弛缓延长，握拳后放松缓慢。

6. 代谢性肌病 PM 还应与线粒体病、嘌呤代谢紊乱、脂代谢紊乱和碳水化合物代谢紊乱等肌病相鉴别。

7. 其他风湿性疾病

（1）SLE：皮损以颧颊部水肿性蝶形红斑、指（趾）节伸面暗红斑和甲周、末节指（趾）屈面红斑为特征，而 DM 则以眶周水肿性紫红斑、Gottron 征为特征；SLE 多系统病变中肾脏较多受累，而 DM 以肢体近端肌肉累及为主，声音嘶哑和吞咽困难亦较常见。此外，血清肌质酶和尿肌酸排出量的测定在 DM 患者有明显增高，必要时肌电图和肌肉活检可资鉴别。

（2）SSc：SSc 有 Raynaud 现象，颜面和四肢末端肿胀、硬化、萎缩为其特征，而 DM 则以肌肉软弱、疼痛及面部红斑为主。肌肉病变在 SSc 患者中即使发生，通常也在晚期出现，且为间质性肌炎，而非 PM/DM 的实质性肌炎。

（3）风湿性多肌痛（polymyalgia theumatica）：发病年龄常 >50 岁，表现为颈、肩胛带及骨盆带等近端肌群疼痛、乏力及僵硬，血沉可增快，肌酶、肌电图及肌肉活检正常，糖皮质激素治疗有明显疗效。

（4）嗜酸性肌炎（eosinophilic myositis）：其特征为亚急性发作性肌痛和近端肌群无力，血清肌质酶可增高，肌电图示肌病变化，肌肉活检示肌炎伴嗜酸性粒细胞浸润，本病实为嗜酸性粒细胞增多综合征病谱中的一个亚型。

此外，还应与药物所致肌病鉴别，如长期服用大剂量糖皮质激素所致肌病，肌痛从下肢开始，肌酶正常；青霉胺长期使用引起的重症肌无力；乙醇、氯喹（羟氯喹）、可卡因、秋水仙碱等均可引起中毒性肌病。

（兰培敏）

第五节 治疗和预后

一、治疗

应早期诊断、早期治疗，以延长患者的生命。患儿需查找感染病灶。成人，特别是老年人，应尽可能详细检查以除外恶性肿瘤，如当时未有发现，应定期随访。发现感染病灶或恶性肿瘤者应及时处理，行病因治疗，有时可获痊愈。

（一）一般治疗

在疾病各个阶段都很重要。急性期需卧床休息，注意营养，给予高蛋白、高维生素、高热量、无盐或低盐饮食，避免日晒，注意保暖，预防感染，对症治疗。

（二）药物治疗

1. 糖皮质激素　为本病的首选药物，最好选用不含氟的中效激素如泼尼松，不仅价廉，且很少产生激素诱导性肌病。在病初 2 个月内进行激素治疗，疗效最好。剂量取决于病情活动程度，根据临床症状、肌力及肌酶水平的改善情况判定疗效。常用剂量为泼尼松（1～2）mg/（kg·d），晨起一次口服，重症者可分次口服。成人急性期初始量一般为（40～80）mg/d，分次口服，病情控制后逐渐减量，一般每 2～3 周减 5mg，以 10～20mg/d 维持数月或数年。若复发，则剂量增加 10～20mg 或恢复到最初剂量。大多数患者需维持治疗 2～3 年，以防止复发。若泼尼松疗效不佳，可采用大剂量甲泼尼龙 0.5～1g/d 静脉冲击治疗，连用 3d 后改为 60mg/d 口服，再根据症状及肌酶水平逐渐减量。应该指出，在服用激素过程中应严密观察感染及其他糖皮质激素所致的副作用。肌肉已挛缩的患者激素治疗无效。

2. 免疫抑制剂　对病情反复及重症患者应及时加用免疫抑制剂。激素与免疫抑制剂联合应用可提高疗效、减少激素用量，减少激素所致的不良反应。

（1）甲氨蝶呤（MTX）：常用剂量为每周 10～15mg，口服或加入生理盐水 20ml 中缓慢静注，若无不良反应，可根据病情酌情加量，但最大剂量不超过每周 30mg，待病情稳定后逐渐减量，维持治疗数月至 1 年以上。一些患者为控制该病单用 MTX 5 年以上，并未出现不良反应。MTX 的不良反应主要有肝酶增高、骨髓抑制、血细胞减少、口腔炎等。用药期间应定期检查血常规和肝、肾功能。

（2）硫唑嘌呤（AZA）：常用剂量为 1.5～3mg/（kg·d）口服，初始剂量可从 50mg/d 开始，逐渐增加至 150mg/d，待病情控制后逐渐减量，维持量为 50mg/d。不良反应主要有骨髓抑制、血细胞减少、肝酶增高等。用药开始时需每 1～2 周查血常规 1 次，以后每 1～3 个月查血常规和肝功能 1 次。

（3）环磷酰胺（CYC）：对 MTX 不能耐受或疗效不佳者可改用 CYC 50～100mg/d 口服。对重症者，可用 0.8～1g，加入生理盐水 100ml 中静滴冲击治疗。不良反应主要有骨髓抑制、血细胞减少、出血性膀胱炎、卵巢毒性、诱发恶性肿瘤等。用药期间需监测血常规、肝功能。

（4）雷公藤多苷等：也有一定的疗效，但应注意对血液系统、性腺、肝脏等的不良反应。

3. 大剂量静注用免疫球蛋白（IVIG）冲击治疗　如对上述治疗反应不佳时，可采用大剂量 IVIG 冲击疗法，方法为 1g/（kg·d），用 2d，或 0.4g/（kg·d），用 5d，可使患者皮损消退、肌肉症状改善、肌力提高、肌质酶水平下降、激素用量减少。IVIG 不良反应轻微，可以明显且快速改善临床症状，故可用于危重患者的抢救，对 DM 疗效更好。MG 治疗风湿性疾病的机制目前尚未明确，大致有以下几方面：调整 Fc 受体功能；保护细胞膜；清除持续存在的感染因子；抑制抗体合成；产生抗细胞因子的抗体，直接阻抑细胞因子；阻抑细胞因子的产生和释放；阻抑 T 细胞活化；降低黏附分子表达；上调天然 IL-1 受体拮抗剂；输入抗独特型抗体，中和自身抗体；输入抗独特型抗体，调整 T、B 细胞功能；抑制补体的结合与活化等。

4. 血浆置换或血浆输注　通过血细胞分离机/分离膜以及滤过/吸附等多种方法去除患者血液中的内源性/外源性致病因子，使疾病得以较迅速地缓解。血液净化疗法对多数患者来说不是病因治疗，但与药物治疗相比，它能相对较快、较有效地去除致病物质。糖皮质激素及免疫抑制剂治疗无效的患者可推荐血浆置换。研究表明，对于重症 PM/DM，血浆置换具有较好的疗效，尤其适用于危重患者。

5. 蛋白同化剂　如苯丙酸诺龙、丙睾、司坦唑醇等，可促进蛋白合成、减少尿肌酸的排泄，对肌力的恢复有一定作用。

6. 其他治疗　可采用 ATP、新斯的明、大量维生素 E、维生素 C 等对症支持治疗。转移因子、胸腺肽等可调节机体免疫功能、增强抵抗力；对于皮疹，可外用遮光剂、含糖皮质激素霜剂、非特异性润滑剂及小剂量糖皮质激素制剂、氢喹、羟氢喹等；Raynaud 现象可予热敷、保暖以及硝苯地平（心痛定）、哌唑嗪等扩血管药物治疗；儿童 DM 疑与感染相关者，宜配合使用抗感染药物；合并恶性肿瘤的患者，如果切除肿瘤，肌炎症状可自然缓解。

（三）体疗

体疗有助于预防肢体挛缩。病情活动期可进行被动运动，每日 2 次。恢复期可酌情进行主动运动，还可酌情采用按摩、推拿、水疗和透热疗法等。

二、预后

早期诊断、合理治疗可使本病获得长时间缓解，患者可从事正常的工作、学习，尤其是儿童患者预后更佳。自采用糖皮质激素治疗 PM/DM 以来，本病预后已有相当改善，5 年病死率下降到 15%~28%。成人患者可死于严重的进行性肌无力、吞咽困难、营养不良以及吸入性肺炎或反复肺部感染所致的呼吸衰竭。PM 并发心、肺病变者病情往往严重，而且治疗效果不佳。儿童通常死于肠道的血管炎。合并恶性肿瘤的肌炎患者，其预后一般取决于恶性肿瘤的预后。

（兰培敏）

第六节　多发性肌炎和皮肌炎的护理

一、常见护理问题

（一）躯体移动障碍（活动无耐力）

1. 相关因素

（1）与肌肉炎症导致肌肉无力或肌肉萎缩有关。

（2）与关节疼痛导致肢体活动受限有关。

2. 临床表现

（1）不能自行翻身、起坐或站立；不能举手、抬腿；不能梳头和穿衣；步行障碍，不耐久立、起立困难，上台阶困难，步态不稳；屈颈、抬头均感困难。

（2）不能久坐或站立；步行障碍；活动后感疲乏无力。甚至无力自行如厕或进食。

3. 护理措施

（1）肌炎主要累及肌肉组织，应注意评估患者的肌力情况。肌力分为6级：

0级：肌肉对刺激不发生任何收缩反应。

1级：肌肉对刺激可有轻微的收缩。

2级：肌力很差，不能克服重力而抬起。

3级：肌力出现抗重力能力，可以抬起（离开床面）。

4级：肌力较好，能抵抗阻力。

5级：肌力正常。

（2）注意休息，生活规律。特别是急性期要绝对卧床，减少活动以避免肌肉的损伤和疼痛。

（3）病情缓解时，血清肌酶下降后，逐渐在床上或下床活动，慢性、轻症的患者可进行适当的锻炼，进行肢体运动防止肌肉挛缩，结合按摩、推拿、水疗等方法可以增强躯体活动能力和生活自理能力。

（4）预防压疮发生，按压疮预防常规护理。

（5）注意患者安全，下床走路时防跌跤，需陪护。

（6）抬头困难时翻动患者应托住颈部和头部，否则易出现意外，如颈部骨折、呛咳或窒息。

（二）皮肤完整性受损

1. 相关因素

（1）与皮肤血管炎症、毛细血管扩张有关。

（2）与免疫功能缺陷引起皮肤受损有关。

2. 临床表现　皮肤出现眶周紫红色水肿样皮疹、红斑；Gottron斑丘疹；皮肤异色病样皮疹等。

3. 护理措施

（1）有皮疹时勿用刺激性洗洁剂，最好用温水清洗，防止皮肤破损处感染。皮肌炎患者避免日晒，护士在安排病床时勿安排在靠窗的病床，防日光照射。

（2）注意观察皮疹所伴发的其他病情变化和症状，如有无伴发肿瘤。

（3）有雷诺现象时注意保暖。外出戴手套；冬天尽可能用热水洗漱，用热水袋时，水温不易过热，一般以 43～45℃ 为宜，因四肢末梢循环较差，以免烫伤；并防止利器刺伤皮肤。

（4）注意口腔、会阴黏膜、皮肤及大小便护理，以防继发感染。

（三）气体交换功能受损

1. 相关因素

（1）肺间质纤维化所致、缺氧。

（2）呼吸肌受累。

（3）肺部感染。

2. 临床表现　咳嗽、咳痰，胸闷、气急、呼吸困难（呼吸费力感，劳力性呼吸困难），肺功能下降、呼吸衰竭死亡。

3. 护理措施

（1）根据缺氧情况给氧，或调解氧流量。

（2）定期痰细菌培养，予抗感染治疗。

（3）监测动脉血气，观察缺氧情况。必要时面罩吸氧、高浓度吸氧或呼吸机辅助呼吸。

（4）患者睡觉时抬高头部，以利于呼吸。

（5）根据病情控制输液速度，一般 30～60 滴/min。

（6）为患者提供安静舒适的环境，减少刺激；限制探视人员，为患者翻身时动作轻稳、勿用力过大，限制活动等，以减少氧耗量。

（四）吞咽障碍

1. 相关因素

（1）与食管上端横纹肌运动不协调有关。

（2）与咽、喉、食管、膈、肋间等肌肉受累有关。

2. 临床表现　发音障碍、发音不清；吞咽困难，进食时呛咳。

3. 护理措施

（1）调节饮食，高维生素、高糖、高蛋白质和低盐饮食、低脂肪易消化软食。

（2）有吞咽困难患者进食流质饮食易呛咳，从而导致吸入性肺炎，因此饮食以软食为主。

（3）有呛咳者注意进食的速度，不可过快以免水或食物呛入气管。

（4）进食时抬高床头 30°～45° 或半卧位；吞咽困难时给予软食、流质饮食，必要时予鼻饲，保证营养与热量的摄入。

（五）疼痛

1. 相关因素

（1）与肌肉炎症所致，肌纤维细胞炎性破坏有关。

（2）与肌细胞内容物溢出，肌酶升高等有关。

2. 临床表现　肌痛，疼痛性质为刺痛、灼痛、胀痛、酸痛、钝痛、刀割痛、撕裂痛等。

疼痛部位都是肌肉炎症部位。

3. 护理措施

（1）当疼痛影响休息时应适当给予非麻醉药的止痛药，指导患者放松，分散注意力等。详见类风湿关节炎。

（2）注意观察肌肉疼痛的部位、性质，关节疼痛症状，是否伴有发热及其他症状。

（3）正确评估疼痛程度。参照类风湿关节炎护理。

（六）便秘

1. 相关因素　与腹部肌肉和肠道平滑肌受累有关。

2. 临床表现　引起排便无力和肠蠕动减弱而致便秘。

3. 护理措施

（1）出现排便异常：如便秘时，多食水果、蔬菜，少食辛辣食物。

（2）予缓泻药：润肠通便，必要时予开塞露纳肛或灌肠。

（3）排便指导：养成良好的排便习惯，是治疗便秘（FC）非常重要的环节。指导患者排便要有规律，每日次，最好定时在晨起后或进食后排便，久而久之就可建立正常的排便条件反射，同时要缩短排便时间，以 110min 内为宜。不要抑制便意，避免用力排便。应进行适当的体育运动，进行腹部的自我保健按摩，促进肠道的蠕动。要避免久站久坐，保持规律作息，避免熬夜和过劳。

（4）心理护理：经常出现便秘患者往往产生紧张、焦虑甚至抑郁等情绪，故应加强心理健康宣教，有效地减轻患者心理压力。

（七）恐惧

1. 相关因素

（1）疾病久治不愈、复发。

（2）缺氧、呼吸困难。

（3）病情恶化导致生命危险。

2. 临床表现　患者或家属紧张不安、害怕、易激动；不配合治疗或拒绝治疗。

3. 护理措施

（1）心理护理：①患者的心理变化，与其性格、病情、病程、疗效、经济实力、社会地位、家庭关系等因素有关系。护理中要观察和了解这些情况，有针对性采取个性化的护理措施。②病程长，反复发作，并伴有不同程度的皮肤损害，且治疗缺乏特异性，影响患者人际交往及日常生活。治疗上应用激素及免疫抑制剂不良反应较多，患者容易产生厌烦情绪，对治疗缺乏信心。焦虑、甚至恐惧，因此护士要耐心倾听患者的主诉，细致地解答患者提出的问题，说明可能发生的不良反应及应对措施。

（2）介绍成功病例以增强治疗信心：向患者列举本病成功治疗的病例，以增加战胜疾病的信心，更好的配合治疗。早期诊断、合理治疗，本病可获得长时间缓解，可从事正常的工作、学习。

（3）争取亲友关怀和支持：向患者家属介绍本病的发病机制及临床表现、治疗及护理措施，让家属参与拟定治疗方案，让家属多陪伴患者，多关心患者，让患者心理、情感上得到安慰。

（4）在患者面前勿议论病情，做各种治疗前先向患者及家属告知解释，以免患者紧张。

（八）潜在并发症：药物的副作用

1. 相关因素　多种药物的应用（抗生素、激素、免疫制剂、非甾体抗炎药等）。

2. 临床表现　二重感染、高血压、骨坏死、出血性膀胱炎、白细胞降低、恶心、呕吐、出血等症状。

3. 护理措施

（1）讲解疾病治疗所需用药的作用和副作用及用药的必要性。

（2）药物治疗过程中需严密观察病情变化，观察肌酶谱和肌力等变化以确定疗效，并监测血常规、电解质、肝功能等，以防止并发症发生。

（3）环磷酰胺、硫唑嘌呤和甲氨蝶呤治疗者，均须每周检查血常规和肝功能情况。环磷酰胺治疗时主要有骨髓抑制、血细胞减少、出血性膀胱炎、卵巢毒性、诱发肿瘤等。用药期间需监测血常规，肝、肾功能。

（4）在维持用药期间，不可任意增减药量，特别是皮质激素或免疫抑制药，注意观察药物不良反应及所致的并发症。

（5）对因治疗的同时辅以对症和支持治疗，坚持合理用药，尽量避免药源性疾病发生。

（九）潜在并发症：呼吸衰竭

1. 相关因素　与呼吸肌受累、肺部弥散功能、通气功能障碍有关。

2. 临床表现　咳嗽、咳痰、胸闷、气急、呼吸困难，严重者需要呼吸机辅助呼吸。

（十）潜在并发症：窒息

1. 相关因素　与喉、食管、膈、肋间等肌肉受累有关。

2. 临床表现　胸闷、烦躁不安、气急、面色苍白、口唇发绀、大汗淋漓等。

3. 护理措施

（1）病情观察：密切观察患者有无胸闷、烦躁不安、口唇发绀、面色苍白等窒息的前兆症状，定时监测体温、心率、呼吸、血压。

（2）保持呼吸道通畅：及时吸痰。

（3）窒息的抢救：出现窒息征象时，应立即取头低脚高俯卧位，脸侧向一边，轻拍背部有利于分泌物的排出，并迅速抠出或吸出口、咽、喉、鼻部分泌物。无效时行气管插管或气管切开，解除呼吸道阻塞。

（4）心理支持：医护人员陪伴床边，安慰患者，防止患者屏气或声门痉挛，鼓励患者轻轻咳出积在气管内的分泌物，及时帮助患者去除污物。必要时遵医嘱给予镇静剂，解除紧张情绪。

（5）抢救准备：床旁备气管切开包，并准备好吸引器、氧气、鼻导管、止血药、呼吸兴奋剂、升压药等抢救设备和药品，随时做好抢救准备工作。

二、健康教育

（一）心理指导

多发性肌炎丧失了劳动能力及自理能力，一般患者常出现焦虑、抑郁等不良情绪，护士应多于患者交流沟通，生活上给予照顾，并动员家属对患者的关心。应该让患者看到，多数多发性肌炎患者在正规治疗后病情能够得到控制，症状得到缓解，生活质量有所提高。

（二）饮食指导

（1）对咀嚼和吞咽困难者给予半流或流质饮食，少量缓慢进食，以免呛咳引起吸入性肺炎，必要时给予鼻饲。

（2）多食营养丰富的蔬菜、水果及粗纤维的食物，保持大便通畅。

（三）作息指导

（1）急性期有肌痛、肌肉肿胀和关节疼痛者应绝对卧床休息，以减轻肌肉负荷和损伤。

（2）稳定期应鼓励患者有计划地进行锻炼，活动量由小到大，对肌无力的肢体应协助被动运动，并可配合按摩、推拿、理疗等治疗方法，缓解肌肉萎缩，帮助恢复肌力。

（四）用药指导

（1）让患者了解疾病治疗所需用药的作用和副作用及用药的必要性。

（2）药物治疗过程中需严密观察病情变化，观察肌酶谱和肌力等变化以确定疗效，并监测血常规、电解质、肝功能等以防止并发症发生。

（3）注意并发症的观察和疗效。在医生指导下，根据病情及实验室检查指标调整用药种类和剂量。

（五）出院指导

（1）将本病的严重性及预后及时向家属、必要时向本人交代，消除恐惧，取得患者的积极配合。

（2）外出活动时，戴凉帽、护套等防护措施，避免日光直射、暴晒是预防皮损的有效手段。

（3）尽量避免寒冷、受冻，感染、应激（创伤、手术、怀孕）等刺激，避免一切免疫接种、药物等各种诱因，以防诱发或加重病情；冬天外出戴口罩，可起到保暖和预防感冒作用。

（4）妊娠和分娩可导致病情恶化或复发，故育龄妇女应避孕。

（5）保持良好心情，合理安排生活，劳逸结合。必要时可做气功及按摩、理疗以促进肌力恢复。

（6）定期或不定期复查，包括临床体征和实验室检查，注意有无病情活动及恶性肿瘤发生。

（7）遵医嘱执行治疗方案，规则服药，不能自行加、减药量或停药。

（兰培敏）

第十八章 硬皮病

硬皮病（scleroderma）是一病因不明的自身免疫性结缔组织病，以局限性或弥漫性皮肤硬化和（或）伴有内脏器官纤维化为特征。"scleroderma"源于希腊文字"skleros"，意为发硬，"derma"为皮肤，故"scleroderma"即为硬的皮肤。硬皮病包括局限于皮肤、皮下组织的局限性硬皮病（localized scleroderma，又称硬斑病，morphoea）和累及多个内脏器官的系统性硬皮病（又称系统性硬化病，systemic sclerosis，SSc），区别在于前者无系统表现和Raynaud现象，两者皮肤的组织病理学特征相似。有学者认为硬皮病是一个病谱性疾病，局限性硬皮病和SSc可能代表连续性疾病谱的两端。1/4局限性硬皮病患者在疾病过程中可有一个或多个皮肤外表现，局限性硬皮病患者有发展为SSc的可能，SSc患者也可只有皮肤受累表现。硬皮病病理生理过程可能涉及多重分子途径紊乱，包括细胞免疫、体液免疫异常，炎症，微血管系统改变，胶原过度产生和沉积，进而出现的皮肤和内脏进行性纤维化。一般呈慢性经过，治疗困难。

第一节 病因和发病机制

硬皮病的病因和发病机制不明，许多研究数据支持如下假说：自身免疫、炎症和血管损伤的相互联系、相互作用，导致成纤维细胞增生，胶原过度产生、沉积及进一步的免疫激活。这一过程受直接或间接的遗传易感性和环境刺激的影响。

一、自身免疫异常和炎症

体液免疫和细胞免疫的异常、体内ANA、皮肤内脏炎症浸润、血及组织中促纤维化细胞因子的增加均反映了硬皮病的炎症和免疫激活。

1. 体液免疫异常 95%硬皮病患者血清有大量ANA，其中大多数有疾病特异性，包括抗Scl-70抗体、抗着丝粒抗体（ACA）、抗RNA聚合酶Ⅲ抗体、抗U_3-核仁纤维蛋白抗体、抗核组蛋白抗体（AHA）等。这些ANA和不同的临床亚型有关，但又非绝对，且受MHC或HLAⅡ类分子等位基因表型的遗传影响。

硬皮病患者血清中一些直接针对非核抗原的自身抗体可能在血管损伤和组织纤维化过程中起重要作用，包括抗内皮细胞抗体（AECA）、抗基质金属蛋白酶（MMPs）抗体、抗血小板衍生生长因子受体（PDGFR）抗体。AECA诱导caspase 3凋亡途径而使内皮细胞凋亡，与血管损伤有关。凋亡的内皮细胞表达FBN1（350kDa糖蛋白），FBN1的异常表达能暴露隐蔽表位而导致自身免疫应答的发生，进而产生抗FBN1抗体。抗FBN1抗体通过阻止细胞外基质中TGF-β正常灭活，促进其释放来激活成纤维细胞进而促进组织纤维化。多数硬皮病患者体内有对FBN1的特异性循环抗体。间质胶原酶MMP1和基质降解酶MMP3可降解胶原和其他细胞外成分，抗 MMP1、3 抗体可导致细胞外基质组分降解失败，并堆积成纤维化物质。抗 PDGFR 抗体能够激活 PDGFR、增加活性氧族合成、刺激 I 型胶原基因表达及促进正常人成纤维细胞转化成纤维母细胞。

硬皮病中众多自身抗体是否有致病性、是否存在临床 - 自身抗体 - HLA 亚型的相关性，是免疫异常的起点还是继发性改变，尚不清楚。

2. 细胞免疫异常　硬皮病皮损和受累器官中有单核细胞的浸润，主要为 T 细胞，表面标志有 IL - 2R、CD69、HLA II 类分子等。T 细胞以单克隆和寡克隆的 αβ 受体为主，提示是抗原驱使的增生。硬皮病患者体内有 T 细胞激活，血清中可溶性 IL - 2 及其受体水平均比正常对照高；支气管肺泡灌洗液中有活化的 T 细胞；有进行性肺病的患者肺部有活化且长寿命的 CD_8^+ T 细胞。T 细胞直接通过产生促纤维化因子如 IL - 4、IL - 7 等或间接通过激活 TGF - β 来促进纤维化。

B 细胞可能在发病机制中起关键性作用。DNA 微阵列研究发现硬皮病皮损中有 B 细胞基因表达上调。硬皮病患者外周血中 B 细胞多于正常人群，并以原始 B 细胞群增加，记忆性 B 细胞减少、活化和浆细胞群增加为特征。硬皮病中 Th2 因子占主导也反映了 B 细胞的激活。CD19 在 B 细胞表面的过多表达导致 B 细胞活化、IgG 产生，加重皮肤纤维化。活化的 B 细胞可能通过产生过多的细胞因子直接导致皮肤硬化（IL - 6 刺激细胞外基质的产生，IL - 4 诱导 TGF - β 有效促进纤维化），或者通过发挥其抗原呈递、共刺激调节因子调节 T 细胞活性及产生自身抗体放大免疫应答，促进组织纤维化。

3. TGF - β　TGF - β 作为成纤维细胞强烈的化学诱导剂在纤维化的发病机制中起关键性作用。对美洲印第安乔克托族人（该族硬皮病的发病率高于普通人群）基因筛查时发现其TGF - β 基因表达明显高于普通人群。在硬皮病皮损中 TGF - β mRNA 表达上升，并和 I 型胶原的分布一致。TGF - β 可增加细胞外基质如 I、III 胶原的合成，增加成纤维细胞合成纤维连接蛋白，减少降解胶原的 MMPs 的合成，刺激成纤维细胞保持激活状态。

4. 结缔组织生长因子（CTGF）　CTGF 是纤维化过程中另一个重要的生长因子，能引起凋亡、趋化、血管生成、细胞外基质形成及结缔组织的结构构成。TGF - β 是成纤维细胞、血管平滑肌及内皮细胞促进 CTGF 合成的有力因子，CTGF 是 TGF - β 下游的调节者。

二、血管病变

小动脉和微血管系统的病变被认为是硬皮病发病的始动因素之一。内皮损伤和血管功能障碍可以是硬皮病最早的改变。当内皮损伤并移行至血管内膜层时，血管平滑肌细胞或者还有血循环中的单核细胞被激活并分化成肌纤维母细胞，内皮素 - 1 和 PDGF 能改变平滑肌细胞的表型而成为肌纤维母细胞，进而引起内膜增生、血管腔变窄及血流减少。而血管病变引起反复的血管收缩和再灌注，导致间歇或持续的组织局部缺血，进而引起不适当的免疫激活和修复。硬皮病中的部分自身抗原可能正是组织局部缺血产生活性氧族后引起的组织碎片。这些病理生理事件的发生与细胞间细胞因子和趋化因子间的信号传导有关。

三、组织纤维化

各种因素引起成纤维细胞合成胶原增多、分解减少，大量胶原纤维在皮肤、肺、消化道等组织器官沉积，组织器官纤维硬化，出现功能障碍。组织纤维化的发生、发展及转归是细胞外基质合成和降解过程的净效应。TGF-β、CTGF、PDGF、IL-4、IL-6等均是有力的促纤维化因子。MMPs是降解胶原的酶系统，硬皮病患者成纤维细胞内MMPs的含量显著减少。

四、遗传易感性

患有SSc的父母，其子女明确有患SSc的风险。美洲印第安乔克托族人有高患病率。SSc各种族人群某些HLA型频率增高，疾病相关特异性基因的多态性也间接支持该病遗传易感性的存在。

五、环境因素

包括药物（食欲抑制剂、博来霉素、喷他佐辛、异烟肼、紫杉酚）、化学试剂（杀虫剂、苯衍生物、二氧化硅、有机溶剂、聚乙烯氯化物）、注射（维生素K）、感染（巨细胞病毒、人细小病毒、疏螺旋体）、职业相关性创伤、恶性肿瘤（乳腺癌、类癌和转移性黑素瘤）和放射治疗等。

（兰培敏）

第二节　临床表现和辅助检查

一、临床表现

硬皮病是以皮肤进行性水肿、硬化至萎缩为特征，累及多脏器。硬化是由于结缔组织特别是胶原纤维肿胀、增厚、均质化、增殖及黏多糖贮积所致。一般呈慢性经过，女性发病率高。

（一）局限性硬皮病

单发或多发。特点是皮肤经历局限性肿胀、硬化、萎缩三个阶段。好发于躯干，其次为四肢和面部，呈圆形、椭圆形或不规则的斑片。病变初起时为淡红色斑，扩大后边缘呈紫红色环，中心渐硬化。此时病变部呈黄白色或象牙色泽，皱纹消失，触之硬韧感。数月后皮肤干燥、无汗、毳毛消失，皮肤基底与皮下组织粘连，表面凹陷。最后患部萎缩、变薄、轻度色素沉着。

使用最广的分类是将局限性硬皮病分为5种类型：斑块性硬斑病、泛发性硬斑病、大疱性硬斑病、线状硬皮病（刀砍状硬皮病和进行性单侧面萎缩：Parry-Romberg综合征）和深部硬斑病（包括致残性儿童全硬化性硬斑病）。其他例如PasiniPicrini皮肤萎缩、嗜酸细胞性筋膜炎或硬化萎缩性苔藓有时也被列为局限性硬皮病的亚型，但有争议。这一分类不包括几种不同皮损同时存在一个患者时的混合类型。

患者多无自觉症状，预后较好，数年后皮肤硬化易于变软而发生萎缩。但发生于头皮部的秃发和面部的偏侧萎缩则永久不变。极少数可转化为系统性。

（二）SSc

分为肢端型和弥漫型两种类型。肢端型多见，也经历皮肤水肿、硬化、萎缩三个阶段，进展慢，预后较好。弥漫型少见，多于躯干和面部先发病，向肢体远端发展，多无 Raynaud 现象，受累脏器多且严重，尤其是肾或心脏受累严重，硬化发展快，预后差。

1. 早期症状　可无特异性，通常包括 Raynaud 现象、疲劳、局部肿胀、肌肉和骨骼关节疼痛等。最多见的初期表现是 Raynaud 现象和隐袭性肢端、面部肿胀，并有手指皮肤逐渐增厚。约 70% 患者首发症状为 Raynaud 现象，Raynaud 现象可先于硬皮病的其他症状（手指肿胀、关节炎、内脏受累）1～2 年或与其他症状同时发生。多关节病同样也是突出的早期症状，胃肠道功能紊乱（胃烧灼感和吞咽困难）或呼吸系统症状等偶尔也是首发表现，或虽有 SSc 典型的肺与消化系统表现，但皮肤症状长期缺如，即仅表现为"无皮肤硬化的 SSc"。患者起病前可有不规则发热、胃纳减退、体重下降等。钙沉着和毛细血管扩张在典型 CREST 中见到，可维持数年甚至数十年才发展为皮肤受累。

2. 皮肤损害　肢端型多由四肢末端、面部皮肤开始肿胀和硬化，两侧对称，向心性缓慢发展，颈、躯干部渐趋硬化。指（趾）皮肤有光泽、发紧变硬，指（趾）尖变细，并常有坏死及溃疡。面部皮损呈假面具样无表情；鼻变尖，似刀削状；张口受限，口周出现放射性沟纹；舌系带缩短，舌运动受限。受累皮肤可有色素沉着或色素脱失。通常皮肤受累范围和程度在 3 年内达高峰。

3. Raynaud 现象　几乎所有发生于肢体远端的 SSc 均有此现象，可先于皮肤硬化数月、数年甚至 10 多年前发生，冬重夏轻。

4. 关节症状　晨僵和多关节痛常见。由于长期慢性指（趾）缺血，可发生指骨吸收或肢端骨溶解。腱鞘炎也较常见，当病变处进行运动时，特别在腕、踝、膝处可闻及皮革样摩擦音。患者在负重时可产生大腿前侧疼痛，类似股骨头无菌性坏死的症状。

5. 消化系统　最常见的内脏损害在消化道，其任何部位均可受累。口腔表现为张口受限、舌系带变短、牙周间隙增宽、牙龈萎缩和牙齿脱落等。因食管下 2/3 蠕动低下而出现吞咽困难、呃逆、食管反流，吞钡检查见食管蠕动明显减弱甚至消失，整个食管扩张，下 1/3 常见狭窄。可同时伴有食管裂孔疝。吞咽困难等症状可出现于皮肤硬化前。由于胃肠蠕动减弱或功能低下而引起腹胀、便秘、腹泻、吸收不良以及腹痛（间歇性）、肠梗阻等消化道症状。部分患者还合并有 SS。

6. 肺部　发生率仅次于食管病变的是肺间质纤维化，呈渐进性发展，由进行性活动后气促发展至静息状态下呼吸困难和肺功能降低，可导致肺动脉高压及右心衰竭，易并发肺部感染。肺病变常是硬皮病（主要是肢端型）死亡的原因。如胸廓皮肤广泛硬化时因胸部扩张受限，可加重肺部病变。X 线示肺间质纹理增加，在肺底部最为显著，严重者可布满全肺野，呈网格状、小结节状、小囊状及磨玻璃状等改变。肺功能测定示通气与弥散功能障碍，前者包括肺活量减低、顺应性降低等；后者对肺病变的早期诊断有重要意义，其中最敏感、出现最早的是一氧化碳弥散功能减弱。胸膜炎也较常见。

7. 肾脏　肾脏病变较少见，分为急性和慢性两种。急性者发生于弥漫型硬皮病，因肾动脉硬化引起恶性高血压和进行性肾功能不全，伴高肾素血症和微血管病性溶血，通常发生于冬季，常是弥漫型硬皮病的死亡原因。微血管病性溶血可根据血红蛋白和血小板下降明显、外周血出现红细胞碎片来早期诊断。慢性者多于起病后渐发生，出现轻度蛋白尿或镜下血尿，肾功能不全发展缓慢。

8. 心脏　心包炎最多见，其次是心肌炎或心内膜炎，对治疗敏感，预后好。对治疗不敏感且预后差的是心肌病及肺动脉高压，心肌病严重者可致左心或全心衰竭，也是硬皮病的死亡原因之一，尤其是弥漫型硬皮病。肺动脉高压还可由肺间质病变继发引起。

个别 SSc 患者可无皮肤表现，而仅有上述的脏器损害。

（三）CREST 综合征

SSc 的一种亚型，可独立出现，亦可伴随肢端型硬皮病。C（calcinosis cutis，皮肤钙沉着）、R（Raynaud's phenomenon，Raynaud 现象）、E（esophagealdisfunction，食管蠕动异常）、S（sclerodactyly' 指或趾硬化）、T（telangiectasia，毛细血管扩张）。有时可无食管蠕动异常，此时称 CRST 综合征。皮肤钙沉着多发生于关节伸侧，并可穿破皮肤排出白垩样物，易并发感染；Raynaud 现象的发生率为 100%；食管蠕动异常的临床和 X 线表现与 SSc 一致；硬化局限在指（趾）；毛细血管扩张多发生于面、颈、上胸、背、四肢及手部。CREST 综合征多为良性病程，发展缓慢，较难控制。但极少数可发生肺纤维化、肺动脉高压和原发性胆汁性肝硬化。

（四）重叠综合征

易与硬皮病重叠的是 SS 和 PM。

二、辅助检查

（一）与硬皮病诊断有关的免疫学检查

已发现许多免疫学检测指标与该病诊断有关，但特异性和敏感性均不理想，血清学试验阴性并不能排除硬皮病的诊断。

1. 抗核仁抗体　被认为是硬皮病的特异性抗体，当作为唯一类型出现时特异性更高。20% 以上 SSc 患者可呈抗核仁抗体阳性。抗核仁抗体阳性者多伴有抗 Scl-70 抗体。

2. 抗 Scl-70 抗体　为成人 SSc 患者血清中的标志性抗体，但检出率仅 40% 左右，在弥漫型硬皮病患者中可达 75%，此抗体对诊断弥漫型硬皮病有很高价值。

3. ACA　ACA 对 CREST 综合征诊断特异性很高，80% 以上 CREST 综合征患者和近 10% 弥漫型硬皮病患者该抗体阳性。约 25% 原发性 Raynaud 现象患者可出现此抗体，这些患者在数年后多出现完全的 CREST 综合征的表现。

抗 Scl-70 抗体和 ACA 在硬皮病中是相互排斥的，即一个患者往往只有一种抗体。出现 ACA 者其预后较出现抗 Scl-70 抗体者好。

4. 抗线粒体抗体　约 25% SSc 患者有此抗体。在所有有此抗体的 SSc 患者中，约 79% 为 CREST 综合征。此抗体阳性的 CREST 综合征患者出现原发性胆汁性肝硬化的可能性要高于阴性者。

5. 抗组蛋白抗体　47% 局限性硬皮病患者有 AHA 阳性，在不同亚型中不一，泛发性硬斑病高，而斑块性硬斑病低。监测 AHA 滴度对评价疾病活动性有帮助。

6. 抗 RNA 聚合酶 I 或 II 抗体（存在于抗核仁抗体中）　是硬皮病肾损害的危险因素。

（二）其他实验室检查

1. 其他自身抗体　80% 以上 SSc 患者 ANA 阳性，但滴度一般较 SLE 低，多呈核仁型及斑点型。20% 以上 SSc 患者抗核糖核蛋白（RNP）抗体阳性，但滴度较混合性结缔组织病低。50% 以上 SSc 患者 AECA 阳性，多为 IgM 型，在 SLE 患者中则多为 IgG 型。46% 局限性硬皮病患者有抗心磷脂抗体阳性，24%有狼疮抗凝物，而β_2-糖蛋白 I（β_2-GPI）抗体却阴性。

2. 其他免疫学检查 约50%SSc患者RF阳性，但滴度比RA低得多。16%儿童局限性硬皮病有RF阳性，并和关节炎表现有显著相关性。成人中30%局限性硬皮病患者有RF IgM阳性，特别是泛发性硬斑病患者，且似乎和疾病严重性有关。免疫球蛋白、冷球蛋白、循环免疫复合物等也可升高或阳性，尤其是在疾病初期。

3. 血沉 血沉增快，显示疾病处于活动期。

4. 内分泌检查 血皮质醇和脑垂体分泌的促肾上腺皮质激素水平可在部分患者表现为降低，尿17-酮、17-羟皮质类固醇也减低。

（三）物理学检查

甲皱襞毛细血管镜检查示大多数患者的视野模糊、水肿，血管襻数目显著减少，血管支明显扩张和弯曲，血流迟缓，有出血。患者的正常及受累的皮肤均有感觉时间延长，可慢于正常人5~9倍。相关脏器检查中胸片、肺功能检查（包括一氧化碳弥散能力）、肺部高分辨率CT、支气管肺泡灌洗、右心导管插入术及超声心动图对诊断间质性肺疾患最有用。对于胃肠道疾患，检查远端食管运动减弱的金标准是坐位和仰卧位的食管X线片，食管、胃、十二指肠镜检查对评价食管肌肉收缩不可靠。

（四）组织病理

早期真皮间质内水肿，胶原纤维分离，上层小血管周围有轻度淋巴细胞浸润；随后真皮和皮下组织胶原纤维增生、增厚、胶原肿胀、透明性变和均质化；血管周围和胶原纤维间质内有淋巴细胞和组织细胞浸润，以后逐渐减少，弹性纤维破坏，基质增加；血管壁水肿、增厚、管腔狭窄，甚至阻塞。最后表皮及附属器萎缩，皮脂腺萎缩，汗腺减少，真皮深层和皮下组织钙盐沉着。内脏病理表现为间质及血管壁的胶原纤维增生、增厚及硬化。

（兰培敏）

第三节　诊断和鉴别诊断

硬皮病的诊断主要依据典型的临床特征，与其他疾病鉴别需凭借组织病理，血清学检测有助于诊断、治疗及预后评估。

SSc诊断标准基于1980年美国风湿性疾病学会（ARA）提出的分类标准，但应注意到，不是所有SSc都满足这个标准，另一方面其他疾病也可有皮肤硬化，该标准不包括嗜酸性筋膜炎及各种类型的假性硬皮病。分类标准：A主要条件为近端皮肤硬化，手指及掌指（跖趾）关节近端皮肤增厚、紧绷、肿胀。这种改变可累及整个肢体、面部、颈部和躯干（胸、腹部）。B次要条件：①指硬化：上述皮肤改变仅限手指。②指尖凹陷性瘢痕或指垫消失。③双肺基底部纤维化：在立位胸片上见条状或结节状致密影，以双肺底为著，也可呈弥漫斑点或蜂窝状肺。要除外原发性肺病所引起的这种改变。判定：具有主要条件或2个以上次要条件者可诊断为SSc。此外，Raynaud现象、多发性关节炎或关节痛、食管蠕动异常、皮肤活检示胶原纤维肿胀和纤维化，血清有ANA、ACA和抗Scl-70抗体，均有助于诊断。

局限性硬皮病主要与硬化萎缩性苔藓、类脂质渐进性坏死、硬化性黏液性水肿、慢性萎缩性肢端皮炎、局灶性弹性组织变性等鉴别。

SSc 主要与硬肿病、嗜酸性筋膜炎、黏蛋白贮积症、慢性移植物抗宿主病、其他引起皮肤增厚硬化的疾病（糖尿病、类癌综合征、苯丙酮尿症和卟啉病等）及药物、化学物质、物理损伤引起的硬皮病样改变（氯化乙烯、抑制食欲的药物、放射损伤、震动等）等相鉴别。

（兰培敏）

第四节　治疗

硬皮病，特别是 SSc 尚无理想治疗方法。治疗药物的选择主要依据硬皮病的类型、阶段、受累脏器的情况而定，并适时对疗效进行适当的评价。

（一）局限性硬皮病

局限性硬皮病的皮损在 3～5 年后可自发性消退，常留有萎缩性色素改变。

一般治疗包括润肤剂、局部或全身使用止痒药。物理治疗对于阻止线状硬斑病发展为挛缩变形至关重要。

皮损内注射糖皮质激素如曲安奈德（确炎舒松 A）5～10mg 加普鲁卡因，每周 1 次，4～6 周为一疗程；或得宝松（Diprospan）0.5～1.0ml，每 2～4 周 1 次，使患处逐步变软，当皮肤有萎缩时停止注射。对水肿、硬化阶段，范围广泛者，可系统应用糖皮质激素，相当于泼尼松 10～30mg/d，连续使用 1～3 个月。口服酮替芬、维生素 E（0.1～0.2g/d）和扩血管药物也有一定疗效。

局部外用 5% 咪喹莫特乳膏可使红斑、硬化和色素沉着减轻，咪喹莫特能够在涂抹部位增加 INF-α 和 INF-γ 的产生，进而减少成纤维细胞和胶原生成，同时下调 TGF-β 的表达。局部使用他克莫司或斑块处封包 12h 过夜可使皮肤软化。维生素 D 类似物可抑制成纤维细胞增生和胶原合成而显示出治疗硬斑病的可能性，局部应用 0.005% 卡泊三烯软膏能够改善红斑、硬化、色素沉着和毛细血管扩张。

近年来的研究显示光疗和光化学疗法可促进真皮成纤维细胞 MMPs 的表达和活性，抑制胶原合成，减少炎症细胞浸润，对治疗局限性硬皮病有良好效果，可使红斑减轻、皮肤软化、厚度下降及弹力增加。方法为：①UVA1（340～400nm）：大剂量 130J/cm^2，每周 4 次，连续 5 周，此后每周 2 次，连续 5 周照射患处；或中等剂量 30～60J/cm^2，每周 3 次，连续 10 周；或小剂量 10～20J/cm^2，每周 4 次，连续 5 周后，每周 3 次，连续 5 周。②PUVA：照射前 2h 口服甲氧基补骨脂素（8-MOP）0.5～1.0mg/kg，UVA 起始剂量为 50%～70% 最小光毒量（MPD）；或于照射前在含有 0.5～1.0mg/18-MOP、30～37℃ 水中沐浴 20min；也可在照射前 15～60min 局部使用含 0.001%～0.025% 8-MOP 的乳剂，UVA 起始剂量为 30% MPD，每日 1 次或每周 4 次，连续 10～12 周。③UVA：10～20J/cm^2，每周 3 次，共 20 次。④光动力疗法：也有个别报道硬斑病局部使用 3% 5-氨基酮戊酸后照射（40mW/cm^2，10J/cm^2），每周 1～2 次，连续 3～6 个月后皮损改善。

（二）SSc

制定良好的计划，每日进行全身锻炼，针对受累关节进行被动活动，按摩、保暖、防止创伤、避免受凉及禁止吸烟等都是必要的。

1. 针对皮肤硬化的治疗

（1）抑制自身免疫和炎症

1）糖皮质激素水肿期效果明显，硬化阶段效果欠佳，萎缩期无效。相当于泼尼松 10～40mg/d，数周后渐减至维持量 5～15mg/d，连续数月至数十月，软化或萎缩后停用。对合并肌炎、急性肺间质病变及因慢性间质性肺炎而出现呼吸衰竭者可加至 1～2mg/（kg·d），肺功能衰竭者还可加至更高剂量。

2）细胞毒药物：环磷酰胺（CTX）对改善肺症状有效，是急性肺间质病变和因慢性间质性肺炎而出现呼吸衰竭治疗的首选药物之一。对有弥漫性皮肤受累的患者也可能有效，可与糖皮质激素合用。甲氨蝶呤（MTX）对硬化皮肤可能有效（每周 5～15mg），但如有肺纤维化时禁用。其他细胞毒药物如硫唑嘌呤、苯丁酸氮芥、氟尿嘧啶等能否改善皮肤症状尚不确切。近有报道吗替麦考酚酯能够改善硬皮病的皮肤和系统症状，但缺乏对照研究和远期疗效评价。

3）其他：依那西普皮下注射 25mg，每周 2 次，6 个月后皮肤软化、溃疡愈合，且肺功能保持稳定，患者感觉良好，耐受性好。异维 A 酸胶囊 0.5mg/（kg·d），对改善皮肤硬化、溃疡和胃肠道症状有效。

（2）抑制纤维化：SSc 的特征是胶原过度沉积、成纤维细胞增生活化、过多的胶原产生并沉积在细胞外基质，导致组织纤维化和激活免疫系统。因此，抑制纤维化也是治疗的靶点之一。

1）D 青霉胺：为结缔组织形成抑制剂，从 0.125g/d 起用，每 1 个月增加 0.125g/d，渐增至 0.75～1.25g/d，空腹时口服。在刚开始的半年至 1 年内皮损仍有加重，但此后开始好转，最先好转的部位是最后受累的区域。而后渐减至服维持量 0.25g/d，坚持数年，最长达 10 年。D 青霉胺还能降低远期肾损害，可能减轻肺间质纤维化。该药应用受到限制的原因主要是副作用多，如皮肤瘙痒、血小板和粒细胞减少、天疱疮、肾病综合征、红斑狼疮等。但如起始小剂量、逐渐加量的给药法能减少副作用的发生。严重的副作用一般在服药后 3～6 个月内出现。但一项大规模随机双盲多中心研究显示常规剂量的 D 青霉胺（750～1 000mg/d）不比每日使用 62.5mg 更有效，不能减少纤维化，也无免疫抑制作用。我们观察到连续 2 年或更长时间给予小剂量 D 青霉胺（0.25～0.5mg/d），安全性高，疗效亦较理想，可有效减少糖皮质激素的用量，在停用糖皮质激素后仍应继续服用。

2）秋水仙碱：为结缔组织形成抑制剂，能阻断前胶原转化成胶原，并抑制胶原沉积。每日 0.5～1.5mg 口服。其副作用发生率较 D 青霉胺少，但疗效存在争议。

3）酮替芬：硬皮病时肥大细胞数量增多且呈脱颗粒状态，释放的介质能促进纤维组织形成。酮替芬能稳定肥大细胞膜，阻止颗粒释放。每日 2～4mg，分 2 次口服。

4）INF-γ：INF-γ可激活巨噬细胞并有效抑制胶原合成，可使肺功能及静止、运动状态下动脉血氧分压都增加，但尚无大样本的对照研究。85% 患者用后有流感样症状、发热、寒战、头痛、肌痛、关节痛或乏力感，但使用 9～12 周后能自行耐受。白细胞减少和肝酶升高也可发生。

5）松弛素：虽然可增加胶原降解和抑制胶原合成，但多中心随机对照研究未能显示其有效作用。

（3）阻止血管病变：有前列环素类似物、内皮素 A/B 受体拮抗剂混合物、磷酸二酯酶－5抑制剂、血管紧张素转换酶抑制剂（ACEI）等，此类药物对皮肤硬化的疗效不确切。

（4）其他：大剂量维生素 E 有辅助疗效。血管活性剂如双嘧达莫（潘生丁）、阿司匹林、地巴唑、米诺地尔、尿激酶等对改善皮肤硬化可能有一定疗效。

2. 针对相关症状和受累脏器的治疗

（1）Raynaud 现象：避免着凉、穿着暖和戒烟是最基本的措施。血管舒张剂如钙通道阻滞剂（如硝苯地平）、ACEI、血管紧张素转换酶（ACE）受体拮抗剂（如氯沙坦）和磷酸二酯酶－5 抑制剂（如昔多芬）被证明是有效的。交感神经切除术和微血管重构治疗受累的大血管对某些患者有帮助。

1）钙通道阻滞剂：如硝苯地平（心痛定），起始小剂量，耐受后 30mg/d，分 3 次口服。如症状加重，有坏死倾向，可加用血管扩张剂。

2）前列环素类似物：此类药物能够舒张血管，阻止血小板黏附和聚集。包括伊洛前列素、前列腺素 E_1、伊前列醇和曲普地尼（treprostinil）等能增加患者的外周循环，肢端缺血症状改善。

以上两药多联合应用，硝苯地平长期口服，前列环素类于症状严重时间歇使用。

3）α1 受体阻断剂：哌唑嗪，首剂 0.5mg/d，睡前口服，耐受后渐增至 5～15mg/d，分 3 次口服。

4）5－羟色胺 S2 受体拮抗剂：酮色林，开始 20mg，每日 2 次，口服，1 个月后必要时可 40mg，每日 2 次。

5）血管扩张药：舌下含化硝酸甘油在症状严重时也可试用。手指坏疽部位可外用硝酸甘油贴膜。

6）因 Raynaud 现象而即将坏死的指（趾）可经肱（股）动脉注入利舍平或酚妥拉明。

（2）指（趾）溃疡与感染：溃疡处使用充气垫，局部使用抗生素软膏（百多邦、新霉素、磺胺嘧啶银等），重者在指端加上小的塑料支架将病变周围固定，治疗 Raynaud 现象的措施也可有利于溃疡愈合。怀疑感染时口服针对金黄色葡萄球菌的抗生素，较长时间使用（≥2 周）是必要的；确定感染应静脉给予抗生素（口服疗效差）。其他措施如抬高患肢、溃疡处用过氧化氨浸泡（每日 2～3 次）、外用抗生素或有利于溃疡愈合的软膏等。

（3）钙沉积：如钙沉积数目少且表皮完整时可手术或激光去除。钙沉积周围组织常出现较重的无菌性炎症反应并伴低热，口服秋水仙碱 1.0mg/d，连续 10d，炎症反应可消失但钙沉积仍存在。华法林、香豆素类等抗凝剂能干扰凝血和钙沉积共同途径中谷氨酸 γ 羧基，可 1～2mg/d 口服。如伴发感染，常由金黄色葡萄球菌引起。可以使用碎石术，但缺乏对照研究。我们使用得宝松皮损内注射，每 2～4 周注射 1 次，疗效颇佳。

（4）关节痛和肌炎：关节痛和肌痛可用非甾体消炎药（NSAIDs），但注意其加重胃食管反流症和减少肾血流量的潜在危险。如有肌炎时则应用中等剂量糖皮质激素，为减少激素用量可选择甲氨蝶呤或环磷酰胺等细胞毒药物合用。

（5）浆膜炎和心脏损害：胸膜炎、心包炎及心肌炎须用糖皮质激素治疗（泼尼松 15～30mg/d）。如有冠状动脉痉挛，需服钙通道阻滞剂。严重的心律失常用标准方法治疗。任何治疗对心肌纤维化引起的典型的进行性左心力衰竭均无效，可求助于心脏移植术。

（6）肺间质病变：D 青霉胺、羟氯喹、白芍总苷（帕夫林）可能对减轻肺间质纤维化有效。由于肺纤维化患者易患细菌性肺炎，接种流感和肺炎球菌疫苗能预防肺部感染。一旦出现支气管炎或肺炎，应及时应用抗生素。至于是否需用糖皮质激素治疗肺间质病变，可根据肺活检或支气管肺泡灌洗液中的细胞变化来决定。若肺组织学检查呈淋巴细胞浸润、血管炎样改变或灌洗液中细胞数 $>2 \times 10^7/ml$，尤其是淋巴细胞比例增加（$>10\%$）及 CD_4^+ 细胞数增加或 CD_4^+/CD_8^+ 比值升高时即用大剂量激素治疗（泼尼松 40~60mg/d）。如果肺功能受损严重，特别是出现急性肺间质病变，静脉环磷酰胺冲击联合大剂量糖皮质激素治疗是目前最为有效的方法。

（7）肺动脉高压：单纯肺动脉高压无显著间质性纤维化者，前列环素类似物、内皮素－1 拮抗剂（波生坦）、磷酸二酯酶－5 抑制剂（昔多芬）是目前经常被选用的药物，常静脉间歇性或连续性使用，其中波生坦的效果更理想。同时需抗凝治疗。心肺或单纯的肺移植是终末期的选择。

（8）消化道

1）口腔：因易并发 SS，须保持口腔卫生，常服滋阴生津药，经常运动口腔。

2）食管：甲氧氯普胺（胃复安）10mg 于饭前和睡前服可刺激食管蠕动，但如出现神经系统等副作用可改服西沙比利。预防食管反流，应于吃饭时和饭后均保持直立体位，避免饱食和睡前进食，需抬高床头；如反流症状明显，可口服 H_2 受体阻滞剂（如法莫替丁、雷尼替丁）、胃黏膜保护剂（如硫糖铝）或质子泵抑制剂。如有狭窄存在，可行周期性内镜扩张。出血性毛细血管扩张和"西瓜胃"的黏膜血管紊乱可在内镜下注射硬化剂和激光凝固治疗。

3）小肠：对腹泻和脂肪泻可服用氨苄西林、四环素、甲硝唑等抗生素，2~3 周为一疗程，交替使用。一段时间后停用所有抗生素。最好是根据十二指肠液培养所得厌氧菌和需氧菌比例选用抗生素。应补充钙和脂溶性维生素。如出现腹胀或间歇性无力回肠引起的假性肠梗阻时，应行胃肠减压、吸氧、静脉给予抗生素治疗，无需手术。硬皮病患者有小肠受累时应避免钡剂检查，易导致致死性钡嵌塞。替加色罗（5－羟色胺 4 受体激动剂）用于治疗下段胃肠道症状。皮下注射奥曲肽对下段胃肠道症状和促动力药一样有效。对于无小肠功能的患者，全胃肠道外营养是必要的。

4）结肠：因蠕动减弱而致的便秘应用软化大便来预防。

（9）肾：及时发现肾危象非常重要。建议有早期 SSc 的病人数日或每周测量血压，如有收缩压增高≥30mmHg 时应及时处理。ACEI 可有效阻止病程发展至透析阶段；即使进入透析阶段，大多数患者在 ACEI 维持下经过 3~24 个月的透析后可中止透析。透析治疗无效的终末期尿毒症患者只能行肾移植治疗。ACEI 虽能有效减少肾危象死亡率，但其死亡率仍有 35%。

3. 体外光分离置换法（亦称体外光化学疗法） 为一新型免疫调节疗法。抽取已口服光敏物质 8－MOP 患者的全血，分离白细胞，经 UVA1 照射白细胞后回输入患者体内，连续 2d 为一个治疗周期，每 4 周 1 次，连续 12 次。耐受性好，可有效改善早期 SSc 患者的皮肤厚度、受累关节的挛缩，并可减少新关节的受累。

4. 中药 原则通常为壮阳、通络活血、软坚。有效的中药有丹参和积雪草苷。将丹参注射液 16～20ml（生药 2.0g/ml）加入 500ml 右旋糖酐 40 中，每日 1 次，10 次为一疗程，连续或间歇 2～3 个疗程，对皮肤硬化症状特别是 Raynaud 现象有显著疗效。积雪草苷每日口服 9 片（每片 6mg）。

5. 其他辅助治疗　给予患者高蛋白饮食和足量维生素，避免外伤和精神紧张，防止感染（感冒）。各种理疗和温泉浴、按摩等均有一定疗效。

6. 合并妊娠的治疗　硬皮病的受孕概率较正常人低，一旦妊娠可成功分娩，但发生胎儿宫内发育迟缓、低出生体重儿的概率较正常人高。妊娠不会加重病情，无需特殊处理。

治疗硬皮病的同时应适时对治疗疗效作适当评估。为测量其损伤程度、监测疾病对治疗的反应，硬皮病评估调查表（涉及血管、呼吸、胃肠道及肌骨骼功能障碍四组症状的自我调查表）已应用。对肺、肾和胃肠道功能定期进行监测，以提高生活质量和减少并发症。

（兰培敏）

第十九章 系统性血管炎

血管炎（Vasculitis）是一组以血管的炎症与破坏为主要病理改变的异质性疾病。其临床表现因受累血管的类型、大小，部位及病理特点不同而不同。血管炎可以是一个单发的疾病，也可以是某一疾病的临床表现之一，如系统性红斑狼疮、类风湿关节炎、干燥综合征、肿瘤、感染。其本身可以是系统性的，引起多系统脏器的功能障碍，也可以是局限于某一器官的。鉴于血管炎的复杂性和多样性，可称之为血管炎综合征（Vasculitic Syndromes）。血管炎的预后取决于受累血管的大小，数量和部位。

第一节 大动脉炎

大动脉炎是主要累及主动脉及其重要分支的慢性非特异性炎性疾病，肺动脉及冠状动脉亦常受累，导致节段性动脉管腔狭窄以致闭塞，并可继发血栓形成。多发生于年轻女性，可引起病变部位血管的狭窄或闭塞，少数引起动脉扩张或动脉瘤。历史上有不同的病名描述本病，部分病名仍在某些国家或地区使用，如无脉病、主动脉弓综合征、非特异性主动脉炎、高安病（Takayasu disease）等。

最早类似于本病的记录分别是 Morgagni（1761）、Davy（1839）和 Savoury（1856）。1908 年在一次眼科学术会议中，一位名为 Takayasu 的日本眼科医师报告了一年轻女性患者视网膜中特殊的动静脉吻合，另两位眼科医师 Oonishi 和 Kagoshima 在此会议上也分别报告了视网膜血管病变和桡动脉缺失的关系。1951 年 Shimizu 和 Sano 首次详细地描述了此临床病症并命名为"无脉病"，1954 年 Cacamise 和 Okuda 将此类病症命名为高安病（Takayasu's disease）。我国学者黄宛、刘力生于 1962 年也曾提出缩窄性大动脉炎概念。目前统称为大动脉炎。

本病多发生于年轻女性，男女比例约为 1：4，发病年龄为 5~45 岁（平均 22 岁），30 岁以内发病约占 90%。目前尚无准确的有关本病发病率和患病率的统计，世界各地由于地域不同发病率也有差异，瑞典报道每年为 0.12/10 万人，科威特为 0.22，美国报道为 0.26，而在日本等亚洲国家可能更高。大样本报道主要来自日本、中国、印度和墨西哥等国家和地区，因此一般认为本病在日本、中国等亚洲国家和南美地区较为常见，但近年来也有来自美国、欧洲及非洲发病的报道。

一、病因和发病机制

本病病因未明。虽然有较多本病与各种感染如螺旋体、分枝杆菌、细菌和病毒等的报道，但目前尚无充分的证据表明这些病原体感染与本病发病有直接的关系。本病偶尔与幼年慢性关节炎、成人 Still 病、系统性红斑狼疮、炎性肠病等相伴发，提示大动脉炎为一自身免疫病；本病中发现的各种自身抗体如抗内皮细胞抗体也支持本病是一自身免疫病，但这些自身抗体在发病机制中的确切作用机制并不明确。有报道认为，在亚洲人群中本病与HLA – Bw_{52}、HLA – DR_2 相关，但在其他人群并未证实。而近年来对大动脉炎发病机制的研究主要集中在细胞因子致病机制及免疫学异常两个方面。

首先，细胞分子生物学研究已经证实，白细胞及其分泌的炎性因子以及白细胞和血管内皮细胞的相互作用可能在炎症反应和组织破坏的过程中起到了重要作用。大动脉炎最早的病理变化就是细胞浸润，主要为 T 淋巴细胞（$\gamma\delta$T 细胞、细胞毒 T 细胞、辅助 T 细胞为主），其他也包括树突状细胞，单核细胞及中性粒细胞等，这些炎症细胞首先侵入血管外膜，同时分泌大量的炎症细胞因子和黏附分子。Seko 等通过研究 4 例大动脉炎的主动脉组织发现所有患者都有 IL – 6 的高表达及 IL – 1 中至低等程度的表达。Noris 等近期进行了更大规模的研究发现，大动脉炎患者在疾病活动期血清 IL – 6 水平明显高于正常人群。故目前认为，不论是在受累局部组织浸润的炎症细胞，还是循环中的炎症细胞，都能通过释放 IL – 6 激活异常免疫反应。同时他们还更加强调了循环 IL – 6 水平与疾病活动度密切相关。而同批患者血循环中均未能测到 IL – 1，推测其在组织局部作用更加重要。IL – 1 可激活血管内皮细胞产生多种细胞因子及黏附分子，从而促进炎细胞与内皮细胞的相互作用，最终导致组织损害。另外，研究还发现 RANTES（Regulated on activation normal T – cell expreased and secreted）在大动脉炎的发病机制中也占有重要地位。最早认为它是由正常 T 淋巴细胞表达分泌的细胞活化调节因子，目前研究认为，其不仅由 T 细胞、巨噬细胞分泌，血管内皮细胞也有合成分泌该细胞因子的作用，与 IL – 6 类似，也有研究证实其血清水平与大动脉炎疾病活动性是相关的。

其次，大动脉炎作为有免疫异常机制参与的血管炎性疾病，目前对其可能存在的免疫学异常也进行了更深入的研究。1964 年就有学者报道了抗主动脉抗体可能与本病相关，但以后的研究未能得到进一步证实。1996 年 Eich – horn 等通过 3 种不同的免疫学方法证实了在 19 例大动脉炎患者中 18 例存在特异性抗内皮细胞抗体（Anti – Endothelial Cell Antibodies, AECA），其在患者血清中的滴度高于正常人 20 倍。有学者认为它可能通过激活补体系统导致细胞毒作用而造成组织损害，但是该抗原是否具有致病性及其致病机制尚待进一步阐明。

总之，大动脉炎作为自身免疫性疾病，细胞毒 T 细胞可能发挥了重要的作用。尽管在该病中触发免疫反应的抗原目前还不清楚，局部浸润的 T 细胞可能通过识别经 HLA 处理及呈递的自身抗原而诱发了自身免疫反应。细胞化学因子及炎性因子在导致组织损害、扩大炎症反应及自身免疫反应中也发挥了重要作用。

二、病理

本病可累及主动脉各个阶段及其主要分支如颈动脉、锁骨下动脉、肾动脉、脾动脉、肠系膜上动脉、肠系膜下动脉、髂动脉、肝动脉、冠状动脉等。80% 以上患者病变累及 2 条或 2 条以上血管。主动脉受累时其病变常呈斑片状，病变间有正常血管；主动脉瓣常常受累，尸检发现近 1/3 的患者有主动脉瓣膜的变形和主动脉瓣环的增宽。主动脉分支入口处病变较重，管腔有不同程度的狭窄并常有血栓形成。约一半患者有肺动脉累及，但几乎均合并有主动脉及其分支受累。

病变血管早期表现为血管外膜和外层的肉芽肿性炎症，逐渐发展至血管全层。可见淋巴细胞、浆细胞、巨噬细胞、组织细胞等浸润，使内外弹力层等正常血管结构破坏，最终使内膜增厚、纤维组织增生，并常常导致血栓形成。由于动脉壁弹力纤维和肌纤维被破坏，在局部血流动力学的影响下病变处可形成动脉扩张或动脉瘤，常见于胸、腹主动脉和右侧头臂动脉。

三、临床表现

本病多发生于 10～30 岁的年轻女性，男女比例约为 1：4。临床表现主要包括系统症状和血管狭窄或闭塞后导致的组织或器官缺血两组症状。

（一）系统症状

部分患者在出现组织或器官缺血症状前数周至数月有较为明显的炎性症状或系统症状，如乏力、发热、纳差、体重下降、盗汗和月经不调等，绝大多数患者在出现缺血症状前并无明显的系统症状。在出现缺血症状后出现明显的系统炎性表现提示病情活动。部分患者有皮肤、关节症状，如皮肤结节红斑、血管神经性水肿、对称性关节肿痛等。

一半或以上的患者可发生高血压，是本病重要临床表现之一，尤其是舒张压升高明显。其机制可能是胸降主动脉严重狭窄，使心排出血液大部分流向上肢而引起阶段性高血压；肾动脉狭窄引起的肾血管性高血压；主动脉瓣关闭不全所致的收缩期高血压。在单纯肾血管性高血压中，其下肢收缩压较上肢高 20～40mmHg（2.7～5.3KPa），而单纯降主动脉狭窄则上肢血压高，下肢血压低或测不出；若上述病变同时存在时，则上、下肢血压水平相差更大。高血压可引起左心室肥厚或扩张，导致心力衰竭。血管杂音为另一常见体征，杂音部位有助于判断主动脉狭窄的范围及部位。约1/4 患者于背部脊柱两侧或胸骨旁可闻及收缩期血管杂音，约 80% 患者于上腹部可闻及 2 级以上高调的收缩期血管杂音。合并主动脉瓣关闭不全者，可于主动脉瓣区闻及舒张期杂音。

（二）组织或器官缺血症状

累及血管的不同，组织或器官的缺血症状不同，临床上可分 5 种类型：头臂动脉型（主动脉弓综合征）、胸－腹主动脉型、主－肾动脉型、混合型和肺动脉型。

1. 头臂动脉型（主动脉弓综合征） 颈动脉和椎动脉的狭窄和闭塞，可引起脑缺血症状。表现为头昏、眩晕、头痛、记忆力减退、单侧或双侧视力减退、视野缺失甚至失明。严重脑缺血者可反复晕厥、抽搐、失语、偏瘫或昏迷。上肢缺血可出现单侧或双侧上肢无力、发凉、酸痛、麻木甚至肌肉萎缩。少数可有锁骨下动脉窃血综合征，由于一侧锁骨下动脉或无名动脉狭窄 50% 以上或堵塞同侧椎动脉的压力降低 1.33KPa（10mmHg）以上，使对侧椎动脉的血液反流到狭窄侧的椎动脉和锁骨下动脉，当患侧上肢活动时，其血流可增加50%～100%，于狭窄部位的远端引起虹吸现象，从而加重脑缺血，产生一过性头晕或晕厥。部分患者可因局部缺血产生鼻中隔穿孔、上腭和外耳溃疡、牙齿脱落和面肌萎缩等。查体为患侧颈动脉、桡动脉、肱动脉搏动减弱或消失，血压降低或测不出（无脉征）。约半数患者于颈部或锁骨上部可听到Ⅱ级以上的收缩期血管杂音，少数伴有震颤。

2. 胸－腹主动脉型 病变位于胸、腹主动脉及其分支，尤其是腹主动脉和两侧髂总动脉；可出现下肢发凉、麻木、无力和间歇性跛行等症状。查体可在腹部或背部闻及收缩期血管杂音，下肢脉搏减弱或消失，血压降低。上肢血压可升高。可有肠功能紊乱，甚至肠梗阻。

3. 主 - 肾动脉型　由于下肢缺血，出现无力、发凉、酸痛、易疲劳和间歇性跛行等症状。高血压常见，可由于主动脉受累或肾动脉受累后活化血管紧张素系统所致，伴有高血压者可有头痛、头晕、心悸。少数患者病变累及冠状动脉可发生心绞痛或心肌梗死。合并肺动脉狭窄者可有心慌、气短。

肾脏受累最常见的临床表现是由动脉缺血或激活肾素 - 血管紧张素所导致的，肾血管性高血压最为突出。个别病例也有发生原发性肾小球疾病的报道：如 IgA 肾病、膜增殖性肾小球肾炎、新月体肾炎等。也有报道由于继发淀粉样变而导致肾病综合征样大量蛋白尿的病例。

4. 混合型（广泛型）　具有上述三种类型中两种以上的临床表现，多数患者病情较严重。

5. 肺动脉型　约一半患者有肺动脉病变，本型常与主动脉炎合并受累，目前也有个案报道单纯肺动脉受累的病例。临床可有心悸、气短，但症状多较轻。累及一侧肺动脉者甚至可出现肺部空洞、斑片阴影等，不易与感染性疾病鉴别，往往通过肺动脉造影及活检才能确定诊断。晚期可出现肺动脉高压，肺动脉瓣区可闻及收缩期杂音和肺动脉第二音亢进。

四、实验室检查及辅助检查

（一）实验室检查

实验室检查常无特异性。患者可有轻度的白细胞升高和慢性病所致的贫血，大多数患者有血沉增快、部分患者有血白蛋白降低和 γ 球蛋白升高；血沉及 C 反应蛋白升高是本病活动的重要指标。血清抗内皮细胞抗体或抗主动脉抗体有一定临床意义。

（二）超声检查

超声检查作为一项无创伤性检查手段已经越来越受到重视。彩色 Doppler 超声可通过探测血流信号等判断血管狭窄程度，此外，它还能测量血管壁厚度及血管内膜可探查主动脉及其主要分支的狭窄或堵塞，如颈动脉、锁骨下动脉、肾动脉、髂动脉等，远端血管不能探及；同时能区别血管壁的增厚或管腔内血栓。大动脉炎所造成的动脉管壁呈向心性均匀增厚，不同于动脉粥样硬化所造成的斑块样改变，可通过超声检查鉴别。

超声检查目前主要应用于颈部及四肢血管，由于其对介质的要求必须是实质脏器，故胸主动脉甚至肥胖患者的腹腔动脉等位于机体较深部位的血管情况，则不易准确探查到。近年出现的经食管超声技术及经血管内超声技术部分地解决了这一问题，目前这些技术正在进一步发展成熟中。

（三）影像学检查

1. 胸部 X 线片　提示大动脉炎的改变有主动脉弓影增宽、降主动脉影不规则；肺动脉改变和心影增大等。

2. 磁共振（MRI）和计算机断层（CT）　CT 及 MRI 是近年越来越多的应用于本病的诊断手段之一，除可发现血管病变处的炎症性改变外，尚可发现主动脉管壁增厚、管腔扩张及管腔内血栓形成；螺旋 CT 对主动脉和肺动脉处病变的检查有一定意义。MRI 检查还可通过不同的空间方位如冠状面、矢状面等检查明确血管病变程度及范围，甚至可以作为长期随诊判断血管病变进展与否的手段之一。

3. 血管造影术　1990 年 ACR 的疾病分类标准就将血管造影异常作为该病诊断依据之一。造影可见阶段分布的、均匀的向心性狭窄或堵塞，主动脉分支或肺动脉血管病变常位于分支开口处；此外尚可见到囊状或梭状动脉瘤。

与临床分型类似，有学者提出根据血管造影异常所提示的受累血管部位不同可分为四型。Ⅰ型：病变主要位于主动脉弓及其分支；Ⅱ型：胸主动脉降段及腹主动脉及其分支受累；Ⅲ型：为前二者的混合型；Ⅳ型：有肺动脉受累者。其中Ⅲ型为最常见之类型，占所有病例的 70% 左右。

4. 眼底检查　约 10% 患者眼底出现本病的特异性改变，本病的眼底病变分为三期：第一期（血管扩张期）为视盘发红、动静脉扩张、瘀血、静脉管腔不均，毛细血管新生，小出血，小血管瘤、虹膜玻璃体正常；第二期（吻合期）为瞳孔散大，反应消失，虹膜萎缩，视网膜动静脉吻合形成，周边血管消失；第三期（并发症期）表现为白内障、视网膜出血和脱离等。

（四）大动脉活检

由于本病呈节段性改变，病变分布不均匀，活检阳性率约 1/3，故活检阴性不能否定诊断。同时活组织检查具有一定风险和痛苦，标本来源困难，实用价值不大。病理为肉芽肿性改变。

五、诊断

可依据美国风湿病学会（ACR）诊断（分类）标准。①发病年龄 ≤40 岁：40 岁前出现与大动脉炎相关的症状或体征；②肢体缺血：活动时一个或多个肢体尤其是上肢出现逐渐加重的无力或肌肉不适；③肱动脉脉搏减弱：一侧或双侧肱动脉脉搏减弱；④血压差 > 10mmHg：上肢间收缩压相差 >10mmHg；⑤锁骨下动脉或主动脉区杂音：一侧或双侧锁骨下动脉或腹主动脉区可闻及的血管杂音；⑥血管造影异常：主动脉及其分支或上下肢大血管局灶或节段性狭窄或闭塞，除外动脉硬化、动脉纤维肌肉发育不良等病因。符合其中三项或三项以上者可诊断为大动脉炎。其诊断的敏感度为 90.5%，特异度为 97.8%。

了解并注意高度怀疑本病的症状和体征是正确诊断本病的关键。通过病史和查体可发现大血管缺血的证据，如晕厥、卒中、视力障碍、心肌梗死、上肢无力、脉弱或无脉、缺血性肠绞痛、间歇性跛行以及上肢血压不对称、高血压、多部位血管杂音等；此外，应注意非特异性炎症的表现如发热、乏力、体重下降等。年轻患者，尤其是女性，在出现下述症状时应高度怀疑本病。①大血管缺血病变证据：如晕厥、卒中、视力障碍、心肌梗死、上肢无力、脉弱或无脉、缺血性肠绞痛、间歇性跛行、上肢血压不对称、多部位血管杂音等；②在本年龄组出现顽固性高血压的症状和体征；③非特异性炎症的表现如长期发热、乏力、体重下降等。

疾病活动程度判断目前虽无统一标准，但对于选择不同治疗方案及判断疗效非常重要。Kerrs 等研究提出以下疾病活动指标：①血管缺血或炎症的症状体征（例如血管性疼痛、间歇性跛行、无脉、血管杂音等）；②血沉增快；③血管造影异常；④出现发热、肌肉关节疼痛等系统炎症反应不能用其他原因解释。以上 4 项至少 2 项为新发或加重时考虑疾病活动。同时他们也提出疾病的缓解指标为：临床症状完全缓解或稳定；血管病变长期无进展。近年研究发现某些细胞因子如前述的 IL－6，RANTES 等血清浓度可能与疾病活动度相关，但尚须进一步临床验证。

六、鉴别诊断

主要与其他可累及大血管的血管炎、结缔组织病，以及与一些血管病相鉴别。

（一）与可累及大血管的血管炎、结缔组织病等鉴别

1. 巨细胞动脉炎　临床症状和体征类似于大动脉炎的头臂动脉型，但巨细胞动脉炎常见于老年男性，经常合并有风湿多肌痛。颞动脉活检可以确诊。

2. 贝赫切特综合征　可有主动脉瓣及其瓣环的病变，以及其他大血管的病变；但贝赫切特综合征常有口腔溃疡、外阴溃疡、虹膜色素膜炎、下肢结节红斑、针刺反应等，且常有静脉病变如血栓等。

3. Cogan's 综合征　有主动脉炎者并不少见，但本病起病常表现为眼、耳病变，如间质层角膜炎、听力下降、前庭功能障碍等。

4. 强直性脊柱炎　年轻男性多见，可有主动脉瓣及其瓣环的病变；但强直性脊柱炎常有腰背痛、足跟痛等表现，HLA - B_{27}（ + ），骶髂关节影像学检查有助鉴别。

5. 其他　系统性红斑狼疮、克罗恩病等均可累及大动脉，典型病例鉴别并无困难。

（二）与累及大血管的血管病相鉴别

1. 先天性主动脉缩窄　多见于儿童和青年男性，血管杂音位置较高，限于心前区及背部，无非特异性炎症表现，胸主动脉造影可见特定部位狭窄，病理无炎性改变。

2. 动脉纤维肌肉发育不良　病变分布与大动脉炎相似，累及主动脉及其各主要动脉分支，无非特异性炎症表现，很少出现血管完全闭塞，造影呈典型"串珠样"改变，病理检查血管壁中层发育不良。

3. 先天性主动脉发育不良　病变位于肾动脉起源以下的主动脉，主要位于主动脉分叉上方，累及髂、股动脉，下肢症状严重，少见高血压。

4. 动脉粥样病变　可引起肢体动脉狭窄或闭塞，但常见于中老年人，并有动脉硬化的其他临床表现，血管造影有助于鉴别。

5. 其他　梅毒、风湿热均可引起主动脉炎或主动脉病变，临床应加以鉴别。

七、治疗

大动脉炎的治疗原则是：在急性炎症期给予早期和有效的治疗以抑制炎症反应，避免组织和器官的明显损伤；随后，进入长期和较温和的维持期治疗以避免疾病的复发。同时，对于重要器官狭窄或闭塞给予手术等相关治疗。

大动脉炎目前治疗方法包括药物治疗［激素和（或）免疫抑制药］、外科手术以及介入治疗。选择何种治疗取决于血管狭窄所致患者缺血程度和疾病活动程度，处于疾病活动期的患者首先要进行免疫治疗再决定是否手术。

（一）急性炎症期的治疗

1. 糖皮质激素和免疫抑制药　联合使用糖皮质激素和免疫抑制药是大动脉炎急性期的主要治疗方案。但有相当多的患者其全身的炎症反应并不明显，ESR 和 C 反应蛋白均正常。对这类患者的初始治疗也可给予一个疗程的类似于急性炎症期的治疗。

糖皮质激素是大动脉炎的首选用药，大多数患者对激素治疗反应良好。起始用量一般为

泼尼松 50～60mg/d，至患者的全身炎症反应基本缓解后逐渐减量；对全身炎症反应不明显的患者，起始用量一般为泼尼松 40～50mg/d，维持 4 周左右后逐渐减量。激素减量方法一般为：患者每日泼尼松用量在 30mg 以上者可每周减量 5mg，患者每日泼尼松用量在 30mg 以下者可每周或每 2 周减量 2.5mg；减至泼尼松 5～10mg/d 时维持 1～2 年以上。

应用免疫抑制药不仅有利于控制病情，且可减低长期应用激素的副作用，已经越来越受到人们的关注。目前用于本病治疗的免疫抑制药有环磷酰胺、硫唑嘌呤，甲氨蝶呤或环孢素等。环磷酰胺用法一般首选连续或隔日用药。方法为每日口服环磷酰胺 100mg，或隔日静脉用环磷酰胺 200mg。也有部分医疗中心采用环磷酰胺的每月冲击疗法，一般为每月静脉给予环磷酰胺 1 000mg。但是，不少文献报道环磷酰胺冲击疗法治疗血管炎的疗效不如连续或隔日给药的方法。环磷酰胺一般使用 3～4 个月以上时间或使用至激素减至维持量，此时进入维持期的治疗、换用较温和的免疫抑制药。对于一些炎症反应较轻或不明显，累及的血管部位相对不重要的患者除泼尼松的起始用量较小（30～40mg/d）外，也可用相对较温和的免疫抑制药代替环磷酰胺。可选用的免疫抑制药有硫唑嘌呤 100mg/d，甲氨蝶呤 10～20mg/周或环孢素 5mg/（kg·d）［1～2mg/（kg·d）维持］等。近来也有人提出霉酚酸酯对抑制大动脉炎时淋巴细胞所介导的血管损害具有独到的作用，可应用于病情活动或不能耐受其他免疫抑制药治疗的患者，常规用量为 1.5g/d，分 2 次服，病情稳定 3～6 个月后可酌情减量，总疗程 1～2 年。

2. 急性炎症期的其他代替疗法　大动脉炎由于其动脉缺血且容易出现并发症，在控制炎症发展基础上，还可辅以抗血小板聚集药物及降低血液黏滞度的药物，如肠溶阿司匹林、右旋糖酐－40 等。最近一些学者认为血管扩张剂只能提高正常血管的血流量，对已狭窄的血管扩张作用微弱，甚至反而加重远端缺血，故目前不主张应用。

3. 辅助或强化治疗　辅助或强化治疗一般用于发病急并且全身炎症反应非常明显，或累及到供应重要器官的血管如中枢神经系统、眼、肺等，也有少数患者病情顽固，常规治疗疾病持续不缓解或药物减量后反复发作，这类患者在大动脉炎中并不常见。常用的辅助或强化治疗有以下几种方法。①甲泼尼龙冲击治疗：一般用甲泼尼龙 1 000mg/d 连续静脉给药 3d，然后换用口服泼尼松 50～60mg/d。②联合免疫抑制药治疗：联合应用两种免疫抑制药，如环磷酰胺加甲氨蝶呤，需要注意二者副作用可能叠加，故应密切观察血象、肝功能等变化。③大剂量静脉用免疫球蛋白和血浆置换：对于起病急并且炎症反应重的患者有一定的疗效，但其费用较为昂贵。

不同国家的学者在治疗方案的选择上也略有差异。日本学者主张单用激素长期维持治疗，而美国国立卫生院（NIH）在一组对 60 例患者的研究中，平均追随 5.3 年、结果显示 20% 患者病情趋于自限，从未接受激素和（或）免疫抑制药治疗而病情持续稳定无进展；其余患者均接受激素治疗［1mg/（kg·d）1～3 个月后逐渐减量］，其中 60% 患者获缓解，但近半数在激素减量及停药后很快复发，这些患者连同那些激素无效的患者又同时加用免疫抑制药治疗［CTX 1mg/（kg·d），或 MTX 每周 0.3mg/kg］，40% 病情获得控制。在接受治疗的所有患者中，有 23% 病情始终不缓解。

（二）维持期的治疗

一旦病情得到缓解，炎症指标得到控制即可进入维持期的治疗，通常疗程在 2～3 年或更长的时间。缓解期的治疗主要是防止疾病的复发，其治疗方案、药物用量和治疗时间视个体差异而不同。常用于缓解期治疗的免疫抑制药有以下几种。

1. 硫唑嘌呤和甲氨蝶呤　硫唑嘌呤一般用 50～100mg/d，甲氨蝶呤一般每周用 10～15mg。

2. 环孢素　一般用小剂量即可，常用于维持期治疗的用量为 1～2mg/（kg·d）。

3. 霉酚酸酯　可用小剂量维持治疗，0.5～1.0g/d，分 2 次服。

（三）外科治疗

管腔狭窄甚至闭塞，产生严重脑、肾、上下肢等不同部位缺血影响功能的患者，以及有严重顽固性高血压药物治疗无效者，应手术治疗。一般应在病变稳定后半年至一年、脏器功能尚未消失时手术。手术方式包括血管重建术、血管旁路移植术、经皮管腔内血管成形术（PTA）、支架置入术等。对单侧或双侧肾动脉狭窄所致的高血压可行血管重建术或安置血管支架，也可行肾脏自身移植术。对患侧肾脏明显萎缩，肾功能严重受损或肾动脉分支病变广泛者可行肾切除术。

（四）其他治疗

早期的轻度高血压或不宜手术治疗的高血压可用降压药物治疗，但本病对一般降压药物反应较差。对双侧肾动脉狭窄或单功能肾或治疗前有肾功能不全的患者应避免使用血管转换酶抑制药和大剂量利尿药，以免进一步损伤肾功能。此外，大动脉炎患者应长期使用抗血小板聚集药物，如阿司匹林 50～100mg/d，以防止血栓形成。

八、预后

本病为慢性进行性血管病变、疾病具有一定间歇性进展和缓解的倾向。国外报道 5 年生存率 83%～94% 不等。早期的炎性指标和系统症状往往在发病几年后逐渐被血管缺血的症状所替代。个别患者可自行缓解，多数患者疾病处于长期慢性进展中，但是早期诊断、免疫抑制药的使用和积极的外科治疗可使预后明显改善。日本的一组 1 000 例患者长期随访的结果显示仅有 25% 的患者出现明显的并发症。心脏的并发症包括充血性心功能不全和缺血性心脏病，为主要的致死原因。

（兰培敏）

第二节　巨细胞动脉炎及风湿性多肌痛

巨细胞动脉炎（Giant Cell Arteritis，GCA）是一种以侵犯颅动脉为主的原因不明的系统性血管炎综合征。现已知主要累及从主动脉弓发出的动脉分支，也可累及其他中等大小的动脉。血管炎症部位可形成肉芽肿，含数量不等的巨细胞，故又称肉芽肿性动脉炎，病变常呈节段性分布，临床表现可因受累血管部位不同而表现复杂，典型者呈颞部头痛，头皮及颞动脉触痛，间歇性下颌运动障碍，因而 GCA 又称颞动脉炎（Temporal Arteritis，TA），因可累及颅内动脉又称颅动脉炎（Cranial Arteritis）。部分 GCA 患者可伴发风湿性多肌痛（Polymyalgia Rheumatica，PMR），后者是一种以四肢及躯干近端肌肉疼痛为特点的临床综合征，对小剂量激素治疗反应敏感；常表现为颈、肩胛带及骨盆带肌中 2 个或 2 个以上部位的疼痛和发僵，持续 30min 或更长时间，不少于 1 个月时间，同时伴有血沉增快。诊断须除外类风湿关节炎、慢性感染、肌炎以及恶性肿瘤等疾病。GCA 与 PMR 两者关系密切，发病年龄均多在 50 岁以上，女性多于男性。

GCA 和 PMR 主要影响老年人，发病年龄的高峰为 60～80 岁，对于 <50 岁的患者做出 PMR 诊断时应慎重。GCA 和 PMR 的发病率随年龄的增长而成倍增加，在美国，50～59 岁年龄段的 GCA 发病率为 2.1/10 万人，70 岁以上为 49/10 万人，其他国家有类似报道。GCA 与 PMR 近年来发病呈上升趋势，除考虑与人口老龄化有关外，还与对这类疾病的认识不断提高有关。

一、病因与发病机制

GCA 以及 PMR 的具体病因尚不清楚，虽然两者的发病与年龄、地域分布以及人种相关，但年龄因素、环境因素和遗传因素在发病机制中的具体作用却不甚清楚。PMR 和 GCA 有家庭聚集现象。欧美白人发病率明显高于黑人，而且北欧与美国的白人之间存在相同的种族背景。HLA - DR$_4$ 在 GCA 的出现频率较正常对照人群高出 2 倍，因此 HLA - DR$_4$ 可能是主要的遗传因素。进一步试验发现 HLA - DR$_4$ 的等位基因 HLA - DRB$_1$ 与 GCA 的关系最为密切，其基因多态性主要位于第 2 高变区。有学者认为细小病毒 B$_{19}$ 和肺炎衣原体与 GCA 的发病有关，但确切结果尚须进一步研究证实。

体液免疫和细胞免疫都参与 GCA 的发病，其病理特点是影响大动脉为主，伴有各种细胞因子生成的慢性炎症过程。GCA 和 PMR 受累组织存在的特异细胞因子影响疾病的临床表现，二者的细胞因子构成特点有所不同。在 GCA 中，受累的颞动脉存在 T 淋巴细胞产生的 IFN - γ 和 IL - 2，巨噬细胞产生的 IL - 1β、IL - 6 以及转移生长因子（TGF - β）。IL - 6 水平在 GCA 和 PMR 中都有升高，且其水平与病情活动度相关，GCA 中 IFN - γ 则是病变关键的细胞因子，与巨细胞形成、内膜增厚、组织缺血以及新生血管形成有关。在 GCA 和 PMR 中 TNF - α 水平未见升高。在 PMR 中，颞动脉可检出 TGF - β、IL - 1 以及 IL - 2 的转录子，但无 IFN - γ 转录子。

颞动脉高表达 IFN - γ 的 GCA 患者常具有典型的多核巨细胞（MGCs）。与巨噬细胞不同，MGCs 除有吞噬功能外还具有重要的分泌功能。MGCs 分泌血小板 PDGF，后者能刺激血管内膜增生。MGCs 还分泌血管内皮生长因子（VEGF），是动脉血管壁形成新生血管的关键介质。向心性的同轴的血管内膜增生是 GCA 重要的潜在病理损伤机制。研究者认为血管内膜增生是血管壁对损伤做出反应的结果，同时这也是一种修复机制，其中 PDGF 是一种重要的动脉内膜增生的刺激因子。PDGF 来自巨细胞和巨噬细胞，它使 GCA 有别于其他血管病变。

在 GCA 中，几乎所有的损伤都和效应巨噬细胞有关，巨噬细胞通过对分泌 IFN - γ 的 T 淋巴细胞的调节，进行与以往不同的分化途径，并获得一系列潜在的损伤能力。在 GCA 中，巨噬细胞能分泌促炎症细胞因子加重炎症。此外，位于血管中膜的巨噬细胞通过脂质过氧化物酶的作用发挥氧化破坏作用，攻击血管的平滑肌细胞及其基质成分；这些巨噬细胞还提供活性氧中间体，与氮中间体共同引起内皮细胞蛋白的消化作用；中膜的巨噬细胞还产生氧自由基以及金属蛋白酶，导致中膜弹性层的裂解。动脉中层的巨噬细胞除释放组织破坏酶、还通过分泌细胞因子（如血小板生长因子 PDGF、血管内皮细胞生长因子 VEGF）介导组织修复，导致内膜增生，从而发生血管阻塞，血流受阻。炎症也是影响内皮细胞、引起新生血管形成的重要因素，这一炎症过程主要发生在内膜与中膜的交界处以及血管外膜层。因此动脉内膜及中膜是 GCA 主要的损伤部位。

细胞黏附分子也影响 GCA 的发病机制，而且内皮细胞也在其中起重要作用。GCA 患者血清中的可溶性内皮细胞白细胞黏附分子（ELAM－1）水平升高，在颞动脉的活检标本上还测到其他的黏附分子，提示黏附分子参与白细胞向血管受损处迁徙以及细胞间的相互作用过程，而这些过程参与肉芽肿的形成。黏附分子在新生血管的表达远大于血管的其他部位。最近，Cid 采用免疫组化分析显示，不同的黏附分子可能调节颞动脉不同层次间的白细胞以及内皮细胞间的相互作用。而 PMR 患者的血清 E－选择素水平增高。

在 GCA 和 PMR，部分受累的颞动脉血管内弹性膜的细胞内或连接处发现有免疫球蛋白和补体的沉积，这一发现提示血液中有针对动脉血管壁的抗体或免疫复合物存在。GCA 和 PMR 患者血清中的循环免疫复合物水平在疾病活动期升高，其浓度与 ESR 和 γ－球蛋白水平呈正相关，在治疗病情缓解后下降。GCA 的肉芽肿形成的病理特征更多地提示细胞免疫在 GCA 发病机制中的作用。

二、病理

在 GCA，血管炎最常见于主动脉弓分支血管，但偶尔也可累及全身任何动脉以及一些静脉。受累血管常呈节段性分布或片状分布，也可累及较长血管。取自 GCA 活动期的血管标本显示，严重受累的血管多见于颞浅动脉、椎动脉以及眼动脉和睫后动脉，其次为颅内动脉、颅外动脉以及视网膜中央动脉。另有尸检资料显示，主动脉近端以及远端、颈内及颈外动脉、锁骨下动脉、肱动脉以及腹部动脉受累亦较常见，但颅内动脉受累少见。在一些病例，即使症状已经缓解，动脉活检仍有持续性的、弱的慢性炎症存在。在大体病理上，GCA 容易形成主动脉的动脉瘤、夹层和狭窄，主动脉的主要分支亦容易形成狭窄。有关继发于 GCA 的冠状动脉和主动脉弓的各种病变的个案并不少见。与胸主动脉一样，腹主动脉也可受累，出现动脉瘤以及相关的症状，可出现肠梗死。GCA 还可以影响上肢和下肢的主要供血血管，出现间歇性跛行。在 GCA 累及大血管时，损害难以与大动脉炎相区别。

在疾病早期或受损较轻微的病例，可见淋巴细胞的聚集，局限于内外弹力层或外膜，通常可见内膜增厚并伴有明显细胞浸润。病变严重时血管全层皆可受累。坏死的动脉血管壁（包括弹力层）以及肉芽肿可见含有吞噬细胞碎片和异物的多核巨细胞、组织细胞、以辅助 T 细胞为主的淋巴细胞以及部分浆细胞和纤维母细胞。嗜酸性粒细胞也可出现，但中性粒细胞少见。炎症活动部位可有血栓形成，以后这些部位可以再通。炎症在中膜弹力层与内膜连接处最为明显，可见弹性纤维的破碎与裂解，这与局部聚集的巨细胞密切相关。坏死的血管处少见纤维素样坏死。巨细胞并非见于全段血管，因此在具备其他诊断条件时，即使未见巨细胞仍可作出 GCA 诊断。通过增加血管炎的病理检查范围，可以提高巨细胞的检出率。血管炎慢性期细胞浸润消失，内膜纤维增生、内膜增厚。

除上述血管炎的表现外，GCA 的系统表现与炎症过程以及细胞因子的作用有关，终末器官的受累与相应的血管闭塞有关。

然而 PMR 除了可能出现的血管炎，很少有病理学发现．偶有肉芽肿性心肌炎和肝炎的报道。PMR 肌活检多无异常发现或仅有非特异性的Ⅱ型肌纤维萎缩。部分 PMR 患者可有膝关节、胸锁关节、肩关节以及骶髂关节存在淋巴细胞为主的滑膜炎。多数滑膜炎为亚临床型，X线检查无异常，但磁共振可见关节滑膜炎，核素检查提示部分PMR患者的骨对锝盐的摄入量增加。

三、临床表现

GCA是一种显著的异质性、系统性炎性疾病。临床表现多样，从不明原因的发热、间歇性跛行到失明。GCA早期的描述强调眼动脉和颈外动脉分支受累导致的临床表现，但GCA本身几乎可累及全身动脉。因此可以根据受累动脉的供血范围来分析各种临床表现。GCA和PMR可以是单一疾病谱的两个部分，可以PMR起病，发展严重时即成为GCA。GCA和PMR具有相同的基本症状，如乏力、体重下降、发热等。大约50%的GCA患者具有PMR的临床特点，如近端骨关节肌肉的晨僵、酸痛以及疼痛。

（一）全身症状

患者常诉不适、乏力、发热、纳差、体重下降。发热一般为低热，偶可达40℃，部分患者可以有盗汗。GCA的不明原因发热较PMR常见。对于高龄患者出现显著的纳差以及体重下降还应注意除外肿瘤。

（二）与颈外动脉分支的血管炎相关的症状

头痛以及头皮触痛是GCA最常见的症状，约半数以上患者以此为首发症状。GCA的头痛具有特征性，位于一侧或双侧颞部，被描述为颅外的、钝痛、针刺样痛或烧灼痛，多为持续性，也可为间歇性。枕部动脉受累的患者可有枕部疼痛，并且梳头困难，以及睡觉时枕部与枕头接触易感疼痛。另外还有头皮坏死的报道。耳后动脉受累时可出现耳道、耳郭以及腮腺的疼痛。

下颌间歇性运动障碍以及疼痛，尤其是咬肌咀嚼时更为明显，该症状对GCA具有很高的特异性，约发生于50%的GCA患者。上颌动脉以及舌动脉受累，可以在咀嚼和说话时出现下颌关节以及舌部疼痛，并有舌坏疽的报道。

颞动脉受累时呈突出的、串珠样改变，触痛，可触及搏动，但亦可无脉。然而，颞动脉检查正常并不能除外GCA。

（三）与眼动脉分支血管炎相关的症状

在GCA患者，视力受损是继发于眼动脉血管炎的最常见的症状，也是较为严重的结果。GCA眼部受累的患者可占眼科因视力受损就诊患者的20%，其中更有60%的患者可发展为失明。近来由于对疾病认识的提高，治疗及时，失明率已大幅下降，为6%～10%。

多数患者主诉为"突然的"视力受损，详细询问病史可以发现，其中约40%的患者在此之前可有头痛、发热、不适以及PMR的症状体征。失明可为首发症状或在其他症状出现数周或数月后突然发生，呈无痛性，常见于头痛消失后，初期表现为视物模糊或视野缺损、可在数天之内进展为完全失明。失明可为双侧或单侧，如未经治疗，对侧眼可在1～2周内受累。眼部病变通常变化较大，与受累血管的发生部位以及供血范围相关。

睫后动脉供应视神经，是GCA最常受累的血管之一，因此经常发生视神经缺血，眼底镜检查常可看到视神经萎缩。同样来自于眼动脉的肌支供应眼外肌，约5%的患者上述血管可以受累，出现复视以及上睑下垂，并可先于失明。视网膜中央动脉供血给视网膜、是眼动脉的终末分支，其受累较少。因此渗出、出血以及血管炎一类的视网膜病变并不常见，只有不到 10% 的眼部受累患者与视网膜中央动脉阻塞有关。约 10% 的 GCA 患者可以出现一过性黑矇，约 80% 的未经治疗患者可以发展为永久失明。GCA 合并的视力受损一般是不可逆的，其中男性患者出现视力受损的机会较女性患者多。应注意，视力异常可以是很多缺血性疾病的综合结果，如视神经、眼外肌、视交叉以及大脑本身的缺血。

（四）与大动脉受累相关的症状

10% ~ 15% 的患者可以出现主动脉弓、胸主动脉等大动脉的受累，可在颈部、锁骨下、腋下或动脉分支处闻及血管杂音并可有血管触痛。大约 88% 的大血管受累发生在女性。典型病例发病年龄相对较小，无乏力等一般症状，常不易诊断，从发病到诊断时间较长，即使治疗有效，仍有部分患者可以在诊断 GCA 之后 15 年出现胸主动脉瘤，病理可见巨细胞浸润。这类患者颞动脉活检多阴性，较少发生头痛、下颌间歇性运动障碍以及视力改变，但在发病时常有上肢的间歇运动障碍。上述临床表现可以将大血管受累与颅动脉相区分。查体时颈部、腋窝以及肱动脉可闻及杂音。

大动脉受累的主要症状为上肢和下肢的间歇性运动障碍，偶尔可因锁骨下动脉窃血综合征（Subclavian Steal Syndrome）、主动脉弓处血管狭窄出现间断的或持续性的脑缺血，极少数亦可因大脑内动脉病变引起。腹主动脉亦可受累，GCA 可以出现腹主动脉瘤的症状以及肠坏死，但肾脏很少受累，具体原因不明。

（五）神经系统表现

约 30% 的患者可以出现神经系统病变，病变可能多种多样，但最常见的是神经病变、一过性脑缺血以及脑卒中，前者包括单神经病变、外周多神经病变并可影响上、下肢。推测上述病变皆由脑的滋养动脉受累引起，但具体原因仍有待明确。颈动脉以及椎 – 基底动脉狭窄、闭塞可致偏瘫和脑干病变。罕见癫痫、脑血管事件或者精神失常等中枢神经系统疾病。事实上，尽管大部分的 GCA 病变部位发生在弹力血管，但硬膜内血管并未发现病变。然而，主动脉弓受累，包括锁骨下动脉，可以导致锁骨下动脉窃血综合征以及脑缺血，颅内动脉很少受累。因为颅内动脉相应的不易检查，而且老年患者经常罹患动脉粥样硬化性疾病，GCA 导致中枢神经系统显著缺血的频率并不清楚。外周神经系统受累亦较少见。

（六）呼吸系统

虽然 GCA 很少侵犯肺血管，但仍有 10% 的患者出现显著的呼吸道受累，尤其是 GCA 伴有 PMR 症状时。呼吸道症状包括咳嗽，可有痰或无痰、咽痛或声嘶。影像学检查以及病原学检查多无异常，抗生素治疗无效。引起呼吸系统症状的原因不甚清楚，可能与局部组织缺血以及受累组织的高度易激惹性有关。

（七）近端骨关节肌肉疼痛以及晨僵

PMR 是以对称性的近端关节和肌肉的疼痛、酸痛以及晨僵为特征，以肩关节、颈以及骨盆带肌肉最为突出，常呈对称性分布，有时远端肌群以及关节亦可受累。70% 以上的患者肩胛带疼痛最先发生，然后发展到四肢近端、颈、胸、臀等部位，直接影响患者的生活，上述症状可以突然起病，也可隐匿起病，持续数周到数月。疼痛以及晨僵在早晨以及活动时加重，上述症状可能较重并使患者日常活动受限，以至于不能翻身和深呼吸。肌肉可以出现触痛，影响活动并致失用性萎缩、并且可能出现肌肉挛缩。肌力通常正常，但常因疼痛而影响评定。在 PMR 中，虽然患者主诉很多，症状很重，但查体却很少有与此相关的阳性体征，呈现典型的症状不符。

PMR 可以和 GCA 共存。10% ~15% 的单纯性的 PMR 在颞动脉活检时提示与 GCA 相关。另一方面，50% ~70% 的 GCA 患者和 PMR 相关。诊断为单纯的 PMR 患者，如出现头痛以及视力改变，应警惕除外发展为 GCA 的可能。

（八）关节症状

大多数患者关节肌肉局部压痛不明显，尤其是肩关节和髋关节，此与肌炎压痛明显的特点不同。GCA 本身并无滑膜炎病变，但在膝关节，偶尔肩关节、腕关节可以出现中等量的关节积液。西班牙学者报道原发的 PMR 远端外周关节炎发生率为 20%，PMR 合并 GCA 时关节炎的发生率为 56%，而单纯 GCA 关节炎的发生率为 11%。腕管综合征和肢端凹陷性水肿可以出现在 PMR 的患者，有时使诊断困难，而 GCA 患者缺如。

近年研究表明 PMR 关节痛并不少见，以大关节如肩、膝和腕关节常见，胸锁关节受累亦不少见。PMR 的关节病变主要表现为肌腱炎和滑膜炎，原发 PMR 也可造成关节的破坏。Paice 对 25 例 PMR 患者的胸锁关节进行了 X 线断层摄片，发现其中有 11 例患者有关节的侵蚀破坏，绝大多数为对称性，且 PMR 病程多在 6 个月以上。多中心的研究显示，PMR 轻中度的滑膜炎主要影响近端关节、脊柱和肢体带，如肩关节最常受累；另有 15% ~50% 出现外周关节滑膜炎，以膝关节和腕关节最多见。放射性核素骨扫描显示 96% 的 PMR 患者有异常，其中 80% 的肩关节和 16% 的手、腕、膝关节放射性核素摄取增强。磁共振（MRI）检查也显示 PMR 肩峰下和（或）三角肌下滑膜炎是肩部最常见的损伤。MRI 检查提示 PMR 患者膝关节关节囊外部位及软组织肿胀发生率（50%）显著高于类风湿关节炎（10%，P = 0.02），而关节积液、滑膜炎、腱鞘炎发生率在两者无显著差异。

四、实验室检查及辅助检查

（一）血液学检查

PMR 和 GCA 最显著的实验室改变是急性期反应物血沉（ESR）和 C 反应蛋白（CRP）水平显著升高。血沉通常 >50mm/h，甚至超过 100mm/h。CRP 在 PMR 发病几小时内升高，血沉正常的患者 CRP 也会升高，有效治疗后 CRP 一般在 1 周内降至正常，而 ESR 下降缓慢，需 1~2 个月或更长时间。ESR 和 CRP 升高常预示病情反复。如果 PMR 和 GCA 的其他临床特点、病理特征较典型，即使 ESR 正常也不能除外诊断。

约 50% 的 PMR 患者可以出现正细胞、正色素的贫血以及血小板减低，此与炎症的程度相关，而 GCA 的上述指标可以正常。在 PMR 和 GCA 中，类风湿因子、抗核抗体以及其他的自身抗体较正常同龄人滴度要高。补体水平正常，无冷球蛋白以及单克隆球蛋白升高。

约 1/3 的患者肝功能，尤其是碱性磷酸酶可以升高，在 GCA 中较单纯的 PMR 常见。肌酶（肌酸激酶、醛缩酶）在 PMR 和 GCA 中都正常。血清淀粉样蛋白 A 水平升高是反应 PMR 病情活动的指标，如其水平居高不下或是下降后又升高，则提示病情活动或反复。因此血清淀粉样蛋白 A 测定对指导临床糖皮质激素的用药有一定的价值。

（二）影像学检查

彩色二维超声逐渐用于 GCA 的诊断。彩色多普勒显示 22% ~30% 的颞动脉管腔低回声晕轮征（Halo Sign），经活检证实为 GCA。低回声晕轮征代表血管壁水肿，在 GCA 中的诊断意义较大，敏感性可达 73%～86%，特异性为 78%～100%，经激素治疗后低回声可以消失。胸主动脉和腹主动脉的超声检查对诊断有帮助，且可以发现有无动脉瘤形成。

在 GCA 中，颞动脉的动脉造影对诊断意义不大，也不能确定颞动脉的活检部位。虽然 PMR 无特征的影像学改变，但 X 线检查、放射性核素扫描、MRI 以及超声检查对于确定 PMR 的关节受累仍有一定的价值。

（三）其他检查

1. 肌电图和肌活检　肌电图检查多无异常发现，对 PMR 无诊断意义。PMR 的肌肉活检标本组织学无特征性改变，肌肉失用时可见非特异的 II 型肌纤维萎缩。滑液以及滑膜检查可见滑液的白细胞计数位于（1～8）×10⁹/L，以单核细胞为主。滑膜活检可见轻度的滑膜细胞增生，伴有轻微的淋巴细胞浸润。上述检查意义不大，临床很少进行。

2. 颞动脉活检　如果 PMR 患者具有提示为 GCA 的症状和体征，或者对每日 15mg 的泼尼松无反应，则应考虑行颞动脉活检。此外，如果一个老年患者具有不明原因的发热，伴有 ESR 增高，感染和肿瘤检测都不能解释时也应行颞动脉活检。颞动脉活检阳性即可诊断，对 GCA 的特异性为 100%。临床研究显示，颞动脉搏动减弱或消失的 PMR 患者，即使缺乏其他的局部症状，其颞动脉活检的阳性率也较高。出现非特异性的头痛时行活检也有较高的阳性率。颞动脉活检的阳性率与 ESR 增高的程度、视觉症状的出现与否、性别、年龄、发病时间长短以及 PMR 患者是否并发有 GCA 无相关性。而且，10% 的具有局部颞动脉体征的 PMR 患者颞动脉活检可以阴性。为提高疑诊 GCA 患者颞动脉活检的阳性率，可选择有头痛症状侧的颞动脉进行活检，选取有触痛、串珠样改变的部位血管进行取材。动脉干以及远端分支阳性率无显著差异。因为 GCA 血管病变有时呈节段性分布，因此应切取 2～3cm 血管、并多段取材以提高阳性率。另外，双侧颞动脉取材较单侧阳性率高，可以提高诊断的敏感性 11%～60%。如果临床高度怀疑为 GCA，一侧颞动脉活检为阴性时，应行对侧颞动脉活检。

五、诊断

GCA 的临床表现多样，极易误诊或漏诊。老年人原因不明的发热及血沉增快，应考虑到 GCA。1990 年美国风湿病学会（ACR）的 GCA 的分类标准如下：①发病年龄 ≥50 岁（在 50 岁以上出现症状或阳性体征）；②新发头痛（新起发作的或与过去类型不同的局限性头痛）；③颞动脉异常（颞动脉触痛、搏动减弱，与颈动脉粥样硬化无关）；④血沉增高（魏氏法血沉≥50mm/h）；⑤动脉活检异常（动脉活检标本示动脉炎，以单核细胞浸润为主或肉芽肿性炎，通常含有多核巨细胞）。符合 5 条中 3 条或 3 条以上者可诊断为 GCA，此诊断（符合 3 条或 3 条以上）的敏感性和特异性分别为 93.5% 和 91.2%。另外，在 1994 年美国的 Chapel Hill 召开的血管炎会议上制定了新的巨细胞动脉炎分类定义标准，即：累及主动脉及其分支的肉芽肿性动脉炎，好发于颈动脉的颅外分支。常有颞动脉受累。一般患者年龄都 >50 岁，且常伴发风湿性多肌痛。目前临床上主要根据这两个标准来诊断巨细胞动脉炎。

PMR 的诊断主要依靠临床表现，诊断标准有 6 条：①发病年龄 >50 岁；②颈、肩胛带及骨盆带部位至少 2 处肌肉疼痛和晨僵，时间≥1 周；③ESR 和（或）CRP 升高；④小剂量激素（泼尼松≤15mg/d）有效；⑤无肌力减退或肌萎缩及肌肉红肿热；⑥排除其他类似

PMR 表现的病变如 RA、肌炎、肿瘤和感染等。如符合以上 6 条可确诊为 PMR。

六、鉴别诊断

GCA 和 PMR 的易感人群、病史特点、临床表现以及病理特点易于和其他血管炎相鉴别。应除外以下疾病：动脉粥样硬化（尤其是颈动脉的粥样硬化）、肌炎、不明原因的发热、感染性心内膜炎、非霍奇金淋巴瘤、多发性骨髓瘤、类风湿关节炎、系统性红斑狼疮、大动脉炎、结核等，此外还有甲状腺肌病。

伴有外周关节炎的 PMR 和以 PMR 样症状为首发的 RA 容易误诊。Caporali 等随访了 116 例 PMR 和以 PMR 样症状发病的 RA 患者、入组时 94 例患者诊断为 PMR，22 例为 RA。随访 1 年后有 19 例初诊为 PMR 的患者发展为 RA，随访结束时只有 65 例患者确诊为 PMR。虽然外周关节的滑膜炎有助于两者的鉴别，但在疾病早期诊断仍有一定困难。

七、治疗

（一）糖皮质激素

泼尼松是治疗 GCA 和 PMR 的首选药物，能阻止眼和神经系统的缺血、抑制炎症信号的传递、抑制来自巨噬细胞的 IL - 1β、IL - 6 以及 NOS2（一氧化氮合成酶，Nitricoxide Synthasez）的产生，和来自 T 淋巴细胞的 IL - 2，对 IFN - γ 的抑制则很弱。据观察，口服泼尼松 60mg，3h 后血清 IL - 6 水平下降达 50%，当激素水平下降时，IL - 6 水平又升高，提示激素诱导的 IL - 6 水平下降是暂时的，而且只有激素用量大时对 IL - 6 的产生才有抑制作用，大部分 PMR 血清 IL - 6 的升高持续 3 ~ 6 个月，少数时间更长，所以过早停药、减量或隔日疗法易导致病情复发。使用糖皮质激素治疗 GCA 宜从大剂量开始，根据临床表现以及 ESR 水平判断病情活动，来指导激素减量。开始剂量为 GCA 1 ~ 1.5mg/（kg·d），PMR 为 10 ~ 15mg/d。如果患者出现急性视力受损，可给予甲泼尼龙 80 ~ 100mg/d 静脉滴注，7 ~ 10d 减量至泼尼松 60mg/d。

对于无 GCA 症状或组织学无动脉炎改变的 PMR 患者，不可以经验治疗的方式给予适用于 GCA 的大剂量泼尼松。小剂量的泼尼松治疗具有临床表现的 PMR 是安全的，但应该告知 PMR 患者在出现头痛、视力受损以及 GCA 的其他表现时及时就医。PMR 可在首次诊断后 12 ~ 14 个月转化为 GCA，但这种情况并不常见。一般服用低剂量的泼尼松就可以防止眼疾的发生。另一方面对于疑诊 GCA 的患者如出现视觉受损的症状和体征，如一过性黑矇、部分或完全视力丧失，则应积极给予激素治疗，以免延误治疗时机。激素治疗后 10d 以内，仍可进行活检，组织学上无明显变化，不延误疾病诊断。

一般的 GCA 症状如头痛、昏睡以及 PMR 的症状可在治疗 36 ~ 72h 后消失。增高的 ESR 以及缺血表现，如颞部头痛、下颌间歇性运动障碍、局部的颞动脉炎，可在用药后数天消失。但消失的颞动脉搏动难以恢复，失明也是永久性的。如果患者的临床症状如期改善，但 ESR 水平并无下降，或反而升高，注意除外有无合并感染等其他影响 ESR 的因素。

对于 PMR 患者给予低剂量泼尼松（<15mg/d）治疗后病情戏剧般的好转，CRP 可恢复正常，ESR 也开始下降，这是 PMR 的主要特征之一，以上改变多发生在用药后 48 ~ 72h。在用药 2 ~ 4 周后，患者的贫血以及血小板减少多能正常。此时激素可以开始减量，可每 3 周减 2.5mg，当泼尼松减至 10mg/d 时，按每月 1mg 速度递减，维持量 3 ~ 5mg/d，一般用药

1~2年，也有长至10年的报道，过早停药或减量太快病情易反复。如果用药1周后，患者病情无缓解，则应重新考虑诊断或是合并其他疾病。

25%~60%的GCA和PMR患者可能复发，此时需适当加大剂量，PMR患者治疗期间的情况相差很大，有的患者用药仅需1年时间，有的需5年方可停药。PMR一般是一种自限性疾病，持续2年左右，但部分患者需要低剂量的激素维持相当长的时间。对于GCA患者，大剂量的激素仅用于控制症状，症状缓解后应逐渐减量，根据临床症状以及ESR（或CRP）水平调节激素用量，并维持数月。有视力受损的患者通常需缓慢减量平均使用皮质激素时间可达2年，部分患者需用药5年。随着发病时间的延长，新发视力受损的概率明显减少，因此对于使用激素治疗18~24个月后复发的患者，在重新使用激素前建议重复颞动脉活检。

Narvaez等回顾性分析了PMR患者和GCA患者长期治疗（长达10年）对患者的效果。单纯的PMR患者，49%的患者平均停用激素时间为23个月，随诊11个月无复发。这些患者的复发率高于GCA相关的PMR患者。与GCA相关的PMR患者，29%患者平均停用激素的时间是31个月，维持症状缓解的时间是14个月。该组患者的治疗中位时间是56个月，其中50%的患者需治疗4年以上。增加复发概率的危险因素包括诊断时高龄、女性、高ESR水平以及过快地激素减量。

考虑到使用激素带来骨质疏松的高危性，PMR和GCA在治疗前应测定骨密度。根据情况采取相应的预防措施。如果骨密度测定提示有骨质疏松，可给予二膦酸盐、降钙素或激素替代治疗。保证治疗患者钙和维生素D的日摄入量在1 500mg和800U以上，可以减少骨质疏松的发生。

GCA患者可在使用皮质激素后且病情静止多年才发展为动脉瘤，因此患者需要随诊胸片并进行胸主动脉、腹主动脉的超声学检查。

（二）缓解病情药

对于难治性的、减量易复发的、激素依赖的PMR和GCA患者，可以考虑使用病情缓解药（DMARDs）、如甲氨蝶呤（MTX）、环磷酰胺（CTX）或硫唑嘌呤。MTX的用量为每周7.5~25mg，口服、肌内注射或静脉注射皆可。CTX用量为50~100mg/d 口服或0.5~0.8g/m^2 每月静脉滴注1次；使用DMARDs注意定期复查血常规以及肝功能。

（三）非甾体抗炎药

10%~20%的PMR患者用NSAIDs即可控制病情，如NSAIDs使用1~2周疗效不佳应及时用激素治疗。对小剂量激素控制不好的患者可合用NSAIDs。

新近研究认为，乙酰水杨酸盐（Acetyl-Salicylic Acid，ASA）具有抑制GCA产生细胞因子的作用。在GCA中，主要的损伤因子为IFN-γ和核因子κB（NF-κB）依赖的单核因子。激素通过抑制NK-κB依赖的细胞因子（如IL-1β、IL-6）的基因而控制病情的活动，但其对IFN-γ的抑制作用却很弱。实验证实ASA可以明显地抑制IFN-γ。因此可以联合ASA和激素治疗GCA，既能增加疗效，还能减少激素用量。

（四）生物制剂

新的生物制剂如TNF的拮抗药（Infliximab，Remicade）正试用于GCA的治疗，但GCA以及PMR的TNF-α水平并无明显增高，其临床疗效有待于进一步观察。

（五）联合治疗

对于系统性血管炎的治疗，如韦格纳肉芽肿、川崎病，在激素治疗的基础上联合使用DMARDs常能减少复发和激素用量。但文献报道这种情况在GCA却非如此，2002年国际系统性血管炎病研究网络（INSSYS）公布了一项为期4年，多中心（16个中心）的、随机双盲对照临床试验的研究结果，该研究共入组98例诊断明确、皆为首次治疗的GCA患者，入选患者分为2组，每组患者都给予泼尼松1mg/（kg·d）（最大剂量60mg/d），然后1组联合使用MTX每周0.15mg/kg，最大剂量为每周15mg；另一组则同时给予安慰剂。治疗12个月为1个周期进行观察分析显示，联合使用并不能减少GCA的复发率，也不能减少激素的累计使用量，以及激素治疗相关的和疾病相关的严重病症，如严重的骨质疏松、失明以及锁骨下动脉狭窄。2002年，美国国立卫生院（NIH）的一项试验发现联合使用激素和乙酰水杨酸盐20~100mg/kg，可以更有效地控制炎症，减少激素用量以及减少疾病的复发。

GCA复发以及治疗失败的定义：

（1）GCA复发：是指ESR由正常升至≥40mm/h，加上以下GCA的特点中的至少一项，这些表现有GCA引起而非其他疾病所致。这些表现为：①发热，体温≥38℃至少1周；②出现PMR；③头痛，头皮痛或触痛；④失明；⑤下颌或口周疼痛；⑥肢端间歇运动障碍；⑦与血管炎一致的动脉造影异常；⑧脑缺血或脑梗死；⑨其他证实为GCA特点的表现。

（2）GCA治疗失败：出现2次不同的复发或使用泼尼松治疗期间出现复发，且较上一有效剂量加大10mg治疗仍不能改善。

八、预后

PMR一般为2年期的自限性疾病，较少发展为GCA。GCA的视力受损通常是不可逆，平均需治疗2年，部分患者需治疗5年或更多。早期报道GCA合并PMR的老年患者病死率为1%~12%，近年来由于早期诊断和治疗的改善，其病死率和同年龄组常人无差异。

（兰培敏）

第三节　结节性多动脉炎

结节性多动脉炎（Polyarteritis Nodosa，PAN）是一种系统性血管炎，其特征是以中到小血管为主的节段性坏死性炎症，尤其好发于血管的分叉处，导致微动脉瘤形成、血栓形成、动脉瘤破裂出血以及器官的梗死。因受累动脉出现炎性渗出及增殖形成节段性结节，故称为结节性多动脉炎。全身各组织器官均可受累，以皮肤、关节、外周神经最为常见。PAN可以是原发的，也可以继发于某些疾病，如类风湿关节炎（RA）、干燥综合征（SS）等，现典型的节段性改变已很少见，故又称为多动脉炎（Polyarteritis）。PAN的免疫复合物沉积很少或缺如，ANCA检查多为阴性。1866年，Kussmaul和Maier首先描述了这一疾病，他们观察到在血管炎的病程中，病情严重的患者血管炎症局部区域能够形成可触及的结节，故而得名。PAN和其他的血管炎一样，是一种多系统疾病，临床表现各异，但最常见累及皮肤、关节、外周神经、胃肠以及肾脏血管。

很长时间以来，PAN一直是一个通用名词，用来描述各种类型的血管炎，随着对疾病理解的加深，其定义也越来越严格。如以前所称的并发类风湿关节炎的 PAN，现改称为类风湿关节炎血管炎，伴有肺部受累的 PAN 现已更名为 CSS。1948 年，Davson 等人描述了一种 MPO - ANCA 阳性的、以弥漫性坏死性肾小球肾炎为特征的"显微镜下的结节性多动脉炎"，随后这种血管炎被命名为显微镜下多动脉炎或显微镜下多血管炎（MPA），在 1993 年的 Chapel Hill 血管炎会议（CHCC）对 MPA 进行了定义，MPA 正式从 PAN 中分离出来。根据 CHCC 的定义，小动脉、毛细血管、小静脉的血管炎是诊断 MPA 的必备条件，尽管中到小血管也可累及。相反，经典的 PAN 不能累及微小血管，也不具有肾小球肾炎。因此 MPA 和 PAN 的主要区别在于是否出现微小血管病变，而非是否有中等血管的受累。从现在的定义看，MPA 的发病率较 PAN 要高，后者是指不伴有肾小球肾炎和小动脉、毛细血管和小静脉血管炎的、累及中到小血管的坏死性炎症，而 MPA 除具有与 PAN 相似的临床症状外，还有特征性的小血管受累，导致急进性肾小球肾炎（RPGN）和肺的毛细血管炎。

结节性多动脉炎不是一种常见病，确切的发病率尚不清楚。

一、病因

PAN 确切病因尚不清楚。部分病毒感染和 PAN 的发病有关，尤其是表面抗原阳性的 HBV 感染，其所引起的血管炎几乎都是经典的 PAN。PAN 可见于 HBV 感染的任何阶段，血管炎的活动性和肝炎的严重程度不平行。国外报道估计不超过 1% 的 HBV 感染人群发展为 PAN，而我国目前尚无有关 PAN 的流行病学资料。随着乙型肝炎疫苗及抗肝炎病毒药物的应用，与乙型肝炎感染相关的结节性多动脉炎患者在逐渐减少。HBV 相关的 PAN 和非 HBV 相关的 PAN 临床表现大致相同，但 HBsAg 阳性者更常见睾丸炎，HBV 相关的 PAN 可见免疫复合物的沉积。其他和 PAN 相关的病毒还包括人类免疫缺陷病毒（HIV）、巨细胞病毒（CMV）、细小病毒 B_{19}、人类 T 细胞嗜淋巴病毒Ⅰ型以及丙型肝炎病毒（HCV）。PAN 也见于毛细胞白血病，但这些患者常同时感染有 HBV。除病毒外，PAN 还可能和细菌感染、疫苗接种、浆液性中耳炎以及用药，尤其是安非他明有关。部分继发的 PAN 常与各种免疫性疾病有关，如类风湿关节炎、干燥综合征。

二、发病机制

结节性多动脉炎的血管损伤的机制目前也并不十分清楚。部分与乙型肝炎病毒感染相关的结节性多动脉炎，乙型肝炎病毒抗原诱导的免疫复合物能激活补体，诱导和活化中性粒细胞引起局部的血管炎症损伤。细胞因子在结节性多动脉炎的发病机制中起重要作用。结节性多动脉炎患者外周血清中 α - 干扰素、白细胞介素 - 2、肿瘤坏死因子 - α、白细胞介素 - 1β 等的水平均明显升高。它们能诱导黏附分子（LFA - 1、ICAM - 1 和 ELAM）的表达，从而使中性粒细胞易与血管内皮细胞接触，以及诱导血管内皮细胞的损伤。另外，结节性多动脉炎患者中常可检测到抗血管内皮细胞抗体。抗内皮细胞抗体可直接作用于血管内皮细胞表面，通过抗体依赖的细胞毒的作用介导血管内皮的损伤。免疫组化研究发现结节性多动脉炎患者炎症部位有大量的巨噬细胞和 T 淋巴细胞（主要为 CD_4^+）浸润，这些 T 细胞表达大量的淋巴细胞活化标记，如 IL - 2、HLA - DR 抗原等，提示 T 细胞介导的免疫机制在结节性多动脉炎的发病过程中起一定作用。但无论是细胞因子、抗内皮细胞抗体还是 T 细胞介导的免疫机制都不是结节性多动脉炎所特有的，也见于其他系统性血管炎如韦格纳肉芽肿、

Churg – Strauss 综合征等。

三、病理

PAN 是一种不均一的病变，在未受影响的血管之间散在明显的坏死和炎症区域。主要病理表现为中、小肌层动脉中性粒细胞浸润，伴内膜增生、纤维素样坏死、血管堵塞及动脉瘤形成等，以致受累组织缺血和梗死。病变血管常见动脉瘤形成，尤其是肠系膜血管，如造影发现肠系膜动脉广泛的动脉瘤形成则具有诊断价值。其他病变部位包括肾脏、周围神经、关节肌肉、睾丸以及心脏，血管壁及其周围组织中白细胞的数量和局部的纤维素样坏死程度之间存在显著相关性。

因为病变范围的不均一性，取得阳性活检标本并非易事。临床常进行活检的组织包括皮肤、腓肠神经，睾丸以及骨骼肌。如果皮肤存在紫癜，活检常有诊断意义，但取材范围宜大。腹痛明显的患者建议行肠系膜动脉造影检查。对于有神经病变的患者最常取活检的部位是腓肠神经，尤其是神经传导检查提示腓肠神经传导异常的患者，高达 80% 的患者活检阳性。其他的活检部位还有疼痛或触及肿块的睾丸以及肾脏。对于高度怀疑 PAN 的患者，但无或很少阳性发现时，可以试验性地进行肌肉活检。

四、临床表现

PAN 经常急性起病，表现为多系统受累，常伴有前驱症状，如发热，腹痛、体重下降以及关节痛等，从数周至数月不等；也有少数患者呈暴发性起病，预后极差。在疾病初期，病情容易反复，但症状控制后，复发相对少见。

虽然 PAN 可累及全身小到中等血管，但主要累及四肢、胃肠道、肝、肾脏的中等动脉以及神经滋养血管。肺及肾小球多不受累。动脉炎的结局源于供血区的脏器缺血，表现为痛性皮肤溃疡、肢端坏疽、肠梗死、肝梗死和肝内出血、肾性高血压以及肾梗死和多发性单神经根炎。

1. 全身症状　起病时，大多数患者具有急性全身症状，包括乏力、厌食、发热、体重下降、关节炎和关节痛。

2. 神经系统　PAN 患者多有神经系统受累，包括周围神经系统和中枢神经系统，容易受累的周围神经包括腓总神经、正中神经、尺神经以及腓肠神经。周围神经病变以多发性单神经根炎最常见，可以突然出现，不少是 PAN 的首发症状，见于 50% ~ 70% 的患者。部分患者可有脑神经麻痹。感觉神经和运动神经病变常为非对称性，感觉神经的受累经常是突发的，表现为外周神经支配区域的疼痛和放射性的感觉异常，很少进展为袜套样改变，数小时或数天后可出现同一外周神经的运动功能异常。坐骨神经亦经常受累。<10% 的患者中枢神经系统受累，可出现运动障碍、脑卒中，有时可见脑出血。神经系统的受累源于缺血及其后发生的梗死。另有 8% 的患者可以出现精神异常，主要为严重的抑郁。

3. 骨骼肌肉系统　骨骼肌肉表现常见，其中肌痛占 30% ~73%，关节痛约占 50%，非对称性的关节炎在早期病例约占 20%，随病情发展这一比例可逐渐增高。PAN 的关节炎的特点是非对称的、非致畸性的间断发作，主要影响下肢大关节。患者经常出现与外周神经病变、肌肉关节受累、皮肤和胃肠道受累相关的疼痛。尽管有较严重的肌痛，但肌酸激酶通常正常。疾病早期常可有下肢的大关节受累，表现为非对称的非破坏性关节炎。受累关节的滑液检查无诊断意义，仅提示轻微的炎症。

4. 皮肤 25%～60%患者可见皮肤受累，包括高出皮面的紫癜、梗死、溃疡、网状青斑（Livedo reticularis）、甲下线形出血以及肢端缺血和发绀。好发于手指、踝关节以及胫前区。皮下结节出现时间短且少见。部分局限的皮肤病变与肌痛、关节痛以及外周神经病变有关。部分丙型肝炎病毒（HCV）感染的患者可以出现局限的皮肤型 PAN。皮肤痛性溃疡、网状青斑、缺血和坏疽是 PAN 最常见的皮肤表现。

5. 胃肠道表现 PAN 的病情可从单器官受累到急进性的多脏器衰竭。胃肠道受累是 PAN 最严重的表现之一，约见于34%的患者，尸检发现这一比例可达50%。腹痛常为 PAN 胃肠受累的首发表现，常为持续的钝痛，影响进食。胃肠道受累常因肠系膜血栓形成和缺血所致，出现顽固性的腹痛，影响进食并导致体重下降，缺血最常见部位为小肠，胃和结肠罕见。其他表现还有梗死、肠穿孔和出血、胰腺炎、阑尾炎以及胆囊炎。严重腹痛的患者注意有无腹膜炎体征以除外穿孔可能，明显的右上腹或左上腹压痛分别提示肝梗死和脾梗死的可能。吸收不良、胰腺炎以及手术或治疗后的复发常提示预后不佳。

6. 泌尿生殖系统 30%～66%的患者有肾脏受累，常表现为肾素依赖性高血压以及轻到中度的氮质血症。PAN 引起的肾病与 MPA 的肾小球肾炎不同，前者常引起严重的高血压和少尿型肾衰竭而无肾小球肾炎，而 MPA 常见急进性肾小球肾炎（RPGN）。尿液检查显示为中等的蛋白尿以及轻度的血尿。PAN 的急性肾动脉坏死性血管炎可导致血栓形成和肾梗死，可引起严重的肋膈角疼痛和触痛，并可引起急性肾功能衰竭。肾血管周围的组织受损可致动脉瘤形成，可形成多发性微动脉瘤和狭窄。动脉瘤的破裂可以引起肾内、肾周、腹膜后和腹膜内大出血、血肿。继发于肾脏瘢痕挛缩的慢性肾功能衰竭可以在 PAN 治愈后的数月或数年发生。部分患者在进行肾移植后肾功能得以恢复。输尿管周围组织血管炎以及继发的纤维化可引起双侧或单侧的输尿管受累。

约25%的患者可有睾丸受累，部分患者无明显临床症状，多表现为睾丸疼痛。另有少数患者表现为前列腺肥大、前列腺炎。

7. 心血管系统 10%～30%的患者可有心脏受累，尸检比例远高于此。引起冠状动脉炎、高血压（最常见）、与体温不对称的窦性心动过速、充血性心力衰竭、心脏扩大、收缩功能不全以及二尖瓣反流、心包炎和心律失常。冠状动脉受累可引起心绞痛以及心肌梗死，发生比例不高，冠脉造影通常正常。部分患者可见胸腔积液和充血性心力衰竭。

8. 眼部症状 PAN 的眼部表现包括视网膜血管炎、视网膜脱离以及絮状斑点。所有诊断为 PAN 的患者都应行眼科检查，以除外眼部疾患。

五、实验室和辅助检查

1. 实验室常规检查 PAN 缺乏特异的实验室检查，部分检查 PAN 的诊断具有提示意义。如：ESR 升高，常 >60mm/h，并常与病情活动相关；CRP 水平升高，血清白蛋白水平下降，45%～75%的患者白细胞升高，34%～79%的患者正细胞正色素性贫血，部分患者血小板升高。

2. 免疫学检查 7%～36%的患者 HB-sAg 阳性，HBV 相关的 PAN 患者可见冷球蛋白、循环免疫复合以及补体 C3 和 C4 下降，非 HBV 相关的 PAN 则无此改变。部分患者可以出现低滴度的抗核抗体（ANA）和类风湿因子（RF）阳性，约20%的患者可以出现 p-ANCA

阳性。Ⅷ因子相关抗原水平可以增高。

3. 影像学检查

（1）X 线检查：在低氧血症以及呼吸窘迫的患者摄 X 线胸片可以发现肺间质的浸润。

（2）血管造影：怀疑 PAN 而临床查体缺乏足够证据时可行血管造影检查。血管造影的阳性发现包括动脉瘤形成、梭形动脉瘤、动脉狭窄或动脉逐渐变细，以及血栓形成。很少发现动脉斑块、不规则以及溃疡形成。临床症状或体征、肝功能和肾功能实验室检查异常，提示腹腔内脏器受累的患者，血管造影阳性率较高。动脉瘤最常见于肾、肝以及肠系膜动脉，它们的出现提示病情较严重而广泛。发现动脉瘤的患者其动脉瘤数量常在 10 个以上，对疾病具有诊断价值。

六、诊断

PAN 作为一种少见病，具有复杂多变的临床表现，诊断不易。而且 PAN 容易和其他病混淆，如败血症、感染性心内膜炎、恶性肿瘤以及伴有大动脉动脉瘤的动脉粥样硬化。对于新发高血压的患者，同时伴有系统性症状，如发热、体重下降以及关节痛，则提示 PAN 诊断可能，必要时根据病情及病变情况行活检以资诊断。1990 年美国风湿病学会（ACR）的分类标准如下：①体重下降≥4kg：自发病起，体重下降≥4kg，除外饮食及其他因素。②网状青斑：四肢或躯干的网状青斑。③睾丸疼痛或触痛：睾丸疼痛或压痛，除外感染、创伤或其他原因。④肌痛、无力或下肢压痛：弥漫性肌痛（除外肩胛和骨盆带）或肌无力以及下肢肌肉压痛。⑤单神经病或多神经病：出现单神经病、多发性单神经根病或多神经病。⑥收缩压 > 90mmHg（12.0kPa）：出现高血压。⑦BUN 或 Cr 水平升高：BUN > 14.3mmol/L（40mg/dl）或 Cr > 132.6μmol/L（1.5mg/dl），除外脱水或少尿如梗阻等肾外因素。⑧乙型病毒性肝炎：血清 HbsAg 或 HbsAb 阳性。⑨动脉造影异常：动脉造影显示内脏动脉动脉瘤形成或动脉血管阻塞，除外动脉粥样硬化或纤维肌性发育不良或其他非炎性因素。⑩小到中等动脉活检见多形核细胞：血管壁组织学检查见粒细胞或粒细胞和单核细胞。符合 3 条或 3 条以上可诊断为 PAN，敏感性和特异性为 82.2% 和 86.6%。

七、鉴别诊断

1. 显微镜下多血管炎（MPA）　MPA 和变应性肉芽肿性血管炎（CSS）既往曾归属于 PAN，后者曾成为伴有肺部受累的 PAN，因此 MPA、CSS 应注意与 PAN 鉴别。

2. Churg – Strauss 综合征　CSS 的临床表现和血管组织活检与 PAN 具有颇多相似之处，CSS 以以下特点与 PAN 相鉴别：①常有肺血管受累；②血管炎累及各种口径的肌性动脉，既可累及中、小口径的肌性动脉，又可累及小动脉、小静脉和静脉；③血管内外有肉芽肿形成；④嗜酸性粒细胞浸润，外周血嗜酸性粒细胞增多；⑤常有哮喘和呼吸道疾病史；⑥肾受累以坏死性肾小球肾炎为特点；⑦少见微血管瘤；⑧ANCA 常阳性。

八、治疗

药物治疗的目的是控制病情，防止并发症的发生。偶有患者病情局限，轻微治疗即能保持稳定。经激素和环磷酰胺的治疗，PAN 的病情在 12 个月内多能控制良好，因此用药时间以 12 个月为宜，最好勿超过 18 个月，此时不能增加疗效而致副作用增加。

1. 糖皮质激素　PAN 的初始药物治疗包括大剂量的糖皮质激素，通常采用甲泼尼龙 15 ~ 30mg/（kg·d），或 1g/d，>1h 输注完毕，连续使用不超过 3d。随后改为 1mg/（kg·d）的泼尼松口服。泼尼松一般为晨起顿服，遇有发热等情况亦可分次服用，病情稳定后改为一次顿服。患者的临床症状缓解以及 ESR 降至正常常需 1 个月，此时泼尼松可以逐渐减量，至 9 ~ 12 个月停用。如果联合使用环磷酰胺（CTX），则泼尼松的减量可加快（每 2 ~ 4 周减量 5 ~ 10mg），并可减少激素的副作用。大部分患者需采用环磷酰胺冲击联合使用激素的疗法。

2. 免疫抑制药　环磷酰胺常和激素联合使用，以减少激素用量以及激素的副作用。3 ~ 5mg/kg，静脉滴注，每 2 ~ 4 周 1 次；或 2.5 ~ 3mg/（kg·d）口服，60 岁以上患者 1 天总量勿超过 150mg。如果病情需使用环磷酰胺治疗，静脉使用效果较口服效果好。在患者条件允许的情况下，应尽可能静脉给药，静脉使用起效快，能更快地达到累积量，缩短患者的用药时间。环磷酰胺最严重的副作用是膀胱出血和膀胱癌，与使用剂量有关，国外报道多见，而国内报道极少，提示国人对环磷酰胺较为耐受。其他主要的副作用包括骨髓抑制以及卵巢衰竭。环磷酰胺冲击治疗的剂量应个体化，从 0.5 ~ 2.5g、每周 1 次到每月 1 次不等，根据患者的血液学检查以及肾功能决定。大剂量使用环磷酰胺应水化，必要时可考虑使用美斯那。法国合作组的治疗方案为环磷酰胺 0.6g/m²，1 个月 1 次，连用 1 年。

其他可选用的免疫抑制药包括硫唑嘌呤 2 ~ 4mg/（kg·d）；甲氨蝶呤每周 15 ~ 25mg；苯丁酸氮芥，0.1mg/（kg·d）；但仍以环磷酰胺的治疗效果最好。其他使用的药物还有静脉用丙种球蛋白（Intravenous Immunoglobulin，IVIg），已证实对细小病毒 B_{19} 引起的 PAN 有效。细胞因子单抗和免疫吸附治疗仍在观察中。

3. 血浆置换　PAN 患者使用血浆置换并不能增加环磷酰胺或激素治疗的疗效。但对于难治性的 PAN、透析替代治疗的患者以及 HBV 相关的 PAN 患者，可考虑使用血浆置换。

4. HBV 相关 PAN 的治疗　HBV 阳性的 PAN 是一种特殊情况。系统性 PAN 的治疗包括激素和环磷酰胺，可以改善预后、控制动脉炎，但也可能导致 HBV 持续感染，阻止 HBsAg（+）向 HBsAb（+）转换。已知激素可以加速病毒的复制，而环磷酰胺则抑制针对病毒的任何免疫反应。1995 年，Guillevin 治疗 41 例 HBsAg（+）的 PAN 患者，治疗方案为激素、抗病毒药以及血浆置换。该组患者的 7 年生存率为 81%，其中 51% 的患者 HBsAg 阴转，56% 的患者病毒滴度检测稳定，24% 的患者病毒完全清除。该方案在初治的第 1 周给予 1mg/（kg·d）的泼尼松，以尽快控制 PAN 的严重症状，从第 2 周起激素开始快速减量，并开始加用抗病毒药阿糖腺苷和 IFN - α - 2B。同时联合使用血浆置换治疗，以控制症状并减少使用激素和环磷酰胺的可能。另有个案报道，对于 HBsAg 不能阴转以及病毒清除不良的患者联合使用泛昔洛韦（Famciclovir）以及巨噬细胞集落刺激因子（GM - CSF）抗病毒治疗有效。

5. 手术治疗　部分患者因血管炎导致器官缺血、脏器梗死时需手术治疗，如肢端坏疽、肠梗死以及动脉瘤破裂和脏器内出血以及胆囊炎和阑尾炎。

九、预后

未经治疗的 PAN 预后很差，5 年存活率不超过 13%。大宗的临床观察发现，大剂量的泼尼松能显著提高 5 年存活率至 55%。回顾性的研究显示糖皮质激素联合使用环磷酰胺能将 5 年存活率提高至82%，但前瞻性的研究并未发现环磷酰胺在改善生存率方面的作用。1992年的一项针对78例PAN患者的前瞻性研究显示，糖皮质素治疗的7年存活率为81%，但单用激素治疗疾病易复发。另一项前瞻性研究显示，环磷酰胺和激素联用能降低复发率，且能提高伴有严重脏器受损患者的生存率，但对总的治疗人群而言，联合治疗并不能提高生存率。

1996年，Guillevin和Lhote对342例PAN患者进行了前瞻性研究，提示有5个因素致使预后不佳，这5个因素是：①肾功能不全，定义为血清肌酐水平≥140μmol/L（1.58mg/dl）；②蛋白尿，定义为24h尿蛋白定量≥1g；③胃肠道受累；④心肌病；⑤中枢神经系统受累。如上述5个指标均不具备时，5年预期死亡率为12%；有其中一个指标阳性时，5年预期死亡率为26%；当同时有2个或2个以上指标时，5年预期死亡率为46%。Guillevin和Lhote建议，无危险因素的PAN，单用激素即可控制病情，在病情持续、复发、激素减量困难时可加用环磷酰胺。如初治时已有1个或1个以上的危险因素，则在开始使用激素时即可联合使用环磷酰胺。

大部分（约50%）死亡病例多发生在疾病的第1年，源于诊断困难，发现时病情已不能控制，或是激素和免疫抑制治疗相关的严重感染并发症。后期死亡通常源于感染、治疗相关毒性，或者血管炎的并发症，如心肌梗死或脑卒中。如因肠道缺血需手术治疗，预后往往明显下降，胆囊炎或阑尾炎对预后的影响不大。完全恢复的PAN复发性很小，他们的10年生存率为80%。

（兰培敏）

第四节　变应性肉芽肿性血管炎

变应性肉芽肿性血管炎或称Churg Strauss综合征（Churg–Strausssyndrome，CSS），是一主要累及中、小动脉和静脉的系统性坏死性血管炎，病理特征为受累组织有大量嗜酸性粒细胞浸润和血管外肉芽肿形成以及坏死性血管炎。1939年RackemannGreene首先注意到一组被确诊为结节性多动脉炎（PAN）的患者主要表现为哮喘、嗜酸性粒细胞增高和发现肺内浸润灶，当时认为这可能是结节性动脉炎的一种特殊类型。1943年，Harkavy强调上呼吸道受累的症状对这组疾病具有重要的诊断意义，并首次提出这组疾病在病理上具有血管外肉芽肿的特点。其后Churg和Strauss于1951年报道了13例具有哮喘、嗜酸性粒细胞增高、肉芽肿性炎、坏死性系统性血管炎和坏死性肾小球肾炎病例，并提出这是有别于典型的结节性多动脉炎的另一类型的血管炎，故称之为Churg–Strauss综合征。1994年Chapel Hill会议将Churg–Strauss综合征定义为伴有哮喘和嗜酸性细胞增多症、累及呼吸道、有大量嗜酸性粒细胞浸润和血管外肉芽肿形成的、影响小到中等大小血管的坏死性血管炎，并将其和韦格纳肉芽肿（WG）、显微镜下多血管炎（MPA）归为影响小到中等程度血管的血管炎综合征，这3种血管炎同时和ANCA密切相关。

CSS的发病率相对较低，大约为2.5/10万成人每年。男性发病略多于女性，比例约为2：1。发病年龄15~70岁，平均年龄为38岁。

一、病因

CSS 的确切病因目前尚不清楚，推测其发病机制可能和其他系统性血管炎一样，与免疫异常有关，本病与过敏的关系尤为密切。70% 的患者有变应性鼻炎并常伴有鼻息肉，绝大部分有哮喘，外周血嗜酸性粒细胞增多以及血 IgE 水平升高。CSS 具有浓厚的免疫色彩，表现为高丙种球蛋白血症、高血清 IgE 水平、RF 以及 ANCA 阳性，但其具体的免疫机制尚不清楚，目前未明确免疫复合物以及细胞介导的免疫机制在疾病的发生发展中是如何起作用的。考虑可能与患者对环境、药物过敏有关，但至今未能找到一种特异性抗原。也有人认为该病的发生与病毒及寄生虫等的感染有一定关系。

二、病理

CSS 主要累及小动脉和小静脉，但冠状动脉等中等血管也可受侵犯，大血管受累者少见。病变多分布于肺、皮肤、外周神经、胃肠道、心脏以及肾脏。典型的病理改变为：①组织及血管壁大量的嗜酸性粒细胞浸润，通常在疾病早期嗜酸性粒细胞浸润明显，而在愈合阶段浸润明显减少；②血管周围的肉芽肿形成，典型的肉芽肿直径约 1cm 或更大，常位于小动脉或静脉的附近；③节段性纤维素样坏死性血管炎。坏死性血管炎、肉芽肿和嗜酸性粒细胞浸润在同一活检标本中很少同时见到。典型的血管周围肉芽肿相对具有特异性，对 CSS 有较大的诊断意义；而嗜酸性粒细胞浸润以及坏死性血管炎缺乏特异性，亦可见于其他疾病，如 WG 和 PAN。

三、临床表现

CSS 疾病可分为 3 个阶段，第 1 阶段为过敏性鼻炎和哮喘；第 2 阶段主要为嗜酸性粒细胞浸润性疾病，如嗜酸性粒细胞性肺炎和嗜酸性粒细胞性胃肠炎；第 3 阶段为小到中等血管的系统性血管炎，伴有肉芽肿性炎症。从哮喘的发作到系统性血管炎期一般需 3~7 年时间，也有少数可经历数十年。但并非所有的患者都将经历上述 3 个阶段。CSS 最突出的症状和体征是肺、心、皮肤、肾以及外周神经系统中一个或多个脏器受累。多发性单神经根炎是主要的临床发现。

（一）呼吸系统

1. 过敏性或变应性鼻炎　变应性鼻炎常是 CSS 的初始症状，约 70% 的患者可以出现此类表现，伴有反复发作的鼻窦炎和鼻息肉。患者主要症状为鼻塞，排出脓性或血性分泌物。鼻息肉病变严重时可阻塞呼吸道，引起呼吸困难，需手术切除，偶有鼻中隔穿孔。鼻黏膜活检常见血管外肉芽肿形成伴组织的嗜酸性粒细胞浸润。

2. 哮喘　是 CSS 的主要表现之一，80%~100% 的患者在病程中都将出现哮喘。病变早期症状较轻微，发作次数少，间隔时间较长，不易引起注意。以后病情常呈进行性加剧，无诱因而频繁发作，听诊可闻及哮鸣音和干啰音，一般药物不宜控制。哮喘发作的严重程度与全身系统损害的严重程度不一定相符。变应性鼻炎和哮喘可在诊断血管炎之前 3~7 年出现，在出现血管炎时有些变应性鼻炎和哮喘反而可突然减轻、但也有患者哮喘随血管炎的出现而加重，最终发展为难治性哮喘。

3. 肺内浸润性病变　是 CSS 的呼吸系统的主要表现之一，出现频率各家报道不一，最高可达93%。嗜酸性粒细胞性肺炎是CSS肺内病变的主要表现，可出现在CSS的初始或血管炎期，多数患者呈现肺内浸润性病变，胸片无特征性，可呈结节影或斑片状阴影，边缘不整齐，弥漫性分布，无特定的好发部位，很少形成空洞，易变性是其特点，阴影可迅速消失，严重者可出现慢性嗜酸性粒细胞性肺炎。

4. 其他呼吸系统表现　约27%的患者可以出现胸腔积液和胸膜摩擦音，严重者还可有肺泡出血，并出现咯血、呼吸困难、低氧血症以及血红蛋白下降，X线检查可见双侧肺部大面积团块状阴影，其中部分患者可并发肾脏受累。

（二）神经系统

大多数（62%）CSS患者可以出现神经系统的损害，是系统性血管炎的早期表现之一。CSS系统表现主要为外周神经受累，常见多发性单神经炎、对称性多神经病变或不对称性多神经病。少数可累及脑神经，出现缺血性视神经炎，偶有第Ⅱ、Ⅲ、Ⅶ和Ⅷ对脑神经受损的报道。

中枢神经系统受累较少，常在病程晚期，脑出血或脑梗死不常见，但后果严重，是本病常见的致死原因。引起脑出血或脑梗死的原因可能是高血压和颅内血管炎所致。

（三）皮肤表现

约50%以上的CSS出现各种皮肤病变，常见三种皮疹，分别是红色斑丘疹性皮疹、出血性皮疹，皮肤或皮下结节。其中皮肤和皮下结节对CSS有高度特异性。

1. 红色斑丘疹性皮疹　类似于多形性红斑，大小不等，压之褪色。

2. 出血性皮疹　瘀点、紫癜或皮肤梗死，以及皮肤坏死均可见到。大多数皮疹略高于皮面，常出现类似于过敏性紫癜样的荨麻疹。

3. 皮肤或皮下结节　是CSS最常见的皮肤损害，对CSS具有高度的特异性。此处活检往往能显示CSS典型的组织病理学改变。

以上3种类型的皮肤损害常同时出现，也可单独出现。皮肤改变常见于四肢的伸肌和屈肌表面，以肘部伸肌处最常见，其次是指（趾）处，皮损直径为2～20mm。颜色为鲜红色或紫红色，部分皮疹可形成小的溃疡或坏死。皮肤的质地大多较硬，尤其是伴肿胀和溃疡形成者疼痛更加明显。病变皮损之间极少融合，偶尔可成群分布。多数患者的皮疹消失较快，不留瘢痕。此外。偶尔有CSS患者表现为下肢网状青斑和面部眶周的紫红色斑片样皮损，这可能是早期血管炎的表现之一。

（四）心血管系统

心脏是CSS的主要靶器官之一，是由嗜酸性粒细胞浸润心肌及冠状动脉血管引起，主要病变为急性缩窄性心包炎、心力衰竭和心肌梗死，有时可见二尖瓣脱垂。早期检查可闻及心包摩擦音或房性奔马律，同时伴有心电图异常。心外膜上肉芽肿小结节可导致心室功能障碍，严重者可致充血性心力衰竭。心血管系统病变如不及时治疗，常发生不可逆的改变，形成心肌梗死、难治性心力衰竭，心脏受累常是CSS的主要死亡原因。

（五）消化系统

大量嗜酸性粒细胞浸润胃肠道时，表现为嗜酸性粒细胞性胃肠炎，以腹痛、腹泻及消化道出血常见，缺血严重时可导致胃肠道黏膜受损引起穿孔。如形成严重的肉芽肿，可出现结节性肿块，压迫胃肠道，引起胃肠梗阻。

嗜酸性粒细胞还可侵犯浆膜引起腹膜炎，出现腹水，表现为腹胀、移动性浊音。腹水检查可见大量嗜酸性粒细胞，颇具特异性。

结肠受累较少见，受累后表现为回盲部和降结肠的多发性溃疡，而出现脓、血便或稀便等。累及肝脏和大网膜时常形成腹部包块。部分患者还可出现阑尾炎以及胰腺炎。少数可以累及胆道、胆囊，而出现肝区不适、疼痛、黄疸等表现。

（六）泌尿系统

CSS 肾脏受累没有 WG 及 PAN 常见。近来研究发现，有84%的患者可以出现各种肾脏病变，主要表现为镜下血尿、蛋白尿，可自行缓解。部分患者可以出现肾性高血压，极少进展为肾功能衰竭，但因肾脏受累死亡者少见。CSS 另一特点是较常影响下尿道及前列腺，引起疾病的相应症状，只有极少数的患者可出现尿潴留的表现。在活动期的患者，可检出非常高水平的前列腺特异抗原，治疗有效后抗原浓度下降。

（七）眼部表现

CSS 患者较少出现眼部受累，偶有嗜酸性粒细胞浸润引起结膜、巩膜、色素膜相应部位的炎症，可表现为角膜边缘溃疡形成以及巩膜结节。缺血性视神经炎可发展为散在性视网膜梗死，极少数患者可以出现视网膜动脉炎，形成血栓而致失明。

（八）关节和肌肉

1. 关节炎　关节炎并非 CSS 的常见临床表现，主要见于 CSS 血管炎期。全身各个关节均可累及，表现为游走性关节痛，可有关节肿胀。检查可见关节滑膜的肿胀和（或）渗出，表现为关节腔积液。未见关节软骨和骨的破坏性改变。

2. 肌痛　CSS 血管炎的早期常出现小腿肌肉痉挛，尤其是腓肠肌痉挛性疼痛最具特征性。腓肠肌痉挛性疼痛往往是 CSS 出现系统性血管炎的早期征兆。

四、实验室检查及辅助检查

（一）常规检查

1. 血常规　外周血嗜酸性粒细胞增多，绝对计数一般在 $1.5 \times 10^9/L$ 以上，占外周血的 10%~50%，此为 CSS 的特征性指标之一。在病程任何阶段均可出现，偶尔也可有外周血嗜酸性粒细胞计数不高，但嗜酸性粒细胞浸润组织一定存在。嗜酸性粒细胞增高程度并非同嗜酸性粒细胞浸润组织相一致，病情缓解或经治疗后，嗜酸性粒细胞计数下降，可恢复正常。部分患者可有轻到中度正细胞正色素性贫血。

2. 尿常规　尿沉渣检查异常，有蛋白尿、显微镜下血尿以及红细胞管型。

（二）免疫学检查

1. 血清中 IgE 水平　血清中 IgE 升高是 CSS 另一特点，随病情缓解而下降，血管炎反复发作者 IgE 可持续增高，也有人认为 IgE 浓度与疾病活动无关。

2. 抗中性粒细胞胞质抗体（ANCA）　70% CSS 患者可有 ANCA 阳性，主要是 MPO - ANCA（p - ANCA）。ANCA 阴性者不能排除 CSS。

3. 其他血清学检查　病情活动时，ESR、CRP、γ 球蛋白升高，补体下降以及 RF 阳性，但滴度不高。血清尿素氮和肌酐可升高。嗜酸性粒细胞阳离子蛋白（ECP）、可溶性

IL-2受体（sIL-2R）以及反应内皮细胞受损的可溶性血栓调节素（sTM）水平升高。

（三）超声及影像学检查

1. 超声心动图检查（UCG） CSS累及心脏者UCG检查多无异常，累及心肌以及心脏血管者可见二尖瓣脱垂。

2. X线检查 胸片无特征性，多变性肺部阴影是其特点。多数患者呈现肺内浸润性病变，可呈结节状或斑片状阴影，边缘不整齐，弥漫性分布，很少形成空洞，阴影可迅速消失。27%也可出现胸腔积液，胸腔积液常规检查可有嗜酸性粒细胞升高；偶有肺门淋巴结增大。肺出血者胸片显示大片或斑片状阴影。

3. 肺部CT检查 肺野外周可见类似于慢性嗜酸性粒细胞肺炎的毛玻璃样肺实变影。可见支气管扩张以及支气管壁增厚。偶有实质性结节，大小为5~35mm，部分可见空洞及支气管影征。高分辨CT可见肺的外周动脉扩大，呈星状或不规则状的血管炎模型。

（四）病理检查

1. 支气管肺泡灌洗液（BAL） 33%的病例BAL中嗜酸性粒细胞升高。

2. 活检 有局部脏器受累时可行组织活检，有助于诊断，如肺的开胸肺活检或支气管镜检查，皮肤、肾、神经以及肌肉的活检。如果无局部的阳性体征，可行神经或肌肉活检，最常取腓肠神经活检。肾脏受累者，肾活检可见局灶性或新月体性肾小球肾炎，但此发现对CSS无诊断价值。肺活检可见特征性的病理改变，包括小的坏死性肉芽肿，以及包括小静脉和小动脉的坏死性血管炎。肉芽肿中间为嗜酸性粒细胞组成的核心，放射状地围以巨噬细胞和上皮样巨细胞。肾小球肾炎不如在韦格纳肉芽肿中常见，病变呈局灶性、节段性改变，可表现为坏死性、新月体性的微量免疫复合物沉积的肾小球肾炎，无疾病特异性。

五、诊断

根据临床特点以及体检发现大多能作出CSS诊断。除哮喘和嗜酸性粒细胞升高外，皮肤病变、肾脏病变以及多发性单神经根炎也是本病的特征，其中肺部病变是最显著的特征。对于成人出现变应性鼻炎和哮喘并有嗜酸性粒细胞增多及脏器受累者应考虑CSS的诊断，并注意寻找其他部位的系统性血管炎。

概括起来，CSS具有以下临床特点：①有数年的相应的哮喘病史或变应性鼻窦炎的病史，反复发作、可以逐渐加重；②多系统的损害，如非空洞性肺浸润、皮肤结节样病变、充血性心力衰竭等；③外周血嗜酸性粒细胞增多、血清IgE浓度升高，部分患者出现血中p-ANCA阳性；④X线表现为一过性的片状肺泡型浸润，偶尔有弥漫性肺间质浸润，肺门淋巴结肿大等；⑤肺、皮肤、肾等组织的病理活检可见血管炎以及血管外坏死性肉芽肿，伴有嗜酸性粒细胞浸润。对于CSS的诊断，不能单纯强调病理结果的诊断意义，而应注意病史的采集，对于出现上述临床特点的患者，应考虑CSS的可能，并进一步作相应的血液学、X线以及组织病理学检查以明确诊断。

1984年，Lanham曾建议根据临床和病理发现进行诊断，须符合3条要求：哮喘、嗜酸性粒细胞计数>1.5×10^9/L，以及累及2个或2个以上器官的系统性血管炎。1990年美国风湿病学会对CSS的分类标准如下。①哮喘：哮喘史或呼气时肺部有弥漫高调啰音。②嗜酸性粒细胞增多：白细胞计数中嗜酸性粒细胞>10%。③单发或多发神经病变：由于系统性血管炎所致单神经病。

1994 的 Chapel Hill 会议没有对此分类标准进行修订。符合上述 4 条或 4 条以上者可诊断为 CSS，其敏感性和特异性分别为 85% 和 99.7%。

在以上诊断标准的基础上，美国风湿病学会又进一步提出了简化的诊断分类标准：①外周血嗜酸性粒细胞增多，超过白细胞分类的 10%；②哮喘；③既往有过敏性疾病的病史但不包括哮喘及药物过敏史。

凡具备第 1 条并加上后 2 条中的任何一条者，可考虑诊断为 CSS，这一分类标准的敏感性和特异性分别为 95% 和 99.2%。另外，如腓肠神经、肌肉、肺、肠、肝、肾等组织活检确定有血管炎，血清学 p - ANCA 滴度明显升高均有助于 CSS 的诊断。

六、鉴别诊断

CSS 主要应与其他系统性、坏死性血管炎，伴有外周血嗜酸性粒细胞增多的某些疾病以及支气管哮喘或喘息型支气管炎相鉴别。

（一）结节性多动脉炎（PAN）

PAN 很少侵犯肺和皮肤，一般无哮喘及变态反应性疾病，外周血嗜酸性粒细胞不增多，嗜酸性粒细胞浸润组织少见。PAN 和 CSS 所累及的靶器官也有所不同，前者主要累及肾脏，并可导致肾功能衰竭，而 CSS 常影响外周神经和心脏，虽然肾小球肾炎也较常见，但病情较轻，很少如 PAN 一样出现肾功能衰竭。PAN 经常与乙型肝炎病毒感染伴随，而 CSS 与乙型肝炎病毒感染无明显关系。

（二）韦格纳肉芽肿（WG）

尽管 WG 和 CSS 所累及靶器官相似，但两者的临床表现与病理特征均有明显差异。WG 较易侵犯呼吸系统，但无哮喘和变应性疾病的病史，而易形成破坏性损害，如鼻黏膜溃疡、伴空洞形成的肺内结节。WG 的 X 线可见肺叶或肺段的浸润，其特点为持续性，常伴空洞形成；肺门淋巴结肿大较多见，易形成肺门或气管旁的假性肿物。此外，WG 常为 c - ANCA 阳性。

（三）高嗜酸性粒细胞综合征

高嗜酸性粒细胞综合征（Hypereosinophilic Syndrome）与 CSS 都有外周血嗜酸性粒细胞增高以及出现大量嗜酸性粒细胞的组织浸润，表现为吕弗勒综合征（Loffler's Syndrome）等继发改变。但高嗜酸性粒细胞综合征常有弥漫性中枢神经系统损害、肝脾及全身淋巴结肿大、血栓性栓塞以及血小板减少症，也常累及心脏，表现为心内膜炎以及心肌受损。另外，高嗜酸性粒细胞综合征外周血嗜酸性粒细胞计数要比 CSS 高，可达 $100 \times 10^9/L$，严重者可表现为嗜酸性粒细胞性白血病，病理上主要表现为嗜酸性粒细胞团块状浸润，极少形成血管炎和肉芽肿，对糖皮质激素反应差。

（四）慢性嗜酸性粒细胞性肺炎

慢性嗜酸性粒细胞肺炎（Chronic Eosinophilic Pneumoma，CEP）好发于女性，表现为外周血嗜酸性粒细胞增多，伴有肺内的持续性浸润灶，与 CSS 的肺部一过性浸润灶不同，且不出现哮喘。但如本病反复发作，在组织病理表现为广泛的嗜酸性粒细胞浸润以及小血管炎，甚至活检可发现血管外肉芽肿形成，则应考虑 CSS 的诊断。

七、治疗

对于 CSS 的治疗，糖皮质激素是首选治疗，但约有 20% 的患者需要加用免疫抑制药，出现危及生命的脏器受累时须用激素静脉冲击治疗。其他的治疗还包括静脉用丙种球蛋白（IVIg）、IFN - α 以及血浆置换，后者对病变过程无改善。

（一）糖皮质激素

大剂量糖皮质激素的应用使本病的预后明显改善，是目前 CSS 的首选药物。对于病情相对局限的患者，一般用泼尼松 1~2mg/（kg·d），治疗后外周血嗜酸性粒细胞计数很快下降至正常，哮喘、皮疹、变应性鼻炎以及肺内浸润等通常于 1 周内缓解。对病情进展快、伴有重要器官受累者，可用大剂量激素冲击，一般是甲泼尼龙 1.0g/d，连续用 3d 后改为泼尼松口服。6~12 周后，当外周血嗜酸性粒细胞计数、ESR 及 CRP 恢复正常，症状缓解，激素开始减量，一般糖皮质激素疗程不宜超过 1 年。

（二）免疫抑制药

多数 CSS 患者对糖皮质激素反应良好，但仍有约 20% 病情较重或合并主要器官功能受损的患者需要加用免疫抑制药。可联合使用糖皮质激素和免疫抑制药，以减少或预防不可逆的器官损伤。免疫抑制药的应用与 WG 和 PAN 相同，多选用环磷酰胺，其次是硫唑嘌呤以及霉酚酸酯等。

八、预后

CSS 最常见的死因是继发于冠状动脉血管炎的心肌炎和心肌梗死。经治疗的 CSS 的 1 年存活率为 90%，5 年存活率为 62%，未接受治疗的 5 年生存率为 25%。早期而有效的治疗预后较好，死亡率较 PAN 低，5 年存活率为 78.9%，主要死亡原因是心肌受累导致难治性的心力衰竭。影响 CSS 预后的危险因素有：①氮质血症［肌酐 > 132.6μmol/L（1.5mg/dl）］；②蛋白尿（>1g/d）；③胃肠道受累；④心肌病；⑤中枢神经系统受累。危险因素越多，则预后越差。

（万　琦）

第五节　韦格纳肉芽肿

韦格纳肉芽肿（Wegener's Granulomatosis，WG）是一种坏死性肉芽肿性血管炎，属自身免疫病。病变累及小动脉、静脉及毛细血管，偶尔累及大动脉，其病理以血管壁的炎症为特征，主要侵犯上、下呼吸道和肾脏，韦格纳肉芽肿通常以鼻黏膜和肺组织的局灶性肉芽肿性炎症为开始，继而进展为血管的弥漫性坏死性肉芽肿性炎症。临床常表现为鼻和鼻窦炎、肺病变和进行性肾功能衰竭。还可累及关节、眼、耳和皮肤，亦可侵及心脏及神经系统等。

20 世纪 50 年代以前人们对韦格纳肉芽肿所知甚少，1931 年柏林大学的医学生 Heinz Klinger 首次报道 2 例因血管壁的炎症累及全身导致败血症而死亡的患者。1936 年和 1939 年 Friederich Wegener 医师分别描述了 3 例以累及上下呼吸道的坏死性肉芽肿为突出症状综合征的患者。1954 年 Godman 和 Churg 医师又报道了 7 例类似患者并详细报道了这种疾病的临床及病理，从而使得人们对这一综合征有了初步的认识，此病也因 Friederich Wegener 医师而得名。1973 年，美国国立卫生院（NIH）的 Fauci 和 Wolff 报道了 18 例韦格纳肉芽肿患者用激素加环磷酰胺治疗后得到缓解，标志着人们对韦格纳肉芽肿的治疗进入新时期。1990 年美国风湿病学会（ACR）制定了韦格纳肉芽肿的诊断标准。典型的韦格纳肉芽肿三联征是指累及上呼吸道、肺及肾的病变，无肾脏受累者被称为局限性韦格纳肉芽肿。

该病男性略多于女性，可见于从儿童到老年人的任何年龄段，但通常以中年人多发，85% 的患者 >15 岁，40～50 岁是本病的发病高峰，患者的平均年龄是 41 岁。最近报道的年龄在 5～91 岁。各种人种均可发生韦格纳肉芽肿，根据美国 GaryS、Hoffman 的研究，WG 的发病率为每 30 000～50 000 人中有 1 人发病，其中 97% 的患者是白种人，2% 为黑人，1% 为其他种族。韦格纳肉芽肿在我国的发病情况目前尚无统计资料。

一、病因

韦格纳肉芽肿的病因至今未明，尽管该病类似炎性过程，但无独立的致病因素。目前认为，WG 的病因包括遗传易感性和环境因素。有文献报道，WG 可能和 HLA – B_{50}、B_{55}、HLA – DR_1 以及 HLA – DQw_7 有关，具体关系仍有待进一步研究。有研究认为 WG 可能和病毒感染以及细菌感染有关，如 EB 病毒、巨细胞病毒（CMV）以及金黄色葡萄球菌，但多数病例的支气管肺泡灌洗液、开胸肺活检标本并未发现细菌、真菌、支原体以及呼吸道病毒。

（一）遗传因素

1. 家族聚集　WG 的发生具有一定的家族聚集倾向，但对家族聚集个体的 HLA 分析，并无比较统一的发现。因此尚不能明确家族聚集是由遗传因素引起，抑或是共同的生活环境因素所致。

2. MHC 基因　有研究发现一些 MHC 基因与 WG 存在一定关系，目前主要的研究结果有如下发现：HLA – B_{50} 和 B_{55}。以及 DR_1、DR_2、DR_4、DR_8、DR_9 和 DQw_7 在 WG 中表达增加；相反，部分 MHC 基因的表达可以减少，包括 HLA – DR_3、DR_6、DR_{13} 以及 DRB_1 * 13 等。

3. 非 MHC 基因　除 MHC 基因外，研究还发现部分非 MHC 基因的表达与 WG 的发病有一定联系，主要包括抗胰蛋白酶（α_1 – AT）基因的表达、FcγR 基因的多型性、TAP 基因表达异常、相关细胞因子基因的多型性。最近 Moins – Teisserenc 等报道了一组抗中性粒细胞胞质抗体（ANCA）阴性、免疫抑制药疗效差的 WG 病例，发现这些患者的 TAP 基因表达减少或缺失，导致 HLA – Ⅰ 分子表达明显减少，并将这一类特殊的血管炎命名为 TAP 缺乏综合征。

以上研究显示，众多遗传因素和 WG 的发病有关，但大样本的统计分析却未能发现 WG 与任何遗传因素有肯定关系。多基因（MHC，非 MHC）的相互作用，可能是 WG 发病的基础，具体病因仍有待于进一步研究证实。

（二）环境因素

环境因素包括感染因素和吸入或接触有害的化学物质。感染主要包括病毒、细菌。

1. 病毒　常见的病毒感染为慢性 EBV、细小病毒 B_{19}（Parvoviral，B_{19}）、疱疹病毒，如 CMV 感染。血管炎患者的血清中能检测出针对 B_{19} 的 IgG 和 IgM 型抗体；同时还发现病变处的血管内皮细胞用 RT – PCR 法能检测出 B_{19} 的 RNA；更有意义的是 B_{19} 感染的内皮细胞能检测出 TNF – α 的 mRNA，而 TNF – α 参与血管炎的发病，给予抗 TNF – α 治疗（Etanercept，商品名 Enbrel）能明显的改善病情。

2. 细菌感染　主要为金黄色葡萄球菌感染，研究发现 60% ～70% 的 WG 患者鼻腔慢性携带金黄色葡萄球菌；金黄色葡萄球菌阳性的 WG 患者的复发率是阴性患者的 8 倍，抗金黄色葡萄球菌治疗可明显减少 WG 的复发，这些都提示金黄色葡萄球菌在 WG 的发病机制中起作用。金黄色葡萄球菌可能的致病机制包括分子模拟、金黄色葡萄球菌或其降解产物参与免疫复合物（Immunecomplex，IC）的形成、IC 介导血管损伤、细菌 DNA 中的 CpG 序列的免疫刺激作用以及超抗原（SAg）作用。

3. 化学物质　1995 年 Nuyts 等报道 WG 的发生与吸入含硅物质有关（RR = 5），Grego-rini 等报道 p – ANCA 相关的急进性肾小球肾炎的发生与接触硅物质有关（RR = 14）。2001年 Hogan 等发现 ANCA 相关的血管炎患者接触含硅物质的比例明显高于正常对照者（占46%，比对照组增加约 4 倍）。大部分患者的硅物质接触史发生在疾病出现之前，83% 的患者有 >2 年的接触史。长期接触硅的人群包括硅采矿和采石工作（金属和非金属性矿物）、建筑业（隧道、公路和楼房）、其他相关的制造业，如研磨剂、黏合剂、混凝土、制陶业、化妆品、肥皂和洗涤剂、牙科模具、电子电器、玻璃，绝缘材料、珠宝、橡皮以及纺织品（棉、绒毛）。WG 的不同表现类型（例如是否出现肺部病变）与是否接触硅物质无明显相关性，ANCA 的类型（c – ANCA 与 p – ANCA）与是否吸入含硅物质无相关性。吸入的剂量，以及不同硅物质的种类差异与疾病发生的关系尚不清楚。硅接触导致 WG 发生的可能机制为：硅颗粒是 T、B 淋巴细胞的激活剂，引发自身免疫反应和自身抗体的产生如 ANA、ANCA 以及 RF。硅颗粒可激活单核细胞和巨噬细胞，释放 IL – 1、IL – 12、TNF – α、氧自由基以及溶酶体酶，如 PR3、MPO 等，从而引起血管内皮细胞的损伤。

二、发病机制

WG 发病机制包括 ANCA 的作用、T 细胞的作用、内皮细胞（Endothelial Cell，EC）及抗内皮细胞抗体（AECA）的作用，提示体液免疫和细胞免疫都参与 WG 的发病。

（一）抗中性粒细胞胞质抗体（ANCA）

目前认为抗中性粒细胞胞质抗体（ANCA），尤其是抗蛋白酶 3（Proteinase – 3，PR3）抗体可能参与了韦格纳肉芽肿的发生，提示 WG 的发生与体液免疫有关。ANCA 按其荧光类型可分为 c – ANCA 和 p – ANCA。p – ANCA 为核周型，其主要靶抗原为髓过氧化物酶（My-eloperoxidase，MPO）。c – ANCA 为胞质型，靶抗原为 PR3，对活动性韦格纳肉芽肿的诊断有较高敏感性及特异性，其滴度与疾病的活动性相关。c – ANCA（PR3 – ANCA）对 WG 具有很高的特异性。

有关 ANCA 的致病机制目前较为普遍认可的是"ANCA – FcγR 理论"，即在前炎性细胞因子如肿瘤坏死因子（TNF – α）、IL – 8 和 IL – 1 的作用下，血管内皮细胞表达大量的黏附分子 ICAM – 1 和 ELAM – 1，多形核白细胞（PMN）表达相应的配体，如淋巴细胞功能相关抗原 – 1（Lymphocyte Function Associatedantigen – 1，LFA – 1）等，使 PMN 黏附于血管内皮。同时 PMN 内的 PR – 3 从胞质内的嗜苯胺蓝颗粒转移到细胞表面并与 ANCA 结合，ANCA 的 Fc 段与 PMN 表面的 FcγR Ⅱ a 结合而发生交联，通过受体介导的信号传导系统进一步激活 PMN，引起血管内皮的损伤。

中性粒细胞与 TNF－α 接触后，蛋白酶 3 与髓过氧化物表现于细胞表面，与 ANCA 作用后中性粒细胞脱粒破裂。中性粒细胞吸附于内皮细胞时，导致内皮细胞受损诱发血管炎。另一方面，TNF－α 等细胞因子能激活内皮细胞（EC），活化的 EC 也可表达 PR－3，ANCA 可以通过 PR－3 直接结合到 EC 上，经抗体依赖的细胞毒作用（Antibody Dependent Cellular Cytotoxicity，ADCC）途径溶解内皮细胞。但目前这一理论尚不能完全解释为何 WG 的损伤有器官的特异性，如呼吸道和肾脏最易受累；另外，并非所有 WG 患者 ANCA 均阳性。

（二）抗内皮细胞抗体（AECA）

抗内皮细胞抗体（Anti－Endothelial Cell Antibody，AECA）在 WG 的发病机制中也起一定的作用，AECA 滴度的消长与疾病的活动性相关，并可藉此将疾病本身的活动（AE－CA 滴度升高）与并发的感染、肾功能不全或药物的副作用（AECA 滴度不升高）等情况相区别。AECA 的病理机制可能主要是通过免疫介导机制导致血管炎症，而不是直接针对内皮细胞的毒性作用；AECA 还可以上调黏附分子 E－选择素、细胞间细胞黏附分子－1（ICAM－1）、血管细胞黏附分子－1（VCAM－1）的表达，诱导细胞因子和趋化因子的表达，使白细胞聚集和黏附于血管内皮，引发局部的血管炎症。

（三）T 细胞和细胞因子

除体液免疫外，T 细胞也参与 WG 的发病，分析发现 WG 患者的 T 细胞处于活化状态，呈多克隆特性，表达 CD28 的 T 细胞数量增加。

1. T 细胞表型及生物学功能的特异性　与正常对照组比较，WG 外周 T 细胞的增生明显，主要为带有独特 TCRVα 和 β 基因的淋巴 T 细胞扩增，这可能与细菌、病毒等微生物蛋白作为超抗原的刺激有关。在病变部位有 CD_4^+ T 细胞的浸润，与正常的 CD_4 细胞不同，表达 CD25、CD28、CD45RO 和 HLA－DR 分子明显增加，提示这是一类被活化的记忆 T 细胞。但它们的共同刺激分子 CD28 表达明显减少而 CD86 分子的表达增加。体外研究发现 WG 的 CD_4^+/CD28－T 细胞，还具有抗原递呈细胞（APC）样作用，有递呈抗原的功能，同时他们对 PR3 等自身抗原的刺激呈明显的增生反应。

2. Th1/Th2 型细胞因子的转换　从 WG 组织及呼吸道肺泡灌洗液中克隆的 T 细胞主要表达和分泌 Th1 型细胞因子（IFN－γ，IL－2）。但比较分析发现，对于局限性 WG，无论从病变部位克隆的 T 细胞还是从外周血克隆的 T 细胞 IFN－γ 的表达，均明显多于有多系统受累的广泛型 WG，而广泛型 WG 表达 IL－4 相对更多。据此，有人提出 WG 的病理过程可能是一个 Th1/Th2 的二相转换过程：开始为 Th1 型反应为主的肉芽肿的形成阶段，随后 Th1 型细胞因子诱导和刺激中性粒细胞和单核细胞的活化及表达抗中性粒细胞胞质抗体（ANCA）抗原，使得 ANCA 发挥作用，T 细胞的极化过程转变为以 Th2 型为主的体液免疫反应，造成广泛的血管炎症病变。

3. Th3 和 Tr1（Type－1 Tregulatory）细胞的免疫调节异常　最近的研究表明除 Th1 和 Th2 以外，Th3 和 Tr1 细胞在免疫调节及自身免疫病理过程中也起十分重要的作用。Th3 为 CD_4^+ 的 Th 细胞，主要表达和分泌 TGF－β，可下调抗原递呈细胞（APC）和 Th1 细胞的活性，发挥免疫保护和修复功能。Tr1 也是 CD_4^+ T 细胞调节细胞，能分泌高浓度的 IL－10，以及 TGF－β 和 IFN－γ，极低浓度或无 IL－2 和 IL－4，因此 Tr1 具有很强的免疫抑制和抗炎作用，主要通过分泌 IL-10 抑制 T 细胞的增生。目前有关 Th3 和 TGF-β 在 WG 中的作用尚不清楚。但已有研究表明 Tr1 细胞的减少可能是 WG 发生的重要因素。

4. 细胞因子　此外，一些细胞因子在韦格纳肉芽肿中也有异常。血清中 IL-2、sIL-2R、IL-6、TNF-α、IFN-α、sICAM-1、sE-selectin 等细胞因子水平升高，肾组织可表达 TNF-α、IL-1、IL-2R。

三、病理

典型的韦格纳肉芽肿病理改变包括坏死、肉芽肿形成以及血管炎。镜下可见小动脉、小静脉血管炎、动脉壁或动脉周围或血管（动脉或微动脉）外区有中性粒细胞浸润，在炎性血管的周围伴有细胞浸润形成的肉芽肿，最常侵犯的部位是鼻旁窦、鼻咽腔、气管黏膜、肺间质和肾小球。WG 肺部病变的特点是坏死性肉芽肿性肺部炎症，偶尔可以是肺泡毛细血管炎。前者导致高密度的结节影，后者则引起弥漫性肺出血。肾脏病变的特点是局灶性坏死和不伴免疫球蛋白以及补体沉积的新月体形成，亦称为微量免疫复合物的肾小球肾炎，有时与显微镜下多血管炎的肾脏病变不易鉴别。有助于诊断的肾血管炎并不常见。

四、临床表现

（一）一般症状

韦格纳肉芽肿可以起病缓慢，持续一段时间，也可表现为快速进展性发病。起初的症状包括发热、疲劳、抑郁、纳差、体重下降、关节痛、盗汗、尿色改变和虚弱。发热常见，有时是由鼻旁窦的细菌感染引起。大约 90% 韦格纳肉芽肿的患者以感冒、鼻窦炎或过敏样症状开始，且对通常的治疗措施无效。此外开始表现还可为关节症状、皮疹或眼、耳、喉部感染。此外也有部分患者起病时可以没有症状。

（二）上呼吸道症状

大部分患者首先出现上呼吸道的症状。该病的通常表现是持续地流鼻涕或其他感冒样的症状但对基本的治疗无效，而且不断加重。流鼻涕可来源于鼻旁窦的分泌，并导致上呼吸道的阻塞和疼痛。主诉包括流鼻涕、鼻窦炎、鼻黏膜溃疡和结痂，因耳朵感染影响听力、咳嗽、鼻出血、咯血（咳痰时出血或涎液中带血丝）和胸膜炎（肺表面上皮组织的感染）。韦格纳肉芽肿患者的鼻窦炎可以是缓和的，部分患者可诉面神经痛，严重者鼻中隔穿孔，鼻骨破坏，出现鞍鼻。咽鼓管的阻塞能引发中耳炎，导致听力丧失。而后者常是患者的第一主诉。部分患者可因声门下狭窄出现声音嘶哑以及呼吸喘鸣。

（三）下呼吸道症状

肺部受累是 WG 基本特征之一，约 50% 的患者在起病时即有肺部表现，总计 80% 以上的患者将在整个病程中出现肺部病变。咳嗽、咯血以及胸膜炎是最常见的症状，其他还有胸闷、气短以及肺内阴影。大量肺泡性出血较少见，但一旦出现，则可发生呼吸困难和呼吸衰竭。有约 7% 的患者可出现慢性支气管狭窄，常为病情缓解后的慢性病变。有约 1/3 的患者肺部影像学检查有病变，而缺乏临床症状。查体时可有叩诊时浊音，听诊呼吸音减低以及湿啰音等体征；其他还有肺实变以及胸膜炎的体征。因为支气管内膜受累以及瘢痕形成，55%以上的患者在肺功能检测时可出现阻塞性通气功能障碍，另有 30%～40% 的患者可出现限制性通气功能障碍以及弥散功能障碍。出现肺部表现的患者应及时除外肺部感染性疾病，以免采用免疫抑制治疗后出现肺部感染扩散以致患者死亡。除常规的病原学检测外，必要时可行支气管镜活检。WG 患者中有 40% 的严重感染源自肺部感染，并成为 WG 的主要的死亡原因。

（四）肾脏损害

WG 患者根据是否出现肾脏病变进行分类，无肾脏受累者称为局限型。警惕部分患者在起病时可无肾脏病变，但可逐渐发展至肾小球肾炎。20% 的患者在起病时具有肾脏的病变，在整个病程中则有约 80% 的患者肾脏受累。肾脏病变一旦出现常进展迅速，患者可出现蛋白尿，红、白细胞及管型尿，病情严重时伴有高血压和肾病综合征，最终可导致终末期肾功能衰竭。肾功能衰竭是韦格纳肉芽肿的主要死亡原因之一，未经治疗的肾脏病变患者的平均生存时间为 5 个月。即使经过适当的治疗，仍有近一半的患者病情反复并发展至慢性肾功能不全，此时需透析治疗或肾移植。

（五）眼受累

眼受累的比例最高可至 50% 以上，其中约 15% 的患者为首发症状之一。WG 可累及眼的任何区域，可表现为眼球突出、视神经及眼肌损伤、结膜炎、角膜溃疡、巩膜表层炎、虹膜炎、视网膜血管炎、视力障碍等。眼部病变多缺乏特异性，但因眶内肿物引起的眼球突出有助于诊断。眼球突出常提示视力受损预后不佳，其中约半数患者可因视神经缺血而致失明，但在治疗时应注意除外激素治疗引起的眼病。

（六）皮肤黏膜

多数患者有皮肤黏膜损伤，表现为下肢高出皮面的紫癜、多形红斑、斑疹、瘀点（斑）、丘疹、皮下结节、坏死性溃疡形成以及浅表皮肤糜烂等。其中皮肤紫癜最为常见，病理类型为白细胞破碎性血管炎，常与肾脏受累同时出现。

（七）神经系统

很少有 WG 患者以神经系统病变为首发症状，但仍有约 1/3 的患者在病程中出现神经系统病变。患者以外周神经病变最常见，多发性单神经炎是主要的病变类型，临床表现为对称性的末梢神经病变。肌电图以及神经传导检查有助于诊断。此外，部分患者还可出现第 Ⅱ、Ⅵ、Ⅶ 对脑神经受累。约 10% 的患者因脑血管炎出现中枢神经系统受累，诊断时较为困难。极少数甚至可导致垂体受累，出现垂体功能减退。

（八）关节病变

关节病变在 WG 中较为常见，发病时约 30% 的患者有关节病变，总计可有约 70% 的患者关节受累。多数患者表现为关节疼痛以及肌痛，另有 30% 的患者可出现关节炎，可为单关节或多关节的肿胀和疼痛；可为对称性、非对称性以及游走性。表现有关节炎的 WG 患者中约有半数类风湿因子检测阳性，其中表现为对称性多发性小关节炎者须与类风湿关节炎相鉴别，前者无关节破坏以及关节畸形。

（九）其他

韦格纳肉芽肿也可累及心脏而出现心包炎、心肌炎；胃肠道受累时可出现腹痛、腹泻以及出血。文献报道尸检时可发现脾脏受损，包括坏死、血管炎以及肉芽肿形成。泌尿生殖系统（此处不包括肾脏）受累较少见，如膀胱炎、睾丸炎、附睾炎等，诊断泌尿性病变时须除外来自肾脏病变的干扰。

（十）并发症

韦格纳肉芽肿常见的并发症包括大量咯血、急性呼吸衰竭、急性和（或）慢性肾功能衰竭者、耳聋、失明以及神经系统病变。

五、实验室检查及辅助检查

（一）常规检查

常规实验室检查对韦格纳肉芽肿的诊断并不特异，只是提示患者有炎性疾病。ESR 和 CRP 水平增高，中性粒细胞计数以及血小板计数增多、正细胞正色素贫血、RF 阳性、血清免疫球蛋白增高，但以上检查均无特异性。尿液分析常用于监测是否有肾脏受累，评价患者的肾功能。韦格纳肉芽肿尿沉渣可出现镜下血尿（红细胞 >5/高倍视野）或出现红细胞管型，后者对肾小球肾炎有诊断意义。

（二）抗体检查

1. 抗中性粒细胞胞质抗体（ANCA）　90%以上病情活动的韦格纳肉芽肿患者血清中出现胞质型抗中性粒细胞胞质抗体（c - ANCA），其针对的抗原是蛋白酶 3（PR3），病情静止时约 40%的患者阳性，因此 c - ANCA 对韦格纳肉芽肿有诊断意义。现在认为 c - ANCA（PR3 - ANCA）是对韦格纳肉芽肿较有特异性的抗体，且与 WG 的活动性有关。

2. 抗内皮细胞抗体（AECA）　AECA 在 WG 的阳性率为 55%～80%，AECA 滴度的消长与疾病的活动性相关，并可藉此将疾病本身的活动与并发的感染、肾功能不全或药物的副作用等情况相区别。WG 在疾病活动或是并发感染等情况时，临床症状皆可加重，有疾病活动造成者 AECA 滴度升高，而其他因素导致病情加重者则 AECA 滴度并不升高。

（三）影像学检查

1. X 线检查　胸部 X 线对韦格纳肉芽肿的诊断非常重要，但应注意约 20%的 WG 患者胸片可以无病变。胸片显示双肺多发性病变，以双下肺多见，病灶以结节影最为常见，可见于 40%～70%的病例。结节影可以是孤立的、也可以是多发的，其中约 50%可以伴有空洞形成，薄壁空洞和厚壁空洞都可见到，其大小为 1.5～10.0cm，常呈戏剧性改变、迁移性，也可自行消失，这是本病的特点，与肿瘤或其他感染性疾病不同。出现弥漫的毛玻璃样透亮度下降，提示肺泡出血可能。其他类型的病变包括粟粒样、局灶性浸润，肺不张，肺间质病变，还可见气管狭窄。纵隔病变以及胸膜病变少见，如出现应注意除外其他疾病。上呼吸道 X 线可显示鼻旁窦黏膜增厚，甚至鼻或鼻旁窦骨质破坏。

2. CT 检查　是 X 线检查的有益补充，可以进一步明确 X 线所见病变的性质以及 X 线未能发现的病变。CT 所见病变同 X 线，主要为伴或不伴空洞的结节影和气道的实变影，后者常见于双侧的或弥漫性肺出血。CT 还可见肺间质病变，包括小间隔增粗、支气管壁增厚。此外，CT 对于发现气管狭窄明显优于 X 线检查。

3. 其他　磁共振（MRI）、核素检查以及血管造影对 WG 的诊断无特殊意义。

（四）病理活检

上呼吸道、支气管内膜及肾脏活检是诊断韦格纳肉芽肿的重要依据，病理显示肺及皮肤小血管的类纤维蛋白变性；血管壁有中性粒细胞浸润，局灶性坏死性血管炎；上、下呼吸道有坏死性肉芽肿形成；肾病理表现为局灶性、节段性、新月体性坏死性肾小球肾炎；免疫荧光检测无或很少免疫球蛋白以及补体沉积。诊断有一定困难时，可行胸腔镜或开胸活检以提供诊断依据。在临床表现典型、c-ANCA 阳性时，可作出临床诊断而不必等待活检结果，以免延误治疗。

六、诊断

韦格纳肉芽肿的诊断平均需要 5~15 个月。其中 40% 的诊断是在不到 3 个月的时间里得出的，10% 可长达 5~15 年才被诊断。为了达到最有效的治疗，韦格纳肉芽肿早期诊断至关重要。无症状患者可通过血清学检查 ANCA 以及鼻旁窦和肺脏的 CT 扫描得到诊断。

1990 年美国风湿病学会（ACR）对韦格纳肉芽肿的诊断分类标准：①鼻或口腔炎症：痛性或无痛性口腔溃疡，脓性或血性鼻腔分泌物。②X 线胸片异常：X 线胸片示结节、固定浸润病灶或空洞。③尿沉渣中有红细胞管型。④病理为肉芽肿性炎：在动脉壁内或在血管周围，或在血管（动脉或小动脉）外有肉芽肿炎性改变。符合 2 条或 2 条以上时即可诊断 WG，诊断的敏感性和特异性分别为 88.2% 和 92.0%。

WG 在临床上常被误诊，为了能早期诊断，对有以下情况者应反复进行活组织检查：①不明原因的发热伴有呼吸道症状。②慢性鼻炎及鼻窦炎，经检查有黏膜糜烂或肉芽组织增生。③眼、口腔黏膜有溃疡、坏死或肉芽肿。④肺内有可变性结节状阴影或空洞。⑤皮肤有紫癜、结节、坏死和溃疡等。

七、鉴别诊断

韦格纳肉芽肿有时诊断不易，须除外其他疾病，尤其是显微镜下多血管炎（MPA）、Churg-Strauss 综合征（CSS），这三种主要影响小血管的血管炎具有一定的相似性，而且都与 ANCA 相关，被称为 ANCA 相关血管炎。

（一）显微镜下多血管炎

1993 年以前将显微镜下多血管炎作为韦格纳肉芽肿的一个亚型，目前认为显微镜下多血管炎为一独立的系统性血管炎。MPA 常见坏死性肾小球肾炎以及肺的毛细血管炎，很少累及上呼吸道。检验多为 p-ANCA 阳性，一般无肉芽肿形成。

（二）Churg-Strauss 综合征

CSS 常有过敏史和有重度哮喘；肺和肺外脏器有中小动脉、静脉炎及坏死性肉芽肿；周围血嗜酸性粒细胞增高。WG 与 CSS 均可累及上呼吸道，但前者常有上呼吸道溃疡，X 线胸片示肺内有破坏性病变如结节、空洞形成，而在 CSS 则不多见。WG 的肾脏病变较重，对环磷酰胺的治疗反应好于糖皮质激素。病灶中很少有嗜酸性粒细胞浸润，周围血嗜酸性粒细胞增高不明显，也无哮喘发作。

（三）淋巴瘤样肉芽肿病

是多形细胞浸润性血管炎和血管中心性坏死性肉芽肿病，浸润细胞为小淋巴细胞、浆细胞、组织细胞及非典型淋巴细胞，病变主要累及肺、皮肤、神经系统及肾间质，但不侵犯上呼吸道。

（四）肺出血 - 肾炎综合征（Goodpasturesyndrome）

是以肺出血和急进性肾小球肾炎为特征的综合征，肾及肺活检可发现抗肾小球基底膜抗体，由此引致的弥漫性肺泡出血及肾小球肾炎综合征，以发热、咳嗽、咯血及肾炎为突出表现，但一般无其他血管炎征象。本病多缺乏上呼吸道病变，肾病理可见基底膜有免疫复合物沉积。

（五）复发性多软骨炎

上呼吸道为主要表现的 WG 鉴别诊断须考虑复发性多软骨炎（Relapsing Polychondritis，RP），后者病变部位在软骨，可累及鼻软骨、气管软骨引起鞍鼻、气管狭窄等表现。鞍鼻在临床上主要见于 WG、复发性多软骨炎、梅毒、麻风等。因耳郭为全身最大的软骨，一般讲不伴有耳郭塌陷，RP 可除外。RP 无鼻旁窦受累，实验室检查 ANCA 阴性及活检对诊断很有必要。

八、治疗

韦格纳肉芽肿的治疗原则为早期诊断、早期治疗。其治疗又可分为 3 期，即诱导缓解、维持缓解以及控制复发。循证医学（EBM）显示糖皮质激素加环磷酰胺联合治疗有显著疗效，特别是肾脏受累以及具有严重呼吸系统疾病的患者，应作为首选治疗方案。目前认为未经治疗的韦格纳肉芽肿患者的预后很差，90% 以上的患者在 2 年内死亡，死因通常是呼吸衰竭和（或）肾功能衰竭。然而，大多数的患者通过使用细胞毒药物可获得长期缓解，尤其是环磷酰胺联合糖皮质激素。85%～90% 的患者对环磷酰胺治疗有反应，75% 的患者获得完全缓解。获得缓解的中位时间是 12 个月，偶尔有患者需 2 年以上治疗才能解除所有症状。但在治疗有效的患者中 30%～50% 至少复发 1 次，需要再次治疗。目前认为单独使用泼尼松的作用是很小的。与环磷酰胺联合泼尼松治疗相比，单独使用泼尼松的缓解率更低，复发率和病死率更高。在使用免疫抑制药和激素治疗时，应注意预防卡氏肺囊虫感染所致的肺炎，国外报道约 6% 的 WG 患者在免疫抑制治疗的过程出现卡氏肺囊虫肺炎，并可成为 WG 的死亡原因。这也是建议使用复方磺胺甲噁唑（复方新诺明）治疗 WG 的原因之一。

（一）糖皮质激素

活动期用泼尼松 1.0～1.5mg/（kg·d）。对严重病例如中枢神经系统血管炎、呼吸道病变伴低氧血症如肺泡出血、进行性肾功能衰竭，可采用冲击疗法，甲泼尼龙 1.0g/d 连续用 3d，一般糖皮质激素用 4～6 周，病情缓解后减量并以小剂量维持。

（二）免疫抑制药

1. 环磷酰胺　通常给予每天口服环磷酰胺 1.5～2mg/kg，也可用环磷酰胺 200mg，隔日 1 次。对病情平稳的患者可用 1mg/kg 维持。对严重病例给予环磷酰胺 1.0g 冲击治疗，每 3～4 周 1 次，同时给予每天口服环磷酰胺 100mg，注意观察不良反应，如继发感染、骨髓抑制，外周血白细胞降低等。环磷酰胺是治疗本病的基本药物、可使用 1 年或数年，撤药后患者能长期缓解。循证医学显示，环磷酰胺能显著地改善 WG 患者的生存期，但不能完全控制肾脏等器官损害的进展。

2. 硫唑嘌呤　硫唑嘌呤（商品名依木兰）是一种嘌呤的类似物，有抗炎和免疫抑制双重作用，有时可替代环磷酰胺。一般用量为 1～4mg/（kg·d），总量不超过 200mg/d。如环磷酰胺不能控制，可合并使用硫唑嘌呤或改用硫唑嘌呤。该药的副作用较环磷酰胺轻，主要为骨髓抑制和肝脏损害等。

3. 甲氨蝶呤（MTX） MTX 一般用量为 10 ~ 15mg，1 周 1 次，口服、肌内注射或静脉注射疗效相同，如环磷酰胺不能控制可合并使用。

4. 环孢素（CsA） 作用机制为抑制 IL－2 合成，抑制 T 淋巴细胞。优点为无骨髓抑制作用，但免疫抑制作用也较弱。常用剂量为 3 ~ 5mg/（kg·d）。主要不良反应为：恶心、厌食、皮疹、多毛、血压升高或血肌酐升高等。

5. 霉酚酸酯（骁悉） 是一新型的、选择性、非竞争性的次黄嘌呤单核苷酸脱氢酶抑制药，可导致细胞内 GMP 和 GTP 的缺乏，抑制 DNA 的合成。能高度选择性地阻断 T 和 B 淋巴细胞鸟嘌呤核苷酸的经典合成，从而抑制 T 和 B 淋巴细胞的增殖。初始用量 1.5g/d，分 3 次口服，维持 3 个月，维持剂量 1.0g/d，分 2 ~ 3 次口服，维持 6 ~ 9 个月。优点是肝、肾毒性和骨髓抑制等副作用较其他免疫抑制药小。

6. 静脉用丙种球蛋白（IVIg） 丙种球蛋白通过 Fc 介导的免疫调节作用，通过 Fab 干扰抗原反应或参与抗独特型抗体交叉作用而抑制抗体形成，抑制 T 淋巴细胞增殖及减少自然杀伤细胞的活性。大剂量丙种球蛋白还具有广谱抗病毒、细菌及其他病原体作用。一般与激素及其他免疫抑制药合用，剂量为 300 ~ 400mg/（kg·d），连用 5 ~ 7d。大剂量丙种球蛋白在体内半衰期为 21 ~ 25d。

（三）其他治疗

1. 复方磺胺甲噁唑片 对于病变局限于上呼吸道以及已用泼尼松和环磷酰胺控制病情者，可选用复方磺胺甲噁唑片进行抗感染治疗（每日 2 ~ 6 片），认为有良好疗效，能预防复发，延长生存时间。

2. 生物制剂 新近临床研究发现 TNF－α 受体阻滞药（Infliximab，商品名 Remicade；Etanercept，商品名 Enbrel）与泼尼松和环磷酰胺联合治疗能增加疗效，减少后者的副作用；对泼尼松和环磷酰胺治疗无效的患者也可试用 TNF－α 受体阻滞药，能收到理想的疗效，但最终疗效还需要更多的临床资料。

3. 血浆置换 对活动期或危重病例，如透析患者、严重的肺出血患者以及患有抗肾小球基底膜抗体疾病的患者可用血浆置换治疗作为临时治疗。一般与激素及其他免疫抑制药合用。

4. 血液透析 急性期患者如出现肾衰竭则需要透析，55% ~ 90% 的患者经透析治疗可获缓解，肾脏恢复足够的功能，40% ~ 70% 的患者能脱离透析 3 年或更长时间。

5. 手术治疗 对于出现声门下狭窄、支气管狭窄等患者可以考虑介入治疗或外科治疗。

九、预后

韦格纳肉芽肿通过用药尤其是糖皮质激素加环磷酰胺联合治疗和严密的随诊，能诱导和维持长期的缓解。早期诊断能预期获得有效的治疗。最近几年，在疾病早期即可获得韦格纳肉芽肿的诊断，使患者的治疗效果更好并得到理解。过去，未经治疗的韦格纳肉芽肿平均生存期是 5 个月，82% 的患者 1 年内死亡，约 90% 的患者 2 年内死亡。目前经激素和免疫抑制药治疗后，WG 的预后明显改善，大部分患者在正确治疗下能维持长期缓解。1992 年，

Hoffman 统计的 8 年死亡率为 13%，1996 年，Matteson 公布的 5 年和 10 年死亡率分别为 28% 和 36%。影响预后的主要因素是难以控制的感染和不可逆的肾脏损害，年龄 > 57 岁及血肌酐升高是预后不良因素。此外，ANCA 的类型对治疗的反应和预后似乎无关，但有抗 PR3 抗体的患者若不治疗有可能病情更活动，进展更迅速。故早期诊断、早期治疗，力争在肾功能损害之前给予积极治疗，可明显改善预后。韦格纳肉芽肿是否缓解取决于其炎症是否活动，而不是一些功能检查的异常，患者的临床表现异常可能并非是疾病活动。

（万　琦）

第六节　显微镜下多血管炎

显微镜下多血管炎（Microscopic Polyangitis，MPA）是一种主要累及小血管的系统性坏死性血管炎，可侵犯肾脏、皮肤和肺等脏器的小动脉、微动脉、毛细血管和小静脉。常表现为坏死性肾小球肾炎和肺毛细血管炎。1948 年，Davson 等首次提出在结节性多动脉炎中存在一种以节段性坏死性肾小球肾炎为特征的亚型，称之为显微镜下多动脉炎（Microscopic Polyarteritis），因为其主要累及包括静脉在内的小血管，故现多称为显微镜下多血管炎。1990 年的美国风湿病学会血管炎的分类标准并未将 MPA 单独列出，因此既往显微镜下多血管炎大多归属于结节性多动脉炎（Polyarteritisnodosa，PAN），极少数归属于韦格纳肉芽肿（Wegener Granulomatosis，WG）。目前普遍认为显微镜下多血管炎为一独立的系统性坏死性血管炎，很少或无免疫复合物沉积，常见坏死性肾小球肾炎以及肺的毛细血管炎。1993 年 ChapelHill 会议将显微镜下多血管炎定义为一种主要累及小血管（如毛细血管、小静脉或小动脉）无免疫复合物沉积的坏死性血管炎。PAN 和 MPA 的区别在于，前者缺乏小血管的血管炎，包括小动脉、毛细血管和小静脉。鉴于 MPA，WG 和 CSS（Churg - Strauss Syndrome）3 种血管炎具有 ANCA 阳性、缺乏免疫复合物沉积的相似特点，常共称为 ANCA 相关的血管炎。

显微镜下多血管炎在任何年龄都可发病，但以 40 ~ 50 岁最常见，发病率为（1 ~ 3）/ 10 万人，男性发病率略高于女性，男女比为（1 ~ 1.8）∶1，起病急缓不一。

一、病因

显微镜下多血管炎的病因仍不清楚，有资料表明与患者体内的免疫异常有关。细胞因子介导的黏附分子的表达和功能异常，以及白细胞和血管内皮细胞的异常激活在 MPA 的发病中可能都起一定作用，但具体启动因素尚不清楚。ANCA 可能在 MPA 的发病中起一定作用。除受累血管大小外，MPA 与 PAN 的坏死性动脉炎在组织学上相似。

二、病理

显微镜下多血管炎病理特征为小血管的节段性纤维素样坏死，无坏死性肉芽肿性炎，在小动脉、微动脉、毛细血管和静脉壁上，有多核白细胞和单核细胞的浸润，可有血栓形成。在毛细血管后微静脉可见白细胞破碎性血管炎。病变累及肾脏，皮肤、肺和胃肠道，肾脏病理示局灶性、节段性肾小球肾炎，并有新月体的形成，免疫组织学检查显示很少有免疫球蛋白和补体的沉积。电镜下很少或无电子致密物沉积。肺的病理改变是坏死性毛细血管炎和纤维素样坏死，部分毛细血管血栓形成、Ⅱ型上皮细胞过度增生。肌肉和腓肠神经活检可见小到中等静脉的坏死性血管炎。MPA的肾脏病理特点和其他的免疫复合物介导的肾小球肾炎以及抗肾小球基底膜抗体介导的Goodpasture综合征不同，但和韦格纳肉芽肿的肾脏病变以及特发性的急性肾小球肾炎有时不易鉴别。

三、临床表现

显微镜下多血管炎可呈急性起病表现为急进性肾小球肾炎、肺出血和咯血，有些也可非常隐匿起病数年，以间断紫癜、轻度肾脏损害、间歇性咯血等为表现。典型病例多具有皮肤-肺-肾的临床表现。

1. 全身症状　MPA患者在就诊时常伴有一般全身情况，包括发热、乏力、厌食、关节痛和体重减轻。好发于冬季，多数有上呼吸道感染或药物过敏样前驱症状。

2. 皮肤表现　MPA可出现各种皮疹，以紫癜和高出皮面的充血性斑丘疹多见。皮疹可单独出现，也可和其他临床症状同时出现，其病理多为白细胞破碎性血管炎。除皮疹外，MPA患者还可出现网状青斑、皮肤溃疡、皮肤坏死、坏疽以及肢端缺血、坏死性结节、荨麻疹，和血管炎相关的荨麻疹常持续24h以上。

3. 肾脏损害　是MPA最常见的临床表现，病变表现差异很大，极少数患者可无肾脏病变。多数患者出现蛋白尿、血尿、各种管型、水肿和肾性高血压等；部分患者出现肾功能不全，可进行性恶化致肾功能衰竭。25%~45%的患者最终需血液透析治疗。

4. 肺部损害　约一半的MPA患者有肺部损害发生肺泡毛细血管炎，12%~29%的患者有弥漫性肺泡出血。查体可见呼吸窘迫症，肺部可闻及啰音。由于弥漫性的肺间质改变和炎症细胞的肺部浸润，约1/3的患者出现咳嗽、咯血、贫血，其中大量的肺出血可导致呼吸困难，甚至死亡。部分患者可在弥漫性肺泡出血的基础上出现肺间质纤维化。

5. 神经系统　20%~30%MPA患者有神经系统损害的症状，其中约57%出现多发性单神经炎或多神经病变，另约11%的患者可有中枢神经系统受累，常表现为癫痫发作。

6. 消化系统　消化道也可被累及，表现为消化道出血、胰腺炎以及由肠道缺血引起的腹痛。严重时可由于胃肠道的小血管炎和血栓形成造成缺血，导致肠穿孔。

7. 心血管系统　MPA亦可累及心血管系统，患者可出现胸痛和心衰症状，临床可见高血压、心肌梗死以及心包炎。

8. 其他　部分患者也有耳鼻喉的表现，如鼻窦炎，此时较易与韦格纳肉芽肿相混淆。少数患者还可有关节炎、关节痛和睾丸炎所致的睾丸痛。眼部症状包括眼部红肿和疼痛以及视力下降，眼科检查发现为视网膜出血、巩膜炎以及色素膜炎。

四、实验室检查及辅助检查

（一）实验室检查

1. 常规检查　在MPA中，反映急性期炎症的指标如ESR、CRP升高，部分患者有贫血、白细胞和血小板增多。累及肾脏时出现蛋白尿、镜下血尿和红细胞管型，血清肌酐和尿素氮水平升高。

2. 免疫学检查　C3和C4水平正常。约80%的MPA患者抗中性粒细胞胞质抗体（ANCA）

阳性,是 MPA 的重要诊断依据,其中约 60% MPO – ANCA(p – ANCA)阳性,肺受累及者常有此抗体,另有约 40% 的患者为 PR3 – ANCA(c – ANCA)阳性。约 40% 的患者可查到抗心磷脂抗体(ACL),少部分患者 ANA、RF 阳性。

（二）影像学改变

X 线胸片早期可发现无特征性的双侧不规则的结节片状阴影或小泡状浸润影,肺空洞少见,可见继发于肺泡毛细血管炎和肺出血的弥漫性肺实质浸润影,中晚期可出现肺间质纤维化。

五、诊断

本病诊断尚无统一标准,以下情况有助于 MPA 的诊断:①中老年人,以男性多见;②起病前有上呼吸道感染或药物过敏样前驱症状;③肾脏损害表现有蛋白尿、血尿和(或)急进性肾功能不全等;④伴有肺部或肺肾综合征的临床表现;⑤伴有关节、眼、耳、心脏、胃肠道等全身各器官受累表现;⑥p – ANCA 阳性;⑦肾、肺活检有助于诊断。

六、鉴别诊断

确定诊断之前,须与结节性多动脉炎和韦格纳肉芽肿相鉴别。

（一）结节性多动脉炎（PAN）

以往 MPA 属于 PAN 的一种类型,随着疾病认识的不断深入,发现二者临床表现并不完全相同,故 1993 年的关于血管炎的教会山会议（Chapel Hill consensus conference）把 MPA 单独列为一种疾病。根据新的定义,PAN 是累及中动脉以及小动脉的坏死性炎症,不伴有肾小球肾炎或微小动脉,毛细血管或微小静脉炎症;而 MPA 是主要累及小血管的坏死性血管炎,很少或无免疫复合物沉积,其中坏死性肾小球肾炎很多见,肺毛细血管炎也常发生。

（二）韦格纳肉芽肿（WG）

WG 为小动脉和小静脉的血管炎,以上、下呼吸道和肾脏病变三联征为主要临床特点,c – ANCA 阳性多见,活检病理示小血管壁或其周围有中性粒细胞浸润,并有坏死性肉芽肿形成。而 MPA 很少累及上呼吸道,主要为 p – ANCA 阳性,一般无肉芽肿形成。

（三）肺出血 – 肾炎综合征（Goodpasture syndrome）

Goodpasture 综合征也称为抗肾小球基底膜抗体肾炎伴肺出血（Anti – GMB Disease With Pulmonary Hemorrhage）,是由于肺泡和肾小球基底膜受损而致病,包括反复弥漫性肺出血、肾小球肾炎以及循环抗肾小球基底膜抗体（Anti – GBM）三联征,临床表现为反复弥漫性肺出血、贫血以及肾出血（血尿）。肺及肾活检经免疫荧光镜检查可见抗基底膜抗体的 IgG 及 C3 沿肺泡壁以及肾小球的毛细血管壁呈连续均匀线状沉积。血循环中检出抗基底膜抗体是诊断本病的重要依据。

七、治疗

MPA 的临床表现各异,有的仅表现为轻微的系统性血管炎和轻微的肾功能衰竭;有的则急性起病,病情凶险,快速进展为肾功能衰竭,并可因肺毛细血管肺泡炎导致呼吸衰竭。因此本病的治疗主要依据疾病的病变范围、进展情况以及炎症的程度来决定。

MPA 的治疗可以分为 3 个阶段，第 1 阶段：为诱导缓解；第 2 阶段：为维持缓解，此阶段可以中等量泼尼松治疗，并维持环磷酰胺（CTX）治疗 12 个月，或换用硫唑嘌呤、甲氨蝶呤等 DMARDs 维持缓解；第 3 阶段：为治疗复发，可采用与诱导缓解的同样的治疗方案。金黄色葡萄球菌的定植可能和 MPA 的复发有一定的关系，因此服用磺胺类抗生素对防止复发有一定效果。对于伴有肺出血的肺泡毛细血管炎、危及生命的患者，应联合治疗或行血浆置换治疗。糖皮质激素加 CTX 应作为首选方案。

（一）诱导期和维持缓解期的治疗

1. 糖皮质激素　泼尼松（龙）1mg/（kg·d），晨顿服或分次服用，一般服用 4～8 周后减量，等病情缓解后以维持量治疗，维持量有个体差异。建议少量泼尼松（龙）（10～20mg/d）维持 2 年，或更长。对于重症患者和肾功能进行性恶化的患者，可采用甲泼尼龙冲击治疗，每次 0.5～1.0g 静脉滴注，每日或隔日 1 次，3 次为 1 个疗程，1 周后视病情需要可重复。激素治疗期间注意防治不良反应。不宜单用泼尼松治疗，因缓解率下降，复发率升高。

2. 环磷酰胺（CTX）　可采用口服，剂量一般 2～3mg/（kg·d），持续 12 周。可采用 CTX 静脉冲击疗法，剂量 0.5～1.0g/m² 体表面积，每个月 1 次，连续 6 个月，严重者用药间隔可缩短为 2～3 周，以后每 3 个月 1 次，至病情稳定 1～2 年（或更长时间）可停药观察。口服副作用高于冲击治疗。用药期间须监测血常规和肝、肾功能。

3. 硫唑嘌呤　由于 CTX 长期使用副作用多，诱导治疗一旦达到缓解（通常 4～6 个月后）也可以改用硫唑嘌呤，1～2mg/（kg·d）口服，维持至少 1 年。应注意不良反应。

4. 霉酚酸酯　霉酚酸酯 1.0～1.5g/d，用于维持缓解期和治疗复发的 MPA，有一定疗效，但资料较少，且停药可能引起复发。

5. 甲氨蝶呤（MTX）　有报道 MTX 5～25mg，每周 1 次，口服或静脉注射治疗有效，应注意不良反应。

6. 丙种球蛋白　采用大剂量静脉丙种球蛋白［IVIG 0.4g/（kg·d）］，3～5 日为 1 个疗程，部分患者有效，但价格昂贵。在合并感染、体弱、病重等原因导致无法使用糖皮质激素和细胞毒药物时可单用或合用。

7. 特异性免疫吸附　即应用特异性抗原结合树脂，吸附患者血清中相应的 ANCA，有少量报道证实有效，但该治疗方法尚在探索中。

（二）暴发性 MPA 的治疗

此时可出现肺－肾功能衰竭，常有肺泡大量出血和肾功能急骤恶化，可予以泼尼松（龙）和 CTX 联合冲击治疗，以及支持、对症治疗的同时采用血浆置换疗法。每次置换血浆 2～4L，每天 1 次，连续数日后依情况改为隔日或数日 1 次。该疗法对部分患者有效，但价格昂贵，副作用有出血、感染等。血浆置换对肌酐、尿素氮等小分子毒素清除效果差，如患者血肌酐明显升高宜联合血液透析治疗。但在已进入尿毒症期的患者是否继续使用免疫抑制药和细胞毒药物还有争议，因这类患者对药物反应差，副作用明显增多。

（三）复发的治疗

大多数患者在停用免疫抑制药后可能复发。典型的复发发生于起病最初受累的器官，一般比初次发病温和，但也可能引起主要器官受损导致进一步的功能障碍。CTX 不能阻止复发。如果患者还在初次治疗期间出现较温和的复发，可暂时增加泼尼松剂量控制病情，如果治疗无效则可进行血浆置换。

（四）透析和肾移植

少数进入终末期肾功能衰竭患者，需要依赖维持性透析或进行肾移植，肾移植后仍有很少数患者会复发，复发后仍可用糖皮质激素和免疫抑制药治疗。

（五）其他

对有肾损害的患者应严格控制血压在正常范围内，推荐使用血管紧张素转换酶抑制药或血管紧张素Ⅱ受体拮抗药。

八、预后

MPA 的 90% 的患者经治疗能得到改善，75% 的患者能完全缓解，约 30% 的患者在 1~2 年后复发。本病治疗后的 2 年和 5 年生存率大约为 75% 和 74%。与 PAN 相似，本病的主要死亡原因是不能控制的病情活动、肾功能衰竭和继发感染以及肺脏受累。疾病过程中应密切监测 ESR 水平，MPA 中 ANCA 的滴度与病情活动相关性较差。

（万　琦）

第七节　贝赫切特病

贝赫切特病（BehCet's Disease，BD），亦称白塞病，是一种以口腔溃疡、外阴溃疡、眼炎及皮肤损害为临床特征的，累及多个系统的慢性疾病。病情呈反复发作和缓解交替过程。部分患者遗有视力障碍，少数因内脏受损死亡外，大部分患者的预后良好。

本病根据其内脏的系统损害不同而分为血管型、神经型、胃肠型等。血管型指有大、中型动脉、静脉受累者；神经型指有中枢或周围神经受累者；胃肠型指有胃肠道溃疡、出血、穿孔等。

由于患病率较高的地区都位于古丝绸路，本病又别名为丝绸之路病（Silk Route Disease）。在我国，女性患者略多见，而有内脏器官及眼受累，则男性明显高于女性。发病年龄均在青壮年时期。北京协和医院的材料显示，发病年龄最小者为 12 岁，最大为 44 岁。国外材料显示发病年龄为 5~66 岁，平均年龄为 25 岁，从发病到临床主要症状全部出现最长需 5 年。

一、病因

确切病因不明。现有资料认为环境与遗传因素与本病的发生和发展相关。

（一）环境因素

1. 微生物感染　单纯疱疹病毒、丙型肝炎病毒，链球菌 Sanguis、结核杆菌均被疑为可能的病因，然无确切证据。有人认为热休克蛋白（Heat Shock Protein，HSP），一种真核生物进化过程中保留的极为保守而广泛存在的分子，它们在热度、与自由基接触、缺氧、主要营养成分缺乏的刺激下可以由细菌或宿主细胞产生。细菌产生的 HSP 可以刺激患者的 T 淋巴细胞。

2. 地理 本病患病率高的人群都位于一个特定的地区，横跨亚洲，属当年东西方商业交流的路途。而且同为土耳其人，移居德国后的患病者较欧洲部分的土耳其人低5倍，较亚洲部分的土耳其人低18倍。移居夏威夷后的日本人其患病率低于日本本土者。这些都提示一个未知的与地理环境有关的因素在起作用。

3. 种族 西方白种人的患病率明显较中东人及黄种人为低。在伊朗境内的土耳其族患本病者明显高于该国的其他民族。伊朗另一少数民族来自古老的雅利安族（白人种族），罕见BD。

（二）遗传因素

1. 家系调查 BD有家族史者在日本为2%～3%，在土耳其及其他中东国家为8%～34%，大部分为一级亲属。土耳其有报道患者的同胞患病的危险因子达11.4%～52.5%。说明BD有遗传的倾向。

2. 遗传基因 HLA–B_5（B_{51}）：各国均报道了BD与HLA–B_5（B_{51}）有密切相关性。在亚洲具此基因的BD患者达81%，日本达55%，对照人群10%～15%，相对危险性6.7。欧洲10个国家BD者的HLA–B_5的阳性率为25%～79%，而各自的对照组为3%～28%，相对危险性1.5～10.9。在我国BD患者的HLA–B_{27}频率为37.5%。许多人认为HLA–$B*5101$（B5的亚型）具有贝赫切特病基因的决定簇（即DAIXXXXXF），它可能起自身抗原的作用。在有严重内脏病变和眼病的BD，HLA–B_5（B_{51}）的阳性率较无内脏病变和眼病者为高，因此它也被认为与BD疾病的严重性相关。

MIC本基因位于第6染色体HLA–B_{27}位点与TNF位点之间，靠近B位点，有亚型A与B。MICA与BD有关。MICA在BD中较对照人群明显升高（前者为74.0%，后者为45.6%）。但有人以为MICA与B_{51}有很强的连锁，且其异质性低，因此不像是一个与BD相关的主要基因。MICA主要由内皮细胞及纤维细胞表达，它刺激T淋巴细胞和NK细胞的活化，因此BD的血管损伤可能与它有关。

二、发病机制

BD发病机制涉及细胞免疫和体液免疫。

（一）细胞免疫

（1）活化的T细胞出现在患者的局部组织和周围血中，其中CD_4^+和CD_8^+均有增多，γδT细胞也增多。各个患者T细胞受体TCRβ株升高不一致，即TCRVβ呈多态性，说明T细胞升高是由多种不同抗原促发的。由于周围血中IL–2和IFNγ是增高的，Th2分泌的细胞因子IL–4和IL–10呈低水平。因此BD属Th1占优势的细胞免疫反应。而血循环中的致炎性细胞因子IL–1β、TNF–α和IL–8也是增高的。

（2）中性粒细胞的反应是一非特异性的细胞反应，在本病中有一定作用，如本病中出现的非细菌性化脓性毛囊炎、针刺反应、前房积脓均显示有大量中性粒细胞的浸润、活化和功能亢进。来自BD患者的中性粒细胞具有产生大量过氧化物和溶酶体酶及加强趋化作用的能力，以致造成组织损伤。中性粒细胞的活化可能与致炎性细胞因子的促发有关。

（3）血管内皮细胞衬于血管内壁，为血流提供光滑表面，维持血液正常的流动。也作为渗透膜调节血管内、外的物质交换。近年来发现它能合成、释放活性物质如血管舒张因子和收缩因子，抗凝血和促凝血因子，促进和抑制血管壁细胞生长因子，防止血细胞黏附于血管壁因子等。当受到刺激（如致炎细胞因子）后，内皮细胞表达的黏附分子增多，有利于血小板和白细胞黏附于其壁，形成血栓。同时白细胞外移，活化释放导致组织损伤的介质，并扩大了自身组织的损伤。内皮细胞受损后有抗原呈递，促进炎症反应的作用，目前认为内皮细胞参与了系统性血管炎的发生和发展。然而，由于内皮细胞本身的异质性，不同大小、种类和不同器官的内皮细胞形态、功能不同，解释了不同血管炎中受损器官和临床表现的迥异。

（二）体液免疫

BD 与其他具有已知的自身抗体的弥漫性结缔组织病不同。它与抗核抗体谱、抗中性粒细胞胞质抗体、抗磷脂抗体的相关性不明显。近年来的研究认为抗内皮细胞抗体（AECA）与血管炎病有一定相关性，它可以出现在多种血管炎病变中：如原发性血管炎病中的大动脉炎、川崎病、韦格纳肉芽肿、显微镜下多血管炎等，继发性血管炎中的狼疮肾炎和皮肌炎。在 BD 中其阳性率为 28%。

AECA 的靶抗原在各个血管炎中很不相同：在 SLE 有 DNA、DNA - 组蛋白、核糖体 P 蛋白，系统性血管炎有蛋白酶 3 或髓过氧化酶，在 BD 的靶抗原尚不明。

AECA 与内皮细胞损伤的因果关系尚不明确。但它可以活化内皮细胞，促发补体依赖和（或）抗体介导的细胞毒反应，导致内皮细胞的损伤持续或进一步进展。

（三）交叉免疫反应

（1）由于细菌的 HSP65 和人的 HSP60 间有 50% 以上的氨基酸序列排列相似。又有证明在人黏膜和皮肤有大量 HSP60，因此当细菌入侵人体时，易感者通过 T 细胞对 HSP65 起了交叉免疫反应，促使黏膜和皮肤 HSP60 的活化出现口腔溃疡和皮损。

（2）外界病原体的侵入可引起急性葡萄膜炎及视网膜炎。网膜受损后产生的自身抗原（S - Ag）中部分氨基酸序列（aa342 ~ 355）与 HLA - B_{51} 及 HLA - B_{27} 的抗原序列有部分相同，成为共同抗原决定簇。通过交叉细胞免疫反应，使 BD（HLA - B_{51}）和脊柱关节病（HLA - B_{27}）的患者出现反复发作的葡萄膜炎。

（四）凝血机制异常

BD 出现血栓性血管炎较其他血管炎为多见。这很可能与内皮细胞损伤有关。由于 BD 内皮细胞释放的血浆Ⅷ因子相关抗原 vWF 高，促进血小板活化并黏附于内皮细胞而血浆纤溶系统受抑（纤溶酶原激活物抑制物升高）和自然抗凝物质（Thrombomudulin）减少，均使 BD 处于凝聚亢进的状态。另外，又通过血管壁内皮细胞表面的黏附分子和选择素的受体使白细胞黏附于内皮细胞，更促使血栓的形成及局部血管的炎症反应。

三、病理

BD 的主要病理特点是非特异性血管炎（包括不同大小的静脉、动脉和毛细血管）。在血管周围有中性多形核细胞、淋巴细胞、单核细胞的浸润，内皮细胞肿胀，严重者管壁弹力层破坏，纤维素样坏死和免疫复合物在管壁沉积。炎症可累及血管壁全层，形成局限性狭窄和（或）动脉瘤，两种病变可在同一患者同时交替出现。

本病的另一特点是在不同类型和大小的血管炎基础上形成由血小板、白细胞黏附于管壁内皮细胞的血栓，使得血管腔狭窄，组织因缺氧而变性和功能下降。

四、临床表现

（一）基本症状

指在本病中最常见又往往是最早出现的症状。它们可以在长达数年时间内相继地出现或同时出现。大部分起病隐匿，少数起病急骤并伴有发热、乏力等全身症状。

1. 复发性口腔溃疡（Recurrentoral Ulceration） 每年发作至少3次，发作期间在颊黏膜、唇缘、唇、软腭等处出现不止一个的痛性红色小结继以溃疡形成，溃疡直径一般为2～3mm。有的以疱疹起病，7～14d后自行消退，不留瘢痕。亦有持续数周不愈最后遗有瘢痕者。溃疡此起彼伏。本症状见于98%的患者，且是本病的首发症状。它被认为是诊断本病的最基本且必需的症状。

2. 复发性外阴溃疡（Recurrentgenital Ulceration） 与口腔溃疡症状基本相似，只是出现的次数较少，数目亦少。常见的部位是女性患者的大、小阴唇，其次为阴道；男性的阴囊和阴茎。也可以出现在会阴或肛门周围。约80%有此症状。

3. 皮肤病变 有结节红斑、假性毛囊炎、痤疮样毛囊炎、浅表栓塞性静脉炎等不同的表现。其中以结节红斑最为常见且具有特异性。结节红斑（Erythema Nodosum）见于70%的患者，多见于下肢的小腿部位，对称性，每个像铜板样大小或更大的，表面红色的浸润性皮下结节，有压痛，分批出现，7～14d后其表面色泽转为暗红，逐渐扩大后消退。仅在皮肤表面留有色素沉着，很少有破溃。

另一种皮疹为带脓头或不带脓头的毛囊炎，出现于30%的患者，多见于面部、颈部，有时四肢亦有。这种皮疹和痤疮很难与正常人青春期时出现的痤疮鉴别，故易被忽视。

血栓性浅静脉炎都出现在下肢，有疼痛和压痛。局部可扪及索条状物。其重要性在于栓子脱落可引起肺栓塞。

4. 眼炎 最常见的眼部病变是葡萄膜炎或称色素膜炎，葡萄膜炎又可分为虹膜睫状体炎（前葡萄膜炎）和累及视网膜的视网膜炎（后葡萄膜炎）。后者影响视力的危险性更大。眼炎的反复发作可以造成严重的视力障碍甚至失明。男性患者合并眼炎的多于女性患者，尤其是年轻男性发病率更高，且多发生在起病后的2年内。前葡萄膜炎即虹膜睫状体炎伴或不伴前房积脓，对视力影响较轻。视网膜炎本身和以后造成的视神经萎缩，可使视力明显下降，甚至失明。眼炎可先后累及双侧，有资料表明出现眼炎4年后50%～85%患者都有较严重的视力障碍。

（二）系统症状

除上述基本临床症状外，有部分患者尚有脏器系统的病变，这些病变亦多因局部血管炎所引起，系统病变大多出现在基本症状之后。

1. 消化道病变 本型又称胃肠－贝赫切特病。它出现在10%～15%的患者。消化道症状按其出现的频率有腹痛并以右下腹痛为常见，伴有局部压痛和反跳痛，其次为恶心、呕吐、腹胀、纳差、腹泻、吞咽不适等。通过胃肠X线检查、内镜检查及手术探查看到肠道的基本病变是自食管下段开始的多发性溃疡，回盲部为受累最多的部位，进行内镜检查的15例中有7例此处有溃疡，其次为升结场、降结肠、胃、食管等处，总之这种病变可出现在自口到肛门的全消化道的任一部位。重者合并溃疡出血、肠麻痹、肠穿孔、腹膜炎、瘘管形成、食管狭窄等并发症、甚至可以因此而死亡。

2. 神经系统病变　本型又称神经 - 贝赫切特病。见于10%的患者，男性并发此病变明显多于女性（10：4），除个别外都在基本症状出现后的数月到数年内出现。临床表现随其受累部位而不同。脑、脊髓的任何部位都可因小血管炎而受损（即使在同一患者，神经系统可多部位受累），因此患者神经系统的临床表现极为多样化。

并发神经系统病变者多发病急骤，根据其症状可分为脑膜炎、脑干损害、良性颅内高压、脊髓损害、周围神经受损等类型，现将各类型的症状列举如下：①脑膜炎型：头痛、意识障碍、精神异常、视盘水肿、脑膜刺激征、双侧锥体束征、偏瘫等。②脑干损害型：头晕、头痛、耳鸣、意识障碍、眼震、Horner综合征、脑神经麻痹、吞咽困难、发呛、呼吸障碍、癫痫等。③良性颅压增高：头痛、呕吐。④脊髓型：双下肢无力、麻木、感觉障碍、不同程度截瘫，尿潴留、大小便失禁，病理反射阳性。⑤周围神经型：四肢无力、麻木、周围型感觉障碍、肌萎缩、腱反射低下等。合并周围神经病变者明显少于中枢神经病变者，仅为中枢病变的1/10。

脑脊液的异常为颅内压力增高，约80%有轻度白细胞增高，单核细胞或多核细胞各占一半。33%~65%有蛋白的升高。脑MRI对诊断有一定的帮助，可见到脑组织不同部位（额叶、枕叶、颞叶、小脑、基底）多发性梗死，有少数尚伴有局部出血。1例动脉造影可见左侧颈总动脉、左锁骨下动脉严重狭窄。神经病变的复发率和病死率都很高，约77%患者经治疗病情缓解但仍遗有后遗症。死亡多出现在神经系统发病后的1~2年内。

3. 血管炎　本型又称血管 - 贝赫切特病。本节所指的是大中血管炎，见于10%的患者。所谓大中血管炎指任何部位的大中动脉炎和大中静脉炎。此型多见于男性。

大中动脉炎：当主动脉及其分支出现血管壁的炎症时，首先使管壁增厚，继而血栓形成终致管腔变窄，持续的炎症反应使动脉壁的弹力纤维遭到破坏，丧失其坚韧性而形成动脉瘤样的局部扩大。同时营养该部位的滋养血管也因炎症而使该处大血管壁病变加重。动脉狭窄的临床表现有患侧无脉或弱脉，血压低，或在健侧根本测不到、局部出现血管杂音（颈、腹部等处）。脑动脉狭窄者，有头晕、头痛，严重者晕厥。肾动脉狭窄时出现肾性高血压，冠状动脉受累时出现心肌缺血，甚至心肌梗死。当有动脉瘤形成时局部出现搏动性肿块。有患者因主动脉根瘤样扩张而引起主动脉瓣关闭不全，最终导致右心衰竭。亦有出现肺动脉高压。中等度血栓性静脉炎多见于四肢，尤其是下肢。浅表的静脉炎通过一般体检就能发现，但在深静脉的炎症栓塞引起下肢肿胀则有赖于局部血管造影方能确诊。大中血管炎的诊断有赖于病史及细致的体格检查，血管造影、Doppler检查是明确诊断和受累范围的可靠检查。

在贝赫切特病心脏的受累并不少见。可因主动脉根部瘤样扩张而出现主动脉瓣关闭不全、三尖瓣关闭不全而致右心功能不全。另外，亦有合并房室传导阻滞、心肌受损、心包积液的报道。

4. 关节炎　关节痛见于30%~50%的贝赫切特病患者，表现为单个关节或少数关节的痛、肿，甚至活动受限。其中以膝关节受累最为多见。大多数仅表现为一过性的关节痛，可反复发作并自限，偶尔可在X线片上表现出关节骨面有凿样破坏，很少有关节畸形。受累关节出现滑膜炎病变。滑膜病理改变主要表现为滑膜浅层有中性多形核细胞浸润和血管充血渗出等急性炎症性病变。滑膜细胞的增殖、淋巴细胞的浸润和淋巴滤泡的形成都很少见，说明它的滑膜炎和类风湿关节炎有明显的不同。骶髂关节炎在本病少见。

5. 肺病变　并发肺部病变者略少。肺的小动脉炎引起小动脉瘤和（或）局部血管的血栓而出现咯血、胸痛、气短、肺梗死等症状。4%～5%的患者可以出现肺间质病变，但严重的少见。有肺梗死者预后不佳。

6. 肾病变　表现为血尿（镜下或肉眼）、蛋白尿，均不严重，多为一过性，未有影响肾功能者，曾有人对 5 例临床有肾受累表现者进行肾穿刺，发现其病理各不相同，2 例为 IgA 肾病，1 例为淀粉样变，1 例为局灶性肾小球硬化，1 例为肾小球微小病变。有人报道 BD 可以因膀胱黏膜溃疡而导致尿异常。

7. 附睾炎　并发本症状的约 4.5%。可以累及双侧或单侧，表现为附睾肿大、疼痛和压痛，在经适当的治疗后能完全消失。

8. 其他症状　有部分患者在疾病活动或有新脏器受损时出现发热，以低热多见。

五、辅助检查

（一）实验室检查

BD 无特异血清学检查。其抗核抗体谱、抗中性粒细胞胞质抗体、抗心磷脂抗体均阴性。补体水平及循环免疫复合物亦系正常，仅有时有轻度球蛋白增高，血沉轻中度增快。抗 PPD 抗体则有约 40% 增高。

（二）针刺反应

这是本病目前唯一的特异性较强的试验。它的做法是用无菌皮内针头在前臂屈面的中部刺入皮内，然后退出，48h 后观察针头刺入处的皮肤反应，局部若有红丘疹或红丘疹伴有白疱疹则视为阳性结果。同时进行多部位的针刺试验时，有的出现阳性结果，但有的却为阴性。患者在接受静脉穿刺的检查或肌内注射的治疗时，也往往出现针刺阳性反应。静脉穿刺出现阳性率高于皮内穿刺的阳性率。

针刺的阳性反应与疾病受累的部位无明显关系，但与本病的活动性呈正相关。针刺试验阳性结果出现在我国 60% 以上的 BD 患者，而在地中海沿岸国家阳性率达 80%。欧美国家本试验的阳性率较低。本试验假阳性较少，其特异性达 90%。

（三）其他相关检查

根据患者的临床表现进行受累系统的相关检查，包括磁共振等影像学、血管造影、超声心血管检查、内镜、脑脊液等。

六、诊断

1973 年 BehCet 本人提出以口腔、外阴溃疡和葡萄膜炎作为诊断本病的依据。以后皮肤症状和系统病变相继成为诊断本病的项目。近十年来针刺试验被认为是本病唯一有特异性的客观检查而被列为本病的诊断指标之一。多年来各国学者根据其本国患者特点而提出不同的诊断标准。依次为 Mason 和 Barnes 标准（英国，1969），陈寿坡和张孝骞标准（中国，1980），日本修订标准（日本，1988），Dilsen 标准（土耳其，1988）。口腔溃疡虽本身特异性不强，但它出现于 98% 的 BD，且当它与外阴溃疡、眼病变、皮肤病变相结合后的特异性大大提高，因此它被认为是 BD 的基本症状之一。

根据上述结果，在 1989 年初步制定出一个统一的国际诊断标准如下：

（一）反复口腔溃疡

指每年至少有 3 次肯定的阿弗他溃疡或疱疹性溃疡出现，并有下述四项症状中的任何两项相继的或同时出现。

（二）反复外阴溃疡

经医师确诊或本人确有把握的外阴溃疡或瘢痕。

（三）眼炎

包括前葡萄膜炎、后葡萄膜炎、视网膜血管炎、裂隙灯下的玻璃体内有细胞出现。

（四）皮肤病变

包括有结节性红斑、假性毛囊炎、丘疹性脓疱疹、青春期后出现的痤疮样结节（患者未用过糖皮质激素）。

（五）针刺试验呈阳性

24～48h 内由医师观察结果。

其他与本病密切相关并有利于本病诊断的症状，或者为本症就诊症状的有：关节炎和（或）关节痛、血栓性静脉炎、深静脉血栓、大动脉炎、动脉瘤、三尖瓣病变、中枢神经病变、消化道溃疡、肺栓塞、附睾炎。由于它们的相关价值较低而不列为诊断标准中的基本项目。

诊断标准（或称分类标准）的主要作用是便于各国学者进行流行病学调查、临床分析、病因机制探讨、疗效评比等交流时的可比性，由于 BD 症状多相继出现，有时两种症状间隔时间很长。因此，对个别 BD 患者的诊断仍有赖于医师细致观察和正确判断，不宜为诊断标准所束缚。

七、鉴别诊断

因本病的口腔溃疡、关节炎、血管炎可在多种风湿性疾病出现，有时会造成鉴别诊断的困难。赖特综合征、Steven–Johnson 综合征、系统性红斑狼疮、干燥综合征、HIV 感染等都可以出现本病 5 个基本症状中的几个，即使是单纯的口腔溃疡亦与本病溃疡很难区别。因此详细病史和分析是至关重要的。

八、治疗

本病无根治方法。对轻症且无一般系统症状，如发热者主要采取对症治疗，累及器官、内脏，如胃肠型 BD、血管型 BD、神经型 BD、眼型 BD 等则须采用肾上腺皮质激素及免疫抑制药以控制症状并阻止炎症的发展。

（一）口腔及外阴溃疡

1. 肾上腺皮质素软膏制剂　氢化可的松软膏剂（1%，10mg/g）：每日 2 次，局部外涂；地塞米松软膏剂（0.05%～0.1%，0.5～1mg/g）：每日 2 次，局部外涂；曲安奈德软膏剂（0.025%～0.1%，0.25～1mg/g）：每日 2 次，局部外涂。

2. 秋水仙碱　每次 0.5mg，每日 2~3 次口服，服用 4 周无效可停服。有效者 2 周后减量继服。

3. 反应停　100~300mg/d，口服。服用 4 周无效可停服。

4. TNF-α 单抗　2002 年 6 月报道 1 例顽固性口腔及外阴溃疡经此治疗而得缓解。

（二）皮肤病变

1. 秋水仙碱　用法同前。

2. 反应停　用法同前。

3. 泼尼松（或泼尼松龙）　用于上述治疗无效的炎症反应严重或顽固性的结节红斑。

（三）眼病变

1. 虹膜睫状体炎　①散瞳。②可的松滴眼剂（0.5%~2.5%）：滴患眼 1~2 滴/次，每日 3~4 次。③地塞米松注射液（1.0~1.5mg）：球后注射，必须由眼科医师进行。④泼尼松（或泼尼松龙）：5~20mg/d，口服，严重者可增量至 20~100mg/d，口服。⑤免疫抑制药：包括硫唑嘌呤、环磷酰胺、环孢素，服用可防止 50%~70% 的眼炎复发并有视力的改善。我国用雷公藤口服治疗有一定疗效。

2. 视网膜炎　①、②及③同虹膜睫状体炎。④泼尼松（或泼尼松龙）：20~100mg/d，口服。同时并用以下任一免疫抑制药。⑤秋水仙碱：0.5~1.5mg/d，口服。⑥硫唑嘌呤：100mg/d，口服。⑦环磷酰胺：50~100mg/d，口服。⑧甲氨蝶呤：每周 7.5~15mg，口服。⑨环孢素 A：3~5mg/（kg·d），口服。⑩雷公藤多甙：60mg/d，分 3 次口服。⑪干扰素：每次 500 万 U，皮下或肌内注射，每日 1 次或每周 3 次。⑫TNFα 单抗：5mg/kg，静脉滴注，于 2 周、4 周、8 周后重复输入 1 次，为 1 个疗程。⑥及⑩均试用于对各项常规治疗无效的难治性视网膜炎。

（四）关节炎

首选非类固醇抗炎药、秋水仙碱、柳氮磺吡啶。无效者可用泼尼松（或泼尼松龙）及硫唑嘌呤或甲氨蝶呤。

（五）胃肠型贝赫切特病

1. 泼尼松（或泼尼松龙）　1~1.5mg/（kg·d），剂量根据病情而定，口服或静脉滴注。

2. 柳氮磺吡啶　2~3g/d，分 2~3 次口服。

3. 免疫抑制药　可根据病情而选择种类。

4. 手术治疗　用于有严重并发症如持续性肠出血、肠穿孔。术后容易出现肠瘘。

（六）神经型贝赫切特病

1. 泼尼松（或泼尼松龙）　1~1.5mg/（kg·d），口服或静脉滴注。

2. 甲泼尼龙冲击疗法　每次 1 000mg，静脉滴注，每日 1 次，3 天为 1 个疗程，必要时 2 周后重复。

3. 环磷酰胺　100mg/d 1 次，静脉注射或 200mg 隔日 1 次，静脉注射。

4. 甲氨蝶呤　10~20mg 静脉注射，每周 1 次。

5. 甲氨蝶呤、地塞米松　各 10mg，联合鞘内注射，每周 1 次。

6. 雷公藤总甙　20mg 口服，每日 3 次。

（七）血管型贝赫切特病

1. 系统性治疗　包括肾上腺皮质激素及免疫抑制药。

2. 血栓栓塞治疗　①溶栓：包括静脉注入重组组织纤维蛋白原激活剂（rt – PA）、尿激酶、链激酶等。②抗凝：包括低分子肝素的皮下注射及华法林口服。③抗血小板：包括服用小剂量阿司匹林、噻氯匹啶等抗血小板药。④经皮血管成形术＋支架：此术可以扩张血管的狭窄部分并置以支架以防局部血管再度变窄。⑤手术：切除局部呈动脉瘤样部位以防止血管壁破裂出血，有主动脉瓣关闭不全者宜换瓣以防止心力衰竭或心律失常的出现。

上述各药在长期应用后有不良反应，故宜定期随诊检测并调整剂量。

九、护理

1. 心理护理　本病病程长，易反复发作，常导致患者心情烦躁、情绪低落，甚至失去信心。精神压抑、焦虑、紧张会诱发或加重病情，心情舒畅可使免疫功能和内环境达最佳状态，利于疾病的好转。医生应帮助患者认识疾病，消除顾虑，树立信心，积极配合治疗。由于白塞病皮肤损害部位的特殊性，大部分患者出现外阴溃疡，惧怕性生活，有的伴侣误认为是性病，造成夫妻关系不和，所以取得伴侣的支持非常重要。有报道本病可继发不同程度的性功能障碍，而大多数的性功能障碍是功能性病变，主要是精神心理因素造成的。故应将病情清楚地告诉患者和家属，使他们走出心理障碍的误区，保持性生活的健康和完美。

2. 会阴部溃疡的护理　本病男性生殖器溃疡主要见于阴囊、阴茎、包皮、龟头、肛周；女性好发于两侧大小阴唇、肛周，主要表现为大小阴唇、阴蒂肿胀，并出现多个大小不等的、边界清的溃疡，表面覆盖灰白色坏死组织或黄白色脓性分泌物，在外阴清洗时不易擦去，影响行走。此类患者应每天用温开水淋洗患处，保持局部的清洁，溃疡期禁止性生活，避免骑自行车或长时间步行。选择棉质内裤，男性经常外翻、清洁包皮。会阴部溃疡用1∶5 000的高锰酸钾溶液冲洗，用0.1%的新洁尔灭冷湿敷，溃疡表面喷促生长因子喷剂，有利于愈合；局部消毒后用氢化可的松软膏涂擦每日3~4次，一般7天后可结痂。

3. 口腔溃疡的护理　可给予每天口腔护理2次，口腔护理前可用生理盐水500ml加利多卡因2支的混合液含漱后再做，以减轻疼痛。餐后用生理盐水漱口，破溃处涂以口腔溃疡涂剂、锡类散以利于愈合。也可用1∶5 000的呋喃西林液漱口，预防感染，用硫糖铝悬液局部涂擦，可加速溃疡愈合。

4. 皮肤的护理　皮肤损害可表现为结节性红斑、丘疹、毛囊炎，应每天用温水清洁皮肤，避免用肥皂等刺激性的洗涤用品，有皮疹时避免用手挤压，可用0.5%的碘伏涂擦。卧床患者定时翻身，避免拖、拉、推等动作。

5. 眼部的护理　本病有70%~90%的患者可出现眼部病变，其中95%为双侧，但不一定同时发生，最常见的眼部病变为虹膜睫状体炎。在滴药前，先用消毒棉签清除分泌物，再用生理盐水清洗后用眼药水滴眼，每天1次，睡前涂眼膏，必要时用1%的阿托品散瞳，以防虹膜发生粘连而影响视力。但应注意避免角膜变薄发生穿孔。操作时应保持双手清洁，冲洗时动作要轻，以防损伤角膜，并避免强光刺激，不宜久看电视，久用电脑，外出戴护镜，以防光和风沙刺激。

十、预后

本病为反复发作性疾病，无内脏累及的白塞病预后较好。若反复发作，中枢神经系统、胃肠道、大血管、主动脉瘤破裂及心脏受累者则预后较差。有报道白塞病的死亡率为9.8%，其中血管病变是主要的死亡原因。

（万 琦）

第二十章 干燥综合征

干燥综合征（Sjogren's syndrome，SS）是一个主要累及外分泌腺体的慢性炎症性自身免疫病。由于其靶器官主要为外分泌腺体的上皮细胞，故又称自身免疫性外分泌腺体上皮细胞炎或自身免疫性外分泌病。临床除有唾液腺和泪腺受损功能下降而出现口干、眼干外，尚有其他部位外分泌腺及腺体外器官的受累而出现多系统损害的症状。其血清中则有多种自身抗体和高免疫球蛋白血症。

1933 年瑞典眼科医生 Henrik Sjogren 首先提出 Sjogren's syndrome 的概念，当时的含义为干燥性角结膜炎、口干燥症和 RA 三联征。1956 年 Block 等人将 SS 分为原发性和继发性两种。20 世纪 80 年代找到了与本病相关密切的自身抗体—抗 SSA（Ro）和抗 SSB（La）抗体。

原发性指不伴有另一诊断明确的弥漫性结缔组织病（CTD）的 SS；而继发性是指合并有另一诊断明确的 CTD 如 RA、SLE、SSc、DM、MCTD 等的 SS。

原发性 SS 属全球性疾病，北京协和医院张乃峥进行的一项流行病学调查发现，依据不同的诊断标准，我国人群原发性 SS 的患病率为 0.3% ~ 0.7%，国外报道为 0.5% ~ 1%。老年人群中患病率更高。本病女性多见，男女之比为 1 ：（9 ~ 20）。发病年龄多在 40 ~ 50 岁，也见于儿童，北京协和医院曾见最低年龄患者为 9 岁。

第一节 病因和发病机制

一、病因

本病由多种因素导致，可为遗传基因、环境因素、性激素等相互作用诱发。

（一）激活自身免疫反应的环境因素

1. 病毒 外分泌腺细胞一过性或持久的潜在病毒感染可能是触发 SS 自身免疫反应的一个重要因素。这种感染可引起 Th、T 记忆细胞和 B 细胞聚集，在抗原的选择性刺激和 T 细胞的辅助下 B 细胞发生克隆性增殖，同时引起组织损伤。

被疑及有关联的病毒有 EB 病毒、CMV、逆转录病毒、柯萨奇病毒等，但均无直接肯定证据。有认为一些病毒作为抗原或感染后的组织代谢物激活自身抗原出现免疫异常。

2. 干燥 有人以动物实验说明干燥环境可以产生异常 CD_4^+ T 细胞，这种细胞被转移后可诱发其他特定小鼠泪液产生减少。

3. 吸烟 Manthorpe 等认为吸烟可引起外分泌腺体功能下降。

（二）遗传因素

SS 患者家庭成员较正常人群更易患自身免疫病或有血清学免疫异常。国内有一家三姐妹均患本病的报道。在自身抗体阳性和有外分泌腺外表现的患者中 HLA - B8、DR2 和 DR3 的频率高达 50% ~80%。它和 HLA - DRw52 也有一定的相关性。不同种族人群，其相关的 HLA II 类分子位点不尽相同。希腊报告与 SS 相关的 HLA - DR 位点多为 DRB1* 1101 或 DRB1* 1104，且与 DQA1* 0501 有连锁不平衡。美国在 SS 中也发现较高频率的 HLA - DQA1* 0501。

研究发现和 SS 相关的可能是一些特定的单倍体型，而非某一位点，如 HLA - DRB1* 0301、DRB1* 1501 单倍体型。与抗 R052 抗体相关的基因有 HLA - DQA1* 0501、DQB1* 0201、R052 基因的第 3 内含子 C/T 基因型和 TAP2* Bky2 基因型，Fas 基因 670 位核苷酸的多态性与 SS 显著相关。此外，caspase3、Cathepsin、Ly - 6C、Mel - 14 等基因的多态性和 SS 的相关性也引起了重视。应用锌片研究与 SS 相关基因不少于 20 个，有明显过度表达，亦有下达表达的，其中部分与 SLE 相关基因相重叠，IFN - inducible 即是代表。

总之，SS 的易感性是由多基因组成，而且不同种族的 SS 患者，其易感基因可能亦不同。

（三）性激素

SS 的性别差异显著，男女之比为 1 ∶ （9 ~19）。有研究指出雄激素有较强的细胞和体液免疫反应，而睾酮对自身免疫反应有保护性。在妊娠期间 TNF 水平下降，IL -10 上升。

二、发病机制

SS 的发病和持续可能与以下假设有关。

（1）在病因作用下，易感者涎腺（人体最大的外分泌腺体）及泪腺的自身免疫性被激活，出现一系列免疫异常，包括细胞过度凋亡后自身抗原裸露。由于免疫炎症反应使局部组织破坏，腺体分泌功能下降。

（2）涎腺上皮细胞具有接受乙酰胆碱信息的受体，如 M3R 相应自身抗体、抗 M3R 抗体的出现而使促腺体分泌信号被阻断，导致腺体分泌减少。

（张安兵）

第二节　免疫异常和病理

一、免疫异常

本病与其他结缔组织病相似，是一个以 T - B 细胞为中心，相互作用而引起的一系列异常免疫反应。当然，其上皮细胞、内皮细胞及细胞因子均参与、构成本病持续发展的网络。而上述的 T - B 细胞的异常都可能来源于像涎腺这样的外分泌腺体。

（一）淋巴细胞、细胞因子

SS 患者涎腺浸润的淋巴细胞中 60% ~70% 是 T 细胞，B 细胞为 20% ~25%，巨噬细胞、NK 细胞等不足 5%，说明这是一个 T - B 相互作用的免疫异常。

1. T 细胞　在受损组织中 70% 以上是 CD_4^+ T 细胞，其中大部分是记忆/诱导 T 细胞

（CD45 RO⁺），几乎所有浸润的 T 细胞均表达 αβT 细胞受体（TCRαβ）。对 TCR 表达限制性的研究提示 SS 患者外分泌腺中 T 细胞的增殖相对良性。通过对外分泌腺尤其是唇腺中浸润的 T 细胞表面表达的 HLA Ⅱ 类分子、IL－2 受体及功能上的研究表明这些细胞处于激活状态。

近年来对 SS 患者唇腺和外周血 T 细胞分泌的细胞因子的研究最为活跃。总结大量的研究结果，认为在 SS 患者唇腺中 Th1 细胞因子为主导的环境促使了炎症朝慢性化发展，而在外周血中 Th2 细胞因子为主导的环境有利于 B 细胞激活并促进自身抗体的产生。

2. B 细胞　B 细胞活化增殖是本病的特点。受损组织中不仅有大量 B 细胞，尚有由 B 细胞演变而来的浆细胞和生发中心。B 细胞活化增殖为外周血 B 细胞活化因子（BAFF）水平增高所证实，同时表现为外周血的多克隆性高球蛋白血症和多种的自身抗体（如抗 SSA/Ro 和抗 SSB/La 抗体）与本病相关性最密切。

B 细胞尚有单克隆性增殖异常的特点。SS 患者并发淋巴瘤（主要为 B 细胞性）的发病率高出正常对照的 16～40 倍，常见的有非霍奇金淋巴瘤或黏膜相关淋巴组织瘤（MALT），大部分为低分化边缘区淋巴瘤，多起源于淋巴结外黏膜相关淋巴组织，还可见原癌基因和抗原癌基因的突变和错位。可能的发生机制为：淋巴组织长期慢性炎症刺激导致 B 细胞由多克隆激活突变为单克隆增殖，在此基础上发生染色体变异（如三倍体形成），使这些细胞形成低分化的 B 细胞淋巴瘤，其他原因（如 p53 基因突变）促使其演变为高分化 B 细胞淋巴瘤，而自身抗原则驱动了整个过程。

（二）腺体上皮细胞

涎腺体上皮细胞在 SS 免疫反应中起着抗原呈递的重要作用，其细胞膜上表达丰富的 HLA－DR 分子和 SSB 抗原，可启动自身免疫反应。腺体上皮细胞凋亡加速，可能是通过 Fas 和 FasL、Bax 或协同刺激分子 CD80 和 CD86（B7.1 和 7.2）介导的不同途径。腺体上皮细胞本身还大量表达细胞黏附分子和细胞因子，从而主动、积极地参与了外分泌腺的损伤。

（三）M3 型毒蕈碱样受体与水分子通道蛋白

由于口干症状的出现可以先于或明显于具分泌功能的腺泡组织的实质性损害，即 SS 患者在仍有充足涎腺腺泡组织时就出现了唾液流率的减低，提示在 SS 患者外分泌腺中除了腺体损失外，腺体功能异常也起着重要作用，其中抗 M3R 抗体可能起一定作用。蕈碱样受体是分布在涎腺分泌细胞表面的受体，有亚型 1～5，其中对 3 型蕈碱样受体（M3R）研究较多。当 M3R 接受乙酰胆碱能神经所传递的介质时促进涎腺细胞分泌。抗 M3R 抗体是一种自身抗体，由于它和 M3R 结合，使 M3R 敏感性下降，阻断了 M3R 接受乙酰胆碱能神经的介质，降低涎腺分泌细胞的功能。在动物实验中显示将抗 M3R 抗体转移到另一动物，可使该动物涎腺分泌减少。因此目前初步认为抗 M3R 抗体是一个致病性自身抗体。

近来认为水分子通道蛋白（aquaporins，AQPs）在 SS 患者外分泌腺中的分布和转运异常也起了作用。AQPs 是细胞膜上存在的对水分子具有高度通透性的特异性水分子转运蛋白，与水分大量流动有关的组织和器官如肾脏、呼吸道、眼和脑都有 AQPs 的表达。大鼠颌下腺及腮腺及其泪腺和上呼吸道黏膜下腺的腺泡细胞均有 AQP5，据信其为等渗的水流提供了从腺泡细胞到腺泡腔的主要途径。AQPs 在人涎腺中的作用了解尚少。在人的涎腺微血管网的内皮细胞及肌上皮细胞上有 AQPI 的表达。在涎腺腺泡细胞的基底侧面找到 AQP3 的高表达，其 mRNA 表达水平和免疫染色的强度与主要涎腺及唇腺中的 AQP5 相当。

有人认为原发性 SS 患者血清中的 IgG 持续作用于泪腺和涎腺的 M3R，起类似毒蕈碱样乙酰胆碱能抑制剂的作用，引起口、眼干燥等原发性 SS 的典型症状。

二、病理

本病病理特点为受损组织淋巴细胞大量浸润。因此在涎腺、泪腺的间质内可见到大量淋巴细胞，其中以 T 细胞为主，但同时有 B 细胞，有时甚至有 B 细胞组成的生发中心。这种病变除见于浅表外分泌腺如唾液腺、泪腺及皮肤、阴道黏膜、气管黏膜、胃黏膜的外分泌腺外，尚见于内脏由柱状上皮细胞组成的腺体样器官，如肾小管、肝内小胆管、胰小管。淋巴细胞浸润血管壁则构成血管炎，肾小球病变、神经病变（周围及中枢）都因血管炎所致。淋巴细胞浸润亦见于甲状腺。当淋巴细胞极度增殖，并由多克隆淋巴细胞转为单克隆病变时，则淋巴组织良性增殖发展为恶性肿瘤如非霍奇金淋巴瘤或 MALT。在同一器官内有时可以有肾小管病变及肾小球病变同时存在。

（张安兵）

第三节　临床表现

本病起病多隐匿，大多数患者很难说出明确起病时间，从有症状到确诊为 6～8 年。临床表现多样，病情轻重差异较大。预后基本良好。临床表现主要可分为外分泌腺受累表现和血管炎表现。

（一）外分泌腺病变

1. 浅表外分泌腺病变

（1）口干燥征（xerostomia）：口干是患者最常见的症状，严重患者随身携带着水瓶频饮水以保持口腔的湿润和舒适。进固体食物时必须伴水或流质送下，有时夜间需起床饮水，干的症状可向鼻咽喉部扩散。但口干症状往往被患者自己或医生所忽略。猖獗性龋齿是本病的特征之一。由于唾液分泌量减少，口腔抗菌能力减弱，患者出现多个难以控制的龋齿，表现为牙齿逐渐变黑，继而小片脱落，最终只留残根。还可在切面及龈缘处等不常见的部位出现龋斑，特别是填充物和牙冠相结合部位的牙釉质特别容易龋坏，所以"填充物脱落"也是口干燥症早期的常见表现之一。50% 患者表现有间歇性交替性腮腺肿痛的成人腮腺炎，累及单侧或双侧，大部分在 10d 左右可以自行消退，有时则呈持续肿大。一项对反复出现成人腮腺炎的患者的前瞻性随访 5 年后发现，其中 50% 以上患者最终发展为 SS。也有人表现为单侧或双侧颌下腺肿大。舌下腺肿大较少。涎腺肿大时有的伴有发热。对有腮腺持续性肿大、变硬或呈结节状者应警惕有恶性淋巴瘤的可能。舌部则表现为舌痛、舌面干裂、舌乳头萎缩而光滑。口腔黏膜可出现溃疡或继发感染，尤其是合并口腔真菌感染。一项研究结果表明，80% 以上 SS 患者口内白念珠菌培养阳性，而正常对照的阳性率则为 0。

口干燥症的特异检查为唾液流率的定量测定。作为风湿科或内科医生可进行初步筛选试验，嘱患者张口抬舌 1min 后可通过观察舌下唾液池来初步判断唾液流率。

（2）干燥性角结膜炎（keratoconj unctivitis sicca）：虽然泪液减少是 SS 的一个突出表现，

患者往往主诉为眼部有摩擦、沙砾、激惹等异物感，或往往被忽略。另一个早期表现为患者不能耐受角膜接触镜（俗称"隐形眼镜"）。其他常见的眼干症状还包括眼干涩、痒痛、畏光、"红眼"、烧灼感或眼前幕状遮蔽感、眼疲乏或视力下降、泪少等症状，严重者伤心时无泪。眼分泌稠厚的黏膜带可引起视力模糊，甚至影响眼睑的活动。症状持续而未经治疗者可出现眼痛、严重畏光等提示角膜磨损的症状。部分患者出现眼睑缘反复化脓性感染、结膜炎、角膜炎、虹膜脉络膜炎、全眼炎等，少数患者可有泪腺肿大。

常见体征为泪液黏稠，可以拉出一条黄色或白色的长丝；结膜囊泪液极少，有时可见结膜充血；角膜表面的泪膜不稳定、易破裂，严重时角膜混浊、溃疡或穿孔。特殊检查如Schirmer试验可部分定量眼干的程度。裂隙灯检查则可明确角膜是否存在损伤。结膜、角膜检查使用的染料有荧光素、丽丝胺绿及孟加拉红，染色后可提示上皮的缺陷。

（3）其他浅表部位外分泌腺病变：包括：①皮肤汗腺功能下降，引起皮肤表皮干燥、瘙痒、脱落，甚至萎缩。国外报道一例合并严重无汗症患者的皮肤活检，可见外分泌腺及导管周围淋巴细胞浸润。②鼻黏膜腺体受累后引起鼻腔干燥、充血、结痂、鼻出血和嗅觉下降。③咽鼓管干燥、脱屑可导致浆液性中耳炎、传导性聋。④咽部腺体分泌下降则可致咽干，声带腺体分泌减少可出现声嘶。⑤外阴和阴道黏膜干燥、瘙痒、刺痛、萎缩，造成性交时不适。可出现外阴溃疡、阴道念珠菌感染。

2. 内脏外分泌腺病变

（1）呼吸系统：呼吸道黏膜外分泌腺体功能受损后，气管干燥，黏膜表面纤毛功能受损，使得气道分泌物黏稠且不易咳出，造成40%～50% SS患者有慢性干咳的症状。气管以下的支气管、细支气管黏膜均可累及，并可继发感染。

原发性SS患者肺部改变以间质性病变为主（15%～30%），早期临床常无明显症状，仅显示肺功能受损。小部分严重者出现气短并演变为纤维性肺泡炎、多发性肺大疱，是SS患者死亡的主要原因之一。

约75%患者表现出肺功能异常，主要是限制性换气障碍和气体弥散功能下降。65%～92%患者肺部HRCT可见异常表现，主要为磨玻璃样改变、支气管扩张、肺泡间隔增厚、蜂窝样变、多发性肺大疱、小结节等肺间质病变。

（2）消化系统：SS患者胃肠道症状比较常见。由于唾液减少而引起咽和食管干燥，可使约75%患者出现吞咽困难，少数患者因环状软骨后食管狭窄或食管肌肉功能异常而致吞咽困难更为明显，即使饮用大量的水也不能改善症状，约1/3患者经食管测压可证实存在食管运动障碍。原发性SS患者中约一半出现胃部症状，合并萎缩性胃炎者比较常见，内镜检查及活检发现70%患者有萎缩性胃炎（多在胃窦部），约80%患者合并浅表性胃炎。有报道指出，高达2/3 SS患者存在低胃蛋白酶原血症，但仅有1/10患者壁细胞抗体阳性。当患者出现持续的胃部不适、胀满、早饱等可能提示严重萎缩性胃炎或MALT时，应及时行胃镜检查。

SS患者肝脏病变主要为肝脏增大（25%～28%）、肝酶及碱性磷酸酶升高（25%～33%），病理活检可见与原发性胆汁性肝硬化相似或慢性活动性肝炎的病变。有人认为约1/4原发性SS患者有轻度自身免疫性肝炎的表现，7%～33%患者抗平滑肌抗体阳性。原发性胆汁性肝硬化与SS有一定相关性，约3/4原发性胆汁性肝硬化患者有干燥症状，其中33%～47%患者合并有典型的SS，涎腺活检时93%患者可见局灶性涎腺炎；而SS患者中

7%~13%抗微粒体抗体阳性，也提示原发性 SS 与原发性胆汁性肝硬化关系密切。一项研究发现，抗微粒体抗体阳性的 SS 患者中，肝活检提示 I 期原发性胆汁性肝硬化者>90%。

SS 患者出现胰腺外分泌功能异常者并不多见，据报道有的患者胰腺外分泌腺功能试验结果异常。最常见的异常是具免疫活性的胰蛋白酶升高。SS 患者反复出现腹痛及脂肪泻时要考虑慢性胰腺病变。约30%患者胰淀粉酶及血清总淀粉酶均升高。20%患者有小肠吸收功能低下。

（3）肾脏：至少1/3 SS 患者有肾脏病变，以肾小管功能受损为主，表现为远端肾小管受损而出现的 I 型肾小管性酸中毒。北京协和医院临床资料表明，原发性 SS 中合并肾脏损害者达50%，大部分为亚临床型肾小管性酸中毒。20%临床表现有肾小管性酸中毒、低血钾、肾性骨病和肾性尿崩。少数因肾小球受损而出现肾功能不全。

SS 患者肾活检病理示肾小管及肾小球两种病变，可以并存。肾间质有大量淋巴细胞浸润，肾小管上皮细胞有退行性变并逐渐被增生的纤维组织所取代。肾小球大多为系膜性增生或硬化，偶可见到合并淀粉样变。

1）远端（Ⅰ型）肾小管性酸中毒：约50%患者呈亚临床型肾小管性酸中毒，即临床无全身酸中毒的表现，而只显示肾小管不能酸化尿液。其特征是血 pH 及 HCO_3 浓度正常，尿 pH 增高（≥6）。若行 NH_4Cl 负荷试验，则可诱发血 pH 降低和临床酸中毒症状。北京协和医院材料中约50%患者有这种亚临床型肾小管性酸中毒。临床肾小管性酸中毒的典型表现为纳差、呕吐，严重者有深大呼吸及神志改变。

2）低钾血症：因 H^+ 排泌障碍导致肾小管大量排泌 K^+，使血钾降低，最低者可达1mmol/L。其临床表现为乏力、肢体麻木、发作性周期性软瘫性瘫痪等。

3）高尿钙症、肾结石与肾钙化：酸中毒时骨骼中钙、磷释放增加，尿钙排出增加，所以会出现高尿钙症，而大量钙自尿中排放，尿液又偏碱，促使钙盐沉着，导致肾脏钙化和形成肾结石。严重者因骨 Ca^{2+} 下降而表现为肾性骨病。表现为逐渐加重的负重部位疼痛。严重者 X 线表现为骨盆、脊柱畸形。

4）肾性尿崩：因远端肾小管抗利尿激素失敏感，早期表现为尿浓缩功能障碍，继而多尿、烦渴、多饮。每日夜尿量高达3 000ml 以上，尿比重固定。

5）近端肾小管病变：SS 引起近端肾小管病变者少见，有者表现有尿糖或尿氨基酸阳性，极少出现 Fanconi 综合征。

6）肾小球肾炎：晚期肾小球受损而出现大量蛋白尿、血尿、肾功能不全。同时可有血清补体 C4 下降。

（二）外分泌腺以外的病变

1. 血管炎 约15% SS 患者合并血管炎，病理改变从超敏性血管炎到类似结节性多动脉炎的坏死性血管炎不一。可见于下列各系统。

（1）皮肤黏膜病变：主要与高球蛋白血症或冷球蛋白血症相关。表现为：①过敏性紫癜样皮疹：最为常见，可见于至少1/3 患者。往往因高球蛋白血症导致血管脆性增加，进而发生血管壁渗血而形成红色皮疹。临床表现为反复出现紫癜，略高出皮面，多见于下肢，重者可见于臀部、腹部及上肢，为米粒大小、边界清楚的红丘疹，一般直径在0.1~0.4cm，散在分布或融合成片，压之不褪色，分批出现，每批持续时间约为10d，可自行消退而遗留有褐色色素沉着。紫癜出现前局部可有触痛、刺痛或瘙痒等前驱症状。皮损可以是非炎症性的、红细胞溢出引起的，或为血管炎性的。从免疫病理的角度解释，这些紫癜的出现是由血液的高黏滞性和免疫复合物介导的皮肤血管炎共同作用的结果。在长期反复紫癜发作的患者可以见到皮肤呈慢性陈旧褐色色素沉着。成人紫癜样皮疹对 SS 诊断及预后均有密切相关性。有人对一组 SS 合并皮肤血管炎、紫癜及淋巴结肿大的患者进行了描述，其中 84% 患者抗 SSA 抗体阳性。近期研究指出，紫癜、冷球蛋白血症及低补体血症是 SS 患者发生淋巴瘤的危险因素。②Raynaud 现象：在 SS 患者中并不少见，13% ~66% 患者受累，大多症状轻微，有时在口干症状前出现，很少出现肢端溃疡或相应组织萎缩。甲皱毛细血管显微镜下改变与 SLE 相似，表现为毛细血管襻扩张及屈曲增加。③结节红斑、荨麻疹、口腔溃疡：较为少见。

（2）关节肌肉病变：70% SS 患者有关节痛，但出现关节肿胀、关节炎者仅 10%，多不严重，且呈一过性，破坏性关节炎极为少见，关节间隙轻度变窄多常见，关节结构的破坏并非本病特点。SS 患者常出现无力、肌痛，但极少见到血清肌酶持续、显著升高。但在两项研究中发现，原发性 SS 患者肌活检异常者可高达 72% 和 73%，其表现包括肌炎、血管周围淋巴细胞浸润和包涵体，但是只有 11% 患者出现 PM 的临床症状，肌活检的结果与肌痛并不平行。有 27% 患者符合 ACR 纤维肌痛的诊断标准。

（3）神经系统病变：神经系统疾病是血管炎引起的表现，可累及脑神经、周围神经、中枢神经系统及自主神经。临床报道提示，约 1/2 SS 患者具有不同形式的神经系统受累的表现，其患病率波动在 22% ~76%。以周围神经系统病变多见，但症状一般较轻，少见严重后果。主要累及感觉神经纤维，表现为对称性周围神经病和多发性单神经炎，前者较为多见，常有下肢麻痹、疼痛，肌电图显示周围神经传导速度减慢。对称性周围神经病常与高球蛋白血症相关。SS 患者合并神经病者，行腓神经活检可见血管周围炎性浸润提示血管炎的改变。进行性周围神经病，特别是运动功能受累者如足下垂，可能存在较严重的坏死性血管炎。有周围神经异常的 SS 患者也可以是背根神经节炎引起。约 1/4 合并周围神经病的患者同时还合并自主神经或脑神经病变。

脑神经病，特别是三叉神经病，是原发性 SS 合并神经系统病变时最突出的类型。感觉神经性听力丧失，特别是高频受累，可见于约 1/2SS 患者。

SS 患者自主神经功能受累者的临床症状并不多见，极少数患者表现体位性低血压，需通过客观检查证实，如直立倾斜试验、肢端血流、深呼吸等。

中枢神经系统临床表现多样，累及脑、脊髓和视神经。脑部病变包括局灶性和弥漫性病变。局灶性病变主要表现为偏盲、偏瘫、失语、癫痫发作、构音障碍等。弥漫性病变主要表现为亚急性或急性脑病、无菌性脑膜脑病、心理障碍和认知障碍等。脊髓受损少见。在病程早期通常病程短并可自然缓解；随着病情发展，病变趋于反复发生、多灶性和慢性进展性，在两次发作间期病情可以长期稳定，需注意与多发性硬化、梗死后痴呆、Alzheimer 病及狼疮脑病相鉴别。

（4）肾小球病变：肾小球病变属血管炎性病变。本病的发生率远低于远端肾小管病变。如有发生，可表现为蛋白尿、肾功能不全、肾性高血压。

2. 淋巴瘤 5% ~10% 患者有淋巴结肿大，以良性反应性病变为主。无论患者此前是否患有假性淋巴瘤（淋巴组织团块，但不具有恶性肿瘤的组织学特征），有的 SS 患者可出现非霍奇金淋巴瘤。最初多发生于涎腺或颈淋巴结，随后可在淋巴结以外的区域如腮腺、胃肠道、甲状腺、肺、肾、眼眶等处出现。

SS 患者在出现淋巴瘤前往往出现巨球蛋白血症，并且由多克隆高球血症转为单克隆高球蛋血症，而且原有的血清自身抗体消失。国外资料证实 SS 合并恶性淋巴瘤的概率 16~40 倍于正常人群，也是弥漫性结缔组织病中发病率最高的。因此应密切随诊患者，注意其演变为淋巴瘤的可能。当出现腮腺、脾脏、淋巴结的持续肿大，紫癜样皮疹，多系统损害，实验室检查有单克隆高球蛋白血症、巨球蛋白血症、冷球蛋白血症、C4 补体下降、抗 SSA 和 SSB 抗体由阳性转阴，均提示潜在恶性淋巴瘤的可能。

与 SS 相关的淋巴瘤为 B 细胞性非霍奇金淋巴瘤、多发性骨髓瘤等。通常会累及淋巴结外部位，包括涎腺本身（50%）、胃肠道、肺等。

3. 自身免疫性内分泌病 SS 与甲状腺疾病的联系已被证实，在接受甲状腺疾病检查的原发性 SS 患者中，合并甲状腺异常的患病率为 35%~45%，甲状腺功能低下见于 10%~15% SS 患者。自身免疫性甲状腺炎的患病率为 18%~24%，约 20% 患者抗甲状腺球蛋白和抗甲状腺微粒体抗体水平增高，提示亚临床甲状腺功能受损较为普遍。亦有部分患者以往和目前有甲状腺亢进。

4. 血液系统 约 1/4 SS 患者有贫血，多为轻度正细胞正色素性贫血；30% 患者白细胞低于正常值，25% 患者嗜酸性粒细胞或淋巴细胞增多；14% 患者血小板 $< 7.0 \times 10^9/L$，严重低下者可出现出血现象。二系同时低下者较少见。引起血小板降低的病因多与血小板自身抗体有关，而白细胞降低首先要除外药物引起的可能。

（张安兵）

第四节　辅助检查

1. 血常规及血沉 可见红细胞、白细胞和（或）血小板减少，90% 患者血沉增快。

2. 免疫学检查

（1）高球蛋白血症：为本病特点之一，见于 90% 患者，血清球蛋白增高，白/球蛋白比例倒置；3 种主要免疫球蛋白均可增高，往往是一种以上免疫球蛋白同时增加，以 IgG 最为明显和常见，IgA 和 IgM 增高较为少见，且程度也较轻。因为血清 IgG 水平与口腔病变、涎腺肿大、肺部病变、紫癜、口眼干燥指标、自身抗体及急性期反应物的相关性十分明显，所以国外有学者建议将血 IgG 水平列为判断 SS 活动性的指标。巨球蛋白或混合性冷球蛋白血症较为少见，如有，则应警惕恶性淋巴瘤的可能。

（2）ANA：80%~90% 患者荧光法测定 ANA 阳性（多为斑点型），以抗 SSA（Ro）和 SSB（La）抗体阳性率最高，分别为 60%~75% 和 40%~52%。其中，抗 SSB 抗体的特异性较高。目前抗 SSA 抗体、抗 SSB 抗体被列为 SS 的诊断标准之一。由于抗 SSA 抗体可出现于 SLE 及其他结缔组织疾病，偶见于健康者，所以抗 SSB 抗体对诊断更具意义。当两者均为阳性时，应首先考虑 SS 的可能，但这两种抗体与疾病活动性无关。

抗 SSA 抗体（或 SSB）抗体可以通过胎儿到达胎儿组织，因此约 20% 抗 SSA 抗体（或 SSB）的母亲可以导致新生儿狼疮或心脏传导阻滞。

（3）抗 α 胞衬蛋白（α - fodrin）抗体：近 10 年来在 SS 患者血清中测到一种自身抗体——

抗胞衬蛋白抗体，它存在于人体多种细胞中。1997年有人认为本抗体有助于SS的诊断，但以后有专家对上述看法有异议。目前认为α胞衬蛋白虽是SS的一个自身抗原，但其抗体在原发性SS的敏感性和特异性并不理想，因此它对SS的诊断帮助不大，其病理意义有待探讨。

（4）器官特异性抗体：抗涎腺导管上皮细胞抗体的阳性率在原发性SS患者中为25%，在SS合并RA患者中高达70%～80%。抗甲状腺球蛋白抗体和Coombs试验的阳性率各为10%。

（5）RF：约60%患者血清IgM-RF阳性，大部分原发性SS患者RF都是一种可以被单克隆抗体17-109所识别的独特构型。

3. 唾泪腺检查　以不同方法检测涎腺和泪腺的分泌功能、形态学变化及病理改变。除后者对SS诊断有一定特异性外，其余试验特异性差，故需综合检查判断。

（1）唾液流量测定：是测定口干燥症的敏感指标之一。唾液量的检查常根据患者舌下口底唾液积聚的总量来估计。受检者在静止状态唾液分泌<1ml/10min；在活动状态让受检者咀嚼白蜡片5g 6min，如唾液<6ml/10min者，均为唾液分泌减少。

（2）腮腺造影：于腮腺导管内注入造影剂（40%碘油），可见各级导管不规则、僵硬，有不同程度的狭窄和扩张，碘液可淤积于末端导管腺体，呈葡萄状。有人将本病的腮腺造影分为肿大型、感染型、占位型和向心性萎缩型四类，以反映腮腺病变情况。

（3）涎腺核素检查：常用的放射性核素为^{99m}Tc，静注后作涎腺正、侧位扫描，根据腮腺、颌下腺显影程度反映涎腺摄取及排泌的功能。

（4）涎腺活检：此法对于诊断SS敏感且特异。由于小涎腺如唇、硬腭、鼻黏膜等处的腺体与腮腺、颌下腺相似，且操作简易、损伤性小，因此小涎腺的活检能反映主要涎腺的情况。

取表面正常下唇黏膜进行活检，有病变者可见在至少4个腺体小叶间质有成簇的淋巴细胞、浆细胞浸润。记录腺泡间质内淋巴细胞聚集程度，细胞数在50个以上记为一个病灶，若在4mm²唇黏膜组织内能见到1个以上病灶即为阳性。此外，还可见到腺泡萎缩、导管狭窄等。

（5）唾液蛋白检查：血清和唾液中β_2微球蛋白水平增高，唾液中β_2微球蛋白的增高更为明显，而且两者均与涎腺病变程度和疾病活动性呈正相关，可作为监测指标。

4. 泪腺检查

（1）Schirmer Ⅰ试验（滤纸试验）：本试验的假阳性和假阴性结果都很多见。用一片5mm×35mm的滤纸，距一端5mm处折成直角，将该端置入下眼睑结膜囊内，闭眼5min后取下滤纸，自折叠处测量潮湿部分的长度，<10mm为阳性。此试验目前应用较多。

（2）角膜染色试验：用荧光素或孟加拉红或丽丝胺绿溶液滴入双侧结膜囊内，随即用生理盐水洗去，裂隙灯下检查角膜和球结膜，染色点≥10个提示有损坏的角膜和结膜细胞。本试验对诊断干燥性角结膜炎价值较高。

（3）泪膜破碎时间（BUT试验）：凡裂隙灯检测泪膜破碎时间<10s者为阳性。

（4）结膜活检：与唇腺活检类似，凡结膜组织中出现灶性淋巴细胞浸润者为异常。

（兰培敏）

七、治疗

对于 CSS 的治疗，糖皮质激素是首选治疗，但约有 20% 的患者需要加用免疫抑制药，出现危及生命的脏器受累时须用激素静脉冲击治疗。其他的治疗还包括静脉用丙种球蛋白（IVIg）、IFN-α 以及血浆置换，后者对病变过程无改善。

（一）糖皮质激素

大剂量糖皮质激素的应用使本病的预后明显改善，是目前 CSS 的首选药物。对于病情相对局限的患者，一般用泼尼松 1~2mg/（kg·d），治疗后外周血嗜酸性粒细胞计数很快下降至正常，哮喘、皮疹、变应性鼻炎以及肺内浸润等通常于 1 周内缓解。对病情进展快、伴有重要器官受累者，可用大剂量激素冲击，一般是甲泼尼龙 1.0g/d，连续用 3d 后改为泼尼松口服。6~12 周后，当外周血嗜酸性粒细胞计数、ESR 及 CRP 恢复正常，症状缓解，激素开始减量，一般糖皮质激素疗程不宜超过 1 年。

（二）免疫抑制药

多数 CSS 患者对糖皮质激素反应良好，但仍有约 20% 病情较重或合并主要器官功能受损的患者需要加用免疫抑制药。可联合使用糖皮质激素和免疫抑制药，以减少或预防不可逆的器官损伤。免疫抑制药的应用与 WG 和 PAN 相同，多选用环磷酰胺，其次是硫唑嘌呤以及霉酚酸酯等。

八、预后

CSS 最常见的死因是继发于冠状动脉血管炎的心肌炎和心肌梗死。经治疗的 CSS 的 1 年存活率为 90%，5 年存活率为 62%，未接受治疗的 5 年生存率为 25%。早期而有效的治疗预后较好，死亡率较 PAN 低，5 年存活率为 78.9%，主要死亡原因是心肌受累导致难治性的心力衰竭。影响 CSS 预后的危险因素有：①氮质血症［肌酐 >132.6μmol/L（1.5mg/dl）］；②蛋白尿（>1g/d）；③胃肠道受累；④心肌病；⑤中枢神经系统受累。危险因素越多，则预后越差。

（万　琦）

第五节　韦格纳肉芽肿

韦格纳肉芽肿（Wegener's Granulomatosis，WG）是一种坏死性肉芽肿性血管炎，属自身免疫病。病变累及小动脉、静脉及毛细血管，偶尔累及大动脉，其病理以血管壁的炎症为特征，主要侵犯上、下呼吸道和肾脏，韦格纳肉芽肿通常以鼻黏膜和肺组织的局灶性肉芽肿性炎症为开始，继而进展为血管的弥漫性坏死性肉芽肿性炎症。临床常表现为鼻和鼻窦炎、肺病变和进行性肾功能衰竭。还可累及关节、眼、耳和皮肤，亦可侵及心脏及神经系统等。

20 世纪 50 年代以前人们对韦格纳肉芽肿所知甚少，1931 年柏林大学的医学生 Heinz Klinger 首次报道 2 例因血管壁的炎症累及全身导致败血症而死亡的患者。1936 年和 1939 年 Friederich Wegener 医师分别描述了 3 例以累及上下呼吸道的坏死性肉芽肿为突出症状综合征的患者。1954 年 Godman 和 Churg 医师又报道了 7 例类似患者并详细报道了这种疾病的临床管炎所致单神经病。

1994 的 Chapel Hill 会议没有对此分类标准进行修订。符合上述 4 条或 4 条以上者可诊断为 CSS，其敏感性和特异性分别为 85% 和 99.7%。

在以上诊断标准的基础上，美国风湿病学会又进一步提出了简化的诊断分类标准：①外周血嗜酸性粒细胞增多，超过白细胞分类的 10%；②哮喘；③既往有过敏性疾病的病史但不包括哮喘及药物过敏史。

凡具备第 1 条并加上后 2 条中的任何一条者，可考虑诊断为 CSS，这一分类标准的敏感性和特异性分别为 95% 和 99.2%。另外，如腓肠神经、肌肉、肺、肠、肝、肾等组织活检确定有血管炎，血清学 p – ANCA 滴度明显升高均有助于 CSS 的诊断。

六、鉴别诊断

CSS 主要应与其他系统性、坏死性血管炎，伴有外周血嗜酸性粒细胞增多的某些疾病以及支气管哮喘或喘息型支气管炎相鉴别。

（一）结节性多动脉炎（PAN）

PAN 很少侵犯肺和皮肤，一般无哮喘及变态反应性疾病，外周血嗜酸性粒细胞不增多，嗜酸性粒细胞浸润组织少见。PAN 和 CSS 所累及的靶器官也有所不同，前者主要累及肾脏，并可导致肾功能衰竭，而 CSS 常影响外周神经和心脏，虽然肾小球肾炎也较常见，但病情较轻，很少如 PAN 一样出现肾功能衰竭。PAN 经常与乙型肝炎病毒感染伴随，而 CSS 与乙型肝炎病毒感染无明显关系。

（二）韦格纳肉芽肿（WG）

尽管 WG 和 CSS 所累及靶器官相似，但两者的临床表现与病理特征均有明显差异。WG 较易侵犯呼吸系统，但无哮喘和变应性疾病的病史，而易形成破坏性损害，如鼻黏膜溃疡、伴空洞形成的肺内结节。WG 的 X 线可见肺叶或肺段的浸润，其特点为持续性，常伴空洞形成；肺门淋巴结肿大较多见，易形成肺门或气管旁的假性肿物。此外，WG 常为 c – ANCA 阳性。

（三）高嗜酸性粒细胞综合征

高嗜酸性粒细胞综合征（Hypereosinophilic Syndrome）与 CSS 都有外周血嗜酸性粒细胞增高以及出现大量嗜酸性粒细胞的组织浸润，表现为吕弗勒综合征（Loffler's Syndrome）等继发改变。但高嗜酸性粒细胞综合征常有弥漫性中枢神经系统损害、肝脾及全身淋巴结肿大、血栓性栓塞以及血小板减少症，也常累及心脏，表现为心内膜炎以及心肌受损。另外，高嗜酸性粒细胞综合征外周血嗜酸性粒细胞计数要比 CSS 高，可达 $100 \times 10^9/L$，严重者可表现为嗜酸性粒细胞性白血病，病理上主要表现为嗜酸性粒细胞团块状浸润，极少形成血管炎和肉芽肿，对糖皮质激素反应差。

（四）慢性嗜酸性粒细胞性肺炎

慢性嗜酸性粒细胞肺炎（Chronic Eosinophilic Pneumoma，CEP）好发于女性，表现为外周血嗜酸性粒细胞增多，伴有肺内的持续性浸润灶，与 CSS 的肺部一过性浸润灶不同，且不出现哮喘。但如本病反复发作，在组织病理表现为广泛的嗜酸性粒细胞浸润以及小血管炎，甚至活检可发现血管外肉芽肿形成，则应考虑 CSS 的诊断。

第十二章　系统性红斑狼疮

系统性红斑狼疮（systemic lupus erythematosus，SLE）是一种病因未明的自身免疫病，临床表现多种多样。其临床特征是多系统、多脏器累及，以及临床上疾病缓解和加重交替出现。特征性免疫学异常是血清中出现以 ANA 为代表的多种自身抗体。过去认为 SLE 是一难治的致死性疾病，经过近几十年的研究，目前已有显著改观，认为本病是一种可治性的慢性炎症性自身免疫病，10 年生存率达 90% 以上。

SLE 好发于育龄期女性，多见于 16 ~ 55 岁年龄段。女性与男性的比例为（7 ~ 9）：1。西方 SLE 的患病率为（14.6 ~ 122）/10 万人。我国黄铭新、陈顺乐等于 1985 年对上海纺织系统 33 668 人进行流行病学调查，其中男性为 12 374 名、女性为 20 294 名，男女之比为 1：1.6，结果显示 SLE 的患病率为 70/10 万人、女性患病率为 113/10 万人。最近 Hochberg 等报道美国 SLE 的患病率为 124/10 万，2000 年美国 ACR 诊疗指南显示美国 SLE 的患病率为 111 000，与 1985 年上海 SLE 的患病率相当。SLE 发病率在不同人群也有所不同，有报道美国黑种人患病率比同地区白种人高 3 ~ 4 倍。

第一节　病因和病理

一、病因

SLE 的病因和发病机制尚未明确。目前研究认为 SLE 的发病与遗传、性激素、免疫、环境等因素有关。

（一）遗传因素

SLE 同卵双生共患率约为 50%；5% ~ 13% SLE 患者可在其一、二级亲属中找到另一 SLE 患者；SLE 患者的子女中 SLE 患病率约 5%，此提示 SLE 存在遗传的易感性。近年对人类 SLE 和狼疮鼠动物模型的全基因组扫描和易感基因定位的工作提示，SLE 的发病是多基因相互作用的结果。这些基因可影响免疫调节、蛋白质降解、蛋白多肽向细胞膜的转移、免疫反应、补体、单核巨噬细胞系统、免疫球蛋白、细胞凋亡、性激素等各个方面：①对核抗原免疫耐受的丧失，参与基因（位点）如 sle1（鼠）、Sap、C1q。②免疫调节紊乱，包括调控淋巴细胞免疫应答的多种基因（位点），如 sle2、sle3（鼠）、Fas、Lyn、SHP-1 等。③免疫效应阶段的终末器官损伤，主要涉及免疫复合物的形成和在特定组织的沉积，相关基因（位点）如 sle6（鼠）、FcγRⅢ等。患者的易感性与 HLA 有关。如 SLE 患者的 HLA-B8 频率较高，而亚急性皮肤型红斑狼疮的 HLA-DR3 频率较高。

（二）性激素

生育年龄女性的 SLE 发病率明显高于同年龄段的男性，也高于青春期以前的儿童和老

30kg 儿童为 500mg/d。应予注意的是：妊娠期，青霉素可继续预防注射，但磺胺药是禁忌的。如青霉素和磺胺药均过敏，可选择用红霉素预防，剂量为口服 250mg，每日 2 次；如无青霉素过敏，也可选用青霉素 V250mg，每日 2 次口服。

关于继发预防的时间，应根据：①患者的年龄：年龄越轻，预防时间要越长。②是否患 RHD。③发作的次数多少。④居住环境及工作场所拥挤程度。⑤有无风湿热或 RHD 家族史。建议按以下分类处理（表 11 - 2）。

表 11 - 2 继发预防的时间

患者分类	预防时限
无心脏炎	末次发作后 5 年或至 18 岁（可选择较长的时限）
患有心脏炎（仅为轻微二尖瓣关闭不全或已治愈的心脏炎）	末次发作后 10 年或至 25 岁（可选择较长的时限）
较严重的心瓣膜病	终身
瓣膜手术后	终身

在参照上述建议时应根据患者的具体情况，适当进行个体化的处理。

二、预后

1. 早期诊断和早期预防，预后良好 有人追踪 20 例初发风湿热，并即开始苄星青霉素预防的患者，经 10 ~ 40 年观察，无 1 例发生 RHD。所有上述患者心功能良好，一直能坚持正常工作。

2. 二级预防的实施可大大降低病死率 近年初发风湿热死亡已经很少发生，只是在诊断延误时才会出现。关于累计病死率，各家报道不同。Carapetis JR 报道 10 年病死率为 6.3%；KamarR 报道 15 年病死率为 12% ~ 20%；本院 15 年病死率为 8%。病死率显著降低是归究于有效的二级预防的结果。

3. 并发症是影响预后的重要因素之一 在一组包括有 74 例死亡的分析，发现所有患者均患有 RHD 并心力衰竭，可见 RHD 并心力衰竭是最重要的死亡原因。此外，有血栓性栓塞、感染性心内膜炎、冠心病、糖尿病、高血压、青霉素过敏性休克等。由此可见，并发症的预防和及时的处理有可能进一步改善疾病的预后。

（魏　薇）

第五节　诊断和鉴别诊断

一、诊断

SS 缺乏特异的诊断标准。自 20 世纪 70 年代以来有多个诊断标准，经逐渐演变修正而于 2002 年推出国际 SS 诊断（分类）标准。现将首个和有代表性诊断标准分别叙述如下。

（一）哥本哈根诊断标准（Copenhagen，1976）

原发性 SS 应同时具备以下 2 条要求，并排除其他任何已分类结缔组织病。

1. 口干症　应同时具备至少以下 2 条：①唾液流量测定为阳性结果。②唇腺活检为阳性结果。③腮腺闪烁扫描和放射性核素测定为阳性结果。

2. 眼干症　应同时具备至少以下 2 条：①Schirmer 试验阳性。②泪膜破碎时间测定阳性。③角膜染色试验阳性。

凡有口干症（1）及眼干症（2）者可诊为 SS。

（二）圣地亚哥诊断标准（Saneago，1986）

1. 原发性 SS　同时具备以下 3 条（1、2、3），并排除 2 中涉及的所有疾病。

（1）具有眼干症的症状和体征：同时具备以下 2 条：①Schirmer 试验阳性。②角膜染色试验阳性。

（2）具有口干症状和体征：同时具备以下 2 条：①唾液流量测定为阳性结果。②唇腺活检为阳性结果，4 个涎腺腺体小叶的淋巴细胞浸润灶在 $4mm^2$ 组织内应≥2，每一个灶应≥50 个淋巴细胞聚集。

（3）血清学的自身免疫证据：具备以下 3 条中任意 1 条：①RF 滴度 >1 ∶ 320。②ANA 滴度 >1 ∶ 320。③存在抗 SSA 和抗 SSB 抗体。

2. 继发性 SS

（1）具备上述临床症状和体征，同时也符合 RA、SLE、PM、SSc 或者胆汁性肝硬化的诊断标准。

（2）应排除以下疾病：类肉瘤病、发病早于 SS 的淋巴瘤、艾滋病、乙型或丙型肝炎、原发性纤维肌痛，以及其他已知的可引起自主神经元病变、干燥性角结膜炎或涎腺肿大的疾病。

（三）欧洲诊断标准（1992 年）

1. 眼部症状　具备以下 3 条中任意 1 条：①每日出现并持续 3 个月以上的眼干燥感。②反复出现的眼内异物感。③每日使用 3 次以上的人工泪液。

2. 口腔症状　具备以下 3 条中任意 1 条：①每日感到口干持续 3 个月以上。②成人腮腺反复或持续肿大。③吞咽干性食物时需用水帮助。

3. 眼部检查　具备以下 2 条中任意 1 条：①Schirmer 试验阳性。②角膜染色试验阳性。

4. 组织病理检查　唇腺活检为阳性结果，淋巴细胞灶≥$1/4mm^2$。

5. 口腔检查　具备以下 3 条中任意 1 条：①腮腺闪烁扫描和放射性核素测定为阳性结果。②腮腺造影为阳性结果。③唾液流量测定为阳性结果。

6. 自身抗体 具备以下 3 条阳性中任意 1 条：①抗 SSA（Ro）和抗 SSB（La）抗体。②ANA。③RF。

原发性 SS 应排除以下疾病：另一结缔组织病、发病早于 SS 的淋巴瘤、艾滋病、类肉瘤病、移植物抗宿主病。

诊断原发性 SS，具备上述 6 项中的 3 项时，敏感性为 99.1%，特异性为 57.8%；具备上述 6 项中的 4 项时，敏感性为 93.5%，特异性为 94.0%。所以，通常使用后者作为确诊要求。

（四）SS 国际诊断（分类）标准（2002 年）

1. 口腔症状 有以下 3 项中 1 项或 1 项以上：①每日感到口干持续 3 个月以上。②成年后腮腺反复或持续肿大。③吞咽干性食物时需用水帮助。

2. 眼部症状 有以下 3 项中 1 项或 1 项以上：①每日感到不能忍受的眼干持续 3 个月以上。②感到反复的砂子进眼或砂磨感。③每日需用人工泪液 3 次或 3 次以上。

3. 眼部体征 有下述检查任 1 项或 1 项以上阳性：①Schirmer Ⅰ试验（≤10mm/5min）。②角膜染色（≥4vanBijsterveld 计分法）。

4. 组织学检查 下唇腺病理示淋巴细胞灶≥1（指 4mm² 组织内至少有 50 个淋巴细胞聚集于唇腺间质者为一灶）。

5. 唾液腺受损 下述检查任 1 项或 1 项以上阳性：①唾液流率（≤1.5ml/15min）。②腮腺造影。③腮腺放射性核素检查。

6. 自身抗体 抗 SSA 或抗 SSB 抗体阳性（双扩散法）。

无任何潜在疾病的情况下，有下述 2 条则可诊断为原发性 SS：①符合以上 4 条或 4 条以上，但必须含有条目Ⅵ和（或）Ⅳ。②条目Ⅲ、Ⅳ、Ⅴ、Ⅵ4 条中任 3 条阳性。

患者有潜在的疾病（如任一结缔组织病），而符合以上条目Ⅰ和Ⅱ中任 1 条，同时符合条目Ⅲ、Ⅳ、Ⅴ中任 2 条，可诊断为继发性 SS。

诊断原发性、继发性 SS 者必须除外颈头面部放疗史、丙肝病毒感染、艾滋病、淋巴瘤、结节病、移植物抗宿主病、抗乙酰胆碱药的应用（如阿托品、莨菪碱、溴丙胺太林、颠茄等）。

国际诊断（分类）标准有助于 SS 国际性或地区性的研究、流行病学调查、药物疗效判断等，因为可以取得类似 SS 亚群并得到统一认识。在临床工作中，由于 SS 患者的个体差异（如对口干、眼干不敏感）、病期早晚不同、检查条件限制，虽不够 SS 上述 4 条条件时，也要警惕本病的可能，尤其是有些抗 SSA/SSB 抗体阳性但症状不典型的中年妇女，有必要进行密切观察及随诊。不宜过早否定 SS 诊断。

另外，由于医生对口干、眼干症状的临床意义认识不足而往往将本病忽略，再则口干燥症、干燥性角结膜炎的检查和诊断有赖眼科、口腔科的协助，因此多科合作是改善本病漏诊、误诊的要点。更有些患者以某一器官损害为突出症状如低血钾性软瘫、肺间质病引起呼吸困难、高球蛋白血症引起紫癜样皮疹、血沉快等求治，如不警惕本病可能，往往满足于症状性诊断而遗漏对原发病 SS 的探查。

对口干、眼干患者的诊断及鉴别诊断时，详细询问其他疾病或曾接受过的治疗史殊为重要，可借以排除上述国际诊断（分类）标准中多种引起口干、眼干的非干燥综合征疾病。

二、鉴别诊断

由于原发性 SS 患者有关节病症状、系统损害及自身抗体的特点，因此需与以下两个常见的结缔组织病鉴别。

1. SLE　SS 多见于中老年妇女，发热尤其是高热者不多见，无颧部皮疹，口、眼干燥症状明显，肾小管性酸中毒为其常见且主要的肾脏损害，高球蛋白血症明显，低补体血症少见，预后良好。

2. RA　SS 患者的关节炎症状远不如 RA 明显和严重，极少出现关节骨破坏、畸形和功能受限，而 RA 患者很少出现抗 SSA 和抗 SSB 抗体。

（兰培敏）

第六节　治疗和预后

一、治疗

SS 目前尚无根治的方法。主要是采取措施改善症状、控制继发感染和延缓因免疫反应而引起的组织器官损害的进展。其治疗包括局部替代治疗法，如口干、眼干、低血钾及其他对症治疗（如口腔卫生）等。系统性治疗则主要针对有系统损害者。在进行治疗前需对病变范围、活动性以及严重程度进行评估，然后制定治疗方案。

（一）局部治疗

1. 口干的治疗　减轻口干症状较为困难，停止吸烟、饮酒及避免服用引起口干的药物如阿托品等颇为重要。保持和维护口腔清洁，使用含氟牙膏或漱口水勤漱口，定期行口腔检查，避免含糖食物在口中长时间停留。也可通过经常咀嚼无糖口香糖的味觉刺激来增加唾液分泌，以减少龋齿和口腔继发感染的可能。严重口干者往往继发口腔白念珠菌感染，应予制霉菌素治疗。所载义齿应清洁并浸泡在抗真菌溶液中，以免重复感染。必要时可使用系统性抗真菌药物。

（1）代替疗法：SS 患者口干最直接的解决办法之一是饮水或含漱。必要时可以使用人工唾液，其成分包括甲基纤维素、山梨醇和盐分，起到湿润和润滑口腔的作用。使用加湿器增加空气湿度有时有助于减轻患者的口干症状。

（2）刺激涎腺分泌：比较简单的方法是咀嚼无糖口香糖等刺激涎腺的分泌。目前国外选用乙酰胆碱能受体激动剂，如匹罗卡品及西维美林（cevimeline），以刺激涎腺中尚未被破坏的腺体分泌，所以其功效有赖于残存腺体的数目。国内现有乙酰胆碱能受体激动剂环戊硫酮（正瑞）可增加毒蕈碱受体数量，提高涎腺、泪腺分泌量。它们的用法为：匹罗卡品每次 5mg，每日 3～4 次口服；西维美林每次 30mg，每日 3 次口服；环戊硫酮每次 25mg，每日 3 次。

胆碱能受体激动剂的常见不良作用包括出汗（40%）、尿频（10%）、恶心（9%）、潮红（9%）等。应注意避免使用于胆石症、胆管疾病、肾结石、未控制的哮喘、急性虹膜炎、闭角型青光眼、严重心血管疾病、腹泻、溃疡病以及有认知和精神障碍的患者。

尚无有力的证据能说明糖皮质激素及其他免疫抑制剂能增加唾液流率。

2. 眼干的治疗　干燥性角结膜炎可予人工泪液滴眼以减轻眼干症状，并预防角膜损伤；有些眼膏也可用于保护角膜；国外还有人以自体的血清经处理后滴眼。若泪腺完全丧失功能时可试行泪点封闭术。

（1）人工泪液：为治疗眼干燥症的主要药物，其主要成分为生理盐水和其他电解质，以代替泪液中的水分，以及具有固水作用的羧甲基纤维素或葡聚糖，以增加人工泪液的黏性，可在眼球表面形成一层薄膜，延长人工泪液的保湿时间，从而减少人工泪液的使用次数。如果患者晨起时眼睛分泌物多而导致视物模糊，应在睡前使用黏性较大的人工泪液。需注意的是，使用含有黏性成分的人工泪液可产生短暂的视觉模糊，而且可能堵塞下眼睑的睑板腺引起眼睑炎症，还可能加重眼干燥症。

人工泪液可分为含防腐剂和不含防腐剂的两类。常用的防腐剂为苯扎溴胺（新洁尔灭）和硫柳汞，近年来不断有新的刺激性小的防腐剂应用于人工泪液。含有防腐剂的人工泪液会刺激眼球引起不适，如果使用频率大于每4h1次，最好使用不含防腐剂的人工泪液。这类人工泪液是灭菌后独立密封包装的，须冷藏保存，单次使用后即应丢弃。

含有透明质酸钠的人工泪液可以改善眼干燥症，加速眼球表面损伤的修复。其药理作用除与其润滑及保水作用有关外，还与透明质酸刺激 CD44（透明质酸受体）在角膜和结膜细胞的表达、抑制局部炎症有关。

（2）泪点封闭：眼球表面泪液的含量取决于泪腺分泌的速度、数量以及从泪小管排出与蒸发量之间的平衡。如果患者每日需使用多次人工泪液或泪腺已基本无分泌功能，可考虑行泪点封闭术。此术在国内开展较少，经验不多，应与眼专科医生商议后进行，以免引起不良后果。

（3）增加空气湿度：使用加湿器增加空气湿度有助于保持眼睛湿润，最好使用蒸馏水。另外还有特制的含水眼罩，可以减轻眼球表面水分的蒸发。

（4）睑板腺感染会加重眼干症状，可予眼睑清洁治疗，必要时可局部使用抗生素。

3. 其他对症治疗

（1）皮肤干燥：应建议患者沐浴后不要完全擦干皮肤，而是轻柔地吸干水分，保留一定的湿度，并使用一些皮肤润滑剂和皮肤保湿剂。

（2）阴道干燥：可以使用阴道润滑剂，对于绝经后妇女可以阴道局部使用雌激素。注意预防阴道继发的真菌（酵母菌）感染。

（二）系统治疗

包括抗炎、抑制免疫反应的药物。目的是改善该系统症状、保护脏器功能、使患者保持较好的生活质量。

（1）关节、肌肉疼痛：可选用非甾体消炎药对症治疗。由于破坏性关节病变很少见，因此很少应用慢作用药物。部分原发性 SS 患者可以出现滑膜炎，可用羟氯喹治疗，用量为每日≤6mg/kg，分2次服用；国内常用剂量为200mg，每日2次口服，对改善关节肌痛有较好疗效。服用者每6~12个月宜做眼底测试。

（2）肾小管性酸中毒：可口服碱性药物如碳酸氢钠或枸橼酸合剂，每1 000ml 水中含枸橼酸钾、枸橼酸钠、枸橼酸各96g、98g、140g，每日口服3次，每次20ml。

（3）低钾血症：血钾＜3.5mmol/L 时应进行补钾治疗，根据病情急缓、轻重而予以氯化钾静滴或口服。轻者可口服枸橼酸钾。需终身服用。

（4）骨软化：可补充钙剂及维生素 D，必要时至内分泌科就诊。

（5）有肺间质性病变、神经病变、血管炎、溶血性贫血、血小板减少、肝脏损害、肾小球肾炎、肌炎时，则有必要系统使用糖皮质激素和免疫抑制剂治疗，以控制病变发展，保持该脏器功能。糖皮质激素如泼尼松用量为每日 $0.5 \sim 1mg/kg$。有严重脏器受累或病情进展活动者可予甲泼尼龙冲击，每日 1g 静滴，连续 3d 为一疗程，病情需要时可在 $3 \sim 4$ 周后重复冲击。同时应用甲氨蝶呤每周 $7.5 \sim 20mg$；或硫唑嘌呤 $50 \sim 100mg/d$ 口服；或环磷酰胺每日 $1 \sim 3mg/kg$ 口服，或 $0.75g/m^2$（平均 $0.5 \sim 1g/m^2$）静脉冲击治疗，每月 1 次。疗效不满意者也可考虑使用环孢素。疗程根据各患者具体情况而定。

糖皮质激素及免疫抑制剂均有不良反应，应用时必须进行必要的监测。

（6）淋巴瘤：及时发现并进行联合化疗。

（7）造血干细胞移植：SS 患者很少行造血干细胞移植，国内外可检索到的目前仅有 4 例，其中 1 例患者因合并慢性髓细胞白血病而行异基因造血干细胞移植，移植后 6 个月时复查抗 SSA/抗 SSB 抗体转阴，但 ANA 持续阳性；另 2 例因合并淋巴瘤而行自体干细胞移植，移植后淋巴瘤完全缓解，其中 1 例于移植后 SS 症状和实验室指标有所缓解，但 2 个月后 SS 复发，另 1 例患者移植后临床症状和实验室指标一直无改善。北京协和医院报道的 1 例患者是 4 例中唯一针对 SS 为原发病而行自体干细胞移植，目前已随诊逾 2 年，患者临床症状和实验室指标都有显著改善。总体来说，自体干细胞移植治疗 SS 经验不多，其远期效果及不良反应有待进一步观察。

（8）其他：出现胃食管反流时可予抗酸剂（如碳酸氢钠）、H_2 受体拮抗剂、质子泵抑制剂等，需定期复查胃镜，及时予相应治疗。出现癫痫、精神症状、气促等时，除原发病治疗外，给予相应对症治疗。

（三）干燥综合征的妊娠

颇受关注。由于抗 SSA/抗 SSB 抗体可通过胎盘进入胎儿，因此 SS 患者妊娠后应定期对胎儿进行监测，若发现胎儿出现心率减慢，提示可能上述自身抗体对胎儿心脏作用而出现房室传导阻滞，则有必要做进一步胎儿心电监测，肯定有传导阻滞者应及时治疗。一般是发现后及时给胎儿母亲静注糖皮质激素，可使部分胎儿出生后的心率正常。胎儿心脏传导阻滞呈永久性时，则需应用起搏器维持心率。另外，抗 SSA/抗 SSB 抗体进入胎儿，出生后可出现新生儿狼疮，但可以因抗体消失而痊愈。

二、预后

SS 患者的预后较好，若无内脏受累，生存时间接近普通人群；有内脏损害者经适当治疗后，大多数可以控制病情或达到缓解，但易于复发。临床表现为关节病变、Raynaud 现象、间质性肾炎（即肾小管病变）、肺间质性病变、肝损害者预后好；表现为肾小球肾炎、高球蛋白血症、冷球蛋白血症者预后差。根据北京协和医院材料，本病死亡原因为进行性肺间质纤维化、肺动脉高压、中枢神经病变、肾小球受损伴肾功能不全、恶性淋巴瘤，其余患者均可承受日常生活和工作。国外材料显示反复紫癜样皮疹、腮腺肿大、C3 和 C4 下降为本病并发淋巴瘤的危险因素。

另外，随访有干燥症状的患者逾 10 年后约 1/3 可发展为 SS。疾病的发展及内脏损害的严重程度与血清自身抗体（特别是抗 SSA 抗体）及 IgG 的水平平行。

（兰培敏）

第二十一章 痛风

痛风是由于嘌呤类物质代谢紊乱，产生尿酸过多和（或）尿酸排泄减少，血尿酸浓度持续增高所致的一组疾病。临床特点为高尿酸血症、反复发作的急性关节炎、尿酸钠盐形成痛风石沉积、痛风石性慢性关节炎，其严重者可导致关节活动障碍和畸形、肾尿酸结石、痛风性肾病和肾功能不全。原发性痛风多见于40岁以上男性及绝经后女性。

性别及年龄对血尿酸值影响很大，青春期以前男性平均值约为33mg/L。青春期以后男性维持高峰状态，平均值约为52mg/L，中年以后逐渐增高。女性青春期血尿酸值上升不明显，到更年期可略显升高。

高尿酸血症的发病率因种族和地区的不同而有差异。欧美地区的发病率约为20%~18%，南太平洋的土著人群则高达64%。痛风的发病率则远低于高尿酸血症。欧美地区痛风的发病率占总人数的0.13%~0.37%，年发病率为0.20%~0.35%。

第一节 病因及发病机制

一、遗传因素

在古代就已发现痛风有家族性发病倾向，有家族史的患者病情也较重，且男性患病率明显高于女性。研究表明，双亲有高尿酸血症和痛风者，比单亲有高尿酸血症和痛风者病情重，而且从儿童即可发病。但痛风在世代和家系中的出现是无规律的，原发性痛风患者中，10%~25%有阳性家族史，痛风患者近亲中的15%~25%有高尿酸血症。因此，原发性痛风属常染色体显性遗传或常染色体隐性遗传，部分则为性连锁遗传（即X连锁隐性遗传），但外显性不完全。高尿酸血症的遗传情况变异极大，可能是多基因性。很多因素可影响痛风遗传的表现形式，如年龄、性别、饮食、心脑疾病及肾脏功能等，如近20年来东方民族痛风患病率直线上升，以致成为常见病就是一个极好的例子。现已确定的两种先天性酶异常是通过性连锁遗传的，即次黄嘌呤-鸟嘌呤磷酸核糖转移酶（HG-PRT）缺乏和磷酸核糖焦磷酸合成酶（PRPPS）活性过高，女性为携带者，男性发病，多为隔代遗传，在原发性痛风中仅占极少数，因此这种遗传方式不存在于大多数痛风患者。

二、嘌呤与尿酸代谢及其调节

嘌呤和尿酸代谢异常是痛风的重要生化基础。人体内的嘌呤（Purine）包括腺嘌呤（Adenine）、鸟嘌呤（Guanine）、黄嘌呤（Xanthine）及次黄嘌呤（Hypoxanthine）等，其中以腺嘌呤、鸟嘌呤为主。主要以嘌呤核苷酸的形式存在，在作为能量供应、代谢调节（第二信使cAMP和cGMP分子）及组成辅酶（NAD，FAD和CoA）等方面起着十分重要的作用。

1. **嘌呤核苷酸的合成途径** 食物中的核酸，主要以核蛋白的形式存在，在胃酸的作用下分解成核酸和蛋白质，核酸进入小肠后在各种水解酶的作用下依次生成核苷酸和核苷而被吸收，在肠道内最终被氧化生成尿酸。因此，食物来源的嘌呤主要生成尿酸，很少被机体利用。生理学研究表明，人体内的核苷酸仅有少量（20%）来自食物中核酸消化产物的吸收，大部分（80%）由机体细胞自身合成。嘌呤核苷酸的合成有以下两个途径：

（1）第一途径即经典的从头合成（Denovo synthesis）途径：即利用磷酸核糖、氨基酸、一碳单位及 CO_2 等简单物质，经过一系列复杂的酶促反应，合成嘌呤核苷酸。这是 20 世纪 50 年代由 John Buchanan 和 RobertGreenberg 实验室发现的。上述合成过程十分复杂，简述如下：①5 - 磷酸核糖经过磷酸核糖焦磷酸合成酶的作用，活化生成磷酸核糖焦磷酸（PRPP）；②PRPP 在磷酸核糖焦磷酸酰胺转移酶（APRT）催化下生成 5 - 磷酸核糖胺（PRA）；③PRA 经过一系列的反应生成次黄嘌呤核苷酸（IMP）；④IMP 在腺苷酸代琥珀酸合成酶及裂解酶的作用下生成一磷酸腺苷（AMP），后者在激酶的作用下形成 ADP 和 ATP。IMP 在脱氢酶的作用下，氧化成黄嘌呤核苷酸（XMP），然后在鸟苷酸合成酶的作用下生成一磷酸鸟苷（GMP），后者又可转化成二磷酸鸟苷（CDP）和三磷酸鸟苷（GTP）。现已证明，肝脏、小肠黏膜及胸腺是从头合成嘌呤核苷酸的主要器官，并且合成部位主要位于胞质内。

（2）第二合成途径又称补救合成途径：即细胞利用现成的嘌呤碱和嘌呤核苷重新合成嘌呤核苷酸，这一途径较为简单。腺嘌呤、次黄嘌呤和鸟嘌呤分别在腺嘌呤磷酸核糖转移酶（APRT）和次黄嘌呤 - 鸟嘌呤磷酸核糖转移酶（HGPRT）催化下，利用第一途径合成的 PRPP，生成 AMP、GMP 和 IMP。补救合成的意义在于一方面机体可节省一些能量消耗，另一方面体内某些组织器官如脑、骨髓等由于缺乏有关酶，不能从头合成嘌呤核苷酸，他们只能利用由红细胞从肝脏运送来的游离嘌呤碱和嘌呤核苷补救合成嘌呤核苷酸。

2. **嘌呤核苷酸的分解与尿酸的生成** 次黄嘌呤核苷酸（IMP）在腺苷脱氨酶的作用下生成次黄苷，次黄苷再依次转化为次黄嘌呤和黄嘌呤。GMP 进一步生成鸟苷、鸟嘌呤及黄嘌呤。AMP 也可依次生成腺苷和次黄苷，最终也转化为黄嘌呤。共同产物黄嘌呤在黄嘌呤氧化酶（Xanthine Oxidase）作用下氧化后形成尿酸（Uric Acid）。尿酸是嘌呤核苷酸分解代谢的最终产物，合成部位主要发生在肾脏、小肠及肝脏，大部分尿酸经肾脏排泄，极小部分以涎液、胃液、肠液、胆汁及胰液分泌的形式进入肠腔，进一步分解成尿囊素和尿素，最终由肠道排出。

3. **代谢调节因素** 嘌呤核苷酸的从头合成是体内提供嘌呤核苷酸的主要来源，机体对其合成速度进行着精细的调节，一方面满足机体对嘌呤核苷酸的需要，同时又不会供过于求。调节机制主要在下列环节：①PRPP 和谷氨酰胺的含量。②GMP、IMP 和 AMP 对磷酸核糖焦磷酸酰胺转移酶（APRT）的负反馈抑制作用；该转移酶是限速反应酶。HGPRT 和 PRPP 合成酶也是嘌呤合成中起重要作用的酶。综合起来，人体内至少有六种酶参与尿酸的生成过程，其中五种酶均促进尿酸生成。它们包括：APRT 或 HGPRT、IMP 脱氢酶、腺苷酸代琥珀酸合成酶、PRPP 合成酶及黄嘌呤氧化酶。当这些酶活性增加时，尿酸合成即增加，反之，尿酸的合成则减少。上述酶中以黄嘌呤氧化酶最为重要。HGPRT 的活性增强可抑制尿酸的生成，活性减弱时则尿酸生成增加。痛风患者绝大多数是由于遗传缺陷，导致上述促进尿酸合成的酶活性增强所致，如 PRPP 合成酶活性异常升高、HGPRT 缺陷等，其中大多数为黄嘌呤氧化酶活性增强。痛风患者虽有上述酶活性的异常，但测定这些酶的活性的方法较为复杂，只限于临床研究中使用，而不能作为临床常规检测。目前，临床上仍以血尿酸作为痛风诊断和治疗的一项参数指标。

据估算，正常男性成年人的血尿酸池平均为1 200mg，体内尿酸的含量是尿酸生成与排泄动态平衡的结果。尿酸的化学分子式为2，6，8－三氧嘌呤，弱酸性，解离常数5.7。在正常生理条件下，尿酸几乎全部以尿酸盐的形式存在，部分与白蛋白结合而存在，因而尿酸在血中有游离型和结合型两种形式。游离型尿酸易于在组织内沉积，而结合型必须先与血浆蛋白解离后才可在组织内沉积。当血浆蛋白尤其是白蛋白浓度有明显变化时。可对血中尿酸的测定结果产生明显的影响。由于尿pH值较低，因此大部分以游离尿酸的形式存在。

三、高尿酸血症病因及发病机制

高尿酸血症是痛风的重要生化基础。广义地说，血中尿酸超过正常值的上限，即超过360μmol/L（6.0mg/dl），就可称为高尿酸血症。但严格地说，血尿酸超过360μmol/L（血尿酸盐在血浆中的溶解饱和度）时，才可称为高尿酸血症。从临床角度来看，血尿酸超过417μmol/L（7.0mg/dl）时，尿酸盐呈过饱和状态，此时血尿酸极易在组织内沉积而造成痛风。目前一般认为，当血尿酸超过417μmol/L（7.0mg/dl）时，即为肯定的高尿酸血症。

高尿酸血症的发生原因可分为原发性和继发性两大类。原发性：①酶及代谢缺陷：见于PRPP合成酶活性增加或HGPPT部分缺乏，均使尿酸产生过多，为性连锁遗传，占总数的1%以下。②原因不明：主要指原因不明的肾脏清除减少，及原因不明的尿酸产生过多，多为多基因遗传，统称为特发性痛风。继发性：①伴有HGPRT缺乏及G－6－P酶缺乏使尿酸产生增加所占比例＜1%：见于Lesch－Nyhan综合征和糖原贮积病Ⅰ型等。②伴有核酸转换增加：见于外科手术后、放疗或化疗后、危重患者、慢性溶血、红细胞增多症、恶性肿瘤、骨髓或淋巴增生病等。③嘌呤原料增加：饮食因素（乙醇及高嘌呤饮食）。④伴有肾清除减少的情况：如药物、中毒或内源性代谢产物等因素使尿酸排泄受抑制和（或）吸收增加，见于慢性肾炎、高血压、脱水状态、糖尿病酮症或乳酸酸中毒、甲状腺功能减退症或甲状旁腺功能亢进症、慢性铅及铍中毒及过度利尿等。正常情况尿酸由肾小球滤过，90%经近曲小管重吸收，再经近曲小管远端分泌而排出体外，在这一部位还有很强的重吸收功能，最终从尿中排出尿酸的量为滤过量的6%～10%。肾脏功能正常时，肾小管分泌尿酸的能力很大，可高达滤过率的85%，肾小管分泌尿酸与血尿酸浓度呈正相关，即当血尿酸水平升高时，近端肾小管分泌尿酸的量也增加。因此，血中尿酸受肾小球滤过率影响，内源性或外源性有机酸增加，可竞争性抑制尿酸分泌。

高尿酸血症的发病机制：①嘌呤吸收过多：在高尿酸血症的发生中，内源性代谢紊乱较外源性因素重要得多。限制摄入嘌呤后，血尿酸水平降低十分有限，24h尿尿酸排泄量仍然较高，这类患者在所有痛风患者中不足10%。大多数患者即使进食无嘌呤饮食，仍不能纠正高尿酸血症，说明高嘌呤饮食并不是痛风的原发病因。②嘌呤生物合成增加：痛风患者表现为嘌呤生物合成增加，主要根据以下指标来判断，即低嘌呤饮食5d，24h尿尿酸高于3.6mmol（600mg）或在口服/静脉注射[15]N或[14]C甘氨酸后，尿中放射性核素标记的尿酸盐含量增高。部分痛风患者表现为持续的尿尿酸升高，说明患者的嘌呤生物合成增加。③尿酸排泄障碍：痛风时肾小管分泌尿酸障碍和对尿酸的重吸收增加，前者更为重要，现在认为这是致高尿酸血症的直接原因。此类患者约占痛风的90%，该缺陷在尿酸合成代谢正常的患者尤为明显。

无症状性高尿酸血症是指用尿酸酶法测定的血尿酸值在男性≥417μmol/L（7mg/dl）或女性≥357μmol/L（6mg/dl）而无任何临床症状的状态。无症状性高尿酸血症一旦出现关节炎、痛风石或泌尿系结石等，即标志无症状性高尿酸血症的终止而进入痛风。只有5%～12%的高尿酸血症发展为痛风。痛风发作与尿酸值及持续时间、患者年龄之间有直接关系。有学者认为，高尿酸血症与痛风之间并无本质上的区别，可以把它看成是痛风的早期阶段。没有临床症状的单纯高尿酸血症患者，并不代表其关节组织或肾脏完全正常而未受到尿酸沉积的影响，只不过是这种尿酸沉积引起的组织损害比较轻微，尚未造成明显的临床症状。无症状的高尿酸血症患者在人群中的发病数比痛风要高得多。但大部分患者仅有化学上的异常，并且可能终生未能找到原因，称之为特发性高尿酸血症。至于高尿酸血症何时转变为痛风，以及如何预测高尿酸血症在将来是否会发展为痛风，目前尚无肯定的意见。因此，这一状态与有临床症状的如关节炎、高尿酸血症在本质上是有区别的。但确切的原因尚不清楚。

四、痛风性关节炎发病机制及诱因

大多数痛风患者的最初临床表现是反复发作的急性痛风性关节炎（Gouty Arthritis），其中95%为中老年男性患者。初次发作的平均年龄为40岁，急性期具有骤然发作和剧烈疼痛的特征，多数患者的关节炎表现为发作与缓解交替，病程长者发作期长而缓解期短，甚至有的患者迁延不愈，表现慢性痛风石性痛风。女性患者占5%，多数出现在绝经之后，且多为多关节炎。先天性HGPRT缺乏或PRPP合成酶活性增加所致的原发性痛风性关节炎，发病年龄往往在30岁以下。

发病机制：研究表明，在炎症初期，关节局部温度降低，突然的高尿酸血症，体液的pH值降低，以及原沉积在结缔组织部位的结晶脱落，大量的尿酸结晶进入关节腔，尿酸结晶与免疫球蛋白结合后被吞噬细胞所吞噬。随着吞噬细胞受到尿酸结晶刺激，激活环氧合酶和脂氧合酶，促进花生四烯酸转化为前列腺素以及其他致炎物质如白介素、肿瘤坏死因子等，使炎症得以进一步发展。随着炎症的继续，某些血清因子如脂蛋白B-100、某些酶类的影响，以及前列腺素的抗炎作用，抑制了炎症的发展，导致炎症进入缓解期。由此可见，痛风性关节炎具有刺激因素诱导发作、炎症的发展及炎症的自发消退的基本过程。目前公认急性痛风性关节炎的发作是由于尿酸浓度过高，并超过了尿酸的溶解度而呈过饱和状态，致使尿酸钠微晶体在软骨、滑膜及周围组织沉积而引起的非特异性炎症反应。在炎症反应过程中多形核白细胞吞噬结晶并释放多种炎症介质对关节损伤发挥重要作用。但是，临床上发现，急性痛风性关节炎发作时并非所有患者的血尿酸水平均升高，以及一些有大量痛风石的患者，往往并没有急性痛风性关节炎发作史。也可见到在应用降低尿酸药物治疗时，血尿酸水平降低反而可诱发关节炎急性发作，以及用秋水仙碱控制的急性发作的关节炎，并不影响尿酸的代谢。因此，尿酸结晶在关节炎发作与缓解中的作用都还不甚清楚。

诱发因素：①饮食：高嘌呤膳食，体重超重、肥胖及高脂血症，不仅使糖尿病和高血压的发病率上升，而且可诱发痛风性关节炎的发作。一般认为，高嘌呤膳食往往使血尿酸值在短时间内迅速上升，从而易诱发痛风性关节炎发作。还有另一种情况是，素食民族患痛风者很多。②饮酒：乙醇对痛风的影响比膳食要严重得多。研究表明，乙醇代谢能使血乳酸浓度增高，像其他有机酸一样，乳酸可抑制肾小管分泌尿酸，并降低尿酸的排泄。乙醇还能促进腺嘌呤核苷转化，使尿酸合成增加。③药物：某些药物可导致急性痛风性关节炎发作。在某些情况下可能是一种特异质反应，如维生素 B_1 和维生素 B_{12}、胰岛素及青霉素等。临床上使用的促尿酸排泄和抑制尿酸生成的药物，在某些易感个体，由于血中尿酸水平突然降低，促使原有尿酸盐结晶脱落，可导致关节炎加重或转移性痛风的发作。由于心肺疾病而长期使用利尿剂，也可导致痛风的发作。④创伤：临床上常可见到痛风性关节炎的发作往往与患者长途步行、关节扭伤、穿鞋不适及过度活动等因素有关，这可能与局部组织损伤后，尿酸盐的脱落所致。第一跖趾关节在步行中单位面积受力最大，因而是本病发病及病程中受累频率最高的关节，常有慢性损害的倾向，需要指出的是，痛风性关节炎急性发作的诱因不包括严重的外伤，这是与外伤性关节炎及骨折的重要区别之处。

五、痛风性肾病的发病机制

尿酸生成过多及（或）肾脏排泄减少造成高尿酸血症时，尿酸盐在肾脏内引起的病变，称为痛风性肾病或高尿酸血症肾病，临床上主要有以下几种表现形式：①急性高尿酸血症肾病；②慢性高尿酸血症肾病；③尿酸性肾结石。据统计，痛风患者 20% ~ 25% 有尿酸性肾病。

正常人 2/3 的尿酸经肾脏排出。肾脏功能正常时，肾小管分泌尿酸量与血尿酸水平成正比。当肾功能不全时，即可发生明显的高尿酸血症。目前认为，慢性高尿酸血症的原因约 90% 系尿尿酸排泄障碍所致，而尿尿酸排泄障碍中约 80% 与尿酸分泌不足有关。影响肾脏尿酸排泄的因素主要有：①酸性尿液：当尿 pH < 5.0 时，尿酸不易溶解而形成结晶，特别在远曲小管和集合管的尿液呈酸性时，更容易形成结晶并沉淀于肾实质。据研究，痛风患者肾小管细胞内的谷氨酰胺酶活性降低，不能正常利用谷氨酰胺中的氨以中和尿中的 H^+。②肾小管有机酸分泌过多：一方面竞争性抑制尿酸的分泌，另一方面有机酸在肾小管抑制 $Na^+ - K^+ - ATP$ 酶和 ATP 的合成，进而增加尿酸盐的吸收，这种情况多见于乳酸及酮症酸中毒、饥饿与脱水、妊娠、酗酒、骨髓增生病、放、化疗以及危重患者等。③脱水或血容量不足：肾小管对水分吸收增加，使尿酸在肾小管的浓度增加，促使尿酸盐结晶沉积。④某些利尿药：特别是噻嗪类如呋塞米，虽然由于利尿而促进尿酸的排泄，但更主要的是它能减少肾小管对尿酸的分泌，最终导致血尿酸升高。

慢性尿酸性肾病主要指持续性高尿酸血症，经过数年或更长时间，20% 可先后出现肾小管和肾小球受损，少部分发展至尿毒症。其发生率仅次于痛风性关节损害，与病程和治疗有密切关系，但与痛风性关节炎的严重程度无关，即轻度的关节炎患者也可有肾病变，而严重的关节炎患者不一定有肾脏异常。病理改变：尸检证实，几乎 100% 的痛风患者有肾病变，病理上表现为髓质内尿酸盐结晶的沉积，越往髓质部越明显。沉积的结晶在局部引起炎症反应，炎细胞的浸润和间质血管的纤维化，最后发生肾小管的阻塞、肾血管硬化、肾小球基底膜纤维化和增厚。

在短时间内血尿酸急剧升高而造成大量尿酸结晶沉积在集合管、肾盂或输尿管，引起尿路阻塞，产生肾内外梗阻，使肾小管内压力增高，肾小球滤过压降低，最终造成肾功能不全，进而出现少尿、无尿、氮质血症和急性肾衰竭等一系列表现，称为急性高尿酸性肾病。主要见于核蛋白分解增加，尿酸生成增加，使血尿酸明显升高时。发生原因多为继发性，如淋巴和骨髓增生病，恶性肿瘤放疗或化疗及严重创伤和手术时，引起关节炎时称为继发性痛风。

六、尿酸结石发病机制

由于血中尿酸的排泄主要通过肾脏，加上尿液的 pH 一般偏酸性，所以痛风患者易于在泌尿系发生结石。尿酸结石是指尿酸结晶沉积在肾及尿路形成泥沙样或较大结石。原发性痛风患者尿酸结石的发生率与血尿酸呈正相关，血尿酸在 774μmol/L（13mg/dl）以上者，发生率达 50%。40% 的尿酸结石发生在痛风性关节炎之前。

发病机制：①尿液中尿酸浓度升高：见于各种原因引起的尿酸产生过多或应用促尿酸排泄药物时，使尿酸在尿中排出增加。此外，由于皮肤大量出汗失水或胃肠道水分丢失增加，使尿量减少，尿液中的尿酸浓度相对增加。据统计，当 24h 尿尿酸排出量超过 1 000mg 时，50% 的患者发生肾结石。②尿液 pH 降低：尿酸是一种弱酸，其解离常数 PKa 为 5.75。在 pH4.75 时，91% 的尿酸呈非游离状态，易于以结晶形式沉积。尿 pH6.75 时，大部分尿酸为游离状态，易于从尿中排出。有研究认为痛风患者尿液 pH 值持续呈酸性、并缺乏节律变化。③尿量：尿量少则尿酸不易溶解，尿量多则溶解度高，故对尿酸排泄十分有利。因此痛风患者每日尿量应在 2 000ml 左右。④肾功能：当肾脏功能受损时，尿酸也容易在肾内沉积而导致肾结石。泌尿系统感染和畸形患者，由于尿液排泄不畅、肾盂积水而易致尿酸盐沉积形成结石。

Gutman 和 Yu 认为，痛风患者尿 pH 值降低是由于肾小管上皮内谷氨酰胺酶活性降低，谷氨酰胺产生的氨减少，可使尿 pH 值降低。但在某些尿酸结石患者，血清和尿尿酸水平均正常，肾小管上皮内谷氨酰胺酶活性也可正常。因此，痛风患者或尿酸结石的患者 pH 值变化的机制尚不十分清楚。有人统计，尿酸结石患者中仅有 25% 的患者合并痛风，多数没有痛风和高尿酸血症。因此，尿酸结石的形成是多种因素造成的。

尿酸结石发生在泌尿系管腔内可造成梗阻以上的积水，以不完全梗阻较多见。结石形成后，常常出现难以治愈的感染、加速结石的生长和肾损害，可发生肾盂肾炎、肾积脓且肾周围脓肿。尿酸结石停留在肾盂、肾盏，可刺激上皮脱落，出现溃疡、白细胞浸润和纤维组织增生。移行上皮增生，有可能诱发鳞状上皮癌。在肾髓质内，由于大量的尿酸盐结晶沉积，可出现慢性间质性肾炎、肾小球和肾小管纤维化。尿酸结石可加重这一过程。可导致慢性肾功能不全和尿毒症。

（施　　航）

第二节　临床表现

一、痛风性关节炎

急性痛风性关节炎的典型的特点是起病急骤，有时甚至呈暴发性，多在夜间发作，第一次发作通常在健康状况良好的情况下突然出现关节肿胀和剧痛，在 24~48h 达到高峰，受累关节及其周围软组织明显发红、发热和肿胀，剧痛难忍，局部甚至不敢接触被单，否则疼痛加重，以及关节活动受限。这一些特点可区别于其他种类的关节炎，具有很强的特征性。

70%的患者首发于蹈趾第一跖趾关节，病程中该部位受累者达90%，其次为足背、踝、膝、指、腕等关节，肩、髋和脊柱关节受累少见，病程初期85%～95%的患者仅累及单关节，这是典型的急性痛风性关节炎又一特点。部分患者发病前可有疲乏、周身不适及关节局部刺痛先兆。未经治疗的急性痛风性关节炎，病程通常持续1周左右而自行缓解。缓解期关节局部不遗留任何不适，这也是本病的另一特征。随着病程的延长，历时数月或数年可再发，但多数患者第一次发作后至第二次发作的间隔期一般在1～2年。以后的间歇期逐渐缩短而发作期逐渐延长，受累关节愈来愈多，最后导致不能完全缓解并遗留慢性关节畸形。

部分患者在痛风性关节炎发作时，伴有畏寒、发热、全身酸痛不适、软弱无力、头痛、食欲减退等全身症状，发热多为低热或中等度热。全身症状的有无及轻重除了与个体差异有关外，主要与关节炎的炎症程度成正比。有资料表明，首次发作的痛风性关节炎往往有比较明显的全身症状，随着病程的迁延，全身症状可逐渐减轻。此外，在关节炎发作时，如果有其他并发症存在，例如痛风石破溃后合并感染、肾结石合并肾盂积水或泌尿道感染时，则可有更为明显的全身症状。

不典型的急性痛风性关节炎主要见于以下情况：①儿童及青少年患者可先有肾结石，然后出现关节炎，而且症状较重，发作频繁，病情进展迅速并累及多个关节。②多关节炎型，多见于绝经后妇女，特别是合并高血压或肾脏疾患而长期使用利尿药的患者。某些人种如非洲和美国黑人妇女的多关节炎发生率可达34%。③少部分患者第一次发作症状较轻，经过1～2d症状即消失。随着病情的进展，关节炎发作越来越频繁，症状也越来越不典型。

随着病程的延长，可出现具有特征性的痛风结节（痛风石，Tophi），常见部位在耳轮、蹈趾第一跖趾关节、指、腕、膝及肘等处，也可见于任何关节周围。小的如芝麻大，大的如鸡蛋，质硬，易破溃，内有白色石灰样物质，其基本化学成分是尿酸钠盐结晶。一般情况下，痛风石往往出现于关节炎发作后10年以上。研究表明，患者的发病年龄早、病程长、血尿酸高及未得到及时有效治疗时，痛风石出现也较早，发展较快且体积也大。血尿酸升高的程度及持续时间与痛风石的形成有直接的关系。关节炎进入慢性期后可出现骨质穿凿样改变，周围组织纤维化，关节僵硬及畸形。

有关痛风性关节炎发作的间歇期，大多数患者第二次发作出现在头次发作后的6个月至2年内，在大多数痛风的患者中，医师可得到一个清楚的、详细的早期发作和症状完全缓解的间歇期，很少的痛风患者无发作间歇期。大约不到10%的患者虽经长期随访，始终未见再发。未经有效治疗的患者，发作往往越来越频繁，间歇期也越来越短，受累关节多、症状重、持续时间长，无症状时间越来越短，甚至炎症难以消退而无间歇期，治疗效果也很不理想。

二、痛风性肾病

临床表现：慢性高尿酸血症通常经过10～20年才发展成氮质血症，临床表现与慢性肾小球肾炎十分相似。主要表现为：①腰痛及水肿，早期可仅有轻度腰痛，随着病情进展可出现水肿；②高血压的发生率占40%～45%，多为中度高血压，用一般降压药能够控制；③蛋白尿占85%，往往出现较早并且程度较轻，尿蛋白一般为＋～＋＋，早期很少有大量的蛋白尿；④血尿约占54%，系结晶的刺激损伤所致；⑤当出现继发泌尿系感染时，患者可有发热、尿频、尿急或尿痛等肾盂肾炎表现；⑥由于尿酸盐结晶首先沉积于肾髓质，随着病情的发展以后才累及肾小球，因此，早期的患者几乎全部出现肾小管功能受损的症状，表现为尿的浓缩和稀释功能下降，尿渗透压下降。晚期可出现内生肌酐清除率低下直至尿毒症。通常，随着病程的延长，肾损害的发生率也升高。但在家族性高尿酸血症患者，不仅肾损害发生的年龄较轻，而且即使治疗，也不能阻止肾损害的进展，肾脏病变广泛而且严重，预后较差。临床上，高尿酸血症患者一般先出现痛风性关节炎急性发作，关节病变明显时表现为肾脏损害，少数患者也可始终没有痛风性关节炎急性发作病史，并且在肾损害晚期出现尿毒症时，关节炎发作往往较轻。另外，值得注意的是，耳郭或关节附近皮下尿酸盐沉积形成的痛风结节，其大小与肾损害的程度也不成比例，即当有大的痛风结节时肾损害反而减轻，没有结节者肾损害也可较重。

急性高尿酸性肾病主要为在短时间内肾功能不全，进而出现少尿、无尿、氮质血症和急性肾衰竭等一系列表现。常见于淋巴和骨髓增生病，恶性肿瘤放疗或化疗及严重创伤和手术时发生。

三、尿酸结石

尿酸结石的临床表现因结石的大小、形状、部位及有无感染等并发症而有所不同。较小的结石可自动从尿中排出，较大者可引起疼痛、血尿、感染和梗阻等表现。当结石进入肾盂输尿管连接处和输尿管时，可出现腰及上腹部发作性疼痛，疼痛常突然发作，呈绞痛、钝痛、胀痛或隐痛，严重如刀割样，一般位于病侧并向同侧腹股沟或外阴部放射，患者呈急性病容，严重者面色苍白，全身出冷汗，脉细快，血压可降低，呈虚脱状态，常需解痉药治疗后可缓解。结石接近膀胱处可伴有尿频、尿急及尿痛症状。疼痛发作时，常伴有肉眼血尿或镜下血尿。当患者伴发尿路感染时，可有发热、膀胱刺激症状等表现。由于结石较大而发生尿路梗阻时，可出现排尿困难、尿流中断，甚至尿闭。

（施　航）

第三节　实验室及辅助检查

一、血尿酸测定

目前国内外普遍采用尿酸酶法测定血尿酸，该法是利用尿酸酶还原尿酸的比色法来测定，特异性最高。经典的化学法是利用磷钨酸能被尿酸盐还原为蓝色的磷钨酸复合物这一原理，通过光电比色结果来判断血尿酸含量。此方法沿用较久，特异性及敏感性均欠佳。目前较为先进的血尿酸测定法为高压液相层析和质谱法。这一方法特异性和敏感性均很高，是近年来尿酸测定方法上的重大改进与发展。据统计，血尿酸值在我国正常男性为：178～416μmol/L（3.0～7.0mg/dl），正常女性为：148.5～356.0μmol/L（2.5～6.0mg/dl）。未经治疗的痛风患者血尿酸多数升高，继发性较原发性痛风升高更为明显。部分患者在痛风性关节炎急性发作时血尿酸水平仍然正常，因此，不能依赖血尿酸诊断痛风性关节炎。

测定血尿酸时应注意以下几点：①应在清晨空腹状态下抽血送检，必要时在患者抽血前1d避免高嘌呤饮食并禁止饮酒；②抽血前停用影响尿酸排泄的药物如水杨酸类药物、降压药及利尿药等，应至少停药 5d 以上；③抽血前应避免剧烈活动如奔跑或快速登高等；④由于血尿酸浓度有时呈波动性，故一次血尿酸测定正常不能完全否定血尿酸增高，如临床有可疑处，应重复检查。

二、尿尿酸测定

尿尿酸是反映肾小管对尿酸的重吸收和分泌功能的一项检查，在临床上可用以判断高尿酸血症是由于尿酸生成过多还是尿酸排泄减少，或是两者兼有，另外，对于选择治疗药物及监测治疗效果都有一定的指导作用。在进食低嘌呤饮食 5d 后，正常人 24h 尿尿酸结果应低于 600mg，或常规饮食时 24h 尿尿酸应 < 1 000mg。如果血尿酸升高，而 24h 尿尿酸 < 600mg，则为尿酸排泄不良型，否则可能是产生过多型，区别两者对治疗上有一定价值。

测定 24h 尿尿酸时应注意以下几点：①如果患者已有肾功能减退、结石引起的尿路梗阻、大量肾盂积水、尿潴留及排尿不畅等情况，可使测定结果受影响；②应准确留取 24h 的尿量，留尿的容器应放防腐剂，关键在于向患者讲清收集 24h 尿的方法；③留尿当天如有腹泻、呕吐等脱水情况或发热、尿路感染或其他急性疾病时，应改期进行。

三、关节滑液检查

正常滑液呈草黄色，膝关节的滑液量不超过 4ml，清亮而透明。镜下观察白细胞数 $< 20 \times 10^6/L$（200/mm³），中性粒细胞 < 25%。痛风性关节炎患者滑液的主要特征是滑液量增多，外观呈白色而不透亮，黏性低，白细胞数常 $> 50 \times 10^9/L$（50 000/mm³），中性粒细胞 > 75%。最具特征性的是在偏振光显微镜（Polarized Microscopy）下见到被白细胞吞噬的或游离的尿酸盐结晶，该结晶呈针状（5~20μm），并有负性双折光现象，这一现象在关节炎急性期的阳性率约为 95%。偏振光显微镜下观察晶体的注意事项：①尿酸盐结晶发生折光时，折射角为 45°，焦磷酸钙结晶为 20°~30°，其形态为棒状或菱形，纤维蛋白、软骨碎片及灰尘可出现双折射；羟基磷灰石呈铜币样，辅以光学补偿器可明确地将不同晶体区别开来；②所用玻片和盖玻片必须干净无划痕；③尽量观察标本的中央部分；④必要时关节液用肝素抗凝，以免影响观察。

四、组织学检查

对于可疑的痛风石组织，可做活检，用无水乙醇固定，切片分别在普通显微镜和偏振光显微镜下观察尿酸盐结晶。紫尿酸胺试验呈蓝色者为尿酸盐。

五、X 线检查

痛风性关节炎患者多在发病数年或数次发作后才出现骨关节病变，故在早期常无明显的 X 线片改变。早期急性关节炎时仅表现为受累关节周围软组织肿胀。反复发作时可在软组织内出现不规则团块状致密影，称为痛风结节。在痛风结节内可有钙化影，称为痛风石。由于痛风石在软骨的沉积，可造成软骨破坏和关节间隙狭窄，关节面不规则。病程较长的患者，在关节边缘可见偏心性半圆形骨质破坏，较小者似虫噬状，随着病情进展逐渐向中心扩展，形成穿凿样缺损，这也是慢性痛风性关节炎较为特征性的改变之一。

第一跖趾关节是具有特征性的好发部位。骨质缺损常见于第一跖骨头的远端内侧或背侧，其次是第一趾骨的近侧，常合并邻近软组织的肿胀、踇趾外翻畸形，第一趾骨头增大。手和腕关节平片显示近端和远端指间关节病变，其次是掌指关节、腕骨间关节及腕掌关节破坏。肘关节通常表现为滑囊炎及肘关节两侧肿胀，尺骨鹰嘴骨质破坏。痛风一般很少累及肩关节、髋关节、骶髂关节和脊柱关节。

痛风在累及肾脏时，引起肾结石和肾间质病变。由于尿酸盐结石为阴性结石，腹部平片一般不能发现结石，须借助 B 超检查或静脉肾盂造影才能确定。

（施　航）

第四节　诊断

一、诊断

（一）痛风

当前国内外多采用美国风湿病协会于 1977 年制订的诊断标准：①急性关节炎发作一次以上，在 1d 内即达到发作高峰。②急性关节炎局限于个别关节。整个关节呈暗红色。第一踇趾关节肿痛。③单侧跗骨关节炎急性发作。④有痛风石。⑤高尿酸血症。⑥非对称性关节肿痛。⑦发作可自行停止。凡具备上述条件三项以上，并可除外继发性痛风者即可确诊。

（二）痛风性关节炎

中老年男性肥胖者，突然出现第一跖趾关节或踝关节或足背等单关节红肿剧痛，并在发作后 24～48h 达到高峰，对秋水仙碱治疗有效，1 周左右症状缓解，伴有或不伴有血尿酸增高可诊断为急性痛风性关节炎。然而关节滑液或结节活检证实的尿酸盐结晶是确诊本病的依据。

（三）痛风性肾病

一般慢性高尿酸血症患者先有关节病变，又发现肾病变时很容易确定痛风性肾病诊断。但当患者没有关节病变或关节病变较轻时须与慢性肾小球肾炎引起的高尿酸血症相鉴别。后者的主要临床特点有：①高尿酸血症先于肾功能损害；②男女发病率无显著差异；③发病年龄较早，可在任何年龄；④先出现肾小球损害表现，然后再出现肾小管损害表现，血尿酸水平升高十分明显，大多数在 $595\mu mol/L$（10.0mg/dl）以上；⑤24h 尿尿酸排出较少。当患者出现肾盂肾炎的表现时，应仔细追问血尿、肾绞痛病史，测定血尿酸水平及查尿结石成分是否是尿酸盐，从而区别于慢性肾盂肾炎。

（四）尿酸结石

根据典型的疼痛性质、部位和放射特点，通过询问既往痛风病史、血尿酸持续升高史及类似疼痛反复发作病史，进行必要的体检和 X 线、B 超及实验室等检查，一般均可得到确诊。X 线检查可显示肾外形、结石大小、数目、形态、部位。泌尿系平片可发现含钙的阳性结石，95% 以上均可显影。静脉肾盂造影可显示纯尿酸阴性结石，结石部位表现为透明区。当患者有结石梗阻和肾功能较差时，可选择膀胱镜检查及逆行性尿路造影。超声检查方便快速，可发现整个泌尿系结石，并可估计肾盂积水的程度和肾实质的厚薄。当取得结石标本时，结石成分的理化分析有助于进一步确诊及指导治疗。对结石进行偏振光显微镜检查、红外线光谱分析、X线衍射分析及电子显微镜检查，均可显示尿酸及尿酸盐特征。用紫尿酸铵法也可确定尿酸结石。方法是将结石研成粉末，置于蒸发皿中，加浓硝酸1滴，小心加热至干，显橙黄色，继续加热至红色；加氢氧化铵1滴呈紫红色，即为尿酸铵。

二、鉴别诊断

（一）蜂窝织炎及丹毒

痛风性关节炎急性发作时因关节及其周围红肿，常被误诊为蜂窝织炎或丹毒。但后者主要表现为感染症状如畏寒、发热及白细胞升高等全身症状较为突出，局部皮下软组织肿胀明显而关节无疼痛、肿胀和触痛，不经治疗症状不会自行消失，以及对秋水仙碱治疗无效等特点，可和痛风性关节炎区别开。

（二）其他结晶性关节炎

此类关节炎系由结晶所致的一组关节病变，多见于老年人。除了尿酸盐结晶外，还有焦磷酸钙（Calcium Pyrophosphate Dihydrate，CPPD）、磷灰石、胆固醇、类固醇，以及较少见的夏科－雷登（Charcot－Leyden）结晶体。

（三）银屑病关节炎

银屑病关节炎有少关节型及典型的累及手和足的远端指（趾）间关节型，同时约有20%的患者伴血尿酸增高，故须与痛风性关节炎鉴别。但前者为慢性经过，受累关节及关节周围无大范围发红和发热区，无剧痛及无无症状间歇期，以及有银屑病疹和不同于痛风性关节炎的X线改变，不难将二者区别。

（四）急腹症

尿酸结石诊断时尚需与急腹症的常见疾病如阑尾炎、胆囊炎和胆石症以及胆道蛔虫症等相鉴别。

（施　航）

第五节　治疗和预后

一、治疗

痛风的治疗方法是综合性的，主要包括一般治疗、急性痛风性关节炎发作期的治疗、间歇期的治疗、慢性关节炎期和痛风结节的治疗以及痛风并发症的治疗等方面。

（一）一般治疗

1. 低嘌呤饮食　虽然外源性嘌呤不是痛风发病的主要原因，用低嘌呤饮食7d后也仅能使血尿酸值降低 $59.5 \sim 119\mu mol/L$（$1 \sim 2mg/dl$），但高嘌呤饮食常可使血尿酸暂时增加，可诱发关节炎急性发作。因此，控制含嘌呤高的食物，减少关节炎的急性发作次数仍然是必需的。高嘌呤食品主要包括动物内脏、水产品如沙丁鱼、虾、蟹和肉类等。另外，火锅中的肉类、海鲜和青菜等混合涮食，由于嘌呤具有很高的亲水性，汤汁内含有极高的嘌呤。低嘌呤食品主要有牛奶、鸡蛋、蔬菜和谷类制品等。饮食控制只能作为一项辅助治疗措施而不能取代必要的药物治疗。

2. 严格忌酒 乙醇在体内产生乳酸，可降低尿酸的排出。啤酒也含有大量的嘌呤，有人统计在啤酒厂工作的人员，可能因啤酒饮用量较大而痛风的发病率也明显上升。多饮水可增加尿量，促使尿酸排出。

3. 多食碱性食物 如油菜、白菜、胡萝卜与瓜类等，此类黄绿色蔬菜呈碱性，可使尿pH 值升高，促进尿液中尿酸溶解，增加尿酸排出量，防止形成尿酸性结石。

4. 休息 在痛风性关节炎急性期应注意休息，直至症状明显缓解。一般来说，在间歇期应多活动及锻炼，有利于减轻体重。

5. 避免使用抑制尿酸排泄的药物 如呋塞米、阿司匹林、维生素 B_1 及维生素 B_{12} 等。

6. 避免急性痛风性关节炎发作的因素 如过度劳累、紧张、寒冷、穿鞋过紧、走路过多及关节损伤等。

7. 积极治疗与痛风相关的疾病 如高血脂、高血压、冠心病及糖尿病，防止体重超重。对于肥胖的痛风患者尤应强调观察与控制体重。观察并记录体重的变化是判断病情和指导患者治疗不可缺少的指标之一。对于达到标准体重的患者，也应当严格控制高嘌呤食物的摄入，但在每日的热卡供应方面可适当放宽。

（二）急性期的治疗

关节炎的急性发作期应尽早使用抗炎止痛药物，禁用降尿酸药物及影响尿酸排泄的药物，注意休息，多饮水，维持饮食治疗。

1. 一般治疗 卧床休息、抬高患肢，疼痛缓解后方可活动。

2. 抗炎止痛 由于秋水仙碱的毒性较大，而且非甾类抗炎药具有与其相同的疗效，因而目前通常尽早给予非甾类抗炎药，常用的药物有舒林酸（如奇诺力）、萘丁美酮（如瑞力芬）、阿西美辛（如优妥）及双氯芬酸（如扶他林、戴芬或迪克乐克）等都有较迅速的抗炎止痛作用而且不良反应较少。具体用法如：舒林酸 0.2g，口服，每日 2 次；萘丁美酮 1.0g，每日 1 次，晚饭后服；双氯芬酸 25～50mg，每日 3 次，饭前服；阿西美辛 90mg，每日 1 次。以上药物只需选用一种，不应同时服用两种或多种，否则疗效不增加而增加不良反应。通常抗炎止痛药物一两天可收效，症状消失停用，多数患者的疗程不超过 2 周。当关节炎反复发作，症状较重，及对上述药物无效或产生不良反应时可考虑使用肾上腺皮质激素，如泼尼松，10～20mg/d，分 2 次服，症状改善后及时减量或停用。一般认为短期应用皮质激素是安全的。

3. 秋水仙碱 过去将秋水仙碱列为治疗痛风性关节炎急性发作的首选治疗，但由于不良反应较大，且治疗剂量与中毒剂量很相近，容易发生中毒，常常导致明显的胃肠道反应、白细胞降低或骨髓抑制、肝肾功能损害，某些个体还有严重的变态反应，有时甚至危及生命。临床经验证实，对痛风性关节炎急性期的治疗不必拘泥于非用秋水仙碱不可。但对一些难治性患者不排除可以用秋水仙碱的可能性。

4. 降尿酸药物 不仅没有抗炎止痛治疗急性关节炎的药理作用，而且还会因不正确的使用后使血尿酸下降，促使关节内痛风石表面溶解，形成不溶性结晶而加重炎症反应，因此在关节炎的急性期也禁用促进尿酸捧出的药物。

（三）间歇期及慢性期治疗

关节炎发作期过后，对于无痛风石、无泌尿系结石和痛风性肾病患者，不必做特别的药物治疗。但如有其中任何一种表现或有频繁发作的关节炎则需要采用降尿酸治疗。降低血尿酸水平的药物有两类：一类是促进尿酸排泄的药物，另一类是抑制尿酸生成的药物。降低血尿酸药物总的应用原则是先从小剂量开始，根据测定的血和尿尿酸水平调整药物用量，摸索出最小有效剂量维持治疗，保持血尿酸在正常范围，以减少关节炎发作和治疗痛风石及结石。小剂量逐渐递增给药法可减少药物不良反应，如可以避免大量尿酸盐沉积到肾小管及间质，引起急性尿酸性肾病，同时也可避免血尿酸水平急剧下降而诱发痛风性关节炎的发作，以及便于发现药物不良反应。另外，在肾功能正常或轻度损害时及尿酸排出量减少或正常时，可用促进尿酸排泄药物；在中度以上肾功能损害及（或）尿酸排出过多时，用促进尿酸排泄的药物可增加尿酸盐从肾脏排泄，造成尿酸结石形成，加重肾脏损害。

1. 促尿酸排泄药　此类药物的共同作用机制是阻滞肾小管对尿酸的重吸收，增加尿尿酸的排泄，从而降低血尿酸水平。一般认为，经饮食控制血尿酸仍 $>536\mu mol/L$（9mg/dl），每年关节炎发作在 2 次以上，有痛风石及肾功能正常或仅有轻度损害者可选用此类药物。当血尿酸水平下降至 $297\mu mol/L$（5.0mg/dl）或 $327\mu mol/L$（5.5mg/dl）以下时，可有效地起到预防急性发作及尿酸结晶的形成。

第二次世界大战期间，由于青霉素的大量使用，人们为节约使用青霉素及提高青霉素在血中的浓度而研制出了丙磺舒。该药能抑制青霉素在肾小管的分泌。随后，Gutman 又发现丙璜舒具有促进尿酸排泄及降低血尿酸的作用，并于 1950 年应用于痛风的治疗。丙磺舒（Probenecid，又称羟苯磺胺 Benemid）是一种有效的促尿酸排泄药，丙磺舒进入胃肠道可被迅速而完全地吸收，服药 1h 后即可在血浆内出现，约 24h 后有 70% 的药物从循环中消失，其生物学半衰期为 6~12h。进入人体丙磺舒的主要的代谢途径是侧链氧化形成羟化或羟化衍生物，在血中大部分与血浆蛋白结合，经肾脏滤过后在远曲小管以非离子扩散的形式被重吸收，从而抑制了尿酸的重吸收。每天 1.0g 可使痛风患者尿尿酸排泄量增加约 50%，血尿酸水平平均下降 1/3。它既不影响肾小球滤过率，也不影响肾血流量，对电解质的排出也无影响，无抗炎镇痛作用。开始治疗时以丙磺舒 0.25~0.5g，每日 1~2 次，然后每隔 1 周将日量增加 0.25~0.5g，直至 1.0~2.0g/d 维持治疗，最大剂量不超过 3.0g/d。由于多数患者为尿酸排泄不良型，故在肾功能正常或大致正常时，可常规使用，也可根据 24h 尿尿酸值来确定为排泄不良型。此外，由于本品的作用部位在肾脏，要求患者的肾功能尚属良好（肌酐清除率 $>20ml/min$，BUN $<14.2mmol/L$）。本品的副作用较少，一般可长期使用。大约 5% 的患者出现过敏性皮炎、发热和胃肠道反应，治疗初期由于尿酸盐从沉积部位转移至血中，一些尿酸盐结晶有可能脱落进入滑膜液，可引起转移性急性痛风性关节炎发作。因此，应用丙磺舒时须注意以下几点：①大量饮水。②加用碳酸氢钠或碱性药物，碳酸氢钠3.0g/d，分 3 次服，有人推荐使用枸橼酸－枸橼酸钠溶液（Shohl's 溶液），20~60ml/d，分3 次服，或碳酸酐酶抑制药醋唑磺胺 0.25g，每日 3 次，经验介绍效果良好。碱化尿液期间，须经常测定尿 pH 值，根据 pH 值的变化调整碱性药物用量，一般维持尿 pH 值在 6.5 左右，不可超过 7.0，否则容易引起草酸钙或其他结石形成。服药期间禁用抑制尿酸排泄的药物如利尿药等。③伴有活动性溃疡、磺胺药物过敏或肾功能低下及痛风性关节炎急性发作期的患者不宜使用。本品饭后服用，可避免胃肠道反应。④对于非痛风患者，尽管持续给药，几天

以后本品的促尿酸排泄作用即消失；而对痛风患者，则表现为持续的促尿酸排泄作用。这种差异主要与尿酸池的容量大小有关，即痛风患者特别是伴有痛风石的患者，其尿酸池明显扩大，只要池中有可溶性尿酸盐，则不断溶解进入血液循环。⑤鉴于本品可竞争性抑制有机弱酸（如青霉素等）的分泌，两者合用时应减少抗生素的使用剂量。

苯溴马隆（Benzbromarone，痛风利仙，苯溴香豆酮）早在1965年就已经发现本品有明显的促尿酸排泄作用，在欧洲已应用多年，19世纪90年代才进入我国。单服苯溴马隆100mg，6h后血中达到峰值。主要的代谢产物是苯马隆，大部分代谢产物与葡萄糖醛酸结合，并经胆管从粪便排出。本品主要通过抑制近曲小管对尿酸的重吸收而达到排尿酸的作用，它不影响肾小球滤过率，但当肾小球滤过率下降时，苯溴马隆的降尿酸作用也受到影响。用法：苯溴马隆50mg/d，每日早餐后服用，1~3周血尿酸仍未下降者可再递增25~50mg/d，一般维持量可达50~100mg/d。苯溴马隆的主要不良反应与丙磺舒相似，一般较轻，大部分患者能够耐受，仅有少数患者出现腹泻、绞痛及诱发急性痛风性关节炎发作。

苯磺唑酮（Sulfinpyrazone，Anturone）为保泰松的衍生物，即保泰松的苯环或丁基侧链被一个酸性基团取代，增加了该化合物的酸性，从而增强了排出尿酸的作用。研究表明，口服苯磺唑酮后1h血浓度达到峰值，半衰期为3h，药物全部与血浆蛋白结合，几乎不被肾小球撼过，主要经肾小管分泌排出体外。苯磺唑酮的药理作用和丙磺舒一样，都是促使肾小管对尿酸的重吸收减少。对丙磺舒过敏或不能耐受者，可用苯磺唑酮替代。剂量和用法：苯磺唑酮0.1g，每日4次，以后每周递增0.1g，直至0.3~0.4g/d，最大剂量0.8g/d。苯磺酮的不良反应及注意事项如下：①有一过性皮疹，轻度胃肠道反应和肾毒性；②长期应用可发生血小板和粒细胞减少，一般停药后可很快恢复正常，但仍应注意血象改变；③偶见肾脏毒性反应，重者可致急性肾衰竭；④有轻度的水、钠潴留作用，对慢性心功能不全者要慎用。

2. 抑制尿酸生成药　此类药物目前仅有别嘌醇（Allopurinol，Zyloprin），本品于1963年由Hitchings和Elion发现，是一种强力的嘌呤氧化酶抑制药。

由于本品是次黄嘌呤的同分异构体，它与黄嘌呤氧化酶的亲和力比次黄嘌呤与黄嘌呤氧化酶的亲和力大，因此可与次黄嘌呤竞争结合黄嘌呤氧化酶，生成氧嘌呤（Oxipuri-nol），从而减少黄嘌呤、次黄嘌呤向尿酸的转化。同时，别嘌呤在体内还可经过补救途径，生成别嘌呤核苷酸，消耗了1-焦磷酸-5-磷酸核糖（PRPP）而使嘌呤核苷酸的从头合成减少，对于次黄嘌呤鸟嘌呤磷酸核糖转移酶（HGPRT）缺乏的尿酸合成过多的患者有特效。别嘌醇的生物半衰期仅1~3h，其代谢产物氧嘌呤仅有一部分通过肾脏排出。由于本品的作用部位不在肾脏，故对肾脏有损害的患者仍可使用。因为别嘌醇不增加尿酸的排泄，因此一般不会诱发痛风性关节炎急性发作，对伴有肾结石的痛风患者尤其适用。由于别嘌醇的以上特点，它是至今唯一能有效减少尿酸生成及降低血尿酸水平的药物，其应用十分广泛。用法：别嘌醇0.1g/d，分2次服，以后每2周递增0.1g，直至0.3g/d，分3次服用。调整药物期间检查血尿酸水平如降至正常可以此有效量维持；如尿酸水平仍高，还可递增，但一般剂量不超过0.6g/d，分3次服。一般服药后1~2d血清尿酸开始下降，7~10d明显下降，3~6个月血清尿酸可达正常。本品有一定的不良反应，以皮疹及药物热等较多见，通常在用药后数周发生，发生率可达10%~15%，其中以毒性上皮溶解坏死和剥脱性皮炎最严重，病死率高；其次是肝肾功能损害，严重者可发生急性肝细胞坏死。对骨髓也有一定的抑制作用。另外，国外已有多例在服别嘌醇期间发生突然死亡而死因尚未确定的病例。因此，应用本品应以小剂量开始，逐渐递增，其好处之一是每例患者的最小有效量不同；好处之二是便于观察药物的不良反应。另外，应定期复查肝、肾功能、血象和血及 24h 尿尿酸。此外，本品还可增加某些药物如巯嘌呤和硫唑嘌呤等的作用和毒性，在合用时应加以注意。由于痛风患者的尿酸升高多为排泄不良型，别嘌醇不作为常规使用，仅用在 24h 尿尿酸明显升高的尿酸产生过多型，或肾功能有中度以上（肌酐清除率 < 35ml/min）损害，或血中尿酸升高特别明显或有痛风石及对大剂量的促尿酸排泄药物反应不佳的患者才使用。

另外水杨酸类药物也有降尿酸作用。此类药物包括水杨酸（Salicylic acid）、乙酰水杨酸（Acetylsalicylic acid, Asprin）、二氟尼柳（Diflunisal）等。临床研究表明，水杨酸盐对肾脏排尿酸的作用具有剂量相关效应，即在小剂量时表现出抑制尿酸盐从肾小管的分泌，在大剂量时则表现为抑制肾小管对尿酸的重吸收而增加尿酸的排出。水杨酸的 PKa 为 3.0，口服后经肾小球滤过，在肾小管既能排泌又能被重吸收。在碱性尿中以水杨酸盐的形式出现。阿司匹林 1.0 ~ 1.5g，每日 3 ~ 4 次，有降低血尿酸的作用。由于此类药物的不良反应较大，加之现在又有作用更强的促尿酸排泄药物，故已不再作为降低血尿酸的主要药物。

（四）痛风性肾病的治疗

慢性高尿酸性肾病的治疗目的是设法降低血尿酸水平，一般尽量维持在 298 ~ 327μmol/L（5.0 ~ 5.5mg/dl）以下。基本治疗原则包括：①饮食疗法；②应用降低血尿酸药物；③应用碱化尿液药物等。有关的治疗药物详见前述。对于轻度或中度肾功能障碍，尿酸排泄量减少或正常时，可选用促进尿酸排泄药物。对于中度以上的肾功能障碍，用促进尿酸排泄的药物可增加尿酸盐从肾脏排泄，造成尿酸结晶形成，加重肾损害，故不宜使用，而别嘌醇的降低尿酸作用并不是通过增加尿路中尿酸的排泄，也不至于因用药而发生尿路梗阻，可作常规使用。此外，有作者建议使用某些利尿药和降压药物，一方面可减轻慢性高尿酸性肾病常伴有的水肿、高血压等症状，另一方面利尿药螺内酯和氨苯蝶啶可分别对抗醛固酮的保钠排钾作用和抑制远曲小管的 $H^+ - Na^+$ 交换，从而促进肾脏对尿酸的排泄。慢性高尿酸性患者高血压的发生率较高（47% ~ 67%），而且高血压本身又可加重对肾脏的损害，因此，慢性高尿酸性肾病与高血压有着密切的联系。对于这些患者的治疗，选择血管紧张素转化酶抑制药，有助于增加肾脏血流量，既降低了血压，又可促进肾小管的排尿酸作用。呋塞米和噻嗪类利尿药可抑制尿酸的排泄，应该避免使用。β 受体阻断药或钙拮抗药可使肾脏血流量减少，不利于尿酸的排泌，因此也不宜使用。总之，对于慢性尿酸盐性肾病的治疗，一方面要设法降低血尿酸，另一方面也要防止尿酸盐在肾髓质和间质沉积，防止尿酸在集合管、肾盂及输尿管形成阻塞，引起急性尿酸性肾病。

急性高尿酸性肾病的处理原则基本与慢性高尿酸性肾病相似，主要区别点：①尽早使用脱水药和利尿药，包括呋塞米和噻嗪类药物。目的在于尽快将尿路中的尿酸清除体外，作为一种应急措施，在短时间内可较大量使用，待病情缓解即停用，尤其是原发性痛风患者，否则将加重肾损害，甚至引起急性肾坏死。②大剂量使用别嘌醇，开始剂量为 8mg/（kg·d），分 2 次服，3 ~ 4d 后改为 200 ~ 100mg，每日 1 次。③低嘌呤饮食、大量饮水及碱化尿液，尽可能维持尿 pH 值在 6.5 ~ 6.8，可用碳酸氢钠静脉滴注或用乙酰唑胺（醋氮酰胺）提高尿液 pH 值。必要时，可行透析疗法，以去除高尿酸血症。

（五）尿酸结石的治疗

在疼痛发作时可给予解痉止痛药物以减少患者的痛苦。饮食及药物治疗的基本方法及原则与痛风相似,即低嘌呤饮食,碱化尿液及给予别嘌醇,有助于降低结石的发生率。每日大量饮水,尿量维持在2 000～3 000ml,特别是睡前饮水以保持夜尿量,同时配合一些利尿解痉药物,可使部分小的结石排出。大部分细小的结石往往经过药物治疗后能自行或溶解后排出体外。对于结石＞1cm且比较固定者,则可考虑手术取石。近年来,可采用经皮肾镜取石、经尿道输尿管肾镜取石及体外碎石术等,90%的上尿路结石患者不需要传统的开放手术。体外碎石治疗效果好,不良反应小及并发症少。如果结石过大,可分次进行,必要时可用上述几种方法结合进行。据统计,确实需要开放手术的患者不到10%,其适应证如下:①反复发作的绞痛,上述方法不能排石或取石者;②合并严重梗阻及感染危及肾实质者;③急性梗阻性少尿或无尿;④无功能肾;⑤结石合并肾癌者。不失时机地采用开放性手术治疗,可以提高疗效,有利于保护肾功能。但是,尿酸结石的形成多数与尿酸代谢紊乱有关,这一点有别于其他类型的结石。因此,在选择外科治疗的同时,须强调药物及饮食治疗。

二、预后

若能及早诊断,并遵医嘱控制饮食,规范治疗,大部分痛风病患者可以正常工作、生活。30岁以前患病者病情重,预后差。合并高血压、糖尿病、高脂血症者,预后差。若病情控制不利,反复发作,损害肾脏者,预后差。

(高燕鲁)

第六节 痛风患者的护理

痛风是一组长期嘌呤代谢紊乱和(或)尿酸排泄障碍所致血尿酸增高的异质性疾病。其临床特点为高尿酸血症、尿酸盐结晶沉积及由此所致的特征性急性关节炎、痛风石,严重者可出现关节畸形及功能障碍。常累及肾脏引起慢性间质性肾炎和尿酸性尿路结石。

一、护理措施

(一)一般护理

1. 心理护理 帮助患者了解痛风的有关知识,讲解饮食与疾病的关系,给予安慰和鼓励,减轻焦虑、抑郁等情绪,主动配合治疗。

2. 注意休息 避免过度劳累。

3. 饮食护理

(1)避免高嘌呤饮食,如动物内脏、水产海鲜、肉类、菠菜、蘑菇、黄豆、扁豆、豌豆、浓茶等,不食用太浓或刺激性调味品。戒酒。

(2)进食碱性食物,如牛奶、鸡蛋、马铃薯、各类蔬菜、柑橘类水果,使尿液的pH≥7,减少尿酸盐结晶的沉积。

(3)低热量饮食,痛风患者大多肥胖,蛋白质应限制在1g/(kg·d),糖类占总热量的50%～60%。总热量1 200～1 500kcal/d。

(4)痛风性关节炎急性发作多以饮酒、饱餐、高嘌呤饮食等为诱因,应注意避免。

4. 皮肤护理 痛风严重时可导致溃疡发生,要注意保持皮肤清洁,避免感染。

5. 用药护理　指导患者正确服药，观察药物疗效及不良反应，常见不良反应有胃肠道反应、肝肾功能损害、骨髓抑制等。服用秋水仙碱出现不良反应要及时停药；服用促进尿酸排泄药物应碱化尿液、多饮水；肾功能不全者服用别嘌呤醇宜半量应用。

（二）症状护理

1. 病情观察

（1）有无过度疲劳、寒冷、潮湿、紧张、饮酒、饱餐、脚扭伤等诱发因素。

（2）观察疼痛部位、性质、间隔时间，有无夜间剧痛而惊醒。

（3）受累的关节有无红、肿、热、痛和功能障碍。

（4）有无痛风石的体征，了解结石的部位及有无症状。

（5）监测血、尿、尿酸水平变化。

2. 痛风性关节炎急性发作的护理　要绝对卧床休息，抬高患肢，可在病床上安放支架托起盖被，减少患部受压，疼痛缓解72h后方可恢复活动。

3. 手、腕或肘关节受侵犯的护理　受侵犯时以夹板固定制动，可减轻疼痛，也可在受累关节给予冷敷或25%硫酸镁湿敷，以消除关节的肿胀和疼痛。

二、健康教育

（1）保持心情愉快，避免情绪紧张，生活有规律，肥胖者应减轻体重。定期且适度运动，运动后疼痛超过1~2h，应暂停此项运动。

（2）严格控制高嘌呤饮食。

（3）教导患者保护关节的技巧。使用大块肌肉运动，如能用肩部负重者不用手提，能用手臂者不用手指；交替完成轻、重不同的工作，不长时间持续进行重工作；经常改变姿势，保持受累关节舒适。

（4）教会患者自我检查，如用手触摸耳部及手足关节处是否有痛风石。

（5）遵医嘱正确服用药物，定期复查血尿酸。

（高燕鲁）

风湿免疫病
诊断与治疗要点

（下）

高燕鲁等◎主编

吉林科学技术出版社

第二十二章　炎性肠病性关节炎

炎性肠病性关节炎（inflammatory bowel disease arthritis，IBDA）是一种特发性、慢性炎症性肠病（inflammatory bowel disease，IBD）所导致的关节损害，主要包括克罗恩病（Crohn disease，CD）和溃疡性结肠炎（ulcerative colitis，UC）。临床上 IBD 患者会表现为反复的腹痛、腹泻、黏液血便，甚至出现各种全身并发症如视物模糊、关节疼痛、皮疹等。IBD 常见的肠道外表现为关节、皮肤、眼睛及口腔，其中关节是 IBD 最常见的关节外表现，有研究表明约 16% ~ 33% 的 IBD 患者有关节受累，包括中轴关节和外周关节。目前 IBD 在我国日趋常见多发，在其他发展中国家亦呈同样趋势，IBDA 发病率也随之上升。其临床问题逐渐变得纷繁复杂，诊断、治疗十分棘手，因而在世界范围内都备受重视。目前的观点认为自身免疫所引发的炎症反应只是疾病的表象，只有从细胞甚至分子水平揭示病理过程，才能为临床有效治疗指明方向。

第一节　发病机制

IBDA 的发病机制还不是很清楚，病因不明，是造成 IBDA 发病机制认识上差距的原因。但是目前医学界认为 IBDA 的发病涉及免疫异常，属于自身免疫性疾病，而且和变态反应及遗传因素有关。感染、神经精神因素等在发病中的地位尚难肯定。

一、遗传因素

研究显示 IBDA 具有高度遗传倾向，遗传因素在发病过程中起主导作用。涉及的遗传因素包括 HLA - B27 基因和 HLA - B27 以外的相关基因。而以 HLA - B27 基因与疾病的相关性最为显著，多年来的研究显示在 IBDA 患者中，HLA - B27 基因出现频率显著高于不伴有骨关节病变的 IBD 患者，与 IBD 伴骨关节病变具有相关性，提示 HLA - B27 是 IBDA 的遗传易感基因，迄今证实与 IBDA 相关的基因位点包括：HLA - B27、肿瘤坏死因子超家族 15（tumor necrosis factor superfamily 15，TNFSF15）、自噬体基因 ATG16L1（2q37）和 IL - 23 等。遗传易感性导致抗原递呈异常、自我识别异常、产生针对结肠和结肠外组织的自身抗体等，最终使肠道通透性增加，分泌许多炎症因子，导致肠道和滑膜炎症。

1. HLA - B27 基因　HLA - B27 是脊柱关节炎（spondyloarthritis，SpA）最主要的遗传易感基因，属于主要组织相容性复合体（MHC）Ⅰ类分子，有多种基因亚型，其中 HLA - B2706 和 HLA - B2709 被认为是有保护作用的亚型。研究发现有 25% ~ 78% 的 IBD 和（或）合并关节炎患者 HLA - B27 阳性，显著高于未合并关节炎的 IBD 患者，说明 IBD 患者出现关节受累和 HLA - B27 易感基因有关。但进一步的研究发现 IBDA 患者和 HLA - B27 相关性显著低于 AS 患者，国内张江林等分析了 30 例炎性肠病关节炎患者，仅有 9 例表现为 HLA -

B27 阳性，提示 IBDA 尚有 HLA – B27 以外基因在发挥作用，因此 HLA – B27 虽然是对 IBDA 具有诊断提示意义的遗传基因，其阳性表达可高度提示 IBDA 的诊断，但是结果阴性并不能完全排除诊断。

关于 HLA – B27 诱发 IBDA 的机制有许多假说。第一个是 HLA – B27 上的 β_2 微球蛋白可以组成 1 个由二硫键连接的二聚体，此二聚体在细胞表面表达并被杀伤免疫球蛋白相关受体 KIR3DL2（killer immunoglobulin – like receptor 3DL2）所识别。HLA – B27 阳性患者的自然杀伤细胞和 T 细胞表面 KIR3DL2 的滴度表达升高并被二聚体直接激活，导致免疫炎症的发生。第 2 个假说是过量的人 β_2 微球蛋白导致 HLA – B27 重链的错误折叠，折叠蛋白反应（unfolded protein response，UPR）使二硫键连接的二聚体在内质网积聚，触发细胞代谢的改变和应激反应，继而引起关节和肠道炎症的发生。在 B27 阴性的 SpA 患者中极少发生 B27 的错误折叠和肠道炎症，这也说明在 IBDA 中存在着除 HLA – B27 之外的其他致病基因。但是，对何种 β_2 微球蛋白的过表达可以使 UPR 真正下调仍存有争议，而且有研究显示在不同模型和不同的 SpA 类型之间 HLA – B27 的功能也存在差异。第三个假说来源于 2010 年进行的一项对 182 例 AS 患者基因型的研究，此研究发现有 39 个单核苷酸多态性标志物与 CD 的风险位点相似。其中 MCH、白细胞介素（IL）– 23R 和一个新的 AS 易感基因 rs2872507 明显相关。这个新的易感基因与淋巴细胞内的 ORMDL3 基因紧密结合，编码一种跨膜蛋白质，可能参与蛋白质折叠，诱发 IBDA 的发生。

2. HLA – B27 以外的相关基因　虽然 HLA – B27 基因是 IBDA 重要的易感基因，但其和疾病的相关性显著低于 AS 患者，提示 HLA – B27 以外的相关基因可能在 IBDA 发病中发挥重要作用。沿着这一思路，近年来国际间共同合作对包括 CD、UC 在内的 12 种免疫介导的炎性疾病所涉及的 200 000 个单核苷酸多态性进行了基因型分析。共计 38 565 名 IBD 患者和 37 747 名健康受试者作为对照进行了基因型检测，发现了有 163 个 IBD 的易感基因，其中 110 个与 UC 和 CD 都有关系，30 个只与 UC 有关，23 个只与 CD 有关。

（1）NOD2/CARD15：NOD2 是在 2001 年发现的与 CD 有关的第一个易感基因。NOD2/CARD15 蛋白是调节细胞凋亡的超家族（CED4/APAFL）成员，位于 16q12（IBD1）染色体上，在单核细胞中表达，其末端富含亮氨酸的重复区域（LRR）能识别微生物的多种分子结构模式激活核因子 – κB 信号通道。Economou 等发现 NOD2/CARD15 可为单核细胞细菌产物提供胞内受体和激活核因子 – κB 转导信号通路，影响机体抑制从肠道进入体内细菌的功能，而且它的突变体可以使 SpA 患者诱发肠道炎症的概率明显增加。Cooney 等研究发现，从具有 NOD2 突变体的 CD 患者体内提取的树突状细胞存在自噬缺陷，表明 NOD2 可以影响细菌降解以及树突状细胞内的 MHC Ⅱ型抗原递呈细胞器之间的相互作用，从而导致肠炎和关节炎的发病，为 NOD2/CARD15 诱发 IBDA 提供了新的依据。最近的研究也表明，在 CD 患者的外周血和滑膜上存在细菌的 DNA 和 NOD2/CARD15 突变体，并且 β – 防御素 2、IL – 37 及炎症细胞因子增加，与 CD 患者中细菌 DNA 的浓度存在依赖性，NOD2/CARD15 对这种反应的调控有非常重要的作用。

（2）IL – 23R：已经确定与 IBDA 遗传危险因素相关的基因位点还有 IL – 23R。进一步的研究发现 IBD 的发病与 Th17 – IL – 23 信号通路有关，此通路中包含有 IL – 23R，IL – 12B，JAK2，和 STAT3 易感基因位点。IL – 23R 主要与 HLA – B27 阳性 IBDA 相关，而对于 HLA – B27 阴性或非 B27 的患者尚不清楚。最近对 IBD 关节炎患者 IL – 23R 的单核苷酸多态性分析发现，在 AS 和 IBD 之间存在一个共同的单核苷酸，rs11209026，它位于染色体 1p31，在介导 Th17 通路时发挥作用。它与 Th17 结合作为信号转导通路介导 AS 和 IBDA 的炎症发生。

（3）ATG16L1（2q37）：遗传学研究发现，自噬在 IBD 的免疫反应中的作用是必不可少的，之后又发现了两个与自噬相关的基因分别是自噬体基因 ATG16L1（autophagy related16 - likel）和 IRGM。ATG16L1 对于所有形式的自噬都是必要的，它编码的 T300A 的突变会增加罹患 CD 的风险。ATG16L1 是参与编码处理细胞内细菌的自噬小体代谢途径的一种蛋白质，其基因位于染色体 2q37.1。研究发现 NOD2 影响细菌降解以及树突状细胞内的 MHC Ⅱ 型抗原递呈细胞器之间的相互作用，影响 NOD2 和 ATG16L1 之间的通路联系，从而导致肠炎和关节炎的发生。

（4）TNFSF15：肿瘤坏死因子超家族 15（tumor necrosis factor super family 15，TNFSF15），又称为血管内皮细胞生长抑制因子（vascular endothelialgrowth inhibitor，VEGI），是一种抑制内皮细胞和肿瘤生长的内皮源性因子。TNFSF15 基因编码的蛋白产物被命名为 TNF 样配体 1A（TNF like ligand 1，TLIA），TLIA 可通过与其受体 - 死亡受体 3（deathreceptor - 3，DR3）结合，为 Th17 细胞的活化提供协同刺激信号，影响机体免疫调节，在 IBDA 中发挥作用。

还有一些调节免疫功能的基因包括：CARD9，IL - 1R2，REL，SMAD3 和 PRDM1。从生物学角度，基因组学研究结果强调了 IBD 和传染病的共同易感性。需要注意的是，到目前为止遗传可能性只占到 20% ~ 25%。我们应该更加关注基因与基因，基因通路之间，基因与环境之间的相互作用，这样可以帮助我们更好地了解 IBDA 的发病机制。目前正通过功能实验和测序以确认变异发生的因果关系，以便阐明基因变异触发不同脏器慢性炎症状态的潜在机制。

二、环境因素

IBD 与吸烟、饮食、药物、地理环境、社会压力以及心理因素都有关。其中吸烟仍然是以上因素中被研究最多一个因素。有研究表明烟瘾大的患者 UC 的复发率会降低，但 CD 的发病率和术后的复发会增加。另外，近年来发现维生素 D 的多方面的作用也与 IBD 有关，Leslie 等发现 IBD 患者大多缺乏 VD，所以缺乏 VD 会增加患 IBD 的风险。压力（例如沮丧和焦虑）可能会使 IBD 的病情恶化。但是 Cochrane 研究发现，心理干预对 IBD 没有帮助。近期的生态学和流行病学研究表明，空气污染可能增加患 CD 和 UC 的风险。Kaplan 在英国发现，NO_2 和 SO_2 浓度的升高可能增加患 CD 和 UC 的风险。另外有研究表明，总污染物排放量的增加也会使 CD 和 UC 的住院量增加。上述研究提示环境因素在 IBD 发病中起到重要作用，其具体机制尚需进一步研究。而目前关于那些环境因素诱导 IBD 出现关节炎尚无确凿证据。

三、感染因素

一直以来关于感染参与 IBD 发病的具体机制尚不十分明确。IBD 的临床表现与病理变化和肠感染性疾病相似，但至今仍未找出致病的病原体。有研究观察到 IBD 患者中存在肠道菌群失调及微生物区的稳定性比正常人降低。对结肠的研究发现：IBD 患者尤其是 CD 患者，结肠黏附黏液层的细菌明显增加，包括黏膜依赖型大肠杆菌持续增加而厚壁菌门减少。

Hindryckx 等发现在 SpA 患者中存在炎症细胞从肠道到滑膜迁徙的增加，即存在肠道感染 - 关节炎轴，感染可能是 IBDA 一种诱发因素，病原体（细菌、内毒素、过敏原等）激活炎症级联反应导致致炎因子如 TNF - α，IL - 12/23 释放，最终造成肠黏膜炎症和滑膜损伤。

四、免疫学因素

IBDA 发病时，关节滑膜会出现微小血管增生，大量免疫细胞浸润，包括 CD4 $^+$ 以及 CD8 $^+$ 淋巴细胞和巨噬细胞等多种细胞。很多证据都表明，先天性免疫和获得性免疫应答的机能障碍均会导致 IBD 异常的肠道炎症反应，进而出现关节损伤。

1. 先天性免疫　有研究表明由创伤引起的黏膜嗜中性粒细胞积累和表达 IL - 1β 以及 IL - 8 在 CD 患者中减少，但在 UC 患者中缺如。基础研究表明上皮细胞可以分泌大量的抗菌肽从而对细菌形成一个物理屏障，而在 IBD 患者中观察到有缺陷的上皮屏障和肠道通透性的增加，也有研究在 CD 患者中观察到上皮细胞会有缺陷的表达抗菌肽，从而降低了先天性免疫。

2. 获得性免疫　目前公认的观点是 IBD 存在着"免疫负调节（down regulation）"障碍，通过影响胃肠道区分外来的和自身抗原的能力，和（或）影响胃肠道黏膜免疫反应障碍致病。研究证实，患者血清中存在抗结肠抗体，对自体和同种结肠上皮细胞出现反应。约半数患者血清中存在着抗大肠抗体或循环免疫复合物（CIC），当患者耐受性降低时，引起结肠黏膜损害。患者循环的淋巴细胞对自体或同种胎儿结肠上皮有细胞毒作用，激活 K 细胞释放淋巴因子，起到杀伤作用。两病多有肠外损害，如关节炎、葡萄膜炎，用糖皮质激素可缓解病情。这些都说明 IBD 的发生可和自身免疫反应有关。在 IBD 活动期，病变肠黏膜组织中嗜酸性细胞增多，肥大细胞颗粒及组胺升高，同时激活内皮细胞的激肽释放酶 - 激肽系统，发生微循环改变，引起血管通透性增加，肠壁充血水肿，平滑肌痉挛，黏膜发生糜烂与溃疡等而发病。

总之，IBDA 的发病机制包括遗传易感性导致抗原递呈异常、自我识别异常、产生针对结肠和结肠外组织的自身抗体等，最终使肠道通透性增加，分泌许多炎症因子导致肠道和滑膜的炎症。但是，就目前研究而言，仍有许多机制方面的问题困扰着我们：CD 和 UC 引起的肠病关节炎是由不同发病机制所导致，还是具有共同的发病机制？不同遗传易感基因之间的相互作用如何？肠道和滑膜细胞的组织重构如何影响关节炎症的发生？随着研究的深入，这些问题很可能会在未来几年得到很好的解决。

（张宏军）

第二节　临床表现

一、肠道表现

CD 患者的胃肠道症状有因痉挛、便秘、部分或完全性肠梗阻引起的脐周、腹右下 1/4 绞痛，并伴有腹泻、恶心、呕吐、发热、食欲缺乏和体重减轻。若溃疡病变穿孔至肠外组织或器官，可形成瘘管。UC 患者为下腹或腹左下 1/4 痉挛性疼痛，较轻，有疼痛 - 便意 - 便后缓解的规律。因炎症刺激使肠蠕动增加及肠腔水、钠吸收障碍，可产生脱水和电解质失衡的复发性黏液脓血性腹泻。

二、皮肤黏膜病变

皮肤黏膜病变包括见于 CD 的口腔溃疡，IBD 的炎性皮肤疾患，如坏疽性脓皮病和结节性红斑，与结肠病变的活动性有关，有时皮肤病变可在结肠炎症状之前出现。结节性红斑表现为疼痛、皮肤敏感的红斑样或紫色结节，最常见于腿部，病变呈多发性，可发生于任何肢体。轻微的创伤可诱发 IBD。坏疽性脓皮病比较严重，可出现坏死性溃疡，有时其病程与肠道炎症不相一致。典型病变发生于下肢，但也可见于身体任何部位，偶见于手术切口。

三、关节表现

IBD 常见的肠道外表现为关节、皮肤、眼睛及口腔，其中关节是 IBD 最常见的关节外表现，有研究表明约 16%～33% 的 IBD 患者有关节受累，包括中轴关节和外周关节。近年来随着影像学技术的发展，尤其是磁共振技术的应用，可以发现早期的关节改变，为 IBD 关节研究提供了依据。IBD 周围关节炎在肠道疾病发作 6 个月至几年后，偶尔也可在结肠炎之前发生或同时发生。一般急性发作，常为不对称形式，侵及 1 个或几个大关节，最常受累的是膝、踝等负重关节，表现肿胀、红斑、疼痛，滑膜液分析呈炎症性，通常可在几周内痊愈，不留后遗症。其他可能侵及的关节有末端指间、肘、肩和腕关节。关节炎常出现在肠道炎症严重、范围广泛的患者。关节炎出现在侵及结肠的 UC 患者比孤立的直肠病变多见，CD 侵及结肠比单纯小肠病变者更多见。

1. 年龄因素对肠道外表现的影响　成人 IBD 患者中外周关节和中轴关节受累分别占 23% 和 4%，也就是说大约有着 1/5 的成年患者有外周或中轴关节炎。尽管在许多研究中，儿童 IBD 关节炎发病率正呈现着一种上升的趋势，Stawarsky 等人对患有 IBD 的儿童患者进行了流行病学调查，证实与 IBD 相关的关节炎的比例占患者总数的 7%～25%。在最近的一项前瞻性研究中，对 133 名患 IBD 的儿童患者和 179 名成年患者所得疾病的表型进行了评价，发现在儿童人群中，肠道外表现（extraintestinal manifestations，EIMs）（14.3% vs7.3%）高于成年患者，关节症状发病率大致和成年人相似（4.1% vs4.5%）。Lakatos 等人证明，对 IBD 患者为期 15 年的随访观察中，大约有 29% 的患者有 EIMs 的风险。Doston 等人验证了 EIMs 在儿童 IBD 患者中的发病率，指出有关节疼痛的患者占总患者总数的 17%，接下来是口疮性口炎占 8%，关节炎占 4%。此外，关节症状与肠道疾病的严重程度有关。总之，儿童患者肠外表现高于成年人，外周关节炎和 SpA 是最常见的肠外表现形式。

2. 外周关节炎类型　Orchard 等人根据受累关节数目和部位将 IBD 外周关节炎分为 3 型。Ⅰ型（少关节，大关节，下肢关节）、Ⅱ型（多关节，小关节，上肢关节）关节炎及Ⅲ型关节炎（外周及中轴关节）。其中Ⅰ型关节炎（4%～17% 的 CD 关节炎）常表现为关节肿胀和侵蚀性改变，与炎性肠炎的肠道活动程度有关，一般少于 5 个关节受累，常见部位是踝、膝、髋、腕及肘或肩关节，Ⅰ型关节炎常发生在具有肛周狭窄或贯通肛周的成年 CD 患者，其发生率比结肠或回肠疾病患者高一倍。Ⅱ型关节炎（2.5% 的 CD 关节炎）常表现为持续的关节症状，其和 IBD 肠道活动程度无关。Ⅲ型关节炎既包括外周关节又包括中轴关节受累。

3. 中轴关节炎特点　UC 和 CD 的中轴关节受累非常相似，中轴关节炎有着与 IBD 活动指数相独立的进程，在一半的 CD 患者中，骶髂关节炎是无症状的，在 UC 患者中，关节炎更容易发生在有全结肠炎的患者当中，而很少发生在直肠炎和乙状结肠的患者当中。与强直性脊柱炎不同的是 IBD 导致的中轴关节受累并无性别差异。总体来看，IBD 脊柱受累和典型的 AS 相似，甚至完全相同。然而一项回顾性研究试图揭示他们的不同，发现肠病患者的病变轻但椎体方形变更多，放射学表现上并无差异。

四、眼部表现

炎性肠病出现眼病表现的发生率为 1.9% ~ 11.8%。最常见的眼部表现是巩膜外层炎、前葡萄膜炎、角膜炎和巩膜炎。伴有关节炎和其他肠外病变如贫血、皮肤损伤、肝疾病、口腔溃疡的 CD 或 UC 更易于罹患眼病。如在 CD 患者，伴有结肠炎或回结肠炎的患者比仅有小肠病变的患者更易于发生眼病。眼病可在肠病之前发生，但多数是在结肠炎恶化时出现。有效的肠病治疗可改善眼和全身病变的预后，因此，有眼征和胃肠道症状的患者必须确定出胃肠道疾病的性质。

1. 巩膜炎　据报道 IBD 的巩膜炎发生率为 2.06% ~ 9.67%，有肠外病变的患者比无肠外病变的患者发生巩膜炎更多见。巩膜炎可发生在肠病之前，但常见在肠病发生几年后，尤其是肠病的活动期发生。IBD 性巩膜炎易复发，可发生包括坏死性前巩膜炎在内的各种类型的巩膜炎。根据临床观察发现，巩膜炎和巩膜外层炎的发生与 UC 无关联，因此是否出现这些眼病是区分 CD 和 UC 的鉴别点之一。

2. 巩膜外层炎　IBD 发生巩膜外层炎常见。UC 出现巩膜外层炎是一个将诊断改为 CD 的极好证据，因为多年临床观察发现，巩膜外层炎仅和 CD 有关。虽然巩膜外层炎可发生在肠病之前，但在肠病几年后发生更为多见，特别在肠道疾病恶化期间发生。IBD 有关节炎和其他肠外表现者发生巩膜外层炎更常见。

3. 前葡萄膜炎　通常前葡萄膜炎是复发性和非肉芽肿性的，伴有白色细粒状的 KP，中度前房细胞渗出，可在肠病的任何时期出现。与关节炎特别是脊柱炎的出现密切相关。在前葡萄膜炎的各种鉴别诊断中，必须考虑到 IBD。IBD 性角膜炎尤其是在 CD 患者容易发生。其特征为因急性炎症出现角膜边缘部上皮下小圆形灰色浸润，或瘢痕引起角膜边缘上皮下结节性斑翳。

五、全身表现

患者其他的全身性表现，包括失血或失蛋白引起的贫血、肝、胆并发症（如胆盐吸收不良的胆结石、继发性营养不良、糖皮质激素治疗或从深静脉高营养液补充过多的碳水化合物所致的肝脏脂肪变性、胆管炎和肝功能异常）、血栓性静脉炎等。生殖泌尿系异常如肾结石是 IBD 的常见表现，因脂肪泻使草酸盐和草酸钙结合引起。CD 形成的瘘管常有膀胱瘘，炎症性包块机械性压迫导致输尿管阻塞等。IBD 患者还可发生骨质疏松和骨软化等代谢性骨病。

综上所述，IBD 没有一个能以病征就可以确诊的临床内镜和组织学特征，因此，医师必须全面考虑临床资料和病情演变。

（张宏军）

第三节 诊断

目前无统一的炎性肠病关节炎的诊断标准，因为其所伴发的关节炎往往无特殊的诊断价值，IBD 患者中尚没有可靠的实验室检查可作为诊断和治疗关节病监测工具，因而只有在确诊 UC 或 CD 之后，才能根据所伴发的脊柱及或外周关节炎来诊断 IBD 关节炎，而对于关节炎或脊柱的表现先于肠道炎症表现，炎性肠病未确诊之前，是无法诊断炎性肠病关节炎的。

诊断的金标准是根据 New York 分类标准的腰骶部 X 线影像学改变。Orchard 的研究团队比较了 MRI 和传统 X 线作为影像学改变的 New York 分类标准，结果表明修订后的标准敏感性和特异性更高。该研究在基于 CD 患者的人群中，MRI 检测出了 39% 的病例，而传统的 X 线仅为 20%。与 IBD 相关的 SpA 通常应与其他疾病相鉴别，包括骨关节炎、类风湿关节炎和弥漫性结缔组织病（如系统性红斑狼疮）相关关节炎，糖皮质激素相关骨坏死以及英夫利西单抗（IFX）相关 lupus－like 综合征。

然而，在大多数病例中 SpA 患者的肠道参与被低估了，因为这些患者常常没有肠道炎症的症状和高水平的血清标记，从而错误地认为只有关节疾病。基于这个原因，在临床实践中，对于疑似肠道疾病患者使用非侵入性检查非常必要。最近发现在 IBD 同时合并关节病患者血清中人类软骨糖蛋白 39（也称为 YKL－40）显著升高，提示该蛋白可作为关节炎与炎症性肠病活动生物学标记。此外，我们可以使用白细胞相关蛋白，比如乳铁蛋白和钙网蛋白作为白细胞存在的标志，来评估肠道炎症。此外，联合应用血清学自身抗体如抗中性粒细胞胞浆抗体（ANCA）、抗酵母抗体可提高 IBD 肠病诊断率。近年来发现的生物学标记物还包括抗细胞膜膜孔蛋白 C、假单胞菌细菌序列 12、细菌鞭毛蛋白和抗聚糖抗体，其他非侵入性的方法还包括筛选疑似合并关节病变的肠道炎症患者，包括腹部超声探测肠壁厚度和胶囊小肠镜等评估肠道炎症。

总之，IBDA 的诊断需根据临床表现、关节症状及影像学依据综合判断和评估，对怀疑肠病性关节炎的 SPA 患者非侵入性检查和血清学检测可提高诊断率，必要时应行结肠镜等侵入性检查明确 IBD 诊断。

（张宏军）

第四节 治疗和小结

一、治疗

IBDA 的治疗药物几乎都外推于其他的炎性关节病治疗，包括柳氮磺胺吡啶、甲氨蝶呤、硫唑嘌呤及硫酸羟氯喹，这些药物在控制关节炎的治疗中是有效的，但对于肠道病变的影响却未见研究。常规的治疗策略取决于关节临床分型（外周关节、中轴关节、肌腱附着点炎）和全身特征（葡萄膜炎、皮疹、肠炎）。对 IBD 的治疗取决于肠道受累的范围和程度，必须适当考虑整个临床情况和疾病的慢性特征进行治疗。CD 和 UC 在治疗的许多方面有重叠，但一个基本的差别是 UC 可通过去除结肠或所有的结肠黏膜而得到愈合，而 CD 无法通过手术治愈，在手术切除受累的肠段之后，仍有不可预知的复发倾向。

生物制剂应用，新近出现的肿瘤坏死因子－α 拮抗剂英夫利西单抗可以使 CD 患者戏剧性缓解，并使肠道损害长期痊愈。而 UC 却无此作用，这也许与两种肠炎不同的发病机制有关。而目前的证据表明：生物制剂包括 4 种针对 TNF－α 单克隆抗体（infliximab，adalimumab，certolizumab 和 golimumab），2 种针对整合素 a4［natalizumab（NTZ；Tysabri）和 vedolizumab（VDZ；formerlyMLN0002）］，1 种针对 IL－12/23 抗体 ustekinumab 对 IBD 关节炎有效。进一步研究表明 TNF－α 抑制剂治疗炎性肠病机制可能是通过阻止炎症级联反应，进而阻止肠道 T 细胞的活化和增生，最终平衡抗炎和抑炎信号。

STORI 研究表明，经硫唑嘌呤和英夫利西单抗联合治疗后处于缓解期的患者可停用英夫利西单抗，单用硫唑嘌呤治疗。然而，此类患者有一半会在 1 年内复发。亚临床炎症指征（如粪便钙卫蛋白水平、红细胞沉降率、C 反应蛋白水平或内镜下可见的轻微肠道活动性炎症反应）与疾病复发风险相关，因而目前正在进行的一些研究试图确认血清指标监测及基于血清指标监测结果而制定的药物调整（如药物的升级或降级）试图达到降低医疗花费并进一步提高疗效。

对于急性重度结肠炎患者，一个有争议的问题是：抗 TNF－α 药物是否应先于环孢素使用以避免结肠切除手术。一项由 GETAID 组织开展的开放性研究中发现对于未使用过硫唑嘌呤的患者来说，环孢素与英夫利西单抗同样有效。临床医师需平衡不良反应发生与治疗有效性，尽量减少机会性感染的发生。

2012 年完成了一些不以 TNF－α 通路为靶点的治疗药物的 Ⅱ、Ⅲ 期临床试验。Tofacitinib 是一种新型口服 JAK 通路抑制剂，以 UC 为适应症的 Ⅱ 期临床试验结果表明该药物疗效具有剂量依赖性并可以促进肠道黏膜愈合。服用 Tofacitinib 的受试者中，15mg 剂量组疗效更好，其临床反应率为 78%、临床缓解率 41%、内镜缓解率 27%。其常见的副作用为升高 LDL 及 HDL 水平和增加感染，但可在药物停用后逆转，同时表现为剂量依赖性。目前有关该药两个大型Ⅲ 期临床试验正在进行中，以确证以上研究结果并研究该药在维持疾病缓解方面的疗效。

Ustekinumab 是一种人类单克隆抗体，通过 IL－12、IL－23 共用的亚基 p40 抑制这两种细胞因子在 T 细胞、NK 细胞等的受体，从而抑制 IL－12、IL－23 活性。一项Ⅱb 临床试验（CERTIFI 研究）确证了 Ustekinumab 治疗 CD 的有效性。结果发现，Ustekinumab 6mg/kg 剂量组 6 周时出现临床应答的人数明显高于安慰剂对照组。出现临床治疗反应后以 Ustekinumab 90mg 皮下注射序贯治疗临床应答率为 69.4%，缓解率可达到 41.7%。同时研究表明 Ustekinumab 具有良好的安全性，只有 0.7% 的受试者在第 36 周时发现 Ustekinumab 抗体。

Vredolizumab 是一种具有肠道选择性的人源化单克隆抗体，可特异性阻断拮抗 α4β7 与其受体 MAdCAM－1 的结合，从而抑制 T 细胞向肠道的聚集。Vedolizumab 治疗 CD 和 UC 的两个Ⅲ期临床试验均结合了诱导治疗及维持治疗研究，结果表明该药在 UC 患者中的疗效均优于 CD。治疗 6 周时，服用 Vedolizumab 的 UC 患者有 47% 出现临床治疗反应，41% 显示愈合，而安慰机组的临床治疗反应率及愈合率均为 25%。长期治疗结果更令人鼓舞－接受 Vedolizumab 每 4 周一次治疗的 UC 患者有 45% 可在第 52 周时仍然维持缓解且不使用类固醇激素，56% 维持黏膜愈合，而在 CD 组，仅有 28.8% 的患者在第 52 周时维持缓解。Vedolizuma 是第一个特异性阻断炎症细胞向肠道聚集的药物。

一项概念验证性研究发现，并非所有的抗细胞因子类药物均可用于多种疾病。Secuki-numab 是一种人特异性 IL-17 单克隆抗体，既往多个临床研究证明其对 RA 和银屑病有效。但该药治疗 CD 的临床研究却由于缺乏疗效和安全性问题不得不提前终止。以上结果提示 IL-17a 可能有一定的肠道保护功能。这种保护作用已经在 CD-45RBHi 敲除的结肠炎模型中发现，当 T 细胞缺乏 IL-17a 及 IL-17 受体被转移时，疾病出现恶化。有趣的是，IL-17 信号通路中发生遗传变异与慢性念珠菌病之间也存在关联，这在一定程度上可以解释 CD 临床试验中为什么出现许多严重的真菌感染。

直肠结肠切除术可缓解许多 UC 患者的关节炎，但仅对少量的 CD 关节炎有效。若并发癌变、完全性肠梗阻、肠穿孔、瘘管与脓肿形成、顽固性全结肠炎，内科治疗无效者应行手术治疗。类似于强直性脊柱炎的骶髂关节炎通常在肠病之前发生，一般独立发展，其病程与是否进行直肠结肠切除无相关性。治疗 IBD 并不能阻止关节进行性钙化和融合的发生，因此，需要单独的治疗（理疗和抗炎药物）。

一般治疗包括禁食、经静脉高营养治疗、纠正水电解质平衡紊乱等，贫血者应输血，低蛋白血症者补充蛋白质及注意休息。

二、小结

炎性肠病性关节炎是一种特发性、慢性炎症性肠病所导致的关节损害。炎症性肠病包括 CD 和 UC，是一个痛苦和衰弱的状态。除了肠道症状外，患者通常会有肠外并发症，如关节炎、肾、肝脏、眼部疾病和皮肤问题。其中关节炎是最常见的并发症。炎症性肠病的肠黏膜免疫失调导致炎症细胞因子的生产过剩，从而导致失控的肠道炎症和关节的参与。TLR 变体和异常，功能改变和 T 细胞亚群平衡，产生炎症细胞因子以及整合素与 e-钙黏蛋白功能障碍，参与了疾病的发病机制。常规的治疗策略取决于关节临床分型和全身特征。对 IBDA 的治疗取决于肠道受累的范围和程度，必须适当考虑整个临床情况和疾病的慢性特征进行治疗。新近出现的以 TNF-α 抑制剂为代表的生物制剂为 IBDA 的治疗展示了新的希望，以目前对 IBDA 病理生理的认识，随着起止点炎和骶髂关节炎的改善，IBDA 预后可能会提高。

（张宏军）

第二十三章 脂膜炎

发生于皮下脂肪层的炎症称为脂膜炎。脂膜炎早期为脂肪小叶的脂肪细胞变性或坏死，脂肪细胞间和小叶间隔中炎症细胞浸润，有时伴不同程度血管炎；继之出现泡沫细胞、噬脂性巨细胞、成纤维细胞及血管增生等，形成以吞噬脂肪颗粒为特点的脂质肉芽肿反应；嗣后出现脂肪萎缩、纤维化或钙盐沉着。根据脂膜炎的病理特点，可分为：①小叶性脂膜炎：如特发性结节性、皮下脂质肉芽肿性、α1抗胰蛋白酶缺乏性、胰腺疾病后性、组织细胞吞噬性、冷冻性、类固醇激素后脂膜炎等。②间隔性脂膜炎：如结节性红斑、游走性结节性脂膜炎等。③间隔与小叶混合性脂膜炎：如人工性、硬化性、嗜酸性、脂肪萎缩性渐进性类脂质坏死性脂膜炎，以及硬皮病、深部红斑狼疮等。④伴血管炎脂膜炎：如结节性血管炎、结节性动脉炎、白细胞破裂性血管炎、中性粒细胞性脂膜炎等四类。脂膜炎已知的病因因素很多，如外伤、冷冻、灼热、组织缺血、局部注射油类制剂、某些药物（如糖皮质激素、胰岛素、溴剂、磺胺类等）均可能发生脂膜炎。而将病因未明的脂膜炎称为原发性脂膜炎；将继发于其他疾病如SLE、硬皮病、DM、麻风、结核及结节病等则称为继发性脂膜炎。

限于篇幅，本章仅对5种常见和有代表性的脂膜炎的临床特点、诊断与治疗等做概要介绍。

第一节 结节性脂膜炎

1892年由Preifer首先报道，1925年Weber描述了本病的复发性和非化脓性特征，1928年Christian强调了发热表现，1936年Brill提出了发热性非化脓性脂膜炎的名称。结节性脂膜炎（nodular panniculitis）虽以发热性、复发性、非化脓性结节性脂膜炎为特征，但由于皮肤表现和系统受累情况有很大差异，10%～15%患者并无发热表现，所以现今称为结节性脂膜炎。

一、病因和发病机制

病因尚未明了，多数患者在发病前有上呼吸道感染病史，推测可能与感染性变态反应有关；国外有报道葡萄球菌性脑脓肿患者在治疗好转过程中亦可发生此病；患有某些代谢性疾病的部分患者如糖尿病等，则与脂质代谢酶类如血清脂酶、胰酶、α抗胰蛋白酶等异常有关；此外，某些化学物质或药物如卤素化合物、磺胺类、奎宁、锑剂等也可诱发本病；有人认为结节性脂膜炎可能是针对自身脂肪抗原的自身免疫反应。

二、病理改变

病理表现以小叶性脂肪细胞变性和坏死为特征。可分为3期：①急性炎症期：表现为脂肪细胞变性伴中性粒细胞、淋巴细胞和组织细胞浸润 。此期较短。②巨噬细胞期：除少数中性粒细胞、淋巴细胞和浆细胞浸润外，可见较多组织细胞吞噬已溶解的脂肪滴而成为泡沫细胞或嗜脂性巨细胞，有时可形成组织细胞性肉芽肿。此期表现具有诊断价值 。③纤维化期，除少数淋巴细胞和浆细胞外，脂肪细胞萎缩，泡沫细胞渐少，代之以成纤维细胞、大量胶原纤维和纤维化。若第 3 期出现组织和细胞液化、变性，表皮和真皮缺失、破溃时，则称为液化性脂膜炎。

三、临床表现

本病临床并不多见，可发生于任何年龄，甚至有报道可发生于婴幼儿，但以 30～50 岁女性为多。根据病变累及的部位不同，可分为皮肤型和系统型两型。

1. 皮肤型　本型突出表现为反复成批出现的皮下结节，多发生于双下肢和臀部，亦可散及上臂、躯干和面部；皮下结节一般直径 1～4cm，可大至 10cm 以上；常与皮肤粘连而活动度较小；有明显的触痛和自发痛。结节始发时常隐匿于皮下，逐渐向上隆起于皮面，出现皮肤水肿和红斑，经数周或数月可逐渐消退。消退后因患部脂肪组织坏死和萎缩而遗留局限性凹陷和色素沉着，此为本病的重要特征。少数结节可自行破溃，流出黄色油样液体而称为液化性脂膜炎 (liquefying panniculitis)。发疹之前、同时或之后可伴有低热、弛张热或高热，常持续 1～2 周后逐渐恢复。发热时可伴有乏力、肌肉酸痛、食欲减退等症状。部分患者有对称性关节肿痛，以膝、踝关节多见，但一般不留有关节畸形。本型患者多数在 3～5 年内逐渐缓解，少数经数月自愈，预后良好。

2. 系统型　若脂膜炎累及其他系统时称为系统性结节性脂膜炎 (systemic nodular panniculitis)。此型虽然少见，但病情和预后严重。系统症状因脂膜炎症的轻重、侵袭部位不同而异。系统型的发热一般常与皮肤病变平行出现，多为弛张热。内脏损害可与皮肤损害同时或先后出现。肝脏受损时表现为右胁痛、肝肿大、黄疸和肝功能异常；骨髓被侵犯时可引致骨髓抑制、骨髓异常增生、白细胞减少、贫血和血小板减少等；病变侵犯肠系膜、大网膜、腹膜后脂肪组织时可引起腹痛、腹胀、肠穿孔、腹部包块、腹膜炎等症状；极少数患者因眼球后脂肪病变而有眼部症状。此外，脂膜炎还可侵及其他系统和脏器，引起胸膜炎、肺炎、心肌肉芽肿、关节炎、淋巴结肿大、中枢神经系统损害等。国内报道，患本型的小儿肝、脾、淋巴结肿大较成人突出。本型预后较差，内脏广泛受累者多死于脏器功能衰竭、消化道出血或系统感染。

四、辅助检查

实验室检查缺乏特异性指标，可有轻度贫血，白细胞计数增高或减低，血沉增快，免疫球蛋白增高，补体活性减低等。内脏受累时可有肝、肾功能异常，血尿、蛋白尿等。血液系统受累时可出现严重贫血和血小板减少等。

五、诊断

本病好发于青、中年女性，反复发作成批出现的四肢躯干部痛性皮下结节和斑块，结节消退后局部皮肤凹陷或形成溃疡，或伴有发热、关节痛、肌痛等及系统受累症状者，可疑及本病。如有皮肤病理学特征性表现，可确定诊断。

六、鉴别诊断

1. 结节性红斑　此病皮下结节常出现在小腿伸侧，不破溃、不软化，消退后不留凹陷。全身症状轻。组织病理表现为间隔性脂膜炎。小叶仅有轻度炎症，一般无脂肪细胞坏死。

2. 硬结性红斑　硬性结节好发于小腿曲侧腓肠肌部，结节斑块为深红色，易形成溃疡，愈合后留有萎缩性瘢痕。组织病理表现为结核样改变。

3. 液化性脂膜炎　应注意与放线菌病鉴别，后者可在病变部位发现硫黄颗粒样病原菌。

4. 皮下脂质肉芽肿病　本病无全身症状，结节消退后无萎缩性下陷征象，有自愈倾向。

5. 组织细胞吞噬性脂膜炎　本病病理组织中可发现小叶性脂膜炎伴有大量组织细胞和多个"豆袋"细胞。

6. α_1 抗胰蛋白酶缺乏性脂膜炎　本病为遗传性 α_1 抗胰蛋白酶缺失所致。正常人此酶由肝细胞合成，为多肽糖蛋白，可抑制多种蛋白酶活性，在抑制和调节炎症反应过程中具有重要作用。一旦缺乏 α_1 抗胰蛋白酶，则可加速淋巴细胞及吞噬细胞活性，引致组织液化和溃疡形成，并易引发系统性损害。

此外，应注意与继发性脂膜炎、淋巴瘤及异物性脂膜炎等鉴别。

七、治疗

目前尚无特效治疗，可参考下列措施。

（1）发病期间应卧床休息和对症处理，有感染病灶时可选用适当的抗生素。

（2）非甾体消炎药（NSAIDs）：可使发热、关节痛和全身不适减轻。

（3）糖皮质激素：对本病的急性期有缓解作用，常用中等剂量泼尼松 20～40mg/d，症状控制后逐渐减量。但减量过快或停药过早时有部分患者可再发。儿童患者宜首选糖皮质激素治疗。

（4）氯喹或羟氯喹、硫唑嘌呤、沙利度胺、环磷酰胺、环孢素与霉酚酸酯等亦有一定疗效，特别是对重症患者。

1）硫唑嘌呤常用剂量每日 50～100mg，可 1 次或分 2 次服用。为防止骨髓抑制反应，开始以每日 1mg/kg 连用 6～8 周后加量，最大剂量≤2.5mg/（kg·d）。硫唑嘌呤对肝、肾和造血系统有一定毒性，应定期检查血常规和肝肾功能。妊娠期不宜服用，也不宜与血管紧张素转换酶抑制剂合用，避免引起严重白细胞减少。

2）氯喹和羟氯喹：氯喹常用剂量为 0.25g/d，羟氯喹为 200～400mg/d，起效后改为 100～200mg/d 长期维持。长期服用须警惕视网膜毒性，每半年应行一次眼科检查。

3）环磷酰胺：常用剂量为 2.5～3mg/（kg·d），每日 1 次或分次口服，重症者可每次 500～1 000mg/m^2，每 2～4 周静滴 1 次。严重骨髓抑制者和孕妇禁用。使用期间应定期查血常规和肝肾功能，并注意出血性膀胱炎等不良反应。

4）环孢素：常用剂量为 2.5～4mg/（kg·d），分 2～3 次服用。难以控制的高血压禁用，孕妇慎用。

5）沙利度胺：常用剂量为 100～300mg/d，晚上或餐后至少 1h 服用，如体重 50kg 时从小剂量开始。孕妇禁用。

6）饱和碘化钾液：每日 3 次，每次 5 滴。可逐日加量，每次加 1 滴，直至每日 3 次，每次 30 滴。对皮下脂肪不断坏死液化者，其伤口用高渗葡萄糖纱条和生肌散纱条交替敷用，可缓解脂肪液化；再以芙蓉花碎渣外敷，可促使溃疡痊愈。

（高燕鲁）

第二节　组织细胞吞噬性脂膜炎

1980 年 Winkelmann 报道组织细胞吞噬性脂膜炎（Histiocytic cytophagic panniculitis），以全身触痛性多发性皮下结节及单核巨噬细胞系统组织细胞良性增生为特征，常侵及多系统、多脏器而威胁生命。

一、病因和发病机制

病因尚未明确。一般认为是干细胞在增殖与分化为组织细胞过程中发生了变异，而引致组织细胞肿瘤样变化所致。有学者认为可能与继发 EB 病毒或巨细胞病毒感染有关。

二、病理改变

在真皮与皮下脂肪小叶内，炎症细胞浸润及脂肪细胞坏死的同时可见到大量吞噬了红细胞、白细胞、血小板及细胞核碎片的组织吞噬细胞。其外观像装满豆子的口袋，故称为"豆袋细胞"（bean bag cells）。尸解也可发现，在肝、脾、淋巴结、骨髓等单核巨噬细胞系统及心、肺、消化道等器官中有组织吞噬细胞浸润。

三、临床表现

本病可见于各年龄段而以青壮年居多。患者全身各处、上肢和躯干，反复出现淡红色或暗红色痛性结节或斑块，直径 2～20cm。偶可出现口腔、肛门、阴道黏膜等多个糜烂或溃疡。严重者同时伴有反复发热，肝、脾和淋巴结肿大，以及黄疸、全血细胞减少、血小板减少、低蛋白血症。少数可继发为白血病。病情严重者常死于肝衰竭、肾衰竭、大出血、血管内凝血等。

四、诊断和鉴别诊断

根据皮疹、发热、肝肾功能损害、浆膜炎、出血倾向以及组织病理特点可确诊。但需与发热性结节性非化脓性脂膜炎，特别是与系统性结节性脂膜炎鉴别。此外，应与恶性组织细胞增生病鉴别，后者皮损为非脂膜炎性丘疹和结节，病理组织可发现恶性组织细胞或非典型组织细胞。

五、治疗

糖皮质激素治疗可暂时控制病情、改善症状。可先予泼尼松 40～60mg/d，待病情稳定后逐渐减量，注意减量过早引致复燃。此外，Willis 等报道用脾切除术治疗 1 例，术后症状获明显改善，达半年之久；Barron 用联合化疗（环磷酰胺、长春新碱、泼尼松、博来霉素、地塞米松）治疗 1 例，经 6 个疗程后皮疹全部消退，持续缓解 5 个月之久；Ostrov 等用环孢素治疗 1 例重症患者，亦获得较好疗效；Ito 等用 CHOP 方案联合环孢素治疗，也有一定效果，但上述治疗所获得的只是暂时症状缓解。

（高燕鲁）

第三节　亚急性结节性游走性脂膜炎

亚急性结节性游走性脂膜炎（subacute nodular migratorypanniculitis）于 1956 年由 Vilanova 等首先报道，故又称 Vilanova 病。以小腿伸侧游走性皮下结节为特点，属皮下脂膜炎的一种。由于皮损可呈现暗红色较硬的结节，故又被称为硬化性脂膜炎。

一、病因和发病机制

病因未明。发病常在上呼吸道感染、扁桃体炎后；有些患者在摘除扁桃体后症状缓解。有些患者有肺部或淋巴结结核病史。多个无痛性结节可逐渐游移融合成硬皮病样皮下组织炎，最终使皮下筋膜和纤维间隔增厚。

二、病理改变

病理改变为皮下脂肪间隔炎症。早期急性炎症期可见毛细血管及小血管扩张，中性粒细胞或嗜酸性粒细胞浸润，间质水肿；肉芽肿阶段可见间隔增宽，以淋巴细胞和组织细胞为主，常可见多核巨细胞；慢性期则可见间隔内成纤维细胞增多，并出现纤维化。

三、临床表现

急性或亚急性起病，好发于中年女性。呈慢性过程。一般无明显全身症状。皮损好发于小腿伸侧和踝部，少数可延及大腿部。少数为对称性两侧分布。最初为 1～2 个质地较硬、边缘鲜红、中央色淡的结节，直径 1～3cm。经反复发作后，结节数可增加到数十个以内，并可逐渐游移、融合成直径为 10～20cm 的暗红色硬性肿块。硬性结节无自发痛和触痛，从不破溃，经长时间持续或可自行消退。

四、诊断和鉴别诊断

根据皮损好发部位及迁延扩展，不痛、不破溃，无全身症状等特点，结合病理表现等，即可诊断。但应注意与结节性红斑的鉴别，后者好发于老年女性，皮损多为单侧，如双侧发生则不对称，离心性游移，中心退行形成环状斑块，常伴有关节痛症状等。此外，还应与结节性多动脉炎、硬红斑病等鉴别。

五、治疗

本病对碘剂敏感，口服 10% 碘化钾溶液每次 5ml，每日 3 次，数日内即可见效，1 周后皮疹逐渐变软消退。亦可口服沙利度胺 50mg，每日 3 次，2 周为一疗程。或以雷公藤 30g 煎服，每日 1 次（或服雷公藤浸膏片），1 周后可控制症状，2 周后皮疹可基本消退。重症患者可口服泼尼松 10mg，每日 3 次，可使症状明显缓解。有些患者对水杨酸制剂也有效。伴有淋巴性水肿时应注意休息，抬高下肢。

六、预后

本病预后良好，单个皮肤损害通常在 1～12 周内可自然吸收，但新的皮损又可出现，并连续数年。皮损愈后可留有轻度色素沉着，但无皮肤萎缩。数年后或可复发，但仍可痊愈。

（高燕鲁）

第四节　胰腺性脂膜炎

1883 年 Chiari 报道胰腺疾病时有皮下结节性脂肪坏死，此为继发于多种胰腺疾病的结节状皮下脂肪坏死。除表现为皮下脂肪坏死外，有时还可引致胰腺周围、腹膜、大网膜及内脏脂肪坏死。

一、病因和发病机制

发病与某些胰腺疾患相关，如急/慢性或出血性胰腺炎、胰腺癌、假性胰腺囊肿等。可能是在此类胰腺疾病时胰蛋白酶和脂肪酶过多释放入血，改变了皮下血管和淋巴管的渗透性；或使 α1 胰蛋白酶活性受到抑制；或胰蛋白酶、胰脂酶和淀粉酶活性增强而引致弥漫性血管病变和广泛的脂肪坏死。部分患者当血清胰酶降至正常时，皮肤结节即可随之消退。

二、病理改变

在皮下结节内可见到灶性脂肪坏死、细胞膜增厚、无细胞核影子样脂肪细胞积聚。在坏死灶内可发现游离脂肪酸与钙盐形成的钙皂。坏死灶周围有多形性炎症细胞浸润，包括组织细胞、泡沫细胞和异物巨细胞浸润等。

三、临床表现

多见于男性酗酒者，男女之比为（3～5）：1。胰腺疾病可为急/慢性或出血性胰腺炎、胰腺癌、假性胰腺囊肿或胰腺上皮瘤等。在出现各个疾病相应症状如发热、呕吐、腹痛、腹胀、黄疸等同时或之后出现皮肤表现。皮肤表现为多发性隆起性、痛性红斑样结节，直径1～2cm。结节可有波动感，可抽出或排出油样物质。好发于下肢，上肢和躯干亦可发生。持续 2～3 周后可逐渐消退，消退后局部皮肤不发生凹陷。偶有液化病变，形成坏死性脓肿，破溃后流出黏厚的、棕色油性液体。关节滑膜和关节周围脂肪组织亦可坏死，出现关节疼痛，尤以踝关节为著。严重者可引起胸膜、心包和腹膜等浆膜下脂肪坏死，出现严重全身症状。胰腺癌出现结节性脂肪坏死时往往提示肿瘤已转移，但多数胰腺癌患者肿瘤症状并不明显，需经影像学检查才能证实。

四、辅助检查

可发现外周血嗜酸性粒细胞增加，血脂酶、淀粉酶及尿淀粉酶升高。

五、诊断和鉴别诊断

在明确胰腺疾病的同时出现结节状皮下脂肪坏死，嗜酸性粒细胞增高，病理表现为脂肪组织灶性坏死，并发现影子样脂肪细胞者，诊断可成立。只有皮肤表现时，应注意与结节性红斑、过敏性血管炎及药物疹相区别。

六、治疗

积极治疗原发的胰腺疾病。

（高燕鲁）

第五节　结节性红斑

1807 年 Willian 首先报道结节性红斑（erythema nodosum），可能是由于多种激发因素所致的真皮深层结缔组织和脂肪小叶间隔性脂膜炎（septal panniculitis）。

一、病因和发病机制

病因未明，可能是多种激发因素导致的 Ⅱ 型或 Ⅳ 型免疫损伤，包括感染（乙型溶血性链球菌、结核、鼠疫杆菌、病毒、衣原体、真菌等）、药物（溴、碘、磺胺、口服避孕药等）、自身免疫反应（炎性肠病、Bechet 病等）、恶性疾病（白血病、淋巴瘤等）、结节病以及妊娠等。

二、病理改变

病理表现为真皮深层结缔组织与脂肪小叶间隔性脂膜炎。首先可见结缔组织水肿，小血管周围炎症细胞浸润；之后淋巴细胞和组织细胞在脂肪细胞、毛细血管周围聚集，呈放射状排列，形成"花边"样（Miescher）结节；进而出现类上皮细胞和多核巨细胞形成的肉芽肿或结核样结构。只有少数泡沫细胞和脂肪细胞坏死。

三、临床表现和辅助检查

多见于女性，发病年龄为 20～40 岁。春、秋季好发。初起有发热，全身不适，肌痛和轻微多关节痛，膝关节最常受累，可持续数周。RF 阴性。之后在胫前、膝关节或踝关节周围出现对称性、痛性皮下结节，也可发生于大腿、前臂伸侧或颈、面部。结节常小而浅，直径 1～5cm，孤立性或增至数个、数十个，并可呈离心性融合，形成硬性斑片，稍高出皮面。皮肤紧张光亮，皮温升高，皮色由鲜红逐渐变为紫红，最后变为黄褐色。结节可持续数周或数月，逐渐消退，不发生溃疡，不留有萎缩瘢痕，但可以反复发作。另一种慢性复发性结节呈散发状，可见于臂部、面部、躯干甚至球结膜、睑结膜上。此型常伴有系统症状，有时出现条形红斑或坏死性血管炎表现。

四、诊断和鉴别诊断

青年女性，发疹前有上呼吸道感染史，皮疹表现为胫前痛性对称性红斑结节，不发生溃破，数周内消退，病理表现为间隔性脂膜炎者，诊断可成立。但应注意现存的原发病或诱发因素。慢性持续性结节性红斑应注意与亚急性游走性脂膜炎鉴别。此外，尚须除外 Bechet病、结节性多动脉炎等。

五、治疗

首先应寻找病因，祛除感染病灶，治疗原发病。如有明显感染者，需用抗生素治疗。急性期适当休息，抬高患肢。疼痛较著者可给予止痛药物或非甾体消炎药。严重患者可给予糖皮质激素。也可试用碘化钾治疗。

（高燕鲁）

第二十四章　风湿病相关肺部病变

第一节　肺炎

风湿免疫病由于疾病本身和长期应用激素及免疫抑制剂，导致各种肺部感染的机会增加，且部分风湿性疾病出现肺部累及，需要和感染相鉴别。因此，了解肺炎的临床表现和治疗对于鉴别诊断和并发症的治疗非常重要。

一、定义

肺炎（pneumonia）指肺实质和间质的急性感染性炎症，可按解剖学、病因学和发病地点分类。

（一）解剖学分类

根据胸部 X 线表现推断病灶的解剖定位分为：①大叶性肺炎，肺叶或肺段实变。②小叶性肺炎，细支气管、终末细支气管和肺泡炎症。③间质性肺炎，主要累及肺间质，包括支气管壁、支气管周围间质组织和肺泡壁。属非病因学诊断，已较少采用。

（二）病因学分类

细菌、病毒、非典型病原体（支原体、衣原体、嗜肺军团菌）、真菌、立克次体和原虫等感染病因和过敏性、化学性、放射性、药物性、结缔组织病肺部表现等非感染性病因。按病因学诊断命名，如肺炎链球菌肺炎、金黄色葡萄球菌（简称金葡菌）肺炎等，对指导诊断和治疗有很大价值，但病原菌检出阳性率不高（＜50%），因此在实际应用中受到影响。

（三）按发病地点分类

包括社区获得性肺炎（community acquired pneumonia，CAP）和医院获得性肺炎（hospital acquired pneumonia，HAP）亦称医院内肺炎（nosocomical pneumonia，NP）两大类。CAP 指在院外（社区）罹患的感染性肺炎，包括具有明确潜伏期的病原体感染，及在入院后平均潜伏期内发病的肺炎。HAP 指在入院时不存在，也不处于潜伏期，而于入院 48 小时后在医院发生的肺炎。应用呼吸机进行机械通气治疗，48～72 小时后发生的肺炎为呼吸机相关肺炎（VAP），亦属于 HAP。任何肺炎患者发病前 90 天内曾在急诊、病房住院 ＞2 天，长期居住于护理院或长期使用医疗设施，发病前 30 天内应用过静脉给药（抗生素、抗肿瘤化疗药等）、创伤处理或血液透析，称为健康护理相关肺炎（health care acquirid pneumonia，HCAP），亦属于 HAP。CAP、HAP（VAP、HCAP）病原菌流行病学分布的不同，临床医生可根据发病地点初步判断病原菌，作为选择初始经验抗生素治疗的选择依据。该分类方法已为各国有关肺炎的诊断和治疗指南普遍采用。

二、病因

包括多种致病原，病原谱因不同地区、时间和临床具体情况而异。

（一）CAP

1. CAP 的病原体以细菌性为最多见　Batlett 等（1995 年）报道肺炎链球菌占 20% ~ 60%，流感嗜血杆菌占 3% ~10%，金葡菌占 3% ~5%，革兰阴性杆菌占 3% ~10%，其他细菌占 3% ~5%，军团菌属占 2% ~8%，肺炎支原体占 1% ~5%，肺炎衣原体占 4% ~6%，呼吸道病毒占 2% ~15%。近年我国曾进行 CAP 的病因学调查，如"中国城市成人社区获得性肺炎病原谱及预后流行病学调查"，肺炎链球菌占 27.5%，流感嗜血杆菌占 22.9%，副流感嗜血杆菌占 14.1%，肺炎克雷伯杆菌占 10.4%，金葡菌占 5.2%，铜绿假单胞菌占 4.6%，卡他莫拉菌占 3.4%，血清学检查肺炎支原体阳性率为 38.9%，肺炎衣原体占 11.3%，嗜肺军团菌占 4%，细菌性和非典型病原体（肺炎支原体、肺炎衣原体）混合感染发生率高，分别达 30.7% 和 32.2%。

2. CAP 病原体受病情严重度及机体因素影响　如青壮年病情较轻、无基础疾病者常见肺炎链球菌、流感嗜血杆菌、肺炎支原体、肺炎衣原体和呼吸道病毒等；60 岁以上、病情较重、有基础疾病及住院治疗者，除上述病原体外，尚有革兰阴性杆菌、军团菌属、金葡菌和厌氧菌感染，且混合感染发生率亦较高。慢性阻塞性肺病（COPD）和吸烟者常见致病菌为肺炎链球菌、流感嗜血杆菌、嗜肺军团菌。老年护理院居民肺炎的常见致病菌为肺炎链球菌、革兰阴性杆菌、流感嗜血杆菌、金葡菌、肺炎衣原体、厌氧菌和结核杆菌。支气管扩张症患者肺炎的常见致病菌为铜绿假单胞菌、金葡菌、曲霉菌、鸟复合分枝杆菌。近期应用抗菌药物者肺炎的常见病原体为耐药肺炎链球菌和耐药铜绿假单胞菌（表 24 - 1）。

表 24 -1　某些特定状态下 CAP 患者易感染的病原体

状态或并发症	易感染的特定病原体
酗酒	肺炎链球菌（包括耐药的肺炎链球菌）、厌氧菌、肠道革兰阴性杆菌、军团菌属
COPD/吸烟者	肺炎链球菌、流感嗜血杆菌、卡他莫拉菌
居住在养老院	肺炎链球菌、肠道革兰阴性杆菌、流感嗜血杆菌、金葡菌、厌氧菌、肺炎衣原体
患流感	金葡菌、肺炎链球菌、流感嗜血杆菌
接触鸟类	鹦鹉热衣原体、新型隐球菌
疑有吸入因素	厌氧菌
结构性肺病	铜绿假单胞菌、洋葱伯克霍尔德菌、金葡菌（支气管扩张、肺囊肿、弥漫性细支气管炎等）
近期应用抗生素	耐药肺炎链球菌、肠道革兰阴性杆菌、铜绿假单胞菌

3. 肺炎病原菌耐药性逐渐增高　据一项肺炎链球菌对青霉素耐药的连续监测，耐药率自 5%（1979—1987 年）升高至 35%（1997—1998 年），对阿奇霉素的耐药率亦自 21.2%（1998 年）升高至 23.4%（2000 年）。又据"中国城市成人社区获得性肺炎病原谱及预后流行病学调查"，肺炎链球菌对青霉素的耐药率为 30.7%，对红霉素耐药率则高达 64.8%。

（二）HAP

病原体以革兰阴性杆菌为多见，上海瑞金医院（2004 年）院内感染革兰阴性杆菌占

60.7%，如大肠埃希菌、铜绿假单胞菌、肺炎克雷伯杆菌、鲍曼不动杆菌、嗜麦芽窄食单胞菌、阴沟肠杆菌和奇异变形杆菌等；而革兰阳性球菌占 39.3%，如金葡菌、表皮葡萄球菌、粪肠球菌、溶血性葡萄球菌、屎肠球菌等。汪氏报道 HAP 感染大肠埃希菌占 23.6%，肺炎克雷伯杆菌占 18.3%，铜绿假单胞菌占 16.5%，肠杆菌属占 9.3%，不动杆菌属占 13.3%，枸橼酸杆菌属占 1.6%，其他占 17.4%。

病原体分布受发病时间影响，早期 HAP 主要病原体为肺炎链球菌和流感嗜血杆菌等抗生素敏感菌；中期 HAP 主要病原体为耐甲氧西林金葡菌（MRSA）、肠杆菌属肺炎克雷伯杆菌、大肠埃希菌、铜绿假单胞菌和不动杆菌属等抗生素耐药菌；晚期 HAP 主要病原体为铜绿假单胞菌、不动杆菌属和嗜麦芽窄食假单胞菌等多重耐药菌（MDR），且混合性感染发生率亦高。

病原菌和耐药菌分布亦受不同地区、机体状况及前期应用抗生素、免疫抑制剂等情况影响，应定期监测。

三、临床表现

典型表现为起病急，畏寒、发热、头痛、乏力等全身症状，以及咳嗽、咳痰、胸闷、胸痛等呼吸道症状，严重者有气促、心动过速、低血压和低氧血症。胸部体检，病变部位触觉语颤减弱或增强，叩诊为浊音或实音，听诊闻肺泡呼吸音减弱或管样呼吸音，并有干、湿啰音，累及胸膜时可闻胸膜摩擦音。但病变早期或轻度时可无异常体征。起病前亦可能有受凉、劳累或有前驱症状如鼻塞、流涕、咽痛和干咳等。

高龄、体弱或有慢性基础病者临床表现不典型，可无高热等急性症状，仅表现为神萎、嗜睡、不思饮食等神经精神系统和消化系统症状。COPD 和慢性心脏功能障碍者表现为 COPD 病情加重（咳嗽、咳痰和气促加剧）或心力衰竭（喘促、水肿和尿少）。

四、诊断

包括临床诊断、病因学诊断、鉴别诊断和病情严重度判断等内容。

1. 根据临床表现及胸部 X 线表现　结合外周血白细胞计数升高，可初步诊断为肺炎，但需与肺结核、肺癌及非感染性间质性肺疾病等做鉴别，CAP 的临床诊断依据为：①新近出现的咳嗽、咳痰，或原有呼吸道疾病症状加重，并出现脓性痰；伴或不伴胸痛。②发热。③肺实变体征和（或）湿啰音。④白细胞 $> 10 \times 10^9/L$ 或 $< 4 \times 10^9/L$，伴或不伴核左移。⑤胸部 X 线检查显示片状、斑片状浸润性阴影或间质性改变，伴或不伴胸腔积液。以上①~④项中任何一项加⑤，并除外肺结核、肺部肿瘤、非感染性肺间质性疾病、肺水肿、肺不张、肺栓塞、肺嗜酸性粒细胞浸润症、肺血管炎等，可建立临床诊断。

2. 应重视病原学诊断　包括痰涂片、培养和血清学检查、PCR 检查等。HAP 的临床表现可能受多种因素影响而更为复杂多变，如患者往往存在多种并发症，使肺炎的症状被掩盖或不典型，或仅表现为并发症加重，如慢性心脏病患者出现心力衰竭或糖尿病患者近期血糖难控制等。此外，呼吸机相关肺炎亦常难与 ARDS 相鉴别，诊断更应强调病原学检查。医院获得性支气管—肺感染诊断标准（JRSguidelines，2004），即入院 48 小时后胸部 X 线检查出现新的浸润影或原有浸润影扩展，并符合下述标准之一：①相关症状（发热、胸痛等）或实验室资料（C 反应蛋白、白细胞数、血沉升高）。②痰液、血液、BALF、PSB、肺活检分离出致病菌。③气道分泌物分离或发现病毒或病毒抗原（可能混合感染）。④血清抗体滴度4倍升高或IgM抗体升高（可能混合感染）。⑤组织病理学发现肺炎。

3. 病情严重度判断　重症肺炎病情进展快、病死率高，须积极救治，因此应同时判断病情严重情况。重症肺炎的表现（中华医学会呼吸病学分会，1999）为：①意识障碍。②$PaO_2 < 60mmHg$（$1mmHg = 133Pa$），$PaO_2/FiO_2 < 300mmHg$。③需行机械通气治疗。④血压 $< 90/160mmHg$。⑤胸片示双侧或多肺叶受累，或入院48小时内病变扩大$\geq 50\%$。⑥少尿，尿量$< 20ml/h$或$< 80ml/4h$，或急性肾衰竭需透析治疗。

重症肺炎诊断标准。①主要标准：a. 需行机械通气治疗。b. 需使用升压药 > 4 小时。②次要标准：a. 血压（收缩压）$< 90mmHg$。b. $PaO_2/FiO_2 < 250mmHg$。c. 多肺叶病变。符合一项主要标准或2项次要标准可诊断为重症肺炎。

CAP和HAP重症肺炎的诊断标准相同，但HAP和VAP重症肺炎的诊断尚需结合发病时间，即入院后 > 5 天发生的HAP和机械通气治疗后 > 4 天发生的VAP，存在高危因素，即使不符合上述标准，亦应视作重症肺炎。

五、治疗

治疗原则为以抗感染为主的综合治疗，包括抗菌药物和对症、支持治疗等方面。

（一）根据病情严重程度安排治疗

根据PORT分级评定标准（图24-1），属第1组（评0分）和第Ⅱ组（≤ 70分）时安排门诊治疗；第Ⅲ组（71~90分），门诊或短暂住院；第Ⅳ组（91~130分），需住院治疗；第Ⅴ组（> 130分），ICU治疗。安排尚需考虑患者、家庭、社会等多方面因素。部分门诊治疗患者可能因肺炎病情进展、基础疾病恶化（糖尿病、冠心病、哮喘等）或发生并发症（心、肺功能衰竭和脓胸等）而需进一步住院治疗。

（二）对症支持治疗

（1）适当休息，补充液体以及营养支持。

（2）止咳、祛痰、平喘等对症治疗。

（3）维持水、电解质和酸碱平衡。

（4）有缺氧表现者给予氧疗，必要时机械通气治疗。

（5）有休克表现者抗休克治疗。

（6）处理并发症如脓胸引流。

（三）抗感染治疗

应及时、正确地使用抗菌药物治疗。初始经验治疗可采取广谱抗菌药物，具体方案应结合发病地点（社区或医院）、病情严重程度、有无并发症或某些病原菌的易感因素及耐药菌流行情况等加以综合考虑。中华医学会等发布的《抗菌药物临床应用指导原则》（2004年）和中华医学会呼吸病学分会《社区获得性肺炎诊断和治疗指南》（2006年修订版）的经验治疗方案可供参考（表24-2、表24-3），可在治疗2~3天后根据病情演变或根据病原菌检查结果调整治疗方案，采用更具针对性的抗菌药物。CAP或HAP诊断治疗指南根据循证医学资料提出治疗方案，具有普遍指导意义，但尚应结合地区具体情况和患者个人因素加以应用。

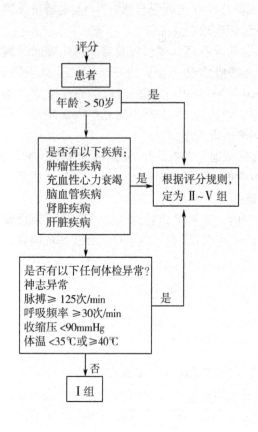

患者特点	评分
人口因素	
年龄：男	年龄
年龄：女	年龄−10
护理院居住者	+10
合并疾病	
肿瘤性疾病	+30
充血性心力衰竭	+20
脑血管疾病	+10
肾脏疾病	+10
肝脏疾病	+10
体检	
神志状态改变	+20
脉搏≥125次/min	+10
呼吸频率≥30次/min	+20
收缩压<90mmHg	+20
体温<35℃或≥40℃	+15
实验室检查	
pH<7.35	+30
BUN>7.1mmol/L	+20
[Na$^+$]<130mmol/L	+20
血糖>13.9mmol/L	+10
血细胞比容<30%	+10
PaO$_2$<60mmHg或	+10
SaO$_2$90%	+10
胸腔积液	+10

图 24 - 1　PORT 分级评定标准

1. CAP 抗菌药物治疗　选择能覆盖肺炎链球菌、流感嗜血杆菌、肺炎支原体、肺炎衣原体和嗜肺军团菌属等常见病原体的药物，而对于老年、肺部有基础疾病的肺炎患者需考虑覆盖包括革兰阴性杆菌或金葡萄的药物（表 24 - 2）。

表 24 - 2　CAP 经验治疗

不同人群	常见病原体	初始经验性治疗的抗菌药物选择
青壮年、无基础疾病患者	肺炎链球菌、肺炎支原体、流感嗜血杆菌、肺炎衣原体等	(1) 青霉素类（青霉素、阿莫西林等）。(2) 多西环素（强力霉素）。(3) 大环内酯类。(4) 第一代或第二代头孢菌素。(5) 呼吸喹诺酮类（如左旋氧氟沙星、莫昔沙星等）
老年人或有基础疾病患者	肺炎链球菌、流感嗜血杆菌、需氧革兰阴性杆菌、金葡菌、卡他莫拉菌等	(1) 第二代头孢菌素（头孢呋辛、头孢丙烯、头孢克洛等）单用或联合大环内酯类。(2) β内酰胺类/β内酰胺酶抑制剂（如阿莫西林/克拉维酸、氨苄西林/舒巴坦）单用或联合大环内酯类。(3) 呼吸喹诺酮类
需入院治疗、但不必收住 ICU 的患者	肺炎链球菌、流感嗜血杆菌、混合感染（包括厌氧菌）需氧革兰阴性杆菌、金葡菌、肺炎支原体、肺炎衣原体、呼吸道病毒等	(1) 静注第二代头孢菌素单用联合静脉注射大环内酯类。(2) 静脉注射呼吸喹诺酮类。(3) 静注β内酰胺类/β内酰胺酶抑制剂（如阿莫西林/克拉维酸、氨苄西林/舒巴坦）单用或联合静注大环内酯类。(4) 头孢噻肟、头孢曲松单用或联合静注大环内酯类

不同人群	常见病原体	初始经验性治疗的抗菌药物选择
需入住 ICU 的重症患者		
A 组: 无铜绿假单胞菌感染危险因素	肺炎链球菌、需氧革兰阴性杆菌、嗜肺军团菌、肺炎支原体、流感嗜血杆菌、金葡菌等	(1) 头孢曲松或头孢噻肟联合静注大环内酯类。(2) 静注呼吸喹诺酮类联合氨基糖苷类。(3) 静注 β 内酰胺类/β 内酰胺酶抑制剂 (如阿莫西林/克拉维酸、氨苄西林/舒巴坦) 联合静注大环内酯类。(4) 厄他培南联合静注大环内酯类
B 组: 有铜绿假单胞菌感染危险因素	A 组常见病原体 + 铜绿假单胞菌	(1) 具有抗假单胞菌活性的 β 内酰胺类抗生素 (如头孢他啶、头孢吡肟、哌拉西林/他唑巴坦、头孢哌酮/舒巴坦、亚胺培南、美罗培南等) 联合静注大环内酯类, 必要时还可同时联用氨基糖苷类。(2) 具有抗假单胞菌活性的 β 内酰胺类抗生素联合静注喹诺酮类。(3) 静注环丙沙星或左氧氟沙星联合氨基糖苷类

2. HAP 抗菌药物治疗 应尽早开始针对常见病原菌的经验性治疗, 如肠杆菌科细菌、金葡菌, 亦可为肺炎链球菌、流感嗜血杆菌、厌氧菌等, 重症患者及机械通气、昏迷、激素应用等危险因素的病原菌为铜绿假单胞菌、不动杆菌属及 MRSA, 尽量在给予抗生素治疗前取痰标本做病原菌检查。根据病原菌检测结果选择抗生素治疗见 (表 24 – 3)。

表 24 – 3 HAP 病原治疗

病原	宜选药物	可选药物	备注
金葡菌			
甲氧西林敏感	苯唑西林、氯唑西林	第一代或第二代头孢菌素、林可霉素、克林霉素	有青霉素类过敏性休克史者不宜用头孢菌素类
甲氧西林耐药	万古霉素或去甲万古霉素	磷霉素、利福平、复方磺胺甲噁唑与万古霉素或去甲万古霉素联合, 不宜单用	
肠杆菌科细菌	第二代或第三代头孢菌素单用或联合氨基糖苷类	氟喹诺酮类、β 内酰胺酶抑制剂复方、碳青霉烯类	
铜绿假单胞菌	哌拉西林、头孢他啶、头孢哌酮、环丙沙星等氟喹诺酮类, 联合氨基糖苷类	具有抗铜绿假单胞菌作用的 β 内酰胺酶抑制剂复方或碳青霉烯类 + 氨基糖苷类	通常需联合用药
不动杆菌属	氨苄西林/舒巴坦、头孢哌酮/舒巴坦	碳青霉烯类, 氟喹诺酮类	重症患者可联合氨基糖苷类
真菌	氟康唑、两性霉素 B	氟胞嘧啶 (联合用药)	
厌氧菌	克林霉素, 氨苄西林/舒巴坦, 阿莫西林/克拉维酸	甲硝唑	

美国胸科学会 (ATS) 和美国感染学会 (IDSA) 根据发病时间早晚、感染多重耐药菌

（MDR）危险因素：①抗生素治疗＞90天。近期住院≥5天。②社区或医院抗生素耐药率高。③免疫抑制性疾病和（或）治疗。④HCAP危险因素：前90天内住院＞2天；居住护理院；家庭输液（包括抗生素）；慢性透析（＜30天）。家庭创面处理；家庭成员多耐药菌］的有无，提出HAP、VAP和HCAP经验性抗生素治疗方案，应用时应根据具体病情及各地条件加以考虑。HAP、VAP早期发病无多耐药危险因素初始经验性抗生素治疗，如可能病原菌为肺炎链球菌、流感嗜血杆菌、甲氧西林敏感金黄色葡萄球菌、抗生素敏感肠道革兰阴性杆菌、大肠埃希菌、肺炎克雷伯杆菌、肠杆菌属、变形杆菌属、黏质沙雷菌，建议应用头孢曲松，或左氧沙星、莫昔沙星、环丙沙星，或氨苄西林/舒巴坦，或左他培南。HAV、VAP、HCAP晚期发病有多耐药危险因素初始经验性抗生素治疗，如可能致病菌为铜绿假单胞菌、肺炎克雷伯菌（ESBL）、不动杆菌属，建议应用抗铜绿假单胞菌头孢菌素（头孢吡肟、头孢他啶）或抗铜绿假单胞菌碳青霉烯类（亚胺培南、美洛培南）或β内酰胺/β内酰胺酶抑制剂（哌拉西林/他唑巴坦），联合抗铜绿假单胞菌氟喹诺酮（环丙沙星或左氧氟沙星）或氨基糖苷类（阿米卡星、庆大霉素或妥布霉素）；如为多耐药金黄色葡萄球菌（MRSA）、嗜肺军团菌，联合万古霉素或利诺唑胺。治疗过程中应根据疗效或随后病原学检查结果调整用药，如使用针对特定病原菌的窄谱抗生素。

（四）观察病情演变

根据临床表现、X线检查和病原菌进行判断。通常开始治疗1~3天可见症状改善。无基础疾病的非重症肺炎，通过有效经验性抗生素治疗后，发热、咳嗽、咳痰等症状会在3~7天内迅速缓解，约经2周可完全恢复，但胸部X线异常表现往往需6~8周才完全消散，且可能在治疗开始早期有进展。若CAP患者治疗有效，体温恢复正常3天，白细胞计数恢复正常，咳嗽、咳痰症状缓解。如果胃肠道功能良好、血流动力学稳定，可按抗生素序贯治疗原则，将静滴抗生素改为生物利用度好的口服同类药物。老年、吸烟及有慢性基础疾病者需延长随访时间。

若经初始经验性治疗48~72小时后病情未得到有效控制，发热等未见改善，甚至加重；胸片示肺炎病灶扩大（＞50%）；出现血流动力学不稳定或心、肺、肾功能障碍等病情恶化或一度好转而再次恶化，应全面分析、查找治疗无效的原因。①诊断错误，误将其他疾病诊断为肺炎。②抗生素初始经验治疗不当，未覆盖特定致病菌或细菌对所用药物产生耐药性，此外亦可能所用药物剂量和给药方法不当。③机体因素影响，如严重营养不良或免疫功能抑制，合并基础疾病（糖尿病、恶性肿瘤等）以及原有肺部疾病（COPD、支气管扩张症等）。

六、预防

应注意环境和个人卫生，如注意保暖、避免疲劳、适当锻炼、戒绝烟酒、注意营养及保持良好室内外环境。65岁以上人群或65岁以下有慢性心肺疾病、糖尿病、慢性肝病或居住于养老院等易感人群，可接种多价肺炎链球菌疫苗。流感疫苗亦有助于预防原发流感肺炎及继发细菌性肺炎。亦有一些非特异性免疫增强剂用于体弱易感人群。

HAP的预防应严格消毒隔离制度和执行无菌操作技术，注意病室空气流通，医疗器械严格消毒，工作人员接触患者和各项操作前要进行规范洗手、戴手套、戴口罩和穿隔离衣等。其他综合措施包括良好口腔护理、营养支持、纠正机体内环境失调等。呼吸机相关肺炎的预防应从减少或避免发病危险因素着手，推荐无创正压通气，争取早日撤机。创伤性机械通气治疗宜采用经口腔插管，注意呼吸道无菌操作护理，良好护理减少口咽部分泌物和胃内容物误吸；插管球囊压力应 > 20mmHg，并持续吸引声门下分泌物，避免吸入到肺部；经常变动体位；推荐肠内营养；进食时取头高位；对于可能出现应激性溃疡的重危患者，可以考虑使用 H_2 受体拮抗剂或硫糖铝。

（高燕鲁）

第二节　肺间质性疾病

一、概述

间质性肺疾病（interstitial lung disease，ILD）是一组主要累及肺间质、肺泡和（或）细支气管的肺部弥漫性疾病。ILD 并不是一种独立的疾病，是以弥漫性肺实质肺泡炎和间质纤维化为病理基本改变，以活动性呼吸困难、X 线胸片弥漫阴影、限制性通气障碍、弥漫功能（DLCO）降低和低氧血症为临床表现的不同类疾病群构成的临床—病理实体的总称。ILD 可呈急性、亚急性及慢性经过。急性期以损伤或炎症病变为主，慢性期以纤维化病变为主，即逐渐丧失肺泡—毛细血管功能单位，最终发展为弥漫性肺纤维化和蜂窝肺，导致呼吸功能衰竭而死亡。

结缔组织病（CTD）易伴发 ILD，各种 CTD 发生 ILD 的报道不一，随着高分辨薄层 CT（HRCT）的普遍应用，CTD 相关的 ILD 发现率也有增加。其中系统性硬皮病（SSc）（60% ~ 70%）、混合性结缔组织病（MCTD）（30% ~ 80%）、多发性肌炎（PM）/皮肌炎（DM）（23% ~ 30%）、原发性干燥综合征（pSS）（38%）、系统性红斑狼疮（SLE）（33%）、类风湿关节炎（RA）（40%）等发生率较高。

CTD 引起肺间质疾病（ILD – CTD）的发病原因和机制尚不清楚，包括感染、药物、化学和免疫机制等多种因素。但都有其共同的规律，即肺间质、肺泡、肺小血管或末梢气道都存在不同程度的炎症，在炎症损伤和修复过程中导致肺纤维化的形成，肺泡结构大量破坏，最终导致肺容量减小，肺顺应性下降，弥散功能异常，低氧血症，晚期出现肺动脉高压、肺心病。

参照 ILD 的分类：①按发病的缓急可分为急性、亚急性及慢性。②根据免疫效应细胞的比例不同，可将 ILD 的肺间质和肺泡炎分为两种类型：a. 中性粒细胞型肺泡炎：中性粒细胞增多，巨噬细胞比例降低（但仍占多数）。结缔组织病引起的肺间质疾病多属此类。b. 淋巴细胞型肺泡炎：淋巴细胞增多，巨噬细胞稍减少。如肺结节病。③根据结缔组织病引起的肺间质疾病的组织病理学及在高分辨薄层 CT（HRCT）上的表现分类如下：a 普通间质性肺炎（usual interstitial pneumonia，UIP）；b. 非特异性间质性肺炎（nospecific interstitial pneumonia，NSIP）；c. 弥漫性肺泡损害（diffuse alveolar damage，DAD）；d. 慢性间质性肺炎（chronic interstitialpneumonia，CIP）；e. 淋巴细胞型间质性肺炎（lgmphocytic interstitial. pneumoma，UP）；£ 闭塞性细支气管炎（broucholits obliterans，BO）和闭塞性细支气管炎伴机化性肺炎（broncholits obliter – ans organizing pneumonia，BOOP）；昏滤泡性细支气管炎（follicular broncholits，FB）。

二、诊断思路

（一）病史要点

1. 有 CTD 病史　患者有明确诊断的 CTD 病史如：SSc、MCTD、SLE、RA、PM/DM、pSS、AS。

2. 呼吸道症状

（1）起病情况：CTD 伴 ILD 起病大多隐匿，呈进行性加重。部分患者早期可无明显的临床表现及体征，仅在做常规放射学检查时被发现。中、晚期才会出现症状及体征。也有部分患者如 DM/PM、SLE 等可有急性发病者。

（2）呼吸困难：早期为活动性气短，此后呼吸困难进行性加重。

（3）咳嗽、咳痰：干咳或有少量黏痰，特别干咳是 ILD 的常见症状。合并感染时痰量增加。

（4）胸痛：RA、SLE、MCTD 等可伴有胸痛，轻重不一。

（5）发热：很多 ILD 都可有不同程度的发热，可表现为长期发热，经各种抗生素治疗无效，即应考虑 CTD 伴 ILD。

（二）体格检查

1. 一般情况　患者可有消瘦、轻度贫血貌、晚期缺氧时表现为口唇发绀，部分患者可有杵状指。

2. 心肺部体检　急性发病者或重症患者可有呼吸浅速、胸廓呼吸运动减弱，大多数患者两肺可闻及细湿啰音或捻发音，以吸气时两肺底为明显。很少闻及干啰音。出现肺动脉高压时可闻及肺动脉瓣区第二心音亢进。晚期可有右心肥大或右心衰竭的症状，如下肢浮肿、肝脾肿大、颈静脉怒张、肝颈静脉回流征（＋）等。

3. 有原发病的体征　如 SLE 的面部蝶形红斑、肢端血管炎；类风湿关节炎的关节肿胀、压痛、伴或不伴关节畸形；SSc 的面部或肢端皮肤硬化；MCTD 的肿胀手；PM/DM 的四肢近端肌无力、眼眶周围及上胸部"V"字区红斑及关节伸侧的"Gottron"征；干燥综合征患者的口眼干燥、舌干裂、"猖獗齿"等。

（三）辅助检查

1. 常规实验室检查

（1）血常规：可表现贫血、白细胞减少或增多、血小板减少、嗜酸粒细胞增多（多见于系统性血管炎）。

（2）尿常规、肝肾功能检查：大多患者尿常规及肝肾功能正常。可有原发病的实验室异常，如 SLE 可出现蛋白尿、红细胞尿；PM/DM 肌酶升高等。

（3）血沉（ESR）：明显增高（>50mm/h）。

（4）免疫学检查：抗核抗体（ANA）、可提取核抗原抗体（ENA 抗体）、抗心磷脂抗体（AcL）、抗 ds－DNA 抗体、补体（C3、C4）、免疫球蛋白、类风湿因子（RF）等检查对于原发病的诊断和鉴别诊断有重要意义。

（5）血气分析：测定动脉血 pH 值、动脉血氧分压（PaO_2）、动脉血二氧化碳分压（$PaCO_2$）、肺泡－动脉血氧分压差（SaO_2）对评估 ILD 的严重程度及指导临床用药有重要意义。ICD 晚期及重症患者有 PaO$_2$ 下降、PaCO$_2$ 下降、SaO$_2$ 下降、pH 正常或偏碱。

2. 胸部影像学检查

（1）常规 X 线胸片：早期胸片无明显异常，随着肺部疾病的发展可出现磨玻璃样改变、细网状、网状结节状及晚期蜂窝样。

1）磨玻璃：表现为模糊阴影，为肺泡内渗出。

2）网纹：肺小叶间隔增厚引起。

3）结节、网结节：小、中、大结节，可能由于增厚的小叶间隔重叠造成，肉芽肿疾病易出现。

4）蜂窝：是 ILD 的典型表现，肺实质扭曲变形，终末细支气管代偿扩大，周围为结缔组织包围，蜂窝内多充满黏液，为晚期表现，不可逆。

5）其他：肺体积的缩小（肺纤维化）与扩大、肺大泡、自发性气胸、胸腔积液、胸膜钙化及肺门淋巴结钙化等。

（2）胸部 CT 和高分辨薄层 CT（HRCT）：比胸部 X 线平片更敏感，胸片在肺间质改变的早期诊断中敏感性较差，而高分辨力 CT（HRCT）有较高的空间和密度分辨力，对弥漫性肺间质病变的检出率高于普通 CT 及 X 线检查，敏感度达 88%。HRCT 检查采用 1～2mm 厚层扫描和骨算法，不需增强扫描即可以很好地显示肺间质、胸膜及纵隔淋巴结的改变。HRCT 能很好显示小叶间隔增厚呈不规则平滑的细线条，伸展到胸膜或多边形线条的细网织影，及微小的腺泡结节影等特征性征象，反映疾病主要病理变化。ILD 的小结节达 1mm 时 HRCT 即可显示，边界清楚，对早期肺纤维化以及蜂窝肺的确定很有价值。

ILD 在 CT（HRCT）下所见：

1）磨玻璃样影：其病理基础为肺泡和肺泡间隔的水肿、细胞浸润以及肺泡间质纤维化，是病变急性期活动的表现。

2）蜂窝状阴影：由增厚的肺泡壁围成的 1～2cm 大小的囊状阴影，囊壁为大量纤维组织增生的肺泡壁，肺泡导管壁及细支气管壁的结构均失去正常形态，见于肺间质病变的晚期，是肺间质纤维化不可逆的表现。如果蜂窝状阴影和磨玻璃影并存，提示在慢性纤维化的过程中有急性改变。

3）小叶间隔增厚：正常小叶间隔在 HRCT 上不易显示。小叶间隔增厚表现为与胸膜垂直的细线状影或多边形影，以两肺下野外围分布为主。长度约为 2cm 左右。小叶间隔模糊表示周围肺泡浸润病变及小叶间隔有纤维化。

4）胸膜下线：位于胸膜下 1cm 内与胸壁平行的细线影或带状影，多 1～5cm 长，代表胸膜下间质的改变，常合并小叶间隔增厚及蜂窝状阴影。此征象的病理基础一般认为是细支气管周围的纤维化病变及肺萎缩。

5）牵拉性支气管扩张（或支气管血管束增厚）：此征象发生在肺间质纤维化的严重部位，常与蜂窝同时存在，支气管扩张呈不规则管状，末梢支气管扩张有时也表现为蜂窝状，但常合并不规则的支气管形态。

6）胸膜下结节影：为肺实质外围和胸膜之间呈边界不规则的结节状影，其病理基础是肺内血管炎、肉芽肿或肺栓塞，也可能是胸膜下小灶性淋巴增生形成。

7）肺气肿：与细支气管腔不完全阻塞有关，伴有肺大泡，但需与肺大泡鉴别。

8）马赛克样阴影：病变区气体潴留和血流分布减少使局部透亮度增加，与正常肺组织呈镶嵌分布。病变主要累及呼吸性细支气管，多为闭塞性细支气管炎（BO）。表现为细支气管黏膜下和管周间质的炎症和纤维化，平滑肌增生，细支气管扩张伴有管腔内痰栓，从而使气流受阻。胸片多为正常，也可以有轻度的过度充气。典型的 HRCT 表现呈马赛克样灌注，伴有气腔的实变，中央和外围都可能看到扩张的支气管。

9）胸膜渗出伴或不伴胸膜增厚：胸膜、心包等浆膜是结缔组织病的好发部位，胸膜病变发病率可高达 50% N75%，而出现胸腔积液者 33%，大部分为双侧性。胸膜增厚和少量积液，HRCT 扫描容易发现。

间质性肺炎 HRCT 分型：

1）UIP 是结缔组织病最常见的间质性病变，表现为肺泡间质内不同程度的单核细胞浸润，成纤维细胞增殖，胶原沉积。随病情进展，这种纤维性反应导致肺结构的显著扭曲，形成蜂窝肺。

HRCT：肺基底部和外周为主，网状阴影，伴牵拉性支扩和蜂窝肺，少见磨玻璃影，晚期肺结构改变和容积缩小。

2）NSIP：见于多数的结缔组织病，表现为间质内浆细胞和淋巴细胞浸润伴轻度纤维化，肺泡腔内机化轻微，时相均一。

HRCT：双侧对称性胸膜下磨玻璃影，可伴有网状阴影和牵拉性支扩，少数蜂窝肺及实变。

3）DAD：是结缔组织病急性期出现的病理改变，表现为混合性间质性炎性浸润、间质水肿和纤维蛋白沉积以及特征性的肺泡内透明膜形成。

HRCT：以两肺磨玻璃样影和实变影为主，伴有慢性间质性肺炎及胸膜渗出。随病变发展双肺可出现弥漫性实变，支扩和肺结构破坏。

其临床症状严重，在肺部受累 1 个月内出现快速进行性呼吸困难伴严重的低氧血症，病人预后很差，死亡率极高。

4）CIP：间质内淋巴浆细胞性浸润伴少许成纤维细胞增殖或胶原沉积，可能为 UIP 的早期变化，常见于 RA、PM/DM 和 MCTD。

5）LIP：表现为成熟的小淋巴细胞和浆细胞在淋巴组织正常分布的间质内弥漫浸润，呈小血管中心性分布，以外围间质为主，使细支气管壁、小叶间隔和肺泡间隔增宽，是一种良性淋巴组织增生性疾病，多见于干燥综合征。LIP 可进展为 UIP 及终末期蜂窝肺。

HRCT：以磨玻璃样影、结节影、支气管血管束和小叶间隔增厚以及广泛的囊状影表现为特点。囊状影多发，两肺随机分布，大小 1～3cm，与细支气管周围淋巴组织增生引起气腔不完全阻塞有关。此外，还可见肺门或纵隔淋巴结增大，有发展为淋巴瘤的危险。

6）闭塞性细支气管炎（BO）和闭塞性细支气管炎伴机化性肺炎（BOOP）：BO 和 BOOP 是结缔组织病常见的组织病理学表现之一。

BO 是一种主要累及小气道（呼吸性细支气管和终末细支气管）的病变。表现为细支气管黏膜下和管周间质的急/慢性炎症（单核细胞和巨噬细胞的浸润）和纤维化，平滑肌增生，细支气管扩张伴有管腔内痰栓，从而使气流受阻。胸片多为正常，也可以有轻度的过度充气。典型的 HRCT 表现呈马赛克样灌注，伴有气腔的实变，中央和外围都可能看到扩张的支气管。

BOOP：BO 病变扩展到肺实质（肺泡）时即为 BOOP。其特点为病变区细支气管、肺泡

管、肺泡腔内肉芽组织增生，形成小的息肉样突起，周围间质和肺泡内伴有不同程度的单核细胞和巨噬细胞的浸润。

HRCT 的主要表现为：a. 气腔实变：占 70% ~ 80%，分布于胸膜下和支气管周围，下肺野多见。b. 磨玻璃样影：约有 60% 的病例出现，两肺随机分布，组织学显示为肺泡间隔的炎症和终末气腔内肺泡细胞脱落伴小的息肉形成。c. 中央小叶结节：占 20% ~ 30%，表现为中央小叶内多发小结节，边界不规则，有针状毛刺，组织学显示为局限性机化性肺炎。d. 支气管扩张：由于机化和纤维化，BOOP 中一半的病例导致牵拉性支气管扩张，多数经治疗后缓解。e. 网状、线状或带状影：沿着支气管走行、指向胸膜、呈放射状分布的线状影或胸膜下线影。此外，有 1/3 的病例出现纵隔淋巴结增大和胸膜渗出。

临床呈急性或亚急性过程。可有发热、咳嗽、气急、呼吸困难、全身不适等症状。75% 的病例肺部听诊有捻发音，多数患者肺功能损害为限制性或混合性通气障碍。对激素治疗敏感，其中 1/3 以上的患者可自行缓解，预后良好。BOOP 有完全缓解倾向，但如果损伤持续存在，可进展为 UIP 和蜂窝肺。

7) FB：是结缔组织病气道受累的另一种组织学类型。组织病理学显示支气管和细支气管周围淋巴滤泡良性增生，压迫细支气管管腔，伴有淋巴细胞、浆细胞间质浸润。

HRCT 表现以磨玻璃样影和多发结节影出现最多，结节影大小不等，多数小于 3mm，大于 10mm 极少见，主要分布在中央小叶、胸膜下和支气管周围，以中央小叶结节更多见，磨玻璃样影区结节影更丰富。此外，还可以看到支气管扩张、支气管壁增厚、肺气肿、肺结构变形、小叶间隔增厚、支气管血管束增粗、不伴有胸膜渗出和蜂窝状影。临床有慢性咳嗽、咳痰病史，痰细菌培养阳性率：BO 为 71%，FB 为 50%，由此可见不能除外感染的因素。

3. 其他检查

（1）肺功能检查：肺功能复查对疾病的发展与好转的评估比 X 线更有价值。表现为：①通气功能以限制性通气障碍为主，肺活量及肺总量降低，用力呼气容量（FVC）和第一秒用力呼气量（FEVl）均下降，FEV, /FVC 可正常。②气体交换功能往往在 ILD 的早期可出现弥散功能（DLco）明显下降，伴单位肺泡气体弥散量下降（DLco/Va）。③通气/血流比失衡：ILD 的中晚期均可见低氧血症（PaO_2）下降，PA - aO_2 增大。

（2）支气管 - 肺泡灌洗检查（BAL）：对研究 ILD 的类型及转归有重要价值。根据 BALF 中炎症免疫效应细胞的比例，可将 ILD 分类为：淋巴细胞增多型及中性粒细胞增多型。支气管肺泡灌洗对发现感染及恶性肿瘤也有十分重要的价值。①淋巴细胞增多：多见于结节病、部分干燥综合征的 ILD、药物引起的 ILD、过敏性肺炎、淋巴瘤、结核及病毒感染。②嗜酸粒细胞增多：见于药物性 ILD、Churg - Strauss 综合征、嗜酸粒细胞性肺炎、AIDS 及细菌、病毒、真菌、寄生虫感染。③中性粒细胞增多：是结缔组织病 ILD 最常见的类型。也可见于结节病。④其他成分：CTD - ILD 的 BAL 也可有 IgG 及 IgM 增高。支气管肺泡灌洗液发现中性粒细胞或嗜酸粒细胞增多表明发生了肺泡炎，它标志着预后较差，并作为应用细胞毒制剂的指征。而支气管肺泡灌洗液中以淋巴细胞占多数的患者和正常支气管肺泡灌洗液的患者肺功能比较稳定。

（3）肺活检：经纤支镜肺活检（TBLB）是诊断 ILD 的重要手段，由于取得的肺组织很小（直径 1 ~ 2mm），应在病变密集、稀疏和正常部位钳取多块组织以作对比。TBLB 诊断特发性肺纤维化仅能达到 20% ~ 40% 阳性结果（需完成 2 次或 3 次操作），诊断阳性率不高。

对结节病的诊断率高达80%。仍不能确诊时应考虑进一步作开胸肺活检（OLB）或胸腔镜肺活检（TCLB），因其不仅可探查肺门、纵隔、胸膜及可疑部位，并可得到充分的肺组织做组织病理学确诊。非特异性间质性肺炎和普通型间质性肺炎在结缔组织病相关的间质性肺疾病中占了很大比例。

（四）诊断标准

1. CTD – ILD 诊断　需依靠病史、体格检查、胸部 X 线检查（特别是 HRCT）、支气管镜和肺功能测定来进行综合分析，必要时需作 TBLB 或外科肺活检以明确诊断。国内外尚无间质性肺病统一诊断标准。已有若干作者参照 2002 年美国胸科协会（ATS）与欧洲呼吸协会（ERS）提出的特发性间质性肺炎（IIP）的分类（表 24 – 4），对结缔组织病伴发的 ILD 进行临床与病理诊断，但国内因病理检查开展极少，完全依照此项标准将令很多患者最终得不到诊断，所以对 ILD 的诊断在临床排除感染后主要依据 HRCT 上特征性的表现即磨玻璃影、网状影、条索影、蜂窝样变、结节影来进行诊断。

表 24 – 4　2002 年 ATS/ERS 关于特发性间质性肺炎（IIP）的分类

组织学类型	临床诊断
普通型间质性肺炎（UIP）	特发性肺间质纤维化（IPF/CFA）
非特异性间质性肺炎（NSIP）	非特异性间质性肺炎（NSIP）
机化性肺炎（OP）	隐源性机化性肺炎（COP）或特发性闭塞性细支气管炎伴机化性肺炎（BOOP）
弥漫性肺泡损伤（DAD）	急性间质性肺炎（AIP）
呼吸性细支气管（RB）	呼吸性细支气管炎伴间质性肺病（RBILD）
脱屑性间质性肺炎（DIP）	脱屑性间质性肺炎（DIP）
淋巴细胞性间质性肺炎（LIP）	淋巴细胞性间质性肺炎（LIP）

2. CTD 引起的 ILD 的特点

（1）组织病理学：早期肺泡壁上有免疫球蛋白和补体沉积，肺泡内有炎性细胞渗出，这些免疫复合物可能激活肺内巨噬细胞，释放趋化因子和炎性介质，刺激纤维母细胞增生，产生大量的胶原纤维和细胞外基质，引起间质纤维化。细支气管肺泡灌洗液检查证明，CTD 引起的肺间质病的肺泡内有炎细胞、免疫复合物、细胞因子和生长因子的存在。

（2）急性期表现：弥漫性肺泡损害是 CTD 急性期出现的病理改变，以两肺磨玻璃样影和实变影为主，伴有慢性间质性肺炎及胸膜渗出。其临床症状严重，出现快速进行性呼吸困难伴严重的低氧血症，患者预后很差，死亡率极高。

（3）早期的表现：小叶间隔增厚是 ILD 早期的表现，对糖皮质激素敏感，是可逆性的。

（4）慢性的晚期表现：蜂窝状阴影，多见于肺间质病变的晚期，是肺间质纤维化不可逆的表现，对糖皮质激素不敏感。

（5）在疾病的发展过程中，各种时期的肺部表现可以同时存在，在治疗时要酌情使用糖皮质激素及免疫抑制剂。

（6）通常病程进展慢，存活率较高。早期诊断和早期治疗是改善疾病预后的关键。

（五）结缔组织病伴 ILD 诊断步骤（图 24 – 2）

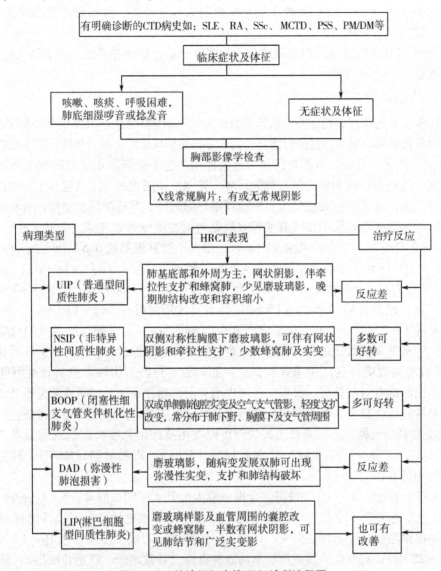

图 24 – 2　结缔组织病伴 ILD 诊断流程图

三、治疗措施

CTD 伴 ILD 由于其发病机制涉及多个环节和多种因素，因而治疗有一定难度，目前尚缺乏满意的治疗。治疗的基本策略主要包括：祛除致纤维化的原发疾病；控制可能存在的炎症；抑制 ECM 产生细胞的增殖、活化和诱导其凋亡；拮抗致纤维化的细胞因子及其受体；调整 ECM 的合成及降解。

（一）治疗原则

（1）ILD 的病种复杂，一般认为在未知病因的 ILD 中很难制订一个有效而可循的治疗方案。但结缔组织病伴肺间质性疾病的治疗，因为有明确的 ILD 的病因，因此效果及预后比较好。

（2）首先要根据原发的基础病，如 SLE、RA、PSS、DM/PM 等，对伴有的 ILD 进行早期诊断、早期治疗非常重要。

（3）晚期 ILD 患者，糖皮质激素及免疫抑制剂效果甚微，其治疗主要在于预防感染、改善通气、保存残存的肺功能。

（4）对于 ILD 并发症的防治也很重要。肺部感染是常见的并发症，并能诱发呼吸衰竭，甚至导致死亡。应当积极治疗。

（二）药物治疗

糖皮质激素及免疫抑制剂是治疗结缔组织病伴 ILD 的常规方法，其使用方法和疗程视患者的基础病变及具体病情而定。目前常推荐的治疗方案是糖皮质激素联合环磷酰胺或硫唑嘌呤。

1. 糖皮质激素　糖皮质激素有很强的抗炎作用。它不仅能阻止中性粒细胞和淋巴细胞向肺部聚集，还能通过减少免疫复合物的形成，抑制巨噬细胞的分泌功能及干扰中性粒细胞在内皮上的黏附，从而抑制炎症反应，阻止纤维化的进展。首选泼尼松治疗，可根据血气分析及 HRCT 的表现来考虑泼尼松或其他等效剂量的糖皮质激素的剂量。低氧血症是常见的，如 PaO_2 正常但伴有小片状磨玻璃模糊阴影时，糖皮质激素泼尼松 $0.5 \sim 1mg/（kg \cdot d）$；如 $PaO_2 < 75mmHg$，伴有小片状或片状磨玻璃模糊阴影时，泼尼松 $1mg/（kg \cdot d）$；如 $PaO_2 < 65mmHg$，伴有大片状磨玻璃模糊阴影时，可用甲泼尼龙 $80 \sim 160mg/d$，持续 $5 \sim 7$ 天，并积极给予氧疗法。经治疗后如 $PaO_2 > 75mmHg$ 时，可改用泼尼松 $1mg/（kg \cdot d）$，维持 $6 \sim 8$ 周。然后每隔 $1 \sim 2$ 周减少 5mg，直至维持量 $0.25mg/（kg \cdot d）$。糖皮质激素的反应取决于纤维化进展的成熟程度及病理类型。但不适合应用于：①慢性病程；②广泛的纤维化；③肺高分辨 CT 没有磨玻璃样变；④患者有禁忌：如果肺活检证实病理类型为普通型间质性肺炎，皮质类固醇的有效率极低。日本学者用皮质类固醇治疗普通型间质性肺炎患者无效，而对于非特异性间质性肺炎、脱屑型间质性肺炎和机化性肺炎，激素疗效通常较好。

2. 免疫抑制剂　糖皮质激素反应欠佳时可以改用或加用免疫抑制剂或细胞毒类药，如环磷酰胺（CIX）、硫唑嘌呤（AZA）、甲氨蝶呤（MTX）、霉酚酸酯（MMF）、羟氯喹、环孢素等。常用的有：

（1）CTX：$2mg/（kg \cdot d）$，口服，疗程一般为 6 个月或 CTX 静脉 $0.5 \sim 1.0g/m^2$ 冲击治疗，每月 1 次，疗程为 6 个月。CTX 的主要毒副作用是：出血性膀胱炎；骨髓抑制（在静脉给药后淋巴细胞的减少出现在第 $7 \sim 10$ 天，中性粒细胞的减少出现在第 $10 \sim 14$ 天，恢复见于第 $21 \sim 28$ 天）；对女性生殖系统卵巢功能的毒性（导致闭经、致胎儿畸形）；感染（带状疱疹感染较常见）；其他副作用包括恶心、呕吐、肠蠕动异常、肝脏转氨酶升高、心肌缺血、心功能不全、间质性肺炎、肺纤维化等，一般较少见。

（2）AZA：AZA 对肺间质病变应用目前公认疗效较肯定。用量为 $1 \sim 2mg/（kg \cdot d）$（$50 \sim 100mg/d$）口服，疗程为 6 个月 ~ 4 年。硫唑嘌呤的主要副作用是骨髓抑制（白细胞减少），可出现在用药后的第 $1 \sim 3$ 个月，一般可逆，发生率为 1/300。消化道的副作用包括恶心、呕吐、腹泻和轻度转氨酶升高，重症肝损害罕见。孕妇慎用，哺乳期禁用。长期应用可因免疫抑制而诱发肿瘤，但危险性低于 CTX。用药的头 3 个月应注意每周进行 1 次血象监测，以后可每 3 个月进行 1 次血象监测及肝功能检查。

3. N－乙酰半胱氨酸　IPF 患者的肺泡内存在氧化剂与抗氧化剂活性的失衡。谷胱甘肽是参与细胞内氧化—还原反应的重要物质，N－乙酰半胱氨酸（NAC）作为谷胱甘肽的前体，能增加 IPF 患者肺泡内谷胱甘肽水平，而发挥抗氧化作用。美国一项多中心研究结果显示：在泼尼松加硫唑嘌呤的标准治疗方案基础上加用口服大剂量乙酰半胱氨酸（600mg，3 次/日）治疗 1 年，比单纯标准治疗方案更能够保存特发性肺间质纤维化患者的肺活量和弥散量。

4. 抗纤维化药物 吡非尼酮（pirfenidone）是一种羟基吡啶分子，体外实验证实这种化合物能抑制致纤维化因子 TGF-p1、PDGF 等表达、使前胶原Ⅰ和Ⅲ表达下降、促进胶原降解等。吡非尼酮40mg/（kg·d），治疗后可延长 ILD 患者的生存期，使治疗前肺功能显著恶化的患者在接受治疗后肺功能稳定，不良反应亦较少。在这组人群中，女性、年龄轻者和诊断时肺功能好者则预后佳，对治疗反应性好。IFN-γ-1b 是一种具有多种抗纤维化作用的细胞素，机制包括抑制纤维母细胞增生和胶原合成，减少组织纤维母细胞数，使动物模型的纤维化减弱等。每次 200U，3 次/周加小剂量激素治疗 12 个月，治疗组的肺总容量、动脉血氧分压等有不同程度提高。而对照组肺功能有不同程度的减低。

5. ACEI 或他汀类药物 卡托普利具有抑制成纤维细胞增生和肺纤维化的作用，其机制可能与阻止肺上皮细胞的凋亡有关。近年来越来越多的研究证实 HMG-COA 还原酶抑制剂（如辛伐他汀、洛伐他汀等）在体内外均可诱导成纤维细胞凋亡，并阻止肉芽组织形成。因此认为此类药物有望用于 IPF 的治疗。

（三）其他治疗

1. 血浆置换 近年来有报道 CTD 伴严重的 ILD 及急性发作时，应用大剂量的糖皮质激素及免疫抑制剂后仍不能缓解时，可进行血浆置换，有报道缓解率可达75%。

2. 肺移植 对于那些治疗中严重肺功能损害，氧依赖和病情恶化，且符合移植标准的患者应考虑肺移植，但费用高及供体来源的困难限制了其发展。大多行单肺移植。

（四）治疗流程（图 24-3）

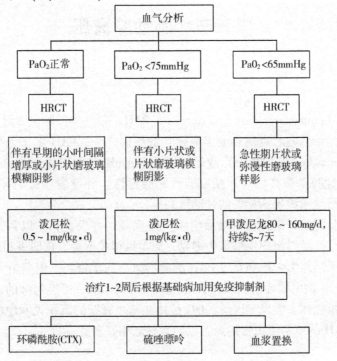

图 24-3 CTD 伴 ILD 的治疗流程图

四、预后评价

组织病理的不同与疾病的预后有很强的关系，最近的研究发现细胞性非特异性间质性肺炎比纤维性非特异性间质性肺炎的生存率高，而纤维性非特异性间质性肺炎又比普通型间质性肺炎的生存率高，纤维性非特异性间质性肺炎的 5 年生存率接近 50%，普通型间质性肺炎的 5 年生存率是 15%。患者最常见的死亡原因之一是肺部并发症，肺间质纤维化伴感染是患者重要的死亡原因。

五、进展及展望

目前，对于 IIP 的认识还处于逐步提高的过程中，治疗也在不断的进展，需要临床医师予以更多关注，从而改善患者的症状及预后。ILD 的治疗研究主要有使用内皮素 - 1 受体拮抗剂（bosentan），酪氨酸激酶抑制剂，TGF - β 拮抗剂，TNF - α 拮抗剂（etanercept）等生物制剂治疗 IPF，但疗效均不肯定。TGF - β$_1$ 拮抗剂是典型的前纤维化因子，用 TGF - β$_1$ 单抗能显著减少鼻部不耐热杆菌的暴露引起的肺纤维化。已有报道 TNF - α 拮抗剂对类风湿关节炎合并肺纤维化有效。波生坦是第一个被批准的非选择性内皮素 - 1 受体拮抗剂，治疗肺动脉高压有肯定的疗效，除有改善肺血液动力学的作用外，还有抗纤维化和延缓肺组织病理损伤的作用。

也有学者在研究探索通过基因治疗的途径以期对某些细胞因子的干预来阻断或对抗纤维化的进程，在一些动物模型的尝试中已获得成功。

（高燕鲁）

第三节　肺动脉高压

一、概述

肺动脉高压（pulmonary artery hypertension，PAH）是一类以肺血管阻力进行性增高为主要特征的疾病，是导致右心衰竭和成年前死亡的原因之一。PAH 定义为平均肺动脉压静息时 >25mmHg（1mmHg = 0.133kPa）或运动时 >30mmHg，即可诊断为 PAH。按病因分类，PAH 可分为特发性肺动脉高压（包括家族性和散发性）和继发性肺动脉高压。在本章中，重点阐述的是与结缔组织疾病相关的肺动脉高压。

PAH（可伴肺间质纤维化）是结缔组织疾病重要的并发症，尤以系统性硬化症、系统性红斑狼疮和混合性结缔组织疾病最为多见，而类风湿关节炎、皮肌炎和原发性干燥综合征较少见。目前尚无结缔组织疾病发生 PAH 的确切流行病学资料，但美国 NIH 的 236 例不能解释的 PAH 中，18 例由结缔组织疾病引起，发病机制不明，可能与肺的雷诺现象及肺血管痉挛有关，而抗核抗体、类风湿因子、IgG 抗体在肺血管壁的沉积说明免疫反应也发挥了重要作用。发生 PAH 的结缔组织疾病患者以妇女和老年者多见。

二、诊断思路

（一）病史要点

1. 就诊时症状 PAH 早期通常无明显症状，某些患者是通过超声心动图检查确诊。最常见的临床症状是劳力性呼吸困难，大约60%的患者以劳力性呼吸困难为首发症状，其他常见症状有疲乏和活动耐力下降。大约40% PAH 患者发生过心绞痛和晕厥。由于 PAH 的症状无特异性，因此以上症状仅仅提示 PAH 的诊断或排除其他疾病。

2. 相关疾病的症状 由于 PAH 可由多种疾病引起，所以也应重视相关疾病的症状。面部红斑、脱发及多浆膜腔积液多提示系统性红斑狼疮；雷诺现象、面部及双手皮肤硬化多提示系统性硬化症；肿胀手、雷诺现象、肺间质纤维化及肌无力表现多提示混合性结缔组织病可能。

3. 病程进展中出现的症状 随着右室功能衰竭的进一步加重和三尖瓣反流量的增加，患者可逐渐出现下肢肿胀、腹水、食欲减退、疲乏进行性加重。对活动耐量的分析是评价 PAH 进展情况的重要指标。WHO 对 PAH 进行了功能分级，具体如（表24-5）所示。

表24-5 WHO 对肺动脉高压的功能分级

分级	判断标准
I	有肺动脉高压，体力活动不受限制
	日常活动不会引起呼吸困难、疲乏、胸痛或晕厥等
II	有肺动脉高压，体力活动轻度受限
	休息时没有症状，日常活动会引起呼吸困难、疲乏、胸痛或晕厥
III	有肺动脉高压，体力活动明显受限
	休息时没有症状，低于日常活动的活动量会引起呼吸困难、疲乏、胸痛或晕厥
IV	有肺动脉高压，不能进行任何体力活动
	有右心衰体征，休息时有呼吸困难或乏力，轻微活动即有上述症状

（二）查体要点

PAH 没有特异性体征，很容易漏诊。虽然仅凭体格检查无法确诊 PAH，但是某些体征对于 PAH 的诊断具有重要的参考价值。

90% 的 PAH 患者可闻及心前区 P2 亢进。其余体征可能有：①由于突然肺动脉瓣受阻出现的收缩早期喷射性喀喇音；②血流通过肺动脉瓣引起的收缩中期喷射性杂音；③右室肥厚引起胸骨左侧出现明显的抬举性搏动；④38%患者闻及右室 S△奔马律；⑤肺动脉瓣区舒张期杂音及三尖瓣关闭不全性全收缩期杂音；⑥肝颈静脉反流征阳性。

严重患者出现右心衰竭体征：右室 S3 奔马律、颈静脉怒张、肝脏肿大、腹水征阳性、双下肢水肿。

部分患者出现低血压、脉压差变小及肢端皮温降低等表现。

仔细查体有助于病因的诊断。硬皮病皮肤病变、面部皮疹、甲床下毛细血管异常、关节炎及皮肤红斑等提示结缔组织病可能。

（三）辅助检查

1. 心电图检查　提示 PAH 的 ECG 改变包括：电轴右偏；V1 导联 R 波振幅增高，S 波降低，即 R/S > 1；V1 导联呈 qR 型；V2 导联呈 rSR' 型；V5 或 V6 导联呈大 S 小 R，即 R/S < 1；表现为 SⅠ、SⅡ、SⅢ度若以上心电图改变同时伴右胸导联（V1、V2）ST 段压低和 T 波倒置，说明右室劳损。当Ⅱ、Ⅲ、aVF 导联出现 P 波高尖（≥2.5mm 即 0.25mV）即"肺性 P 波"和额面 P 轴≥750，提示右房扩大。

2. 胸片检查　PAH 和右室肥大可表现为"截断征"：即肺动脉主干增粗和肺门血管影增大，而伴行的外周肺血管纹理稀疏。右肺下动脉干扩张：横径≥15mm 或右肺下动脉横径与气管横径比值≥1.07。肺动脉段明显突出，其高度≥3mm。右室肥大。

3. 多普勒超声心动图检查　在没有肺动脉瓣狭窄或右室流出道梗阻的情况下，肺动脉收缩压（systolic pulmonary aterty pressure，sPAP）相当于右室收缩压（right ventricle systolic pressure，RVSP）。多普勒超声心动检查可通过测定三尖瓣反流速度来估测 RVSP，从而获得 sPAP。多普勒超声心动图能够准确地提供各心腔大小变化及瓣膜结构和功能情况。此外，多普勒超声心动图在评价右心功能方面有重要的临床价值。该检查应作为所有临床怀疑 PAH 患者的首选筛查手段，也是 PAH 患者右心功能不全的重要评价方法。

4. 胸部 CT 检查　PAH 患者进行胸部 CT 检查的主要目的是诊断引起 PAH 的其他相关疾病，如肺间质纤维化、肺气肿、血管肉瘤、肺癌等。

5. 肺功能检查　与 PAH 患者预后密切相关的肺功能指标是弥散功能，弥散功能降低意味着肺的氧弥散功能受损。弥散功能在结缔组织病相关性肺动脉高压中的预测价值值得关注。

6. 右心导管检查　PAH 患者进行右心导管检查可获得准确的血流动力学信息，为诊断 PAH 的金标准。但是这种创伤性检查不能用于连续性观察。

7. 血液学检查　检测抗核抗体、抗双链 DNA 抗体、抗心磷脂抗体、抗中性粒细胞胞浆抗体等自身抗体以判断有无结缔组织病。

（四）诊断标准

肺动脉高压的诊断应特别注意既往疾病史、药物使用史、家族史以确定病因，并认真体检、进行相关实验室检查加以明确。

肺动脉高压诊断标准：静息状态下，由右心导管测定的平均肺动脉压（mPAP）大于 25mmHg，且肺毛细血管楔压（PCWP）或左房压小于 15mmHg。

（五）诊断流程（图 24 - 4）

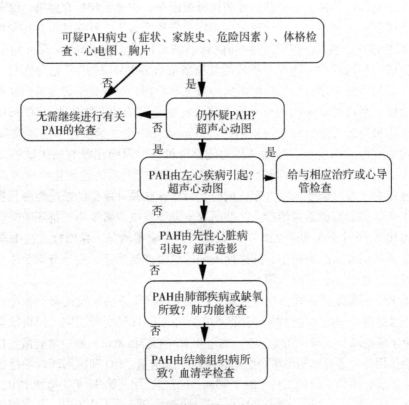

图 24 - 4　肺动脉高压诊断流程图

（六）鉴别诊断

1. 特发性肺动脉高压　患者多有家族史，各种免疫学检查及病因检查均为阴性结果。

2. 呼吸系统疾病和（或）低氧血症导致的肺动脉高压　有呼吸系统疾病（包括慢性阻塞性肺疾病、间质性肺疾病、肺泡性低通气疾病、肺泡毛细血管发育异常等）可使肺小动脉和肺毛细血管受压、狭窄、毛细血管床减少，导致 PVR 增高的病因存在。

3. 慢性血栓或栓塞性疾病导致的肺动脉高压　有体内高凝状态，起病急骤，肺灌注扫描及肺动脉造影常有阳性发现。

三、治疗措施

（一）一般治疗

PAH 患者即使属于轻度，只要有症状就应尽早治疗。除给予抗凝和血管扩张剂外，还应重视一般性治疗，包括避免低氧环境，加强氧疗，节制活动，减少创伤性检查，慎用抑制食欲药物、α_2 肾上腺类、非甾体抗炎药物。避孕，纠正病因和并发症等。

（二）药物治疗

对于结缔组织病相关的 PAH 其治疗的前提是积极控制结缔组织病，临床合理使用免疫抑制剂。

1. 一般治疗　①预防感染：结缔组织病一旦合并 PAH，就有至少 70% 的肺血管床丧失，所以此类患者都应接种流感和肺炎球菌性肺炎疫苗，积极治疗现存感染。②氧疗。③利尿剂：右心衰患者的常规治疗，但快速过分利尿会导致低血压、肾灌注不良和晕厥。

2. 免疫抑制治疗　炎症反应可导致肺血管壁细胞损伤，在 PAH 发病机制中起重要作用，所以要积极治疗原发病，这对于系统性红斑狼疮合并 PAH 的患者尤为重要。尚无推荐的治疗方案。糖皮质激素是治疗结缔组织病的最主要药物。部分处于免疫疾病初期活动的患者单纯激素治疗后平均肺动脉压力可有所下降，特别是初始肺动脉压力 <60mmHg 的患者。其中系统性红斑狼疮患者疗效好于硬皮病患者。虽然有一些个案报道指出硬皮病合并 PAH 的患者在经过免疫抑制剂治疗后肺动脉压力能够降低，但目前还没有临床试验支持这种结论，因此有人提出对于使用免疫抑制剂和（或）激素治疗的系统性硬化症患者应该密切监测患者肺动脉压力，及时调整治疗方案，同时，对于存在肺纤维化的系统性硬化症患者还是主张早期使用免疫抑制剂或激素治疗。一些研究发现糖皮质激素及小剂量环磷酰胺脉冲治疗（0.4g/周，连用 3~6 个月）联合治疗的疗效优于单一激素治疗。在治疗过程中需要注意的是，应当区分不同结缔组织病类型，并采用不同的免疫抑制治疗，充分考虑个体差异，并监测药物可能导致的各种潜在毒副作用。

3. 预防血栓　长期的华法林治疗可使血管扩张剂治疗无效的原发性肺动脉患者 3 年存活率增加 1 倍。虽然现无华法林治疗继发于结缔组织病的 PAH 的对照研究，但仍推荐使用，因为此类患者由于活动减少、静脉功能不全、右心扩大和心排血量低，肺中常有微血栓病变。肝素除具有抗凝作用外，还可抑制平滑肌细胞和内皮细胞增殖。NO 和前列环素治疗也有抗血小板聚集作用。华法林用量：起始剂量一般 2~3mg/d 开始，用药第 3、7 天监测 INR，此后每周监测 1 次 INR，达到稳定目标值（2.0~3.0）后过渡到每月监测 1 次 INR。肝素用量：一般使用低分子肝素，皮下注射。75U/kg，1~2 次/日，也要注意监测凝血时间。

4. 血管扩张剂

（1）钙通道阻滞剂（CCBs）：CCB 仅对约 20% 的 PAH 患者有效，可使平均肺动脉压力持续下降，有时可降至正常或接近正常，心排血量增加，肺血管阻力减少。临床使用 CCB 时一般主张先进行急性血管扩张试验，试验结果可以指导临床用药，且能较准确地预测长期用药效果。欧洲心脏病协会制定的急性血管扩张试验治疗反应的阳性标准是：应用血管扩张剂后平均肺动脉压力下降 10~35mmHg，伴心排血量不变或增加。国内常用的结果判定标准为：平均肺动脉压力和肺血管阻力下降至少 30% 以上为急性扩血管药物反应试验阳性。

（2）前列环素类：对于 NYHA 心功能分级 Ⅲ~Ⅳ级的肺动脉高压患者，当不适于口服 CCBs 治疗或口服 CCBs 治疗无效时，应予前列环素或前列环素类似物治疗，包括静脉注射依前列醇、吸入伊洛前列素、皮下注射制剂曲前列环素、口服制剂贝前列素。①依前列醇：半衰期 2~3min，在许多大规模临床试验中，对继发于结缔组织病的 PAH 能改善血液动力学和预后。依前列醇因其半衰期短，需持续静脉泵入，因而导致临床应用受限。主要不良反应包括面部潮红、头痛、下颌骨疼痛、腹痛、恶心和呕吐等，少见的不良反应有肺水肿及置入静脉导管相关并发症。其初始剂量要非常小，1~2ng/（kg·min），在不良反应允许及患者可耐受的情况下，可逐渐加量，每次增加 1~2ng/（kg·min），最终剂量个体差异大，许多患者在 20~40ng/（kg·min）之间。②吸入伊洛前列素（商品名：万他维），一些试验显示短期吸入伊洛前列素较吸入 NO 作用更强大，有文献报道吸入或静脉使用伊洛前列素疗效与静脉应用依前列醇相仿。吸入伊洛前列素对原发或继发 PAH 治疗均有效，且维持时间较长，全身动脉血压，动脉血氧饱和度等均无明显变化。目前推荐成人剂量为每次 2.5μg 或 5μg，根据不同患者的需要和耐受性，每天应吸入 6 ~ 9 次。但在吸入后 30 ~ 90min 内血液动力学影响消失，对患者不太方便。

（3）内皮素受体拮抗剂（ET）：目前有口服选择性 ET2A 受体拮抗剂和非选择性 ET2A 和 ET2B 受体拮抗剂（波生坦），是目前治疗 PAH 最有前途的药物，长期使用能改善血流动力学和生活质量。波生坦在我国注册的适应证是：特发性肺动脉高压、硬皮病相关性肺动脉高压。起始剂量 62.5mg，2 次/日，4 周后 125mg，2 次/日维持。波生坦最主要的副作用是肝功能损害，因此使用波生坦每月检查一次肝功能，转氨酶 < 3 倍上限，可继续使用；3 ~ 5 倍，减半或暂停，同时每 2 周查一次肝功能；5 ~ 8 倍，暂停，每 2 周查一次肝功能；8 倍以上，停用，不再考虑重新用药。此外该药在动物实验中显示有致畸作用，因此禁用于孕妇。有研究显示低剂量的波生坦可被患者很好的耐受，并且副作用少。

（4）磷酸二酯酶抑制剂：对其他治疗无效或不适合使用者，推荐使用磷酸二酯酶抑制剂。枸橼酸西地那非（sildenafil，商品名：万艾可），是一种强效、高选择性磷酸二酯酶 - 5 抑制剂。一些试验证实了枸橼酸西地那非对 PAH 的长期疗效，与吸入前列环素类药物及 NO 同时使用时可以增加它们的血液动力学效果。目前仍在进一步临床观察中。

5. 基因治疗和弹力酶抑制剂治疗　以 PAH 的相关或调节基因，如内皮 NO 或 PCI2 的合成基因作为药物，通过重组 DNA 技术在体内表达，已试用于临床 IPH 治疗。应用弹力酶抑制剂抑制血管基质弹力酶的过多产生，现已进行 Ⅱ 期临床，有望将来成为 PAH 治疗的新的有效手段。

6. PAH 的外科及介入治疗　接受药物治疗以后预后依然很差，或不适宜药物治疗的 PAH 患者，应评价外科/介入治疗的可行性。包括房间隔造瘘术、肺动脉血栓内膜剥脱术、肺移植和心肺移植。

（三）治疗流程（图24 - 5）

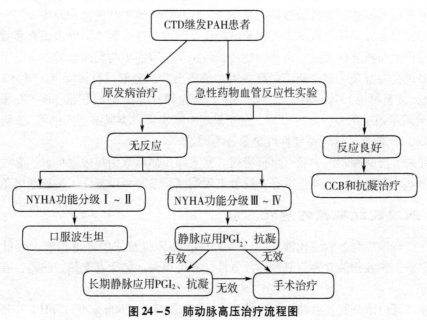

图 24 - 5　肺动脉高压治疗流程图

四、预后评估

PAH是结缔组织病的常见并发症，主要见于系统性硬化症、系统性红斑狼疮及混合性结缔组织病，预后较差，晚期患者可因严重右心功能衰竭而死亡。前列环素及其类似物、内皮素受体拮抗剂及其他新治疗的出现，可使其预后得到明显改善。

五、最新进展与展望

由于临床上结缔组织病出现PAH多已非早期，可逆因素少，因此药物治疗效果欠满意。目前治疗方法有氧疗、钙通道拮抗剂、抗凝、前列环素及其类似物，但效果多不肯定。肾上腺皮质激素加免疫抑制剂只对存在免疫介导肺血管炎症损伤机制的PAH适用。肺移植只适用于晚期患者。因此，将来临床研究需着眼于哪些结缔组织病易继发PAH以及如何尽可能早期诊断肺动脉高压，在其尚处于可逆阶段时及时予以药物干预。只有充分研究结缔组织病中肺血管病变的病理生理及发病机制才能制定合理的诊断治疗方案，延缓病情进展。

（高燕鲁）

第四节　结缔组织病引起的胸腔积液

类风湿关节炎、系统性红斑狼疮、干燥综合征等均可引起胸腔积液，结合临床病史、胸液检查和胸膜活检等可做出诊断。

一、类风湿关节炎胸腔积液

类风湿关节炎约有50%有胸膜粘连和（或）胸腔积液，胸液一般为少量或中等量，可一过性，也可反复发作，少数为慢性大量积液，极少数可继发化脓性胸膜炎。

类风湿关节炎伴胸腔积液的患者胸膜有轻度糜烂性炎症，胸膜增厚表面有多数散在的结节，胸膜活检呈非特异性炎症后肉芽肿病变，组织学检查所见与类风湿的皮下结节相似。胸膜病变可出现在关节炎之前。胸腔积液多为黄色渗出液，糖值进行性降低，常 < 222μmol/L（40mg/dl），甚至可 < 137μmol/L（25mg/dl），而血糖正常，胸腔积液 pH < 7.20，LDH > 700U/L，类风湿因子阳性，≥1∶320。胸腔积液中能找到"类风湿炎症细胞"。胸腔积液中CH50和C3、C4低下，这与系统性红斑狼疮不同。

类风湿关节炎胸腔积液少量可自行吸收。肾上腺皮质激素治疗效果良好，必要时可加用免疫抑制剂如环磷酰胺、硫唑嘌呤等，反复出现胸腔积液时可反复注入粘连剂以免复发。

二、系统性红斑狼疮胸腔积液

系统性红斑狼疮合并胸腔积液有50% ~ 75%，多为少量或中等量积液，大量积液应考虑有继发感染。胸腔积液常为双侧性、反复性，亦可单侧。临床有发热、胸痛，有时可合并心包积液。

系统性红斑狼疮胸腔积液特点为：糖值常 > 333μmol/L（60mg/dl），pH > 7.35，LDH <

500U/L，抗核抗体阳性，胸液中见狼疮细胞，补体 C3、C4 值降低，免疫复合物阳性。

少量胸腔积液可自行吸收。应用肾上腺皮质激素治疗加抽液可使胸液较快吸收。

（高燕鲁）

第五节　呼吸衰竭

一、急性呼吸衰竭

（一）概述

呼吸系统通过肺通气和肺换气功能进行气体交换，维持动脉血氧分压（PO_2）、二氧化碳分压（PCO_2）和血液酸碱度（pH）在正常范围。

PaO_2 反映呼吸系统氧合的有效性。静息状态下吸空气时 PaO_2 大于 100mmHg 表示呼吸系统功能可有效维持动脉氧合。PaO_2 与吸入氧浓度的关系反映氧合的效率。对于吸空气与吸纯氧的患者，尽管 PaO_2 都是 100mmHg，两者的氧合效率却有明显的差别。前者通过呼吸系统将空气中的氧交换至血液中的效率明显高于后者。

$PaCO_2$ 反映肺通气的有效性。$PaCO_2$ 维持在 40mmHg 并且酸碱度在正常范围表明呼吸系统可有效排出二氧化碳。$PaCO_2$ 与分钟通气量之间的关系反映肺通气的效率。$PaCO_2$ 均是 40mmHg 的两名患者虽然肺通气有效性相同，但如果一位患者需要较高的分钟通气量以维持 $PaCO_2$ 在 40mmHg 水平，则此患者二氧化碳排出的效率低于低分钟通气量患者。

呼吸衰竭指呼吸系统不能维持正常通气和（或）换气功能，致 PaO_2 低于正常范围，伴或不伴有动脉血 $PaCO_2$ 增高。呼吸衰竭可由肺、心脏、胸壁、呼吸肌和呼吸中枢等的功能障碍引起。此外，心功能、肺循环和体循环功能、血液携氧能力、全身毛细血管的功能障碍对呼吸衰竭亦有重要影响。

明确诊断有赖于动脉血气分析。表现为在海平面正常大气压下，静息状态和呼吸空气时，PaO_2 低于 60mmHg（1mmHg = 0.133kPa）或（和）$PaCO_2$ 高于 50mmHg，排除心内解剖分流和原发性心排血量降低等因素。

按动脉血气分析将呼吸衰竭分为两种类型：Ⅰ 型呼吸衰竭（低氧血症型呼吸衰竭）：PaO_2 低于 60mmHg 而 $PaCO_2$ 正常或降低；Ⅱ 型呼吸衰竭（高碳酸血症型呼吸衰竭）：PaO_2 低于 60mmHg 且 $PaCO_2$ 高于 50mmHg。

按呼吸衰竭的病理生理又可分为肺衰竭（直接影响气道、肺、间质、胸膜的病变引起）和泵衰竭（如影响呼吸中枢和呼吸肌肉及神经病变引起）两类。

按呼吸衰竭的病程又分为急性呼吸衰竭（呼吸功能突然或迅速发生异常）和慢性呼吸衰竭（呼吸功能损害逐渐加重而发展为呼吸衰竭）。

（二）病因分类

呼吸功能包括肺通气和肺换气功能，据此将急性呼吸衰竭的常见病因分为泵衰竭和肺衰竭（图 24 - 6）。

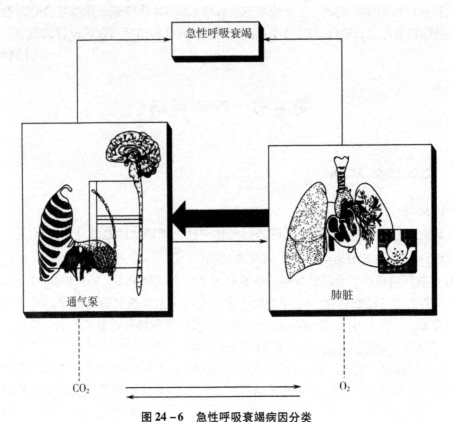

图 24 - 6　急性呼吸衰竭病因分类

肺脏与通气泵之间的粗箭头表示肺部疾病常使通气泵做功增加

1. 肺衰竭　肺衰竭是各种原因引起的肺泡气体交换不足的病理状态。主要表现为动脉氧合降低，而无二氧化碳潴留。引起肺衰竭的疾病包括：

（1）呼吸道气流受限：①上呼吸道梗阻：喉头水肿、喉痉挛、异物、肿瘤、外伤、感染等；②广泛和严重的下呼吸道阻力增加：支气管哮喘严重发作、慢性支气管炎、阻塞性肺气肿和肺心病。

（2）肺实质疾病：①肺实质性疾病：严重肺部感染、毛细支气管炎、间质性肺疾病、肺水肿等引起的肺实质损伤；②急性呼吸窘迫综合征（ARDS）。

2. 泵衰竭　肺通气泵由胸廓、呼吸肌以及调节呼吸肌收缩和舒张的神经系统组成，主要影响 CO_2 排出。泵衰竭常见原因包括：

（1）呼吸肌疲劳或衰竭：气道阻力增加和肺顺应性降低导致呼吸肌过负荷。

（2）胸廓和胸膜病变：严重气胸、大量胸腔积液、连枷胸、血胸、上腹部和胸部术后。

（3）神经肌接头病变：重症肌无力、药物阻滞作用。

（4）运动神经病变：脊髓损伤、脊髓灰质炎、吉兰 - 巴雷综合征、肌萎缩侧索硬化。

（5）中枢神经系统抑制或功能紊乱：脑血管意外、脑炎、药物中毒、脑水肿、颅脑外伤。

（三）病理生理机制

1. 高碳酸血症的病理生理机制　高碳酸血症发生于肺泡通气不足。但即使分钟通气量超过正常，如果无效腔通气异常升高导致肺泡通气量下降，或二氧化碳产生量增加（运动或其他增加代谢率的情况），仍然可能产生高碳酸血症。

气管与气道是供气体在呼吸过程中进出肺内的通道，不参与肺毛细血管的气体交换，组成解剖无效腔。人工气道及呼吸机回路是吸气和呼气的通道，也参与构成解剖无效腔。对罹患肺部疾病的患者，绝大部分无效腔的增加源自"生理无效腔"，即局部通气量超过血流（通气血流比失调，V/Q）。虽然 V/Q 失调通常被认为是低氧血症而不是高碳酸血症的发生机制，但 V/Q 失调同样可以引起 $PaCO_2$ 增高。在 V/Q 失调不是非常严重的情况下，升高的 $PaCO_2$ 可以通过刺激呼吸中枢导致通气增加从而使 $PaCO_2$ 降至正常。因此通常 V/Q 失调不会导致高碳酸血症而表现为高分钟通气量下的正常 $PaCO_2$。当分钟通气量升高而 $PaCO_2$ 正常时往往提示 VD/VT 升高，在这种情况下生理无效腔是增加的。

2. 低氧血症的病理生理机制　了解低氧血症的发病机制对于鉴别肺部疾病类型、判断对氧疗或其他治疗的效果有重要意义。低氧血症的发病机制主要包括两类：①肺泡氧分压下降；②静脉血掺杂（分流）增加。在许多低氧血症性呼吸衰竭患者中，这两种机制同时起作用。

（1）肺泡氧分压下降：肺泡内气体总压力为氧分压、二氧化碳分压、水蒸气压和氮气压总和。通常情况下，水蒸气压和氮气压基本上恒定，任何原因引起的肺泡二氧化碳分压增加必将导致肺泡氧分压下降。因此肺泡通气不足可以导致肺泡氧分压下降，结果导致动脉血氧分压下降。另外，高原等环境吸入气氧分压低，也可导致动脉血氧分压下降。

（2）静脉血掺杂：另一种导致低氧血症的原因是大量未经氧合的静脉血没有经肺泡气进行充分氧合就进入到动脉（静脉血掺杂）。未氧合的混合静脉血掺杂导致肺泡 – 动脉血氧分压差增加。在吸入室内空气时，肺泡动脉血氧分压差的正常范围是 10~20mmHg，随着年龄的增加或直立位而增加。静脉血未得到氧合的程度可分为以下两种情况：

1）右向左分流：右向左分流指部分未氧合的静脉血绕过肺泡并与氧合后的血液混合，结果混合后 PaO_2 介于肺泡氧分压与混合静脉血氧分压之间。准确的 PaO_2 水平取决于分流比例、肺泡氧分压值和混合静脉血氧分压值。这种引起低氧血症的机制称之为右向左分流。当肺或肺叶完全不张而血流量正常时，或先天性心脏病室间隔缺损时，都可以发生右向左分流。ARDS 患者可因为严重肺水肿、局灶性肺不张或是肺泡塌陷也可产生右向左分流。提示存在右向左分流的指征包括：①吸入空气时存在严重低氧血症且吸氧 PaO_2 改善不明显；②FiO_2 超过 0.6 才能达到可接受的 PaO_2；③吸纯氧时 PaO_2 低于 550mmHg。

2）通气血流比失调：第二种静脉血掺杂引起低氧血症的机制是通气血流比失调（V/Q），是引起低氧血症最常见的原因。任何影响肺泡通气或血流分布的肺部疾病都可以导致通气血流比失调。与右向左分流相比，通气血流比失调引起的低氧血症不是由于静脉血完全绕过肺通气区域未经氧合，而是对于血流量而言，某些肺区域通气量不足，经过"低通气"肺区的毛细血管血未经充分氧合而导致低氧血症。通气血流比失调导致低氧血症的疾病包括哮喘或其他由于气道阻力变化导致肺泡通气不均衡的慢性阻塞性肺疾病。肺血管性疾病如肺血栓栓塞，可因血流分布的改变而引起通气血流比失调导致低氧血症。与右向左分流不同的是大多数通气血流比失调的患者对于氧疗反应较好。因此通过氧疗 PaO_2 可以较易改善至可接受的水平，提示存在通气血流比失调。

3）弥散受限：第三种因静脉血掺杂导致低氧血症的机制是弥散功能障碍。弥散功能障碍并不是低氧血症的常见原因。正常情况下血液有充足的时间经过肺泡以供血流与肺泡内气体进行交换达到平衡。只有在极少数情况下，肺毛细血管内血流通过肺泡过快而导致肺泡与肺毛细血管的氧气交换平衡时间不足，从而导致低氧血症。少数疾病也因氧气弥散功能受限而致低氧血症，例如肺泡蛋白沉着症，由于肺泡腔内充满均质蛋白和脂质液体，降低肺泡氧气的弥散效率而导致低氧血症。在大多数导致低氧血症的疾病中由于右向左分流和通气血流比例失调比弥散功能受限导致低氧血症更为常见。

（四）临床表现

1. 高碳酸血症的临床表现　急性高碳酸血症主要影响中枢神经系统（CNS）。$PaCO_2$ 急性升高时，二氧化碳可以迅速弥散至脑脊液（CSF）中，导致 CSF 的 pH 急剧下降，从而抑制 CNS。然而慢性高碳酸血症，$PaCO_2$ 上升缓慢，允许血浆与 CSF 中的碳酸氢盐升高以代偿慢性呼吸性酸中毒，因此影响高碳酸血症患者意识和其他临床症状的因素主要是 pH 的下降而不是绝对 $PaCO_2$ 水平。

2. 低氧血症的临床特点　低氧血症性呼吸衰竭的临床表现是动脉低氧血症和组织缺氧共同作用的结果。动脉低氧血症可以通过刺激颈动脉体化学感受器导致通气增加，引起呼吸急促、呼吸深快、常常伴有过度通气。通气增加的程度取决于机体感受低氧血症的能力以及呼吸系统的反应能力。严重肺部疾病或通气受限的低氧血症患者通气量几乎没有或仅少许增加，并不会出现过度通气。颈动脉体功能障碍的患者对低氧血症没有反应，出现发绀表现，肢端、黏膜、嘴唇尤其明显，另外，发绀的程度还取决于血红蛋白浓度及血流灌注状态。

低氧血症的其他表现归因于组织缺氧。组织缺氧使组织转为无氧代谢产生乳酸，增加的血乳酸进一步刺激通气。早期轻度的组织缺氧可导致心理行为能力减退，特别影响完成复杂任务的能力以及抽象思维能力。严重的组织缺氧可导致严重的意识状态改变，包括嗜睡、昏迷、抽搐甚至永久性低氧性脑损伤。患者交感神经系统活性增强，导致呼吸频率增快、出汗、全身血管收缩而出现高血压。更严重的组织缺氧则可导致心动过缓、血管舒张、低血压以及心肌缺血、心肌梗死、心律失常、心力衰竭。

低氧血症性呼吸衰竭的临床表现在组织氧输送下降时表现更为明显。低氧血症并不严重的患者合并心排出量下降、贫血或循环功能障碍导致组织氧输送降低时，可出现明显的全身或局部的组织缺氧表现。例如合并有冠状动脉粥样硬化的低氧血症患者更易发生心肌缺血，或合并有低血容量性休克的患者，轻度低氧血症即可出现乳酸酸中毒的表现。

二、慢性呼吸衰竭

（一）概述

一些慢性疾病，包括支气管 - 肺疾病和神经肌肉病变等，导致患者呼吸功能损害逐渐加重，经过较长时间发展为呼吸衰竭，为慢性呼吸衰竭。虽然患者有低氧血症，或伴有二氧化碳潴留，但通过机体的代偿反应和适应过程，代谢紊乱和生理功能障碍均较轻。

慢性阻塞性肺疾病（COPD）是导致成人慢性呼吸衰竭最常见的呼吸系统疾病。许多 COPD 患者存在慢性呼吸衰竭，其中大部分存在低氧血症（需要长期家庭氧疗），较少一部分还伴有高碳酸血症。其他导致慢性呼吸衰竭的疾病还包括重症肺结核、哮喘反复发作、肺间质纤维化、尘肺等。神经肌肉和胸廓病变如脊髓侧索硬化症、胸廓畸形、广泛胸膜增厚、胸部手术或外伤等亦可导致慢性呼吸衰竭。

（二）病理生理机制

慢性呼吸衰竭产生低氧血症和高碳酸血症的病理生理机制见急性呼吸衰竭。

慢性呼吸衰竭对机体的影响有别于急性呼吸衰竭。中枢皮质神经元细胞对缺氧最为敏感，但对急性和慢性缺氧的反应不同。急性缺氧可引起患者烦躁不安、全身抽搐，可在短时间内死亡；慢性缺氧则症状出现较轻微和缓慢，多有智力和定向功能障碍；当 PaO_2 低于 30mmHg 时，神志丧失，甚至昏迷，低于 20mmHg 则会发生不可逆的脑细胞损伤。急性严重缺氧可导致心室颤动和心脏骤停；长期慢性缺氧可导致心肌纤维化和心肌硬化，引起肺小动脉收缩而增加肺循环阻力，导致肺动脉高压和右心室后负荷增加，最终导致肺源性心脏病。慢性缺氧可刺激肾脏细胞产生促红细胞生成素，后者刺激骨髓产生红细胞，增加血液携氧量，代偿低氧血症。急性呼吸衰竭二氧化碳潴留可使血 pH 迅速下降，如与缺氧引起的代谢性酸中毒同时存在时，可导致严重酸中毒；而慢性呼吸衰竭因二氧化碳潴留发展缓慢，同时肾减少 HCO_3^- 排出，不至于使血 pH 明显降低而产生严重酸中毒。

（三）临床表现

COPD 是导致慢性呼吸衰竭最常见的原因。当 COPD 患者出现以下临床表现时常提示患者可能已经出现呼吸衰竭。临床表现包括：气胸；左心功能衰竭；既往需要机械通气；夜间血氧饱和度下降或呼吸暂停；合并感染、肾功能不全；对支气管扩张剂反应不佳；营养状态不良；腹壁矛盾运动；辅助呼吸肌的动用；奇脉；严重的肺动脉高压或肺心病；pH < 7.25 伴 $PaCO_2$ > 60mmHg；PaO_2 < 50mmHg；呼吸肌疲劳。

发生呼吸衰竭前，COPD 患者常有全身乏力、引起呼吸困难加剧的上呼吸道症状、咳嗽、气道内痰液不易咳出以及运动耐量下降等症状。尽管家庭氧疗和支气管扩张剂的使用量和频率增加，但疗效越来越差。由于呼吸困难而导致持续数天无法入睡是常见的主诉，患者可能会主诉即使平卧位时也感呼吸困难。有时，可能会伴有外周水肿和腹腔积液等严重右心衰竭的体征。相对于无呼吸衰竭的患者，出现呼吸衰竭患者的体重更轻、肺功能退化率更高、血气分析和血浆碳酸氢盐结果更差、右心室直径更大。

痰液量增加，但患者却无法完全将其咳出。痰液颜色会从白色、清亮变为绿色或黄色，通常伴随痰液黏稠度增加以及出现拉丝。咳出带血丝痰提示气道炎症反应加重，但如果出现咯血则需要考虑是否存在其他问题。

患者具有 COPD 的特殊体征，并伴有呼吸衰竭的体征。胸廓前后径增加，呈桶状胸外观，查体时可见半侧膈肌低平且活动度减弱。杵状指和肥大性骨关节病提示患者存在严重的慢性肺部疾病。呼吸音通常很低，与哮喘患者相比，低调的干啰音比高调的哮鸣音更常见。呼吸音几乎听不到，在肺气肿患者中尤为明显，但也可见于其他气道严重阻塞的患者。

在查体时需注意能反映患者通气功能恶化的体征，包括辅助呼吸肌的动用（胸锁乳突肌的收缩）、肋间凹陷以及胸腹矛盾呼吸（吸气相前腹壁内移），这些体征都提示患者呼吸做功增加或即将出现呼吸肌疲劳。处于仰卧位而无法呼吸的患者，通常会将手支撑在桌子上或是椅子的扶手上，以利于动用辅助呼吸肌呼吸（也就是"三足支撑"）。另一方面，查体可见外周水肿、肝大、腹腔积液、胸骨旁抬举样搏动或其他反映右心室肥大或肺源性心脏病的征象。

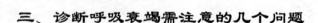

三、诊断呼吸衰竭需注意的几个问题

根据患者急、慢性呼吸衰竭基础疾病的病史，加上低氧血症或伴有高碳酸血症的上述临床表现，结合相关体征，呼吸衰竭的诊断并不困难。

诊断呼吸衰竭时，动脉血气分析能客观反映呼吸衰竭的性质及其程度，并在氧疗及其方式的选择、机械通气方式的选择和参数的设置与调节、呼吸兴奋剂的应用、酸碱平衡和电解质紊乱的调节等方面均有重要价值，是诊断呼吸衰竭的必备检测项目。

对于急性呼吸衰竭患者，只要动脉血气分析证实 $PaO_2 < 60mmHg$，伴 $PaCO_2$ 正常或偏低 $< 35mmHg$，诊断为 Ⅰ 型呼吸衰竭；若 $PaO_2 < 60mmHg$ 伴 $PaCO_2 > 50mmHg$ 即诊断为 Ⅱ 型呼吸衰竭。若缺氧严重程度超过肺泡通气不足所致的高碳酸血症，则为混合型（Ⅰ 型 + Ⅱ 型）或 Ⅲ 型呼吸衰竭。但需排除代谢性碱中毒致低通气引起的高碳酸血症。

慢性呼吸衰竭时临床上常见的是 Ⅱ 型呼吸衰竭，动脉血气分析结果为 $PaO_2 < 60mmHg$，并伴有 $PaCO_2 > 50mmHg$。pH 改变不如 $PaCO_2$ 改变明显。另一种临床常见的情况是患者在吸氧情况下动脉血气分析示 $PaCO_2$ 升高，但 $PaO2 > 60mmHg$，是 Ⅱ 型呼吸衰竭吸氧后的表现。

$PaCO_2$ 大于 50mmHg 为高碳酸血症性呼吸衰竭，但代谢性酸中毒时除外。正常代谢性酸中毒情况下患者 pH 降低，机体会代偿地降低 $PaCO_2$ 以尽可能的维持正常的 pH，因此代谢性酸中毒时如果 $PaCO_2$ 没有降低反而升高、即使低于 45mmHg 仍存在高碳酸血症性呼吸衰竭。临床应予重视。

COPD 患者，无论是否存在慢性呼吸衰竭，都可能发展为急性呼吸衰竭。虽然病情加重最常见的原因是感染和痰量增加引起的气道梗阻加重，但是导致急性呼吸衰竭的另一重要因素是呼吸肌疲劳。由于 COPD 患者通气储备有限，因此当发生肺外感染、心力衰竭、糖尿病或是大手术后，均有可能发生急性呼吸衰竭。

临床治疗中尤其要重视对原因不明的气急患者进行动脉血气分析，如出现 $PaO_2 < 60mmHg$、$PaCO2 < 35mmHg$、pH > 7.45，则要重复行动脉血气分析，若仍为严重低氧血症和过度通气，即使 X 线平片无明显异常，仍应进一步行胸部 CT 或 CTA 等检查，并动态监测患者病情变化，以给予及时正确的治疗。

四、呼吸衰竭的治疗

呼吸衰竭的治疗原则为在保证气道通畅的前提下，尽快改善和纠正低氧血症、二氧化碳潴留和代谢功能紊乱，同时治疗引起呼吸衰竭的原发疾病。

（一）治疗的基本原则

1. 高碳酸血症　高碳酸血症由肺泡通气不足引起，治疗需恢复正常的肺泡通气，直至基础疾病的病理生理紊乱得以纠正。

肺泡通气的前提和基础是建立通畅的气道，需进行有效的气道管理即引流分泌物、刺激咳嗽、体位引流或胸部叩击排痰，或进行气管插管/气管切开建立人工气道。在原发病得到纠正前，有时需要机械辅助通气维持所需的肺泡通气量。虽然机械通气理论上可提供任何所需的通气量，但在纠正慢性高碳酸血症的高二氧化碳时须小心慎重。由于这些患者血中碳酸氢盐代偿性升高，快速将患者的二氧化碳分压纠正至正常水平会导致严重的、致命的碱中毒。

高碳酸血症患者常合并低氧血症，尤其是有基础肺部疾病的患者，此时需要使用氧疗。然而对部分高碳酸血症的患者，应避免在不进行仔细判断和监测下使用氧疗。慢性肺部疾病（阻塞性或限制性）和胸廓完整性破坏（脊柱后凸侧弯）的患者对高碳酸血症不敏感，低氧血症往往是刺激呼吸中枢进行通气的主要途径，如果一经使用充足氧疗纠正低氧血症，将会抑制患者的呼吸中枢驱动，加重高碳酸血症。

由于镇静药物过量使用、肉毒杆菌中毒、胸部创伤等导致的高碳酸血症，经过支持性治疗病情会随时间逐渐好转。其他一些与高碳酸血症相关、需要特殊治疗的原发病包括重症肌无力、电解质紊乱、阻塞性肺病、阻塞性睡眠呼吸暂停综合征、黏液性水肿。

2. 低氧血症性呼吸衰竭　低氧血症性呼吸衰竭最主要的治疗措施是氧疗。在严重疾病如 ARDS 时，需要机械通气或俯卧位通气等。纠正低氧血症的同时需要关注氧输送，应该纠正严重贫血并维持足够的心排出量。另外，必须寻找和治疗导致低氧血症性呼吸衰竭的基础疾病，尤其是肺炎、全身性感染或其他原因的原发病。治疗措施包括利尿剂减轻水肿、抗生素抗感染、支气管扩张剂扩张气道和其他治疗措施。

（二）治疗

1. 通畅气道　如果患者仅存在上呼吸道梗阻，迅速恢复和保持气道通畅是逆转呼吸衰竭最根本的方法。对于所有呼吸衰竭患者而言，建立有效的气道是维持通气、改善氧合和呼吸道给药的基础。

对于所有呼吸困难的患者都需要考虑是否存在原发性上呼吸道梗阻，尤其出现下列情况时：头颈部损伤、喉或气管可疑恶性肿瘤、伴有喘鸣的急性呼吸困难（吸气性呼吸困难，呼气性呼吸困难或二者兼而有之）、吞咽困难、影响运动或感觉功能的神经疾病、发音障碍、甲状腺肿大或淋巴结病导致的颈部肿块，或是咽、喉、气管的疼痛、感染或炎症。如果哮喘、COPD 患者有近期气管插管或气管切开病史，存在因为气管或声门下狭窄而出现上呼吸道梗阻的风险。对于急性呼吸窘迫患者，尤其是老人和小孩，需要警惕是否存在气道内异物。阻塞性睡眠呼吸暂停综合征患者常于睡眠的某一特殊阶段发生频繁的间歇性上呼吸道梗阻。

通畅气道的方法包括清除异物或促进痰液引流、解除支气管痉挛等，如经上述方法气道梗阻无法解除，或存在严重的呼吸道梗阻，需紧急进行气管插管或气管切开建立人工气道。

2. 氧疗　几乎所有呼吸衰竭患者都需要进行氧疗。氧疗装置设备的选择由所需吸入氧浓度、患者和医生的熟悉程度、不同吸入氧浓度潜在的副作用、患者的分钟通气量决定。

（1）氧疗装置：氧疗装置可分为低流量和高流量供氧系统。低流量氧疗装置包括鼻导管、简易氧气面罩。低流量氧疗时，患者仅吸入少量纯氧，其余吸入的大部分潮气量则由氧疗系统周围的室内空气提供。由于氧流量恒定，因此吸入氧浓度与患者的分钟通气量成反比。因为高分钟通气量患者需要从外界吸入更多的空气，因此使用鼻导管且以恒定的氧流量吸氧时，低分钟通气量的患者吸入氧浓度要高于高分钟通气量患者。使用鼻导管吸氧时，氧流量应设为 0.5 ~ 4L/min。对于简易氧气面罩，为了将二氧化碳排出面罩，氧流量至少 4L/min，最高氧流量为 6 ~ 8L/min。

高流量氧疗系统包括文丘里面罩和非重复呼吸面罩，该装置提供患者吸气时所有吸入的空气 – 氧气混合气体。当吸入氧浓度稳定在 0.2 ~ 0.4 之间时，文丘里面罩是十分理想的氧疗装置，可提供的最高氧浓度为 0.5，氧浓度越高，供气流量越低，所以文丘里面罩不适用于要求分钟通气量和吸入氧浓度均较高的患者（分钟通气量大于 10～12L/min）。另一种高流量氧疗装置是非重复呼吸面罩，该装置往往用于需要高吸入氧浓度（0.7～1.0）的患者。由于非重复呼吸面罩常用于需要高吸入氧浓度的严重低氧血症患者，因此大部分患者的病情往往进行性加重并需要其他形式的呼吸辅助治疗。

（2）低氧血症与氧疗的反应：低氧血症的发生机制决定机体对氧疗的反应。大多数通气血流比失调患者 PaO_2 对吸入氧浓度的轻度增加都会有良好的反应。而由右向左分流造成的低氧血症，往往难以通过氧疗纠正，患者通常需要非常高的吸入气氧浓度（＞0.6）才可能纠正低氧血症，严重者甚至吸入氧浓度增加至 1.0，PaO_2 仅轻微增加。由于只有与肺泡气体接触的血液才能摄取氧气，因此对于右向左分流的患者，部分静脉血完全不经过肺泡腔，无法摄取氧气，因而氧疗也难以有效纠正低氧血症，可以据此区分右向左分流和通气血流比失调造成的低氧血症。当给予纯氧时，右向左分流的患者常出现一定程度的 PaO_2 下降，而通气血流比失调患者 PaO_2 则接近于正常人吸纯氧时的水平。临床上，正常人和通气血流比失调患者吸纯氧时的 PaO_2 将超过 550mmHg；而右向左分流的患者则低于 550mmHg。

哮喘、轻度肺炎、COPD、肺栓塞患者通常仅需要相对低浓度氧疗（FiO_2 0.24～0.4）就可将患者的 PaO_2 提高至安全水平，这些患者的低氧血症是由于通气血流比失调所致。对于严重的肺部疾病患者，尤其是肺水肿、肺不张、严重大叶性肺炎或 ARDS 患者，右向左分流是发生低氧血症的主要机制，这些患者需要较高的吸入氧浓度（0.5～1.0）才可能达到同样水平的 PaO_2。

COPD 导致呼吸衰竭的患者，当使用氧疗后出现高碳酸血症和呼吸性酸中毒加重，可能是因为氧疗后降低了呼吸驱动。虽然目前对这种机制仍存在争议，但使用过高氧浓度时仍应谨慎。然而，当动脉氧饱和度持续低于 90% 时，必须权衡低氧导致的危害和氧疗后低氧驱动丧失的危险。当 COPD 以及低氧血症患者（$PaO_2 < 55$mmHg）准备出院时，可建议行家庭氧疗。长期家庭氧疗，每天使用 18～24 小时可以改善预后。

3. 机械通气　机械通气是抢救患者生命的重要治疗措施。对于严重呼吸衰竭患者，如氧疗后低氧血症持续存在、意识障碍、气道分泌物多且排痰障碍、呼吸肌疲劳、血流动力学不稳定、严重低氧血症或二氧化碳潴留（如 $PaO_2 < 45$mmHg 或 $PaCO_2 > 70$mmHg）、合并多器官功能损害等，经过积极治疗病情无改善甚至恶化，宜尽早进行机械通气，以维持合适的通气量、改善氧合、减轻呼吸做功、维持循环稳定。

（1）无创通气：无创通气（NPPV）是急性呼吸衰竭患者可选用的一种呼吸辅助手段，尤其适用于 COPD 急性呼吸衰竭的患者。研究表明，对 COPD 病情急性加重的可逆因素被纠正之前，需要短期呼吸支持的患者使用无创通气，有利于避免呼吸衰竭进行性加重，避免有创机械通气后脱机困难，减少呼吸机相关肺炎的发生等。不宜行 NIPPV 的患者包括：意识障碍、呼吸暂停、合并病情尚未稳定的内科疾病、吞咽功能不全、咳嗽反射受损、面罩贴合不良、上呼吸道狭窄、血流动力学严重紊乱或不能配合者。

对于 COPD 急性加重期患者，有多种无创正压通气方式可供选用。低水平的持续气道正压（CPAP）：理论上，CPAP 可以降低存在内源性呼气末正压（PEEPi）和肺过度充气患者的呼吸功；双水平正压通气：低水平呼气相气道正压（3～5cmH$_2$O），时间切换，较高的吸气相气道正压（8～15cmH$_2$O）。该模式下，呼气相气道正压主要用来对抗 PEEPi，而吸气相压力支持则在吸气相起辅助作用，输送潮气量。

（2）有创机械通气：对于严重呼吸衰竭的患者，需进行有创机械通气。

（3）内源性 PEEP：当需要通气需求增加或存在严重气道阻塞时，上一次呼气尚未完全结束，下一次吸气即开始进行。呼气气流一直持续到呼气末，提示在呼气末，肺泡与大气压之间仍存在正的压力梯度，从而出现肺泡呼气末正压（PEEP）。这种方式产生的 PEEP 称之为内源性 PEEP（PEEPi）或"自发 PEEP"（auto – PEEP）。测量 PEEPi 最准确的方法是通过连接到压力传感器的食管气囊来测量胸内压。在呼气末和吸气开始期间的胸内压波动大致等于 PEEPi（前提是在呼气末几乎没有呼吸肌肉的收缩）。临床上另一种测量方法是在呼气末阻塞呼吸机回路的呼气口。此时，呼吸机测压计上的压力数值增高，说明存在 PEEPi，数值代表其大小。这种测定方法可能会低估严重气道阻塞患者的 PEEPi，尤其在阻力增加分布不均的患者。

高水平的 PEEPi 会对肺的顺应性、呼吸做功、心血管功能造成不利影响，并通过影响通气分布从而影响气体交换。COPD 患者如果在机械通气时产生 PEEPi，会进一步加重低氧血症和高碳酸血症。当分钟通气量增加时，$PaCO_2$ 反而矛盾性地升高，从而导致病情急剧恶化。此时，降低呼吸频率和潮气量可以改善气体交换，降低 $PaCO_2$。临床医生应意识到这种情况，并及时作出相应的处理。

PEEPi 的另一个副作用是在辅助通气模式下会增加患者的呼吸做功。在该模式下，当呼吸机感知到回路中的负压时，则启动送气，但如果存在肺泡内呼气末正压，则吸气肌收缩不能立刻产生相对大气而言的负压，因此患者需要增加额外的呼吸做功。在这种情况下，通过在呼吸机回路中施加 PEEP（外源性 PEEP），以改变启动呼吸机送气所需的压力绝对值。理想情况是，通过使用较低的外源性 PEEP 能减少呼吸做功，而并不加重肺的过度充气。通常推荐的"外源性"PEEP 值为 75% ~ 85% PEEPi。

4. 药物治疗

（1）支气管扩张剂：气道平滑肌收缩、大量分泌物潴留、气道炎症和水肿、肺弹性回缩力下降等引起的气道阻力增加是哮喘和其他慢性阻塞性肺疾病的主要特征。其他疾病如肺水肿、ARDS、肺炎等也会出现气道阻力增加。支气管扩张剂直接作用于收缩的气道平滑肌，使其扩张后降低气道阻力，部分支气管扩张剂可能对气道炎症和水肿有间接治疗作用。支气管扩张剂主要用于治疗阻塞性肺疾病，使用这类药物时一定要考虑其益处和可能的不良反应。

支气管扩张剂主要有五类：β肾上腺受体激动剂、抗胆碱能药、甲基黄嘌呤类、钙拮抗剂和其他药物如硫酸镁。钙拮抗剂扩张支气管平滑肌的作用较弱，其主要用于治疗高血压、心律失常、缺血性心脏病并同时伴有阻塞性肺疾病和呼吸衰竭的患者。钙拮抗剂作为支气管扩张剂目前尚用于试验阶段，未应用于临床。

（2）糖皮质激素：在哮喘急性加重期以及 COPD 的治疗中，激素的作用是肯定的。一项关于 COPD 急性加重期的对照研究观察到，使用甲强龙的患者比安慰剂组患者病情改善速度稍快。近来关于 COPD 急性加重期全身性使用激素的几项研究显示，糖皮质激素可改善肺功能、减轻症状及改善预后，而且与预期设想不同的是并没有出现激素反跳。

严重的急性加重期 COPD 患者应使用激素治疗，以支气管痉挛占优势、血或痰中嗜酸性粒细胞增多的患者疗效更佳。COPD 加重期时激素治疗的最佳剂量和给药时间仍不明确，但 COPD 患者激素应用的并发症发生率很高。因此有人建议使用较小剂量并尽早停用激素。然而，关于 COPD 最大的一项临床对照研究显示，连续 3 天每 6 小时使用甲强龙 125mg，之后分别口服泼尼松 60mg，4 天；40mg，4 天；20mg，4 天。这些患者比安慰剂组患者症状改善更快，并且效果与使用 8 周的激素治疗组相似。

虽然很少有证据支持快速停用激素，但快速撤药可以避免激素相关代谢并发症（如高血糖和低钾血症）和皮质类固醇性肌病的发生。

（3）祛痰剂：除了对于容量不足的患者可能有效外，几乎没有证据表明积极补液可改善痰液的量或性状。口服碘化钾可能有助于增加痰量及稀释痰液。碘化甘油通过增强患者咳嗽的力量和频率，有利于痰液的清除，对 COPD 稳定期的患者有益。该药在哮喘或 COPD 急性加重期的治疗价值尚不明确，其他祛痰剂未显示明显疗效。对于需要通过咳嗽清除分泌物的患者禁用镇咳药如可待因。

黏液溶解剂能直接作用于气道分泌物，特别是通过气管插管给药。在吸痰前可向气道内注入少量（3~5ml）的生理盐水、高张盐水或高张碳酸氢钠，通过能否清除更多的分泌物来判断效果。乙酰半胱氨酸可分解痰液蛋白中的二硫键，是一种有效的黏液溶解剂。然而，通过吸入乙酰半胱氨酸临床疗效较差且可能诱发支气管痉挛加重哮喘。必要时可通过纤维支气管镜注入少量乙酰半胱氨酸到特定的气道。

（4）抗生素：感染是 COPD 患者病情急性加重最常见的诱因，在 COPD 的急性加重期，应常规给予抗生素治疗。治疗目标是缩短加重期，减轻患者的疾病严重程度，但未能达到延长缓解期、减慢病程以及改变菌群等长期目标。一项大型随机研究显示，同时存在痰量增加、呼吸困难加重、脓性痰的患者对抗生素治疗反应最好。

临床上通常使用广谱抗生素，主要针对流感嗜血杆菌、肺炎链球菌和其他可在 COPD 患者痰液中找到的微生物。指南推荐根据患者的年龄、病情加重的次数、和肺功能选择抗生素种类。单纯的慢性支气管炎（年龄 <65 岁，每年加重次数 <4 次，肺功能轻度受损）应选择直接针对流感嗜血杆菌、肺炎链球菌和卡他莫拉菌的抗生素。复杂的慢性支气管炎（年龄 >65 岁，病情加重次数更多，肺功能更差）可能会有其他革兰阴性杆菌感染，应扩大抗菌谱。

由于产 p 内酰胺酶的嗜血杆菌和卡他莫拉菌的出现，二代头孢菌素、阿莫西林克拉维酸、广谱大环内酯类抗生素或复方磺胺甲噁唑目前常被用于单纯型慢性支气管炎加重期的治疗。对于复杂型慢性支气管炎加重期而言，二、三代头孢菌素类或喹诺酮类抗生素可能效果更好。COPD 患者中耐青霉素的肺炎链球菌的临床意义不明。

以往常使用的抗生素目前临床疗效差。红霉素对嗜血杆菌没有抗菌活性，氨苄西林和阿莫西林会被 β 内酰胺酶破坏，且对非典型细菌没有抗菌活性。广谱大环内酯类（例如阿奇霉素、克拉霉素）以及喹诺酮类如左氧氟沙星对 COPD 加重期常见的微生物有效。各医院及重症医学科的医生应当了解本地细菌的敏感性、耐药性的发生频率，并尽可能减少当地的耐药菌（如限制抗生素的使用）。

对于患肺炎的 COPD 患者应当加强抗生素治疗。可考虑使用具有抗肺炎链球菌、需氧革兰阴性杆菌、肺炎支原体以及肺炎军团菌活性的抗生素，至少在治疗的初期，可能需要静脉使用抗生素，直至临床见效。

（5）呼吸兴奋剂和抑制剂：过去，COPD 急性呼吸衰竭被认为是呼吸驱动不足，所以常使用呼吸兴奋剂。然而如果使用呼吸兴奋剂后，反而加重了呼吸肌疲劳以及肺过度充气，则增加呼吸驱动没有任何意义，因而很少情况下需要使用。大多数呼吸衰竭患者存在器质性病变，引起通气功能障碍和气体交换异常，这些都需要纠正呼吸衰竭才能改善。乙酰唑胺是一种碳酸酐酶抑制剂，高碳酸血症时偶尔使用，可促进代偿性增高的碳酸氢盐的排除，但其适应证仍不清楚。仅在诱因已去除，但由于代偿慢性呼吸性酸中毒而出现明显的"代谢性碱中毒"的情况下，可考虑使用。大多数乙酰唑胺治疗有效的患者，明确存在慢性高碳酸血症，并且存在已知的合适的碳酸氢盐治疗目标。

5. 其他治疗　其他治疗措施包括纠正酸碱平衡失调和电解质紊乱，合理进行营养支持，注意消化道出血、肝肾功能障碍、休克等并发症的防治。

（高燕鲁）

第二十五章　风湿病相关消化系统疾病

第一节　NSAIDs 所致消化道出血

一、概述

非甾体抗炎药（non-steroidal anti-inflammatory drugs，NSAIDs）包括阿司匹林是世界各地最常用的药物。NSAIDs 作为消炎、止痛的有效药物，一直广泛应用于关节痛及类风湿关节炎等结缔组织病的治疗。近年来人们发现，阿司匹林对心、脑血管事件的一、二级预防有重要作用，目前越来越多的患者长期服用低剂量阿司匹林用于预防冠状动脉性心脏病和脑血管疾病。随着服用 NSAIDs 者的增多，相关的胃十二指肠溃疡发生率及出血、穿孔等严重并发症的发生率也逐渐升高。NSAIDs 的作用类似于双刃剑，这类药物主要抑制前列腺素生成，一方面具有抗炎、减少血小板聚集预防血栓形成的作用，另一方面可导致胃肠道溃疡形成和出血。

随着胶囊内镜和双气囊小肠镜的问世和应用，NSAIDs 相关肠病的报道也在不断增加中。NSAIDs 不仅可以损伤上消化道黏膜，也可损伤下消化道黏膜，严重者可发生出血、穿孔和肠道狭窄。

二、NSAIDs 所致消化道损伤和出血的流行病学

NSAIDs 是治疗各种关节炎和其他炎症性疾病的重要药物，其中阿司匹林更是治疗和预防心肌梗死、脑卒中的重要药物。这些药物的上述疗效已得到肯定，因此使它们成了临床应用最为广泛的药物之一。加拿大的一项队列研究显示，约 25% 的加拿大成人短期服用 NSAIDs，约 4% 的人长期（>6 个月）服用。一项美国的队列研究显示，NSAIDs 的时点服用率（point prevalence）为 8.7%。在老年人群中，这一比例更高。有一组资料显示，年龄 >65 岁人群中，近 70% 的人每周服用、34% 的人每天服用 NSAIDs 包括阿司匹林。

1. NSAIDs 所致的胃肠道不良反应　不良反应包括消化不良、消化道黏膜糜烂、溃疡、消化道出血、穿孔等，严重者可发生死亡。消化道损伤最常发生于胃十二指肠，但也可发生于食管、小肠和结肠，即几乎可以累及整个消化道。一般将溃疡、出血和穿孔作为严重（serious）或有意义（significant）的胃肠道损害事件。约 10% 的 NSAIDs 服用者因药物不良反应而停止治疗。据统计，NSAIDs 胃肠道损伤的发生率约为 30%~50%，但多数存在糜烂或溃疡的患者可无任何症状。轻度的不良反应如消化不良相对常见，但有消化不良症状的患者中，约半数以上患者内镜检查无明显的胃十二指肠溃疡，即消化不良症状与严重损害很少相关。与不服用 NSAIDs 着相比，服用 NSAIDs 者发生消化性溃疡的危险性增加 4~5 倍，在

长期服用者中的发生率约为4%～5%/年。在长期服用NSAIDs的类风湿关节炎患者中，由于胃肠道事件住院或死亡的概率约为1.3%～1.6%/年。

2. NSAIDs所致的消化道出血　由NSAIDs所致的胃肠道损伤者多数无消化不良症状，而消化道糜烂、溃疡等损伤可并发出血，因此消化道出血成了NSAIDs所致的胃肠道损伤最常见的临床表现。

NSAIDs可引起消化道黏膜糜烂、溃疡而导致出血，也可诱发已存在的消化性溃疡出血。文献报道的服用NSAIDs患者上消化道出血的相对危险性不一，从住院病例对照研究中的4.7至队列研究中的2.0。荟萃分析显示，服用阿司匹林和其他NSAIDs可使消化性溃疡出血的危险性分别增加3.1倍和3.5倍。有资料显示，不同剂量阿司匹林导致消化性溃疡出血的相对危险度分别为：75mg/d为2.3，150mg/d为3.2，250mg/d为3.1，300mg/d为3.6～3.9；但低至30mg/d的阿司匹林也可导致上消化道出血。由此提示，阿司匹林在300mg/d范围内的诱发出血的危险性差异不大，因此目前一般将<325mg/d统一定义为低剂量阿司匹林。另有数据显示，在服用阿司匹林至少3个月的患者中，20%出现胃溃疡，40%可见胃黏膜糜烂，十二指肠溃疡及十二指肠黏膜糜烂发生率为4%及13%，合并应用其他抗血小板药物及抗凝药时出血风险显著增加。研究表明，如果无消化性溃疡病史不服用NSAIDs者发生严重胃肠道并发症的相对危险性（RR）为1.0，那么有溃疡病史不服用NSAIDs者RR为8.7；服用NSAIDs者无溃疡病史者发生严重胃肠道并发症的RR为5.4，而有溃疡病史服用NSAIDs者RR高达17.2。提示有消化性溃疡病史者同时服用NSAIDs可显著增加严重胃肠道并发症的危险性。影响NSAIDs服用者发生胃肠道事件的高危因素包括高龄、多种NSAIDs合用、同时应用糖皮质激素、幽门螺杆菌感染等。

幽门螺杆菌感染和服用NSAIDs是消化性溃疡发生最常见的两个独立病因。我国是高幽门螺杆菌感染率国家（感染率40%～60%），约70%～90%的消化性溃疡由幽门螺杆菌感染所致。在服用NSAIDs人群比例高、幽门螺杆菌感染率相对较低（20%～30%）的西方国家和地区，约30Y6～50%的消化性溃疡由NSAIDs所致。据文献报道，我国消化性溃疡出血的患者中与NSAIDs相关者占10%～25%，而西方国家相关者约为45%。

三、NSAIDs损伤消化道的机制

NSAIDs相关胃肠道黏膜损伤的发病机制是多方面的，其中黏膜细胞前列腺素生成减少起最重要的作用。NSAIDs可抑制环氧化酶COX-1，从而减少前列腺素的生成。前列腺素具有增加胃肠黏膜血流、刺激黏液分泌和促进上皮细胞增殖的作用；胃黏膜前列腺素下降可损害胃黏膜防御胃酸及其他有害物质的能力。通过COX-1依赖途径减少了胃黏膜的血流量以及黏液的产生；通过COX-2途径将抑制白细胞黏附并改变上皮细胞增殖而导致黏膜损伤。此外，NSAIDs可抑制血小板COX的合成，减少血栓素（ATX2）的合成，降低血小板的聚集能力，诱发出血；异常增多的白三烯及自由基对黏膜有毒性作用，减少肝脏凝血酶原的合成等。

肠肝循环在NSAIDs诱导肠道损伤的发病机制中作用通过大鼠胆道结扎实验已得到证实，实验中断胆汁流出，阻断了NSAIDs肠肝循环，可完全防止NSAIDs诱导的肠道损伤。这些实验也提示，胆汁中的某些成分可能也参与了NSAIDs的肠道黏膜损伤。

COX-1基因敲除小鼠的实验结果显示NSAIDs导致的胃肠道毒性作用部分是由于黏膜

局部受损，与野生型和COX-2基因敲除小鼠相比，在COX-1基因敲除小鼠胃内注入阿司匹林产生更严重的毒性作用，但是这与前列腺素下降没有关联。相反，COX-1基因敲除小鼠前列腺素 E2 水平升高 4~6 倍，野生型和 COX-2 基因敲除小鼠的前列腺素 E2 水平有所下降。尽管前列腺素浓度升高，但是 COX-1 基因敲除小鼠的胃黏膜损伤更严重。一个可能的解释是与野生型和 COX-2 基因敲除小鼠相比，COX-1 基因敲除小鼠黏膜的疏水层明显减少可能导致 NSAIDs 的毒性作用增强。这一研究工作清楚的显示非前列腺素介导的机制参与 NSAIDs 诱导的胃肠黏膜毒性作用。

1. 不同 NSAIDs 药物种类、剂型、给药途径、剂量等对胃肠道损伤的直接和全身作用　目前已有 50 种以上的 NSAIDs 投放市场。根据 NSAIDs 对两种 COX 异构酶选择性的不同，可将常用 NSAIDs 分为非选择性、选择性和特异性 COX-2 抑制剂，非选择性 COX-2 抑制剂即传统 NSAIDs。几乎每一种类型的 NSAIDs 都会不同程度地损伤消化道黏膜（表 25-1）。

表 25-1　相对于布洛芬的各种 NSAIDs 胃肠道毒性

药物	相对危险性
偶氮丙唑酮	9.2
酮洛芬	4.2
吡罗昔康	3.8
托美丁	3.0
吲哚美辛	2.4
萘普生	2.2
二氟尼柳	2.2
舒林酸	2.1
二氯酚酸	1.8
阿司匹林	1.6
非诺洛芬	1.6
布洛芬	1.0

NSAIDs 抑制 COX，该酶存在两种亚型：COX-1 和 COX-2。一般认为，NSAIDs 是通过抑制可诱导的 COX-2 发挥治疗性抗炎和止痛作用，而抑制构成性 COX-1 亚型则导致胃肠道和肾等器官的毒性反应。NSAIDs 包括阿司匹林的抗血小板作用是通过抑制 COX-1 亚型介导的。经过一段时间临床使用逐渐认识到，不同 NSAIDs 的胃肠道毒性作用存在差异，近来提出 COX-1 亲和性最高的 NSAIDs 与发生胃肠道毒性危险性相关。这些观察结果导致了针对 COX-2 选择性的新 NSAIDs 的快速发展，据称这些新的 NSAIDs 保留了抗炎和止痛作用，但胃肠道毒性很小。然而，针对 COX-2 的选择性抑制可能增加发生血栓的倾向和心血管事件的危险性。目前广泛研究的资料表明，COX-2 抑制剂和非萘普生的传统 NSAIDs 与增加心血管事件的危险性相关，这导致管理当局提出了心血管（心脏病发作、卒中）和胃肠道（溃疡、出血）不良事件发病率的警告，并推荐应用最低的有效剂量和尽可能短的疗程。此外，一些 COX-2 抑制剂由于心血管、皮肤和肝脏的不良反应而退出了市场。

NSAIDs 通过局部和全身作用发挥其毒性。①局部直接作用：NSAIDs 对消化道黏膜有直接的刺激作用，可直接作用于胃黏膜的磷脂层，破坏胃黏膜的疏水保护屏障；使白三烯等细胞毒性介质释放增多，进而损伤胃黏膜；也可损伤肠黏膜屏障。②全身作用：抑制 COX 导致前列腺素（PG）生成减少。阿司匹林可使 COX 活性中心的丝氨酸乙酰化，抑制胃黏膜的 COX – 1 和 COX – 2 活性。小剂量阿司匹林主要抑制 COX – 1 进而使 PG 合成减少。

2. 胃酸在 NSAIDs 损伤　胃十二指肠黏膜中的作用在消化性溃疡特别是十二指肠溃疡的发病机制中，胃酸分泌过多起重要作用，即"无酸就无溃疡"。同样，胃酸在 NSAIDs 损伤胃十二指肠黏膜中也起重要作用。阿司匹林最常见的不良反应为胃肠道反应，口服可直接刺激胃黏膜引起上腹不适和恶心、呕吐。阿司匹林削弱了前列腺素对胃肠道的保护作用，使其更容易受到消化道一般危险因素（如酸、消化酶和胆盐等）的侵袭。实际上，阿司匹林造成了一个容易形成溃疡的环境。而氯吡格雷与阿司匹林不同，主要通过抑制血小板释放生长因子（血管内皮生长因子）而减少血管增生，减缓溃疡的愈合。虽然无酸并不能够预防 NSAIDs 诱导的早期胃黏膜损伤，但累积的证据显示，加强抑酸治疗可减少 NSAIDs 诱导的急性胃黏膜损伤。

3. NSAIDs 损伤下消化道黏膜的机制

（1）NSAIDs 的肠肝循环：NSAIDs 的肠肝循环可能是引起下消化道黏膜损伤的一个重要因素。口服 NSAIDs 药物诱导肠上皮细胞损害来自于直接或局部作用，由于药物的肝肠循环可发生持续的局部黏膜损伤以及吸收后的全身效应。胆管结扎后可防止或降低 NSAIDs 诱导的小肠黏膜损伤的事实支持这一假设。

（2）肠道菌群失衡的作用：肠道微生态的改变，导致肠道菌群失衡可加重 NSAIDs 对肠腔的毒性作用。目前发现中性粒细胞在这个过程中发挥重要作用，研究发现中性粒细胞缺乏的大鼠模型中 NSAIDs 肠道损伤几乎完全消失或明显减弱。肿瘤坏死因子 α（TNF – α）作为一个相关的细胞因子，可促进黏膜内 NSAIDs 诱导的中性粒细胞募集，而肠道细菌是主要的嗜中性粒细胞趋化因子。在这方面，最近的一项研究发现，NSAIDs 处理的动物模型的回肠内存在革兰氏阴性菌的不平衡生长，并且表明热灭活的大肠杆菌细胞以及它们纯化的脂多糖可加重 NSAIDs 诱导的溃疡。事实上，脂多糖是肠道革兰氏阴性细菌的一个主要细胞壁组分，被发现能够加重 NSAIDs 引起的肠道损伤。

使用抗生素，如四环素、卡那霉素、甲硝唑或新霉素加杆菌肽可减轻 NSAIDs 肠病，从而进一步支持 NSAIDs 肠病中肠道细菌的致病作用。另外一个间接证明肠道细菌在 NSAIDs 肠病的发病机制中发挥作用的证据是吲哚美辛诱导的肠道损伤和克罗恩病之间存在某些相似。不仅这些病变在解剖学方面（宏观和微观）相似，而且它们对相同的药物很敏感，例如：柳氮磺吡啶、类固醇、免疫抑制剂以及抗生素。

最近 Watanabe 等的一项研究发现增加一个重要证据。他们的实验表明只有减少革兰氏阴性菌而不是革兰氏阳性菌可减轻吲哚美辛引起的肠道损伤。这些数据表明肠道菌群在 NSAIDs 诱导肠病的致病作用。一旦黏膜屏障被 NSAIDs 破坏，肠腔内的革兰氏阴性菌进入细胞，细胞跨膜 toll 样受体（TLR4）可识别细菌的脂多糖成分。TLR 的活化可诱导黏膜细胞因子的表达，从而触发中性粒细胞的趋化和聚集，随后释放蛋白酶和活性氧，最终导致黏膜损伤。因此可以通过改变肠道微生态或阻断 TLR4，减弱细菌引起的炎症级联反应。

有研究提示质子泵抑制剂通过诱导微生态失调加剧了 NSAIDs 诱发的小肠损伤。研究给予大鼠治疗剂量的奥美拉唑或兰索拉唑抑酸 9 天，在最后 4 天同时给予抗炎剂量的萘普生或塞来昔布。对小肠损伤进行盲评分，并对血细胞比容的变化进行了测定；通过变性梯度凝胶电泳和 RT – PCR 对小肠菌群变动进行了评估。结果显示，两组质子泵抑制剂（proton pump inhibitor，PPI）类药物均显著加剧了萘普生和塞来昔布诱导的大鼠肠道溃疡和出血。单独奥美拉唑治疗没有造成黏膜损伤或炎症；然而肠道细菌数量和类型有显著的变化，包括空肠放线菌和双歧杆菌明显降低。在奥美拉唑和萘普生治疗过程中给予精选的共生细菌（富含双歧杆菌）修复小肠放线菌数量可以防止肠道溃疡/出血。与使用对照组大鼠的细菌定植的小鼠相比，将 PPI 组大鼠的空肠细菌定植于无菌小鼠增加了 NSAIDs 引起的肠道损伤的严重程度。由此推断：质子泵抑制剂加剧 NSAIDs 引起的肠道损伤部分原因是由于肠道菌群的变化；预防或逆转这种微生态失调可降低 NSAIDs 相关肠病发病率和严重性，这可能是一个可行的选择方案。

肠道通透性增加的程度与抑制 COX 活性强度有关，使用前列腺素的 COX – 2 选择性抑制剂可降低黏膜通透性。有数据表明抑制 COX – 1 和 COX – 2 也有可能干扰肠道细胞内线粒体的能量代谢。总而言之，这些数据表明，肠道通透性的影响主要是肠道局部的事件，COX – 1 和 COX – 2 的抑制作用在肠道初始反应中起到了重要作用。一旦肠道通透性增加，毒素和细菌驱动的一系列级联反应将诱导炎症和黏膜溃疡，并可能最终发展到出血、穿孔或肠狭窄。

（3）胆盐：胆盐（bile salt）是由肝细胞分泌的胆汁酸与甘氨酸或牛磺酸结合而形成的钠盐或钾盐。胆盐可溶解胆道及肠道内的疏水性脂类如胆固醇和磷脂为微粒并形成胆汁，处理胆固醇及脂类吸收。它是胆汁中参与脂肪消化和吸收的主要成分。胆盐随肝胆汁排至小肠后，约有 95% 在回肠末端被吸收入血，经门静脉进入肝脏再合成胆汁，而后又被排入肠内，这个过程称为胆盐的肠—肝循环。疏水的胆盐对多种细胞和组织有毒性作用，包括肝细胞、红细胞、胃肠及胆囊黏膜。在肠肝循环过程中，胆盐具有溶解胆道和肠道上皮细胞膜的潜在毒性作用。胆盐既可以以单体形式存在也可以以单纯胶粒形式存在。胆盐的毒性很大程度上依赖于疏水性强弱。与亲水性的牛磺胆酸相比，疏水性强的胆盐如牛去氧胆酸盐低浓度就能导致细胞损伤。相反，牛磺熊去氧胆酸和牛磺鹅去氧胆酸等亲水性胆盐，即使很高的浓度也没有细胞毒性。口服的 NSAIDs 在胃肠道内与胆汁紧密接触，在 NSAIDs 诱导的胃肠黏膜损伤的发病机制中胆盐起着重要的细胞毒性作用。在 NSAIDs 与胆盐的相互作用中，磷脂发挥保护作用，这是将来的药理研究及开发的一个方向。

四、NSAIDs 损伤消化道的临床表现

NSAIDs 对消化道各部分均有潜在的毒性，临床表现从消化不良到严重并发症如消化道穿孔、消化道出血（表 25 – 2）。NSAIDs 能够损伤从食管到结肠的上皮细胞。食管可发生糜烂直至溃疡，如不治疗可发展为良性食管狭窄。胃和十二指肠是最易受到 NSAIDs 影响的部位，NSAIDs 的毒性作用包括从无症状的黏膜损伤到致命的溃疡穿孔。长期服用 NSAIDs 治疗的患者发生消化不良的发生率相当低，大概 15%。极少数严重的消化道事件可通过早期的报警症状预测。因此，缺乏消化不良症状不能排除发生严重消化道并发症的可能性。胃、十二指肠糜烂是常见的 NSAIDs 所致消化道副作用，表现为出血或由于慢性失血导致的继发性贫血。相对于普通人群，服用 NSAIDs 患者发生溃疡和穿孔的危险性分别增加 4 倍和 6 倍。服用 NSAIDs 患者发生溃疡的危险性为每年 2%，增加 NSAIDs 相关溃疡发生可能性的危险因素包括高龄、酒精摄入、既往胃肠道溃疡病史、伴发的心血管疾病以及同时服用其他抗血小板药物和激素。虽然幽门螺杆菌（Hp）感染在 NSAIDs 相关消化性溃疡发生中作用存在争

议，最近的研究显示两者有协同作用。由于检查手段的局限，远端肠道发生并发症的范围和严重程度被长期低估。尸检发现 8.4% 长期服用 NSAIDs 的患者有空、回肠溃疡，而未服用 NSAIDs 人群为 0.6%。而在使用 NSAIDs 和未服用 NSAIDs 的人群，胃十二指肠溃疡的发生率分别为 14% 和 10%。显然，没有上消化道损害不能排除远段消化道发生并发症的可能性。对于表现为消化道损害可能（缺铁性贫血、慢性腹泻、低蛋白质血症等）而胃镜检查正常的服用 NSAIDs 患者均应怀疑其存在远段肠道并发症。使用 NSAIDs 并发症导致的小肠病变的临床表现为小肠炎症、黏膜通透性增加、蛋白丢失以及吸收不良。NSAIDs 所致结肠黏膜病变通常无特异症状。特别需要注意原先存在的肠道疾病的患者，如炎症性肠病（IBD），使用 NSAIDs 将诱发潜在的疾病暴发，导致住院率升高及发生肠道穿孔。

表 25 – 2　NSAIDs 所致各消化道病变和临床表现

部位	病变和临床表现
食管	黏膜糜烂
	食管溃疡
	良性狭窄
胃、十二指肠	消化不良
	黏膜糜烂
	慢性失血
	消化性溃疡
	上消化道穿孔
	上消化道出血
小肠	溃疡
	慢性失血
	小肠病变
	小肠穿孔
	狭窄、肠梗阻
结肠	加重 IBD
	结肠憩室穿孔

1. NSAIDs 诱导上消化道损伤　NSAIDs 对消化道黏膜的损伤以上消化道为主，可表现为恶心、呕吐、上腹不适或疼痛、腹泻、呕血、黑便等。常见损伤病变包括食管炎、消化道糜烂、溃疡、出血、威胁生命的消化道出血及穿孔，以及较少见的肠膜样狭窄病变等。NSAIDs 所致溃疡的临床特点是：老年女性多见；多为无痛性；胃溃疡较十二指肠溃疡更多见；易发生出血及穿孔。

NSAIDs 相关消化性溃疡患者往往无明显上腹痛症状，而以并发症为首发症状。阿司匹林所致消化道损伤在初期时症状易被忽视，一旦出血则相当危险，故对于有用药史的患者，不应忽视任何症状及体征变化。阿司匹林导致的消化道损伤随患者年龄和药物剂量增加而明显增加。

阿司匹林导致的消化道损伤有以下主要特点：①发生时间：服药后 12 个月内为消化道损伤的高发阶段，3 个月为高峰期。②与剂量的关系：荟萃分析显示，在一定范围内阿司匹林的抗血栓作用并不随剂量增加而增加，但消化道损伤作用则随剂量增加而明显增加。荟萃分析显示，<100mg/d、100~200mg/d 和 >200mg/d 剂量阿司匹林的总出血事件发生率分别为 3.7%、11.3% 和 9.8%。因此，建议阿司匹林长期使用时的最佳剂量为 75~100mg/d。③与剂型的关系：尽管肠溶片较非肠溶片对胃黏膜的直接损伤作用可有降低，但并无临床证据表明应用泡腾片或肠溶片能明显降低阿司匹林消化道损伤的危险。④与年龄的关系：老年患者是抗血小板药物消化道损伤的高危人群，年龄越高，危险越大，而抗血小板药物治疗者又以老年人居多，且疗效肯定，因此在使用时应权衡利弊。有报道显示，服用小剂量阿司匹林（75mg/d）的患者消化性溃疡穿孔的发生率：≤65 岁者为 1.1%；>65 岁者为 10.7%。⑤联合用药可显著增加消化道出血的危险性：一项病例对照研究显示，不同抗血小板药物发生上消化道出血的 OR 值分别为：低剂量阿司匹林 1.8，氯吡格雷 1.1，双嘧达莫 1.9，维生素 K 拮抗剂（VKA）1.8；而氯吡格雷与阿司匹林联合时为 7.4，阿司匹林与 VKA 联合时为 5.3，阿司匹林与双嘧达莫联合时为 2.3。

2. NSAIDs 诱导下消化道损伤　NSAIDs 也可导致小肠和结肠病变，末端回肠和盲肠特别容易受 NSAIDs 的损伤。NSAIDs 已被证明可加重炎症性肠病，药物本身诱发的结肠炎可类似炎症性肠病，药物可增加复杂肠憩室病发生穿孔和出血的风险。老年患者和那些长期使用非甾体消炎药患者发生 NSAIDs 相关并发症的风险最大。由 NSAIDs 引起的小肠、结肠溃疡，其边缘多较清楚，溃疡常位于末端回肠和结肠，这与 NSAIDs 药物在这里停留时间比在其他肠段长有关。肠腔膈膜病（diaphragm disease）或膈膜样狭窄（diaphragm likestrictures）是 NSAIDs 损伤后较特异的病变，其形成是由于慢性溃疡所致的黏膜下层纤维和肌层破坏所致，主要见于小肠中段，但也有报告发生在末端回肠和结肠。

NSAIDs 引起的黏膜损伤和出血患者，结肠镜检查常显示非特异性结肠和小肠溃疡，尤其是盲肠和回肠末端；组织学检查也呈非特异性变化。须与感染性疾病、放射损伤和炎症性肠病等鉴别。

NSAIDs 小肠病变的临床重要性曾被低估的一个最重要原因是明确诊断存在难度。χ线钡剂检查对小肠表浅的黏膜病变不够敏感。一些非侵入性的测试可作为评估黏膜损伤的间接参数，如粪便隐血试验、粪便炎症标志物（钙卫蛋白、乳铁蛋白等）和评估肠上皮细胞完整性的通透性测试。肠道异常通透性的存在被认为是 NSAIDs 相关肠病的一个重要标志。目前胶囊内镜或器械辅助小肠镜（如双气囊小肠镜、单气囊小肠镜和螺旋管小肠镜）已经被用于评估 NSAIDs 相关肠病，提高了诊断率和诊断正确性。

五、高危人群和（或）高危因素

增加 NSAIDs 相关胃肠道损伤的危险因素见（表 25 - 3）。一般在服药的最初 3 个月胃肠道损伤的危险性最高。

表 25 - 3　增加 NSAIDs 胃肠道毒性的危险因素

年龄 >65 岁
既往有消化性溃疡或溃疡并发症史
同时服用抗凝药物
同时服用糖皮质激素

续 表

服用高剂量 NSAIDs 或多种 NSAIDs

阿司匹林与其他 NSAIDs 联用

NSAIDs 的类型

幽门螺杆菌感染

心、肝、肾等重要器官功能不全

1. 非甾体消炎药与抗血小板药　大量循证医学证据显示了抗血小板治疗对血栓栓塞性疾病一级和二级预防的益处，目前低剂量阿司匹林（75～325mg/d）广泛用于冠状动脉粥样硬化性心脏病（冠心病）、脑血管疾病和外周动脉疾病的治疗，尤其对急性冠状动脉综合征（ACS）和植入药物洗脱支架（DES）的患者更强调双重抗血小板治疗（阿司匹林十氯吡格雷）的重要性。但抗血小板药物是一柄"双刃剑"，阿司匹林一方面能抑制血小板活化和血栓形成，另一方面可损伤消化道黏膜，导致溃疡形成和出血，极严重时可致患者死亡；其他抗血小板药物如氯吡格雷也能加重消化道损伤及胃肠道出血，与其他药物（如糖皮质激素、NSAIDs 和抗凝药物）联合应用时损伤更为严重、危险性更高。因此，临床医生有必要掌握长期抗血小板治疗的获益和风险。为此美国心脏学会（AHA）和美国心脏病学学会（ACC）联合美国胃肠学会（ACG）共同发布了减少抗血小板药物和非甾体消炎药（NSAIDs）导致胃肠道并发症的专家共识。

阿司匹林导致消化道损伤的机制包括局部作用和全身作用，而氯吡格雷可阻碍已受损消化道黏膜的愈合。与阿司匹林不同，氯吡格雷通过抑制血小板膜上的 ADP 受体发挥抗血小板作用，并不直接损伤消化道，但可抑制血小板衍生的生长因子和血小板释放的血管内皮生长因子，从而阻碍新生血管生成和影响溃疡愈合，因此，阿司匹林与氯吡格雷联合应用时消化道出血危险性更高。

目前，美国约有 5 000 万名患者服用阿司匹林，经皮冠状动脉介入治疗（PCI）术后接受双重抗血小板治疗的患者为 120 万；在中国，因 PCI 而需要双重抗血小板治疗的患者，2005 年登记数量为 10 万，2008 年约为 16 万。研究表明，阿司匹林可使消化道损伤危险增加 2～4 倍。14 项安慰剂对照研究的荟萃分析显示，阿司匹林导致严重消化道出血的绝对危险为每年 0.12%，并与剂量相关。一项回顾性病例对照研究提示，氯吡格雷与阿司匹林（100mg）导致消化道出血的危险相似，相对危险分别为 2.7 和 2.8。几项临床研究均证实，当阿司匹林与氯吡格雷联合应用时，消化道出血发生率明显高于单用 1 种抗血小板药物。对老年患者 PCI 术后双重抗血小板治疗的 3 个月随访发现，90% 的患者至少存在 1 种消化道损伤（黏膜糜烂、溃疡、出血）。

2. 非甾体消炎药与幽门螺杆菌　幽门螺杆菌感染作为 NSAIDs 相关胃肠道毒性危险因素所起的作用尚有争议，将在下面进行讨论。目前认为在消化性溃疡中双因素损伤比单因素重，Hp 感染可加重 NSAIDs 包括阿司匹林所致的消化道损伤作用。

幽门螺杆菌在胃十二指肠溃疡发病中的作用已得到公认。目前 NSAIDs 被认为引起近 25% 的胃十二指肠溃疡，在无幽门螺杆菌感染时也如此。在消化性溃疡的形成与愈合过程中，对于幽门螺杆菌感染与 NSAIDs 之间的相互作用存在不同观点。已经明确的是，幽门螺杆菌感染和服用 NSAIDs 是溃疡发生的两个独立危险因素，但两者共存时情况就相对复杂一些。幽门螺杆菌和 NSAIDs 之间可能的相互作用由于下列事实而复杂化：①服用 NSAIDs 者多数是老年患者，在西方国家人群中这一年龄组的人幽门螺杆菌感染率最高。②在两种因素均存在时，难以确定溃疡是 NSAIDs 引起，幽门螺杆菌仅起次要作用；还是溃疡是幽门螺杆菌引起，NSAIDs 仅起次要或加重作用。③通常认为在两种确立的危险因素并存时，溃疡的发生率应该增加。但一些临床和观察研究发现，幽门螺杆菌感染会降低服用 NSAIDs 者溃疡或胃十二指肠损伤的可能性。另一些研究也发现幽门螺杆菌并不影响 NSAIDs 诱导的胃十二指肠损伤。然而，NSAIDs 和幽门螺杆菌感染联合暴露的结果取决于患者人群（既往是否有消化性溃疡病史）、NSAIDs 服用情况（初次或非初次，短期或非短期，阿司匹林或非阿司匹林 NSAIDs）、研究终点（溃疡愈合、溃疡出血、溃疡预防）和同时给予的治疗溃疡的药物。一些随机对照试验已经阐述了上述一些问题。

一篇发表于 2002 年的系统性综述使我们对幽门螺杆菌感染与服用 NSAIDs 共存的临床影响有所了解。在这篇观察性研究的系统性综述中，应用了严格诊断幽门螺杆菌感染和内镜溃疡的标准，对服用 NSAIDs 和幽门螺杆菌感染的成人消化性溃疡患者以及在消化性溃疡出血者中服用 NSAIDs 者进行了分析。从潜在相关的 61 篇文献中，选取了 25 项研究。在包含 1625 例患者的 16 项研究中，评估了幽门螺杆菌感染对服用 NSAIDs 成人无并发症的消化性溃疡的危险性，在这些患者中幽门螺杆菌感染使服用 NSAIDs 的成人发生无并发症消化性溃疡的危险性增加 2.12 倍（95% CI 1.68～2.67）。

幽门螺杆菌感染与服用 NSAIDs 之间的相互作用的资料来自 5 项年龄配对的长期服用（>4 周）NSAIDs 的对照研究。在幽门螺杆菌感染存在时，服用 NSAIDs 使无并发症消化性溃疡发生的危险性增加 3.55 倍（95% CI 1.26～9.96）；然而服用 NSAIDs 时，幽门螺杆菌感染增加消化性溃疡的危险性为 3.53 倍（95% CI 2.16～5.75）。与无幽门螺杆菌感染或不服用 NSAIDs 的患者相比，以幽门螺杆菌阴性对照者进行校正后，两因素联合使无并发症的消化性溃疡发生的危险性增加 6.36 倍（95% CI 2.21～18.31）。

在包含 893 例患者和 1 002 例对照者的 9 项研究中，评估了幽门螺杆菌感染和服用 NSAIDs 对溃疡出血危险性的影响。幽门螺杆菌感染增加出血危险性的统计学显著性为边缘性（OR 1.67，95% CI 1.02～2.72），当分析限于用血清学方法诊断幽门螺杆菌感染的研究时，这一影响变得更显著（OR 2.16，95% CI 1.54～3.04）。在这些研究中，大多数是短期（9 项研究中 6 项服用时间 <1 周，2 项 <1 个月）服用 NSAIDs，溃疡出血的危险性增加（OR 4.79，95% CI 3.78～6.06），当幽门螺杆菌感染和服用 NSAIDs 联合时，消化性溃疡出血的危险性增加（OR 6.13，95% CI 3.93～9.56）。这些发现与短期服用 NSAIDs 可使"静默"的幽门螺杆菌相关溃疡活动的假设是一致的。

总之，基于上述随机对照研究可以得出以下结论：幽门螺杆菌可增加首次服用 NSAIDs 患者溃疡发生的危险性，然而长期服用 NSAIDs 者中溃疡的发生可能主要是 NSAIDs 本身所致，而与幽门螺杆菌感染状态无关。因此幽门螺杆菌的影响可能在服用 NSAIDs 的早期得到表现，因为这些患者易于早期发生 NSAIDs 溃疡并发症，或因为服用 NSAIDs 促使原先存在的幽门螺杆菌溃疡发生并发症。根除幽门螺杆菌的影响与伴存的致溃疡因子数量相关，其益处与服用低剂量阿司匹林联合时最明显，与服用常规剂量 NSAIDs 联合无显著益处，在老年患者或伴存疾病者中益处也欠显著。

基于这些证据，在首次长期服用 NSAIDs 前根除幽门螺杆菌是恰当的，然而对长期服用非阿司匹林 NSAIDs 者，单独根除幽门螺杆菌似乎不足以预防溃疡。

六、预防和处理

（一）预防 NSAIDs 对胃、十二指肠黏膜损伤的药物

1. 米索前列醇 鉴于 NSAIDs 胃肠道损伤的发病机制，常见的预防胃、十二指肠黏膜损伤的策略是用药物增加黏膜内前列腺素含量和抑制胃酸分泌。米索前列醇，即前列腺素 E2 的类似物，具有弱的胃酸分泌抑制作用，它可以提供足够的前列腺素保护胃黏膜。一项针对 8 000 余例类风湿关节炎患者的研究表明，与安慰剂相比米索前列醇可减少约 40% 的严重上消化道并发症。尽管有如此功效，但其腹痛和腹泻的副作用（发生率可高达 30%，多数需要停用药物），限制了其广泛应用。米索前列醇预防可显著降低长期服用 NSAIDs 患者溃疡和严重胃肠道事件的发生率。米索前列醇减少胃溃疡的危险性比十二指肠溃疡更有效，减少胃溃疡的危险性可能比质子泵抑制剂更有效。然而服用米索前列醇，特别是高剂量与胃肠道不良反应率增加相关，常导致患者中止治疗。此外，临床试验外应用米索前列醇预防溃疡的观察中，疗效似乎比上述数值低。然而，鉴于米索前列醇是唯一已直接显示可降低 NSAIDs 相关严重胃肠道并发症的预防药物，因此应考虑将其作为 NSAIDs 并发症，特别在高危人群中一级预防的一线药物。

2. H2 受体拮抗剂 十余年前进行的大量研究显示，H2 受体拮抗剂（H2 RAs）对胃酸分泌具有相对弱的抑制作用，可减少非甾体消炎药相关的十二指肠球部溃疡的发生率。相反，这些药物的标准剂量对胃溃疡的预防则无明显作用。大剂量 H2 受体拮抗剂对降低胃溃疡的发病率有一定疗效，这表明酸在 NSAIDs 相关胃溃疡的发生中起致病作用。

标准剂量的 H2 受体拮抗剂已一致地显示可有效预防内镜定义的十二指肠溃疡，但不能预防胃溃疡。Koch 等的荟萃分析和 Stalnikowicz 的研究显示，标准剂量的 H2 受体拮抗剂在预防胃溃疡中未见获益。虽然无酸并不能够预防 NSAIDs 诱导的早期胃损伤，但累积的证据显示，深度酸抑制可减少 NSAIDs 包括阿司匹林诱导的急性胃黏膜损伤。基于这些观察一些研究者假设，更高剂量的 H2 受体拮抗剂可获得更一致的酸抑制，从而在长期服用 NSAIDs 者胃溃疡预防中获得疗效。有综述搜索到了包含 298 例患者的 3 项研究，评估双倍剂量 H2 受体拮抗剂预防 NSAIDs 诱导的上消化道毒性的疗效。与安慰剂相比，双倍剂量的 H2 受体拮抗剂可使十二指肠溃疡（RR 0.26，95% CI 0.11 ~ 0.65）和胃溃疡（RR 0.44，95% CI 0.26 ~ 0.74）的危险性均显著降低。这一胃溃疡相对危险性 56% 的降低相当于绝对危险性降低 12%（从 23.1% 到 11.3%）。

3. 质子泵抑制剂 质子泵抑制剂（PPI）通过抑制壁细胞上的 $H^+ - K^+ - ATP$ 酶而阻断胃酸分泌的最后一步。若干因素促使 PPI 成为预防 NSAIDs 诱发溃疡最受关注的药物：①米索前列醇的不良反应率高；②PPI 愈合 NSAIDs 相关溃疡疗效明显；③已证明 PPI 在其他酸相关性疾病中疗效高；④PPI 耐受良好。

针对 NSAIDs 包括阿司匹林诱发溃疡相关出血的高风险患者长期预防性使用 PPI 的研究表明，预防性使用 PPI 具有显著益处。一项研究显示与未使用 PPI 组的复发率相比（约 15%/年），使用 PPI 显著降低低剂量阿司匹林引起溃疡并发症的复发率（<2%/年）。非甾体消炎药持续并长期使用 PPI 患者在 6 个月内仍有约 4% 再出血的风险。在另一项研究中 NSAIDs 相关性溃疡出血的高风险患者，所有患者溃疡愈合且幽门螺旋杆菌根除，然后随机

分入单独 COX – 2 抑制剂（塞来昔布）组或传统的非甾体消炎药加标准剂量奥美拉唑组。这 6 个月研究结果显示，溃疡出血的复发率约 5%，两组之间的差异无统计学意义。镜下所见胃和十二指肠球部病变比临床上显性的并发症更常见（19% ~26%，6 个月，两组之间没有显著差异）。最近美国和多中心跨国研究报告在中等风险的患者（年龄 >60 岁，有溃疡病史）中使用选择性 COX – 2 抑制剂加 PPI 的溃疡发生率（1% ~4%，6 个月）比随机分配到选择性 COX – 2 抑制剂加安慰剂组（< 17% 在 6 个月）患者的内镜下溃疡发生率显著地降低。

PPI 是预防阿司匹林相关的胃肠道损伤首选的药物，优于米索前列醇、H2 受体拮抗剂。在长期应用抗血小板治疗前，对于有溃疡病史的患者，建议检测并根除幽门螺杆菌。

随着质子泵抑制剂（PPIs）的问世，有效的抑制胃酸分泌成为可能。这些药物既可用于对非甾体消炎药胃黏膜损伤的一级和二级预防，也可在继续服用 NSAIDs 时治疗消化性溃疡。PPI 与 H2 受体拮抗剂对比研究显示，即使持续服用非甾体消炎药，用 PPI 治疗胃和十二指肠球部溃疡仍有较高的愈合率，而 H2 受体拮抗剂则没有效果。现有的研究表明，每日一次标准剂量 PPI 是一个合理的保护胃黏膜的方案，但必须强调的是，没有任何方案包括 PPI 可以完全消除阿司匹林/NSAIDs 相关胃肠道并发症发生的风险。

（二）NSAIDs 包括阿司匹林首次服用者中预防消化性溃疡

1. 识别高危人群　抗血小板药物治疗研究亚组分析显示，65 岁以上人群同样可从阿司匹林和氯吡格雷使用中获益，而且其绝对和相对获益均比 65 岁以下人群更为显著。但高龄是消化道损伤的独立危险因素，随着年龄增加，消化道保护机制受到破坏或减弱。对于 65 岁以上的老年人，尤其应用双重抗血小板治疗时，建议长期使用阿司匹林的剂量不要超过 100mg/d，急性期抗血小板药物的首次负荷剂量可酌情降低。既往有消化道疾病史的患者出现消化道损伤的危险性明显增加，发生过消化性溃疡出血的患者其危险增加 13 倍，如继续服用阿司匹林，1 年内复发率约为 15%。多种危险因素共存可进一步增加了风险。

2. 检测和根除幽门螺杆菌　对于长期服用小剂量阿司匹林的患者，Hp 感染是消化道出血的独立危险因素。目前推荐的筛查方法为尿素呼气试验、粪便 Hp 抗原检测。检测前需要停用抗生素及铋剂至少 4 周，停用 PPI 至少 2 周。

3. 合理应用抗血栓药物　阿司匹林与其他抗血小板药物或抗凝药物联合应用能够明显增加严重出血发生的危险，主要以消化道出血为主。因此，应该尽量避免联合用药，尤其是高危人群。例如，植入药物洗脱支架的患者需要更长时间的双重抗血小板治疗，故高危患者应尽量选择裸金属支架。抗凝治疗不会直接导致消化道损伤，但是会加重已存在的消化道损伤病变。因此，抗血栓药物的联合应用必须有明确的适应证，且应同时给予质子泵抑制剂（PPI）。长期联合口服抗凝药物华法林与抗血小板药物阿司匹林和（或）氯吡格雷时，应将抗血栓药物剂量调整至最低有效剂量，即阿司匹林 75 ~ 100mg/d，氯吡格雷 75mg/d，凝血酶原时间国际标准化比值（international normalized ratio，INR）目标值在 2.0 左右，但对于机械瓣膜置换术后的患者可能需要更高强度的抗凝治疗。

4. 推荐联合应用 PPI 或用选择性 COX –2 抑制剂替代 NSAIDs　内镜和流行病学研究均发现，PPI 能明显降低服用阿司匹林（300mg/d）或氯吡格雷患者所致消化道损伤的发生率。PPI 是预防阿司匹林相关消化道损伤的首选药物。需要注意的是，氯吡格雷长期联合 PPI 治疗有可能会增加发生心血管事件的风险，因此应用时需全面评估受益和风险，进行个体化治疗。此外，选择性 COX-2 抑制剂对胃肠道黏膜的毒副作用低于非选择性 NSAIDs，用前者替代后者也可在一定程度上减少副作用。但需要注意的是选择性 COX-2 抑制剂也存在增加心血管事件风险的可能性。

（三）在持续服用 NSAIDs 包括阿司匹林患者中预防溃疡发生或溃疡复发

一些患者需要长期服用 NSAIDs，为此针对高风险患者需要考虑预防溃疡发生和预防溃疡复发的问题。溃疡发生或复发时是否有出血等并发症史也是决定是否需要长期预防的因素。

1. 检测和根除幽门螺杆菌　虽然在长期服用 NSAIDs 者中根除幽门螺杆菌预防溃疡发生的作用小于长期服用 NSAIDs 之前根除者，但幽门螺旋杆菌作为溃疡发生的独立危险因素，根除后仍有一定的降低溃疡发生或复发的作用。在长期服用 NSAIDs 者中，单独根除幽门螺杆菌尚不足以有效预防溃疡，对一些高危患者，仍需要用 PPI 等预防。对长期服用阿司匹林的患者建议筛查并根除幽门螺杆菌。

2. 基于有无溃疡出血等并发症史进行处理　无并发症史者的处理同首次预防。有溃疡出血史者如必须服用 NSAIDs，则应服用最低有效剂量选择性 COX-2 抑制剂，并同时每日服用 PPI。阿司匹林相关溃疡患者应首先评估是否需要继续服用阿司匹林，如是为了心血管事件一级预防（未确立有心血管疾病），则应考虑停服。如果服用阿司匹林是为了二级预防（已确立有心血管病），则应该恢复服用阿司匹林，并同时长期服用 PPI。恢复服用阿司匹林时间的迟早应根据发生心血管事件风险的大小决定，高风险者可在出血停止后不久即恢复，一般患者可在一周内恢复服用。

（四）NSAIDs 相关性肠病的预防和处理

目前尚缺乏能有效治疗和预防 NSAIDs 相关肠病的药物，因此对其肠黏膜损伤的治疗和预防的措施以停用相关药物为主。NSAIDs 引起的消化道出血或穿孔需要手术干预的较少见。与非选择性 NSAIDs 相比，选择性 COX-2 抑制剂、可提供一氧化氮或锌的 NSAIDs 可减轻肠道黏膜损伤。探索中的药物或治疗措施包括甲硝唑、柳氮磺胺吡啶、米索前列醇、瑞巴派特（rebamipide）、谷氨酰胺、微生态制剂、乳铁蛋白等。NSAIDs 与 PPI 联合应用可减轻上消化道黏膜损伤，但 PPI 有可能会影响肠道菌群，从而在一定程度上增加 NSAIDs 对肠道黏膜损伤的危险性。在这一情况下，适当补充微生态制剂可能是有益的。

（闫　丽）

第二节　自身免疫性肝炎

自身免疫性肝炎（Autoimmune Hepatitis，AIH）为自身免疫性肝病之一。自身免疫性肝病是一组在体内免疫功能异常的基础上发生的炎症性肝胆疾病，其发病机制尚不十分清楚。这一类疾病主要包括自身免疫性肝炎、原发性胆汁性肝硬化和原发性硬化性胆管炎三种，前一种以肝细胞受损为主，后两种主要是因胆管细胞受损的结果。共同特点为肝脏有免疫性病理改变，血清中有多种抗体，γ 球蛋白水平显著升高。本节以自身免疫性肝炎为代表进行介绍。

自身免疫性肝炎（Autoimmune Hepatitis，AIH）是一种以肝脏慢性坏死性炎症为特点的疾病。Waldenstrom 于 1950 年首先描述此病。此病多见于中、青年女性，伴有高丙种球蛋白血症，血清中含有多种自身抗体，肝炎病毒系列标记物则均为阴性，其肝脏的基本病理为肝小叶周围有碎屑坏死，亦可出现桥样坏死，并有明显的淋巴细胞、单核细胞和浆细胞浸润。但无肝内胆小管损伤征象。随着病情的进展，肝内纤维组织增生而发展为肝硬化。如不给予积极的治疗，预后不良。由于部分 AIH 患者可见有狼疮细胞（LE 细胞），Mackay 曾称此病为狼疮样肝炎（Lupoid Hepatitis），实际上，不论狼疮细胞阳性或阴性的 AIH，其免疫学特点、肝脏病理组织学改变、临床表现、病情的转归等均属相同，另外，为避免与系统性红斑狼疮相混淆，现在对狼疮样肝炎一名已摒弃不用。

一、病因和发病机制

自身免疫性肝炎的病因还不清楚，有以下几种学说。

（一）自身免疫功能异常

这是目前比较普遍认同的学说。AIH 患者血清中可以检测出多种自身抗体，血清中多克罗恩 γ-球蛋白水平显著增高。这些自身免疫现象提示此病的发生与自身免疫功能障碍有密切关系。在正常情况下，机体对自身组织成分具有免疫耐受性，机体内的抑制性 T 细胞具有抑嗣 B 细胞对自身组织蛋白产生相应抗体的功能。有人将 AIH 患者的 T 淋巴细胞分离出来后，在体外与泼尼松龙孵育，发现它对 B 淋巴细胞的抑制作用明显增强，这种实验研究的结果也提示 T 淋巴细胞调控功能的异常在 AIH 的发病机制中起着一定的作用。当机体免疫耐受性出现障碍，体内的抑制性 T 细胞对细胞失去调控作用，则 B 细胞就对肝细胞核的多种成分、细胞支架、无唾液酸糖蛋白受体、细胞色素 P-450 酶、可溶性肝抗原等自身组织成分产生抗体。这些自身抗体直接对多种肝脏的靶组织发生免疫反应，从而导致肝脏的损伤。但是，患者的免疫耐受性为何会出现障碍、抑制性 T 细胞怎样失去调控？其中的机制仍不清楚。

（二）遗传因素

AIH 有明显的种族倾向。在北美和西欧人群中，AIH 的发病率较高，在中国、日本等亚洲地区的人群中相对较低。在欧洲国家中，比利时的发病率低于英国和北欧。本病患者的家族成员中，AIH 相关的自身抗体的检出率高于对照组。

已知不少疾病的发病机制中均涉及患者的遗传素质。AIH 的发生也同样牵连到遗传的因素，患者的遗传因素使其对自身抗原容易产生免疫反应，最终导致肝脏损害。AIH 患者的家族虽然自身抗体的检出率高于对照组，然而，此病患者的家族成员的 AIH 外显率并无明显增高，这表明 AIH 的发病过程中还存在其他促发因素，后者激活遗传因素的外显和表达。

（三）病毒感染

曾有人认为病毒感染可能是促发 AIH 的病因，其依据是：①AIH 的肝组织损伤的病理改变与病毒性慢性活动性肝炎非常相似，往往不易区别。病毒性肝炎患者可以伴发自身免疫性肝炎，尤其是 C 型肝炎病毒感染后，患者血清中也常常出现多种自身抗体。②自身免疫性肝炎患者的淋巴细胞内常见有麻疹病毒基因。③有人报道有些亲肝病毒（如 EB 病毒、巨细胞病毒）感染可以诱发 AIH。不过，病毒感染与 AIH 发病之间的确切关系尚不清楚。并非每例 AIH 患者均存在病毒感染的证据。用多聚酶联反应技术分析，只能发现少数 AIH 患者有 C 型肝炎病毒感染的征象。因此，病毒感染是 AIH 病因的学说还有较多的争议。

（四）药物因素

有些药物作为一种半抗原，进入人体后，与体内组织中的某种蛋白质结合而形成复合物，后者即可成为抗原，与自身组织产生相应的自身抗体而发生自身免疫反应，诱发组织的损伤。已知多种药物，如氟烷、替尼酸、二甲胺四环素、肼屈嗪（肼苯达嗪）、苯巴比妥、苯妥英（苯妥英钠）、卡马西平等可以诱发自身免疫性肝脏损害，其肝组织病理改变类似于慢性活动性肝炎。但是，这些药物诱发的肝损伤患者血清中常常不存在特异性自身抗体，而且许多 AIH 患者并无明确的药物接触史。所以，将药物视为 AIH 的病因，也仅是一种假设。

二、临床表现

自身免疫性肝炎的临床表现与病毒性肝炎比较相似，缺少特异的症状和体征。不过，此病具有以下一些特点。

（一）起病和病程

AIH 常呈慢性迁延性病程。多数患者起病比较缓慢，随着病情的进展，晚期可出现肝硬化和门脉高压症。起病时多无特异性症状，易误诊为其他疾病，等到出现持续性黄疸，并经肝功能和血清自身抗体的检测后，才诊断本病。部分患者亦可急性起病，大约有 25% 的患者发病时类似急性病毒性肝炎。

（二）性别和年龄

AIH 多见于女性，男女之比为 1：4～1：6。此病多见于青少年，50% 的患者年龄为 10～20 岁。部分患者则发病于绝经期妇女。

（三）主要症状和体征

AIH 患者症状与慢性肝炎相似，常见的症状有乏力、食欲减退、恶心、厌油腻食物、腹胀等。有时可有低热、上腹或肝区疼痛。女性患者月经不调或闭经者比较常见。黄疸比较常见，多为轻度或中度，深度黄疸比较少见。大约有 20% 的患者可以没有黄疸。可伴有肝脾大、蜘蛛痣和肝掌。在进展到肝硬化时，还可出现腹水和下肢水肿。

（四）肝外表现

AIH 患者常伴有肝外的临床表现，这是与病毒性慢性肝炎的不同之处。AIH 患者的肝外表现有以下几方面：①关节疼痛：受累关节多为对称性、游走性，可反复发作，但无关节畸形。②皮损：可有皮疹、皮下出血点或瘀斑，亦可出现毛细血管炎。③血液学改变：常有轻度贫血，亦可有白细胞和血小板减少，其原因可能与脾功能亢进或产生抗白细胞和血小板的自身抗体有关。有些患者可能出现 Coombs 试验阳性的溶血性贫血，但并不多见。少数患者还可伴有嗜酸性粒细胞增多。④胸部病变：可出现胸膜炎、肺不张、肺间质纤维化或纤维性肺泡炎。亦出现肺动静脉瘘或肺动脉高压。⑤肾脏病变：可出现肾小球肾炎和肾小管酸中毒。肾活检组织学检查时，除了显示有轻度肾小球肾炎外，在肾小球内还可见有免疫球蛋白复合物沉积，复合物中含有核糖核蛋白和 IgG。⑥内分泌失调：患者可有类似 Cushing 病体征，如皮肤紫纹、满月脸、痤疮、多毛等。亦可出现慢性淋巴细胞性甲状腺炎、黏液性水肿或甲状腺功能亢进。还可伴有糖尿病。男性患者可以出现乳房增大。女性患者则常有月经不调。⑦AIH患者伴有风湿病者并不少见，如干燥综合征、系统性红斑狼疮、类风湿关节炎等。⑧部分患者可有溃疡性结肠炎。

三、实验室检查

AIH的实验室检查项目主要包括两方面：①肝功能试验：血清胆红素常轻度或中等度增高，血清转氨酶和γ-谷氨酰转肽酶往往升高。γ-球蛋白明显增高，这是AIH的特点之一。②免疫血清学检查：AIH患者的血清中可以测出多种自身抗体，这是本病的特征性的临床表现，也是诊断的主要依据。

四、AIH的诊断标准

AIH缺乏特异性的临床表现。除了自身抗体外，肝功能试验和其他实验室检查项目也并不特异，即使肝活检病理检查亦与病毒性慢性活动性肝炎非常相似。所以，AIH的诊断依赖于各种临床征象、包括肝功能试验和自身抗体在内的各种实验室检查，必要时加以肝活检病理检查等多种指标，在多方面综合分析的基础上，并排除病毒性肝炎或其他病因所致的肝病，才能作出确切的诊断。

1992年，在英国Brighton召开的国际肝病研究协会年会上，制定了AIH的诊断标准和诊断评分标准。概括起来，AIH的临床特征及其诊断要点是：①多见于女性；②多数患者的起病比较隐袭缓慢；③血清γ-球蛋白水平显著增高，以IgG为主；④血清转氨酶轻度或中等度增高；⑤血清中可检测出滴度较高的ANA、SMA、LKM、SLP/LP等自身抗体；⑥病毒性肝炎的标记物均为阴性；⑦肝组织病理检查显示慢性活动性肝炎的组织学改变，如汇管区碎屑样坏死或小叶中央区与汇管区之间的桥样坏死，伴有明显的淋巴细胞和浆细胞浸润。无胆管损伤；⑧排除其他原因导致的肝病，如病毒性肝炎、原发性胆汁性肝硬化、原发性硬化性胆管炎、药物对肝脏的损害、肝豆状核变性（Wilson病）、酒精性肝病、其他自身免疫性疾病等；⑨无酗酒，新近没有用过肝毒性药物；⑩对肾上腺皮质激素或免疫抑制药物治疗有效。

患者对肾上腺皮质激素或其他免疫抑制药的治疗反应有助于AIH的诊断。但是，对免疫抑制药治疗无明显效果的患者，不应轻易除外AIH的诊断。

五、鉴别诊断

AIH应与下列其他原因引起的慢性肝病相鉴别。首先，应与慢性病毒性肝炎，尤其是B型和C型肝炎区别开来。检测各种肝炎病毒指标是重要的鉴别依据。文献报道有些AIH患者同时合并有病毒性肝炎，但是非常少见。C型肝炎患者伴有自身抗体时，抗体滴度往往较低。病毒性肝炎对免疫抑制药治疗常无明显效果。AIH常与其他自身免疫性疾病合并存在，有些自身免疫性疾病如系统性红斑狼疮、干燥综合征、原发性胆汁性肝硬化，原发性硬化性胆管炎也可以出现ANA、SMA等自身抗体，所以应该注意鉴别。这些自身免疫性疾病各有其不同的临床表现，仔细地分析不难与AIH鉴别。有些患者可能同时具有AIH和另一种自身免疫性疾病的临床表现，这须考虑两病同时存在，即所谓重叠综合征。有些代谢异常性疾病如肝豆状核变性、血色病（Hemochromatosis）伴有明显的肝组织损伤。通过它们不同的临床表现及一些特殊的实验室检查，鉴别诊断不是十分困难，例如，肝豆状核变性患者伴有神经系统症状和体征，眼角膜边缘有 Kayser - Fleischer 环，血清铜和铜蓝蛋白降低，尿铜排出量增多。血色病患者常有肝硬化、糖尿病，血清铁的含量增高。酒精性肝病和药物性肝病可以通过仔细的病史询问、血清自身抗体的检查，可以与 AIH 相鉴别。

上述积分在治疗前 > 15 分或治疗后 > 17 分者可以确诊为 AIH。治疗前为 10 ~ 15 分或治疗后为 12 ~ 17 分者可能是 AIH。

六、治疗

（一）一般治疗

适当限制体力活动和休息。忌酒。吃低脂、高蛋白和含维生素丰富的膳食。避免使用对肝脏有损害的药物。

（二）肾上腺皮质激素

常用的制剂是泼尼松或泼尼松龙，主要用与病情较重的患者。肾上腺皮质激素对 AIH 有良好的疗效，用药后，临床症状常可明显减轻，肝功能好转，远期预后得到显著改善。多数患者经肾上腺皮质激素治疗后，除了临床症状减轻、肝功能化验指标好转外，肝脏的病理组织学也会有不同程度的改善，不过，多数学者追随观察的结果显示，最终发展为肝硬化的几率并无明显降低。

肾上腺皮质激素的常用剂量为每天口服泼尼松或泼尼松龙 40 ~ 60mg，疗程宜长，待临床症状和肝功能生化指标改善，病情获得缓解后，剂量可以减少，但减量必须要慢，过早减量或停药，病情容易再次加重和复发。初始剂量的大小、什么时候开始减量以及维持疗程的长短须视病情的轻重而定，一般需服用 1 年或更长时间。何时可以停药是一个比较困难的问题，多数学者主张以小剂量、长时期维持为宜。最好能有治疗前、后肝活检病理组织学的比较结果，肝组织学证实病情缓解后开始逐渐缓慢地减小剂量。停药后必须定期随诊，观察肝功能化验的变化。AIH 的复发率较高，一旦出现复发的征象时，可以再次使用肾上腺皮质激素。多次复发者容易进展为肝硬化或肝功能衰竭，预后更差。

如果单用肾上腺皮质激素治疗不能使病情缓解，则可以考虑与硫唑嘌呤等免疫抑制药联合治疗。患者最好选用泼尼松龙，因为口服泼尼松后，需在肝内转化为泼尼松龙后才能发挥治疗作用，当肝功能受损的患者，这种转化作用可能存在障碍。肾上腺皮质激素的副作用有满月脸、痤疮、多毛、骨质疏松、体重增加、血压增高、诱发糖尿病、容易继发感染等。近年来，有一种新的肾上腺皮质激素制剂问世，名为布地奈德（Budesonide），这是一种合成的肾上腺皮质激素，它不含卤素，具有极高的肝脏首关代谢效应，所以，其副作用明显小于通常采用的肾上腺皮质激素。此药最初应用于支气管哮喘的治疗，Danielson 等于 1994 年报道，13 例 AIH 患者每天口服布地奈德 6 ~ 8mg，疗程超过 9 个月后血清转氨酶下降至正常水平，没有明显的不良反应。Manns 等报道，布地奈德治疗 AIH 也有疗效，但是对已有肝硬化和门腔静脉吻合术后的患者其疗效并不优于泼尼松龙。布地奈德的优点是在长期治疗中的副作用小于通常所用的肾上腺皮质激素。

（三）硫唑嘌呤

硫唑嘌呤（Azathioprine），又名依木兰（lmuran），是一种嘌呤类衍生物，在体内分解为 6 - 巯基嘌呤，后者对嘌呤能起拮抗作用。免疫活性细胞在抗原刺激后的增殖期时需要嘌呤类物质，如果嘌呤受到抑制时，则能抑制 DNA 的合成而影响淋巴细胞的增殖，从而阻碍了对抗原敏感的淋巴细胞转化为免疫母细胞。因此，硫唑嘌呤可以发挥免疫抑制的药理效应。单用硫唑嘌呤治疗 AIH 的疗效较差，通常在肾上腺皮质激素治疗中因疗效不理想、肾上腺皮质激素的不良反应较大或经肾上腺皮质激素治疗后病情已趋缓解，外加硫唑嘌呤联合治疗。常用剂量为每日泼尼松龙 30 ~ 40mg 和硫唑嘌呤 75 ~ 100mg。

硫唑嘌呤的副作用主要是抑制骨髓的增生，大剂量和长疗程应用时必须重视，应该观察血相的变化。此外，也可以出现黏膜溃疡、恶心、食欲减退、脱发等副作用。

（四）环孢素

在 AIH 的治疗中，环孢素的常用剂量为口服 2 ~ 4mg/（kg·d），一般成人患者口服 200mg/d。有人报道，应用环孢素治疗 AIH 有较好的效果，临床症状和肝病理组织学均可明显改善。从现有的文献报道来看，环孢素主要应用于儿童 AIH 患者，以避免因长期服用肾上腺皮质激素而影响患儿的发育。环孢素的副作用主要包括对肾脏的损害、胃肠道反应、血压增高、肝脏损害、风疹等，其中肾脏受损是环孢素的最突出的不良反应。由于应用于自身免疫性疾病的环孢素剂量远比于器官移植前后的剂量要小，因此，出现不良反应的程度较轻。从已报道的临床资料显示，AIH 患者在接受环孢素治疗时的耐受性较好，很少因不良反应而须终止治疗者。

（五）他克莫司

他克莫司（Tacrolimus），又名普乐可复（Prograf）或 FK506，是一种从土壤链霉菌中提取出的属于大环内酯抗生素，其药理作用机制是可以抑制 T 细胞的活化以及 T 辅助细胞依赖型 B 细胞的增生，也抑制 IL - 2、IL - 3 和 γ - 干扰素等淋巴因子的生成和 LH - 2R 的表达。在体外和体内的实验研究结果表明。此药具有显著的免疫抑制作用。有人报道口服他克莫司 3mg，每日 2 次，疗程 1 年，临床症状和肝功能均有改善。不过，此药治疗 AIH 方面尚缺少大规模的临床验证，其应用前景还不能作出确切的评价。

（六）熊去氧胆酸

熊去氧胆酸（Ursodeoxycholic Acid）亲水性的胆汁酸，可从肝细胞置换疏水的胆汁酸，促进胆汁分泌和减少胆汁酸在回肠内的再吸收，并可改变 HLA - 1 类抗原在肝细胞表面的表达和抑制免疫球蛋白的产生。胆汁淤滞明显的 AIH 患者可以试用。不过，疗效并不非常肯定。有人认为每天口服此药 600mg 可以减轻黄疸和降低血清转氨酶水平。但也有人观察并无明显疗效。

（七）肝移植

经药物治疗无效、病程进入晚期的患者，可以考虑肝移植治疗。欧洲的文献报道，有 4% 的 AIH 患者接受肝移植治疗，他们 5 年生存率为 92%，AIH 的复发率为 11% ~ 35%，肝移植手术后，AIH 仍会复发，所以必须继续应用免疫抑制药治疗，以降低 AIH 的复发率，自身抗体持续阳性与 AIH 复发无明确的关系。

（闫　丽）

第三节　嗜酸性粒细胞性胃肠炎

嗜酸性粒细胞性胃肠炎（eosinophilic gastroenteritis，EG）是一种少见的疾病，典型的 EG 以胃肠道的嗜酸性粒细胞浸润、胃肠道水肿增厚为特点。本病通常累及胃窦和近端空肠，若一旦累及结肠，则以盲肠及升结肠较多见。此外，EG 还可累及食管、肝和胆道系统，引起嗜酸性粒细胞性食管炎、肝炎和胆囊炎，也有仅累及直肠的报道。胃肠道 EG 与胃肠道外 EG 合并存在的比例约 50%。

一、流行病学

EG 主要发生在 20～30 岁的年轻人中，但儿童和老年人也可发病；男性发病率约为女性的 2 倍；其人群发病率很难确定，据有限的资料显示，每 10 万例住院患者中仅有 1 例 EG。

二、病因和发病机制

EG 的病因迄今未明。EG 患者的胃肠道有大量嗜酸性粒细胞浸润，因此有人认为与某些外源性或内源性的物质引起的机体过敏有关，但仅有 20%～50% 的患者以前有过敏史。有人认为 EG 与哮喘一样有遗传学背景，但迄今为止，只有 1 篇文献报告一个家庭中有两人同患 EG。澳大利亚学者曾报告 EG 的发病与钩虫感染有关，在他们的资料中，79% 的 EG 患者有钩虫感染，而对照组仅 8%，但其他人用甲苯达唑（mebendazole）治疗未见疗效，因此认为 EG 发病与钩虫感染无关。

EG 的发病机制尚不清楚，很可能是发病机制不尽相同的一组疾病。在部分 EG 患者的胃肠道黏膜中发现有 IgE 的升高，有人认为，包括牛肉、鸡蛋、菠萝、牛奶在内的某些特殊抗原均可启动 T 细胞的活化，活化的 T 细胞可促使 IgE 的产生，IgE 及 IgG、IgA 等均有强大的促使嗜酸性粒细胞脱颗粒的作用；活化的 T 细胞还可产生 IL-5，也具有强大的嗜酸性粒细胞趋化和脱颗粒功能。由于在嗜酸性粒细胞性胃肠炎患者的胃肠道活检标本中发现嗜酸性粒细胞脱颗粒及有主要基础蛋白（major basic protein，MBP）的沉积，而 MBP 对许多细胞和组织均有毒性作用，因此，人们认为嗜酸性粒细胞脱颗粒及有 MBP 的沉积在本病发病中有重要作用。另外，由于阿司咪唑和酮替芬对 EG 的治疗有一定疗效，因此有人推测，肥大细胞的脱颗粒与 EG 发病也有关系，但这一说法未获病理学资料支持。最新的研究表明，一种特殊的嗜酸性粒细胞趋化物质——嗜酸性粒细胞活化趋化因子，在嗜酸性粒细胞性胃肠炎产生的过程中起着重要的作用。

三、临床表现

本病缺乏特异性表现，可因胃流出道梗阻而急性起病，可表现为腹痛或不适（100%）、恶心（67%）、呕吐（33%）、焦虑（67%）、肠梗阻（50%）、腹水等慢性症状，如累及肝胆系统，则可出现黄疸。有些患者的症状可持续多年。根据病变部位及浸润程度，本病可有不同的分类。

（一）按部位分类

1. 局限性　多见于中老年，病变仅累及胃，约占 EG 的 26%，此型又称为嗜酸性粒细胞性胃炎（eosinophilicgastritis）。胃窦部最常见，主要表现为上腹部的痉挛性疼痛、恶心呕吐等；胃内的肿块可以导致恶变或胃流出道梗阻。

2. 弥漫性　多见于中青年，主要表现为上腹部痉挛性疼痛、恶心呕吐，发作有规律，可能与进食某些食物有关，约 50% 患者可出现肠梗阻表现。

（二）按浸润程度分类

Klein 分型是目前常用的 EG 分类方法。

1. 黏膜型　此型病变主要累及胃肠黏膜。患者可有过敏性病史及较高的血 IgE 浓度，其临床表现为胃肠道蛋白丢失、贫血、吸收不良、体重下降及腹泻等。

2. 肌层型　此型病变主要累及肌层，其临床表现为梗阻，这种梗阻有时需要手术治疗，另外，还偶有胃肠道出血和瘘管形成。

3. 浆膜型　此型病变主要累及浆膜层，其临床表现为腹痛，且常伴有腹膜炎、腹水等。

四、实验室及辅助检查

1. 血常规　患者有嗜酸性粒细胞计数升高，且可随疾病病程波动，但有 1/3 的 EG 患者在整个过程中嗜酸性粒细胞计数始终正常。因此，有人提出，周围嗜酸性粒细胞增多并非是诊断的必要条件，无嗜酸性粒细胞增多并不能除外 EG 的可能。

2. 粪便检查　可有大便隐血阳性，部分患者有轻至中度脂肪泻。

3. 腹水检查　可见大量嗜酸性粒细胞。

4. 放射学检查　胃肠道钡餐造影可见胃窦部僵硬、黏膜皱壁增厚和黏膜结节样增生；小肠环状皱襞及增厚，但不伴溃疡和局部异常；有些患者可无特殊发现。CT 检查可见胃肠壁增厚、肠系膜淋巴结肿大或腹水。放射学检查结果的特异性较差，其诊断价值远不如内镜检查。

5. 内镜检查加活检　内镜检查时，可见受累黏膜充血水肿、糜烂、出血、增厚或有肿块。活检病理可见受累胃肠道黏膜有局灶或弥漫性嗜酸性粒细胞浸润，组织水肿及纤维化，但一般不伴组织坏死；EG 的病灶有时可呈局灶性分布，胃镜、小肠镜或结肠镜检查时常需多点活检，但也有人认为活检阴性并不能在临床上完全除外本病的存在。对高度怀疑肌层型或浆膜型者，超声内镜有助于诊断。

五、诊断和鉴别诊断

1. 诊断　EG 主要根据临床表现、血常规、放射学和内镜加活检病理检查的结果作出。常用的有两种诊断标准。

（1）Talley 提出的诊断标准：①存在胃肠道症状；②活检病理显示从食管到结肠的胃肠道有一个或一个以上部位的嗜酸性粒细胞浸润，或有放射学结肠异常伴周围嗜酸性粒细胞增多；③除外寄生虫感染和胃肠道外嗜酸性粒细胞增多的疾病，如结缔组织病、嗜酸性粒细胞增多症、Crohn 病、淋巴瘤、原发性淀粉样变性、Menetrier 病等。

（2）Leinbach 提出的诊断标准：①进食特殊食物后出现胃肠道症状和体征；②外周血嗜酸性粒细胞增多；③组织学证明胃肠道有嗜酸性粒细胞增多或浸润。

（二）鉴别诊断

（1）消化不良：EG 患者可有腹痛、恶心、呕吐、腹胀等消化不良症状，但常缺乏特异性。对于以消化不良为表现的患者要与消化性溃疡、反流性食管炎、胃癌、慢性胰腺炎等注意鉴别。

（2）肠道寄生虫感染：周围血嗜酸性粒细胞增多可见于钩虫、蛔虫、旋毛虫、华支睾吸虫、包虫等所致的寄生虫病，各有其临床表现，外周血嗜酸性粒细胞绝对值明显升高，通过反复检查粪便虫卵不难鉴别。

（3）肠梗阻肌层型 EG，常发生肠梗阻，要注意除外胃肠道肿瘤、肠道血管性疾病等。

（4）嗜酸性肉芽肿：主要发生于胃和大肠、小肠，呈局限性肿块，病理组织检查为嗜酸性肉芽肿混于结缔组织基质中，病理学特点为黏膜下层的结节或息肉内有不同程度的嗜酸性粒细胞浸润。

（5）腹水：多见于浆膜型 EG。腹水常规和生化检查、腹水 CEA 检测、腹水病理检查有助于疾病的诊断。

（6）嗜酸性粒细胞增多症（HES）：HES 是一种病因未明的全身性疾病，它也可以累及胃肠道。Hardy 和 An－derson 提出的 HES 的诊断标准为：①周围血嗜酸性粒细胞计数≥1.5×10^9/L、持续 6 个月以上且不能用其他疾病解释；②有 HES 的临床表现，如血管性水肿、心脏和肺部表现或胃肠道症状。HES 和 EG 有时很难鉴别，HES 可累及肝（60%），也可累及胃肠道（14%），弥漫性 EG 亦可累及除胃肠道外的器官（50%）。因此有些学者认为，弥漫性 EG 有可能是以胃肠道表现为主的 HES。

六、治疗

1. 饮食 应尽量避免引起胃肠过敏的食物，有人曾试用要素饮食，但收效甚微。

2. 药物治疗

（1）糖皮质激素：EG 对糖皮质激素的治疗有良好反应，以泼尼松为例，一般开始剂量为 15～40mg/d，临床症状和体征改善后逐渐减量。停用糖皮质激素后 EG 的复发率尚不清楚，据文献报道，有 1/3 的患者可复发，复发病例应用糖皮质激素治疗仍然有效。

（2）色甘酸钠：系肥大细胞膜稳定剂，可稳定肥大细胞膜，抑制其脱颗粒反应，防止组织胺、慢反应物质和缓激肽等介质的释放而发挥其抗过敏作用。用法为 40～60mg，3 次/日。对糖皮质激素治疗无效或产生了较为严重的副作用者可改用色甘酸钠治疗。

（3）抗过敏药物：阿司咪唑，10mg，1～2 次/日；酮替芬，1～2mg，1～2 次/日。

3. 手术治疗 EG 的手术治疗适用于有梗阻的患者，但远期效果不佳，如不用糖皮质激素治疗，即使作胃肠道局部切除，仍有可能复发。

七、预后

本病是一种变态反应性疾病，虽可反复发作，但长期随访未见恶变，如能及时治疗，其预后良好，但在儿童患者中也偶有因 EG 死亡的病例。

（闫 丽）

第二十六章　风湿病相关内分泌疾病

第一节　甲状腺功能亢进

一、临床表现

（一）症状

Graves 病可发生于任何年龄，大多数年龄在 20～40 岁，一般女性比男性发病率高，约为 4：1。但是地方性甲状腺肿流行区，则女性稍多于男性，约为 4：3。青年女性常可出现青春期甲亢，症状较轻，有的人未经治疗，而在青春期过后也可自愈。

老年患者较年轻者更易见"隐匿性"或"淡漠型"甲亢，其神经过敏和情绪症状较轻，突眼发生率也较少。甲亢时多系统受累，临床表现多变，20～40 岁中青年发病较常见，但近年来老年甲亢不断增多。起病较慢，多有精神创伤史和家族史。发病后病程迁延，数年不愈，复发率高，并可发生多种并发症。

（1）能量代谢与糖、蛋白质及脂肪代谢异常：甲亢时基础代谢率（BMR）增高，可烦热、潮汗、体重减轻、工作效率低、肌肉消瘦、乏力、易疲劳。蛋白质代谢负平衡，胆固醇下降或正常，皮下脂肪消失，脂肪代谢加速。肝糖原与肌糖原分解增加，糖原异生增快，血糖可升高或出现餐后高血糖，糖代谢异常重者可发生糖尿病。

（2）水盐代谢与维生素代谢紊乱：甲状腺激素可促进利尿、排钾与排镁，故甲亢时易发生低钾性周期麻痹与低镁血症。钙与磷运转加速，常有高尿钙与高尿磷和高尿镁；久之，可发生骨质脱钙与骨质疏松，当有低血钙发生后患者又摄钙不足，少数患者可发生继发性甲状旁腺功能亢进症。同时由于甲亢时吸收差，代谢快，消耗多，可发生维生素 B_1、C、D 等多种维生素缺乏症及微量元素缺少症。

（3）皮肤肌肉代谢异常症状：蛋白质呈负代谢平衡，肌酸负平衡，负氮平衡，ATP 减少，磷酸肌酸减少，易发生甲亢性肌病，眼肌无力，重症肌无力，或经常性软瘫。皮肤发生黏液性水肿，多见于眼睑与胫骨前。指甲变软或发生变形与感染。

（4）心血管系统症状：甲状腺激素兴奋心肌交感神经，增强儿茶酚胺作用，出现心动过速、心律失常、心音增强、脉压加大、甚至心脏扩大、心尖部收缩期杂音。老年人易发生心房纤颤、心绞痛甚至甲亢性心脏病与冠心病同时发生，以致心力衰竭。

（5）精神与神经系统症状：甲状腺激素可兴奋神经肌肉，易产生精神紧张，急躁、激动、失眠、头晕、多虑、易怒、多言、手抖、反射亢进，严重时可发生甲亢性精神病与自主神经功能紊乱。

（6）消化系统症状：甲状腺激素可增加肠蠕动，发生易饥饿、食欲亢进、大便次数增多、消化不良性腹泻，营养与吸收不良，严重时可出现低蛋白血症及腹水，呈恶病质状态而卧床不起，老年人多见。

（7）内分泌与生殖系统症状：甲亢时内分泌系统功能可有紊乱，最常见的是性腺功能受累，女性闭经和月经不调，男性阳痿，但女性妊娠不受影响，分娩时应注意防止发生甲亢危象和心力衰竭。

（二）体征

1. 甲状腺肿大　一般呈对称性，少部分呈非对称性肿大，分Ⅰ度、Ⅱ度、Ⅲ度增大，随吞咽动作上下运动，多数呈弥漫性肿大；质软、无压痛、久病者较韧；肿大程度与甲亢轻重无明显关系；左、右叶上下极可扪及细震颤，可闻及收缩期吹风样或连续性收缩期增强的血管杂音，为诊断本病的重要体征。极少数无甲状腺肿大或甲状腺有囊性、结节性肿大或甲状腺位于胸骨后纵隔内，但甲亢症状不减。甲状腺肿大压迫气管、食管及喉返神经时，出现气短、进食哽噎及声音嘶哑。

2. 突眼　患者中，有 25%～50% 伴有眼征，其中突眼为重要而较特异的体征之一。突眼多与甲亢同时发生，但亦可在甲亢症状出现前或甲亢经药物治疗后出现，少数仅有突眼而缺少其他临床表现。眼球突出超出 16mm 为突眼，一般有良性突眼与恶性突眼（浸润性突眼）之分，前者多见。过去有人认为突眼系由于垂体分泌致突眼物质所致。目前则认为突眼是自身免疫因素所致。即：①甲状腺球蛋白与抗甲状腺球蛋白复合物沉积在眼肌细胞膜而引起水肿和淋巴细胞浸润，眼外肌肥大，致突眼和球外肌麻痹；②球后脂肪及结缔组织细胞发生免疫反应。严重时上下睑不能闭合，眼球调节作用差，辐辏反射失调。

（1）非浸润性突眼：主要因交感神经兴奋和 TH 的 β 肾上腺素能样作用致眼外肌群和提上睑肌张力增高有关，球后及眶内软组织改变不大，突眼度 <18mm，经治疗常可恢复，预后良好。眼征有以下几种。①Dalrymple 征：眼裂增大。②Stellwag 征：瞬目减少。③Moebius 征：双眼聚合能力欠佳。④VonGraefe 征：眼向下看时巩膜外露。⑤Joffroy 征：眼向上看时前额皮肤不能皱起。

（2）浸润性突眼：较少见，症状明显，多发生于成年患者，由于眼球后软组织水肿和浸润所致，预后较差。除上述眼征更明显外，往往伴有眼睑肿胀肥厚，结膜充血水肿，眼压升高，可发生角膜溃疡、穿孔、结膜充血、水肿甚至失明。患者畏光、复视、视力减退、阅读时易疲劳、异物感、眼胀痛或刺痛、流泪，眼球肌麻痹而视野缩小、斜视、眼球活动度减少甚至固定。突眼度一般 >19mm，左右突眼度常不等。由于突眼明显，不能闭合，结膜及角膜经常暴露，尤其睡眠时易受外界刺激而引起充血、水肿，继而感染。

3. 局限性黏液性水肿　多在胫骨前发生对称性的浸润性皮肤病变，还可发生在手指、掌背及踝关节等部位。皮肤增厚，变韧，出现大小不等的棕红色斑块状皮肤结节，凹凸不平，面积逐渐扩大融合，形似象皮腿，此种患者 LATS、LATS－P、TGA、TMA 多呈阳性。

二、辅助检查

1. 血清甲状腺激素

（1）总甲状腺素（T_4）：代表血中结合 T_4 及游离 T_4 的总和。当血中甲状腺激素结合蛋白正常时，测量结果大于 161nmol/L（成人正常范围为 52～161nmol/L 或 4～12.5μg/dl）为甲亢。

（2）总三碘甲腺原氨酸（T_3）：代表血中结合 T_3 及游离 T_3 的总和。当血中甲状腺激素结合蛋白正常时，测量结果大于 2.9nmol/L（成人正常范围为 1.2～2.9nmol/L，或 80～190ng/dl）为甲亢。

（3）T_3 摄取试验（T_3U）：反映甲状腺激素结合球蛋白（TBG）的饱和程度。血中甲状腺激素结合蛋白正常时，测量数值大于 35%（或 1.3）时（正常范围 24%～35%，或 0.8～1.2）支持甲亢。

（4）游离甲状腺素指数（FT4I）：为总 T_4×T_3U，可以反映游离甲状腺素（FT_4）情况。在甲亢时升高（成人正常范围为 0.96～4.38 或 3.2～13.5）。

（5）血清游离甲状腺素（FT_4）：为不与甲状腺激素结合蛋白结合的部分，正常范围 10.3～25.8pmol/L，或 0.8～2.0ng/dl，甲亢时升高。

（6）游离三碘甲状原氨酸（FT_3）：为不与甲状腺激素结合蛋白结合的部分，正常范围 2.2～6.8pmol/L，或 1.4～4.4pg/ml，甲亢时增高。

2. 甲状腺摄碘率（RAIU）　典型 Graves 病甲亢者 RAIU 增高，且峰值前移，不被甲状腺激素抑制试验所抑制。此点可与单纯性甲状腺肿和缺碘性甲状腺肿鉴别。但甲状腺炎所致甲亢，RAIU 往往降低，碘甲亢及药物性甲亢亦见 RAIU 低于正常。因此，所有甲亢患者均应常规接受 RAIU 检查。

3. T_3 抑制试验　摄 ^{131}I 率检查不能明确诊断者可应用此项检查。Graves 病患者服 T_3 后摄 ^{131}I 率仍高，或下降不到一半，老年人及有心脏病者本试验不安全，已被 TRH 兴奋试验代替。

4. 血清 TSH 测定及 TRH 兴奋试验

（1）血清促甲状腺激素（TSH）：甲状腺功能改变时，TSH 的波动较甲状腺激素更迅速而显著。无论是典型甲亢还是亚临床甲亢，血清 TSH 均显著降低。但垂体性甲亢及某些非内分泌系统肿瘤所致甲亢 TSH 明显升高。

（2）促甲状腺激素释放激素（TRH）兴奋试验：在 Graves 甲亢患者注射 TRH 以后 TSH 无反应，少数患者反应低减。

5. 甲状腺抗体

（1）TRAb 与 TSAb：80%～100% 的 Graves 病初发患者促甲状腺素受体抗体（TRAb）阳性，尤其是甲状腺刺激抗体（TSAb）在 95% 以上的 Graves 患者为阳性；监测 TSAb 对诊断本病、指导用药及预示复发可能性均有重要意义，也是诊断甲状腺功能正常的浸润性突眼的重要指标。

（2）TGAb 与 TPOAb：50%～90% 的患者甲状腺球蛋白抗体（TGAb）和（或）甲状腺过氧化物酶抗体（TPOAb）为阳性，但滴度不如慢性淋巴细胞性甲状腺炎高。

6. 甲状腺影像学检查　彩色多普勒超声检查：可见在 Graves 病的甲状腺腺体呈弥漫性或局灶性回声低减，在回声减低处，血流信号明显增加，甲状腺上动脉和腺体内动脉流速明显加快，阻力减低。有助于确定甲状腺部位、外形、大小及结节性质（前者可了解结节为实性或囊性，后者可知结节是否具有 ^{131}I 功能）。

三、诊断和鉴别诊断

1. 诊断　典型 Graves 病根据病史、体检及测定血清激素水平容易诊断，应用敏感的方法进行 TSH 测定对于本病诊断也很有帮助。Graves 病患者有突眼者占 50% 左右，无突眼时需测定 TSAb、甲状腺摄^{131}I 率才能明确病因诊断，摄^{131}I 率增高可排除甲状腺炎性疾患所致激素水平增高。个别临床极似甲状腺功能亢进症，实验室检查不能确定诊断的困难病例，也可采用抗甲状腺药物试验治疗 4~12 周，根据体重、心率变化做出诊断。

2. 鉴别诊断

（1）单纯性甲状腺肿：无甲亢症状，甲状腺摄碘率可增高，但高峰不前移。T_3 抑制试验可被抑制。T_4 正常或偏低，T_3 正常或偏高，TSH 正常或偏高。TRH 兴奋试验正常。

（2）神经官能症：由于神经官能症患者的自主神经调节紊乱，故临床表现为易激动、失眠、心慌、气短、阵发性出汗，与甲亢不同的是怕热多汗不是持久性的，而是有时怕热，有时怕冷。神经官能症食欲变化与情绪有关。心率变化与甲亢有明显区别，即白天心率加快，夜晚睡眠时降至正常。如神经官能症患者同时患单纯性甲状腺肿，甲状腺无血管杂音，无突眼，实验室检查血清 T_3 及 T_4 水平正常，甲状腺摄^{131}I 率多在正常范围。

（3）糖尿病：糖尿病的"三多一少"症状与甲亢的多食易饥等症状相似，特别是少数甲亢患者糖耐量低、出现尿糖或血糖轻度增高。糖尿病患者亦可出现高代谢症状，但患者无心慌、怕热、烦躁等症，且甲状腺一般不肿大，甲状腺部位听不到血管杂音。实验室检查血清 T_3 及 T_4 水平无明显升高，有助于鉴别。

（4）嗜铬细胞瘤：有高代谢症候群、心动过速、手抖和多汗等症状；但嗜铬细胞瘤患者无甲状腺肿，甲状腺功能正常。常有高血压，尤其是发作性高血压，血、尿儿茶酚胺及其代谢物升高，肾上腺影像检查异常等均有助于鉴别诊断。

（5）妇科疾病：妇女患有反复早产、流产、死胎等妊娠史者，应做有关检查以鉴别是否患有甲亢。绝经期妇女易患甲亢，应注意与更年期综合征相鉴别。

四、治疗

（一）药物治疗

1. 一般治疗　甲亢患者需注意休息，合理饮食，解除精神压力。饮食要保证富含高蛋白质、维生素，年轻患者还需增加脂肪类饮食，保证足够热量。患者应忌食辛辣及含碘丰富的食物，少喝浓茶、咖啡，尽量不吸烟、不喝酒。必要时采用镇静药如地西泮等，缓解神经兴奋症状。

2. 抗甲状腺药物治疗（ATD）　ATD 是治疗本病最常用的首选方法，患者易于接受，也较安全，但复发率高达 60%~80%。

（1）硫脲嘧啶类药物的品种：临床选用的顺序常为，甲巯咪唑（他巴唑，MMI）、丙硫氧嘧啶（PTU）、卡比马唑（甲亢平）。PTU 的药效较后二者约小 10 倍，使用时剂量应大 10 倍。

（2）用药方案：①病情控制阶段：甲巯咪唑治疗的起始剂量为 30~40mg/d，丙硫氧嘧啶为 300~450mg/d，两种药物均应分 2~3 次口服，以维持血中药物的浓度。用药后一般 2~4 周显效，6~12 周病情基本被控制。用药后效果不满意者应寻找原因，常见原因有精神因素、感染等引起的应激反应，也有不能坚持服药者，或甲状腺肿大伴结节的病例；治疗时还应注意询问既往有无用碘制剂或食用含碘丰富的食物史，由于腺体内储存过量激素，而碘剂延缓了激素的释放，可致病情好转时间延长。少数患者对抗甲状腺药物不敏感，可酌情增加药量。②药物递减阶段：抗甲状腺药物治疗后甲亢症状逐渐减轻，直至消失，体重逐渐增加，心率减慢到 80/min 左右，T_3 及 T_4 水平降至正常时，维持原药量 1~2 周后开始减量，每 1~2 周递减 1 次，若服用甲巯咪唑每次减少 5~10mg，丙硫氧嘧啶每次减 50~100mg。要定期复查 T_3、T_4、TSH 等，保持患者甲状腺功能稳定在正常状态后，逐渐过渡到维持阶段，时间是 4~8 周。③药物维持阶段：维持阶段用药量个体差异较大，甲巯咪唑 5mg，每天 1~2 次，甲硫氧嘧啶或丙硫氧嘧啶 50mg，每天 1~2 次。维持剂量 1~1.5 年甚至更长时间，必要时可在停药前将维持量减半。当有感染、精神诱因或其他原因使病情加重时，应酌情短期内增加药物剂量。必须强调坚持按规定服药，不能无故中途停药或过早减量。疗程不宜过短，一般为 1.5~2 年。治疗期间尽可能避免妊娠和精神创伤等应激。嘱患者定期复诊，进行甲状腺功能监测；查血 T_3、T_4、TSH 及外周血象等，以了解治疗情况、效果、有无不良反应等，以便及时进行药量的调整，提高疗效和预防不良反应的发生。

（3）辅助药物：甲亢患者有心率明显增快或交感神经兴奋非常明显者，可加用 β-肾上腺素能阻断剂——普萘洛尔（心得安），可减慢心率，可使心悸、精神紧张、震颤、多汗等迅速改善，对突然来的应激还有保护作用。一般每天 2~4 次，每次 10~20mg。有哮喘及心脏房室传导阻滞，明显心力衰竭时不用。

（二）放射性¹³¹I 治疗

（1）适应证：ATD 依从性差或严重过敏者；ATD 治疗反复发作者；甲亢术后复发者；甲亢心脏病患者；部分功能自主性甲状腺腺瘤患者；毒性结节性甲状腺肿者。

（2）禁忌证：年龄在 25 岁以下不首选；妊娠及哺乳期妇女；严重肾功能不全者；甲状腺极度肿大并有压迫症状者。

（3）治疗方法：通常每克甲状腺组织给¹³¹I 70~100 微居里（μCi）。根据甲状腺估计质量及甲状腺摄放射性碘百分率，可按以下公式计算所需剂量：¹³¹I（μCi/g）×估计甲状腺质量（g）×100/（24h 摄碘率）=¹³¹I 治疗剂量（μCi）；计算所得剂量一次口服。

不同患者敏感性差异较大，年龄大者需增加剂量，事先一直服用抗甲状腺药物者需适当加量；病情较重，甲状腺肿大明显或合并结节性甲状腺肿者用量偏大。甲状腺无明显肿大、病程短、未曾治疗过及术后复发者，剂量偏小。重症剂量大者可以分次口服，以防发生危象；且可根据第一次治疗后反应，再适当调整剂量，可减少甲状腺功能减退的并发症。重复治疗一般在 6 个月以后。

服¹³¹I 以前 2~4 周避免应用含碘剂及溴剂药物，服¹³¹I 2h 后可进食。重症患者最好先应用抗甲状腺药物治疗，以免服¹³¹I 后甲状腺细胞破坏释放大量激素发生危象，于¹³¹I 治疗前 2~3d 停用抗甲状腺药，服¹³¹I 1~2 周后可再继续服用抗甲状腺药物一段时间。

（4）治疗效果：服药后 2~4 周见效，患者症状减轻，甲状腺缩小，体重增加。3~4 个月约 60% 以上患者可治愈。一次治疗有效率在 80% 以上。

（5）不良反应：①放射性甲状腺炎：治疗 1~2 周内可发生头痛、皮疹、暂时性甲亢加重、白细胞减少等症状，极少数重症者可诱发甲状腺危象。②甲状腺功能减退症：大多数患者为永久性甲减，需终身替代治疗。③突眼加重：见于少部分患者，尤其是原先具有活动性突眼者。但多数患者的突眼得到改善，部分患者无明显变化。对于有突眼加重可能者，治疗前后预防性使用糖皮质激素则十分重要。

（三）手术治疗

甲状腺次全切除术，可去除功能亢进的甲状腺组织和产生甲状腺特异抗体的淋巴细胞，使甲亢得以长期缓解。本疗法的长期缓解率在80%以上。

（1）适应证：ATD 依从性差、无效或有严重不良反应者；甲亢复发2次以上者；肿大甲状腺有明显压迫症状者；胸骨后甲状腺肿伴甲亢者；结节性甲状腺肿伴甲亢者；功能自主性甲状腺腺瘤者；甲状腺癌伴甲亢或 Graves 病疑有癌变者。

（2）禁忌证：对于妊娠早晚期及有严重全身疾患无法耐受手术者，不宜采用这一疗法。此外无特殊的禁忌证，包括突眼。

（3）术前准备：所有患者均应经 ATD 和（或）β 受体阻滞剂有效地控制甲亢后方可手术。若单独应用普萘洛尔，应注意剂量充足。为减少术中出血，术前两周开始加服复方碘制剂，开始每天3次，每次3~5滴，逐日加量，直至每次15或16滴为止。或者每天3次，每次10滴连服2周。手术的时机最好在应用 ATD 至临床症状消失、甲状腺功能恢复正常、体重增加、心率低于90/min，并服用复方碘溶液1~2周时。

（4）手术并发症：主要为喉上与喉返神经损伤、原发性甲减（5%~15%）及甲状旁腺损伤等；少数患者出现突眼恶化或甲状腺危象；其他并发症包括创口出血、呼吸道梗阻和感染等。

（四）甲状腺危象的治疗

（1）去除诱因：甲状腺危象的常见诱因有感染、手术、外伤、失水、饥饿、寒冷、镇静麻醉剂、胰岛素应用等。发生甲状腺危象时，应立即去除诱因，降低血循环中甲状腺激素的水平。

（2）降低血液循环中甲状腺激素的水平。①减少甲状腺激素的合成：立即口服或鼻饲甲巯咪唑或丙硫氧嘧啶。由于丙硫氧嘧啶吸收快，用药后50min 血中浓度达峰值；而且，本药可以抑制组织中 5'-脱碘酶的活性，阻断 T_4 向生物活性更强的 T_3 转化，故为首选制剂。一般使用丙基硫氧嘧 600~1 200mg/d 或甲巯咪唑 60~120mg/d，分3或4次口服。此疗法可使 T_3 浓度在24h 内下降50%。②阻止甲状腺激素的释放：采用碘制剂可抑制蛋白水解酶，使甲状腺球蛋白上的甲状腺激素不被水解，从而减少甲状腺激素向血中释放。而且，大剂量碘剂还可抑制 T_4 与细胞受体结合。可以1次口服复方碘溶液10~30滴，或者碘化钠1g 溶于500ml 液体中静脉滴注，24h 内1~3g。危象缓解后3~7d 停用碘剂。如患者对碘过敏，可改用碳酸锂 0.5~1.5g/d，分3次口服，连服数日。

（3）清除已分泌至体循环中的甲状腺激素：主要用于那些经过常规治疗症状仍不缓解者。临床上可以根据病情以及医疗条件，选择血液净化疗法或换血疗法。

（4）降低周围组织对甲状腺激素和儿茶酚胺的反应性。①β 受体阻滞剂：一般使用普萘洛尔 20~80mg，每4~6h 口服一次；或者在心电监护下，静脉注射普萘洛尔1~2mg，2~5min 重复1次，总剂量可用至5~10mg。本药不仅能够有效地降低外周组织对儿茶酚胺和甲状腺激素的反应性，而且可以减少 T_4 向 T_3 的转化。②利舍平：为肾上腺素能阻滞剂，并耗竭组织中的儿茶酚胺。可以口服或肌内注射，每次1~2mg，每4~6h 进行次。本药能够引起意识障碍，临床上应给予重视。

（5）糖皮质激素：甲状腺危象患者处于肾上腺皮质功能相对不足状态，推荐使用肾上腺皮质激素，如可的松 50mg，每天 3 次，或氢化可的松 200～400mg/d，也可使用地塞米松 10～30mg/d 静脉滴注，待病情好转后逐步停用。

（6）对症支持治疗：对于发热的患者，应积极采用物理方法使体温恢复正常；高热者可用解热药，如对乙酰氨基酚等，避免应用乙酰水杨酸类解热药，以防 FT_3、FT_4 急剧升高。另外，应在监护心、肾、脑功能的条件下，迅速纠正水、电解质和酸碱平衡紊乱，补充葡萄糖和多种维生素等。危象控制后应选择合适的方法，尽早治疗甲亢。

五、预防、调理和预后

（一）预防

1. 加强锻炼，增强体质，提高免疫力　强身健体是每一个人都明白的道理，所以，拥有一个强健的身体才能有较强的免疫能力，从而远离各种疾病。

2. 预防感染　由于甲亢患者白细胞总数偏低，粒细胞也低，容易导致感染。若发生感染，会使已控制的甲亢复发或加重，甚至出现甲亢危象。因此，要学会预防各种感染，而一旦发现感染征兆，则应及早控制。

3. 杜绝不良精神刺激　临床上，常有甲亢患者病情加重。追溯缘由，患者加重病情前常有不良刺激。如因一点小事与同事、家人争吵，且不能自控。因此，患者要学会控制自己情绪。家人及单位的同事应对患者予以理解，创造一个较好环境，以避免精神刺激。

4. 起居有常，劳逸结合　甲亢患者虽多食多饮，但消化吸收的运化差，身体较为虚弱。一般来说，轻者不宜经常熬夜、饮食无度和进行长跑、游泳、爬山等剧烈活动；重病者，则宜静养，甚至卧床休息。

（二）调理

1. 日常生活调理

（1）遵医嘱服药，不可自行停药或加减药物；定期检查，不适随诊。

（2）生活起居有规律，合理安排每天的工作或学习，注意休息，避免劳累。保持情绪平和，避免精神负担，以免加重病情。

（3）每天晨起活动前自测脉搏，定期测体重，脉搏减慢，体重增加是治疗有效的重要指标。

（4）尽量穿宽松的上衣，少带领带、领结、项链等颈部装饰品，禁用有挤压甲状腺的物品。

（5）有突眼者注意保护眼睛，外出戴有色眼镜，避免强光、风沙、灰尘的刺激，眼睑不能掩盖角膜的患者经常滴眼药水，睡前用抗生素类的眼药膏外涂，以免感染。睡觉时抬高头部，以减轻眼部球后水肿。

2. 饮食调理

（1）对甲亢患者有益的饮食：一般，常见的甲亢患者的饮食注意事项主要有：

1）高热量：结合临床治疗需要和甲亢患者的饮食情况而定，一般较正常增加 50%～70%，每人每天可供给 3 000～3 500Kcal 热量。

2）高蛋白：甲亢患者的饮食注意事项还包括一般甲亢患者每天每公斤体重 1.5～2g 蛋白质。

3）高维生素：甲亢患者的饮食主要补充 B 族维生素和维生素 C。

4）适量矿物质：主要为钾、镁、钙等也是甲亢患者的饮食注意事项之一。

5）多吃下列食物：绿花椰菜、甘蓝菜芽、甘蓝、白花椰菜、芥末叶、桃、梨、黄色大芜菁、大豆、菠菜、芜菁。这些食物有助于压抑甲状腺制造荷尔蒙。

（2）甲亢患者需慎用的食物：在日常食用的食品中，海白菜、海鱼、虾、蟹、贝类含碘丰富。碘过量对病情不利，表现为：

1）加重甲亢：由于碘是制造甲状腺激素的主要原料，长期服用碘剂，可以加重甲亢，甚至可发生碘源性甲亢。

2）对治疗不利：进食过多的碘，还可能使甲状腺组织硬化，造成病情迁延不愈，影响抗甲状腺药物治疗，碘过量使抗甲状腺药物治疗甲亢时间延长、治愈率下降，过量补碘后甲亢用抗甲状腺药物的治愈率下降20%~35%。

（3）禁用的食物：甲亢患者在服药期间及饮食上应注意：

1）禁忌辛辣食物：辣子、生葱、生蒜。

2）禁忌海味：海带、海虾、带鱼、海菜。

3）禁忌浓茶、咖啡、烟酒。

（三）预后

临床症状与体征消失、各类甲状腺功能实验均恢复正常、TSAb 转为阴性，随访 2 年无复发称为治愈。在甲亢的治疗方案中，药物疗法的治愈率为40%~60%，放射性碘疗法达60%~80%，甲状腺次全切除术的治愈率在70%以上。选择抗甲状腺药物治疗时，患者的病程、性别、突眼程度等与其预后无明显相关性，而年龄、甲状腺肿大程度、停药后血清 TSH 水平、甲状腺自身抗体滴度及甲状腺 B 超回声等均可影响 Graves 病的预后。总体来说，本病具有良好的预后。对于久治不愈、病情迁延的患者，可因甲亢性心脏病或肝脏损伤等导致疾病恶化，甚至死亡。

（施　航）

第二节　甲状腺功能减退症

一、临床表现

甲减是甲状腺疾病的一种，发病任何年龄，女性患病后很可能造成不孕，儿童患病后会对大脑、身体的发育造成很大的影响。轻者早期症状不是很明显，严重的患者会出现特征性黏液性水肿，反应迟钝、记忆力减退、声音嘶哑、指甲脆且增厚。甲减的早期症状特征主要有皮肤苍白、黏液性水肿面容、低基础代谢率症群。

1. 早期表现　面色苍白，眼睑和颊部虚肿，表情淡漠，痴呆，全身皮肤干燥、增厚、粗糙多脱屑，非凹陷性水肿，毛发脱落，手脚掌呈萎黄色，体重增加，少数患者指甲厚而脆裂。

2. 神经精神系统　记忆力减退，智力低下，嗜睡，反应迟钝，多虑，头晕，头痛，耳鸣，耳聋，眼球震颤，共济失调，腱反射迟钝，跟腱反射时间延长，重者可出现痴呆，木僵，甚至昏睡。

3. 心血管系统　心动过缓，心输出量减少，血压低，心音低钝，心脏扩大，可并发冠心病，但一般不发生心绞痛与心衰，有时可伴有心包积液和胸腔积液。重症者发生黏液性水肿性心肌病。

4. 消化系统　厌食、腹胀、便秘。重者可出现麻痹性肠梗阻。胆囊收缩减弱而胀大，半数患者有胃酸缺乏，导致恶性贫血与缺铁性贫血。

5. 运动系统　肌肉软弱无力、疼痛、强直，可伴有关节病变如慢性关节炎。

6. 内分泌系统　女性月经过多，久病闭经，不育症；男性阳痿，性欲减退。少数患者出现泌乳，继发性垂体增大。

7. 病情严重时　由于受寒冷、感染、手术、麻醉或镇静剂应用不当等应激可诱发黏液性水肿昏迷。表现为低体温（T < 35℃），呼吸减慢，心动过缓，血压下降，四肢肌力松弛，反射减弱或消失，甚至发生昏迷，休克，心肾功能衰竭。

8. 呆小症　表情呆滞，发音低哑，颜面苍白，眶周浮肿，两眼距增宽，鼻梁扁塌，唇厚流涎，舌大外伸四肢粗短、鸭步。

9. 幼年型甲减　身材矮小，智慧低下，性发育延迟。

二、辅助检查

1. 一般检查　血色素及红细胞不同程度降低。血胆固醇及甘油三酯增高，血胡萝卜素增高，血磷酸肌酸激酶（CPK）、谷草转氨酶（GOT）及乳酸脱氢酶（LDH）增高。尿液检查常发现微量或少量蛋白。

2. 甲状腺实验室检查

（1）甲状腺功能检查：TSH 是反映甲状腺功能减退最有价值的指标，原发性甲减早期即可升高；血清 FT_4、FT_3 下降，轻者可只有 FT_4 下降；亚临床型甲减可仅有 TSH 升高而 FT_4、FT_3 正常；甲状腺摄 ^{131}I 率降低。

（2）定位诊断：甲状腺性甲减 TSH 明显升高，而垂体性或下丘脑性甲减可降低甚至测不出。TRH 兴奋试验可鉴别甲减是继发于垂体或下丘脑，TRH 刺激后 TSH 明显升高，病变部位在下丘脑，无反应者病变在垂体；TSH 刺激试验，原发性甲减无反应，继发于垂体或下丘脑者明显升高。

（3）甲状腺自身抗体测定：甲状腺特异性抗体 TGAb、TPOAb 的增高是自身免疫性甲状腺疾病的重要指标，而亚临床甲减 TPOAb 的持续增高预示可能向临床甲减进展。自身免疫性甲状腺炎患者，血清 TGAb、TPOAb 及 TBAb 等阳性，TGAb、TPOAb 阳性率 50%～90%，TBAb 阳性率 20%～30%。

3. 影像学检查

（1）甲状腺 B 超：检查桥本病甲状腺回声弥漫性减低，可见条索状、网格状改变，可伴结节。部分患者甲状腺血流明显增加，也可出现类似"火海"征。可以发现甲状腺血流减少，对甲状腺结节可鉴别实体性和非实体性。

（2）甲状腺同位素扫描：对有甲状腺肿大的甲减，观察甲状腺同位素的分布有一定的临床价值。例如，在桥本甲状腺炎，甲状腺同位素摄取分布不均匀。此外对甲状腺异位和缺如有确定价值。

（3）甲状腺穿刺：桥本病细胞学检查可见大量浆细胞、淋巴细胞浸润，可见淋巴细胞生发中心。亚急性甲状腺炎伴甲减患者早期典型细胞学涂片可见多核巨细胞、片状上皮样细胞、不同程度炎性细胞，晚期往往见不到典型表现。细胞学检查不作为诊断本病的常规检查。

4. 其他检查

（1）过氯酸排泌碘试验：有助于先天性甲状腺碘有机化障碍的诊断。

（2）基因诊断：甲状腺发育不全相关基因，如 TSH 受体（TSHR）基因、人甲状腺转录因子（TITF）–1 基因等；碘有机化缺陷相关基因，如甲状腺过氧化物酶（TPO）基因、甲状腺球蛋白（TG）基因等。

（3）心电图：心电图示心动过缓，及肢体导联低电压。

（4）跟腱反射：跟腱反射时间延长。

（5）抗甲状腺抗体滴度：由慢性淋巴细胞性甲状腺炎引起者，血中的抗甲状腺抗体滴度可明显升高。

三、诊断和鉴别诊断

1. 诊断　诊断甲减除临床表现外主要依靠检测 FT_4、FT_3、TSH 以及 TRH 兴奋实验等确立。在确诊甲减的基础上，进一步鉴定病变部位、并尽可能做出病因诊断。

（1）甲状腺功能：血清 FT_4、FT_3 下降，轻者可只有 FT_4 下降；TSH 是反映甲状腺功能减退最有价值的指标，原发性甲减早期即可升高；甲状腺摄^{131}I 率降低。

（2）病位：TRH 兴奋试验，TRH 刺激后 TSH 明显升高，病变部位在下丘脑，无反应者病变在垂体；TSH 刺激试验，原发性甲减无反应，继发于垂体或下丘脑者明显升高。

（3）病因：如甲状腺自身抗体（TGAb，TPOAb）增高，表明原发性甲减是由自身免疫性甲状腺疾病所致。甲状腺细针抽取活组织检查，可进一步明确甲减的性质；影像学检查有助于下丘脑垂体病变的确定。

2. 鉴别诊断

（1）贫血：甲减常易误诊为恶性贫血、缺铁性贫血或再生障碍性贫血。两者均有皮肤苍黄、毛发干枯、面容虚肿、表情淡漠、胃酸缺乏等临床表现。但贫血患者心率较快、脉压差大和基础代谢率（BMR）偏高，而甲减患者则对寒冷更为敏感，且伴唇厚舌大、音调低沉、心率缓慢、BMR 和血清 FT_4 及 FT_3 降低、TSH 升高等，可以帮助鉴别。

（2）慢性肾炎：甲减患者因水钠潴留表现为皮肤苍白、水肿、贫血、高血压和血胆固醇升高。肾炎慢性肾功能不全的患者，常常会表现甲状腺激素测定异常，主要是血清 T_3 下降，但 TSH 是正常的；而甲减患者的血清 TSH 是明显升高的。

（3）肥胖症：这类患者常伴有不同程度的水肿，BMR 低，易误为甲减，但 FT_3、FT_4、TSH 均正常。

（4）甲状腺功能正常的病态综合征：一些急性或慢性非甲状腺疾病临床表现代谢低减和交感神经反应低下，如怕冷、乏力、浮肿、纳差、便秘等表现，测定血清 T_3 和/或 T_4 低下，容易误诊为甲减。单纯 T_3 低下称为低 T_3 综合征，严重者还可以表现 T_4 低下，称为低 T_4 综合征。血清 T_3、T_4 下降是一种机体的保护性措施，人为的加服甲状腺激素制剂以提高机体的代谢率，必然会加剧原发疾病的病情。

（5）垂体瘤：长期甲减患者，尤其是儿童患者，垂体可以表现增大，有时会被误诊为垂体瘤。原发甲减长期血 T_4 下降，垂体 TSH 细胞增生肥大，致蝶鞍增大；一些女性患者由于月经紊乱和泌乳，实验室检查发现催乳素轻度升高，被误诊为垂体催乳素分泌瘤。有些甲减患者由于手足肿胀、唇厚舌大、声音嘶哑、手足增大，又有蝶鞍增大，会被误诊为垂体生长激素分泌瘤，甲状腺激素测定可以进行鉴别诊断。

四、治疗

（1）替代治疗：永久性原发性甲低患者终身依赖甲状腺片替代治疗，甲状腺片由小剂量开始应用，每晨 $20 \sim 30mg$，逐渐增至 $40mg$ 每日 3 次，年老体弱有心律失常、心脏扩大者应慎用，最好勿用，以避免心律失常与心力衰竭加重。国内最常用的为甲状腺干制剂即甲状腺片，每片 $40 \sim 60mg$。其他为合成的左甲状腺素钠盐即 $L - T_4$（$0.1mg \approx$ 甲状腺片 $60mg$），$L - T_3 20\mu g \approx$ 甲状腺片 $60mg$，以及二者的混合剂。一般主张 T_3 用 $20\mu g + T_4 100\mu g$ 的制剂治疗，需长期服药，中断治疗后 $1 \sim 2$ 个月症状复发。继发性甲低如同时患有肾上腺皮质机能低下时应先补充激素（泼尼松），然后再补充甲状腺制剂，以免诱发肾上腺危象。常用可的松 $12.5 \sim 37.5mg/d$，或泼尼松 $5mg \sim 7.5mg$。

（2）其他治疗：有贫血胃酸缺乏时可加用稀盐酸合剂，胃蛋白酶合剂，硫酸亚铁或叶酸及肝制剂等。维生素 B_{12}，叶酸及肝制剂等。

（3）对症治疗：升压、给氧、输液，控制感染，控制心力衰竭，加强保肝、保暖及护理，防止并发症出现。昏迷者可用 $T_4 0.1mg$，$T_3 20 \sim 60\mu g$ 静脉注射，8h 1 次，清醒后改口服，并减少用量。也可通过胃管给甲状腺片 $40 \sim 60\mu g$，$6 \sim 8h 1$ 次，好转后减量至每日 $60 \sim 120mg$ 维持。

五、预防、调理和预后

（一）预防

1. 碘盐预防甲减　碘盐，即在食盐中加入碘化物。目前各国加入碘化物的浓度极不一致，从万分之一到二十万分之一，世界卫生组织推荐剂量为十万分之一。我国的比例波动在万分之一到十万分之一之间，由于我国各省区缺碘程度轻重不一，居民食盐消费量不等，且碘盐的加工和包装方法不同，因此各省区标准不一致。一般认为我国碘盐的浓度在四万分之一至五万分之一，即可达到预防地方性呆小病的要求。碘盐中所用的含碘化合物，目前多采用不易挥发，在高温，潮湿条件下化学性质稳定的碘酸钾，而不用碘化钾，因后者易因日光，高温，潮湿，酸性环境等因素而氧化或挥发，使碘丢失。

2. 甲减的一般预防　在地方性甲状腺肿流行地区，要对孕妇进行早期检查，并供应足够的碘化物，以加强甲减的预防。孕妇妊娠末 $3 \sim 4$ 个月可加服 11% 碘化物溶液每日 $10 \sim 12$ 滴，或肌注碘油 1 次 $2ml$。妊娠妇女忌用放射性碘治疗或检查。有甲亢者，抑制甲状腺功能的治疗不宜操之过急，用药量要小一些。做甲状腺切除手术时要保留足够的甲状腺组织，妊娠合并甲亢需要治疗甲亢时，宜用抗甲状腺药物并加用甲状腺制剂。长期严重的缺碘和营养不良几乎是同步的，妊娠前补给碘，虽可使智商得到提高，不至于造成呆小病，但仍有一定数量的儿童表现智力迟钝。所以地方性呆小病儿童除补碘外，也不能忽视其他营养因素的作用。营养不良可引起甲状腺缩小、甲状腺功能减退，从而影响儿童体力、智力水平。因此，使居民的营养在蛋白质，热量，维生素和无机盐方面达到合理要求是甲减的预防另一重要措施。

3. 碘油预防甲减　碘油的种类有乙碘油，每毫升含碘 $475mg$ 碘化核桃油，每毫升含碘

507.3mg碘化豆油，每毫升含碘485.2mg。常用的碘油有针剂和胶囊两种剂型。碘油所以能长期防治地方性甲状腺肿和地方性克汀病，是由于一次大剂量补充后可在体内形成碘库，以后缓慢地、长期地释放出来，持续供应甲状腺合成甲状腺激素所需要碘，从而收到了防治甲状腺肿和地方性呆小病和效用。乙碘油注射0.5ml可纠正缺碘1.5年，注射1.5ml可纠正缺碘2年，注射5ml能持续5年。碘化核桃油和碘化豆油注射1ml可纠正缺碘3.5年。口服碘油时剂量应大些，因碘油在胃内不易被吸收，最后主要储存于脂肪组织中，随脂肪分解，碘被释放而供人体需要，因此口服剂量一般为注射剂量的1.4~1.6倍，口服的有效期仅为1~1.5年，所以1~2年后要重复进行。

（二）调理

1. 心理保健　调节情志，保持心情舒畅，树立战胜疾病的信心。

2. 运动保健　坚持体育活动，以畅通气血，提高机体抵抗力，可避免外邪侵袭。注意保暖，预防感冒、创伤感染。

3. 调摄护理　本病的预防十分重要，对于呆小病的预防，应给孕妇以足量碘物；成人甲状腺功能减退症的预防，要提高对自身免疫性甲状腺炎的认识，及早给予治疗。甲状腺手术时应注意考虑手术指征和切除范围。治疗甲亢时要慎重选用药物及合理掌握用量。

4. 饮食保健　饮食应忌生冷和膏粱厚味，宜温软可口易于消化，可常吃羊肉、狗肉、牛肉等温补食物。

5. 饮食疗方

（1）二仙苁蓉汤：仙茅、仙灵脾、肉苁蓉按2：2：3比例配方，水煎取药液浓缩，和莲子肉100g同煎。服300ml/d，15d/疗程。功能温肾益气，健脾助运。主治脾肾阳虚型甲减；症见面浮苍黄或淡白无华，形似满月，神疲乏力，肢软无力，手足麻木，少气懒言，头昏目眩，四肢不温，纳呆腹胀，口淡无味，畏寒便溏，男子阳痿，女子月经不调或见崩漏，舌质淡胖，苔白滑或薄腻，脉弱或沉迟无力。

（2）小豆煮鸡汤：雄鸡5只去毛、内脏，洗净后入锅，加水、赤小豆100g同煮，炖烂食肉，并饮汁。主治甲减：症见面浮肢肿，神疲乏力等。

（3）山里红鸡汤：红花锦鸡、山里红适量煎汤服。功能平补阴阳。主治阴阳两虚型甲减：症见头晕目花，皮肤粗糙，干燥少汗，动作迟缓，神情呆板，面白无华，头发干枯、稀疏、色黄，声音低哑，大便秘结，舌淡苔少，脉迟细。

（4）胡桃芝麻拌白糖：胡桃肉、黑芝麻各适量炒熟捣碎，拌白糖适量。服2~3次/日。功能补肝肾，强腰膝。主治甲减。

（5）桂圆红枣莲肉汤：龙眼（桂圆）肉、红枣、莲子肉各适量做汤服。功能补气养血。主治各型甲减。

（6）烧海参：海参200~300g加佐料烧熟食。主治肾阳虚型甲减：症见神疲乏力，畏寒肢冷，阳痿等。

（7）鹿茸粉：将鹿茸研细末，服1g/次，3次/d；或用鹿角粉代；或用全鹿丸。主治甲减；症见神疲乏力，畏寒肢冷，腰酸，男子阳痿，女子崩漏。

（8）鹿茸酒：鹿茸15g、山药30g以绢包，以米酒适量浸7d。服饮100~300ml/d。功能温肾助阳，益气祛寒。主治肾阳虚衰型甲减。

（9）麻雀肉：麻雀3~5只烫去羽毛，除内脏，置锅中炖煮，放入佐料，喝汤食肉。功能温补肾阳。主治甲减。

（10）黄芪黑豆粥：黄芪、黑豆各20g，粳米100g，共煮粥食。功能健脾补肾利水。主治甲减。

（三）预后

甲减治疗效果较好，一般治疗2～3个月后都能收效，患者面目接近正常，可参加一般活动。少数患者因黏液性水肿低温昏迷，垂体危象而死亡，大多数患者经过激素的替代治疗都能生活自理，坚持工作。患者一般需终身用药。

（施　航）

第三节　慢性自身免疫性甲状腺炎

一、概述

慢性自身免疫性甲状腺病（autoimmune thyroid dasease，AITD）是器官特异性的自身免疫病，具有一定的遗传倾向，而碘摄入量是发病的重要环境因素。包括产后甲状腺炎和慢性淋巴细胞性甲状腺炎等。由于自身抗体的类型不同而产生不同的临床表现。慢性淋巴细胞性甲状腺炎分为两种：甲状腺肿型（Hashimoto病，HT）和甲状腺萎缩型（萎缩性甲状腺炎，AT），其病理为淋巴细胞、浆细胞浸润和纤维化，伴有明显的淋巴滤泡增生。国外报道的发病率3%～4%，女性的发病率是男性的3倍。本病是最常见的AITD之一。

二、诊断步骤

（一）病史采集要点

1. 起病情况　高发年龄30～50岁，90%发生于女性，病程较长。

2. 主要临床表现　甲状腺呈弥漫性、质地韧硬的、无痛性甲状腺中度肿大。甲状腺的功能可以是正常、减退或亢进，多为这些"不典型"类型。

3. 既往病史　可伴有其他自身免疫性疾病：如Graves病、1型糖尿病、系统性红斑狼疮、恶性贫血、Addison病等。

（二）体格检查要点

1. 一般情况　可表现为甲状腺功能正常、甲状腺功能减退、甲状腺功能亢进等，多数为"不典型"表现（详见相关章节）。

2. 甲状腺　多呈双侧对称性、无痛性中度肿大；触诊甲状腺其质地坚韧，表面光滑或细沙粒状，也可呈大小不等的结节状；一般与周围组织无粘连，可随吞咽上下移动；有时只能触及一个硬实的腺叶，或一个质地硬实的结节，为仅存的腺体残余。

（三）门诊资料分析

1. 甲状腺功能　甲状腺功能一般正常。约20%的患者表现为甲状腺功能降低，血清FT3、FT4减低，TSH增高；部分仅发生亚临床甲减，即血清FT3、FT4正常，TSH轻度增高；少部分患者出现轻度甲状腺功能亢进，血清FT3、FT4升高，TSH低下。另一些患者早期往往有轻度甲亢的表现，一段时间后则表现为亚临床甲减，逐渐再发展出现明显的甲状腺功能减退。以上说明了本病的临床多样性。

2. 自身免疫性抗体

（1）甲状腺过氧化物酶抗体（TPOAb）：90%的患者血中此抗体的滴度显著增高。

（2）甲状腺球蛋白抗体（TgAb）：50%的患者血中的抗体明显升高。

（3）TSH刺激阻断性抗体（TSBAb）：在TSH受体抗体（TRAb）中占优势。

3. B超　甲状腺弥漫性肿或结节性肿，回声不均匀，常见低回声。

4. 甲状腺核素扫描　常显示甲状腺增大、摄碘减少，分布不均；较大结节可呈"冷结节"。

（四）进一步检查项目

1. 甲状腺细针穿刺组织活检（FNAB）　诊断准确率可达90%，但不是一般的常规检查。多在桥本病出现以硬结的甲状腺与其他的甲状腺良性肿瘤或甲状腺癌的鉴别时进行。

2. ^{131}I摄取率　一般晚期^{131}I摄取率减低。

三、诊断对策

（一）诊断要点

中年女性，病程较长，甲状腺呈弥漫性、质地硬韧的、无痛的轻度或中度肿大，特别是伴峡部锥体叶肿大，不论甲状腺功能是否有改变，血清TPOAb和TgAb显著升高者，诊断即可成立。临床不典型者容易漏诊或误诊。

（二）鉴别诊断要点

1. Riedel甲状腺炎（慢性侵袭性甲状腺炎）　亦多发生于中年女性，有部分病例可能是HT发展的晚期阶段。起病隐袭，以甲状腺压迫症状为主诉，如吞咽不适（食管）、呼吸困难（气管）、声嘶、喉鸣（喉返神经）等。甲状腺常不对称肿大，质地坚硬。甲状腺自身抗体的滴度低于HT，确诊需要病理诊断。

2. 弥漫性毒性甲状腺肿（Graves病）　AT与Graves病的关系密切，有观点认为两者是AITD的不同阶段。两者均有自身免疫性抗体，但Graves病的TRAb中TSH受体刺激性抗体（TSAb）占优势。Graves病的诊断详见相关章节。

3. 甲状腺癌　多个报道HT合并甲状腺癌的发生率为11.5%~17.7%。若甲状腺肿大伴结节或肿块、质硬、增长快、颈淋巴结肿大，扫描呈冷结节，应警惕甲状腺癌。如HT出现明显的甲状腺疼痛，甲状腺素治疗无效时，应进行病理学检查。由于HT的癌发生率较高，对HT患者需要长期随访，谨防癌变的发生。

（三）临床类型

1. 根据病因分型

（1）甲状腺肿型，即桥本甲状腺炎（Hashimoto thyroiditis, HT）：质地硬韧的甲状腺肿大，特别是伴峡部锥体叶肿大者，TPOAb、TgAb显著增高。

（2）甲状腺萎缩型，即萎缩型甲状腺炎（atrophic thyroiditis, AT）：病程较长，甲状腺广泛的纤维化，表现为甲状腺萎缩、质地坚硬；TPOAb、TgAb可增高或正常，伴甲状腺功能减退。

2. 特殊类型　有观点认为 Graves 病、HT 和 AT 是 AITD 的不同阶段，因此，临床上可见有 Graves 病患者未经破坏性治疗而自发发展为甲减的，也有甲状腺炎甲减的患者自发缓解，甲状腺功能恢复正常的，这几种不同的阶段之间是可以相互转化的。

（1）桥本甲亢：即 Graves 病和 HT 合并存在，或相互转化，病理学同时有 GD 和 HT 特征性改变。

（2）浸润性突眼：以突眼为主，可伴有甲状腺肿。甲状腺功能正常，TPOAb 和 TgAb 增高，部分患者可检测到 TSAb 及致突眼免疫球蛋白。

（3）儿童桥本病：甲状腺肿大往往甲状腺功能正常 TPOAb 和 TgAb 滴度较低，甲状腺组织内缺乏嗜酸细胞。

四、治疗对策

（一）治疗原则

本病属自身免疫性疾病，目前尚无针对病因的治疗方法。甲状腺激素治疗尽量使甲状腺功能达到正常的状态，并以不出现药源性甲亢为准。

（二）治疗计划

（1）早期无症状者可临床随访观察，不急于治疗。

（2）早期有一过性甲亢者仅给普萘洛尔对症处理，不宜用抗甲状腺药物。

（3）发生临床甲减或亚临床甲减时，可给予甲状腺素替代治疗。

（4）压迫症状明显、药物治疗后不缓解者，可考虑手术治疗。

（三）治疗方案的选择

1. 左旋甲状腺素（L－T4）　甲状腺肿大明显伴有压迫症状者，用甲状腺素治疗可减轻甲状腺肿，尤其是近期内发生的甲肿者效果较好。但对于病程较长的患者可能由于纤维化的产生，甲状腺难以缩小。

发生临床甲减者，以保证人体所需的甲状腺激素治疗，开始给 L－T4 25～50μg/d，每1～2周递增 25～50μg/d，因人而异逐渐调整到维持量，一般为每日 100～200μg；对老年人、冠心病、心衰、快速型心律失常、肾上腺皮质功能不全的患者，从更小剂量开始，L－T4 12.5～25μg/d，增量的速度应放慢；多数患者需长期用药，部分需要终身治疗。

亚临床甲减：当 TSH＞10 mIU/L 时，应予以甲状腺激素治疗，TSH 在 4.0～10mIU/L 之间者，则定期监测 TSH 的变化，酌情处理。如果是 TPOAb 阳性者，容易发展成为临床甲减。

2. 糖皮质激素　对甲状腺迅速增大、伴明显疼痛、压迫症状者，可用泼尼松 20～30mg/d，症状缓解后逐渐递减，疗程 1～2 个月。

3. 手术　甲状腺肿大，有明显的压迫症状，使用甲状腺素治疗后无效者。手术后发生甲减者需要甲状腺激素替代治疗。甲状腺肿瘤或细针穿刺活检疑有癌变者。

4. 注意事项　对桥本甲亢者一般不用放射性[131]I 和手术治疗。确要用抗甲状腺药物者，使用药物的剂量不要大，用药的时间也应酌情缩短。

伴有肾上腺皮质功能减退的甲减者，甲状腺素的治疗应在皮质激素补充后开始，以免诱发肾上腺危象。

五、病程观察及处理

（一）病情观察要点

（1）甲状腺激素替代治疗的个体差异较大，单一个体也会因年龄、环境、疾病的变化而使治疗剂量的改变，故治疗期间定期检测甲状腺功能。对于甲状腺功能减退治疗初期，每间隔 1~2 个月检测血清 FT3、FT4 和 TSH 水平。治疗达标后，每年至少需要监测 2 次甲状腺功能。

（2）甲状腺功能减退的发展与以下因素有关　①女性比男性进展快；②45 岁以后进展快；③甲状腺抗体滴度高的预示着进展较快；④TSH 明显升高者的进展快。

（3）过量替代容易诱发和加重冠心病、引起骨质疏松症，故替代治疗应从小剂量开始。

（二）疗效判断与处理

（1）甲状腺激素替代治疗的目标是将血清 TSH 和甲状腺激素水平维持在正常范围内，以血清 TSH 水平最为重要。尽量用能维持个体甲状腺功能正常的药量即可，以不出现药源性甲亢为准。

（2）有心血管疾病及老年人用甲状腺素替代治疗时应特别慎重，可能加重原有疾病的症状，急性心肌梗死患者禁用。一般初始剂量 $12.5~25\mu g/d$，每 2~4 周递增 $12.5~25\mu g/d$，直至适当的维持量。

（3）L－T4 通过胎盘的剂量极小，妊娠期患者应增加 L－T4 剂量的 25%~50%，使血清 TSH 维持在正常范围的上限。

（4）虽然目前尚无针对病因的治疗，国内上海瑞金医院的临床研究表明：用百令胶囊（发酵虫草菌）对 AITD 患者进行辅助治疗，无论甲状腺功能状态如何，均可有效地降低 TPOAb 的滴度，可能与其调节患者的免疫功能有关系。

六、预后评估

本病发展为甲状腺功能减退的过程较缓慢，发生率在 70% 以上。应用甲状腺激素替代治疗使甲状腺功能恢复正常后，甲状腺的体积逐渐变小，这一变化与 TPOAb 的改变不相关。

（施　航）

第四节　类固醇糖尿病

类固醇糖尿病是指由于体内糖皮质激素（GC）过多（肾上腺皮质过度分泌或外源给予）所导致的一种糖代谢障碍，在糖尿病分型中属于继发范畴。与 2 型糖尿病相比，类固醇糖尿病有其自己的临床和治疗特点。在重症急性呼吸综合征（SARS）袭击人类的今天，关注类固醇糖尿病的临床研究进展，有其重要的现实意义。

类固醇性糖尿病为一种特殊类型的糖代谢紊乱综合征，系由于内源性肾上腺皮质类固醇分泌增多，或外源性应用糖皮质激素所导致的继发性糖尿病。随着糖皮质激素在多种疾病中的广泛应用和人们对糖尿病认识的进一步加深，类固醇性糖尿病也越来越受关注。

一、流行病学特征

类固醇性糖尿病的发病率因其原因不同而有差异。Cushing 综合征患者中约 60% ~ 90% 可出现糖耐量减退，达到类固醇糖尿病的约占 Cushing 综合征人群的 30% ~ 40%。但关于运用糖皮质激素人群的类固醇糖尿病发病率问题，目前尚缺乏较大规模的调查研究，一些小样本病例的统计结果有所差异，数据约在 8.8% ~ 40% 左右。这一差异可能和所观察的病人数目少，原发病病种不同等多种因素有关。

等汇总的器官移植后运用糖皮质激素治疗的患者的资料显示，原本没有糖耐量异常者，服用糖皮质激素几年后约 10% ~ 20% 的患者发生糖尿病。综合现有资料，目前认为，运用糖皮质激素治疗者糖尿病的发生率主要与下列因素有关：

1. 年龄　年龄是公认的影响因素。年长者，特别是 40 岁以上的患者在运用了糖皮质激素后，更容易出现糖耐量异常与糖尿病。这可能是因为随着年纪的增长，胰岛功能进行性衰退，胰岛素抵抗更加明显，在此基础上加用糖皮质激素就很容易促使糖代谢紊乱的发生，甚至诱发糖尿病。

2. 性别　有关性别对类固醇性糖尿病发病率的影响，各家观点不一。有的认为男女之间没有差别，但一些资料则显示男性发病率较高。

3. 糖尿病家族史　有糖尿病家族史的人群患类固醇性糖尿病的几率显著高于家族史阴性者。遗传易感性使有糖尿病阳性家族史的人更易产生糖耐量异常和胰岛功能衰退。而且，运用糖皮质激素前，基础血糖水平偏高者也更容易发病。

4. 肥胖　肥胖人群在糖皮质激素增高时比同年龄同种族的非肥胖人群更容易出现糖耐量异常。

5. 糖皮质激素的剂量、疗程和制剂种类　一般认为，糖皮质激素剂量越大、疗程越长则发病几率越高。糖皮质激素的日剂量是首当其冲的影响因素。如果把所运用的激素都换算成为相同效能的强的松的话，尽管也有每日运用 20mg 强的松就发病的报道，但总体而言，每日剂量 50mg 以上时，类固醇性糖尿病就比较常见；每日剂量多于 20mg 与小于 20mg 者相比，前者发生糖尿病较多；总剂量高于 5 000mg 者是小于 1 000mg 者的 3 倍；每日的氢化可的松用量每增加 40mg，则发生糖尿病的危险性增加 1.8 倍。类固醇性糖尿病患者发病前的用药时间也千差万别，从数日到数年不等，但总体而言用药时间久者更容易患病。不同制剂对葡萄糖代谢的影响也不完全相同。在合成的类固醇制剂中，强的松和强的松龙对糖代谢的影响比氢化可的松强 4 倍。去炎松在大鼠中减少糖原沉积的作用比氢化可的松强 10 ~ 40 倍。

6. 原发疾病的种类　临床上需要运用糖皮质激素进行治疗的病种很多，不同疾病患者发生类固醇性糖尿病的倾向不同，但这一影响因素的作用比较微弱。血液病如再生障碍性贫血、白血病、网状内皮细胞增生症以及肝病、溶血性黄疸等患者运用糖皮质激素后容易发生糖尿病，特别是肝病患者，小剂量通常即可诱发糖尿病，这可能与肝病患者肝脏内糖代谢受损有关。相对而言，肉瘤、结节病、血管病和溃疡性结肠炎患者则不易发生类固醇性糖尿病。

二、糖皮质激素导致糖代谢异常的机制

糖皮质激素是由肾上腺皮质束状带分泌的类固醇激素，属 21 碳甾体。GC 的命名是因为

它对糖代谢有重要影响，另外，它在调节脂肪、蛋白质和水盐代谢，维持各组织器官的正常生理功能，减轻过度的应激反应上也发挥着重要的生物学作用，是维持生命所必需的激素。

糖皮质激素是经典的胰岛素反调节激素，因此，其对糖代谢的干扰作用主要缘于它对胰岛素降糖效应的拮抗。具体而言，过量糖皮质激素导致糖耐量异常的主要机制有：

（1）促进肝脏中的糖原异生：一方面糖皮质激素促进氨基酸、脂肪酸和甘油三酯的释放，使得糖异生的底物增多，葡萄糖利用受到抑制；另一方面，糖皮质激素能增强糖异生过程的限速酶——烯醇化酶的表达，加速糖异生。

（2）抑制外周组织对葡萄糖的摄取和利用：研究显示，过多的糖皮质激素不仅仅抑制胰岛素与其受体的结合，更会抑制葡萄糖转运子4向细胞膜的移位与锚着，从而降低了外周组织对糖的摄取和利用。体外细胞培养结果提示，地塞米松明显抑制内脏脂肪细胞的基础以及胰岛素刺激下葡萄糖的利用，同时胰岛素信号传导途径中的重要物质，如胰岛素受体底物、蛋白激酶B等表达也相应降低。

（3）糖皮质激素的异常升高增强了生长激素、肾上腺素、胰高糖素等其它升糖激素的作用。

（4）糖皮质激素除了有诱导胰岛素抵抗的作用外，近年来的研究更进一步揭示了其对胰岛功能还很可能有损害作用。大量的糖皮质激素可以抑制葡萄糖刺激后的胰岛素的释放。

三、类固醇糖尿病的临床表现

库欣综合征（促肾上腺皮质激素依赖性或非依赖性）患者由于肾上腺皮质过度分泌GC，约30%～40%发生糖尿病。在临床上，由于GC具有减轻感染性和非感染性炎性反应、减少渗出、免疫抑制、抗休克、抗毒素等药理作用，被广泛应用于治疗免疫系统、呼吸系统、心血管系统及造血系统的疾病等。但是，GC的药理特性恰是一把"双刃剑"，在发挥治疗作用的同时，也可能产生一系列副作用如并发糖尿病、各种感染、骨质疏松、消化道溃疡等。有关应用GC后糖尿病的发生率因病情、研究例数、剂量和疗程的差异而报道不同，约在10%～40%左右。

GC导致糖尿病的发生过程具备与2型糖尿病发病相似的一些特点，即胰岛素抵抗–B细胞功能受损–糖耐量减低（1GT）/糖尿病两步曲，但与2型糖尿病相比也有不同之处。

病情发展较快，且具有可逆性。一些模拟研究显示，非生理剂量的GC可很快对人体正常的胰岛素分泌功能和糖代谢造成损害。如有报道健康志愿者口服强的松龙30mg/d，6d后即可产生空腹胰岛素脉冲分泌节律受损和第一时相胰岛素高分泌。另有研究利用高胰岛素–正葡萄糖钳技术发现，10例健康志愿者口服地塞米松（4mg/d），4d后，空腹及口服葡萄糖耐量试验（OGTF）2h血浆胰岛素水平与基础值相比分别升高了2.3倍和4.4倍，而葡萄糖清除率下降了34%，同时血浆游离脂肪酸、瘦素水平也明显升高。

依据糖尿病病程的长短和病情的轻重，患者临床表现各异。典型的患者可有"三多一少"以及其它相关表现，与2型糖尿病相类似。但是，多数学者认为类固醇性糖尿病具有自身的一些临床特点：

（1）起病较快，既往无糖尿病史的人群在糖皮质激素治疗后平均2～3周内可出现糖耐量异常。

（2）病情相对较轻，很多患者并没有明显症状，或症状不典型，而是经血糖筛查才得以发现，并发酮症酸中毒的比例低。

（3）肾脏排糖阈值降低，血糖值和尿糖值不成比例。

（4）对胰岛素治疗反应不一，部分患者有拮抗现象，需要较大剂量的胰岛素方可有效控制血糖。

（5）停用激素后，许多患者的高血糖能够逐渐缓解，但也有部分患者无法恢复正常，这往往提示病情不可逆转。

四、类固醇糖尿病的诊断

本病诊断并不困难。既往无糖尿病史，在运用糖皮质激素治疗过程中出现血糖升高，同时达到糖尿病标准者即可诊断为类固醇性糖尿病。值得注意的是，不同的剂型、不同的给药时间和间隔使得药物在体内的峰浓度出现的时间不同，故糖皮质激素升血糖作用出现的时间也不同，例如许多患者以下午至睡前血糖升高为主。因此，为避免漏诊，应同时注重餐前、餐后血糖，并进行多点血糖的检测。有些患者原先没有明确的糖尿病病史，在使用糖皮质激素过程中出现典型临床表现或血液检查时才发现血糖升高，对这类患者，糖尿病类型的确认就比较困难。可参考患者家族史，同时依据其它代谢综合征组分加已判断。有些2型糖尿病患者或者糖耐量异常的个体，在使用糖皮质激素后诱发糖代谢的进一步紊乱，这类患者停用激素后血糖往往无法恢复正常，这对类固醇性糖尿病的鉴别诊断具有一定参考价值。

五、类固醇糖尿病的治疗与管理

1. 严格掌握适应症，加强血糖监测　首先，选择糖皮质激素治疗时要充分考虑患者的风险/利益比值，严格掌握适应症和禁忌症，合理选择激素的种类和给药方式。对于老年、肥胖、有糖尿病家族史等高危人群，在治疗后需要加强血糖监测。

类固醇性糖尿病的监测十分重要。在应用皮质激素前，首先应详尽了解患者既往糖尿病史、家族史，并检测空腹和餐后血糖，必要时行葡萄糖耐量试验。应用激素治疗后应该定期监测血糖，特别是40岁以上、有糖尿病家族史、基础血糖水平较高以及激素用量较大者更需要密切关注。另外，特别值得注意的是，根据美国糖尿病协会制订的指南，那些曾有过糖皮质激素诱导的高血糖而在停用激素后血糖恢复正常的患者是糖尿病的高危人群，需要每年接受一次血糖筛查。

2. 非药物干预治疗　一旦类固醇性糖尿病的诊断明确，首先应该根据原发病的需要，考虑皮质激素能否停用或者减量。因为已有大量的资料显示，随着糖皮质激素的减量或停药，患者的胰岛素敏感性可升高，高血糖可以渐渐减轻或消失；而当原发疾病需要足够量的激素进行治疗时，则应该在适当的时机合理地综合运用饮食、运动、药物等多种治疗方法以有效控制血糖、缓解症状、预防并发症。

与1型、2型糖尿病一样，饮食和运动仍旧是类固醇性糖尿病降糖治疗的基石，应该合理地运用于所有患者，但要注意评价患者的原发疾病是否能够接受运动疗法。关于开始药物降糖治疗的指标，非内分泌科医生和内分泌科医生的观点并不一致。美国的一项调查显示，当空腹血糖不超过11.1mmol/L时，多数非内分泌科医生都不采取积极的措施控制血糖。而内分泌专科医生还是认为积极地控制血糖还是十分必要的。不过，为了给胰岛一个适应期，以使其分泌足够量的胰岛素，有学者认为，对于血糖轻度升高的患者，应该在血糖升高后观察 2 周再决定是否进行药物干预，其间可配合合理的饮食和运动疗法。

3. 药物干预治疗　单纯饮食合并运动治疗效果不理想，血糖常超过 10mmol/L 时，应考虑开始药物干预。一般而言，目前所有类型的口服降糖药都可以用于类固醇性糖尿病患者。当血糖水平不太高，也没有禁忌症时可以单用或者联合使用磺脲类、双胍类、阿卡波糖、格列奈类以及噻唑烷二酮类降糖药，如何选择需要综合考虑患者肝肾功能、年龄、体重、原发病及合并症等多重因素。例如二甲双胍需要避免用于有增加乳酸生成倾向的疾病如急性呼吸窘迫综合征等。噻唑烷二酮类药物作为胰岛素增敏剂，针对类固醇糖尿病的主要发病机制，能够显着改善胰岛素抵抗，但其发挥作用比较慢，因此，那些只短期运用糖皮质激素的患者不需要选用此药物，而对于长期糖皮质激素治疗者不失为不错的选择。

胰岛素仍旧是血糖较高、急需平稳控制血糖、不适合用口服降糖药以及重症患者的首选治疗方式。临床医师可以根据患者不同时点的血糖水平灵活将不同制剂的胰岛素或胰岛素类似物配合使用，具体方案与常见 2 型糖尿病治疗基本相同。对于需要静脉使用激素的患者，比如血液病化疗时，高血糖常常会随着激素的减量而改善，因此，需要注意及时监测血糖并及时调整治疗，预防低血糖发生。

4. 血糖控制目标　如果患者长期需要皮质激素治疗，则血糖控制目标应等同于普通糖尿病患者。同时应予以糖尿病的全方位管理，如加强教育与自我血糖监测，重视血压、血脂达标等。短期使用时，目标可适当放宽。口服药物的升糖作用一般只持续到停用后 48 小时，肌肉或者关节内注射时，作用会持续 3～10 天。为了避免高血糖引起一些急性并发症，在糖皮质激素具有升糖作用期间，应该综合运用多种手段，力争让血糖控制在 11.1mmol/L 以下。

六、总结

糖皮质激素因其多种生物学作用被广泛用于临床多种疾病的短期或长期治疗。但是，这把"双刃剑"在发挥治疗作用的同时，也不可避免的引起一些副作用，血糖异常便是其中常见的情况之一。类固醇性糖尿病虽然不如 1、2 型糖尿病多见，但仍应引起各学科，特别是非内分泌科医师的关注。了解其发病规律、临床特性及治疗策略对于在临床上合理、安全运用皮质激素，避免或者有效控制高血糖具有重要意义。

（施　航）

第二十七章 糖尿病的神经系统损害

糖尿病（diabetes mellitus，DM）是一组以高血糖为特征的代谢性疾病。高血糖可导致各种组织，特别是眼、肾、心脏、血管、神经的慢性损害和功能障碍。其中，神经系统（CNS）损害是糖尿病的代谢障碍及血管病变所致的周围及中枢神经系统损害，是严重影响患者生活质量、导致患者残疾甚至死亡的主要原因。年龄超过 50 岁的糖尿病患者最常出现神经系统损害，30 岁以下者少见，儿童罕见。以下就糖尿病相关的神经系统表现及其治疗做一阐述。

一、糖尿病性周围神经病

糖尿病性周围神经病（diabetic peripheral neuropathy，DPN）是糖尿病最常见的慢性并发症之一，是一组以感觉和自主神经症状为主要临床表现的周围神经病。它与糖尿病肾病和糖尿病视网膜病变共同构成糖尿病三联征，是糖尿病患者住院及非创伤性截肢的主要原因。在糖尿病患者中，DPN 的发病率约 20%，占糖尿病神经病变的 50%，其中糖尿病周围神经病性疼痛（diabetic peripheral neuropathic pain，DPNP）发病率为 13% ~ 26% DPNP 临床表现为自发性疼痛（spontaneous pain）、痛觉过敏（hyperalgesia）、触诱发痛（allodynia），以肢端、对称性发作、夜间加重为特点，其疼痛往往随着感觉缺失加重而缓解。

（一）病因和发病机制

DPN 的基本病因是糖尿病未得到有效控制，导致周围神经系统病变。DPN 的临床表现多种多样，很难用单一的机制来解释如此多样的神经病变。发病机制包括代谢因素、神经血管功能障碍、钙稳态的变化、神经营养机制、免疫介导机制和生物机械因素等。目前认为慢性持续性高血糖所致的神经微血管改变和代谢失调在 DPN 的发生中起了重要的作用。血管学说认为神经血供的减少是 DPN 的可能病因之一；代谢假说认为持续高血糖抑制了钠依赖肌醇的转运，神经内肌醇水平的降低使磷酸肌醇的代谢和 $Na^+ - K^+ - TP$ 酶的活性降低。此外，越来越多的学者认为 DPN 与神经免疫有关，主要依据是部分糖尿病患者中已测出多种胰岛细胞成分的自身抗体；糖尿病常伴随其他自身免疫性疾病，如甲状腺肿等；病理可见周围神经血管周围有淋巴细胞和单核细胞浸润。神经免疫学说为免疫调节剂的使用提供了理论依据。

DPNP 的可能发病机制如下。①代谢因素：高血糖可引起氧化应激、形成晚期糖基化终末产物（AGEs）、激活山梨醇代谢通路，以及引起血脂异常、必需脂肪酸代谢紊乱，这些因素相互作用，在糖尿病并发症的发生、进展过程中发挥了重要作用。②细胞信号通路：尽管已证实 DPNP 的发展与病理生理、神经解剖学的改变相关，但是其分子、细胞机制尚未明了，目前研究发现丝裂原活化蛋白激酶（MAPK）、RhoA/Rho 激酶通路及蛋白激酶 C（PKC）均属于丝氨酸/苏氨酸激酶家族，并参与了糖尿病痛敏的形成。③相关神经递质的改变：DPNP 的发生与进展还涉及许多神经递质的改变，包括伤害性感受器神经元释放的化学物质，如去甲肾上腺素、谷氨酸、一氧化氮（NO）、P物质等，神经生长因子（NGF）、组织损伤产物，如缓激肽、5－羟色胺（5－HT）等，这些物质通过直接或间接的作用，激活不同的受体使伤害性感受器去极化，产生传入冲动，参与痛觉信息的调制。

（二）临床表现

DPN的临床表现多种多样，通常根据临床病理特征分为以下几种类型。

1. 远端型多发性神经病　表现为远端肢体对称的多发性周围神经病，是糖尿病周围神经病最常见的类型，以感觉障碍为首发症状。多起病隐匿，首先累及下肢远端，自下向上进展，较少波及上肢。若上肢受累，从手指麻木开始，逐渐累及手腕、前臂，称为手套样感觉障碍。细有髓纤维受累时表现为痛性周围神经病或痛温觉缺失，主要症状有发自肢体深部的钝痛刺痛或烧灼样痛，夜间尤甚。双下肢有袜套样的感觉减退或缺失，跟腱和膝腱反射减退或消失，严重的感觉神经病时可累及躯干下半部分的腹侧，背侧不受累，称为糖尿病躯干多神经病。此时如忽略躯干背侧的感觉，查体易误诊为脊髓病。粗有髓纤维受累时主要表现为深感觉障碍，出现步态不稳易跌倒等感觉性共济失调症状。少数患者除有四肢远端感觉障碍外还同时合并远端肌无力和肌萎缩，腱反射减少或消失，也可同时合并自主神经功能损害，即所谓糖尿病运动．感觉神经病或慢性进行性运动一感觉．自主神经病。

2. 近端型运动神经病　可急性、亚急性或隐袭起病，可与远端运动感觉型神经病先后发生。主要累及一侧或两侧骨盆带肌，尤其是股四头肌。此外髂腰肌、臀肌和大腿的内收肌群也可受累，上肢几乎不受累。早期为一侧下肢近端肌无力和肌萎缩，约半数逐渐累及双下肢近端，表现为起立、行走和登楼梯困难，常伴有大腿深部和腰骶区锐痛。肌电图为轴索缺失和变性的表现。

3. 糖尿病单神经病或多发性单神经病　以股神经、坐骨神经和腓神经受累多见。一般起病较急，表现为受累的神经支配区突发疼痛或感觉障碍，以及肌力减退。

4. 脑神经病　糖尿病引起的脑神经损害以动眼神经麻痹最为常见，其次为展神经、滑车神经、面神经和视神经。有时可表现为多数脑神经损害，多为骤然起病，可为单侧或双侧，也可反复多次发作。

5. 自主神经病　几乎见于所有病程较长的糖尿病患者，交感和副交感纤维均可受累，主要表现如下。

（1）直立性低血压：由于交感缩血管功能减退可发生直立性低血压，起立时出现头晕、黑蒙甚至昏厥。胰岛素的应用可能加重上述症状，有时胰岛素引起直立性低血压所致的意识丧失易与低血糖所致者混淆。直立性低血压可持续多年，转为慢性后症状可以消失，这可能与脑部自主调节功能改善有关。

（2）心血管自主神经功能障碍：表现为心率对活动和深呼吸的调节反应减弱，甚至发展为完全性心脏失神经，严重时发生心脏性猝死。

（3）胃肠自主神经功能障碍：包括食管和胃肠蠕动减慢，胃排空时间延长、胃部大量残余食物、间歇性呕吐，即所谓糖尿病胃轻瘫症。其他胃肠功能障碍还包括糖尿病性腹泻，常呈间歇性，间歇期可出现便秘。

（4）泌尿生殖系统自主神经功能障碍：表现为性功能低下、阳痿、排尿无力，残余尿多和尿潴留，这种低张力性膀胱易诱发尿路感染和肾衰竭。

（5）泌汗异常：最常见的症状是足部典型袜套样分布的出汗减少，常合并有其他自主神经功能障碍，如直位性低血压，也可有心脏失迷走神经支配。

6. 糖尿病足　是糖尿病性神经病的严重并发症，其发生与自主神经功能障碍引起的皮肤干燥皲裂、小血管病导致的肢端缺血及肢体痛觉缺失、关节变形引发的足端位置觉异常有关。临床表现为足趾、足跟和踝关节等处经久不愈的溃疡。

此外，DPN 患者较其他无神经损害者更易患局部嵌压性神经病，主要表现为腕管综合征（正中神经）和肘管综合征（尺神经）等。

（三）辅助检查

1. 电生理检查　糖尿病性周围神经病患者的电生理检查可有以下表现。

（1）神经传导速度减慢和潜伏期延长，提示周围神经脱髓鞘性损害。

（2）EMG 检查显示动作电位波幅明显下降，提示轴索受损。

（3）F 波可反映近端神经的病变，弥补远端神经传导速度测定的不足。H 反射可测定 α 运动神经元的兴奋性和运动纤维的功能状态，为神经损害提供依据。

2. 脑脊液检查　糖尿病性周围神经病可有蛋白质升高，为 0.5~1.5g/L，以球蛋白升高为主。

3. 组织活检　必要时可行神经、肌肉或皮肤活检，以与其他周围神经病进行鉴别。

（四）诊断和鉴别诊断

1. 诊断　DPN 的诊断主要依据糖尿病的病史、各类型临床表现特征、实验室及电生理等辅助检查。还需与其他原因所致的神经病相区别。当病史中无其他原因时可考虑诊断。

2. 鉴别诊断　本病应与其他周围神经病和痛性周围神经病进行鉴别，糖尿病性肌萎缩应与股四头肌肌病、进行性脊髓性肌萎缩及腰骶神经根病变所引起的股四头肌萎缩相鉴别。

（五）治疗

1. 对症治疗

（1）疼痛：DPN 的急性疼痛多是自限性的，疼痛虽然严重，但在数月内可以逐渐减轻，可告之患者使其更易于耐受疼痛。慢性远端型多发性神经病的疼痛可以是持续性的，而且难治。止痛常用抗焦虑抑郁剂、抗惊厥剂（如卡马西平等）和镇痛剂（如吲哚美辛等）。美国 FDA 正式推荐治疗 DPNP 的药物仅有两个：度洛西丁和普瑞巴林。度洛西丁属双递质抗抑郁药，能对人脑中两种重要的神经递质 5-HT 和去甲肾上腺素产生双重作用；普瑞巴林是一种新型 γ-氨基丁酸（GABA）受体激动剂，能阻断电压依赖性 Ca^{2+} 通道，减少神经递质的释放。

（2）糖尿病性胃轻瘫：常用胃动力药如多潘立酮、西沙比利等；有研究用红霉素来增加胃动素与其受体的结合，加强胃壁肌收缩，促进胃排空。

（3）直立性低血压：包括非药物治疗和药物治疗。非药物治疗只对轻症患者有效，包括患者教育、饮食指导（提倡含钠食物、饮用咖啡、多饮水等）、避免使用利尿剂和其他导致低血容量的状况等。

（4）膀胱功能障碍：由于感觉神经和自主神经引起的膀胱失张力而引起排尿困难，增加尿潴留和感染的机会。病变早期应让患者尽量有规律的排尿。α_1-肾上腺素受体阻滞剂哌唑嗪可减少尿道阻力，可能有效。

2. 病因治疗

（1）控制血糖：应用降糖药和控制饮食使血糖维持在正常水平是治疗和预防 DPN 的根本原则。DPN 一旦发生，基本上是不可逆的，但有效控制血糖可以减慢其发展进程。

（2）肌醇治疗：可改善 DPN 的生化和形态学改变，但对神经症状和体征并无肯定的效果。

（3）免疫调节治疗：研究显示免疫机制可能参与 DPN 的发病。因此，大剂量静脉注射免疫球蛋白（IVIG）已用于治疗糖尿病性神经病，不但可明显改善肌力，而且可以缓解疼痛。也有报道用激素、环磷酰胺、硫唑嘌呤及血浆交换治疗者。

3. 神经营养治疗　维生素 B_1、维生素 B_6、维生素 B_{12}、三磷腺苷（ATP）和维生素 B_5 对轻型患者及预防有益。神经节苷脂具有增强 $Na^+ - K^+ - ATP$ 酶的活性、刺激神经芽生、促进神经再支配和触发神经肌肉接头形成的药理作用，可能改善糖尿病周围神经病的症状和体征。

二、糖尿病所致脊髓损害

糖尿病所致脊髓损害也称为糖尿病脊髓综合征，在其并发症中发病率不高，多认为是由糖尿病性血管损害引起的持续性脊髓供血不足所致。可表现为类似慢性脊髓灰质炎的脊髓前角细胞损害，脊髓痨样（称假性脊髓痨）后根、后柱损害，以及与亚急性脊髓联合变性相似的后索及侧索变性。

（一）病因和发病机制

基本病因是糖尿病未得到有效控制，导致脊髓病变。近年来的研究认为发病机制是多因素的，如氧化应激、遗传因素、多羧基途径的过度激活、神经缺血和缺氧等，较为广泛的认识代谢障碍及血管损害对糖尿病的发生具有重要作用。高血糖和代谢紊乱直接影响微血管壁的结构和功能，引起神经缺血缺氧、神经细胞肿胀、纤维变性，除了引起周围神经阶段性脱髓鞘及轴索变性，CNS 同样可以累及。此外，部分患者抗磷脂抗体呈阳性，表明糖尿病脊髓病的发病机制与自身免疫也有关。

（二）临床表现

1. 糖尿病性共济失调　主要为脊髓后根及后索损害受累，有时又称之为糖尿病性假性脊髓痨。临床表现为深感觉包括位置觉及振动觉丧失，膝腱反射消失，患者步态不稳，躯干共济失调，有时出现双下肢闪电样疼痛。

2. 糖尿病性肌萎缩　多见于老年患者，表现为进行性肌肉萎缩，且以肢体近端肌萎缩较远端严重，呈非对称性或一侧性，以骨盆带肌、股四头肌为主的肌肉疼痛、无力及萎缩，少数可合并肩胛带肌和上臂肌萎缩。病理发现脊髓前角细胞消失，多由前根及运动神经损害引起逆行性损害所致。

3. 糖尿病性脊髓梗死　主要和糖尿病引起的动脉硬化有关。它使脊髓血管闭塞、缺血，严重者引起少量出血。如果脊髓前动脉闭塞则引起该动脉在脊髓腹侧 2/3 的供应区发生广泛的缺血梗死，临床表现为截瘫、感觉缺失平面及大小便括约肌障碍等。由于脊髓后索由脊髓后动脉供应，脊髓后动脉侧支循环丰富，故可不受损害，而保持正常的位置觉及振动觉。

4. 糖尿病性肌萎缩侧索硬化综合征　多见于有较长糖尿病史的成人，表现为上肢远端肌萎缩，可以对称分布，有明显全身"肉跳"及腱反射亢进。进展十分缓慢，病程可长达10 年之久，但肌萎缩仍较轻，故与变性病中的肌萎缩侧索硬化不同。

5. 其他　可出现截瘫、尿便障碍及其他外周自主神经功能障碍（如下肢无汗，头和手代偿性多汗）等。

（三）辅助检查

实验室检查与 DPN 的检查基本相同，此外还应包括风湿、免疫球蛋白电泳等与自身免疫有关的血清学检查。

特殊辅助检查方面，除常规肌电图和神经电生理检查外，还应包括脊髓 MRI 检查。

（四）诊断和鉴别诊断

1. 诊断　在确定有糖尿病的基础上，同时存在脊髓病变表现：上、下运动神经元损伤及感觉障碍、自主神经障碍等症状体征均可出现。

2. 鉴别诊断　在神经系统疾病中有时应与梅毒性脊髓痨、亚急性联合变性、进行性脊髓萎缩症及脊前动脉综合征相鉴别。由于有糖尿病同时存在，一般不难排除。

（五）治疗

治疗：主要包括糖尿病病因治疗及神经代谢及神经营养治疗等，与 DPN 的治疗原则基本相同，故不再赘述。

三、糖尿病性脑血管病

糖尿病性脑血管病是指由糖尿病所诱发的，在糖、脂肪和蛋白质等一系列营养物质代谢紊乱的基础上，所产生的颅内大血管和微血管病变。2 型糖尿病患者中20% ~40% 会发生脑血管病。无论是 1 型或 2 型糖尿病，都是动脉粥样硬化和脑血管病的重要独立危险因素之一，可使卒中发生率增加 1.5 ~6 倍。女性糖尿病患者的卒中危险性比男性高。糖尿病不仅使脑血管病的发病率增加，而且高血糖状态还会加重脑损伤，导致疾病预后不良，这也成为糖尿病患者的主要死亡原因之一。临床上主要表现为脑动脉粥样硬化、无症状性卒中和急性脑血管病等，其发病机制、临床特点、治疗和预后均有别于非糖尿病性脑血管病。

（一）发病机制

糖尿病不仅可以引起或加重大、中动脉的粥样硬化，也能导致小动脉和微血管病变，从而为糖尿病性脑血管病、特别是缺血性脑血管病的发生奠定了病理和病理生理学基础。颅内大血管病变的主要病理学改变为动脉粥样硬化；颅内微血管病变的主要病理学改变是微血管基膜增厚、微血管瘤和微循环障碍。

1. 颅内大血管病变的发病机制

（1）高血糖：可使神经细胞的葡萄糖转运体Ⅰ（Glut Ⅰ）活性增强，细胞内高糖可导致各种损伤性介质产生过多。高血糖症的毒性作用是糖尿病性脑血管病变的重要发病原因。

（2）内皮细胞功能紊乱：血管内皮功能障碍可导致血管张力及血流动力学改变、血管通透性增加、凝血系统和血小板激活，从而引起缺血性卒中等一系列大血管病理生理学改变。

（3）胰岛素抵抗与高胰岛素血症：大多数 2 型糖尿病患者存在胰岛素抵抗。胰岛素通过直接和间接刺激胰岛素样生长因子，促使血管平滑肌细胞和成纤维细胞合成脂质，促进肝脏合成极低密度脂蛋白胆固醇，促使血浆纤溶酶原激活物抑制物增高，导致血栓形成。长期高胰岛素血症能够促使动脉粥样硬化和血管重塑。

（4）脂质代谢异常：2 型糖尿病患者常伴有三酰甘油、低密度脂蛋白和总胆固醇的升高，以及高密度脂蛋白的下降。脂质代谢异常可促进脑动脉粥样硬化形成，是糖尿病并发心脑血管疾病的重要原因。发生糖尿病性脑血管病变时，上述异常更加明显。

此外，血小板功能异常、血液高凝状态、高血压、肥胖、吸烟及遗传因素等均可能不同程度地参与了糖尿病性脑血管病的发生与发展。

2. 颅内微血管病变的发病机制　糖尿病颅内微血管病变多以微血管血流动力学异常为首发环节，逐渐导致微血管血栓形成，然后闭塞。糖尿病微血管病变除了具有部分上述大血管病变的发病机制外，还有其独特的发病机制。某些血管活性因子、生长因子、细胞因子及红细胞形态与微血管病变的发生发展密切相关。如血管紧张素Ⅱ、内皮素、一氧化氮、肿瘤坏死因子 α 及 E2 - 选择素等均可能通过多种不同机制而导致微血栓形成和微血管闭塞。

（二）临床表现

糖尿病性脑血管病在发病年龄、发病率、临床特点、治疗及预后方面均有别于一般脑血管病。例如，糖尿病患者的脑梗死发病年龄较非糖尿病患者，平均要早 5 年左右；脑血管病发病率和复发率也明显高于非糖尿病人群；以缺血性脑血管病最为多见；临床症状相对复杂且进展较快、并发症多，治疗相对棘手，临床疗效较差；预后较非糖尿病性脑血管病差等。临床表现可分为急性脑血管病和慢性脑功能不全两大类。

1. 无局灶性神经系统体征的脑血管病（以慢性脑功能不全为主要表现）

（1）脑动脉粥样硬化：研究显示，病程在 5 年以下的糖尿病患者，脑动脉粥样硬化发生率为 31%，病程 5 年以上者可高达 70% 主要表现为头昏、头痛、失眠、乏力、健忘、注意力不集中、工作和学习能力减退及情绪不稳定等神经衰弱症状，神经系统多无明确阳性体征。

（2）糖尿病性脑病：可概括为糖尿病患者引起的认知障碍和大脑的神经生理及结构改变，是一种慢性脑功能不全，主要临床表现为学习能力下降、记忆功能减退，以及语言、理解判断和复杂信息处理能力下降等。严重者临床上表现为以进行性痴呆为主要特征的皮质下动脉硬化性脑病（又称 Binswanger 病），是一种较多见的糖尿病性脑血管病变，多发生在脑动脉粥样硬化基础上。发病机制是由于大脑白质深穿支小动脉硬化、管腔狭窄、血流减少、白质血管广泛变性，致使脑室周围和半卵圆中心白质进行性缺血及神经纤维脱髓鞘。

（3）无症状性卒中：指无临床症状或临床症状轻微而未引起患者注意的脑卒中，也是糖尿病性脑血管病变的一种常见类型。由于病灶太小或未累及重要的运动、感觉传导束而被忽视；或者是未被认定的卒中，即无明确卒中发作史、无明确的神经系统症状和体征；或检查时发现责任病灶以外的病变而又缺乏相应病史者。无症状性卒中包括无症状性脑梗死和无症状性脑出血，以前者较为常见。①无症状性脑梗死：又分为腔隙性脑梗死和非腔隙性脑梗死，其中腔隙性脑梗死最为常见。梗死部位多位于基底节区，其次是放射冠区，病变部位较深而且病灶较小。非腔隙性脑梗死是指未被揭示的或未被认定的脑梗死，病变多累及大脑皮质，通常病灶较大。②无症状性脑出血：以壳核、屏状核、外囊区出血多见，临床上仅表现为轻微的神经系统症状，容易被忽略。其中无症状性脑微出血，MRI 上显示为 MRI 梯度回波 T2 加权像上均匀一致的卵圆形信号减低区，直径为 2~5mm，周围无水肿。无症状性脑微出血可能与易于出血的微血管病变有关。

2. 急性脑血管病　急性糖尿病性脑血管病主要表现为短暂性脑缺血发作（TIA）和脑血栓形成，而脑出血较少见。

（1）TIA：被认为是脑梗死的超级预警信号，而糖尿病是 TIA 后早期发生脑梗死的主要危险因素之一。临床主要表现为颈内动脉系统和（或）椎基底动脉系统的症状和体征。前者以运动功能障碍最为常见，主要表现为对侧肢体尤其是上臂的无力或笨拙；后者以眩晕最为常见，视觉障碍为第 2 位常见症状，部分患者伴有共济失调、吞咽困难、猝倒发作及短暂性全面遗忘症等。在诊断 TIA 时，应注意除外低血糖、偏头痛、局灶性癫痫、肝肾衰竭及其他可导致短暂性神经功能障碍的结构性损伤（如颅内肿瘤等）。

（2）脑梗死：是糖尿病性脑血管病最主要的临床类型。国外研究结果显示，糖尿病增加缺血性卒中的风险远高于出血性卒中，缺血性卒中占糖尿病性卒中的比例远高于同期其他住院人群的比例。糖尿病性脑梗死与非糖尿病性脑梗死的梗死部位和类型明显不同。前者以后循环梗死及腔隙性脑梗死多见，而后者则多表现为完全或部分前循环梗死。糖尿病性脑梗死多发生于中小动脉，可能与糖尿病所致的广泛性微血管病变有关。与非糖尿病性脑梗死比较，糖尿病患者发生于皮质下白质的腔隙性脑梗死多于基底节区，这主要是由于供应大脑深部白质及脑干的深穿支小动脉缺少侧支循环，一旦发生血管病变，极易造成相应范围内的脑梗死。

在临床症状方面，糖尿病性脑梗死患者更容易发生运动功能障碍，临床症状虽较轻，但常反复发作，进行性加重、恢复较困难。假性延髓性麻痹和血管性痴呆的发生率较高，但失语及吞咽困难较非糖尿病性脑梗死少见。有研究认为，缺血性卒中新发高血糖患者的临床症状最严重，不仅比血糖正常组症状多而严重，而且在意识障碍和精神症状的严重程度方面，比糖尿病并发缺血性卒中还要严重。这可能是因为应激性组织损伤引起的反应性高血糖，使毫无准备的脑组织无法适应缺氧状态，造成了一种"类休克"状态，导致临床症状重而多。临床研究结果显示，不仅糖尿病性脑卒中患者的高血压、脂质代谢紊乱、冠状动脉粥样硬化性心脏病、周围血管疾病及既往卒中史的发生率，均高于非糖尿病性卒中患者；而且与非糖尿病患者相比，糖尿病性卒中患者住院期间相关并发症的发生率（包括尿路感染、多器官功能障碍、进展性卒中、复发性卒中等）也明显提高。

（3）脑出血：目前关于糖尿病在脑出血发病机制中的作用存在争议。许多研究显示糖尿病并不是脑出血的危险因素，甚至认为糖尿病患者的脑出血发病率还低于其他人群；但也有报道发现糖尿病至少在青年患者（18～49 岁）中是脑出血的危险因素之一。Arboix 等研究显示，糖尿病是影响脑出血患者病死率的决定性因素。

（三）治疗

糖尿病性脑血管病的基本治疗原则与非糖尿病性脑血管病的治疗基本相同，但由于糖尿病合并脑血管病，代谢复杂、临床特点等因素与非糖尿病有所不同，因此，治疗亦有其特殊性。

1. 控制血糖　血糖过高或过低均可影响糖尿病性脑血管病的恢复和预后。使血糖维持在合适的范围是糖尿病性脑血管病的治疗基础和预防糖尿病急性代谢紊乱的必要手段。可采用控制饮食、运动和药物降糖（包括胰岛素）等综合治疗手段，将糖化血红蛋白（HbAlc）控制在 7.0% 以下。对于严格控制血糖，尤其是接受胰岛素治疗的患者，应避免低血糖事件的发生。此外，注意纠正糖尿病的其他并发症，如水电解质和酸碱失衡、高渗性昏迷、酮症酸中毒等。静脉补液时，以含5%葡萄糖和0.45%氯化钠混合液体为宜，控制高血糖后再用高渗性脱水剂如甘露醇，以免加重糖尿病高渗性昏迷。

2. 抗血小板及抗凝治疗

（1）抗血小板药物：是治疗缺血性卒中和TIA患者的常用药物，可使卒中复发风险显著降低。阿司匹林（50～325mg/d）可使复发性卒中患病风险降低13%～20%但长期应用阿司匹林可能会增加脑出血和上消化道出血的风险。对于阿司匹林不能耐受者，可改用氯吡格雷（75mg/d）抗血小板治疗。CAPRIE和MATCH研究证实，氯吡格雷在治疗卒中的再发作方面安全有效，而消化道大出血和脑出血的不良反应相对较低。

（2）抗凝治疗：在缺血性脑血管病的急性期是否进行抗凝治疗尚存争议。对于合并心房颤动导致的心源性脑栓塞患者，抗凝治疗有较好的疗效。对于进展性脑卒中，尤其是发生在椎基底动脉系统者，可酌情使用抗凝治疗。

3. 控制血压　规范的抗高血压治疗可使卒中的患病风险降低28%～38%目标血压应根据年龄、种族等因素进行个体化控制。降压幅度为收缩压下降10mmHg、舒张压下降5mmHg以上患者才能获益。

在各种降压药中，血管紧张素转换酶抑制剂（ACEI）最有效，即使在患者血压正常、没有左心室功能障碍时，ACEI制剂仍可使心脑血管事件总发生率和病死率下降。美国糖尿病学会（American Diabetes Association，ADA）推荐，所有伴发高血压的糖尿病患者均应选择ACEI或血管紧张素Ⅱ受体拮抗剂（ARB）药物（可联合利尿剂）来控制血压。

4. 纠正血脂代谢紊乱　美国心脏保护研究（Heart Protection Study，HPS）前瞻性研究结果显示，他汀类药物治疗能使糖尿病终点事件（卒中、冠心病和血管重建）的危险性下降34%认为他汀类药物治疗可使40岁以上的2型糖尿病患者明显受益，应推荐使用。

此外，糖尿病患者应改变不良的生活习惯、戒烟、限酒、控制体重和适当运动等。

（四）临床转归及二级预防

糖尿病性脑血管病患者与非糖尿病脑血管病患者相比预后不良。糖尿病患者不仅卒中4周后的病死率明显高于非糖尿病患者，预后亦明显差于非糖尿病患者，如住院天数增多、长期死亡风险增加，并遗留更多残疾。此外，卒中相关性认知功能障碍和卒中复发的危险均明显增高。

糖尿病性脑血管病的防治和非糖尿病患者基本相同，但干预应该更加积极；及早发现并有效控制糖尿病，以延缓糖尿病性脑血管病的发生和发展；有效降低血压；调控血脂；在医师指导下长期服用阿司匹林或其他抗血小板药物等。

（龙海丽）

第二十八章 风湿病相关肾脏疾病

第一节 类风湿关节炎肾损害

类风湿关节炎（rheumatoid arthritis，RA）是以关节、滑膜受损、关节面破坏为特征的系统性炎症性疾病。主要累及周围小关节，可累及全身多个脏器，包括肾脏、肺和心血管。另外，治疗类风湿关节炎的药物也可以引起肾脏损害。

（一）发病机制

类风湿关节炎肾损害与免疫复合物沉积、血管病变及慢性炎症有关，大量抗原抗体结合形成免疫复合物沉积在肾脏，引起肾脏损伤。

（二）病理

类风湿关节炎肾损害可分为两类，一类是由类风湿关节炎引起，另一类与治疗类风湿关节炎的药物有关。其病理可表现为多种类型，系膜增生性肾小球病变、膜性肾病、膜增生性肾小球肾炎、淀粉样变性多为类风湿关节炎造成的肾损害；微小病变性肾小球肾炎、急性间质性肾炎、急性肾小管坏死、新月体性肾炎多由治疗类风湿关节炎相关的药物引起。

（三）临床表现

1. 全身症状　类风湿关节炎活动期时可出现低热、体重下降、乏力、纳差等症状。

2. 关节症状　关节痛和晨僵是早期表现，最常出现在腕、掌指、近端指间关节，其次是足趾、膝、踝关节等。病程较长者可因滑膜慢性炎症后的肥厚引起肿胀，多呈对称性。较晚期患者可出现关节畸形。

3. 肾损害　类风湿关节炎肾损害的临床表现与病理类型有关。单纯镜下血尿、蛋白尿多见于系膜增生性病变，单纯蛋白尿多见于膜性病变和肾淀粉样变。部分患者可有高血压和肾功能减退。类风湿关节炎本身导致的肾功能损害可表现为急进性肾炎综合征，可进展为慢性肾功能不全。药物引起的肾损害早期可能仅轻微蛋白尿，特别是非甾体类抗炎药（NSAID）类药物及环孢素（CsA）引起的肾损害以肾小管间质损害为主，尿常规检查往往阴性，表现为肾小管功能障碍（多尿、夜尿、低渗尿及肾小管蛋白尿）及肾小管性酸中毒等，逐渐出现缓慢进展的慢性肾功能衰竭。

（四）诊断

1987 年 ACR 修订的诊断标准如下：①晨僵每天持续至少 1 小时，病程至少 6 周；②3 个关节肿胀持续 6 周以上；③腕、掌指、近指关节肿胀至少 6 周；④对称关节肿胀至少 6 周；⑤皮下结节；⑥X 线可见手、腕关节骨侵蚀和（或）骨支架变少（osteopenia）；⑦类风湿因子（rheumatoid factor，RF）阳性。此 7 项中存在 4 项即可诊断为类风湿关节炎。类风湿关节炎肾损害的诊断应结合临床表现、实验室检查及肾活检病理诊断。

(五) 治疗

对类风湿关节炎肾损害的治疗，首先在于预防，即积极治疗类风湿关节炎并控制其活动，才有可能防止肾脏损害发生。对类风湿关节炎肾病，首先应鉴别是类风湿关节炎原发性肾脏病变还是继发性肾脏病变（包括药物性损害）。类风湿关节炎原发性各种肾脏病变，可用泼尼松及免疫抑制剂治疗，这些药物既可治疗类风湿关节炎，又可治疗其引起的免疫性肾损害。对继发性肾淀粉样变，有学者主张可试用糖皮质激素，但多数学者不主张用。由药物引起的肾损害，如属 NSAID 所致，应立即停用此类药物，如早期及时停药，大多数患者可以恢复正常。对由于金制剂或青霉胺引起的肾病综合征，如停药后加用糖皮质激素，则可对多数患者有效。对已经出现慢性肾衰竭患者，可按慢性肾衰竭处理，晚期肾衰竭应行透析治疗。

（赵　涛）

第二节　痛风性肾病

尿酸是嘌呤代谢的终末产物。人类嘌呤代谢异常，尿酸生成过多或排泄减少均可使血中尿酸盐浓度呈过饱和状态引起高尿酸血症，而尿中排泄尿酸增多称高尿酸尿症。长期的高尿酸血症或高尿酸尿症，均可使尿酸（盐）在肾组织沉积引起肾损害称为痛风性肾病（out's nephropathy）。近年来，无论是欧美国家还是东方民族痛风的患病率呈逐年上升的趋势，所有年龄段痛风的患病率达 0.84%。20 世纪 80 年代以来，随着我国居民生活水平的提高及寿命的延长、人口老龄化，高尿酸血症的发病率正迅速增加。痛风也是一种与现代经济发展、生活习惯和膳食结构有密切关系的疾病。预计在今后 10 年内，痛风在我国将成为仅次于糖尿病的第二号代谢病。

一、病因与发病机制

1. 尿酸的产生与代谢　尿酸是一种三氧化嘌呤，人体尿酸的来源包括内源性和外源性二个途径，内源性来源为主，占体内总尿酸量的 80%，主要由细胞核蛋白代谢分解的核酸所产生；外源性约为 20%，是由摄入的动物性和其他含嘌呤类化合物的食物中嘌呤经酶的作用分解代谢而来。人类在漫长的进化过程中丢失了分解尿酸的酶，以致有高尿酸血症、痛风。这种进化的生理意义可能在于尿酸同时也具有最初抗氧化作用，是体内一些有害活性物质的有效清除剂，包括氧自由基、超氧阴离子、单态氧和高铁血红素等。尿酸还具有类似维生素 C 的抗氧化作用，人类血尿酸水平是维生素 C 的 6 倍左右，但这种功能及其作用机制尚有待进一步研究。然而，过高的血尿酸水平对人体各重要器官又是相当有害，不仅可导致痛风、结石和急慢性肾衰竭，还可以对肾脏和心血管系统造成直接的损伤作用，是肾脏疾病和心血管疾病的独立危险因素。

人体内总的尿酸贮存量约 1 200mg，每日有 600～900mg 进行交换。身体每日产生 750mg，由肠道分解排出尿酸量约为 200mg，约占人体总尿酸量的 1/3，另 2/3 由肾脏排出，每日尿液排出尿酸量约 400mg。尿酸的代谢处在平衡状态，血尿酸维持在正常水平。如将正常饮食变为无嘌呤饮食，血尿酸浓度仅下降 59.5mmol/L（1mg/dl）左右，因而饮食不是产生高尿酸血症的主要原因。高尿酸血症的主要原因为内源性生成过多或排泄障碍。许多研究证明痛风的发生与人体遗传基因密切相关。

2. 尿酸在肾脏的排泄　尿酸是一种弱的有机酸，分子量为 168 000，主要分布在血浆、细胞外液和滑膜液，只有 4%~5% 的尿酸是与血浆蛋白结合的，尿酸盐在肾小球几乎是完全自由滤过，滤过的尿酸盐经肾小管重吸收，尿酸的分泌率大约在 10%。尿酸在肾脏排泄的经典模型是由 4 步骤组成的：即①肾小球滤过（100%）。②肾小管的重吸收（98%~100%）。③肾小管的再分泌（50%）。④分泌后的再次重吸收（40%），因此最后有 8%~12% 由肾小球滤过的尿酸排出体外。生理情况下人体内尿酸维持着一个动态平衡，血尿酸浓度为 200~450μmol/L（3.5~7.5mg/dl），健康男性血尿酸水平约为女性的 1.2 倍，女性在绝经期后血尿酸水平接近男性，这种现象可能与雌激素影响尿酸的排泄有关。

肾脏排泄是调节血尿酸浓度的重要部分，慢性肾衰竭早期由于健存肾单位的代偿，尿酸浓度上升不显著，与肾小球滤过率（GFR）降低不成比例。有人认为可能是早期有利尿酸因子，当 GFR 降至 10ml/min 才发生继发性的高尿酸血症。

有许多的高尿酸血症是由于核酸分解加快所致，如多发性骨髓瘤、急性白血病、淋巴瘤、红细胞增多症、溶血性贫血等骨髓和淋巴增生性疾病，称为继发性高尿酸血症。

二、诊断

（一）病史采集要点

1. 起病情况　痛风以男性多见，女性较少见，男女比例为 21∶1，为本病的重要特点。既往认为本病多见于中老年人，近年调查有低龄化趋势。痛风性关节炎呈急性发作、深夜加重。常常由于精神紧张、疲劳、高蛋白饮食、酗酒和感染所诱发，轻微外伤和手术也可诱发。在淋巴瘤、白血病等骨髓增生性疾病和恶性肿瘤广泛播散时，在放疗和化疗时更容易发生。

2. 主要临床表现　大约 20% 的高尿酸血症患者有临床表现，长期的高尿酸血症可引起痛风性关节炎和肾损害，肾损害仅次于关节病变。原发性高尿酸血症和（或）高尿酸尿症引起的痛风性肾病在临床上分为三种类型，即急性高尿酸血症肾病、慢性高尿酸血症。肾病和尿酸性肾结石。痛风性关节炎常有典型的临床表现，而肾脏病变则呈隐匿性经过易被忽视。痛风反复发作 10 年以上方有肾损害的表现，诊断不及时或治疗不规范最终均可产生慢性肾衰竭。

（1）慢性高尿酸血症肾病（即痛风性肾病）：起病隐匿，早期为无症状性高尿酸血症期，一般至中年以后开始出现临床症状，85% 患者在 30 岁以后发病，女性多于绝经期后发病。早期表现为轻度腰痛，尿液改变为轻度蛋白尿，可持续性或间歇性出现，以小分子蛋白为主，定量少于 1.0g/d。尿中也可有少量的红细胞，当合并肾结石堵塞肾小管及下尿路可引起肾绞痛和血尿，甚至肉眼血尿。肾结石梗阻可继发尿路感染，呈急性肾盂肾炎表现，发热、腰痛，尿中白细胞增多，细菌培养阳性。尿液呈酸性，pH 多在 5~5.5，通常低于 6.0。早期的肾功能损害表现为肾小管的浓缩功能减退，出现尿量增多，尤其是夜尿明显增多。病程迁延约 10 年以后逐渐影响肾小球滤过功能，出现肌酐清除率下降，肾衰竭。当合并高血压、动脉硬化、糖尿病、肾囊肿和淀粉样变等病变时，则肾功能损害更严重。

（2）急性高尿酸血症肾病：起病急骤，血尿酸和尿尿酸均显著上升，大量尿酸经肾脏排泄时，尿酸结晶在肾间质和肾小管、集合管腔内、肾盂和下尿路急性沉积，堵塞肾小管引起管腔内、肾小囊内压力增高，肾小球滤过率急剧下降。其临床特征是尿中有多形结晶，血尿及少量蛋白尿。疾病急性进展时出现突然少尿和无尿、急性肾衰竭，可伴有腰痛，恶心、呕吐、嗜睡等尿毒症症状。

由于淋巴瘤、白血病等骨髓增生性疾病和恶性肿瘤放疗和化疗时大量细胞坏死更容易诱发急性高尿酸血症肾病及发生急性肾衰竭。

另外乙醇中毒、剧烈运动和糖尿病酮症酸中毒等代谢失调时，体内有机酸增多，通过竞争性抑制尿酸的排泄也可引起尿酸增高。

某些药物可引起急性高尿酸血症，促进高尿酸血症肾病和尿酸盐结石发生。如利尿药、抗结核药、阿司匹林、水杨酸、X线造影剂和儿茶酚胺等均能影响对尿酸的排泄。目前小剂量阿司匹林在心内科的应用非常普遍，应引起医生和患者的共同注意。

（3）尿酸盐结石：90% 痛风患者发生肾结石，尤其男性患者更常见，为正常人群的 200～1 000 倍。80% 以上的结石是尿酸盐，高尿酸血症或高尿酸尿症、酸性尿及脱水引起尿液浓缩是形成尿酸结石的三个危险因素。尿酸排出量与结石发生率呈正相关，当血尿酸 > 700 μmol/L 约 50% 有肾结石。

尿酸盐结石多呈圆形或卵圆形，表面光滑或稍粗糙，质地坚实。结石常为泥沙状，于尿中呈黄灰色或橘红色、鱼子样大小或为米粒至黄豆粒大小，偶见巨大结石。结石成分分析为尿酸盐，在显微镜下呈双折光的针状尿酸结晶。

单纯的尿酸结石 X 线照片不显影，也称为透光结石，行静脉肾盂造影或 B 型超声检查有助明确诊断；2cm 以上的结石可能为草酸钙和磷酸钙等混合结石，钙结石不能透过 X 线，在 X 线上可见到结石阴影。结石及其所引起的并发症是引起和加重痛风患者肾衰竭的重要原因。

（4）痛风性关节炎：呈急性发作、多在午夜痛醒，疼痛高峰约在 48h。60%～70% 患者首次在单侧足跗趾关节，其次为跖趾关节、踝、指、腕、肘和膝关节，肩、髋等大关节较少累及。关节疼痛开始数小时后关节周围软组织出现感觉过敏以及显著的红、肿、热、痛，活动受限，疼痛 3～4d 后开始减轻，或可自动缓解。随疾病进展，尿酸盐在关节内沉着增多，频繁发作后关节肥大、纤维组织增生、关节畸形，僵硬以致活动受限。长期失治的患者，在病程各个阶段可发生痛风结节（或称痛风石），除中枢神经外，可见于任何部位，而关节附近较显著。发病 5 年以上可在关节周缘滑囊膜，腱鞘，软骨内和耳郭的皮下组织中发现。

（5）其他表现：嘌呤代谢异常常伴有脂肪代谢障碍，高尿酸血症患者也常合并高脂血症和心脑血管疾病。高尿酸血症常伴有高血压、肥胖等动脉硬化的危险因素易致冠心病，也可能与尿酸盐结晶沉积于动脉壁而损伤动脉内膜有关。晚近研究认为高尿酸血症、糖尿病、肥胖、高脂血症和高血压共同的发病基础是胰岛素抵抗，高尿酸血症是心血管疾病的危险因素。

3. 既往病史　患者在发现肾病前数年常有夜间"风湿病"急性关节肿痛反复发作及服消炎止痛药史；关节症状在精神紧张、疲劳、特别在进食海鲜及高蛋白饮食、酗酒和感染等可诱发，或有肿瘤放疗、化疗史者。有部分患者有痛风家族史。

（二）体格检查要点

1. 一般情况　痛风关节炎急性发作期间可出现体温升高，病变长期反复的慢性病过程可出现高血压。

2. 体查　重点是观察四肢肢端关节炎症改变，急性炎症反应局部显著的红、肿、热、痛和关节增生畸形，僵直以致活动受限。严重病例可于胫骨前、耳郭等处触及痛风结节，质地坚硬。老年患者长期高血压可出现心脏扩大，听诊可闻收缩期和舒张期杂音。合并肾结石或肾积水患者，肋脊角可有压痛和叩击痛。

（三）门诊资料分析尿常规检查

1. 血常规　白细胞正常或轻度增高，中性粒细胞比例增多。红细胞和血小板数量正常。

2. 尿液检查　通常会出现尿 pH 值低，为 5～6，可有血尿、少量蛋白尿、尿中可有白细胞，长期慢性患者尿比重降低，急性高尿酸血症尿中可见粉红色鱼子样结晶体。

（四）进一步检查项目

1. 尿尿酸排出量　增多 >4.17μmol/L 或 >700mg/d。

2. 血沉　增快。

3. 生化检查　重点观察血清尿酸水平，正常值，男性：149～416μmol/L；女性89～387μmol/L。

4. 类风湿因子　阴性，可排除类风湿关节炎。

5. 肾功能检查　高尿酸血症长期不规范治疗可引起肾功能损害，严重病例可有血尿素氮、血肌酐增高和肌酐清除率降低。

6. 血脂检查　患者常同时合并血清甘油三酯或胆固醇增高，低密度脂蛋白增高。

7. 辅助检查　B 型超声检查可了解有无泌尿系统结石、结石的大小、形态、部位和有无感染，肾盂积水等；必要时行静脉肾盂造影，单纯尿酸结石在 X 线下不显影，可发现 X 线阴性的多发性结石。

8. 病变关节照片　X 线显示软组织和骨质破坏，骨皮质下囊性变而不伴骨浸润。骨与关节 X 线表现晚于临床症状，骨质破坏大约在痛风病变 10 年以后才出现，当 X 线检查发现有骨质破坏也可证明病情已经较重，也往往表示病变已为不可逆性。

9. 肾穿刺活检　痛风性肾病一般不需肾活检诊断。仅于急性高尿酸血症合并急性肾衰竭病因不明确或考虑是伴随有其他肾脏疾病时，可考虑肾活检确定诊断。本病肾病理表现为肾间质–小管病变，于肾间质及肾小管内找到双折光的针状尿酸盐结晶则可诊断。

10. 基因异常及遗传病的检测　在排除饮食、用药、脱水及其他相关疾病后，仍不明确高尿酸血症病因时，应进行基因背景检测。

（五）诊断要点

本病的诊断主要依据病史，临床表现及生化、影像学检查，病因不明确时肾活检有确诊价值。高尿酸血症伴有尿液变化和肾功能减退诊断痛风性肾病并不难，但将各种风湿性关节炎、类风湿关节炎、结核性关节炎和关节劳损误诊为痛风也时有发生。痛风肾病早期症状隐匿，患者常因关节病变严重而忽视了肾病，造成误诊或漏诊。

1. 痛风的诊断　凡中年以上男性患者，有突然反复发作的单个趾跖、跗骨、踝等关节肿痛发作，可自行缓解及间歇期无症状；血清尿酸水平升高，尿尿酸排出量增多可诊断痛风性关节炎。

凡具备下列三项中一项者即可确诊。而从关节滑液或痛风结节中证实有尿酸结晶，是诊断本病的金标准。

（1）典型单关节炎，随之有一个无症状间歇期。

（2）给予秋水仙碱治疗后，滑膜炎症状可迅速缓解者。

（3）高尿酸血症。

2. 痛风肾病的诊断 临床已确诊高尿酸血症者，出现肾脏疾病表现，如少量蛋白尿伴有镜下血尿或肉眼血尿，高血压；尿明显呈酸性（尿 pH < 6.0），尿浓缩功能受损表现（夜尿、多尿和低比重尿）；疾病后期出现肾小球滤过功能下降。

（六）鉴别诊断要点

1. 肾小球疾病 主要病变在肾小球，肾小球滤过功能减退后，血尿素氮、肌酐和尿酸等滤过减少，血尿酸明显增高。这种由于肾衰竭所引起的血尿酸增高称为继发性高尿酸血症。肾小球疾病临床以尿蛋白增多为特征，定性检查可 + + ～ + + +，定量常多于 1g。该病首先是影响小球滤过功能，表现血尿素氮、肌酐增高，然后才出现肾小管功能障碍。原发性高尿酸血症肾损害主要在肾间质、髓质，故表现以肾小管功能障碍为主，肾小球功能受损轻，肾功能减退进展缓慢。尿蛋白量少，定性检查 +，常伴有典型的痛风关节炎反复发作、痛风结节和尿酸性肾结石等，而肾小球疾病即使有高尿酸血症也很少发生关节炎症状。痛风性肾病血清尿酸上升较尿素氮和肌酐显著，血尿酸/血肌酐 > 2.5（以 mg/dl 计算）。

2. 继发性急性高尿酸血症 如患有骨髓瘤、急性白血病、淋巴瘤、红细胞增多症、溶血性贫血等骨髓和淋巴增生的疾病；有恶性肿瘤放疗和化疗史；使用噻嗪类利尿药、抗结核药、阿司匹林、X线造影剂等；乙醇中毒、剧烈运动和糖尿病酮症酸中毒等代谢失调；妊娠期等均可影响对尿酸的代谢和排泄使血尿酸短期内急剧增高，引起急性高尿酸血症性肾病。但临床上通过仔细询问病史、体查、血、尿常规，骨髓检查等可有助鉴别诊断。

（七）临床类型

原发性高尿酸血症和（或）高尿酸尿症引起痛风性肾病在临床上分为三种类型。

1. 急性高尿酸性肾病 各种原因致血尿酸和尿尿酸显著上升，大量尿酸经肾脏排泄时，尿酸结晶在肾间质和肾小管、集合管沉积，堵塞肾小管和集合管，出现突然少尿和无尿，引起肾后性急性肾衰竭。

2. 慢性高尿酸性肾病 起病隐匿，病程迁延约10年出现少量尿蛋白，肾小管的浓缩功能减退，多尿和夜尿增多，尿比重下降，逐渐出现肾小球滤过功能减退，出现肌酐清除率下降，慢性肾衰竭。

3. 尿酸性肾结石 表现以尿酸结石引起的尿路刺激症状、尿流梗阻和继发感染三大合并症，可引起肾绞痛和肉眼血尿。

三、治疗

（一）治疗原则

主要是高尿酸血症的控制和肾功能的保护。

1. 查明诱因 尽早查明诱因，确定诊断。

2. 一般治疗 急性期要卧床休息，饮食控制，去除引起高尿酸血症的病因，多饮水和碱化尿液等。

3. 控制高尿酸血症 应用降低血尿酸浓度的药物，予抑制尿酸产生的药物如别嘌呤醇，或给予促进尿酸排泄药物如溴苯马隆等。

4. 对症治疗 血压增高的患者可使用 ACEI、ARB 或钙通道阻滞剂控制血压，关节炎疼痛明显可予秋水仙碱或非甾体抗炎药缓解疼痛症状。

5. 透析疗法 并发急性肾衰竭者必要时进行透析治疗；发展至慢性肾衰竭、尿毒症的患者按慢性肾衰竭处理。

（二）治疗计划

1. 一般治疗

（1）调节饮食：肥胖和糖尿病是痛风的诱因，控制热量摄入、避免过胖是防止痛风和高尿酸血症的重要环节。应予低脂肪、低糖饮食减轻体重。肥胖者应限制其总热卡以104.6～125.5kJ/（kg·d）为宜。不适合突然的大量减少热量摄入，因可导致酮血尿、酮体和尿酸竞争从肾小管排出，使尿酸排出减少，促进痛风急性发作。选择食物时要避免高嘌呤食物摄入，要控制蛋白质入量，使不超过 1.0g/（kg·d），多吃新鲜蔬菜和水果等富含维生素的食物，避免酗酒，酒精可使血乳酸增高，乳酸对肾小管排泄尿酸有竞争性抑制作用。

食物按含嘌呤的量可将食物分为三类：第一类为含嘌呤高的食物，每 100g 食物含嘌呤 0.1～1g。例如动物内脏、鱼类中鲤鱼、鲭鱼、鱼卵、小虾；禽类中鹅、鹧鸪，这些食物对痛风肾病不宜食用。第 2 类含嘌呤中等的食物，每 100g 食物含嘌呤 0.09～0.1g。如牛、猪和绵羊肉、菠菜、豌豆、蘑菇、扁豆、芦笋等，这些食物在缓解期可用。第三类含微量嘌呤食品如牛奶、鸡蛋、精白米、咖啡和糖等一般不作严格限制。

（2）多饮水：使每日尿量达 2 000～3 000ml，多尿有利于尿酸的排泄，有助于尿酸结石的排出和控制感染，尿液的稀释也可延缓尿酸结石的增长速度。

（3）碱化尿液：是为防止尿酸结石的重要措施。在酸性内环境，尿酸结晶可在过饱和溶液中析出，而碱化尿液可使尿酸结石溶解。治疗尿酸结石适宜的 pH 范围为 6.5～6.8，一般不宜过度碱化，如尿 pH 超过 7 时，钙盐易沉淀，则有磷酸盐和碳酸盐结石形成的危险。碱化尿液可予以碳酸氢钠（3～6g/d）或枸橼酸合剂（枸橼酸钾或枸橼酸钠）。

2. 治疗高尿酸血症药物 主要分为三大类：

（1）抑制尿酸生成的药物：别嘌呤醇（allopurinol）为治疗高尿酸血症的首选药物。其作用机制为抑制黄嘌呤氧化酶，从而减少了黄嘌呤和尿酸的从头合成。别嘌呤醇的初始剂量为 100mg/d，根据需要可逐渐加量至 300～400mg，最大剂量是 600mg/d。对大多数痛风患者 300mg/d 的剂量都是有效的，痛风结石于血尿酸降至正常范围后 6～12 个月可逐渐溶解。对伴有肾功能损害者，别嘌呤醇活性代谢产物的半衰期明显延长，必须随时调整剂量，如肌酐清除率（CCr）为 20ml/min，剂量应 <0.1g/d。别嘌呤醇与硫唑嘌呤和 6 - 巯基嘌呤间有相互作用，合用时硫唑嘌呤和 6 - 巯基嘌呤的代谢受别嘌呤醇的抑制，其剂量应调整为常用量的 25%。别嘌呤醇的不良反应为眩晕、恶心、发热、皮疹和中毒性肝炎、骨髓抑制，偶有发生严重的过敏反应，引起急性剥脱性皮炎，中毒性休克等严重不良反应事件。其他新型的黄嘌呤氧化酶/脱氢酶的抑制剂 TXM - 67，适用于别嘌呤醇过敏者。

（2）促进尿酸排泄药物：①丙磺舒（羧苯磺胺，probenecid），可抑制近端肾小管对尿酸盐的重吸收，增加尿酸盐的排泄，降低血尿酸水平。对磺胺药物过敏及肾功能有损害者不能使用。常用剂量0.5g，日服2次或3次。常见不良反应为胃肠道反应和药物热、皮疹和白细胞减少等过敏或毒性作用。②磺吡酮（sulfinpyrazone，硫氧唑酮）：药理作用与羧苯磺胺相似，但作用较强，不良反应较小。常用量每日为100～400mg。不良反应主要为消化道刺激症状。③溴苯马隆（benzbromarone，痛风利仙）：药理作用机制与上述药物相似，该药被认为是迄今为止最强效的利尿酸药物。有效剂量每日25～100mg。对于严重的肾脏疾病患者也可服用。毒性作用较轻微，对肝肾功能无明显影响。④碘苯呋酮（benziodarone）：苯并菲啶生物碱类，也属利尿酸药物，对于别嘌呤醇过敏者可使用。⑤氯沙坦：在临床研究中发现氯沙坦能促进尿酸的排泄，其机制可能与氯沙坦对尿酸转运蛋白具有高亲和力相关，但这种原因还不十分明确。

（3）尿酸酶类药物：人类在进化过程中丢失了尿酸酶，通过外源性补充尿酸酶药物可以将尿酸降解为尿囊素而失去活性。目前商品化的尿酸酶主要有两类，一类是天然的尿酸酶，是从黄曲霉菌提纯的 Uricozyme，另一类是用基因重组技术制备的尿酸酶，如 Rasbtlricase 等。有研究证明：应用尿酸酶治疗严重的痛风、肿瘤和化疗的高尿酸血症、器官移植术后环孢素导致的高尿酸血症的治疗和预防都有良好的效果。

3. 肾脏病变的治疗　尿酸性肾结石者应予患者大量饮水2～3L/d，合用碱性药物，矫正尿 pH 在6.5～6.8，可使尿酸转变成易溶性的尿酸盐，降低血尿酸。枸橼酸钾可和钙结合，减少尿钙而降低结石的复发率，溶解尿酸结石。结石较大可考虑超声碎石或手术取石。

表现为急性肾衰竭者，应予应用大剂量别嘌呤醇和按急肾衰处理外，应积极进行透析治疗，大多数患者经透析治疗后肾功能可于短期内逆转。

4. 痛风急性发作的处理

（1）秋水仙碱（colchicine）：是治疗急性痛风性关节炎的首选药物，能迅速控制急性发作，减少尿酸结晶的沉积、减轻炎症反应、消肿和缓解疼痛作用，为治疗痛风急性发作的特效药。疼痛症状常于治疗12h后开始缓解，36～48h内完全消失。首次剂量为0.5～1.0mg，每2h口服1次，直至疼痛缓解或出现腹泻等胃肠症状时停用，一次服药总剂量48h内不可超过7mg。胃肠道反应严重者，可用秋水仙碱1mg加入生理盐水20ml内，静脉缓慢注入，时间不短于5min，并防止渗漏皮下，24h内用量不得超过2mg。主要不良反应为胃肠道反应和骨髓抑制。虽然秋水仙碱控制急性痛风有疗效显著，但它不能干扰嘌呤代谢，无抑制尿酸生成或促进尿酸排泄作用，不能作为常规用药。

（2）非甾体抗炎药（NSAID）：对急性发作的痛风性关节炎有效，能迅速地缓解疼痛，减轻炎症。药物种类多、不良反应少、临床使用较广泛。主要有双氢芬酸钠，如扶他林、布洛芬、萘普生、舒林酸（奇诺力）等。舒林酸其胃肠道反应轻，不影响肾脏的前列腺素，也适用老年肾功能有损害者，其半衰期长，高效，快速地使炎症、疼痛和压痛症状迅速缓解。剂量每次200mg，每日2次，疗程7d。口服本药应与流汁或食物同时服用，减少胃肠道反应。

（3）肾上腺皮质激素：用于病情严重、秋水仙碱或非甾体抗炎药物禁忌或治疗无效果者，能迅速缓解急性发作。泼尼松开始剂量每日20～30mg，症状缓解后，逐渐减少剂量，用药7～10d停用。

（三）治疗方案的选择

（1）轻度高尿酸血症：血尿酸轻度增高 420 ~ 600μmol/L，患者大多是无症状，临床上是否给予积极治疗仍有争议，其尿酸的增高常与胰岛素抵抗、肥胖、高血压、脂质代谢异常和动脉粥样硬化性疾病相关。多数临床医生对其治疗持保守态度，主张尽量先用非药物方法将尿酸水平控制在正常范围，如通过调整饮食结构、减少热量、肥胖者降低体重、多喝水和碱化尿液等方案。

（2）急性尿酸性肾病：主要发生在恶性肿瘤，特别是放疗或化疗时所引起的急性尿酸性肾病，可并发急性肾衰竭。应强调做好预防工作，接受化疗前预先口服别嘌醇（0.2 ~ 0.6g/d），防止可能出现的急性高尿酸性肾病。同时予以饮食控制、减少热量、降低肥胖者体重、充分补液和碱化尿液等治疗措施。

（3）慢性尿酸性肾病：血尿酸水平明显增高者应给予降尿酸药物治疗，根据患者临床特征选择适合的药物。用药期间应保持足够液体摄入，碱化尿液，保持足够尿量。慢性尿酸性肾病患者常合并高血压，应及时加以控制，可使用 ACEI 或 ARB、钙通道阻滞剂等药物控制血压，减少心脑血管损害。

四、病程观察及处理

（一）病情观察要点

1. 痛风关节炎改变　通常在用药治疗 12h 后患者的关节肿胀和疼痛症状逐步缓解以至消失。痛风结石也于血尿酸降至正常范围后 6 ~ 12 个月逐渐溶解。部分延误诊断和治疗的患者，关节周围软组织增生将形成痛风结节，骨皮质下囊性变，骨质破坏，造成不可逆性关节畸形和功能障碍。

2. 肾脏功能的改变　主要观察尿的 pH 以便及时调整尿酸碱度；尿白细胞了解有无合并尿路感染；出现尿红细胞和结晶尿要注意尿酸结石。观察血尿酸和血生化了解肾功能变化等。

3. 观察药物治疗可能的不良反应　偶有患者对别嘌呤醇有严重的过敏反应，也可见肝功能损害和骨髓抑制出现血白细胞减少等。

（二）疗效判断与处理

1. 临床缓解　患者临床症状消失，血尿酸正常，肾功能正常。患者保持良好的生活规律，多饮水、继续使用降尿酸药物和维持尿液呈碱性状态。

2. 好转　患者临床症状消失或减轻，血尿酸降低，肾功能改善。常见病情持续多年患者，应予按慢性尿酸性肾病治疗，了解患者的饮食结构，更严格控制蛋白和热量的摄入，控制血尿酸和高血压，保护肾功能。

3. 未愈　临床症状、血尿酸和肾功能均未见好转。常见于延误诊治，病情较重，合并症较多的患者。临床上主要是严格控制蛋白和热量的摄入，对症处理等延缓慢性肾衰竭的综合性治疗措施，发展至尿毒症时可给予肾脏替代疗法。

五、预后

控制高尿酸血症是防治痛风性肾病、延缓肾功能减退的重要措施。早期诊断，早期的饮食控制、改变生活习惯和进行药物干预，大多数患者可以长期维持肾功能在良好状态，预后较好。有作者报告，血尿酸控制好的一组病例，肾功能恶化者占16%；血尿酸控制不良一组，肾功能继续恶化者高达47%。痛风病约有1/3患者合并高血压，严重高血压的并发症远较高尿酸血症预后为严重，应予严格控制高血压，减少心脑血管损害，保持正常肾功能。

六、随访

1. 出院时带药　根据患者血尿酸水平及肾功能损伤程度，通常带药包括别嘌醇（或溴苯马龙）、碳酸氢钠（或枸橼酸钾、枸橼酸钠制剂），有高血压者可予降压药物，肾功能损害者可给予α-酮酸和相应的护肾及对症治疗药物。

2. 检查项目与周期　主要检查血、尿常规、血尿酸、肝功能、血生化、肾功能和血脂等，可每1~2个月查一次，以便及时调整药物。影像学资料了解肾脏形态改变可每半年检查1次。

3. 定期门诊检查与取药　半年内每月复诊一次，以后每2个月复诊一次，1年后可3个月复诊一次。

应当注意的问题：特别注意饮食，控制总热量，食量约为正常人的80%；控制体重；避免过食动物内脏、炖肉汤、啤酒等含嘌呤高食物。其次大部分的鱼类、贝类、禽类肉食含嘌呤也较多。可多食蔬菜水果等碱性食物，提高体液的pH值。可用试纸自测尿pH值，防止尿酸结晶和尿酸结石的形成，促使尿酸结石的溶解。器官移植患者，应用环孢素可抑制肾小管分泌尿酸而引起高尿酸血症。利尿药也可促进加重患者的高尿酸血症。秋水仙碱可引起肌神经病应以注意。

（赵　涛）

第三节　狼疮性肾炎

系统性红斑狼疮（systemic lupus erythematosus，SLE）是一种病因未明的慢性炎症性疾病，可累及皮肤、关节、肺、肾、神经系统、浆膜等多个器官。免疫学异常，特别是机体产生许多抗核抗体是该病的又一显著特征。肾脏受累即称为狼疮性肾炎（lupus nephritis，LN），为SLE重要的临床组成部分。75%的SLE患者有肾脏受累的临床表现，如尿液分析异常伴或不伴血清肌酐升高，有些SLE患者尽管肾脏已有显著的病理学异常，但却无肾脏累及的临床表现，故SLE患者肾脏受累的实际发生率更高。肾脏损害在SLE全部病程中居重要地位。

一、病因和发病机制

SLE的病因至今仍未十分明了，一般认为与遗传、激素、免疫及环境等多种因素相关。LN为典型的自身免疫复合物性肾炎。由于T淋巴细胞对B淋巴细胞调控失常及B淋巴细胞的自主激活，导致B淋巴细胞过度活跃，产生过多的宿主自身抗体如抗核抗体（包括抗双链DNA、单链DNA、抗SM抗体等）、抗细胞浆抗体、抗细胞膜抗体、抗球蛋白抗体及其他一些抗体，DNA-抗DNA抗体是引起肾脏损害的主要免疫复合物之一。

SLE 患者因免疫复合物沉积所引起的肾小球损害与免疫复合物沉积的部位密切相关。DNA - 抗 DNA 抗体是引起 LN 的最为重要的免疫复合物。免疫复合物沉积的部位决定肾脏病变的类型。系膜区及内皮下免疫复合物沉积所引起的病理学改变通常为系膜性、局灶或弥漫增生性肾小球肾炎，临床常伴尿沉淀物活跃性改变，如血尿、白细胞尿、细胞及颗粒管型。上皮下免疫复合物沉积所引起的病变通常局限于肾小球上皮细胞，组织学表现为膜性肾病，主要临床表现为蛋白尿（肾病综合征范围）。实验研究表明，系膜或增生性病变是由循环免疫复合物沉积引起，而膜性肾病则是由先前内皮下沉积的抗原（种植抗原）与循环抗体相结合所致。免疫复合物沉积的部位与抗原及抗体的特性密切相关。大的、完整的免疫复合物或带阴离子的抗原（不能通过肾小球毛细血管壁的阴离子屏障）多沉积在系膜区及内皮下，上皮下免疫复合物沉积的形成主要是由于存在能跨过肾小球基底膜（GBM）的阳离子抗原，或是形成了直接抗上皮细胞抗原的自身抗体。抗体的特性（如抗体所带的电荷及其抗原结合部位）也对免疫复合物形成的部位起重要作用。

循环抗双链抗 DNA 抗体的存在并非均可导致肾脏病变。有研究发现，老鼠血清中的抗双链 DNA 抗体与 LN 关系密切，但存在血清抗双链 DNA 的人群不一定都患 LN，其机制尚未明了。有人指出，IgG 的亚型对由免疫复合物沉积所致的炎症反应起决定作用，IgG_1 和 IgG_3 可固定补体，而 IgG_2 及 IgG_4 与补体亲和力低，因此，后两种所引起的炎症反应程度较轻。同这一假说相一致，抗 DNA 抗体与弥漫增生性肾小球肾炎有关，可能为 IgG_1 和 IgG_3，而膜性肾病中免疫复合物的沉积更可能为 IgG_2 和 IgG_4。除了固定补体，免疫复合物沉积还能激活其他炎症反应，如上调及激活内皮细胞上的黏附分子，从而募集前炎症白细胞及启动自身免疫损伤。被激活及损伤的肾小球细胞、浸润的巨噬细胞及各种炎症细胞因子，如肿瘤坏死因子 - α（TNF - α），白介素 - 6（IL - 6）、肿瘤生长因子 β、IFN - γ 及血小板源性生长因子，均可使肾脏损害进一步扩大。非裔美国人狼疮性肾炎的发病率高，病情严重，提示遗传因素在 LN 的发生中也起很重要的作用。

二、病理

（一）肾小球病变

LN 肾脏的组织病理变化广泛而又多样。其多样化表现为病变不仅在患者与患者之间不同，而且同一患者的肾小球与肾小球之间，甚至同一肾小球的不同节段之间的病变也不一致，而且同一患者的肾脏病理变化在不同时间会发生变化，既可是自发的改变，亦可能与治疗相关。

肾小球内细胞增生及浸润是本病的基本病变。应用单克隆抗体技术鉴定发现肾小球内浸润的细胞多为单核巨噬细胞及 T 淋巴细胞。肾小球内免疫复合物沉着是本病的第二个基本病变，免疫复合物可沉积于上皮下、内皮下、基底膜及系膜区。免疫病理可见多种抗体 IgG、IgM、IgA、补体 C_3、C_1q 阳性，常称为"满堂亮"表现。当镜下肾小球毛细血管袢呈铁丝圈样时，又称"白金耳"现象（wireloops）。有时毛细血管腔内可见透明样血栓，电镜下可见到系膜区有指纹样改变（finger print like pattern），均是病变活动的指标。血管袢坏死也很常见，有时染色呈纤维素样，又称为纤维素样坏死（fibrinoid necrosis）。基于上述基本改变，根据临床病理相关性，2004 年由肾脏病理学家、肾脏病学家及风湿病学家组成的工作组将多样的肾小球病变进一步归纳为如下六型（ISN/RPS 分型）。

轻微病变型狼疮性肾炎（Ⅰ型）：光镜下肾小球正常，仅在免疫荧光镜下或同时在免疫荧光镜及电镜下可见系膜区免疫复合物沉积。此型代表了最早期和最轻度的肾小球累及。

系膜增生性狼疮性肾炎（Ⅱ型）：光镜下系膜细胞增生或系膜基质区扩张。此型临床上主要表现为镜下血尿伴或不伴蛋白尿；高血压不常见，达肾病综合征范围的蛋白尿及肾功能不全几乎从未发生。肾脏预后良好，除非疾病进一步发展，一般无需特殊治疗。

局灶性狼疮性肾炎（Ⅲ型）：活动性或非活动性病变，呈局灶性、节段性或球性的肾小球内增生病变，或新月体形成，但受累肾小球少于50%，可见局灶性的内皮下免疫复合物沉积，有或无系膜增生。此型可进一步分为以下三型。

Ⅲ（A）：活动性病变。局灶增生性LN。

Ⅲ（A/C）：活动性和慢性病变。局灶增生和硬化性LN。

Ⅲ（C）：慢性非活动性病变伴肾小球硬化。局灶性硬化性LN。

其他组织学特征包括肾小球发生纤维素样坏死或新月体形成的比例、是否出现小管间质或血管异常。电镜检查可发现免疫复合物沉积于肾小球毛细血管内皮下及系膜区。尽管光镜下小于50%的肾小球受累，但免疫荧光镜检查发现肾脏有较普遍的累及。有学者指出，要正确反映是否存在局灶性病变，切片上约需100个肾小球，但通常情况下肾穿刺的样本量较小，不足以获得如此多的肾小球。当光镜下小于25%的肾小球受累且绝大多数肾小球仅表现为节段增生时，进行性的肾功能不全不多见。当40%～50%的肾小球受累伴坏死或新月体形成时，将出现肾病综合征范畴的蛋白尿和（或）高血压，其预后同弥漫型病变相似。

Ⅳ型：弥漫性狼疮性肾炎。是LN最常见、最严重的一型。组织学改变与局灶增生性相似但有更进一步的发展。光镜下可见50%以上肾小球受累，呈广泛的细胞增生（内皮及系膜细胞）及细胞浸润，细胞核破碎及皱缩现象广泛且严重。肾小球毛细血管基底膜增厚且僵硬，呈铁丝圈样改变。免疫荧光检查可见较大颗粒的免疫球蛋白及补体成分广泛沉积于系膜区及毛细血管。电镜检查证实上述光镜所见，常可见到大量管网状包涵物及指纹状结构，此对诊断有一定帮助。此型患者常伴有新月体形成，如大部分（>50%～70%）肾小球伴新月体形成，则可诊断为狼疮性新月体型肾炎。几乎所有该型患者均可出现血尿和蛋白尿，肾病综合征、高血压及肾功能不全亦十分常见。该型患者有典型的低补体血症及抗DNA抗体滴度的升高，这在疾病活动期尤为明显。

Ⅳ型又分两种亚型：①（Ⅳ-S）LN：即超过50%的肾小球的节段性病变。②（Ⅳ-G）LN：即超过50%的肾小球的球性病变。

Ⅳ-S（A）：活动性病变。弥漫性节段性增生性LN。

Ⅳ-G（A）：活动性病变。弥漫性球性增生性LN。

Ⅳ-S（A/C）：活动性和慢性病变。弥漫性节段性增生和硬化性LN。

Ⅳ-G（A/C）：活动性和慢性病变。弥漫性球性增生和硬化性LN。

Ⅳ-S（C）：慢性非活动性病变伴肾小球硬化。弥漫性节段性硬化性LN。

Ⅳ-G（C）：慢性非活动性病变伴肾小球硬化。弥漫性球性硬化性LN。

Ⅴ型：膜性狼疮性肾炎。此型光镜、免疫荧光镜或电镜下可见上皮下免疫复合物沉积。光镜下可见基底膜弥漫性增厚，系膜区也有累及。在光镜下发现内皮下沉积通常提示同时存在Ⅲ型及Ⅴ型，或Ⅳ型及Ⅴ型。膜型狼疮性肾炎占LN的10%～20%。此型患者通常与原发性膜性肾病相似，表现为典型的肾病综合征，也可有镜下血尿、高血压，血浆肌酐浓度一般正常或仅轻度上升。此型狼疮性肾炎可无 SLE 的其他临床及血清学表现（补体水平正常，抗 DNA 抗体阴性），但电镜和免疫荧光镜的一些表现可强烈提示其为膜性狼疮性肾炎而非特发性膜性肾病：①电镜下见到内皮细胞内存在小管网状结构。②与增殖性狼疮性肾炎相似，内皮下或系膜区免疫复合物沉积。③免疫复合物沿小管基底膜及小血管分布。

大多数膜性狼疮性肾炎患者在 5 年或更长时间内保持血清肌酐水平正常或基本正常，不需免疫抑制剂治疗，但对一些表现为严重肾病综合征或进行性肾功能不全的患者，可同弥漫增生性 LN 一样，用激素和环磷酰胺治疗。

Ⅵ型：严重硬化性狼疮性肾炎。此型特征为超过 90% 的肾小球发生硬化，为先前炎症损伤的愈合及Ⅲ型、Ⅳ型、Ⅴ型狼疮性肾炎的进展所致。此型主要病理变化为受累肾小球结构毁损，呈玻璃样变或纤维化等，但常伴随上述各项肾小球病变特别是局灶节段及弥漫增生的存在。免疫荧光及电镜在残留的肾小球结构中见到免疫复合物或电子致密物的沉积。此型患者通常表现为缓慢的、进行性的肾功能减退伴少量尿沉淀物。肾穿刺对这一类型 LN 的鉴别诊断十分重要，因为一般不主张对其用免疫抑制剂，给予转化酶抑制剂降低其肾小球内压可望达到延缓肾功能减退的目的。

值得一提的是，上述各型 LN 不是固定不变的，各型实际上反映了疾病的不同时期，如果重复活检可见到"转化现象"，转化发生率约为 30% ~ 56%。转化通常是由轻型转向较重型。

（二）LN 的少见病变

除了小球病变外，LN 另有一些不常见的肾脏病变如间质性肾炎、血管病变、少量或无免疫复合物坏死性肾小球肾炎等，分述如下。

1. 小管间质性肾炎　小管间质性肾炎（间质浸润、小管损害）伴或不伴小管基底膜免疫复合物沉积，在 LN 中十分常见，常与其他肾小球病变同时存在。小管间质受累程度，是判断预后的一个重要指标，它同高血压、血浆肌酐水平及临床病程进行性发展呈正相关。在有些病例，小管间质病变是 LN 的唯一表现，对于那些血肌酐水平增高而尿检相对正常或仅有少量红细胞、白细胞的患者，尤其值得注意。以上改变可伴小管功能损害如Ⅰ型（远端）肾小管酸中毒、高钾或低钾及继发性醛固酮增多症等。激素治疗对保护肾功能通常有效。

2. 血管病变　肾脏血管的累及在 LN 患者中并不少见，它的出现同肾脏的预后呈负相关。本病的血管病变有多种，最常见的包括高血压引起的血管病变；免疫介导的微血管病；血栓性微血管病变所致综合征（与血栓性血小板减少性紫癜相类似）及坏死性血管炎。血管免疫复合物沉积通常位于内皮下，一般不产生炎症反应，但重症患者可出现纤维素样坏死伴血管狭窄，且与中等至严重程度的高血压相关。究竟是高血压引起血管病变还是因血管狭窄激活了肾素－血管紧张素系统从而加剧了高血压，目前尚不十分清楚。无论发病机制如何，发生坏死性血管病变的患者较那些仅有肾小球累及的患者预后更差。血管病变的治疗同其他重症狼疮的治疗并无不同，通常也需使用泼尼松及环磷酰胺，并且应控制好血压。一些表现为肾小球及血管性血栓的患者，通常与抗磷脂抗体如狼疮抗凝物质（LA）及抗心磷脂抗体有关。狼疮抗凝物质在体内能促进凝血，导致动脉及静脉血栓形成、血小板减少、网状淤斑及习惯性流产。这一综合征在致病机制上同特发性血栓性血小板减少性紫癜（TTP）相类似，受累肾脏的小动脉、肾小球毛细血管甚至大的肾动脉分支有纤维蛋白血栓形成。肾内血栓性微血管病变通常和急性、可逆性肾功能减退相关，且常同时伴有严重的高血压。对急性期患者用血浆置换治疗可能有益，若同时伴免疫复合物沉积所致病变，则需加用免疫抑制剂治疗，但免疫抑制剂治疗虽可使狼疮的血清学指标得到控制，但对清除抗磷脂抗体无效。因此，通常建议那些有肾小球血栓形成及存在狼疮抗凝剂的患者长期用华法林治疗。这些患者的长期预后尚不清楚，其肾脏预后较无狼疮抗凝剂存在的患者差。但也有报道肾脏预后同狼疮抗凝剂存在与否无关。

3. 少量或无免疫复合物坏死性肾小球肾炎　尽管电镜及免疫荧光镜下免疫复合物沉积为狼疮性肾小球肾炎的特征表现，但也有少数患者表现为很少或无免疫复合物沉积的坏死性小血管炎（ANCA 阳性），其发病机制不清，抗中性粒细胞抗体并不起主要作用，细胞免疫可能发挥更为重要的作用。

4. 药物引起的狼疮　很多药物能引起狼疮样综合征，特别是那些在肝中乙酰化的药物如肼屈嗪、普鲁卡因及异烟肼等，肾脏累及虽不多见，但可以发生增殖型肾小球肾炎或肾病综合征。

5. 肾小球足细胞病　一些狼疮性肾炎患者有类似微小病变型的足细胞病变。这些患者虽无毛细血管内皮细胞增生、坏死及电子致密物在基底膜的沉积，但有肾病综合征范围的蛋白尿，电镜下可发现至少 80% 的足突消失。该类型发生率很低，低于万分之一。

（三）LN 活动性与慢性病变的判断指标

狼疮性肾炎的一些主要活动性与非活动性指标对指导治疗、判断预后具有重要意义。

1. 活动性病变　肾小球毛细血管内增生、重度系膜增生、膜增生、纤维素样坏死、细胞性和细胞纤维性新月体形成、白细胞浸润、核碎裂、内皮下大量免疫复合物沉积和白金耳样结构形成、微血栓形成、肾间质单个核细胞浸润、肾血管壁纤维素样坏死。

2. 非活动性和慢性病变　肾小球基底膜弥漫性增厚，肾小球节段性或球性硬化，纤维性新月体形成，肾小管萎缩，肾间质纤维化，肾血管硬化。

三、临床表现

狼疮性肾炎由于其病理改变的多样化，临床表现亦多种多样。可以从轻度尿常规异常到肾病综合征、慢性肾炎、急性肾炎、急进性肾炎、急性间质性肾炎、急慢性肾功能不全等。一般随着肾功能的减退，SLE 的活动性亦逐渐减退，但也有狼疮患者在接受维持性透析治疗同时仍有肾外活动的表现。LN 的临床表现大致可分成六类。

1. 轻型　约占 30% ~ 50%，无症状，血压正常，无水肿，仅尿常规间断异常。尿蛋白小于 1g/d，肾功能正常。病理多属系膜增生型或局灶节段型，预后良好。

2. 肾病综合征型　约 40% 患者起病呈肾病综合征表现，而各种类型的肾病综合征患者中 LN 约占 6% ~ 10%。此型病理多属膜型或弥漫增殖型，前者病程缓慢，全身狼疮表现亦不活跃，而后者常同时伴肾炎综合征，全身性狼疮活动较显著，未经治疗容易发展成肾衰竭。

3. 慢性肾炎型　约占 30% ~ 50%，患者有高血压，不同程度蛋白尿，尿沉渣中有大量红细胞及管型，可伴肾功能损害甚至肾衰竭。病理改变多属弥漫增殖型，预后差。

4. 急性肾衰竭型　患者于短时间内出现少尿性急性肾衰竭，常伴全身性系统性病变活动表现，通常由肾病综合征或轻型转化而来。病理呈新月体肾炎、弥漫性病变伴严重血管病变及肾小管间质炎症。

5. 肾小管损害型　LN 可有小管间质病变表现，以远端小管损害多见，可出现完全性或不完全性肾小管酸中毒、尿浓缩功能障碍和夜尿等。此型一般与其他类型合并存在。

6. 抗磷脂抗体型　抗磷脂抗体阳性，临床上主要表现为大、小动静脉血栓及栓塞，血小板减低及流产倾向，可合并较大肾血管栓塞、肾毛细血管血栓性微血管病变，引起肾功能损害，死亡率高于抗磷脂抗体阴性者。有报道此型中 8.4% 的患者与溶血性尿毒症综合征、血栓性血小板减少性紫癜、恶性高血压并存。

四、诊断

SLE 的诊断标准可参照美国风湿病学会提出的分类标准，几项标准中符合 4 项或以上即可诊断本病。在最近的修订标准中，抗磷脂抗体阳性代替了 LE 细胞的测定。LN 的诊断除符合 SLE 诊断标准外，尚应具有肾脏累及的表现。持续阳性的尿常规异常及肾功能改变，实验室检查特别是血清免疫学检查及肾脏病理检查，对诊断有重要参考价值。部分 LN 患者（特别是膜性 LN 患者）起病完全类似原发性肾病综合征，若干月后才逐渐出现全身系统性受累，尤应警惕。狼疮性肾炎肾功能突然恶化时，不仅应考虑本病的转型、病变的活动等因素，也应考虑本病的发展及治疗过程中引起急性肾小管坏死或急性间质性肾炎的可能性，应即时行肾活检，以便对症治疗。

五、治疗

狼疮性肾炎的治疗为综合性，根据病变的不同程度选用不同的治疗方案。治疗应个体化，早期治疗及正确用药是取得较好疗效的关键。这里特别要强调肾脏活检的重要意义。大多数 LN 患者需要行肾活检。尽管当患者出现急性肾功能不全，或血清学检查活跃，或尿沉淀物活跃（有红细胞或白细胞管型）时，几乎均属于局灶或弥漫增殖型病变，但对一些临床表现并不十分严重的患者，如有轻度的蛋白尿、血尿或肾病综合征的患者，其诊断可能为局灶性或弥漫增殖型、膜型、轻度系膜型及系膜增生型狼疮性肾炎，此时肾活检对其治疗有重要的指导意义。对肾小管间质病变、同时伴发的血管病变或对抗磷脂抗体相关的血栓病变，肾活检也有重要意义。对于那些有肾小球病变依据（如肾病综合征范围的蛋白尿）但诊断不明确的患者，肾活检亦十分重要。对晚期进展型的 LN 患者有时亦需要活检检查，以区分是狼疮活动还是已经瘢痕形成。

重复肾活检指针：①虽经正规疗程治疗但仍有持续性肾病综合征的患者。②虽经正规疗程治疗，但尿沉淀物持续活跃（如红白细胞管型），或者是经治疗后缓解但又反复出现尿沉淀物活跃者。③无法解释的血清肌酐水平升高的患者：膜性狼疮性肾炎患者复发时可不必重复肾活检，除非其有更加严重的进展或对治疗无反应；重复肾活检对晚期复发的 LN 患者尤为重要，因可用以区分是狼疮活动还是已经瘢痕形成，从而决定是否需要用免疫抑制剂治疗。

狼疮性肾炎的治疗在过去的半个世纪里已有很大的进展，特别是随着大剂量肾上腺皮质激素及细胞毒类药物的应用，LN 的预后得到明显改善。如下所列为 LN 治疗常用的免疫抑制剂及其用法、LN 其他并发症的治疗以及一些处于探索阶段的实验性治疗方案。

（一）常用免疫抑制剂及其用法

1. 泼尼松　起始 1mg/（kg·d），持续 8~12 周逐渐减量至隔日 0.25mg/kg，当情况允许时，改用其他免疫抑制剂替代泼尼松以防长期用药产生的各项并发症，尤其是对骨代谢的影响。低剂量、隔日口服激素可与其他细胞毒药物（见3~7）联合应用，直至整个疗程（12~24个月）结束。

2. 甲基泼尼松龙治疗 起始1g/d，持续3天，继以中等剂量口服维持。对严重的、活跃的LN（急性肾衰竭、新月体形成），维持治疗时可每月冲击治疗1次，并与环磷酰胺脉冲治疗相结合。

严重的、极度活跃且伴急性肾衰竭的LN患者，其血清循环免疫复合物及抗DNA抗体滴度水平升高，在此情况下，起始治疗应予甲基泼尼松龙脉冲：500~1 000mg/d维持3小时，共3天，从而起到快速免疫抑制作用。传统的口服泼尼松在这些患者中可能无效，而环磷酰胺脉冲治疗至少在10~14天起效。尽管激素脉冲辅助治疗对严重的、急性的LN患者有效，但是作为一种单一治疗，不如环磷酰胺加传统剂量激素有效。新近的研究表明，激素的免疫抑制作用主要是由于其抑制了几乎所有已知的细胞因子，激素脉冲可通过部分上调超氧化物歧化酶减少氧自由基的产生。

3. 环磷酰胺（CTX）冲击治疗 CTX每月1次的冲击治疗加上糖皮质激素，疗效好，为重症LN的标准治疗方案。CTX 0.75~1g/m^2，每月1次，共6个月，然后每3个月1次，至第24个月。治疗过程中要监测外周血白细胞计数。口服CTX 2mg/（kg·d）也有报道，其治疗毒性反应较脉冲大，可作为冲击治疗不能实施时的一种选择。有研究表明，口服及脉冲治疗的疗效主要与CTX累积剂量相关而与给药途径无关，对此尚需更大规模的临床实验加以验证。

大量研究表明，激素加细胞毒药物如环磷酰胺或硫唑嘌呤能显著延长肾脏的生存时间。加用环磷酰胺或硫唑嘌呤，较单用激素可使终末期肾衰竭的发生率降低40%。

4. 麦考酚吗乙酯（霉酚酸酯，MMF） 可作为CTX外的另一选择，尤其是当患者不愿接受CTX治疗，或在应用CTX过程中出现严重不良反应而使治疗无法继续（如发生出血性膀胱炎或卵巢功能障碍等）等情况下。有前瞻性研究表明，麦考酚吗乙酯疗效至少不低于环磷酰胺。MMF可用于LN患者的起始治疗或作为CTX诱导缓解后的维持治疗，但其对肾功能重度受损患者的疗效尚不十分清楚。

5. 硫唑嘌呤 大多数用于肾外病变。在LN中，一般不用于诱导缓解治疗。在轻度LN患者，可作为CTX诱导病情改善后的维持用药，帮助激素减量从而减少长期使用激素所产生的并发症。

环磷酰胺治疗的最佳疗程（通常同时应用小剂量泼尼松）尚未明确。有文献比较环磷酰胺脉冲治疗（每月1次，共6个月）组、环磷酰胺脉冲治疗6个月后仍继续每3个月1次脉冲治疗直至第24个月组以及仅甲基泼尼松龙脉冲治疗（1g/d，每月1次，共6个月）而不用环磷酰胺组的疗效，上述3组治疗均同时口服泼尼松［0.5mg/（kg·d），逐渐减至0.25mg/kg隔天］。结果发现，环磷酰胺治疗组较甲基泼尼松龙治疗组对肾功能有明显保护作用；较长疗程的环磷酰胺治疗能显著减少LN的复发。另有文献比较环磷酰胺脉冲治疗（每月1次，共6个月，之后每3个月1次）、环磷酰胺与甲基泼尼松龙联合脉冲治疗以及仅甲基泼尼松龙脉冲治疗的疗效，结果发现，联合治疗组肾脏预后最佳，甲基泼尼松龙脉冲单独治疗组肾脏预后最差。但应引起注意的是联合治疗组较单一治疗组不良反应的发生率亦高，其中感染和闭经为最常见的不良反应。因此，对那些经环磷酰胺脉冲诱导缓解的患者，维持治疗建议采用麦考酚吗乙酯（1～2g/d）或硫唑嘌呤 [2mg/（kg·d），最大剂量150～200mg/d]，从而减少治疗产生的毒性反应。维持治疗阶段仍需服用低剂量的泼尼松，其目的是用最小剂量的激素来控制肾外症状及预防狼疮复发。平均维持剂量为0.05～0.20mg/（kg·d）。上述免疫抑制剂及激素的维持治疗一般需12～24个月。

6. 环孢素　在LN中的应用经验有限，主要用于膜型LN及一些难治性LN。采用小剂量如<5mg/（kg·d），分两次服用，一般6～8周可见效，病情稳定后逐渐减量，以2mg/（kg·d）维持。本药可加剧高血压，对肾小管间质有毒性损害，在减药过程中易引起疾病复发，且其价格昂贵，因而限制了它的应用。

7. 血浆置换　对照试验并未发现血浆置换对LN治疗的好处，更有报道指出血浆置换可导致更严重的不良事件，包括严重感染及死亡等。血浆置换的同时需加用激素和细胞毒药物。血浆置换对狼疮相关性抗磷脂抗体及血栓性血小板减少性紫癜可能有一定的作用。

（二）其他协同治疗

1. 血管紧张素转换酶抑制剂及受体阻滞剂　在狼疮活动得到控制后，若蛋白尿持续存在，可给予血管紧张素转换酶抑制剂和（或）血管紧张素受体阻滞剂，以减少蛋白尿，目标蛋白尿控制小于500～1 000mg/d。

2. 抗高血压药　高血压的控制及药物选择应参照一般高血压治疗的标准。ACEI联合ARB为首选，血压控制在130/80mmHg以下。

3. 抗高血脂药　当肾病综合征持续时间超过2～3个月时，通常需开始用HMC CoA还原酶抑制剂或其他降脂药。

4. 中西医结合治疗　中草药配合激素治疗，具有减少激素副作用、改善自觉症状、调节机体免疫功能的特点，并可减轻患者长期应用激素的惧怕心理，可作为其他治疗取得疗效后长期维持巩固的方法。

（三）实验性研究治疗

1. 免疫球蛋白静脉注射（IVIG）　静注丙种球蛋白0.2～0.4g/（kg·d），每日或隔日1次，连用5～10天，可使LN症状缓解，蛋白尿显著减少或消失，通常用于对激素及CTX禁忌或产生显著副作用，或有严重感染，或狼疮伴血小板减少，或有难治性中枢神经系统病变的患者。此种疗法有免疫抑制的作用（如抑制致病性的抗DNA抗体），每月1次的脉冲治疗可作为LN诱导缓解后的维持用药。

2. 甲氨蝶呤（MTX）　主要用于治疗SLE的肾外病变。在LN治疗中应用有限，大多为个例报道，血肌酐>177μmol/L（2mg/dl）的患者禁用。

3. 高剂量化疗伴自体干细胞移植　目的是免疫重建，风险大，经验很有限。

4. 其他治疗　还包括他克莫司、利妥昔单抗、克拉屈滨、全淋巴照射、细胞因子治疗等，但尚未有资料表明上述治疗可在临床推广应用。

六、疗效监测

通常采用狼疮炎症病变特征如肾外症状是否得到控制、血浆补体及抗双链DNA抗体（dsDNA）滴度水平是否下降等指标评估狼疮活动是否得到控制。血浆补体水平较抗双链DNA抗体（dsDNA）滴度水平与LN复发关系更密切。蛋白尿的检测也是衡量治疗反应的一个重要指标，尿蛋白显著较少提示治疗有效，尿蛋白增加则表明疾病仍活跃。将来可能通过测定尿液中细胞因子、化学因子和（或）血清抗 C1q 来评估疾病是否活动。早期治疗对改善预后有益，延迟治疗则可能引起肾小球损坏及纤维化，从而对免疫抑制剂治疗反应差。

上述免疫抑制剂治疗并非适用于每个狼疮性肾炎的患者，也不是所有 LN 患者出现肾功能损害时均需上述强化免疫抑制剂治疗。LN 的治疗应按个体化分级进行，其中肾活检病理检查对 LN 的治疗起着重要的指导作用。

七、不同治疗方案的选择

1. 系膜性（I型及II型） 通常预后良好，不需要特别的治疗，除非其进一步发展成更严重的肾小球病变。

2. 局灶节段增生性（III型） 关于此型 LN 的预后及治疗方案的选择并不十分肯定。轻度局灶性病变（<25% 肾小球病变，主要为节段性的增生）时，不需特别的免疫抑制剂治疗，仅 5% 患者 5 年内会发展成肾衰竭，但可用激素来控制其肾外症状。对那些病变范围较广泛者［40% ~ 50% 肾小球受累，伴坏死或新月体形成，显著的内皮下免疫复合物沉着，肾病综合征范围的蛋白尿和（或）高血压］，其治疗可参照以下弥漫增殖型 LN 的治疗。此类患者肾脏的长期预后较差，5 年内发展成肾衰竭的比率可高达 15% ~ 25%，故需予以强化免疫抑制剂治疗（详见 4）。

3. 膜性（V型） 此型患者的预后可有很大差异。当其合并III型或IV型病变时，预后较差。患者的自然病程不确定，因为大多数患者都曾用泼尼松治疗。蛋白尿可发生自发性部分或完全缓解，血清肌酐水平通常在 5 年或 5 年以上保持正常或接近正常水平。关于此型病变的最佳治疗方案仍不十分肯定。治疗应根据病变的严重程度，无症状的非肾病综合征范围蛋白尿的患者通常无需免疫抑制剂治疗；对那些有轻度肾外表现的患者，可考虑予以 2 ~ 4 个月的泼尼松单独治疗；而对那些肾病综合征患者，通常予以环孢素 3 ~ 5mg/（kg·d）加低剂量泼尼松 5 ~ 10mg/（kg·d）治疗；对明显的肾病综合征或血肌酐水平增加的患者，其治疗参照弥漫增殖性肾小球肾炎的治疗方案（详见 4）。当患者合并III型或IV型病变时，治疗亦同弥漫增殖性肾小球肾炎的治疗方案（详见 4）。

4. 弥漫增殖性 LN（VI型） 一般认为，对于轻度的本型患者，可予以口服激素 1mg/（kg·d）诱导，若 8 周内完全缓解，可逐渐减量至隔日 0.25mg/（kg·d）维持，并监测有无 LN 的复发。若不完全缓解或对治疗无反应及肾功能进一步恶化时，则有强化治疗的指征。强化治疗可分为诱导治疗和维持治疗两阶段。诱导期治疗的目的是控制狼疮肾外症状，纠正血清学、尿检及肾功能异常，缓解狼疮活动。若能获得临床完全缓解，则提示其肾脏长期预后良好。诱导期治疗可予以静脉 CTX 脉冲，每月 1 次，随之遵循以下重症患者的治疗方案。对较重的此型患者，则开始即予口服泼尼松 1mg/（kg·d）联合 CTX 脉冲治疗。通常此型 LN 在 6 个月内不会完全缓解，所以 CTX 的脉冲可每月 1 次，半年后 3 个月 1 次，直至病情缓解后 1 年。但应用此药过程中需高度警惕其毒副作用，如严重骨髓抑制、出血性膀胱炎、膀胱移行上皮细胞癌等。泼尼松则应逐渐减至维持量 0.25mg/（kg·d），至少维持至 LN 缓解后 2 ~ 3 年。亦有先采用激素脉冲［甲基泼尼松龙 1g/d，共 3 天，每月重复 1 次，直至 6 ~ 12 个月］，再改口服维持来治疗此型 LN，但以激素加 CTX 脉冲的治疗方案最常用，疗效亦较为肯定。对于此型中相对较轻的患者，有人认为可用 MMF（2～3g/d）加激素治疗，以减少由 CTX 治疗带来的毒副作用，并且同样可获得较好的疗效。大约有半数此型患者在上述治疗药物减量或停药后会复发，故一旦达到缓解，需用维持剂量免疫抑制剂帮助维持缓解，预防复发，降低其发展成终末期肾病的危险性。维持治疗须在末次 CTX 脉冲结束后至少4周、白细胞计数 >4 000/μl、中性粒细胞绝对计数 >1 500/μl 时方可进行。关于维持治疗的最佳方案及疗程并无明确定论。一般可作如下选择：口服麦考酚吗乙酯或硫唑嘌呤12～24个月；CTX 脉冲每3个月1次，直至患者完全缓解后1年；环孢素维持24个月，其中麦考酚吗乙酯或硫唑嘌呤维持治疗较 CTX 脉冲更加安全有效。总之，凡有此型的存在，就有强化治疗的指征。尽管如此，仍有一些患者最终会发展成肾功能不全。

5. LN 伴溶血性尿毒症、血栓性血小板减少或伴血清抗磷脂抗体阳性血栓性微血管病变时　可考虑在泼尼松与细胞毒药物治疗的基础上加用抗凝药物或小剂量阿司匹林，以减少血栓栓塞性并发症。如静脉注射肝素，剂量为75～100mg/d，一般2周为1个疗程，随之口服华法林（INR 维持在2.6～3.0）等。双嘧达莫为抗血小板聚集药，可长期配合应用，剂量为50～75mg/d。在无症状或轻症患者中，可长期用小剂量阿司匹林，但一般不主张预防性用华法林抗凝。

6. 对于肾功能急剧恶化，严重高血容量、顽固性心衰病例　则应采用紧急血液透析或腹膜透析等治疗，使患者度过危险期，为其他治疗创造条件。对于病情呈慢性过程、病理改变亦以慢性为主者，一般不宜盲目地长期使用泼尼松及细胞毒药物，以防产生严重的致死性副作用。

7. 对于临床难治性或复发性的 LN（通常为Ⅳ型）　除了采用通常所用的激素、CTX 及硫唑嘌呤等并且延长总疗程外，对那些治疗反应差的患者，尚可采用其他的治疗方案如血浆置换，静脉滴注免疫球蛋白、环孢素、MMF 及全身淋巴结照射、抗细胞因子等。对 CTX 治疗抵抗的患者通常对其他治疗反应也不佳，可采用的治疗方案包括 MMF、静脉滴注免疫球蛋白及大剂量化疗伴干细胞移植等。许多新的治疗方案已被用来治疗难治性狼疮性肾炎，包括一些新的化疗制剂、单克隆抗体、免疫吸附以及抑制补体系统如抗 C_5 抗体等，但这些治疗各有局限，且远期疗效不明，有的尚处于探索阶段，采用时需根据实际情况，慎重考虑。

8. 终末期狼疮性肾炎的治疗　肾衰竭需进行透析治疗。此时多数患者 SLE 活动性表现亦减轻，应用皮质激素及免疫抑制药物的剂量亦减少。当病情活动完全静止后（一般建议透析1年以上），可进行肾移植，持续缓解的 SLE 患者中，移植肾 LN 复发十分少见。

八、预后

LN 病程长，有称终身性疾病。其预后同临床表现、有无中枢神经系统及心脏累及、病理分类及程度等相关。既往认为 SLE 患者一旦肾脏受累后，主要死于尿毒症。但随着诊断和治疗手段的改进，目前认为 SLE 主要死因为肾外表现及治疗本身的副反应如感染等。LN 的预后较过去已有明显改观，Ccr 正常者，其5～10年的存活率分别达90%及85%。

（刘爱林）

第四节 系统性硬化的肾损害

系统性硬化症（systemic sclerosis）的主要标志为正常结缔组织不可逆地增生、血管壁黏液样增厚以及血管狭窄。约 10%～15% 的系统性硬化患者会发生危及生命的肾脏病变，称之为系统性硬化肾脏危象，这在血管紧张素转换酶抑制剂（ACEI）使用前尤为显著。尸解显示 60%～80% 的系统性硬化患者有肾累及的证据，但有显著临床表现的不多见，大多预后良好。约 10%～20% 的病例肾脏病变严重，急慢性肾衰竭是本病的主要死因。

一、发病机制

系统性硬化的发病机制并不十分清楚。免疫激活、血管损伤、细胞外基质合成过度导致过量胶原纤维沉积在疾病发展中起着重要作用。肾脏损害与血管病变有密切关系，肾皮质血管收缩见于大多数系统性硬化伴肾硬化的患者，由寒冷诱发的雷诺现象可加剧血管收缩，而动脉内输注氨茶碱可使症状缓解。叶间动脉内膜增殖可使管腔狭窄，肾血流量减少，刺激肾素－血管紧张素系统活性增强，结果血压升高，皮质血管进一步收缩，皮质血流量更加减少，最终引起肾衰竭。

二、危险因素

系统性硬化肾脏病变通常发生在疾病的早期，大多在起病的 5 年内。一项大型研究发现，肾脏危象发生的中位期为起病后 7 个半月。已证实许多因素与肾脏病变危险性增加相关。

1. 弥漫性皮肤累及　为最重要的危险因素，特别是当此病变呈快速进展时，重度肾脏病变的发生率显著增加。

2. 低温　大多数患者在寒冷季节发病，提示寒冷引起的血管痉挛可能加剧肾缺血及肾素过度分泌。

3. 人种　系统性硬化肾脏危象的发病率在黑人中较在白种人中显著提高，这可能与黑种人中原发性高血压发病率高且相对较严重有关。

4. 大剂量激素　有报道大剂量激素会增加系统性硬化肾脏危象的发生率，所以通常推荐尽可能避免激素剂量大于 15mg/d。另有报道环孢素因能引起肾血管收缩，也可加剧系统性硬化的肾脏病变，甚至可引起急性肾衰竭。

5. 自身抗体　一些自身抗体的存在与系统性硬化肾脏危象的发生率相关。有报道抗 RNA 多聚酶或 ANA 抗体的出现将显著增加肾危象的风险，而抗着丝点抗体在肾危象患者中很少出现。

三、病理

肾脏的组织学变化同恶性高血压相似，血管病变为系统性硬化肾脏危象的主要表现。主要组织学改变在弓状动脉、小叶间动脉及肾小球。急性期可见到纤维蛋白血栓和纤维素样坏死病灶。其愈合会导致小叶间动脉黏液样内膜增厚，然后向心性"洋葱样"肥厚，致使动脉管腔狭窄甚至阻塞，形成肾皮质灶性坏死。入球小动脉及肾小球毛细血管袢可呈纤维素样坏死，导致局灶性坏死性肾小球肾炎。免疫荧光可见小动脉内 IgM、C1q、C_3、C_4 和纤维蛋白沉积，部分肾小球也可见到 IgM 与补体沉积。

四、临床表现

肾损害的临床表现不一，可完全无症状，也可表现为肾衰竭。早期可表现为蛋白尿，持续存在的蛋白尿提示预后不良。蛋白尿可以是肾损害的唯一表现，但大部分患者同时伴有高血压和（或）肾功能不全。合并高血压者的死亡率较血压正常者明显增高。如同时有蛋白尿，则更易发生肾功能不全。约 15%～20% 患者在病程中血压突然升高，眼底絮状渗出或出血，肾素活性明显升高，肾功能急剧恶化，短期内进入终末期肾衰竭，称之为系统性硬化脏危象综合征。偶尔也会有部分患者发生肾脏危象但不伴高血压。

系统性硬化肾脏危象的典型特征包括：①急性起病的肾衰竭，通常之前无肾脏病变的迹象。②突然起病的中等至严重程度的高血压，常伴有至少Ⅲ级的高血压眼底病变（出血、渗出），高血压主要是由于缺血激活肾素-血管紧张素系统引起。③尿沉淀物通常正常或仅有轻度蛋白尿伴少量细胞或管型。蛋白尿可在系统性硬化肾脏危象之前很久已出现，在危象中可有所增加，但一般未达肾病综合征的水平。可出现镜下血尿及颗粒管型尿。

有些发现可反映同时存在严重的高血压及血管病变，如微动脉溶血性贫血、肺水肿、头痛、视力模糊及高血压脑病并发癫痫大发作。如果不治疗，多在1～2个月内发展成终末期肾衰竭。

五、诊断

硬皮病患者若出现高血压、蛋白尿或氮质血症，则诊断肾脏受累并不难。但有不少患者，尤其是在疾病早期，常无明显肾损害表现。此时，临床表现、肾动脉造影及肾活检可提高本病肾受累的检出率。

六、鉴别诊断

肾穿刺不能明确诊断系统性硬化肾病，因为同样的变化可发生于其他类型的血栓性微血管病变中，包括恶性肾动脉硬化（由急进型高血压所致）、溶血性尿毒症综合征、血栓性血小板减少性紫癜、放射性肾炎、慢性移植肾排异及抗磷脂抗体综合征等。因此，系统性硬化的诊断需要肾外其他器官硬皮病的证据，如：①甲床毛细血管扩张及血流阻断现象。②胃肠道病变证据（如食管运动障碍）或肺的累及（如肺间质性疾病，肺二氧化碳弥散功能下降）。③出现特异性的自身抗体如抗着丝粒抗体（ACA）及抗 RNA 多聚酶抗体等。很少有患者有系统性硬化肾脏病变而无典型的皮肤改变。

1. 与恶性高血压的鉴别　病史对无明显硬皮病史患者的诊断有帮助。长期血压未得到控制的患者，若出现血压骤升及视盘出血、渗出，则提示可能患有恶性高血压和恶性肾动脉硬化。但对之前血压正常的患者诊断则较为困难，此时应先与其他可引起急性高血压的病变（如肾动脉狭窄等）进行鉴别。

2. 与溶血性尿毒症综合征的鉴别　在溶血性尿毒症及其相关病变如血栓性血小板减少性紫癜中，主要表现为显著的血小板减少及微动脉病变性溶血性贫血（在系统性硬化中，因血管损伤也能引起类似的程度较轻的病变）。当急性起病且出现严重的血液病特征，同时存在某些诱因如儿童腹泻或成人经过某种化疗时，则对上述疾病的诊断有帮助。

七、疾病的监测

系统性硬化损害，在疾病刚开始症状不明显时予以治疗，则病变通常是可逆的，当患者出现弥漫性皮肤病变时则危险性较高。所以对那些快速进展性皮肤硬化的患者，在头5年内应密切监测病情，因为大多数的肾脏病变发生于该期。应经常测量血压、监测血浆肌酐浓度、检查尿蛋白或计算随机尿蛋白/肌酐比例，每3~6个月1次，新近出现血浆肌酐浓度升高或新出现尿蛋白大于500mg/d，则有发生肾脏危象的可能，应加强随访及检查血浆肾素活性，如果发现血浆肾素水平升高，即使患者血压属正常范围，亦应予以血管紧张素转换酶抑制剂（ACEI）治疗。

八、治疗

血压的控制在系统性硬化肾脏危象中最为重要。如果在出现不可逆血管损伤前予以强化治疗，控制高血压则55%~70%的肾脏危象患者病情可稳定，甚至肾功能可获缓解。血管紧张素转换酶抑制剂（ACEI）为首选，与其他抗高血压药物相比，ACEI具有抗高血压效果好、提高生存率及保护肾功能的作用，在部分患者中还能改善皮肤硬化及雷诺征。初步的研究提示，ACEI也能改善那些血压正常的系统性硬化肾脏危象患者的预后。值得注意的是，即使应用ACEI，仍有约半数患者会发展至终末期肾衰竭。由于系统性硬化肾脏病变主要为双侧肾动脉狭窄，所以开始用药时应仔细监测血肌酐和血钾水平。同时还要监测全血细胞计数、纤维蛋白降解产物及血涂片，因为微血管病变性溶血经常能反映疾病的活动性过程。当对ACEI治疗反应不佳时，可加用钙通道拮抗剂，如硝苯地平。血压的控制应该循序渐进（每天降10~15mmHg），直至舒张压达85~90mmHg，应避免过度降压及低血容量，因其可进一步降低肾脏灌注。应尽可能避免肠外抗高血压药物（如静脉硝普钠），若必须应用，则应监测中心静脉压或肺动脉楔压以观察血流动力学的变化。

其他用于系统性硬化肾脏危象治疗的措施：①静脉予前列腺素（epoprostenol）：此药被认为有助于改善微血管病变而不会导致血压急剧下降。②鱼油：理论上它对血流动力学有益且有抗血小板的特点，但其在系统性硬化肾脏病变中的疗效未被证实。抗凝药及抗血栓药物的作用尚不清楚，激素对皮肤和内脏病变的作用有限，对肾脏损害无效，其他如细胞毒药物等效果也不肯定。

肾衰竭的治疗：出现肾脏危象伴严重肾衰竭时，可先给予血液透析治疗。如需要长期替代治疗，不少学者认为腹膜透析较好。通常在急性系统性硬化肾脏危象后，肾功能会有明显的恢复，患者可脱离透析，而且有时肾功能的恢复和改善需延续至2年，所以在急性肾脏危象后短期内不应考虑即刻行肾移植。硬皮病患者进行肾移植经验有限，移植肾的生存率通常较无硬皮病患者低。以往肾移植后此病的复发率为20%，随着ACEI的广泛应用，其复发率降至2%~3%。

（刘爱林）

第五节　原发性小血管炎肾损害

原发性血管炎是一组病因不清，以血管壁的炎症和纤维素样坏死为共同病理变化，以多器官系统受累为主要临床表现的一组疾病。按受累血管大小，原发性血管炎分为大血管炎、中血管炎和小血管炎。大血管炎主要包括 Takayasu 动脉炎和巨细胞动脉炎，中血管炎主要包括结节性多动脉炎，小血管炎主要包括肉芽肿性多血管炎（granulomatosis with polyangiitis，GPA，原韦格纳肉芽肿）、显微镜下多血管炎（microscopic polyangiitis，MPA）和嗜酸性肉芽肿性多血管炎（eosinophilic granulomatosis with polyangiitis，EGPA，原 Churg - Strauss 综合征），三种小血管炎均与抗中性粒细胞胞质抗体（antineutrophil cytoplasmic antibody，ANCA）紧密相关，因此又称 ANCA 相关性血管炎（ANCA - associated vasculitides，AAV）。大、中动脉炎肾损害主要表现为肾脏缺血，本节主要介绍原发性小血管炎肾损害。

一、流行病学

一项基于英格兰 Norfolk 人群的流行病学调查显示 GPA 的患病率为 8.5/百万人口，MPA 的患病率为 3.6/百万人口，EGPA 的发病率为 2.5/百万人口。美国两项关于 GPA 的队列研究显示白种人在 GPA 中的比例超过 90%，而非裔美国人、西班牙裔和亚洲人占 1%～4%。目前我国尚缺乏原发性小血管炎的流行病学资料。

二、病因及发病机制

目前，原发性小血管炎的确切病因及发病机制还不明确。感染、免疫机制、环境因素、遗传因素等在 AAV 发病过程中可能发挥作用。

1. 感染　GPA 患者虽任何器官均可受累，但起病初是呼吸道受累，最多见的是鼻窦炎和鼻炎，继而出现中性粒细胞性肺泡炎、肾小球肾炎，提示了可能的疾病发展过程。鼻炎和鼻窦炎继发感染多为金黄色葡萄球菌，金黄色葡萄球菌不仅造成局部感染，还可能通过细胞免疫机制诱导 GPA 的发生与发展。应用复方新诺明治疗早期 GPA 有效，并可使 GPA 复发率降低 60%，间接证明感染可能参与 AAV 的发病过程。

近年研究表明具有 FimH 的革兰阴性菌感染可能与 AAV 发病相关。FimH 相关细菌感染后，通过分子模拟机制，宿主体内产生针对溶酶体膜蛋白 2（lysosomal membraneprotein - 2，LAMP2）的自身抗体，LAMP2 - ANCA 导致 AAV 的发生。

2. 免疫机制　1982 年 Davies 在 8 例免疫病理改变不明显的节段性坏死性肾小球肾炎患者血清中检测到 ANCA，从此开始了此类疾病自身免疫发病机制的研究高潮。ANCA 是一种以中性粒细胞胞质颗粒和单核细胞溶酶体成分为特异抗原的自身抗体，应用间接免疫荧光技术观察酒精固定的中性粒细胞可发现 ANCA 有两种分布形式：抗体在胞质呈均匀分布，即胞质型(c - ANCA)，其靶抗原为蛋白酶 - 3（PR3）；另一种呈环核分布，即核周型（p - ANCA），靶抗原为髓过氧化物酶（MPO）。除 PR3 和 MPO 外，ANCA 还对应其他类型的抗原。90% 以上活动期 GPA 患者 c - ANCA 阳性，病情静止时约 40% 患者阳性。80% 的 MPA 患者 ANCA 阳性，主要以 p - ANCA 为主。70% 的 EGPA 患者可有 ANCA 阳性，主要为 p -

ANCA。

ANCA 在小血管炎发病中的作用目前尚不明确，可能的机制为①ANCA 激活中性粒细胞而引起血管壁炎症损害；②ANCA 抑制 PR3 和（或）MPO 与其生理性抑制药结合，从而使 PR3、MPO 持续活化，导致组织损伤；③ANCA 的一些靶抗原是单核细胞的组成成分，因此单核细胞也是 ANCA 的靶细胞。ANCA 可刺激单核细胞分泌单核细胞趋化蛋白 - 1、IL - 8，促进局部中性粒细胞和单核细胞募集，参与肉芽肿形成。但也有人认为 ANCA 在血管炎中并不起致病作用，它可能只是对受损血管处被激活的中性粒细胞所释放的隐匿抗原的继发性反应，而原发性致病可能为病毒感染或免疫复合物病，其免疫复合物很快被从血管壁清除，所以在肾活检时不被发现。

除 ANCA 外，补体系统的旁路激活、效应 T 细胞功能异常以及调节性 B 细胞功能缺陷在 AAV 发病过程中亦起着重要作用。GPA 患者 CD_4^+ T 细胞产生 IFN - γ 的能力比正常人高 10 ~ 20 倍，TNF - α 也明显增高，呈现 Th1 优势。有研究表明，感染和（或）自体抗原引起巨噬细胞 IL - 12 的过度反应，导致 Th1 细胞因子（IFN - γ、TNF - α）过度产生，引起肉芽肿性血管炎病变。调节性 B 细胞能够抑制 Th1 细胞亚群的分化，GPA 患者体内 Th1 优势分化可能与调节性 B 细胞功能异常有关。MPA 患者体内主要表现为 Th2 优势，产生的 IL - 4 远高于 IFN - γ，这种免疫异常与非肉芽肿性炎症有关。

3. 环境因素　目前认为硅颗粒可能参与 MPA 的发病。一项欧洲的多中心流行病学调查发现，部分 MPO - ANCA 阳性的 MPA 患者，与接触硅颗粒（石英、花岗岩、砂岩、谷类粉尘等）有关。另一项调查发现接触上述硅颗粒者 MPO - ANCA 的阳性率显著高于健康对照组。日本本州大地震后 MPO - ANCA 阳性血管炎发生率增加也提示硅尘可能与 MPA 的发生相关。

4. 遗传因素　遗传因素与原发性小血管炎易感性的关系亦是近年的研究热点，但是目前尚缺乏具有说服力的一致性的结论。

三、病理

原发性小血管炎肾损害的特征性病理改变为坏死性肾小球肾炎。肾组织学改变主要为受累小动脉、微动脉、微静脉以及肾小球毛细血管炎症，肾小球毛细血管襻的纤维素样坏死以及毛细血管外增生。坏死及增生的程度从局灶、节段性至弥漫性不等，从而产生以坏死性肾小球肾炎伴新月体形成为主要特征的病理损害，肾小球周围炎症细胞浸润，甚至肉芽肿形成。近年，肾小管病变及间质单核细胞浸润及纤维化也受到重视。晚期则表现为肾小球硬化、间质纤维化及肾小管萎缩。免疫荧光通常无或仅有很少量的免疫复合物沉积，电镜下也观察不到电子致密物的沉积。

四、临床表现

原发性小血管炎的临床表现复杂多样，表现为多器官多系统受累。起病形式多样，可呈快速进展型起病，也可隐匿起病。该病男性发病略多于女性，各年龄段均可发病，40 ~ 60 岁是本病的高发年龄，见表 28 - 1。

表28-1　ANCA 相关性血管炎的临床特征

临床特征	GPA	MPA	EGPA
ANCA 阳性率	80%～90%	70%	50%
ANCA 靶抗原特异性	PR3 > MPO	MPO > PR3	MPO > PR3
组织学病变	白细胞破碎性血管炎；坏死性肉芽肿性炎症（肾活检标本少见）	白细胞破碎性血管炎；无肉芽肿炎症	嗜酸性粒细胞组织浸润；坏死性芽肿性血管炎，可伴嗜酸性坏死
耳、鼻、喉	鼻中隔穿孔；鞍鼻；传导性或感觉神经性耳聋；声门下狭窄	无或轻微	鼻息肉；过敏性鼻炎；传导性耳聋
眼	眼眶炎性假瘤；巩膜炎（穿通性巩膜软化）；表层巩膜炎；葡萄膜炎	偶有眼部受累：巩膜炎；表层巩膜炎；葡萄膜炎	偶有眼部受累：巩膜炎；表层巩膜炎；葡萄膜炎
肺	结节；固定浸润病灶；空洞；肺泡出血	肺泡出血	哮喘；迁移性浸润病灶；肺泡出血
肾	节段性坏死性肾小球肾炎，偶有肉芽肿形成	节段性坏死性肾小球肾炎	节段性坏死性肾小球肾炎
心脏	偶有心脏瓣膜损害	少见	心功能衰竭
外周神经	血管炎性神经病变（10%）	血管炎性神经病变（58%）	血管炎性神经病变（78%）
嗜酸性粒细胞增多	偶有轻度嗜酸性粒细胞增多	无	全部伴有嗜酸性粒细胞增多

1. **肾外表现**　全身症状包括发热、疲乏、食欲减退、抑郁、体重下降、关节痛等，其中发热最常见。不同 AAV 亚型临床表现各具特色。

（1）肉芽肿性多血管炎（GPA）：典型的 GPA 表现为三联征：上呼吸道、肺和肾病变。临床上分为 2 型：①局限型或初发型，有呼吸道病变但无肾脏受累，80% 以后累及肾脏；②暴发型，活动性或广泛性 GPA。大部分患者以上呼吸道病变为首发症状，表现为鼻炎、鼻窦炎或口腔炎症。通常表现是持续性流脓涕或血性鼻涕，而且不断加重，可导致上呼吸道的阻塞和疼痛。伴有鼻黏膜肿胀、溃疡和结痂，鼻出血，严重者鼻中隔穿孔，鼻骨破坏，出现鞍鼻。口腔炎症表现为口腔溃疡、增殖性牙龈炎、颌下腺炎、腮腺的疼痛性肿大、咽扁桃体肿大和溃疡、咽后壁肿胀和溃疡等。咽鼓管阻塞可引发中耳炎，导致听力丧失，而后者常是患者的第一主诉。部分患者可因声门下狭窄出现声音嘶哑及呼吸喘鸣。

肺部受累是 GPA 的基本特征之一，约 50% 的患者在起病时即有肺部表现，80% 以上的患者将在整个病程中出现肺部病变。胸闷、气短、咳嗽、咯血以及胸膜炎是最常见的症状。大量肺泡性出血较少见，但一旦出现，则可发生呼吸困难和呼吸衰竭。有约 1/3 的患者肺部影像学检查有肺内阴影，可缺乏临床症状。查体可有叩浊、呼吸音减低以及湿啰音等体征。因为支气管内膜受累以及瘢痕形成，55% 以上的患者在肺功能检测时可出现阻塞性通气功能障碍，另有 30%～40% 的患者可出现限制性通气功能障碍以及弥散功能障碍。

除上、下呼吸道受累外，眼也是 GPA 的常见受累器官。GPA 可累及眼的任何结构，表现为眼球突出、视神经及眼肌损伤、结膜炎、角膜溃疡、表层巩膜炎、虹膜炎、视网膜血管炎、视力障碍等。最常见的皮肤表现为紫癜，此外还可出现多形红斑、斑疹、瘀点（斑）、丘疹、皮下结节、坏死性溃疡、浅表皮肤糜烂等。约 1/3 的患者在病程中出现神经系统病变。以外周神经病变最常见，多发性单神经炎是主要的病变类型，临床表现为对称性的末梢神经病变。肌电图以及神经传导检查有助于外周神经病变的诊断。

（2）显微镜下多血管炎（MPA）：典型病例多具有皮肤－肺－肾的临床表现。

皮肤表现：可出现各种皮疹，以紫癜及可触及的充血性斑丘疹多见。还可有网状青斑、皮肤溃疡、皮肤坏死、坏疽以及肢端缺血、坏死性结节、荨麻疹，血管炎相关的荨麻疹常持续 24h 以上。

肺部损害：有 50% 的患者有肺部损害，发生肺泡壁毛细血管炎，12%～29% 的患者有弥漫性肺泡出血。由于弥漫性的肺间质改变和炎症细胞的肺部浸润，约 1/3 的患者出现咳嗽、咯血、贫血，大量的肺出血导致呼吸困难，甚至死亡。部分患者可在弥漫性肺泡出血的基础上出现肺间质纤维化。查体可见呼吸窘迫，肺部可闻及啰音。

20%～30% 的 MPA 患者出现神经系统损害，主要为多发性单神经炎，表现为四肢麻木、刺痛感，长期失用后可出现肌萎缩。10% 左右的患者可出现中枢神经系统受累，表现为癫痫发作。

（3）嗜酸性肉芽肿性多血管炎（EGPA）：呼吸道过敏性症状是 EGPA 的特征性表现，可表现为哮喘、支气管炎、过敏性鼻炎、鼻息肉。除此之外，可出现多系统损害，如皮肤血管炎、神经系统损害、心脏损害、消化系统损害等，组织及血管壁可见大量嗜酸性粒细胞浸润，血管周围肉芽肿形成。

2. 肾脏表现

（1）血尿：几乎每例都有，轻重不等，80% 患者有镜下血尿，20% 有肉眼血尿，表现为无痛性、全程性。

（2）蛋白尿：几乎所有患者都有不同程度的蛋白尿，蛋白尿一般未达到肾病综合征范围，但亦有患者可达 20g/d。

（3）管型尿：可类似急性肾小球肾炎改变，出现红细胞管型、其他细胞管型、透明管型及颗粒管型。

（4）肾功能不全：常表现为不同程度的肾功能不全（重者需透析治疗），部分患者进展迅速，表现为急进性肾小球肾炎，迅速进展至终末期肾衰竭。

（5）高血压：程度不一，一般为轻度或中度，少数较严重，可发展为高血压危象。患者肾小球滤过率下降，导致水钠潴留，血容量增加或血管痉挛，引起高血压的发生；或因缺血引起肾素－血管紧张素系统激活，导致血压升高。

（6）水肿：常在清晨起床时眼睑水肿，下肢及阴囊部水肿也常较显著，严重时可有浆膜腔积液，少数患者可出现充血性心力衰竭。

（7）少尿或无尿：肾小球毛细血管病变以及血管外的压迫，使肾血流量减少，发生滤过障碍，加之肾小管功能相对正常，以致液体重吸收相对增多，导致少尿或无尿。

五、辅助检查

1. 实验室常规检查　①血常规示白细胞、血小板升高，正细胞正色素性贫血；GPA 患者可有轻度嗜酸性粒细胞增多，EGPA 患者嗜酸性粒细胞明显增多。②血沉增快，C 反应蛋白升高，常被视为疾病活动性指标。③血清免疫球蛋白（IgG、IgM、IgA）升高，补体正常或降低，类风湿因子、抗核抗体可有阳性。④尿常规检查示镜下血尿（RBC > 5/HP）或出现红细胞管型，不同程度的蛋白尿。⑤肾功能检查示多数患者血肌酐、尿素氮升高。

2. ANCA测定　ANCA在荧光显微镜检查时分为胞质型（c - ANCA）和核周型（p - ANCA），c - ANCA靶抗原为PR3，p - ANCA靶抗原为MPO。80% ~ 90%的GPA患者c - ANCA阳性，70%的MPA患者ANCA阳性，其中60%为p - ANCA，另有40%为c - ANCA。50%的EGPA患者ANCA阳性，主要为p - ANCA。采用ANCA诊断原发性小血管炎时须注意以下几点：①只有与AAV的临床征象相结合，ANCA才具有诊断价值。②需要ELISA法进一步验证ANCA免疫荧光检测的可靠性。③组织病理学检查仍然是诊断原发性小血管炎的金标准。④ANCA阴性并不能排除原发性小血管炎的存在，因为10% ~ 50%的原发性小血管炎患者ANCA阴性。⑤ANCA的检测结果与原发性小血管炎的病情活动、缓解或复发无必然联系。活动期ANCA阳性的患者，当ANCA持续阴性时，提示疾病处于缓解期，但并不能排除复发的可能；当处于疾病缓解期且ANCA阴性患者，再次出现ANCA阳性时，提示患者复发的危险增高，但并不能确诊为疾病复发。⑥ANCA的检测结果不能决定治疗方案的选择，合理的治疗方案必须结合临床病程、体检及其他血清学指标考虑。

3. 影像学检查　GPA患者胸部X线检查可发现肺部浸润性病灶和结节状阴影，伴有局部肺不张。结节状阴影通常为多发和双侧的，可有空洞形成，结节可在几毫米至几厘米大小。MPA患者胸部X线及CT检查早期可发现无特征性肺部浸润影或小泡状浸润影，双侧不规则的结节状片状阴影，肺空洞少见，可见继发于肺泡毛细血管炎和肺出血的弥漫性肺实质浸润影；中晚期可出现肺间质纤维化。当出现弥漫的毛玻璃样改变，肺透亮度下降，提示肺泡出血的可能EGPA胸片无特征性，多变性肺部阴影是其特点；多数患者呈现肺内浸润性病变，可呈结节状或斑片状阴影，边缘不整齐，弥漫性分布，很少形成空洞，阴影可迅速消失；部分患者伴有胸腔积液。

4. 组织病理学检查　GPA的病理改变特征是显示三种病变：坏死、肉芽肿和血管炎。病变中呈现坏死的特征性改变是：坏死带在病变组织中分布不均，光镜低倍镜下呈地图样，边缘呈波状或锯齿状，坏死常呈嗜碱性，并有细碎的颗粒。嗜碱性坏死周围环绕栅栏状细胞，呈现肉芽肿性炎性改变；血管炎主要累及小动静脉，毛细血管，表现为纤维素样坏死，有巨细胞性肉芽肿样改变。肾组织呈现节段性坏死性肾小球肾炎，可有新月体形成，没有或少见免疫球蛋白、补体的沉积。

MPA的血管病变表现为节段性血管坏死，中性粒细胞及单核细胞浸润，可伴有白细胞破碎和纤维素样坏死，无肉芽肿形成。肾脏、肺可出现前述典型的病理改变；皮肤紫癜，病理改变为白细胞破碎性血管炎，中性粒细胞浸润明显，伴有不同程度的嗜酸性粒细胞、单核细胞、巨噬细胞浸润；动脉受累呈动脉炎样改变，有纤维素样坏死，中性粒细胞、单核细胞浸润等。

EGPA主要累及小动静脉，表现为肉芽肿性坏死性血管炎，同时伴有大量嗜酸性粒细胞组织浸润，后者是EGPA的特征性病理改变。

六、诊断及鉴别诊断

（一）原发性小血管炎肾损害的诊断

临床表现呈全身多系统受累，同时合并血尿、蛋白尿、高血压、肾功能异常等肾损害表现，如ANCA阳性，应高度怀疑原发性小血管炎肾损害的可能。肾组织活检见到节段性坏死性肾小球肾炎伴或不伴新月体形成，免疫病理检查未见或仅见微量免疫复合物沉积者有助于诊断。原发性小血管炎主要包括 GPA、MPA、EGPA 三种亚型，以下为各亚型的分类标准或诊断依据。

（1）目前，GPA 的诊断采用 1990 年美国风湿病学会（ACR）分类标准（表 28 - 2），诊断的敏感性和特异性分别为 88.2% 和 92.0%。除此之外，也有采用 ELK 分类系统下典型的脏器受累表现，加之典型的组织病理学特征改变或 c - ANCA 阳性来诊断 GPA。

表 28 - 2　1990 年美国风湿病学会（ACR）GPA 分类标准

标准	定义
（1）鼻或口腔炎症	痛性或无痛性口腔溃疡，脓性或血性鼻腔分泌物
（2）X 线胸片异常	X 线胸片示结节，固定浸润灶或空洞
（3）尿沉渣异常	镜下血尿（RBC > 5/HP）或出现红细胞管型
（4）病理性肉芽肿性炎性改变	动脉壁或动脉周围或血管（动脉或微动脉）外区域有肉芽肿性炎症

注：符合 2 条或 2 条以上可诊断 GPA。

（2）MPA 尚无统一分类标准，诊断应综合分析临床表现、实验室检查及组织病理学检查。主要依据如下。

1）中老年男性多见，多数起病急，进展快。

2）有上呼吸道感染或药物过敏样前驱症状，如发热、乏力、皮疹、关节痛、体重下降等非特异性表现。

3）多系统损害：肾损害类似急进性肾小球肾炎，表现为血尿、蛋白尿、管型尿、高血压等，肾功能进行性下降；肺部受累：主要表现为肺泡毛细血管炎和肺泡出血，常见症状为咳嗽、气短、咯血、贫血，大量肺出血可致呼吸困难，甚至死亡，病程长者可出现肺间质纤维化。皮肤损害多表现为紫癜，也可出现网状青斑、溃疡、坏死等，病理特点为白细胞破碎性血管炎。其他系统损害还包括神经系统、消化系统、心血管系统、眼、关节、肌肉等。

4）ANCA 阳性（70% 左右），其中绝大多数（60%）为 MPO - ANCA（p - ANCA），少数为 PR3 - ANCA（c - ANCA）；HBsAg 阴性。

5）组织病理学检查：皮肤、肺、肾组织活检有助于诊断：肺泡毛细血管炎、寡免疫沉积型坏死性新月体型肾小球肾炎和皮肤白细胞破碎性血管炎对诊断的确立有重要价值。

（3）EGPA 的诊断目前多采用 1990 年美国风湿病学会（ACR）制定的分类标准（表 28 - 3），诊断的敏感性为 85%，特异性为 99.7%。

表 28 - 3　1990 年美国风湿病学会（ACR）EGPA 分类标准

标准	定义
（1）哮喘	哮喘史或呼气时有弥漫高调哮音
（2）嗜酸性粒细胞增多	白细胞分类计数中嗜酸性粒细胞 > 10%
（3）单发或多发神经病变	由于系统性血管炎所致单神经病变、多发单神经病变或多神经病变（即手套/袜套样分布）
（4）非固定性肺浸润	由于系统性血管炎所致，X 线胸片上为迁移性或暂时性肺浸润（不包括固定浸润影）
（5）鼻窦炎	急性或慢性鼻窦疼痛或压痛史，或影像学检查示鼻窦不透光
（6）血管外嗜酸性粒细胞浸润	病理示动脉、微动脉、静脉外周有嗜酸性粒细胞浸润

注：符合 4 条或 4 条以上可诊断 EGPA。

（二）原发性小血管炎肾损害的鉴别诊断

1. 原发性小血管炎肾损害不同亚型之间的鉴别　GPA、MPA、EGPA 均为累及小血管（小动脉、静脉及毛细血管）的系统性血管炎，多器官受累，与 ANCA 紧密相关。GPA 以 cANCA 为主，MPA、EGPA 以 p-ANCA 为主。组织病理学检查示坏死性血管炎，GPA、EGPA 有肉芽肿形成，可以与 MPA 相鉴别，EGPA 可见明显的嗜酸性粒细胞组织浸润，并伴有高嗜酸粒细胞血症，可以与 GPA 鉴别。但是即使是 GPA、EGPA 患者，也不一定在组织标本中发现肉芽肿，此时 AAV 亚型之间较难鉴别，但上呼吸道受累及 c-ANCA 阳性有助于 GPA 的诊断，而呼吸道过敏性疾病如哮喘、过敏性鼻炎、鼻息肉有助于 EGPA 的诊断。

肾局限型血管炎：除肾脏外无其他脏器受累的证据，通常与 p-ANCA 相关，病理特征为寡免疫肾小球肾炎。缺乏肾外表现、p-ANCA 阳性、寡免疫沉积型肾小球肾炎有助于本病诊断。

2. 与其他类型血管炎肾损害的鉴别

（1）结节性多动脉炎肾损害：结节性多动脉炎（polyarteritis nodosa，PAN）是一种以中、小动脉坏死性炎症为特征的全身性疾病，ANCA 常为阴性；而原发性小血管炎主要累及小动脉、微静脉、毛细血管，与 ANCA 密切相关。与原发性小血管炎肾损害不同的是，PAN 的肾损害是由于肾血管炎引发的血管性肾病（肾微动脉瘤、肾梗死、肾血管性高血压），无肾小球受累，原发性小血管炎肾损害主要表现为寡免疫坏死性肾小球肾炎；PAN 不累及肺，这也是与原发性小血管炎鉴别的要点，出现肺损伤（肺结节、空洞、浸润或肺泡出血）并伴有全身血管炎表现时，有助于原发性小血管炎的诊断。

（2）药物诱导 ANCA 相关性血管炎肾损害：部分药物可诱导 ANCA 阳性，并出现类似 AAV 肾损害的临床表现，此时详细的病史询问是与原发性小血管炎肾损害相鉴别的关键。目前已知的可诱导 ANCA 阳性的药物为丙硫氧嘧啶、肼屈嗪、普鲁卡因胺、青霉胺等。药物诱导的 ANCA 与原发性小血管炎中的 ANCA 具有不同的产生机制，后者一般仅识别一种靶抗原，PR3 或 MPO，而前者可识别多种靶抗原，如 MPO、PR3、人白细胞弹力蛋白酶、乳铁蛋白、抗杀菌通透性/增高蛋白等。停用药物后临床症状缓解，抗体滴度下降有助于药物诱导 ANCA 相关性血管炎与原发性 AAV 的鉴别。

（3）肺出血-肾炎综合征：此病与原发性小血管炎均可出现肺出血及肾脏病变，但本病无其他血管炎及多系统受累表现，ANCA 阴性，抗肾小球基底膜抗体阳性，肾组织病理学检查可见有明显的免疫复合物沿基底膜沉积，而原发性小血管炎肾脏病变为寡免疫坏死性肾小球肾炎。

（4）冷球蛋白血症肾损害：是与冷球蛋白相关的、以皮肤血管炎损害为主的免疫复合物病。患者可出现紫癜、皮肤黏膜溃疡、雷诺现象、血尿、蛋白尿、关节痛等，与丙型肝炎病毒感染有关。因此有丙型肝炎病毒感染的证据、血清中检测到冷球蛋白、肾组织病理学检查见大量免疫复合物沉积（以 IgG、IgM 为主）有助于与原发性小血管炎肾损害相鉴别。

（5）紫癜性肾炎：以皮肤紫癜及含 IgA 的免疫复合物在组织沉积为特征，可出现皮肤、肾、关节及胃肠道症状，肾组织病理学特征为免疫荧光镜下 IgA 呈颗粒样在系膜区沉积，而原发性小血管炎肾损害的病理学特征为节段性坏死性肾小球肾炎，只有微量或无免疫复合物沉积。

3. 与原发性急进性肾小球肾炎的鉴别　原发性急进性肾小球肾炎起病急骤，肾功能可在数日、数周或数月内急剧恶化，以少尿（无尿）型急性肾衰竭多见。肾组织病理为弥漫性新月体型肾小球肾炎，分为三型，Ⅰ型：IgG 线性沉积（抗肾小球基底膜抗体介导）；Ⅱ

型：IgG 颗粒样沉积（免疫复合物介导）；Ⅲ型：少或无 Ig 沉积。原发性小血管炎肾损害的病理特征为局灶性节段性坏死性肾小球肾炎，伴或不伴新月体形成，无或仅有少量免疫复合物沉积，因此，肾组织病理学检查有助于原发性急进性肾小球肾炎Ⅰ型和Ⅱ型与原发性小血管炎鉴别，Ⅲ型急进性肾小球肾炎在病理上与原发性小血管炎肾损害较难鉴别，但伴有明显的肾外表现（皮肤、肺、关节等）、ANCA 阳性有助于原发性小血管炎肾损害的鉴别。

4. 继发于结缔组织病的肾损害

（1）狼疮肾炎：系统性红斑狼疮（systemic lupus erythematosus，SLE）是由自身免疫介导的多系统受累的弥漫性结缔组织病，可并发血管炎性病变。SLE 以育龄期女性多见；SLE 患者血清中存在多种自身抗体（抗核抗体、抗双链 DNA 抗体、抗 Sm 抗体等），ANCA 多为阴性；SLE 肾损害的组织病理学检查可见免疫复合物沉积于上皮下、内皮下、基底膜及系膜区，免疫病理可见多种免疫球蛋白（IgG、IgM、IgA 等）和补体（C3、C1q 等）阳性，常称为"满堂亮"现象，而原发性小血管炎肾损害表现为节段性局灶性坏死性肾小球肾炎，只有微量或无免疫复合物沉积。

（2）类风湿关节炎肾损害：类风湿关节炎患者可见多种不同的肾损害，既可以是疾病本身所引起，也可以是由治疗疾病的药物所引起。最常见的病变为膜性肾病、继发性淀粉样变、局灶性系膜增生性肾小球肾炎、类风湿血管炎及镇痛药所引起的肾病。详细的病史询问、仔细的尿检分析以及肾组织活检是明确肾损害类型的重要手段。类风湿血管炎引起的肾损害病理表现为坏死性肾小球肾炎不伴免疫复合物沉积，可以出现 ANCA 阳性，应注意与原发性小血管炎肾损害相鉴别。对称性小关节炎、侵蚀性关节炎、关节畸形、类风湿结节、特异性自身抗体（抗核周因子、抗角蛋白抗体、抗环状瓜氨酸抗体）阳性有助于类风湿关节炎肾损害与原发性小血管炎肾损害的鉴别。

（3）复发性多软骨炎肾损害：复发性多软骨炎是一种较少见的炎性破坏性自身免疫性疾病，8% 的患者出现肾损害，表现为血尿、蛋白尿、管型尿，最终可致肾功能不全。肾组织病理学检查示轻度系膜增生型或局灶性节段性新月体型肾小球肾炎，应注意与原发性小血管炎肾损害相鉴别。复发性多软骨炎以软骨受累为主要表现，可致鼻梁塌陷、听力障碍、气管狭窄，耳郭受累最多见，而无鼻窦受累，此点可与 GPA 相鉴别；实验室检查 ANCA 阴性，活动期抗Ⅱ型胶原抗体阳性有助于本病诊断。

5. 继发于感染性疾病的肾损害　部分感染性疾病，如亚急性感染性心内膜炎、脓毒症、深部真菌感染、分枝杆菌感染、放线菌病、梅毒，均可以出现包括肾损害在内的全身多系统损害，并可出现 ANCA 阳性，此时应注意与原发性小血管炎肾损害相鉴别。感染伴发的 ANCA 与药物诱导的 ANCA 具有相似之处，即可识别多种靶抗原，如 MPO、PR3、人白细胞弹力蛋白酶、乳铁蛋白、抗杀菌通透性/增高蛋白等，而原发性小血管炎中的 ANCA 仅识别一种靶抗原，PR3 或 MPO。另外伴发 ANCA 的感染性疾病患者血清内还可出现多种自身抗体，如抗核抗体、抗 β_2 糖蛋白Ⅰ抗体，并出现冷球蛋白血症、低补体血症，此点也可与原发性小血管炎肾损害相鉴别。应用有效的抗生素治疗，能够缓解临床表现，ANCA 滴度逐渐下降甚至转阴，有助于感染性疾病的诊断。

七、治疗

治疗方案的选择应根据病情轻重、是否有重要脏器受累以及是否合并威胁生命的并发症而定，应做到因人而异。治疗可分为 3 期，即诱导缓解、维持缓解以及控制复发。2009 年欧洲抗风湿病联盟（European League Against Rheumatism，EULAR）推荐糖皮质激素联合环磷酰胺作为全身型原发性小血管炎的诱导缓解治疗；对于无重要脏器受累、无威胁生命并发症的患者，可应用糖皮质激素联合甲氨蝶呤作为诱导缓解的治疗方案。对于维持缓解阶段，可采用小剂量激素联合硫唑嘌呤，或联合甲氨蝶呤，或联合来氟米特治疗，一般维持治疗至少 1.5~2 年。

（一）药物治疗

1. 糖皮质激素　泼尼松 1mg/（kg·d），晨顿服或分次服用，一般服用 4~8 周或以后逐渐减量，病情缓解后以维持量治疗，维持量有个体差异，建议小剂量泼尼松（≤10mg/d）维持 2 年或更长。对于重症患者和肾功能进行性恶化的患者，可采用甲泼尼龙冲击治疗，每次 0.5~1.0g 静脉滴注，每日或隔日 1 次，3 次为 1 个疗程，1 周后视病情需要可重复。激素治疗期间注意防治不良反应。不宜单用泼尼松治疗，因缓解率下降，复发率升高。

2. 环磷酰胺　可采用口服，剂量 2mg/（kg·d）（最大量≤200mg/d），持续 12 周。亦可采用环磷酰胺静脉冲击疗法，剂量 0.5~1g/m² 体表面积，每月 1 次，连续 6 个月，严重者用药间隔可缩短为 2~3 周，以后每 3 个月 1 次，至病情稳定 1~2 年（或更长时间）可停药观察。口服不良反应高于冲击治疗。用药期间需监测血常规和肝功能、肾功能。

3. 硫唑嘌呤　由于环磷酰胺长期使用不良反应多，诱导治疗一旦达到缓解（通常 4~6 个月）后可以改用硫唑嘌呤，2mg/（kg·d）口服，维持至少 1 年。应注意不良反应，尤其是骨髓抑制。

4. 甲氨蝶呤　甲氨蝶呤（20~25mg/周，口服或静脉）可替代环磷酰胺用于无重要脏器受累及威胁生命的并发症且肾功能正常的患者。开始 15mg/周，1~2 个月或以后增加至 20~25mg/周，4 周后可逐渐减量，但是在最初 3 个月内不应低于 15mg/周，应检测骨髓抑制、肝功异常等不良反应的发生。

5. 来氟米特　有报道来氟米特（20~30mg/d）口服用于原发性小血管炎的维持缓解治疗疗效优于甲氨蝶呤，但副作用多于甲氨蝶呤，用药过程中应监测肝功异常等不良反应的发生。

6. 霉酚酸酯　初始用量 1.5g/d，分 2 次口服，维持 3 个月，维持剂量 1.0g/d，分 2 次口服，维持 6~9 个月。

7. 丙种球蛋白　静脉注射丙种球蛋白（intra-venous immunoglobulin，IVIG）可用于对标准治疗疗效差或复发的患者，丙种球蛋白与补体和细胞因子网络相互作用，提供抗独特型抗体作用于 T、B 细胞。大剂量丙种球蛋白还具有广谱抗病毒、细菌及中和循环性抗体的作用。一般与激素及其他免疫抑制药合用，剂量为 300~400mg/（kg·d），连用 5~7d。

8. 环孢素　作用机制为抑制白细胞介素-2 的合成，抑制 T 细胞的激活。优点为无骨髓抑制作用，但免疫抑制作用也较弱。常用剂量为 3~5mg/（kg·d）。

9. 生物制剂　利妥昔单抗（rituximab）是一种能特异性降低 B 细胞数量的单克隆抗体，多个临床试验及病例报道中显示能够诱导难治性或复发性 AAV 的缓解或部分缓解。也有研究报道抗胸腺细胞球蛋白或肿瘤坏死因子（TNF）-α 抑制药应用于难治性患者或经常规治疗多次复发患者，部分患者取得较好疗效，但最终疗效还需要更多的临床资料证实。

（二）血浆置换

对于重症原发性小血管炎患者，如伴发快速进展型肾损害，血肌酐进行性升高，或合并肺泡出血，可应用血浆置换治疗与激素、免疫抑制药合用，对于保护肾功能、提高整体存活率可能有效，但缺乏大规模临床研究的证据，现有一项评估血浆置换对 AAV 患者病死率及终末期肾衰竭的影响的多中心临床实验正在进行中。

（三）透析或肾移植

少数进入终末期肾功能衰竭者需要依赖维持性透析或进行肾移植，肾移植后仍有很少数患者会复发，复发后仍可用糖皮质激素和免疫抑制药治疗。

八、预后

近年，由于激素和免疫抑制药应用，原发性小血管炎的预后已大为改观。影响预后的因素包括：糖皮质激素的副作用、恶性肿瘤风险增加及进行性器官功能衰竭。血肌酐水平、肺部病变的出现、肾脏病变的严重程度及白细胞计数均对预后有重要的预测作用。肺出血的出现是决定患者生存的最重要因素。肾穿刺发现肾毛细血管襻严重坏死、新月体多且体积大、广泛肾小球及间质纤维化和小管萎缩均为不良预后的征兆。血肌酐水平升高（＞350μmol/L）和外周血白细胞水平升高（＞16×10^9/L）也与预后不良相关。影响预后的关键是及早治疗，尤其是对呈大咯血及急进性肾炎表现者，早期诊断、早期治疗十分重要。

（高燕鲁）

第六节　其他风湿病肾损害

一、原发性干燥综合征肾损害

干燥综合征（Sjogrenfs syndrome）是一种以侵犯唾液腺、泪腺等外分泌腺体为主的慢性系统性自身免疫性疾病，在血清中存在大量自身抗体，也可累及胰腺和肠道、呼吸道、生殖道，皮肤黏膜腺体以及肺、肾脏、神经系统等脏器和系统。原发性干燥综合征（primary Sjogren's syndrome）是指单纯干燥综合征，不伴有其他结缔组织病。干燥综合征可累及肾脏，以肾小管间质损害为主，临床表现为低钾血症和肾小管酸中毒。由于肾脏损害起病隐匿，诊断有时需借助于肾小管功能检查或肾活检，因而早期易被漏诊。临床上出现远端肾小管酸中毒、低钾血症或慢性间质性肾炎，均应除外干燥综合征。

（一）流行病学

本病多见于女性，女性与男性的比例约为 9 : 1；发病的高峰年龄为 40～50 岁，但也可发生于任何年龄，包括儿童、青少年。原发性干燥综合征的肾损害较常见，多发中年女性，其发生率为 30%～50%。

（二）病因和发病机制

原发性干燥综合征的病因至今仍不十分清楚，可能与遗传因素及外来诱因有关，可能与人类白细胞抗原（HLA）分型有一定相关性。近年来证实多种病毒，如 EB 病毒、丙型肝炎病毒、人类免疫缺陷病毒（HIV）可能与原发性干燥综合征的发生和发展相关。由于本病好发于女性，故认为性激素在其发生中起作用，研究表明主要与女性患者体内雄激素水平降低有关。

原发性干燥综合征的肾小管间质性肾炎是由细胞免疫及体液免疫共同介导的，其中肾小管可以被认为是内脏器官中具有外分泌腺体结构的组织。其发病机制类同于其他外分泌腺。原发性干燥综合征肾小球肾炎为免疫复合物肾炎，沿肾小球基底膜、系膜及肾小管基底膜可见免疫球蛋白呈颗粒样沉积，主要是可冷沉淀的单克隆 IgMK 型类风湿因子，以及多克隆的 IgG 和 IgA。冷球蛋白血症和低补体（C4）是预测发生肾小球肾炎的重要因子。

（三）临床表现

原发性干燥综合征起病缓慢，根据受累脏器不同分为外分泌腺病变和非外分泌腺受累两种。前者又分为累及口、眼、呼吸道、消化道、生殖道及皮肤黏膜等改变的体表腺体病变；肺、肾、肝胆和胰腺等内脏外分泌腺病变和单克隆 B 淋巴细胞病。后者表现为血管炎、非炎性血管病、炎症介质诱导的发热、乏力等全身非特异性改变和血液系统改变，以及自身免疫性内分泌病变。

1. 肾外表现

（1）局部表现：口干燥症、干燥性角膜炎和其他浅表部位如鼻、硬腭、气管及其分支、消化道、阴道黏膜病变。主要表现为腺体分泌减少后干燥、防御功能减弱导致的组织损伤、继发感染等表现，其中猖獗性龋齿、腮腺肿大都是干燥综合征的特征性表现。

（2）系统改变：皮肤主要表现为高球蛋白血症性紫癜样皮疹，其本质为局部血管损害；关节与肌肉表现有轻度、自限性关节疼痛，破坏性关节炎少见，可有肌无力和肌炎。呼吸系统损害主要为肺间质病变而导致的肺功能下降，表现为小气道阻塞，50% 患者有肺泡炎，少数发生弥漫性肺间质纤维化。消化系统除因口干、咽、食管干燥导致吞咽困难外，还可表现为萎缩性胃炎、低胃酸和无胃酸分泌；小肠吸收功能低；胰腺外分泌功能异常；肝内胆管的慢性炎症，似慢性活动性肝炎的表现；部分患者有原发性胆汁性肝硬化。神经系统损害主要由血管炎引起，周围知觉或运动神经受累最为多见，中枢神经受累报道增多，如偏瘫、抽搐、运动障碍、横贯性脊髓炎等，还有精神分裂症的报道。血液系统表现为白细胞和血小板减少，少数有出血倾向；淋巴组织增生、淋巴结肿大较为突出，淋巴瘤的发生率比正常人高数十倍。血管炎除前面已提到的关于皮肤和神经系统受累外，也有累及内脏如胃肠道、肾、脾、生殖道的系统性血管炎的报道。

2. 肾脏损害表现

（1）肾小管间质性损害：原发性干燥综合征的肾脏损害多见，大多数患者表现为肾小管间质性损害，临床可表现为肾小管酸中毒、肾性尿崩症等，少数患者为范科尼综合征。

1）肾小管酸中毒：是干燥综合征肾损害最常见的临床表现，见于 22% ~ 35% 的患者，占干燥综合征肾损害的 70%，其中以远端肾小管酸中毒（Ⅰ型）最为常见。干燥综合征病变损害远端肾小管后，氢离子的排泌功能下降而蓄积，尿液常呈碱性，尿中排出大量钾离子，常造成低钾血症。患者肌肉无力软瘫，严重者累及躯干肌甚至呼吸肌，不少患者以低钾麻痹为首发症状而就诊。酸中毒抑制肾小管对钙的再吸收以及维生素 D 的活化，而引起高尿钙及低血钙，大量排钙及尿液偏碱，钙盐易沉积而形成泌尿道结石和肾钙化。

2）肾脏浓缩功能障碍及肾性尿崩症：肾脏浓缩稀释功能受损常常是干燥综合征患者最早期出现的症状，表现为多饮、多尿和夜尿增多。早期由于症状轻微，往往被患者及临床医生忽视，严重的可发生肾性尿崩症，主要由于远端肾小管受损后，对抗利尿激素的反应降低，不能正常回吸收水分。

3）范科尼综合征：少部分干燥综合征的患者主要累及近端肾小管，使 HCO_3^- 重吸收障碍，尿 HCO_3^- 排出增加，血浆 HCO_3^- 显著下降。在一部分患者，除碳酸氢尿、低碳酸氢血症外，同时可伴有糖尿、磷酸盐尿、尿酸尿、氨基酸尿等异常，表现为范科尼综合征。

4）肾小管性蛋白尿：尿蛋白表现为小分子蛋白的特点，24h 定量低于 1.0g，尿 β_2 微球蛋白、NAG 等明显升高，提示肾小管重吸收蛋白减少。

（2）肾小球损害：表现为肾小球肾炎者并不少见。临床主要表现为高血压，轻度蛋白尿和镜下血尿，部分患者可出现肾病综合征，很少出现肉眼血尿。肾脏病理改变主要表现为轻度或不规则的系膜增生、肾小球毛细血管襻不规则增厚、膜性肾病、IgA 肾病。

（四）辅助检查

1. 外分泌腺功能检查　泪腺分泌功能和干燥性角膜结膜炎。

（1）泪腺分泌试验：包括 Schirmer 试验（泪腺滤纸条试验）和泪膜破裂时间。

1）Schirmer 试验试验：是将 35mm×5mm 的滤纸条，一端折弯 5mm，并置于下睑内侧 1/3 结膜囊内，5min 后测量滤纸被泪水浸湿的长度。正常人 >10mm，≤5mm 为阳性。

2）泪膜破裂时间：是在结膜囊滴一滴 2% 荧光素钠后，使其均匀分布于角膜表面，在裂隙灯下观察角膜表面出现第一个泪膜缺损的时间，正常人 >10s，≤10s 为异常。

（2）干燥性角膜结膜炎的检查：包括角膜荧光素钠染色、孟加拉玫瑰红染色或结膜印迹细胞学检查等。角膜荧光素钠染色阳性，提示角膜细胞的完整性已被破坏。孟加拉玫瑰红染色特异性较高，结膜或角膜失活的细胞着染为阳性。

2. 唾液腺检查

（1）涎液流率：15min 内收集自然流出的涎液量，正常人 >1.5ml（≤1.5ml 为阳性）。

（2）唾液腺放射性核素扫描和腮腺碘油造影：干燥综合征时，唾液腺放射性核素扫描可见唾液腺吸收、浓聚、排出放射性核素功能差。

（3）腮腺导管造影：可见腺管不规则狭窄及扩张，腺体末端造影剂外溢，呈点状或球状阴影。

（4）唇黏膜腺组织活检：可作为干燥综合征诊断条件之一。在 $4mm^2$ 组织内有 50 个以上淋巴细胞聚集，称为一个病灶，如病灶≥1，称为阳性。大量淋巴细胞聚集，可形成假性淋巴瘤，部分可转变为单克隆 B 细胞，为真正淋巴瘤。

3. 血液学检查

（1）血常规：表现为轻度贫血，多为正细胞正色素型贫血，部分患者有白细胞减低和（或）血小板减少。

（2）高丙球蛋白血症：血免疫球蛋白增加或血丙球蛋白增加。呈多克隆性。

（3）自身抗体：可有多种抗体，其中阳性率较高的有：抗核抗体（ANA）、抗 SS－A（Ro）抗体和抗 SS－B（La）抗体、抗平滑肌抗体（anti－SMA）、抗壁细胞（anti－PCA 抗体）、抗线粒体抗体（anti－AMA）等。其中以 SS－B 的特异性更高，但抗 SS－A、抗 SS－B 抗体与疾病的活动性无关，但多见于有内脏损害的患者。

（4）循环免疫复合物：约有 80% 的患者循环免疫复合物升高，其中包括冷球蛋白血症。

（5）其他：约 2/3 的患者血沉增快；小部分患者 C 反应蛋白增高。

（五）病理表现

本病共同的病理特征是淋巴细胞和浆细胞的浸润，可伴发淋巴瘤。主要累及由柱状上皮细胞构成的外分泌腺，以泪腺和唾液腺为代表，表现为大量淋巴细胞浸润。以 B 细胞为主，早期淋巴细胞浸润散在小叶内腺管周围。以后浸润细胞浓集，偶见生发中心形成，同时腺体萎缩，后期被结缔组织替代。

肾脏的病理改变主要表现为肾脏小管间质病变、肾小球肾炎和血管炎。其中最常见的是肾间质淋巴细胞的浸润（主要为淋巴细胞、浆细胞和组织细胞）伴小管的萎缩和纤维化。肾小球肾炎可以表现为膜性肾病、局灶节段性肾小球损害、膜增生性肾炎和系膜增生性肾炎等多种病理类型。免疫荧光可见 IgG、IgA、IgM、C3、C1q 沿肾小球基底膜颗粒样沉积或在肾小球系膜区局灶沉积，肾小管基底膜可见 IgG 和 C3 沉积。电镜下可见上皮下、内皮下及系膜区电子致密物沉积。血管炎可根据浸润细胞分为中性粒细胞或单核细胞两种类型。

（六）诊断及鉴别诊断

1. 诊断　女性患者，临床表现为口干、眼干，应考虑本病（表 28 - 4）。

表 28 - 4　干燥综合征诊断标准

Ⅰ. 口腔症状：3 项中有 1 项或 1 项以上

　1. 每日感到口干持续 3 个月以上

　2. 成年后腮腺反复或持续肿大

　3. 吞咽干性食物时需用水帮助

Ⅱ. 眼部症状：3 项中有 1 项或 1 项以上

　1. 每日感到不能忍受的眼干待续 3 个月以上

　2. 有反复的沙子进眼或砂磨感觉

　3. 每日需用人工泪液 3 次或 3 次以上

Ⅲ. 眼部体征：下述检查任 1 项或 1 项以上阳性

　1. Schimer 试验（＋）（≤5mm/5min）（不采用角膜麻醉方法）

　2. 角膜染色（＋）（≥4 van Bijsterveld 计分法）

Ⅳ. 组织学检查：下唇腺病理示淋巴细胞灶≥1（指 4mm² 组织内至少有 50 个淋巴细胞聚集于唇腺间质者为一灶）

Ⅴ. 唾液腺受损：下述检查任 1 项或 1 项以上阳性

　1. 唾液流率（＋）（≤1.5ml/15min）（不刺激法）

　2. 腮腺造影（＋）

　3. 唾液腺放射性核素检查（＋）

Ⅵ. 自身抗体：抗 SS - A 或抗 SS - B（＋）（双扩散法）

注：原发性干燥综合征：无任何潜在疾病的情况下，有下述 2 条则可诊断：

a. 符合上表条目中 4 条或 4 条以上，但必须含有条目Ⅳ（组织学检查）和条目Ⅵ（自身抗体）；

b. 符合条目Ⅲ、Ⅳ、Ⅴ、Ⅵ4 条中任 3 条阳性。

确诊原发性干燥综合征后患者若出现肾小管酸中毒、肾脏浓缩功能障碍、血尿、蛋白尿、肾功能不全者，应考虑肾脏受累，必要时行肾穿刺活检术明确病理类型。

2. 鉴别诊断

（1）药物或中毒导致的间质性肾炎：药物导致的急性间质性肾炎，多在药物治疗后出现，肾脏起病较急，常伴有全身症状如发热、皮疹、关节痛等，血和尿中嗜酸细胞增多，肾间质可见嗜酸细胞浸润。患者血清中抗 SS - A 抗体或抗 SS - B 抗体阴性，无持续高球蛋白血症，无干燥综合征腺体损害症状，可以鉴别。

（2）狼疮性间质性肾炎：少数狼疮性肾炎也可表现为间质性肾炎，肾小球病变轻微，但患者临床表现有面部红斑、关节痛、多浆膜腔炎、血清抗 dsD－NA 抗体阳性、补体低下等系统性红斑狼疮的特征。肾活检可见较多免疫复合物及补体沉积于肾小球和肾小管基底膜。

（3）类风湿关节炎肾损害：临床表现为关节痛、血清类风湿因子阳性、高球蛋白血症和肾脏损害，肾脏损害可表现为肾小管间质病变，但类风湿关节炎有明显关节症状，无口干、眼干燥等表现。肾活检病理改变除间质损害外，常伴明显的肾小球和间质血管病变。

（4）特发性间质性肾炎：多为自身免疫相关。如患者伴有眼色素膜炎，又称肾小管－间质性肾炎伴葡萄膜炎综合征（TINU 综合征）。肾脏病理为典型的急性过敏性间质性肾炎的表现。

（七）治疗

可分局部代替治疗及全身系统性治疗。前者包括对干燥症状的治疗，后者包括对内脏器官侵犯的治疗。

肾脏损害的治疗：若干燥综合征患者临床表现为单纯的肾小管酸中毒和（或）肾性尿崩时，发生肾功能损害的可能性较小，通常主张口服碳酸盐及对症治疗。如果同时肾脏病理显示肾间质淋巴细胞浸润及肾小管损害时，在对症治疗的同时，也有学者建议早期即给予小剂量糖皮质激素治疗，对于患者长期的肾功能预后可能有益。

对于表现为肾小球损害为主的患者，应给予糖皮质激素及免疫抑制药治疗。表现为肾病综合征者应联合使用糖皮质激素及细胞毒类免疫抑制药或其他类型的免疫抑制药。

二、硬皮病的肾脏损害

硬皮病是一种以局限性或弥漫性皮肤增厚和纤维化为特征的，可影响心、肺、肾和消化道等内脏器官的结缔组织疾病。本病一大类疾病的统称，局限性硬皮病的病变主要局限在皮肤，内脏不受累；系统性硬化症中的弥漫性硬皮病累及多系统。在两者之间，可见全身化硬皮病、肢端硬皮病、CREST 综合征及嗜酸性筋膜炎等中间类型，可有不同程度的内脏受累。

（一）流行病学

本病多见于女性，患病率约为男性的 4 倍，儿童相对少见。

（二）临床表现

临床上系统性硬化症的肾损害可分为急性和慢性两种表现。急性者往往早期突然起病，迅速进展至恶性高血压和进行性肾功能不全，称为硬皮病性肾危象；慢性者在系统性硬化症起病 2～3 年或以后逐渐缓慢出现蛋白尿、镜下血尿、高血压及肾功能不全等。

系统性硬化症最多见的初期表现是雷诺现象及肢端和面部肿胀，并有手指皮肤逐渐增厚。70% 的病例首发症状为雷诺现象。多关节病同样也是早期突出症状，偶尔以胃肠道功能紊乱（胃烧灼感和吞咽困难）或呼吸系统症状等首发。起病前可有不规则发热、食欲减退、体重下降等。绝大多数皮肤硬化从手部开始，手指、手背发亮、紧绷、手指褶皱消失，汗毛稀疏。继而面部、颈部受累。患者上胸部和肩部有紧绷的感觉，颈前可出现横向厚条纹，颈部皮肤紧绷，面部皮肤受累可表现为面具样面容。皮肤病变可局限在手指（趾）和面部，或向心性扩展，累及臂、肩、前胸、背、腹和腿，有的可在几个月内累及全身皮肤。临床上皮肤病变可分为水肿期，硬化期和萎缩期。多关节痛和肌肉疼痛常为早期症状，也可出现明显的关节炎和侵蚀性关节病。消化道受累为硬皮病的常见表现，仅次于皮肤受累和雷诺现象，任何部位均可受累，其中食管受累最为常见，食管蠕动减弱可引起吞咽困难、吞咽痛。肺间质纤维化和肺动脉血管病变常同时存在，30%~40%患者有肺动脉高压。

（三）病理表现

硬皮病肾损害类似于恶性高血压患者的肾脏病理表现。从大体标本看，可见梗死、出血甚至皮质坏死。光镜下以叶间动脉和弓状动脉受累为主要特征性病变，早期主要表现为血管内膜水肿，以后逐渐出现内膜细胞增生并于内膜下产生大量由糖蛋白和黏多糖组成的黏液样物质，最终出现叶间动脉内膜明显增厚、内膜下纤维蛋白样坏死和腔内血栓形成，管腔狭窄甚至完全闭塞。血管壁一般没有淋巴细胞和其他单核细胞浸润，免疫球蛋白（主要是 IgM）和 C3 可以非特异性的在小血管壁沉积、但电镜下看不到连续性的电子致密物在内膜下沉积。肾小球的病理改变多样，主要以缺血性改变为主，表现为毛细血管襻增厚及塌陷、肾小球基底膜不规则增厚。在动脉狭窄严重的患者，尤其是伴有高肾素血症的患者有时可能出现明显的球旁器细胞增生。肾小管的病变同样以缺血性病变为主，肾小管上皮细胞扁平和气球样变。

（四）辅助检查

血清抗核抗体（ANA）阳性率达90%以上，核型为斑点型和核仁型。局限性皮肤损害者抗着丝点抗体阳性率为50%~80%，而弥漫性硬皮病患者仅10%病例阳性。20%~40%患者血清抗 scl-70 抗体阳性，约30%患者类风湿因子阳性。

（五）诊断及鉴别诊断

1980年美国风湿病学会提出的系统性硬化症（硬皮病）分类标准，目前临床以此作为诊断标准。主要条件：近端皮肤硬化，手指及掌指（跖趾）关节近端皮肤增厚、紧绷，肿胀。这种改变可累及整个肢体，面部、颈部和躯干（胸、腹部）。次要条件：①手指硬化，上述皮肤改变仅限手指；②由于缺血导致指尖凹陷性瘢痕或指垫消失；③双肺基底部纤维化，在立位 X 线胸片上，可见条状或结节状致密影，以双肺底为著，也可呈弥漫斑点或蜂窝状肺，但要除外原发性肺病所引起的这种改变。

具有主要条件或两个以上次要条件者可诊断为系统性硬化症。此外雷诺现象，多发性关节炎或关节痛，食管蠕动异常。皮肤活检示胶原纤维肿胀和纤维化，血清抗 scl-70 抗体和抗着丝点抗体阳性均有助于硬皮病的诊断。

（六）治疗

无特效药物，早期治疗的目的在于阻止皮肤和脏器受累，晚期治疗的目的在于改善症状。

一般治疗：有雷诺现象者应戒烟，手足保暖，可用钙通道阻滞药。如症状较重，有坏死倾向者，可加用血管扩张药哌唑嗪、前列腺素 E_1、阿司匹林和硝酸酯类。食管炎可采用质子泵抑制药治疗。

轻度肾损害的治疗：主要采用糖皮质激素，泼尼松剂量为每日 30~40mg，数周后渐减至维持量每日 10~15mg。免疫抑制药疗效不肯定，环孢素、环磷酰胺、硫唑嘌呤、甲氨蝶呤等与糖皮质激素合并应用可提高疗效、减少糖皮质激素用量。另外，也可同时使用血管紧张素转化酶抑制药。

硬皮病肾危象的治疗：治疗的关键在于控制血压，早期控制血压升高，可预防肾危象出现。ACEI 使用前，硬皮病肾危象患者多在 1 年内死亡。出现硬皮病肾危象，应尽早采用 ACEI 治疗。ACEI 治疗成功的关键在于尽早用药，持续用药。除 ACEI 以外，还加用钙通道阻滞药或血管紧张素 II 受体拮抗药控制血压，ACEI 使用后，降压效果明显，并有利于保护肾功能，从而改善硬皮病肾危象的预后。

（七）预后

硬皮病通常呈缓慢发展，但病情多变，且无法预计。硬皮病预后与病变的类型有关。如果疾病早期发生心、肺或肾损害，则预后不良。有以下情况的患者提示预后不佳：①男性；②高龄；③合并硬皮病心脏损害；④72h 内无法控制高血压；⑤治疗前血肌酐水平超过 3mg/dl。

三、多发性肌炎、皮肌炎肾损害

炎性肌病是一组具有横纹肌非化脓性病变的结缔组织病，与此相关的临床综合征被称为多发性肌炎。当此综合征与特征性的皮肤损害同时发生时被称为皮肌炎。

（一）流行病学

该病属自身免疫性疾病，发病与病毒感染，免疫异常，遗传及肿瘤等因素有关。本病可发生在任何年龄，有两个发病高峰，即 10～14 岁和 45～60 岁；女性多见，男女比为 1∶2。

（二）临床表现

成年人发病隐匿，儿童发病较急。急性感染可为其前驱表现或发病的病因，早期表现为近端肌无力或皮疹，全身不适，发热、乏力、体重下降等。少数患者可有关节痛、吞咽困难、肺间质改变和心肌受累，约有 25% 的患者，特别是 50 岁以上患者，可发生恶性肿瘤，男性多见。皮肌炎发生肿瘤的概率多于多发性肌炎。约 20% 患者可与其他自身免疫性疾病并存，成为重叠综合征。

多发性肌炎、皮肌炎肾脏受累较少见。临床可表现为蛋白尿、镜下血尿和低补体血症。肾活检提示局灶性系膜增生性肾小球肾炎，免疫荧光显示 IgG、IgM 和 C3 沉积。在糖皮质激素治疗后，蛋白尿和尿镜检异常随着肌病好转而消失。

（三）辅助检查

实验室检查可发现血清肌酶如肌酸激酶、醛缩酶、乳酸脱氢酶活性明显增高。部分患者可有特征性抗自身抗体 JO－1 阳性。

（四）诊断及鉴别诊断

目前仍沿用 Bohn 和 Peter 提出的多发性肌炎和皮肌炎诊断标准：①对称性近端肌无力，伴或不伴吞咽困难和呼吸肌无力。②血清肌酶升高，特别是肌酸激酶升高。③肌电图有肌源性损害。④肌活检示肌肉有坏死、再生、炎症等改变。伴或不伴有肌萎缩。⑤特征性的皮肤损害。具备上述①～④四项者可确诊为多发性肌炎，同时伴有⑤项者诊断为皮肌炎。具备上述①～④中两项者可能为多发性肌炎。

（五）治疗

多使用糖皮质激素治疗，如合并肾脏损害者可联合应用免疫抑制药治疗。

四、白塞病肾损害

白塞病是一累及多系统、多器官的全身性疾病，基本病理改变为血管炎，临床表现复杂多样，主要表现为前葡萄膜炎、后葡萄膜炎、视网膜血管炎、反复口腔及生殖器溃疡。本病还可累及皮肤、关节、神经系统、消化系统并可能造成大动脉和大静脉的损害。白塞病累及肾脏发生率不高，肾损害的病理类型多种多样。

（一）流行病学

本病好发于年轻人，女性多于男性。

（二）临床表现

临床表现复杂多样。主要表现为反复口腔、生殖器溃疡、色素膜炎及视网膜血管炎。本病还可累及皮肤、关节及重要脏器，如神经系统（神经白塞病）、消化系统（肠白塞病），并可能造成大动脉和大静脉的损害（血管白塞病）。

肾脏损害表现为①肾小球损害：病理类型包括肾小球微小病变、膜性肾病、系膜增生性肾小球肾炎和 IgA 肾病等；②小血管炎肾损害：部分患者合并 ANCA 阳性，病理表现多为坏死性小血管炎和新月体肾炎；③合并肾脏淀粉样变性。

（三）诊断及鉴别诊断

临床上如果有多系统受累，尤其是发生反复口腔、生殖器溃疡，以及眼部病变较为突出者应想到此病。若针刺反应阳性，ANA 阴性者，应高度怀疑本病。确诊白塞病之后如发生血尿、蛋白尿或肾功能不全者，应行肾穿刺活检术明确病理类型。

（四）鉴别诊断

白塞病累及肾脏需要与以下疾病进行鉴别。

1. 狼疮肾炎　狼疮肾炎多见于生育年龄的女性，有全身多系统受累的表现，血清中 ANA、dsD－NA 等多种自身抗体阳性。肾活检免疫病理可见多种免疫复合物和补体成分沉积，表现为"满堂亮"。

2. ANCA 相关性小血管炎　ANCA 相关性小血管炎多见于中老年，临床上有多系统受累，大部分患者血清 ANCA 阳性。肾脏受累表现为寡免疫复合物沉积的新月体形成性肾小球肾炎。

（五）治疗

对于合并血管炎的患者，糖皮质激素和环磷酰胺治疗有效。由于目前合并肾脏淀粉样变性的报道很少，对于此类患者尚无公认的治疗方案，有报道秋水仙碱对部分患者有效。

五、混合性结缔组织病肾损害

混合性结缔组织病是具有系统性红斑狼疮、硬皮病和多发性肌炎等疾病的特征，同时血清中有高滴度斑点型抗核抗体和抗核内核糖蛋白抗体（UIRNP）的一组临床综合征。具有混合性结缔组织病特征的某些患者最终可以发展为系统性红斑狼疮、硬皮病或类风湿关节炎。因此混合性结缔组织病可能只是某种结缔组织病的中间过程，有学者认为它是一种有特色的未分化结缔组织病。

（一）流行病学

混合性结缔组织病的发病年龄从 4～80 岁，大多数患者在 30～40 岁出现症状，平均年龄为 37 岁。女性多见，占 80%。研究发现成年人混合性结缔组织病肾脏受损的比例在 10%～40%，儿童为 47%。

（二）临床表现

患者主要表现为非特异的临床表现如不适、乏力、肌痛、关节痛和低热。随着时间延长，常出现类似各种风湿性结缔组织病的临床特征，包括多关节炎、肌痛和肌炎、雷诺现象、肿胀手和指端硬化、限制性肺部疾病和肺动脉高压。食管功能障碍、心包炎和心肌炎、浆膜炎、口腔和鼻腔溃疡、远端肢体溃疡和坏疽、盘状红斑样损害、颧部红斑、脱发、光过敏和淋巴结肿大。轻度贫血、淋巴细胞减少、高球蛋白血症在混合性结缔组织病中常见。神经系统病变也可以出现。

混合性结缔组织病的肾脏受累临床表现多样，且轻重不一。混合性结缔组织病的肾脏损害通常临床表现为无症状蛋白尿或镜下血尿，部分可表现为肾病综合征和高血压，少数可进展至慢性肾功能不全。

（三）病理表现

肾活检病理改变主要为系膜增生性病变、膜性病变、微小病变肾病、可伴有肾小管间质病变和血管病变。其中以膜性肾病和系膜增生性肾小球肾炎最为常见。免疫荧光检查提示肾小球内有免疫球蛋白和补体沉积，在相应部位电镜下可见电子致密物沉积。提示混合性结缔组织病的肾小球病变与免疫复合物沉积有关。尿检完全正常的混合性结缔组织病、肾活检也可见到肾小球病变。

（四）辅助检查

几乎所有患者均存在高滴度斑点型 ANA，抗 U_1RNP 抗体阳性，抗 dsDNA、Sm、Ro 抗体偶尔可阳性。50% 患者类风湿因子阳性。血清免疫球蛋白明显增高。血清补体大多正常或中等量减少。

（五）诊断

至今国内外尚无统一的混合性结缔组织病的诊断标准。目前仍使用 Sharp 诊断标准。主要标准：①严重肌炎；②肺部受累，CO_2 弥散功能 <70%，和（或）肺动脉高压，和（或）肺活检显示增生性血管病变；③雷诺现象或食管蠕动功能减低；④手指肿胀或手指硬化；⑤抗ENA 滴度 1∶10 000（血凝法）和抗 U_1RNP 抗体阳性及抗 Sm 抗体阴性。次要标准：①脱发；②白细胞减少；③贫血；④胸膜炎；⑤心包炎；⑥关节炎；⑦三叉神经病变；⑧颊部红斑；⑨血小板减少；⑩轻度肌炎；⑪手肿胀。

符合四条主要标准，同时抗 U_1RNP 抗体滴度 ≥1∶4 000（血凝法）及抗 Sm 抗体阴性即可确诊。

可能诊断标准是：符合三条主要标准及抗 Sm 抗体阴性，或两条主要标准和两条次要标准，抗 U_1RNP 抗体滴度 >1∶1 000（血凝法）。

可疑诊断：符合三条主要标准，但抗 U_1RNP 抗体阴性，或三条主要标准，伴抗 U_1RNP 抗体滴度 ≥1∶100，或一条主要标准和三条次要标准，伴有抗 U_1RNP 抗体滴度 ≥1∶100。

对有雷诺现象、关节痛或关节炎、肌痛、手指肿胀的患者，如果有高滴度抗 U_1RNP 抗体阳性、而抗 Sm 抗体阴性者，要考虑混合性结缔组织病的可能。高滴度抗 U_1RNP 抗体是诊断混合性结缔组织病必不可少的条件，如果抗 Sm 抗体阳性，应首先排除系统性红斑狼疮。

（六）治疗

混合性结缔组织病的治疗以系统性红斑狼疮、硬皮病、皮肌炎的治疗原则为基础，选用糖皮质激素和免疫抑制药治疗。开始使用大剂量糖皮质激素，随后逐渐减量至小剂量激素长期维持。如对激素反应差，可加用环磷酰胺或其他细胞毒药物。

（七）预后

起初人们认为混合性结缔组织病预后较好，死亡率低，但目前认为该病是患病率和病死率较高的疾病。病理上有明显的肾脏血管病变者提示肾脏预后不良。有硬皮病和肌炎的临床表现者预后更差。死亡原因中最重要的是肺动脉高压。其他原因包括冠状动脉和其他血管受累，硬皮病肾危象和慢性肾衰竭。

（高燕鲁）

第二十九章 风湿病相关血液病

第一节 多发性骨髓瘤

一、概述

多发性骨髓瘤或称浆细胞肉瘤是一种浆细胞恶性肿瘤，是最常见的骨原发性肿瘤，以广泛的溶骨性破坏伴有贫血、高钙血症、肾功能受损为特点。本病由 Rustizky 于 1873 年首先描述其病理并定名为多发性骨髓瘤（multiple myeloma，MM）。近年来，多发性骨髓瘤发病有增高趋势，发病率为 2 ~ 3 人/10 万人。MM 属造血系统肿瘤，其基本异常为成熟及非成熟的浆细胞进行性增殖。这种不断增殖的浆细胞被认为是单克隆的细胞，浸润骨髓及软组织，生产一种类型的重链和一种轻链的免疫球蛋白，通常是 M 蛋白，引起骨骼破坏、贫血、肾功能损害和免疫功能异常等。

二、诊断思路

1. 病史及查体要点

（1）好发人群：发病年龄多见于中老年，以 50 ~ 60 岁为多，40 岁以下者较少见。男性多于女性，男女比约为 2∶1。

（2）好发部位：多见于脊柱、颅骨、肋骨、胸骨和骨盆，但可以累及任何有造血性红骨髓的骨骼。

（3）病程：多发性骨髓瘤起病多缓慢，患者可有数月至 10 多年的无症状期，此谓"临床前期"。

（4）主诉：临床期表现复杂多样，最常见的主诉是疼痛。因为正常的免疫球蛋白生成缺乏，患者常出现细菌性感染导致发热。高钙血症引起精神错乱、虚弱和嗜睡。其他症状包括贫血症状、出血、肾功能不全症状、关节痛、消化道症状、骨骼变形及病理性骨折、脊髓压迫症状等。

1）浸润性表现：①骨痛：骨痛常常是早期和主要症状，其中以腰骶痛最常见，其次是胸痛、肢体和其他部位疼痛。早期疼痛较轻，可为游走性或间歇性，因而易误诊为风湿痛。后期疼痛较剧烈，活动、负重加重，休息及治疗后减轻。②骨骼变形和病理性骨折：骨髓瘤细胞浸润，破坏影响皮质血液供应，引起弥漫性骨质疏松、局限性骨质破坏并可形成局部肿块，且常呈多发性。胸、肋、锁骨连接处发生棉球样结节，骨质破坏处易引起病理性骨折，且往往多处骨折同时存在。③造血器官的损害：贫血常见，可为首发症状，贫血多为中度，后期严重；血小板减少多见，可伴有出血症状。④髓外浸润：受侵器官组织中以脾、肝、淋巴结、肾脏为最常见，呼吸道和口腔中单发软组织骨髓瘤的机会较其他部位为多。⑤神经系统病变：可首发或后期出现，最多见为胸、腰椎脊髓受压引起截瘫。病理性骨折也是造成骨髓压迫的另一重要原因，且多数病例在截瘫前可出现相应的神经根疼痛。颅骨肿瘤可直接压迫引起相应的临床症状。周围神经病损以进行性、对称性四肢远端感觉运动障碍为主。

2）大量 M 蛋白及其多肽链引起的临床表现：①肾功能损害：半数左右患者有肾功能损害，可作为首先症状或在病程中发生，尿蛋白常有本周蛋白存在。M 蛋白及其多肽链可致肾小管变性、扩张、堵塞，导致肾单位的破坏和肾衰竭。肾衰竭可为慢性或急性，是本病仅次于感染的死亡原因。②易感染性：正常免疫球蛋白形成减少和 γ 球蛋白分解代谢增加，是易感染的主要原因。感染概率较正常人高 15 倍。近年来，以革兰阴性杆菌感染为主，病毒感染也有所增多，感染是本病致死的主要原因。③高黏稠性综合征：患者血液黏滞度增高与血清中大量 M 蛋白增多和 γ 蛋白本身黏滞度变化有关。血液黏滞度增高后影响血液循环和毛细血管内的灌注，引起组织器官淤血、缺血、缺氧改变，其中以脑、眼、肾、肢端最为明显。④出血倾血：为本病常见，原因不一。血小板生成减少、M 蛋白导致血小板功能障碍、M 蛋白直接抑制Ⅷ因子活性等都是导致出血的原因。

3）其他：①伴有其他肿瘤：尸检可见本病患者约有 19% 可合并其他肿瘤，这些肿瘤中非淋巴网状系统肿瘤发生率明显增加，尤其是乳房癌、脑癌、胆道肿瘤。也有报告合并霍奇金病、淋巴肉瘤、网状细胞肉瘤、骨髓纤维化、Kaposi 肉瘤等。②与淋巴细胞、自身免疫性疾病关系密切：Golderberg 等报告其风湿性关节炎发生率远远高于一般居民发生率，也有报道伴皮肌炎等疾病者。

2. 辅助检查

（1）实验室检查：在无症状期，可有血沉增快、M 球蛋白或原因不明的蛋白尿。由于骨髓的功能障碍，患者可能有贫血和血沉升高，血浆电泳可以发现单克隆免疫球蛋白，患者的尿样中可以发现本周蛋白、免疫球蛋白轻链亚单位。

骨髓穿刺活检对本病具有特异诊断的意义，病变部位显示骨髓有核细胞多呈增生活跃或明显活跃。当浆细胞在 10% 以上，伴有形态异常，应考虑本病的可能。骨髓瘤细胞大小形态不一，核染色质较疏松细致，核周淡染环多消失，胞浆嗜碱，深蓝、不透明泡沫状；有的瘤细胞胞浆内有 Russell 小体，有的胞浆内充满大而浅蓝色空泡并具立体感，谓之葡萄状细胞（grape cell）；并可见双核、三核及少数多核的瘤细胞。

50% ~80% 的骨髓瘤患者尿出现本周蛋白阳性。此病初期，本周蛋白常间歇出现，晚期才经常出现。注意本周蛋白亦非此病特有，其他疾病如骨骼转移癌、多发性肉瘤、纤维囊性瘤等多种疾病亦可呈阳性反应。

约 95% 的患者，血清球蛋白增多，血球蛋白比例倒置，做醋酸纤维膜电泳可见一异常电泳图形，即 M 球蛋白。

由于骨质广泛破坏，大量的钙进入血循环，出现高钙血症，晚期及肾功能不全患者，血磷可显著升高。血清碱性磷酸酶大多正常或轻度升高，此与骨转移癌有区别，血清尿素氮和肌酐增高。

（2）影像学检查：本病早期骨骼 X 线检查常无阳性改变。根据肿瘤细胞动力学研究，只有当单位瘤细胞增殖至一定数量时才能出现 X 线可见的破坏灶。影像学特点是大小不等的不规则的溶骨性缺损，溶骨区域常被描述为"轧空"（punch out），没有骨膜反应。侵蚀从骨髓内开始，进展性地穿过皮质。典型的 X 线片表现包括广泛性骨质疏松改变、多发性骨质破坏和病理性骨折，此外硬化性骨质变化偶可见到。

近年来发现，对多发性骨髓瘤者行 CT 扫描有以下优点：①均能证实所有 X 线检查结果。②病变的更大范围尤其是髓外浸润病灶的范围能更好确定。③发现 X 线检查阴性的多发性骨髓瘤病灶尤其是病变早期等。

MRI 检查有时能先于 X 线检查发现骨病，利用短反转时间的反转恢复加权技术，能减少骨髓中脂肪对背景的影响，MRI 对描绘脊柱和骨盆病变方面具有优势。[99]锝标记物对骨髓瘤骨病检查灵敏度和特异度均较高，可发现 X 线不能发现的病灶，但同时存在一定的假阳性和假阴性。

（3）病理学检查：大体检查，髓隙被弥漫的棕红色的凝胶样组织替代，可以看到大约 1cm 大小的肿瘤结节。镜下，多发性骨髓瘤是由大片的浆细胞组成，这些细胞异型性的程度没有预后价值。溶骨性破坏是由浆细胞释放的细胞因子刺激破骨吸收增加造成的。

3. 鉴别诊断

（1）骨髓穿刺活检发现大量骨髓瘤细胞，此为最主要的诊断依据：但浆细胞增多也可见于类风湿关节炎，骨髓内肿瘤转移、慢性炎症等诸多疾病，但在上述疾病中，浆细胞一般不超过 10%，且无形态异常。

（2）骨质破坏性改变：此需和肿瘤骨转移、老年性骨质疏松、甲状旁腺功能亢进等相鉴别。

（3）高球蛋白血症：主要为 M 蛋白和（或）蛋白尿（尿中可检出本周蛋白），但 M 蛋白及本周蛋白尚可见于其他疾病如转移癌、巨球蛋白血症、多发性肉瘤等。

4. 诊断标准　WHO 诊断 MM 标准（2001）如下：诊断 MM 要求具有至少 1 项主要标准和 1 项次要标准，或者具有至少 3 项次要标准而且其中必须包括①项和②项，患者应有与诊断标准相关的疾病进展性症状。

（1）主要标准包括：①骨髓浆细胞增多（>30%）。②组织活检证实有浆细胞瘤。③成分：血清 IgG >35g/L 或 IgA >20g/L 或本周蛋白尿 >1g/24h。

（2）次要标准包括：①骨髓浆细胞增多（10%~30%）。②成分存在但水平低于上述水平。③有溶骨性病变。④正常免疫球蛋白减少 50% 以上：IgM <0.5g/L、IgA <1g/L 或 IgG < 6g/L。

三、治疗措施

多发性骨髓瘤的治疗包括化疗、放疗、手术治疗、止痛剂以及骨髓移植等。只有患者从这种疾病中完全康复，骨病变才能愈合。二磷酸盐用来抑制骨吸收和随后的高钙血症。

（1）化学治疗：化疗的目的是延缓多发性骨髓瘤疾病的病理过程，避免骨质破坏的进一步加重。细胞周期非特异性药物是化疗最有疗效的药物，以美法仑及环磷酰胺为首选。过去以 MDC（多药联合化疗）为主，现有人推荐 MP 方案（美法仑 + 泼尼松）为多发性骨髓瘤诱导缓解治疗的首选标准方案。VAD 方案也被认为是一种用药少、疗效高、药效快的诱导方案。

（2）支持治疗：对患者出现的伴随症状，对症或紧急处理输红细胞及注射雄激素促进正常造血以纠正贫血；高血钙症应用大剂量泼尼松和（或）加用降钙素等；口服别嘌醇治疗高尿酸血症；血黏滞度增高者用青霉胺或考虑血浆分离，控制感染，改善肾功能；脊髓压迫者应用大剂量激素，局部放疗或紧急行椎板切除减压术；骨痛应用止痛药物、放疗等；对有病理性骨折者按一般骨折治疗原则处理，可做内固定术；四肢病变累及软组织者可考虑行姑息性截肢。

（3）放射治疗：本病对放疗较敏感，局部骨痛或有病理性骨折者，局部照射可减轻症状，但对病程经过帮助不大。

（4）其他：二磷酸盐治疗的适应证为平片显示溶骨性改变，骨平片或骨无机质密度测定提示骨量减少，高钙血症。对于孤立性浆细胞瘤，不推荐使用二磷酸盐。

止痛剂的应用应当遵循癌症止痛治疗的原则，常用止痛剂有单一非阿片类止痛剂、非类固醇类抗炎药（尽量避免使用）、弱阿片类、强阿片类、合成阿片类。

除传统治疗方法外，人们开始探索治疗本病的新方法，如α–干扰素治疗此病。体外研究证实α–干扰素与美法仑联合具有协同作用，与泼尼松合用具有加强作用。另有学者开始研究骨髓移植（BMT）治疗此病，同种同基因 BMT 有良好疗效，但不能避免晚期复发，这一问题如何解决，仍有待进一步探讨。

四、预后评价

不经治疗，伴骨病变的患者平均生存期只有 6~12 个月，死亡的原因通常是感染和出血。全身化疗和支持治疗等对骨髓瘤细胞的减少、临床症状及体征的改善、健康状况的恢复已较以往有明显进展。

五、最新进展

多发性骨髓瘤可引起骨质疏松、病理性骨折、高钙血症、骨痛等骨科相关疾病。目前认为，引起这些相关疾病的发生机制是由于骨髓内破骨细胞的激活和成骨细胞功能的抑制造成的，也有多种其他细胞因子作用于其中。

在临床相关实验室检查中，多种反映骨吸收的生物学指标也具有一定的参考价值。例如，空腹尿钙/肌酐比值升高，空腹尿羟脯氨酸/肌酐比值升高，尿吡啶啉和脱氧吡啶啉的增多，血抗酒石酸酸性磷酸酶的增高，Ⅰ型胶原交联氨基末端肽和羧基末端肽，这些都是敏感性和特异性较高的骨吸收指标，其水平变化也能反映治疗的效果。

在治疗方面，二磷酸盐类药物的应用是目前研究的热点之一，有关的适应证、用法用量，目前仍在进一步完善。手术治疗主要用于病理性骨折的治疗，椎体成形术和后凸成形术是较新的术式，特别是后者，除可稳定脊柱、缓解疼痛外，还能使后凸脊柱恢复原先的高度。其他的治疗手段，如蛋白酶抑制剂、伊马替尼、抗 RANKL 疗法尚在进一步研究之中。

（饶咏梅）

第二节 急性白血病

一、概述

白血病（leukemia）是累及造血干细胞的造血系统恶性肿瘤。因造血干细胞恶变，白血病细胞失去进一步分化成熟的能力，停滞在细胞发育的某一阶段，而且凋亡受抑，在骨髓和其他造血组织中白血病细胞大量克隆，异常地增生。大量积聚的白血病细胞抑制正常造血并浸润全身器官和组织。

根据白血病细胞的分化成熟程度，白血病可分为急性和慢性两大类。

（一）发病情况

我国白血病发病率为 2.76/10 万。恶性肿瘤死亡率中，白血病居第 6 位（男性）和第 8 位（女性），在儿童及 35 岁以下成人中则居第 1 位。

（二）病因和发病机制

白血病的发病机制尚不完全清楚。

1. 环境因素　三种环境因素已被认为与白血病发病有关，即电离辐射、化学物质和病毒。

（1）电离辐射：研究表明全身或大面积照射，可使骨髓抑制和机体免疫力缺陷，染色体发生断裂和重组，染色体双股 DNA 有可逆性断裂。

（2）化学因素：苯的致白血病作用已经肯定，抗癌药中的烷化剂可引起继发性白血病，特别在淋巴瘤或免疫系统缺陷的肿瘤中多见。氯霉素、保泰松亦可能有致白血病的作用。

（3）病毒：成人 T 细胞白血病（ATL）是由 Ⅰ 型人类 T 细胞白血病/淋巴瘤病毒（human Tcell leukemia/lymphotropic virus–1，HTLV–Ⅰ）所引起。

2. 遗传因素　家族性白血病约占白血病的 7%。慢粒白血病，受累细胞的 9 号染色体上的原癌基因 ab1 易位至 22 号染色体的断裂集中区（bcr），形成 t（9；22）（q34；q11）即 Ph^1 染色体和 bcr/abl 融合基因，此基因产生一种新的 mRNA，由此再产生一种具有酪氨酸激酶活性的蛋白 P_{210}。现认为 P_{210} 对白血病发病有重要作用，抑制该酶的活性可治愈慢粒白血病。

3. 其他血液病　某些血液病的部分患者最终可能发展为急性白血病。如慢粒白血病、骨髓纤维化、骨髓增生异常综合征、阵发性睡眠性血红蛋白尿症、多发性骨髓瘤等。

二、临床表现

1. 正常血细胞减少症群

（1）感染：半数的患者以发热为早期表现。可低热，亦可高达 39～40℃ 以上，热型不定。但较高发热往往提示有继发感染。感染最易发生在呼吸道和皮肤、黏膜交界处，严重时可致败血症。长期应用抗生素者可出现真菌感染，如白色念珠菌等。因伴免疫功能缺陷，可有病毒感染，如带状疱疹、巨细胞病毒等。

（2）出血：出血可发生在全身各部，以皮肤瘀点、瘀斑、鼻出血、牙龈出血、月经过多为多见。急性早幼粒细胞白血病易并发弥散性血管内凝血（DIC）而出现全身广泛性出血。眼底出血可致视力障碍，往往是颅内出血的前兆。血小板少于 20×10^9/L 时有颅内出血的危险，应及时予以处理。

（3）贫血：为正常细胞性贫血。贫血往往呈进行性发展。

2. 白血病细胞增多症群

（1）淋巴结和肝脾大：局限于颈、腋下和腹股沟等处以急淋白血病较多见。纵隔淋巴结肿大常见于 T 细胞急淋白血病。白血病患者可有轻至中度肝脾大，除非慢粒白血病急性变，巨脾很罕见。

（2）骨骼和关节：患者常有胸骨下端局部压痛，发生骨髓坏死时，可以引起骨骼剧痛。

（3）眼部：粒细胞白血病形成的粒细胞肉瘤（granulocytic sarcoma）或称绿色瘤（chloroma）常累及骨膜，以眼眶部最常见。

（4）口腔和皮肤：急单和急性粒 - 单细胞性白血病时，可使牙龈增生、肿胀。可出现蓝灰色斑丘疹或皮肤粒细胞肉瘤，局部皮肤隆起，变硬，呈紫蓝色皮肤结节。

（5）中枢神经系统白血病（central nervous system leukemia，CNSL）：CNSL 可发生在疾病各个时期，但常发生在缓解期。以急淋白血病最常见，儿童患者尤甚。

（6）睾丸：睾丸受浸润，出现无痛性肿大，多为一侧性。

三、实验室和特殊检查

1. 血常规　大多数患者白细胞数增多，最高者可超过 $100 \times 10^9/L$。也有不少患者的白细胞计数在正常水平或减少，低者可 $< 1.0 \times 10^9/L$。原始和（或）幼稚细胞一般占 30% ~ 90%，甚至可高达 95% 以上。白血病患者有不同程度的正常细胞性贫血，晚期血小板往往极度减少。

2. 骨髓象　多数病例骨髓象有核细胞显著增多，正常的幼红细胞和巨核细胞减少。白血病性原始细胞形态常有异常改变，例如胞体较大，核浆比例增加，核的形态异常。Auer 小体较常见于急非淋白血病细胞质中，Auer 小体有助于鉴别急淋和急非淋白血病。

3. 细胞化学　主要用于鉴别各类白血病细胞。

4. 免疫学检查　根据白血病细胞免疫学标志，不仅可将急淋与急非淋白血病区别；而且可将各亚型的白血病加以区别。

5. 染色体和基因改变　白血病常伴有特异的染色体和基因改变。例如 M_3t（15；17）（q22；q21）系 15 号染色体上的 Pml（早幼粒白血病基因）与 17 号染色体上 RARa（维 A 酸受体基因）形成 Pml/RARa 融合基因。这是 M_3 发病及用维 A 酸治疗有效的分子基础。

6. 粒 - 单核系祖细胞（CFU - GM）半固体培养　急非淋白血病骨髓 CFU - GM 集落不生成或生成很少，而集簇数目增多；缓解时集落恢复生长，复发前集落又减少。

7. 血液生化改变　特别在化疗期间，血清尿酸浓度增高。尿中尿酸排泄量增加。患者发生 DIC 时可出现凝血机制障碍。急性单核白血病血清和尿溶菌酶活性增高，急粒白血病不增高，而急淋白血病常降低。

四、诊断

根据临床症状，体征，实验室和特殊检查结果，原始细胞占骨髓非红系细胞的 30% 以上，急性白血病诊断一般不难。急性白血病（acute leukemia）可分为急性淋巴细胞白血病及急性非淋巴细胞白血病两型。急性淋巴细胞白血病还可分成 L_1，L_2，L_3 三种亚型，急性非淋巴细胞白血病则分为 M_0，M_1，M_2，M_3，M_4，M_5，M_6，M_7 八种亚型。由于白血病亚型不同，诊断标准也有不同，治疗方案及预后亦不尽相同。因此应根据白血病细胞的形态学，免疫学和细胞遗传学特点进一步作出分型诊断和亚型诊断。

急非淋白血病共分 8 型，诊断标准如下。

M_0（急性髓细胞白血病微小分化型）：原始细胞在光镜下类似 L_2 型细胞。核仁明显。胞浆透明，嗜碱性，无嗜天青颗粒及 Auer 小体。髓过氧化物酶（MPO）及苏丹黑 B 阳性 <3%。

M_1（急性粒细胞白血病未分化型）：未分化原粒细胞（Ⅰ型＋Ⅱ型）占骨髓非红系细胞的 90% 以上，至少 3% 细胞为过氧化物酶染色（＋）。

M_2（急性粒细胞白血病部分分化型）：原粒细胞（Ⅰ型＋Ⅱ型）占骨髓非红系细胞的 30%~89%，单核细胞 <20%，其他粒细胞 >10%。$M_2\alpha$ 的染色体有 t（8；21）易位，可查到 Aml1/ETO 融合基因。

M_3（急性早幼粒细胞白血病）：骨髓中以多颗粒的早幼粒细胞为主，此类细胞在非红系细胞中 ≥30%。可查到染色体 t（15；17）易位和 Pml/RARα 融合基因。

M_4（急性粒－单核细胞白血病）：骨髓中原始细胞占非红系细胞的 30% 以上，各阶段粒细胞占30%~80%，各阶段单核细胞 >20%。CD14 阳性。

M_4E_0 除 M_4 各特点外，嗜酸性粒细胞在非红系细胞中 ≥5%。可查到 inv/del（16）。

M_5（急性单核细胞白血病）：骨髓非红系细胞中原单核、幼单核 ≥30%。如果原单核细胞（Ⅰ型＋Ⅱ型）≥80% 为 M5α，<80% 为 M5b。CD14 阳性。

M_6（急性红白血病）：骨髓中幼红细胞 ≥50%，非红系细胞中原始细胞（Ⅰ型＋Ⅱ型）≥30%。

M_7（急性巨核细胞白血病）：骨髓中原始巨核细胞 ≥30%。CD41，CD61，CD42 阳性。

说明：原始细胞质中无颗粒为Ⅰ型，出现少数颗粒为Ⅱ型。

急性淋巴细胞白血病，共分 3 型如下。

L_1：原始和幼淋巴细胞以小细胞（直径 ≤12μm）为主。胞浆较少，核型规则，核仁不清楚。

L_2：原始和幼淋巴细胞以大细胞（直径 >12μm）为主。胞浆较多，核型不规则，常见凹陷或折叠，核仁明显。

L_3：原始和幼淋巴细胞以大细胞为主，大小较一致，胞浆较多，细胞内有明显空泡，胞浆嗜碱性，染色深，核型较规则，核仁清楚。

五、鉴别诊断

1. 骨髓增生异常综合征 该疾患的 RAEB 及 RAEB-T 型除病态造血外，外周血中有原始和幼稚细胞，全血细胞减少和染色体异常，易与白血病相混淆。但骨髓中原始细胞不到 30%。

2. 类白血病反应 严重的感染可出现类白血病反应，白细胞明显增多。但可找到感染病灶，抗感染治疗有效。一般无贫血和血小板减少。骨髓检查无异常增多的原始细胞，碱性磷酸酶活力显著增高。

3. 再生障碍性贫血及特发性血小板减少性紫癜 血常规与白细胞不增多性白血病可能混淆，但肝脾淋巴结不大，骨髓象无异常增多的白血病细胞。

4. 急性粒细胞缺乏症恢复期 在药物或某些感染引起的粒细胞缺乏症的恢复期，骨髓中早幼粒细胞明显增加。但该症多有明确病因，血小板正常，早幼粒细胞中无 Auer 小体。

短期内骨髓成熟粒细胞恢复正常。

六、治疗

近些年来急性白血病治疗已有显著进展。化学治疗使成人急非淋白血病和急淋白血病完全缓解（complete remission，CR）率分别达 60%～85% 和 72%～77%；五年无病生存率分别达 30%～40% 和 50%。

1. 化学治疗

（1）化学治疗的策略：目的是达到完全缓解并延长生存期。所谓完全缓解，即白血病的症状和体征消失，血常规：Hb≥100g/L（男）或 90g/L（女性及儿童），中性粒细胞绝对值≥1.5×10^9/L，血小板≥100×10^9/L，外周血白细胞分类中无白血病细胞。骨髓象：原粒细胞＋早幼粒细胞（原单＋幼单核细胞或原淋巴＋幼淋巴细胞）≤5%，红细胞及巨核细胞系列正常。

目前主要采用联合化疗治疗白血病，化疗实施的原则为早治、联合、充分、间歇、分阶段。

急性白血病未治疗时体内白血病细胞的数量相当大，估计为 10^{10}～10^{13}。需要经诱导缓解、巩固缓解和维持缓解三个阶段，逐步消灭残存白血病细胞，实现防止复发，延长无病生存期的目的。达到完全缓解标准时体内白血病细胞为 10^6～10^8。此时髓外某些隐蔽之处仍可有白血病细胞浸润，因此，完全缓解后应实施巩固缓解的治疗 4～6 个疗程，使白血病细胞减少到 10^4 然后进入维持阶段。

（2）急淋白血病化疗：急淋患者的诱导缓解治疗经典方案是 VP 方案，即长春新碱 1～2mg 静注，每周一次，加泼尼松每天 40～60mg 口服，直到缓解为止。儿童完全缓解率高达 80%～90%，成人的完全缓解率仅 50%。该方案复发率比较高，需在 VP 方案上加门冬酰胺酶（VLP 方案）或柔红霉素（VDP 方案）或四种药物同时应用（VLDP 方案）。VLDP 方案不仅减低了复发率，而且可使成人完全缓解率提高到 72%～77.8%。

急淋白血病缓解开始时须作中枢神经系统白血病预防性治疗。

（3）急非淋白血病化疗：目前常用标准的诱导缓解方案是 DA 方案，缓解率可达 85%。国内常用另一方案是 HOAP，平均缓解率约 60%。近年常用 HA 方案，缓解率可接近 DA 方案。但总的缓解率不如急淋白血病，且诱导过程中一定要通过粒细胞极度缺乏期后，才有可能进入缓解期。

我国血液病学者发现全反式维 A 酸可使 M_3 白血病诱导缓解，其缓解率可达 85%。但缓解后单用维 A 酸巩固强化治疗易复发，故宜与其他化疗联合治疗或交替维持治疗。此外，我国学者临床试用三氧化二砷对 M_3 型诱导完全缓解率可达 65%～98%，对复发的患者也有很好的疗效。

巩固治疗方法有：①原诱导方法巩固 4～6 个疗程。②以中剂量阿糖胞苷为主的强化治疗。阿糖胞苷可单用，也可加其他药物（如柔红霉素、安吖啶、米托蒽醌等）。③用与原诱导治疗方案无交叉耐药的新方案（如 VP－16 加米托蒽醌等）。每 1～2 个月化疗 1 次，共计 1～2 年。以后停用化疗，密切随访，如有复发再行治疗。

（4）其他：老年患者对化疗耐受差，常规化疗方案中剂量应减少。过度虚弱患者，无法接受联合化疗，宜用小剂量阿糖胞苷（或三尖杉碱）静滴治疗，直至缓解。

（5）中枢神经系统白血病的治疗：中枢神经系统白血病是最常见的髓外白血病，以急淋白血病尤为突出。通常在急淋白血病缓解后开始预防性鞘内注射甲氨蝶呤。

（6）睾丸白血病治疗：药物对睾丸白血病疗效不佳，必须放射治疗（总剂量约 2 000cGy），即使一侧睾丸肿大，也须采用两侧放射。

（7）骨髓移植：患者年龄对骨髓移植的疗效有影响，总结认为应控制在 50 岁以下较妥当。自身骨髓移植是在白血病获得缓解后利用自己骨髓在大剂量放、化疗后进行移植。自身外周造血干细胞移植，系先用粒系集落刺激因子动员，使干细胞加速释放至周围血中，然后利用血细胞分离机采集外周血中干细胞保存。在患者大剂量放化疗后，再回输给患者。与自身骨髓移植比较，此法简便安全、混入的肿瘤细胞较少，骨髓的造血功能恢复较快。所以现在自身外周造血干细胞移植已完全替代了自身骨髓移植。异基因外周造血干细胞移植发展得也很快，异基因骨髓移植正在被替代中。脐血中含的大量造血干细胞，采集正常脐血、冷冻储存，可输给 MHC（主要组织相容性复合体）相同的患者，使之重建造血，由于受脐血采集量的限制，目前主要用于治疗体重较小的儿童患者。

尽管 BMT 有较好的疗效，但由于费用昂贵，风险大，HLA 相同的供体不足，在我国推广使用尚有困难。

2. 支持疗法

（1）防治感染：白血病患者正常粒细胞减少，在化疗、放疗后正常的粒细胞恢复较慢，易发生各种感染。使用人基因重组的集落刺激因子可以促使粒细胞恢复，如发生感染应及时地使用抗生素治疗。病原菌不明时，应先使用广谱抗生素，待药敏试验后使用敏感的抗生素。必要时可以使用静脉用免疫球蛋白增加患者的抵抗力。

（2）纠正贫血：严重贫血可输注浓集红细胞，然而积极争取白血病缓解是纠正贫血最有效办法。

（3）控制出血：如果因血小板计数过低而引起出血，输注浓集血小板悬液是控制出血比较有效的措施。弥散性血管内凝血引起的出血（如 M_3），应立即给以肝素等治疗。鼻及牙龈出血可用填塞或吸收性明胶海绵局部止血。

（4）尿酸性肾病防治：由于白血病细胞大量破坏，特别在化疗时，血清和尿中尿酸浓度增高，如在肾小管形成结晶可引起阻塞性肾病。临床有少尿、无尿和急性肾衰竭。可给予别嘌醇 100mg，每天 3 次，以阻断次黄嘌呤和黄嘌呤代谢，从而抑制尿酸合成。对少尿和无尿，应按急性肾衰竭处理。

（5）维持营养：应注意补充营养，维持水、电解质平衡，给患者高蛋白、高热量、易消化食物，必要时静脉高营养保证足够的支持。

（饶咏梅）

第三节　淋巴瘤

恶性淋巴瘤（malignant lymphoma，ML）是来源于淋巴网状组织，与免疫关系密切的恶性肿瘤，主要发生于淋巴结，也可发生于淋巴结外和非淋巴组织，如肺、胃、肠、骨、皮肤、头颈部器官、生殖器官、脑及骨髓等。ML 又可分为霍奇金病（Hodgkin's disease，HD）和非霍奇金淋巴瘤（non-Hodgkin's lymphoma，NHL）两大类。ML 为常见恶性肿瘤，其发病率有逐年升高趋势。根据 1985 年国际癌症研究组织（IARC）估计，全世界恶性肿瘤发病总数为 762 万，其中 ML 为 31.6 万，占恶性肿瘤总发病率的 4.1%，居恶性肿瘤的第 7 位。

恶性淋巴瘤在欧、美地区发病率高于各类白血病总和。在我国发病率相对较低，但近年来新发病率逐年上升，每年 >25 000 例。上海市 1987—1989 年恶性淋巴瘤的发病率男性为 5.27/10 万，女性为 3.43/10 万，分别占恶性肿瘤的 1.87% 和 1.64%。其死亡率占我国男性和女性常见恶性肿瘤死亡率的第 9 位和第 11 位，美国约为我国 6 倍，日本为我国 3 倍。在世界范围内，个别地区呈高发趋势，占恶性肿瘤发病率的前 2~3 位，在中非儿童中 Burkitt 淋巴瘤占所有恶性肿瘤发病的首位。

恶性淋巴瘤的病因目前尚不完全清楚，调查高危区和高发人群发现与恶性淋巴瘤发病相关的因素有以下几方面。

病毒感染：T 细胞白血病淋巴瘤病毒（HTLV-1）与蕈样真菌病、EB 病毒、HIV 感染者有 3% 发生淋巴瘤。

免疫功能低下：淋巴瘤易发生于器官移植、某些免疫性疾病（类风湿关节炎和红斑狼疮）等长期应用免疫抑制剂者和 AIDS 患者。

其他：化学致癌物如农药和染发剂及放射线照射。近年来，有人认为胃幽门螺旋杆菌感染可能发生胃淋巴瘤，某些遗传因素也易导致淋巴瘤。

一、诊断

（一）临床表现

恶性淋巴瘤的临床表现可分局部症状和全身表现，早期以局部症状为主，也是绝大多数患者的就诊原因，以浅表淋巴结肿大为首诊症状者约占 70%。晚期多数病例在局部症状加重时合并全身症状。

1. 局部症状　大多数恶性淋巴瘤首先侵犯浅表和（或）纵隔、腹膜后、肠系膜淋巴结，少数以原发于淋巴结外器官，如消化道、肝、脾、骨等为首发症状，最多见局部症状为无痛性颈部淋巴结进行性肿大。肿大的淋巴结表面光滑、饱满、质地韧且均匀，早期孤立、活动，晚期融合、固定。其生长速度因不同类型而不同，如低、中度恶性者淋巴结大小可较长时间无明显变化，高度恶性者则短时间内迅速增长。

2. 全身症状　约 10% 的患者以发热、皮肤瘙痒、盗汗、消瘦等全身表现为最早的临床表现，发热先为周期性低热，以后变为持续性。13%~53% 的恶性淋巴瘤患者在病程中有非特异性皮肤表现，如各种皮疹、皮炎和色素沉着。持续性发热、多汗、体重下降（B 症状）、贫血等标志着疾病进展，免疫功能严重低下，提示预后不佳。

（二）诊断

恶性淋巴瘤诊断主要依靠临床表现、影像学检查、骨髓活检等来进行临床分期，确诊则必须依据细胞或病理学检查。针吸淋巴结活检有一定的诊断价值，但不能提供足够的标本做出正确的分类分型，在可能的情况下尽量切除整个淋巴结作病理分型。免疫组化检查是恶性淋巴瘤的分型、疑难病例诊断、临床治疗方案的制订及判断预后必不可少的手段。免疫球蛋白重链（IgH）基因和 T 细胞受体基因（TCR）、克隆性重排检测对恶性淋巴瘤有辅助诊断价值。血 β_2-微球蛋白、AKP、乳酸脱氢酶同工酶（LDH）水平对恶性淋巴瘤治疗后随访有一定的参考价值。

二、恶性淋巴瘤的病理分类与临床分期

（一）恶性淋巴瘤的病理分类

恶性淋巴瘤的各种分类较多，最基本并一直沿用至今的仍是根据病理组织学的不同，将淋巴瘤分为霍奇金淋巴瘤和非霍奇金淋巴瘤两大类。

非霍奇金淋巴瘤（NHL）：除了来源于中枢淋巴组织（胸腺内前 T 细胞）的 T 淋巴母细胞淋巴瘤及来源于组织细胞的淋巴瘤外，NHL 均来源于经抗原刺激后处于不同转化或发育时期的周围 T、B 淋巴细胞或非 T 非 B 淋巴细胞。

霍奇金淋巴瘤（HL）：是一组特殊类型的恶性淋巴瘤，与非霍奇金淋巴瘤在组织学上不同，诊断主要依据在多形性细胞（淋巴细胞、浆细胞、嗜酸性粒细胞、中性粒细胞和组织细胞）浸润背景上找到特征性 R－S 细胞。

（二）恶性淋巴瘤的临床分期

近 20 余年来恶性淋巴瘤的临床分期无明显的变化，主要采用 1989 年 Cotswolds 会议修改的 Ann Arbor 分期标准（表 29－1）。由于该分期虽能符合临床需要并能反映预后，但主要适用于霍奇金淋巴瘤，并未考虑到非霍奇金淋巴瘤不同恶性程度的特殊性，1993 年美国 NCI 与美国癌症联合会（AJCC）推出修改的对中度和高度恶性非霍奇金淋巴瘤的分期。

（1） I 期：局限于淋巴结内或淋巴结外的侵犯（相当于 Ann Arbor－Cotwolds 分期的 I、II 期）。

（2） II 期：2 个或 2 个以上淋巴结区侵犯，或侵犯局限的淋巴结外部位加上其引流的淋巴结，但是无下列不良预后因素。①一般行为状态≤70 分。②B 期症状。③任何肿瘤包块＞10cm，特别是胃肠道肿块。④有 3 个或 3 个以上的淋巴结外器官侵犯。⑤血清 LDH 水平＞500。

（3） III 期：II 期加上任何一项不良预后因素。

表 29－1　恶性淋巴瘤的临床分期（Ann Arbor－Cotswolds 分期）

期别	临床表现
I 期	一个淋巴结区（I）或一个淋巴组织（如脾、胸腺、咽淋巴环）或一个淋巴结外部位（I_E）
II 期	膈同侧的 2 个或 2 个以上的淋巴结区（II），受累的解剖部位数应标明（如 II_E）
III 期	膈两侧的淋巴结区
IIIa 期	伴或不伴脾门、腹腔或门静脉区淋巴结受累
IIIb 期	伴主动脉、髂窝、肠系膜淋巴结受累
IV 期	侵犯淋巴结（脾）以外的器官
	A：无症状
	B：发热（38℃以上持续 3 天）、盗汗和体重减轻（6 个月内下降 10% 以上）
	X：巨块病变，纵隔肿块＞1/3 胸廓内径，淋巴结肿块最大直径＞10cm
	E 局限性孤立的淋巴结结外病变，不包括肝和骨髓，只有一个部位的病变（I_E），侵犯邻近的淋巴结（II_E 或 III_E）

三、治疗原则、程序及方法选择

近年来，恶性淋巴瘤的治疗取得了较明显的进展。两类恶性淋巴瘤对化、放疗都比较敏

感，治愈率在所有恶性肿瘤中比较高，由于霍奇金淋巴瘤和非霍奇金淋巴瘤在生物学行为方面完全不同，特别是不同类型的非霍奇金淋巴瘤差别较大，治疗原则亦有所不同。

两类恶性淋巴瘤的总体治疗原则是：根据患者全身情况、病理类型、原发病部位、临床分期等制订以化、放疗为主，免疫治疗为辅的综合治疗计划。首次治疗者应尽一切努力争取完全缓解，多次复发或难治者条件具备，可行自体或异体外周血干细胞移植（auto－PBSCT或 allo－PB－SCT）。首次制订的综合治疗计划是疗效的关键，至少应考虑以下几方面的问题。

（1）局部与全身治疗合理运用：恶性程度低且早期的非霍奇金淋巴瘤和霍奇金淋巴瘤，单用放疗有可能达到根治目的，病期较晚或恶性程度较高者往往需要合并化疗，应以联合化疗为主，待肿瘤明显缩小后，辅以放疗。

（2）化、放疗与免疫治疗相结合：化、放疗间隙可采用中西医结合扶正治疗和（或）生物因子等治疗，提高机体的免疫功能。

（3）序贯运用诱导、强化和巩固治疗：根据肿瘤细胞动力学原理，对中、高度恶性者经诱导治疗后达到完全缓解，必须行强化治疗以防止复发，最后巩固治疗达到痊愈目的。

（4）治疗方案因人、因病而异：治疗时应综合考虑患者的身体状况和疾病的具体情况，如 >65 岁的患者骨髓抑制较年轻人敏感，主张降低剂量到原来的 80%～90% 或延长给药时间。对于有手术指征如消化道等部位的非霍奇金淋巴瘤应争取早期手术治疗，术后辅以化疗等。

（一）霍奇金淋巴瘤的治疗原则

目前对霍奇金淋巴瘤的治疗分歧不大。对大多数病例而言，多采用以局部治疗为主、全身治疗为辅的治疗原则。对一些发展缓慢的霍奇金淋巴瘤不主张强烈的化、放疗，甚至有人主张对一些无明显临床症状的老年患者不采用联合化疗的治疗原则，以免过分抑制免疫功能。霍奇金淋巴瘤的治疗原则是按临床分期采用化、放疗。

（二）非霍奇金淋巴瘤的治疗原则

1. 低度恶性非霍奇金淋巴瘤的治疗原则　多数患者病情发展较慢，自然病程较长，对干扰素等生物治疗较敏感，治疗以局部放疗和免疫疗法为主，全身化疗为辅。有时过分的治疗不但不能提高治愈率，反而会损伤机体的免疫功能，影响机体与肿瘤之间相对的平衡，促使病情进展。耐心观察、定期随访病情变化，等待病情进展或侵及重要器官时再予以化疗或放疗，有可能会延长患者的生存期。有人报道，仅用免疫治疗约有 30% 的患者可达到部分甚至完全缓解。

2. 中度恶性非霍奇金淋巴瘤的治疗原则　中度恶性的非霍奇金淋巴瘤约占本病的 60%，B 细胞较多，以弥漫型大细胞为代表。目前，多数学者认为中度恶性非霍奇金淋巴瘤的治疗以综合治疗为主，适时选用化疗和放疗可以在相当程度上提高治愈率。原则上早期（Ⅰ、Ⅱa 期）以放疗为主，中晚期（Ⅱb、Ⅲ、Ⅳ）以化疗为主，首次治疗尽量要求达到 CR。干扰素、白细胞介素等生物治疗对中度恶性非霍奇金淋巴瘤的疗效不能肯定，有可能会延长患者的生存期，现只有作为巩固疗效治疗。近 10 年来，对于Ⅲ、Ⅳ期患者积极治疗约 50% 以上可达到治愈。首次治疗达到 CR 后，自体骨髓及造血干细胞移植能够明显提高治愈率。

3. 高度恶性非霍奇金淋巴瘤的治疗原则　高度恶性非霍奇金淋巴瘤以 T 细胞较多，病情进展较快，对化疗虽敏感，但是近期复发快，远期疗效差，特别是成人疗效更差。多数患者在就诊时病期以超过 Ⅱa 期，治疗上应以化疗为主，残留病灶在化疗间歇期适当配合放疗。此类非霍奇金淋巴瘤经常合并急性淋巴细胞白血病，很多伴有中枢神经系统受侵，化疗时剂量强度要大，力求首次治疗达 CR，再给予预防性鞘内注射或全颅加全脊髓照射。干扰素、白细胞介素等生物治疗对高度恶性非霍奇金淋巴瘤基本无效；自体骨髓及造血干细胞移植，可以明显提高近、远期疗效。

四、霍奇金淋巴瘤的治疗

（一）化学药物治疗（表29-2）

表 29-2 霍奇金淋巴瘤主要联合化疗方案

方案	药物名称	剂量	给药途径	实施计划
MOPP 方案（每 4 周重复） 若氮芥改为环磷酰胺即为 COPP 方案	氮芥	6mg（m²·d）	静脉冲入	第 1、第 8 天
	长其新碱	1.4mg/（m²·d）	静脉冲入	第 1 第 8 天
	丙卡巴肼	100mg/（m²·d）	口服	第 1~14 天
	泼尼松	40mg/（m²·d）	口服	第 1~14 天
ABVD 方案（每 4 周重复）	多柔比星	25mg/（m²·d）	静注	第 1、第 15 天
	博莱霉素	10mg/（m²·d）	静注	第 1、第 15 天
	长春碱	6mg/（m²·d）	静注	第 1、第 15 天
	达卡巴嗪	375mg/（m²·d）	静注	第 1、第 15 天
MOPP/ABVD 交替方案	MOPP 方案完成后，休息 14 天后给予 ABVD 方案，再休息 14 天后给予 MOPP 方案和 ABVD 方案			总周期（12 月）为 12 个疗程，即 MOPP 和 ABVD 方案各 6 个疗程
MOPP/ABV 方案	氮芥	6mg/m²	静脉冲入	第 1 天
	长期新碱	1.4mg/m²	静注	第 1 天
	丙卡巴肼	100mg/（m²·d）	口服	第 1~7 天，每 4 周为 1 周期
	泼尼松	40mg/（m²·d）	口服	第 1~14 天
	多柔比星	35mg/m²	静注	第 8 天
	长春碱	6mg/m²	静注	第 8 天
	博莱霉素	100mg/m²	静注	第 8 天
EBVP 方案（每 3 周重复）	VP-16	10mg/m²	静注	第 1 天
	博莱霉素	6mg/m²	静注	第 1 天
	长春碱	6mg/m²	静注	第 1 天
	泼尼松	40mg/m²	口服	第 1~5 天
StandfordV 方案	多柔比星	25mg/（m²·d）	静注	第 1、第 15、第 29、第 43、第 57、第 71 天
	长春碱	6mg/（m²·d）	静注	第 1、第 15、第 29、第 43、第 57、第 71 天
	氮芥	6mg/（m²·d）	静注	第 1、第 29、第 57 天

续　表

方案	药物名称	剂量	给药途径	实施计划
	长春新碱	1.4mg/（m²·d）	静注	第8、第22、第36、第50、第64、第78天
	博莱老素	5mg/（m²·d）	静注	第8、第22、第36、第50、第64、第78天
	依托泊苷	6mg/（m²·d）	口服	第15、第43、第71天
	泼尼松	40mg/（m²·d）	口服	连续12周

（二）放射治疗

次全淋巴结放疗（STNI）在膈上病变照射采用斗篷野和全肋型照射野，膈下病变照射采用倒"Y"野，全淋巴结放疗（TNI）照射即斗篷野加倒"Y"野。照射剂量：成人每4～6周40～44Gy，儿童放疗剂量应适当降低，照射野也适当限制，如改为局部扩大野，剂量调整为：<5岁为20Gy，每增加5岁加5Gy。

五、非霍奇金淋巴瘤的治疗

（一）化学药物治疗

各种类型的非霍奇金淋巴瘤对化疗都比较敏感，由于单药疗效远不如联合化疗，现已基本废除。不同类型的非霍奇金淋巴瘤化疗方案、剂量强度、疗程设置和化疗疗效均不一样。对于初治的低度恶性非霍奇金淋巴瘤，COPP与CHOP方案疗效相当，加用干扰素（IFN）的CHO-PI方案，无疑在提高疗效及防止复发方面优于CHOP方案。而中度恶性非霍奇金淋巴瘤则宜首选CHOP、BACOP方案治疗，如果为B系，CD_{20}表达阳性者美罗华+CHOP方案可以提高疗效。高度恶性非霍奇金淋巴瘤的化疗应首选第三代方案，如ProMACE-Cyto-BOM、CHOMP等，在一定积蓄程度上可以提高完全缓解率，由于该方案剂量强度较大，毒性反应也较重。对于应用上述方案复发或无效的病例，应选用与一线方案无交叉耐药，含有异环磷酰胺、米托蒽醌、阿糖胞苷、VP-16和顺铂的MINE、ESHAP、DICE方案。非霍奇金淋巴瘤主要联合化疗方案见（表29-3）。

表29-3　非霍奇金淋巴瘤主要联合化疗方案

方案	药物名称	剂量	给药途径	实施计划
COPP方案			同霍奇金淋巴瘤	
CHOP方案	环磷酰胺	750mg/m²	静注	第1天
（每3周重复）	多柔比星	40mg/m²	静注	第1天
	长春新碱	1.4mg/m²	静注	第1天
	泼尼松	100mg/d	口服	第1～5天
美罗华+CHOP方案	美罗华	375mg/m²	静注	第1天（每周1次，连用4～8周）
	环磷酰胺	750mg/m²	静注	第1天
	多柔比星	40mg/m²	静注	第1天

方案	药物名称	剂量	给药途径	实施计划
	长春新碱	1.4mg/m² (不超过2mg)	静注	第1天
	泼尼松	100mg/d	口服	第1、第5天
BACOP方案	博莱霉素	10mg/ (m²·d)	肌注	第1、第5天
(每4周重复)	多柔比星	25mg/ (m²·d)	静注	第1天
	环磷酰胺	650mg/ (m²·d)	静注	第1天
	长春新碱	1.4mg/ (m²·d)	静注	第1、第8天
CHOPE方案	环磷酰胺	300mg/m²	静注	第1天
(每3周重复)	多柔比星	30mg/m²	静注	第1天
	长春新碱	2mg	静注	第1天
	泼尼松	40mg/ (m²·d)	口服	第1~5天
	VP-16	40mg/ (m²·d)	口服	第1~5天
MINE方案	异环磷酰胺	1.33g/ (m²·d)	静注	第1~5天
(每3周重复)	米托蒽醌	8mg/m²	静注	第1天
	VP-16	65mg/ (m²·d)	静注	第1天
ESHAP方案	VP-16	60mg/ (m²·d)	静注	第1~4天
(每3周重复)	甲泼尼龙	500mg/d	静注	第1~4天
	顺铂	25mg/ (m²·d)	静注96h连续输注	第1~4天
	阿糖胞苷	2g/m²	静注	第5天
DICE方案	地塞米松	10mg/ (m²·d)	静注	第1~4天
(每3周~4周重复)	异环磷酰胺	1g/m²	静注 Mesna解救	第1~4天
	顺铂	25mg/ (m²·d)	静注	第1~4天
	VP-16	10mg/ (m²·d)	静注 (1h)	第1天 Mesna 400mg iv, 每8h 1次, 第1~4天
ProMACE-CytoBOM方案	环磷酰胺	650mg/m²	静注	第1天
(每3周重复)	多柔比星	25mg/m²	静注	第1天
	VP-16	100mg/ (m²·d)	静注	第1天
	泼尼松	60mg/ (m²·d)	口服	第1~14天
	长春新碱	1.4mg/m²	静注	第8天
	博莱霉素	5mg/m²	肌注	第8天
	阿糖胞苷	300mg/m²	静注	第8天
	甲氨蝶呤	120mg/m²	静注	第8天 (4h)
	CF	25mg/m²	口服	从MTX后24h开始, 每6h 1次, 共4次

（二）非霍奇金淋巴瘤的放射治疗

非霍奇金淋巴瘤的照射方式有全淋巴结放疗（TNI）、次全淋巴结放疗（ST-NI）和受侵淋巴根治性放疗，前两者的照射范围和剂量同霍奇金淋巴瘤，后者应根据具体受侵淋巴结的部位来决定照射范围和剂量。如鼻咽和扁桃体的患者，应照射整个咽淋巴环和双颈淋巴结区，鼻咽者还应包括颅底。纵隔淋巴瘤照射野需包括部分肺组织；骨淋巴瘤照射野包括受侵骨全长，但不超过关节面；消化道、脾脏、盆腔淋巴瘤术后可预防性照射局部和（或）区域淋巴结区，但剂量不宜过大。

（三）生物治疗

干扰素对低度及部分中度恶性淋巴瘤有一定的疗效，用于化、放疗间歇期或化、放疗结束后的维持治疗，可降低复发率，通常用 α2b-IFN（$3 \times 10^6 \sim 6 \times 10^6$）U/m^2，每周 3 次。干扰素也可与 CHOP 组合成 CHOPI 方案，用 α2b-IFN（$3 \times 10^6 \sim 6 \times 10^6$）U/m^2，化疗结束后连用 5 天，可提高 CHOP 方案的疗效，但各系统的不良反应也相应增大。对于疗效达 CR 的患者，干扰素还可以用于维持和巩固治疗。抗 CD$_{20}$ 单克隆抗体（商品名：美罗华）联合化疗方案可用于复发或难治性 B 细胞非霍奇金淋巴瘤的治疗，也可用于移植前的骨髓净化。用法：375mg/m^2，每周 1 次，连用 4~8 周。其他生物治疗对淋巴瘤的疗效尚不完全清楚，有待于进一步积累资料。

六、恶性淋巴瘤的放射治疗技术

1. 常用照射野

（1）累及野（involved field，IF）照射表示照射野仅包括那些临床上有肿瘤的区域。

（2）扩大野（extended field，EE）照射或次全淋巴结照射（subtotal nodal irradiatoin，STNI）：指斗篷野 + 锄形野或倒 Y 野 + 小斗篷照射（mini-mantle 不包括腋窝区域）。

（3）全淋巴结照射（total nodal irradiation，TNI）指斗篷野 + 锄形野 + 盆腔野。

2. 放射线选择　一般选择高能射线（^{60}Co 或 6MV 以上的 X 线），它具有百分深度剂量高、剂量分布均匀、散射线量少、患者容易耐受等优点。

3. 照射剂量

（1）HD 照射剂量：1966 年 Kaplan 总结了照射野内复发和肿瘤治疗量的关系。发现局部复发率随肿瘤治疗剂量的增加而减少。当剂量为 4Gv 4 周时其复发率降低力 4.4%，从而定此剂量为肿瘤根治剂量（35~40Gy/4~5 周）。适当延长照射时间或因肿瘤较大，退缩缓慢，可把局部剂量提高到 50Gy，不但正常组织反应减轻，患者容易耐受，而且疗效不受影响。已广泛应用于临床治疗，预防性照射则可控制在（30~35）Gy/（3~4）周。

（2）NHL 照射剂量：对 NHL 的病灶最佳剂量不像 HD 那样明确，一般认为（45~55）Gy/（5~6）周较为合适。低于 35Gy 时易局部复发和降低生存率。这与不同的病变部位和病理分型有关，对弥漫型 NHL 可给予（45~55）Gy/（5~6）周，对滤泡型酌减。但对于弥漫性组织细胞型，中线恶网因易发生局部复发，局部控制剂量应在 50~60Gy。

全身小剂量照射和全淋巴结照射亦是治疗晚期 NHL 方法之一，前者使用的剂量为 0.15Gy/次，每周 5 次，总量（1.5~2.0）Gv/（3~4）周。后者则采用单次照射，前后对穿，中间平面剂量 6~8Gy，常用于造血干细胞移植的患者，能取得近期缓解并延长生存时间。

4. 大面积不规则野的照射方法 采用一个大的照射野包括几个相邻的淋巴结区域。射野内的重要器官如喉、肺、脊髓、肝、肾等进行挡铅保护。

大面积不规则野的设计比较复杂，需进行照射前的准备工作：①拍摄一张符合照射要求的斗篷野定位片。②利用切割机制作一个适合于斗篷野的挡块铅盒。③一切就绪后再在模拟定位机下复合，核对正确后即可进行照射。

（1）斗篷野（A 野）：照射范围包括咽部、颈部、腋窝、纵隔和肺门淋巴结。①上缘：抬头，二侧乳突尖的连线。②下缘：第 10 胸椎下缘水平。③外缘：乳突尖与肩锁关节的连线，避开肱骨头，沿肱骨内缘向下到肱骨上中 1/3 交界处与肋膈角连接。④内侧缘：从肋膈角沿侧胸壁肋骨往上至第 4 后肋弧形向内到纵隔旁，向下包括两侧肺门，然后再沿椎体外2cm 到第 10 胸椎下缘。保护喉头和胸段脊髓：前者以声门为中心，上下左右旁开各 1 ~ 1.5cm 挡铅，胸段脊髓则待纵隔剂量达到 30 ~ 35Gy 时再开始保护。

（2）锄形野（脾脏野 + 腹主动脉旁野即 B 野）：照射范围包括脾脏、脾门及腹主动脉旁淋巴结。

（3）脾脏野：①上缘：平横膈。②下缘：如脾不肿大可以肋弓为界，如脾可以触及以实际的脾下缘往外 1cm 为界。③外缘：侧腹壁。④内缘：与腹主动脉旁野相接。

（4）腹主动脉旁野：①上缘：第 10 胸椎下缘。②下缘：第 3 腰椎下缘。③外缘：椎体两侧各放开 2cm。

脾切除患者锄形野只包括腹主动脉和脾门残端的区域。

（5）盆腔野（C 野）：照射范围包括髂血管、腹股沟、股管和闭孔等区淋巴结。①上缘：第 4 腰椎下缘。②下缘：股骨颈下 10cm。③外缘：第 4 腰椎下缘外 2cm 与髋臼外缘连线，然后垂直向下。④内缘：从闭孔内缘到骶髂关节下缘 2cm 处。

（6）倒 Y 野：即锄形野加盆腔野。

（7）咽淋巴环野（D 野）：①上缘：平颅底线。②下缘：下颌骨下缘上 1cm 与斗篷野上缘相连接。③前缘：与后缘平行，通过下颌骨水平支的中点。④后缘：外耳道口前缘。

各野的相距间隔为 0.5cm，均以骨性标记为准则。

5. 分段照射方法 该照射方法适合于第 Ⅲ、Ⅳ 期患者，由于病变位于横膈两侧，如按顺序分段治疗，膈下病灶得不到及时控制，从而迫使治疗中段，Lourdes 介绍的 3 和 2 的分段照射方法，患者能够耐受，症状较快缓解，并减少正常组织的损伤和肿瘤种植机会，具体方法如下。

（1）第 1 疗程：仍按原全淋巴结照射的范围分成 3 站，症状明显的部位先行照射。每段给予放射总量 20Gy，每日 T_D = 2.4Gy，分成 2 次，每次 1.20Gy，间隔 6h。每周 6 次，总疗程时间 4 周。结束后休息 3 ~ 4 周再进行第 2 疗程照射。

（2）第 2 疗程：将全淋巴结照射范围分成两段。上段下缘包括第 12 胸椎和脾区，下段仍至腹股沟，每段放射总量 36Gy，每日 2Gy，6 次/周，总疗程时间为 3 周。因照射面积很大，部分患者难以承受，故减少每日照射量至 1.5Gy，总量 40Gy，亦能取得很好效果。

6. 肺预防性照射方法 既往认为纵隔肿块或肺门淋巴结肿大的患者，易发生肺实质的浸润，从而需要肺预防性照射，达到消灭亚临床病灶目的。在照射胸腔时用 3cm 厚铅块保护肺部，当纵隔总量达 40～45Gy 时，肺部受量大约 15Gy。能避免肿瘤复发和放射性肺炎发生。但自 1990 年 BonadonnaG 报道一组（590 例）ⅠA～ⅢB 的 HD 患者采用斗篷野照射，其中大纵隔患者（69 例）加用肺预防性照射，结果与对照组比较并未减少肺部肿瘤复发，相反其放射性肺炎发生率明显增加，故不再推荐肺预防性照射，从而改变了治疗方法，以化疗代替肺预防性照射。

7. 肝脏预防性照射方法　全肝照射的耐受剂量是 30Gy，用 1 个半价层铅块进行保护，使右肝接受 20Gy 剂量，对消灭肝内亚临床病灶有效，且不致产生放射性肝炎，肿块明确时必须加用化疗。下列两种情况适合于肝脏预防性照射：①NHLⅢB 期或ⅢA 期有肝门或肝门淋巴结侵犯。②病理类型属混合细胞型或淋巴细胞消减型。

8. 全淋巴结照射方法（TNI）　适合于治疗中晚期恶性淋巴瘤。照射技术与 HD 大面积不规则野照射相同，但把 3 段的照射合在一次完成。剂量率在 10cGy/分以下，处方剂量 6～8Gy，TNI 治疗后肿块 <5cm 者明显缩小，10 天左右基本消退；肿块 >5cm 则留下残存结节，待血象恢复后再予局部照射 30Gy。

9. 剂量分配

（1）斗篷野：前后野可采用 1∶1 剂量比。为避免脊髓放射损伤，后野照射时用铅块保护颈段脊髓。当纵隔剂量达到 30～35Gy 时再用铅块保护胸段脊髓。

（2）锄形野：腹主动脉旁淋巴结位于腹部中间平面，前后野照射可采用 1∶1 剂量比。应尽量减少脊髓和肾脏的受量。

（3）盆腔野：因髂血管周围淋巴结主要位于盆腔前中 1/3 交界平面上，前后野照射比应采用 2∶1 较为合适，因腹股沟、股管位置靠近前野，后野照射时不必包括这两个区域，可用电子束来弥补不足的剂量。

七、恶性淋巴瘤的预后

恶性淋巴瘤的预后在霍奇金淋巴瘤和非霍奇金淋巴瘤、不同恶性程度非霍奇金淋巴瘤、同一恶性程度不同分期之间差别较大。总体而言，霍奇金淋巴瘤和低度恶性非霍奇金淋巴瘤的预后较好，如果治疗得当特别是首次治疗得当，70%～80% 的霍奇金淋巴瘤和近 50% 的低度恶性非霍奇金淋巴瘤可以获得痊愈。Shipp 等（1993）对中、高度恶性非霍奇金淋巴瘤的预后诸因素做了分析，并提出了"国际预后指数"概念（表 29－4）。

表 29－4　非霍奇金淋巴瘤国际预后指数及预后关系

期别	预后较好	预后较差
年龄	<60 岁	>60 岁
分期	Ⅰ、Ⅱ期	Ⅲ、Ⅳ期
结外病变数	0～1 处	>1 处
体能状态	0～1 级	2～4 级
（ECOG 标准*）		
LDH	正常	升高

续 表

预后分级	指数	完成缓解（CR）率（%）	2 年存活率（%）	5 年存活率（%）
低危	0.1	87	84	73
低、中危	2	67	66	50
中、高危	3	55	54	43
高危	4.5	44	34	26

注：＊ECOG 体能分级标准：0. 正常生活；1. 有症状，但不需卧床，生活能自理；2.50% 以上时间不需卧床，偶需照顾；3.50% 以上时间需卧床，需特殊照顾；4. 卧床不起。

（许鸿雁）

第四节 血友病性关节炎

一、概述

血友病性关节炎是血友病患者关节内反复出血、积血，刺激滑膜增厚，含铁血黄素侵蚀，引起关节软骨破坏，继而侵及关节软骨下骨质，特别是关节十字韧带周围的出血，因压力作用，含铁血黄素侵蚀，导致股骨髁间凹变宽增深，病变反复发作，严重者引起关节脱位及关节纤维强直（多见）或骨性强直，伴以反应性骨硬化等继发性骨关节病改变。

血友病性关节炎的主要临床表现为关节腔内出血所致。凡血浆中凝血因子浓度低于 5% 的，都可以在不注意的轻微外伤后引起大出血，甚至可以"自发性"出血。大约半数的血友病患者属严重型。血友病患者的关节内出血一般起自 8～9 岁左右，在少年时期即有不同程度出血，至 20 多岁时关节已有明显的损毁。30 岁后才初发关节内出血的很少见。血友病性关节炎可以分急性、亚急性与慢性三大类型。急性：关节内出血 好发部位顺序为膝、肘、踝、髋与肩部。往往问不出有损伤病史。男孩好动，轻微的外伤很可能不加注意。出血关节肿胀、硬、热、压痛，表面皮肤光亮发红。关节保持屈曲位，活动受限。补充凝血因子后疼痛迅速消失。如果处理及时而又不再发生出血，可以没有任何后遗症。亚急性：关节内出血 没有对亚急性关节内出血作出明确的规定，一般有 2 次以上急性关节内出血可列为亚急性型。疼痛不太明显，滑膜增厚显著，关节活动中等度受限。慢性：关节内出血 亚急性关节内出血持续 6 个月以上。关节出现进行性破坏，直至全部损毁，关节纤维化，挛缩和半脱位，但很少有骨性强直。

二、病理改变

（一）病理说明

血友病性关节炎（hemophilic arthritis）是由于关节内多次出血所致，机理不明。可以分成早期与后期两个阶段。早期为关节内出血所致滑膜反应，后期为关节软骨变性与关节损毁。

早期的病理变化为滑膜增生，吞噬细胞内有含铁血黄素沉着，血管周围有局灶性炎性细胞浸润，滑膜下组织还可有早期纤维化，关节软骨面上也可以出现血管翳。贮存在关节内的血液中何种物质可以产生滑膜增生还不太清楚。可能是红细胞膜的抗原引起自身免疫抗体形成，最后抗原—抗体复合物引起滑膜增生，这种情况，有些象类风湿关节炎的病理生理过程。

后阶段出现了骨软骨损害，即软骨下囊肿形成。产生软骨下囊肿的原因可能如下：①关节腔内压力因有渗出而增高，使负重区出现破坏；②制动后的废用性骨质疏松；③关节腔内血液与炎性滑膜组织产生一种酶，使软骨的基质变性。软骨下囊肿可大可小，负重的结果使软骨面塌陷、崩溃，骨质暴露，使关节受到严重的损毁。

（二）病理改变

血友病性关节病的病理改变主要由骨关节反复出血所致。

血友病患者滑膜出血、渗出、增生和绒毛形成，淋巴细胞和浆细胞浸润。反复出血可使关节囊和滑膜增厚及纤维化，软骨坏死脱落，中心部分可出现地图状破坏区。软骨下骨裸露、硬化，并出现多发性囊性变、骨质疏松及骨赘形成。关节囊纤维化和硬化使关节挛缩畸形或纤维性强直。正处于发育生长期的患者，由于出血引起的炎症反应可使骨骺增大、生长不规则或骺板提前融合，因而可导致骨骼畸形。

血友病性关节炎根据病理进程可分为早、中、晚三期，其病理表现各不相同：

（1）早期：血友病性关节炎仅为关节内积血，X线表现为关节肿胀，密度增高，少数伴有关节间隙增宽，患者关节囊及周围软组织肿胀。中期则在关节内反复积血的基础上并发关节结构损害，出现骨质疏松，软骨下骨质破坏囊变以及骨端（骨骺）增大变方，股骨髁间凹增宽变深，方形髌骨等血友病性关节病的特征性改变。

（2）中期：血友病性关节炎会出现关囊滑膜增生、血肿，关节内韧带肿胀，关节软骨破坏、半月板侵蚀等一系列症状，这一时期由于出血时间较长、范围不断扩大，关节腔、骨骼或周围肌肉内积聚不同时期的血肿。

（3）晚期：血友病性关节炎的X线表现为骨性关节面增生硬化，骨赘形成，关节内游离体，软组织钙化，严重者关节变形、脱位，关节强直。患者的滑膜、关节囊、肌肉、韧带肿胀减轻，甚至萎缩、退化，继发骨性关节病或关节畸形，这时患者的血肿为陈旧性，已经十分严重。

本病一般不主张手术治疗，Mathew等用同位素放射治疗取得了良好的效果。

三、诊断

1. 实验室检查

（1）粗筛试验：本病患者激活的部分凝血酶时间延长、白陶土凝血活酶时间延长及凝血时间延长。

（2）鉴别因子Ⅷ：Ⅸ缺乏：需做部分凝血活酶时间纠正试验。

（3）因子Ⅷ和Ⅸ的定量活性测定：Ⅷ：C＜1%者为重型，常有反复的关节和肌肉出血；Ⅷ：C＞＝5%为轻型，仅在外伤或手术时才有出血现象；Ⅷ：C＞1%且＜5%者为中型，出血程度介于轻型和重型之间。

2. X线检查　X线表现可以分成5期：

（1）第一期：X线片上没有骨骼改变，只有因出血而有软组织肿胀阴影，髌上滑囊因积血而密度增高。

（2）第二期：骨骺区因废用和充血出现骨质疏松，骨骺生长迅速。关节间隙不狭窄，亦无软骨下囊肿形成。

（3）第三期：有软骨下囊肿形成，大小不等，偶与关节腔相通。关节间隙不狭窄。滑膜上有含铁血黄素沉着而透亮度下降。本期的特点是关节软骨面仍保持正常，是血友病性关节炎的最后可逆阶段。

（4）第四期：软骨破坏，关节间隙变得狭窄。在膝部表现为髁间切迹增宽和不规则，髌骨下极成方形。髋部变化有些类似股骨头缺血性坏死。

（5）第五期：为最终末期变化，没有关节间隙，关节结构极度紊乱，有屈曲挛缩或半脱位，骨关节炎变化十分明显。

四、治疗说明及治疗方法

治疗血友病性关节炎需由血液科与矫形外科合作。

（一）治疗说明

1. 补充缺乏的因子　目的是提高血中凝血因子浓度，达到止血。补充前首先要明确缺乏何种因子，并需除外血中存在有凝血因子抗体。

目前可供补充的制剂有下列几种：

（1）新鲜全血：每毫升新鲜全血含 AHG0.3u，预期应用后患者血中 AHG 浓度可达正常人的 4~6%。因此应用全血难以提高 AHG 的血浓度，特别是库存血中 AHG 进行性减少，输全血只能补充血容量而难以提高 AHG 水平。

（2）新鲜冻血浆：血液抽出后 3~4 小时内即迅速冷藏于 -20~-40℃ 环境下，可保存 AHG60%~80%，达 2~3 个月之久。每毫升含 AHG0.3u，预期应用后患者血中 AHG 水平可达到常人的 15~20%，如要将 AHG 水平增至 20% 以上，过多输入血浆势必增加血循环的负荷量。

（3）冷沉淀物：将冻血浆在 4℃ 冰箱内化冻数小时，有一部分血浆蛋白保持于不溶解状态。这种冷析出物富有第 8 因子和纤维蛋白原，可以用离心法将其分离出来。

冷沉淀物每毫升含第 8 因子 3~5u，比新鲜全血含量增加了 16 倍，它含有 50% 的第 8 因子和原有血浆蛋白总量的 2%~3%，预期应用了血浓度可望增至常人的 60%~80%。

（4）干冻人体 AHG 浓缩剂：每毫升干冻 AHG 含量为 3~5u，为正常人血浆的 4~6 倍，使用后血浓度可达正常人 60%~80%，是最为理想的补充剂。

关节腔内或肌内出血时需早期补充缺乏的因子，在血中 AHG 水平达正常人 5%~15% 数小时后，出血即停止；外伤出血，或因大手术需要，应将血中 AHG 水平提高至正常水平的 40%~50%，直至伤口完全愈合。AHG 的半衰期为 12 小时，换言之，输入 AHG 后 12 小时，血中 AHG 水平下降了 1/2，24 小时后只有 1/4 了。因此大手术后血中 AHG 将迅速消失。在这种情况下，多次小量输入补充比单次大剂量好。以每 8 小时给 1 次比较合理。第 9 因子半衰期为 18 小时，以每 12 小时给药比较合理。

大量补充因子后会出现下列并发症：出现抗体、溶血性贫血、肝炎和艾滋病。

2. 急性关节内出血治疗

（1）早期少量出血，发作不满 6 小时者，可输新鲜冻血浆，剂量为 15~20mg/kg，也可用 AHG 浓缩剂或冷沉淀物。比较严重的出血，或出血已达 12 小时以上者，需住院治疗，每天输给血浆、AHG 或冷沉淀物，共 2～3 天；还需关节加压包扎与石膏固定。止血后 48 小时方可开始活动。如有畸形，更换石膏以纠正畸形。凡出血较严重的病例在更换石膏纠正畸形和开始锻炼的起初 2～3 天内还须继续补充缺乏的因子。

（2）关节内积血可有剧烈疼痛，关节穿刺可以缓解疼痛。如果穿刺前已给过缺乏的因子，或出血已达 24 小时以上者，关节腔内可以有凝血块，穿刺抽血就困难了。如果穿刺前未用过血制品，穿刺部位又会再出血。因此穿刺后应连用数天 AHG 制剂，并加压包扎，如无出血复发，方可允许开始锻炼。

3. 亚急性关节内出血　亚急性关节内出血系反复关节内出血，必须补充 AHG 至正常人 20%～30% 水平，还必须再接着每周补充 3 次，维持 6～8 周。在这个阶段内，鼓励关节活动，锻炼股四头肌，如有膝关节屈曲挛缩，亦可以在给药时期内施行各种牵引方法或管型石膏以矫正畸形。

4. 慢性阶段为重度骨关节炎与关节畸形　为控制血友病慢性、反复关节内出血，可以考虑施行手术治疗，滑膜切除术最为常用，因为关节内积血的裂解产物对滑膜会产生严重后果，所以滑膜切除术后能保全关节软骨面。但由于术后并发症高达 20%，反而限制了关节的运动，因此历来对滑膜切除术的意见不一，指征也很紊乱。凡慢性关节内出接受了每周 2～3 次因子补充疗法 6 个月以后，仍不能控制时，可施行滑膜切除术。滑膜切除术在现阶段还不宜列为常规治疗方法。在作滑膜切除术时可将沿着膝关节边缘生长的骨刺与已退行性变的半月板切掉，以防止股四头肌腱膜在骨刺上来回摩擦而出血。

对膝关节屈曲挛缩超过 25° 的慢性病例，可以作股骨髁上截骨术；重度毁损的关节以往都作膝关节融合术，目前已逐渐被膝关节置换术所替代。这些手术技术上都不困难，指征亦无特殊变化，只是手术具有高度的危险性，必须邀请血液科医师参加拟订治疗计划。大型手术最好将 AHG 水平补充至接近正常人水平。手术最好在止血带下施行，妥善结扎出血点，尽量不用电凝止血。关闭切口前先放松止血带，寻找出血点予以结扎。伤口不宜敞开引流，最好不放引流物，一切外露的钢针均应避免使用。如确需放引流管吸引，亦不宜久放，应于 24 小时后拔除。凡术后拔引流管、拆线、拔针与关节手法都要先补充缺乏的因子。

5. 血友病假肉瘤和骨囊肿的治疗　没有补充疗法前死亡率 50%，主要原因为术前诊断不明，术中及术后大出血难以控制。这类病例不宜穿刺活检。治疗原则为补充缺乏的因子和制动。对慢性病例或经过治疗后病灶仍进行性增大，可考虑手术治疗。术前务必补充因子至常人的 100%。也可放射治疗，使形成新生骨和硬化骨以控制血肿的进展。

（二）治疗方法

1. 中药浴治疗　中药浴血友病性关节炎，发挥中药凉血止血、益气养血、舒筋活络、消肿止痛等功效，特殊的中药成分能够抑制关节内部的炎症刺激，促进关节腔内淤血的吸收，活化纤维束带，组织关节内部收到进一步破坏，同时中药活性物质还具有保护关节、肌肉、软骨的功能，坚持治疗可期待改善关节症状，避免残疾发生的作用。

2. 开放性或关节镜下滑膜切除术　如出血关节对凝血因子替代疗法无反应，此时即进入血友病滑膜炎阶段，可出现持续的滑膜炎或反复的关节腔内出血。经 3～6 个月保守治疗无效可考虑外科干预，目的在于控制反复的关节内出血，清除炎性滑膜，尽可能保持关节活动度，避免关节软骨进一步破坏。

3. 化学性滑膜切除术 关节内注射化学药物如激素、利福平等又称为化学性滑膜切除术，此方法尤其适用于儿童、没有明显 X 线改变的小关节病变，可减少凝血因子补充量，操作较简单，控制疼痛效果好。

4. 放射性滑膜切除术 放射性滑膜切除术应用于关节滑膜炎的治疗长达 50 余年，其作用已得到认可，也常应用于治疗慢性血友病性关节炎。放射性滑膜切除术可达到与滑膜切除术相同的效果，且具有花费少、可保持患者行走功能、可重复性等优点

5. 人工关节置换术 凝血因子浓缩制剂的问世使得应用人工关节置换术治疗血友病性关节炎成为可能，人工关节置换术不仅可消除疼痛，改善功能，而且可彻底切除出血的滑膜，减少关节出血机会。

（许鸿雁）

第三十章　风湿病相关眼部疾病

第一节　免疫性结膜炎

一、泡性角结膜炎

（一）概述

泡性结膜炎是机体对微生物蛋白质发生迟发型免疫反应的一种结膜病变，以形成结膜泡性结节为特征。病变位于角膜缘者称为泡性角结膜炎。引起本病的最常见微生物是结核分枝杆菌和金黄色葡萄球菌，其次还有表皮葡萄球菌、白色念珠菌等。

（二）临床表现

（1）多见于营养不良、体质虚弱的儿童。

（2）起病时有异物感、流泪等刺激症状。

（3）位于角膜缘外，球结膜圆形红色小隆起，附近结膜充血，结节表面形成溃疡时疼痛。

（4）如果角膜受累，则有畏光、流泪，愈后遗留瘢痕和血管，会影响视力。

（5）本病易复发。

（三）诊断

根据角膜缘或球结膜处典型的小圆形实性结节样小泡、病变周围局限性充血等特征可以诊断。

（四）鉴别诊断

球结膜、角膜缘处异物：可以看到异物。

（五）治疗

（1）眼部滴用糖皮质激素滴眼液，可在24h内缓解症状。

（2）葡萄球菌过敏者应加用抗生素滴眼液或眼膏。

二、春季结膜炎

（一）概述

春季结膜炎又称春季卡他性结膜炎，是一种季节性反复发作的免疫性结膜炎。春夏发作，秋冬天缓解。多见于20岁以下的儿童和青少年，男性多见，常侵犯双眼。每年发病，可持续5~10年，有自限性。发病与免疫反应有关，但是过敏原常难以确定。

（二）临床表现

（1）有奇痒、畏光、流泪和异物感等症状。并有黏胶样分泌物。

（2）按其病变部位可分为睑结膜型、角膜缘型和混合型。

（3）睑结膜型病变主要位于上睑结膜。开始时整个结膜充血。睑结膜呈乳白色。出现巨大乳头，形状如铺路石样。

（4）角膜缘型表现为角膜缘呈黄褐色或污红色胶样增厚，以上角膜缘为明显。球结膜呈扇形充血。

（5）混合型睑结膜和角膜同时出现上述两型的改变。

（三）诊断

（1）据患者症状和体征，结合发病季节，可以诊断。

（2）结膜分泌物涂片可找到很多嗜酸性粒细胞。

（四）鉴别诊断

巨大乳头性结膜炎：睑结膜有巨大乳头，有佩戴角膜接触镜病史，无季节性。

（五）治疗

（1）本病尚无根治方法，但有自限性。

（2）滴用抗组胺药物，联合血管收缩剂，滴用非甾体类抗炎类滴眼液如双氯酚酸钠。

（3）滴用肥大细胞稳定剂如2%色甘酸钠滴眼液。

（4）眼部滴用糖皮质激素滴眼液，但应警惕长期用药后引起糖皮质激素性青光眼。

（5）滴用免疫抑制剂滴眼液如1%～2%环孢素A滴眼液。

（6）冷敷可减轻症状。

三、过敏性结膜炎

（一）概述

这里所指的过敏性结膜炎是由于接触药物或其他抗原物质而引起的结膜炎。患者常有过敏史，可伴有全身过敏症状。

（二）临床表现

（1）眼痒、畏光、流泪、异物感和水性分泌物。

（2）结膜水肿，眼睑红肿，结膜乳头。

（3）耳前淋巴结无肿大。

（三）诊断

（1）根据有药物或过敏原接触史，眼痒和眼部改变，可以诊断。

（2）结膜分泌物嗜酸性粒细胞增多有助于诊断。

（四）鉴别诊断

（1）沙眼：睑结膜乳头大小不一，结膜滤泡和角膜血管翳。

（2）春季结膜炎：睑结膜乳头巨大，形如铺路石样，有明显季节性。

（五）治疗

（1）消除过敏因素。

（2）冷敷可缓解症状。

（3）滴用抗组胺药物、滴用肥大细胞稳定剂，或联合滴用血管收缩剂。

（4）对于病情较重者，滴用糖皮质激素滴眼液。

（5）必要时可口服抗组胺药，如苯海拉明25mg，3~4次/d。

四、巨大乳头性结膜炎

（一）概述

因长期佩戴角膜接触镜或结膜表面受尼龙缝线刺激所致。

（二）临床表现

（1）眼痒、畏光、流泪和异物感等。黏液性分泌物。

（2）上睑结膜巨大乳头形成。

（3）角膜接触镜被沉淀物包裹。

（4）轻度结膜充血。

（5）可有上睑下垂。

（三）诊断

根据佩戴角膜接触镜或结膜面有尼龙线刺激，眼痒，上睑结膜巨大乳头形成，可以诊断。

（四）鉴别诊断

（1）沙眼：睑结膜乳头大小不一，结膜滤泡和角膜血管翳。

（2）春季结膜炎：睑结膜乳头巨大，形如铺路石样，有明显季节性。

（五）治疗

（1）根据病情酌情滴用肥大细胞膜稳定剂。或滴用糖皮质激素滴眼液、非甾体类抗炎类滴眼液、免疫抑制剂滴眼液。

（2）应选用无防腐剂的角膜接触镜保存液，或更换不同品牌镜片。如果这些措施无效，则应停戴角膜接触镜。

（3）结膜表面尼龙线应及时拆除。

（饶咏梅）

第二节　急性虹膜睫状体炎

（一）症状

眼刺激症状（眼红、眼痛、畏光、流泪），视力下降，头痛。发病特点：起病急，发病快，常在短时间内突然发生。

（二）体征

巩膜压痛，睫状充血，房水浑浊（Tyndall征阳性），角膜后壁沉着物（KP），虹膜改变（虹膜表面血管扩张，充血，水肿，纹理不清，色暗），虹膜后粘连，瞳孔缩小，虹膜结节形成（Koeppe 结节，位于瞳孔缘；Busacca 结节，位于虹膜前表面）等。

其他：前玻璃体浮游细胞，眼压升高（瞳孔闭锁或膜闭所造成），眼压低（睫状体功能严重受损房水分泌下降所致），纤维蛋白渗出（HLA－B27 相关性虹膜睫状体炎，眼内炎），严重时前房积脓（HLA－B27 相关性虹膜睫状体炎，白塞病，感染性眼内炎，使用抗结核药物利福平，肿瘤），虹膜异色，带状角膜病变（尤见于幼年特发性关节炎，老年人的慢性葡萄膜炎）。

（三）鉴别体征

细点状 KP（尘状 KP）：常覆盖整个角膜内皮层，主要见于非肉芽肿性前葡萄膜炎。

中等大小 KP：主要见于 Fuchs 综合征和单疱病毒性角膜炎伴发的前葡萄膜炎。

羊脂状 KP：主要见于肉芽肿性前葡萄膜炎，如结节病、梅毒、结核病、晶体源性虹膜睫状体炎、Vogt－小柳一原田综合征等。

（四）病因

1. 急性非肉芽肿性

（1）特发性：原因不明。

（2）人类白细胞抗原（HLA）－B27 相关性前葡萄膜炎。

（3）创伤性：见外伤性虹膜炎。

（4）青光眼睫状体炎综合征：中青年人反复发作的急性眼压升高、角膜水肿、少数羊脂状 KP，前房角开放、无虹膜后粘连。

（5）强直性脊柱炎：青年男性多见，常伴低位腰痛，骶髂部 X 线片异常，血沉（ESR）加快，HLA－B27 阳性。

（6）炎症性肠道疾病：慢性周期性腹泻，常与便秘交替发生。

（7）瑞特（Reiter）综合征：男性多见，结肠炎，尿道炎，多关节炎，有时伴角膜炎，ERS 加快，HLA－B27 阳性，可复发。

（8）银屑病性关节炎：不伴关节炎的银屑病一般不发生虹膜炎。

（9）晶状体性虹膜睫状体炎：常发生于白内障囊外摘除晶状体皮质残留或外伤性晶状体囊膜损伤，也可继发于过熟期白内障。

（10）术后虹膜炎：内眼术后眼前节会有炎症反应，但反应严重伴明显疼痛时需考虑眼内炎。

（11）白塞（BehCet）综合征：急性前房积脓，虹膜炎，口腔溃疡，生殖器溃疡，结节性红斑，皮肤针刺反应阳性，常伴视网膜血管炎和出血，可复发。

（12）眼前节缺血：由眼睫状动脉供血不足所致，与细胞反应不成比例的闪辉及疼痛。

（13）药物过敏：如全身应用磺胺药等。

（14）接触镜压迫：眼红，角膜水肿，上皮缺失，虹膜炎可伴前房积脓，角膜基质无浸润。

（15）其他原因：腮腺炎，流感，麻疹，腺病毒，衣原体感染，钩端螺旋体病、川崎病、立克次体病等；一过性前葡萄膜炎。

2. 慢性非肉芽肿性

（1）青少年类风湿关节炎：年轻女性多见，常为双眼，无眼红痛，虹膜炎可先于关节炎，抗核抗体（ANA）阳性，类风湿因子阳性，血沉加快，可继发青光眼及白内障。

（2）儿童慢性虹膜睫状体炎：除无关节炎外，其他同青少年类风湿关节炎。

（3）Fuchs 异色性虹膜睫状体炎：多为单侧，症状轻，弥漫性虹膜基质萎缩，虹膜色淡，虹膜透照阳性，弥散性细小 KP，前房反应轻，虹膜后粘连少。玻璃体混浊，易继发青光眼和白内障。

3. 慢性肉芽肿型

（1）类肉瘤病：其眼部病变中以虹膜睫状体炎最为常见。多为双侧，虹膜后粘连，虹膜结节，可有后葡萄膜炎，X 线胸片异常，镓扫描阳性，血清血管紧张素转化酶（ACE）常升高。

（2）单纯疱疹、带状疱疹、水痘：查找角膜瘢痕，既往有单眼反复红眼的病史，偶有皮肤水疱史，伴眼压升高及继发虹膜萎缩。

（3）梅毒：可有斑丘疹（常位于手掌和足底），虹膜玫瑰疹，角膜基质炎，在晚期可见角膜血管翳，葡萄膜炎常见于后天梅毒，而角膜基质炎常见于先天梅毒。快速血浆反应素（RPR）阳性及荧光梅毒螺旋体抗体吸附试验（FTAABS）阳性。

（4）结核病：结核菌素试验（OT 或 PPD）阳性，典型的 X 线胸片，可伴有泡性角膜炎或后葡萄膜炎的体征。

（5）其他原因；麻风、布鲁杆菌病。

（五）鉴别诊断

下列情况可伴有眼前节炎症反应：

（1）孔源性视网膜脱离：视网膜裂孔，玻璃体或前房内有色素细胞。

（2）眼部肿瘤：如儿童的视网膜母细胞瘤或白血病、成人的恶性黑色素瘤、老年人的眼内淋巴瘤、各个年龄段的转移癌等。

（3）青少年黄色肉芽肿：小于 15 岁，常有自发性前房出血，虹膜有黄灰色、边界不清的结节，轻度隆起的橘红色皮肤病灶。

（4）眼内异物。

（5）巩膜葡萄膜炎：葡萄膜炎继发于巩膜炎。

（6）眼内炎：见相关章节。

（7）接触镜相关的红眼：眼红，角膜上皮损伤伴水肿，严重时可发生前房积脓，无基质浸润。

（8）假性葡萄膜炎：色素弥散综合征。

（9）药物性：利福平、西多福韦（cidofovir）、磺胺类、帕米膦酸二钠（甲状旁腺及钙代谢调节药，用于治疗恶性肿瘤并发的高钙血症和溶骨性癌转移引起的骨痛）。

（六）诊断过程

1. 询问病史　确定病因。

2. 全面眼部检查　包括眼压、散瞳眼底检查、玻璃体等。

3. 诊断明确者，无需再化验　如果是单眼初次发生非肉芽肿性葡萄膜炎，诊断明，不需再做进一步化验。

4. 病因不明者，需做辅助检查　对于双侧肉芽肿性或复发的病例，病史和检查都不能明确病因者，则需做下列辅助检查。

（1）血常规。

（2）血沉。

（3）血清人类白细胞抗原-B27（HLA-B27）。

（4）血清血管紧张素转化酶（ACE）水平及抗核抗体（ANA）。

（5）性病研究实验室抗原（VDRL）或梅毒螺旋体血凝试验（TPHA）。

（6）结核菌素试验（PPD）。

（7）胸部X线检查，尤其用于除外类肉瘤病和结核病。

（8）抗伯氏疏螺旋体抗体检查。

如果病史、症状或体征提示某一病因，可相应地做以下检查，但应注意排除假阳性结果：

1）梅毒：快速血浆反应素试验（RPR）或VDRL，荧光梅毒螺旋体抗体吸附试验（FTA-ABS）。

2）强直性脊柱炎：骶髂关节、脊椎X线检查，血沉，血清HLA-B27。

3）炎症性肠道疾病：消化内科会诊，血清HLA-B27。

4）Reiter综合征：结膜、尿道和前列腺液培养（寻找衣原体）。若有关节炎则做关节X线检查；内科或风湿病科会诊，血清HLA-B27。

5）青光眼睫状体炎综合征：根据临床诊断。

6）晶状体性虹膜睫状体炎：根据临床诊断。

7）单纯疱疹：根据临床诊断。

8）BehCet综合征：皮肤针刺反应（用无菌TB针头皮内穿刺后数分钟至数小时，皮肤起水疱为阳性反应），内科或风湿病科会诊，血清HLA-B27或HLA-B5。

9）莱姆（Lyme）病：Lyme免疫荧光测定或酶联免疫吸附试验（ELISA）。

10）青少年类风湿关节炎：测定抗核抗体，类风湿因子，关节X线检查，儿科或风湿病科会诊。

11）儿童慢性虹膜睫状体炎：同青少年类风湿关节炎。

12）Fuchs虹膜异色性虹膜睫状体炎：根据临床诊断。

13）类肉瘤病：X线胸片，血清ACE，血清溶菌酶，结核菌素试验，头颈部镓扫描，必要时皮肤或结膜结节活检。

14）结核病：结核菌素试验，X线胸片，内科会诊。

（七）治疗

1. 睫状肌麻痹剂或散瞳剂 1%阿托品或2%后马托品滴眼液，3次/天。炎症轻者可考虑用复方托品酰胺滴眼液活动瞳孔。

2. 局部糖皮质激素 如1%醋酸泼尼松龙或妥布霉素地塞米松滴眼液，4~6次/天。

（1）如果虹膜睫状体炎严重，而且对局部频滴激素反应欠佳，可用地塞米松2~3mg结膜下注射，每日1次，或泼尼松龙7.5~12.5mg，每周1次。

（2）局部应用糖皮质激素无效时，可考虑全身使用并请内科或风湿病科会诊。

3. 继发青光眼者 可给予0.5%噻吗洛尔，每日2次，或口服乙酰唑胺250mg，每日3次。瞳孔闭锁者，在炎症控制后，可行YAG激光周边虹膜切开术；周边虹膜前粘连严重者可行滤过性手术。

4. 如果虹膜睫状体炎病因确切　应针对病因治疗。

（1）强直性脊柱炎：阿司匹林，非甾体抗炎药（NSAIDs）如吲哚美辛（消炎痛）。

（2）炎症性肠道疾病：全身用激素、磺胺嘧啶或二者联合用药并补充维生素 A。

（3）Reiter 综合征：如果有尿道炎，口服多西环素 100mg，2 次/天，或红霉素 250 ~ 500mg，4 次/天，连续使用 3 ~ 6 周。

（4）晶状体性葡萄膜炎：常需手术取出晶体物质。

（5）疱疹性虹膜睫状体炎：阿昔洛韦滴眼液点眼；全身服用阿昔洛韦。

（6）白塞综合征：常需全身用皮质激素或免疫抑制剂；请内科或风湿病科会诊。

（7）Fuchs 异色性虹膜睫状体炎：常对皮质激素无反应，一般不需用激素，严重者可短期试用皮质激素滴眼液，应注意眼压与晶状体改变。

（8）类肉瘤病：常需球周和全身应用皮质激素。

（9）结核病：避免全身用皮质激素，全身抗结核治疗。

（八）随访

急性期，根据严重程度，每隔 1 ~ 7 日复诊一次；稳定期每隔 0.5 ~ 1 个月复诊一次。每次复诊时，检查前房反应和眼压。如果炎症改善，则糖皮质激素眼药水可缓慢减量，通常每 3 ~ 7 日减一次。若前房细胞消失（闪辉常存在），则不需要继续使用糖皮质激素。

（闫　丽）

第三节　巩膜炎

巩膜炎（scleritis）是病理特征为细胞浸润、胶原破坏、血管重建的巩膜基质层炎症，其病情和预后比表层巩膜炎严重。由免疫介导的血管炎引起，巩膜炎通常与系统性免疫性疾病有关；约 1/3 的患者为弥漫性或结节性巩膜炎，约 2/3 的患者为伴有结缔组织或自身免疫疾病的坏死性巩膜炎。多发生于中青年人，女性明显多于男性，半数以上累及双眼。局部外伤可诱发炎症，巩膜炎常导致严重的疼痛和眼球结构的破坏，而导致视功能的损害。

（一）病因和分类

可能和免疫或感染有关。巩膜炎多伴有全身胶原性、肉芽肿性或代谢性疾病，免疫反应的类型多为Ⅳ型迟发性或Ⅲ型免疫复合物性超敏反应。少数可由微生物直接感染所致。

临床上常按巩膜炎受累部位分为前巩膜炎和后巩膜炎，前巩膜炎又分为弥漫性、结节性、坏死性三种。坏死性前巩膜炎又分为伴有炎症性和穿孔性巩膜软化症。巩膜炎的分类有助于确定疾病的严重程度及选择合适的治疗方案。

（二）临床表现

巩膜炎发病缓慢，几天内病情进展。大多数患者会出现眼部明显的不适或疼痛，常在夜间加重而使患者难以入睡。眼痛常引起同侧的头痛或面部疼痛。视力轻度下降，眼压轻微升高。深层血管丛扩张，自然光下巩膜充血呈紫红色，巩膜血管充血、扭曲，贴附于巩膜表面，不能被棉签移动。裂隙灯检查可见明显的巩膜水肿。阻塞性血管炎发生后形成无血管区，提示预后不良，炎症过后巩膜变薄呈紫色。

1. 前巩膜炎（anterior scleritis） 病变位于赤道部前，呈进展性，常沿受累的区域环形发展。

（1）结节性前巩膜炎（nodular anterior scleritis）：病程缓慢，逐渐发展。表现为病变区巩膜单个或多个暗红色或紫红色充血、肿胀的炎症性结节样隆起，质硬、有压痛、不能推动。结节常位于眼睑中部区域，近睑缘处（亦可发生于其他区域）。病变部位的巩膜会变透明，但不发生穿孔。在这个类型的病例中，44%～50%的患者合并有系统性疾病，类风湿关节炎最常见，其次是其他的结缔组织疾病。

（2）弥漫性前巩膜炎（diffuse anterior scleritis）：是最常见的临床类型，为巩膜炎中症状最轻的。主要表现为巩膜弥漫性紫色、蓝色或者橙红色充血，严重者球结膜严重水肿。有可能发展成为结节性前巩膜炎或者更为少见的坏死性前巩膜炎，总体预后相对较好。炎症消退后，由于胶原纤维的重排，病变的巩膜变成半透明或者蓝灰色。25%～45%的弥漫性前巩膜炎患者伴有系统性疾病。

（3）坏死性前巩膜炎（necrotizing anterior scleritis）：较少见，是巩膜炎中最具破坏性的一种。60%的患者出现眼部或全身的并发症；40%的患者丧失视力；少数患者发病后5年内死亡。发病时眼痛明显，进展迅速，眼痛剧烈与炎症表现不成比例，局部表现为巩膜炎症性斑块，病灶边缘炎症反应重于中央。此后病灶可迅速向周围蔓延、扩展，如果得不到治疗，炎症范围可扩至整个眼球前段和周边角膜，产生角膜溃疡、葡萄膜炎和青光眼并发症。严重者可发生巩膜变薄、软化、坏死、葡萄肿形成。一般不引起眼球穿孔，除非合并有巩膜外伤或者眼压显著增高。50%～81%的患者合并有严重的结缔组织疾病或血管炎，最常见的是Wegener肉芽肿病、类风湿关节炎和复发性多软骨炎。

2. 后巩膜炎（posterior scleritis） 临床少见，为发生于赤道部后方的肉芽肿性炎症，可单独或与前巩膜炎同时出现。多单眼发病，眼前段一般无明显改变，患者可出现眼痛、眼球突出、视力下降，偶尔会出现眼球运动受限。眼痛可引起同侧的头痛。当向上方注视时会出现下睑回退，可能是炎症侵及了位于后部巩膜的肌肉。如发生葡萄膜炎、渗出性视网膜脱离等并发症视力可明显下降。当前部巩膜无明显炎症表现时易漏诊。采用超声波、CT、MRI检测后部巩膜是否增厚有助于诊断。大多数后巩膜炎患者不伴有系统性疾病，但可以伴有眼眶炎性假瘤。

（三）并发症

巩膜炎患者中超过1/3的病例发生葡萄膜炎。前葡萄膜炎常见于坏死性巩膜炎，而后葡萄膜炎则常见于后巩膜炎。其可能原因是巩膜炎症直接波及邻近的葡萄膜。尽管可能会有虹膜的前粘连和后粘连的发生，但是前房的反应并不重。葡萄膜炎的出现是预后差的征象。

巩膜炎合并的角膜炎常侵犯周边角膜，其发生率为14%～37%。在一些病例中，角膜炎发生于巩膜炎之前。临近病变巩膜组织的角膜常可见到小而浅的周边角膜浸润灶。另一个表现是轻度的周边角膜变薄，最常见于弥漫性前巩膜炎，也见于长期患类风湿关节炎的病例。巩膜炎引起的角膜基质炎表现为一个或者多个的灰色混浊，常发生在周边部，但也可以发生在角膜中央。如果得不到治疗，白色混浊灶可以从周边部向中央发展，具有透明的进行性边缘，发生脂质沉着后而具绒毛样外观，最终形成角膜硬化。

大约有13%的巩膜炎患者在炎症的急性发作期发生暂时性眼压升高，很少发生永久性的视野缺损。巩膜水肿和血管扭曲所致的上巩膜静脉压增高是眼压增高的可能原因。治疗中皮质类固醇的应用、葡萄膜炎所致的开角型青光眼或者引起房角关闭也可能是导致眼压升高的原因。

大约有6%的巩膜炎患者合并有眼底异常，常见的有黄斑囊样水肿、视盘水肿、视网膜脱离和脉络膜皱褶。睫状体平坦部炎症引起的视网膜色素上皮迁移可以导致特征性的周边视网膜改变。合并有脉络膜脱离的视网膜脱离发生率增高。脉络膜皱褶和渗出性视网膜脱离可以导致相对远视，这些均可治愈。如果长期发生眼底病变则可导致永久性视野缺损。眼后节并发症多见于后巩膜炎。

（四）诊断和鉴别诊断

根据临床表现一般可以诊断。迅速诊断巩膜炎十分重要，因为它多与系统性疾病相关，可导致永久性的视力丧失。故除了检查眼部体征外，还应进行详细的全身体检，特别是关节、皮肤、心血管和呼吸道方面的检查，通常需要与风湿科医生和内科医生共同诊断治疗。

根据病史、外眼和裂隙灯检查可以鉴别诊断巩膜炎与表层巩膜炎。后巩膜炎B超/CT显示后巩膜和脉络膜增厚有助于诊断，但局限性增厚可能被误认为脉络膜肿瘤。后巩膜炎的眼球突出不如眶蜂窝织炎明显，但球结膜水肿比其严重。

（五）治疗

积极寻找病因，并对其进行有针对性的治疗，加强营养，改善全身情况。局部使用糖皮质激素滴眼液可减轻炎性反应，但禁用结膜下注射，以防巩膜穿孔。口服非甾体抗炎药如吲哚美辛25~50mg，2~3次/d，可减轻疼痛和炎症反应，服药1~2周无效，而且血管开始闭塞，加泼尼松0.5~1.5mg/（kg·d）口服。严重病例需肌注甲泼尼龙。

可全身应用免疫抑制剂如抗代谢药（如甲氨蝶呤）、免疫调节剂（如环孢素）或细胞毒制剂（如环磷酰胺）治疗。虽然目前尚存在争论，但用甲氨蝶呤治疗风湿性关节炎、细胞毒制剂治疗如Wegener肉芽肿一类的血管性疾病有一定疗效。全身应用免疫抑制剂治疗巩膜炎患者时应密切注意与药物有关的并发症。对高危患者应使用抗肺结核和抗肺囊虫治疗。眼科医生和风湿科医生应共同合作进行治疗。合并感染者加用抗生素治疗，巩膜/角膜穿孔时需手术治疗，可刮除坏死的巩膜组织，用异体巩膜移植片修补及分离带蒂的自体眼球筋膜覆盖，术后局部或全身应用免疫抑制剂。巩膜炎出现并发症时按相应的疾病处理原则进行。

（许鸿雁）

第四节　干眼症

（一）概述

干眼病亦称角结膜干燥症，是指任何原因引起的泪液质和量或动力学异常导致的泪膜不稳定和眼表组织损害，从而导致眼不适症状的一大类疾病的总称。部分病例出现干眼症状，并伴有全身的免疫性疾病，则成为干燥综合征。

泪膜覆盖在角、结膜表面，是眼表面的第一层保护层。它由外至内包括三层：脂质层、水液层及黏蛋白层。脂质层由睑板腺分泌的脂质构成，其作用为阻止泪液的蒸发；水液层为泪膜的主要成分，由主泪腺和副泪腺分泌，含多种水溶性物质；黏蛋白层主要由结膜杯状细胞分秘，含有多种糖蛋白。泪液通过瞬目动作均匀地分布于整个眼表面。充足的泪液对维护角膜的健康起着重要的作用，它不仅润滑眼表、湿润角膜及结膜上皮，还通过机械冲刷及其抗菌成分抑制微生物生长。泪膜任何一层结构的异常均可导致干眼病。

很多原因都可造成干眼病，其中同风湿病相关的疾病是 Sjogren 综合征。干眼病往往是该病的首发症状。Sjogren 综合征分为三种类型：有全身免疫功能紊乱无确定的相关组织疾病、无全身免疫功能紊乱且无确定的相关组织疾病、有全身免疫功能紊乱伴确定的相关组织疾病。临床上 Sjogren 综合征通常指前两型，第三种类型常被称为继发性 Sjogren 综合征。

（二）症状

眼红，烧灼感、干涩、异物感、视疲劳，遇烟、风、热、湿度低的环境，或长时间用眼（常见于使用电脑）后加重。常双眼发病，慢性病程。

（三）体征

（1）下睑缘泪河变细，甚至消失。

（2）泪膜破裂时间（BUT）缩短，正常≥10 秒。

（3）Schirmer I 试验（基础泪液分泌，局部表面麻醉后测定）：5 分钟滤纸湿润长度 <10mm。

（4）结膜充血。

（5）荧光素、虎红或丽丝胺绿染色后，角膜或结膜出现点状着色，通常位于下方或内侧。严重患者泪液中黏液和碎屑增多，角膜有丝状物附着。

分类（1995 年美国）：①泪液不足型干眼症：主要是泪液生成不足。②蒸发过强型干眼症：包括脂质层异常，如睑板腺功能障碍，还包括瞬目不全引起的泪液蒸发增加。

有学者将有症状及泪膜变化，但无眼表上皮广泛损害者称为干眼症；有症状、泪膜变化以及眼表上皮广泛损害体征者称为干眼病；同时合并全身免疫性疾病者称为干眼综合征。

（四）疾病进展过程和并发症

患者通常双眼受累，泪液分泌减少持续存在且随时间推移症状加重，但双眼泪液分泌减少的程度可以不同。正常情况下，微小外伤导致的角膜伤口愈合很快，不会发生影响视力的并发症。而同样的病情发生在干眼患者则严重得多，将会导致角膜溃疡迁延不愈，甚至穿孔。

（五）鉴别诊断

主要是各种病因之间的鉴别。

1. 水样液缺乏性干眼　主要由泪腺功能低下所致，如先天性无泪腺、自身免疫性疾病、感染、外伤、药物毒性等。

2. 黏蛋白缺乏性干眼　如 Stevens - Johnson 综合征、眼类天疱疮、沙眼、化学伤。

3. 脂质缺乏性干眼　睑板腺功能障碍。

4. 泪液动力学异常所致干眼　眼睑缺损、内外翻等

（六）病因

1. 非特异性　多见于闭经期后的妇女。

2. 结缔组织病　干燥综合征（Sjogren 综合征）、风湿性关节炎、Wegener 肉芽肿病、系

统性红斑狼疮。

3. 结膜瘢痕　眼瘢痕性类天疱疮，Stevens – Johnson 综合征、沙眼、化学烧伤。

4. 药物　口服避孕药、抗组胺药、β 受体阻滞剂、酚噻嗪、阿托品。

5. 泪腺疾病　结节病、肿瘤。

6. 泪腺　放射线照射后纤维化。

7. 维生素 A 缺乏症　常见于营养不良、肠道吸收障碍、肥胖症治疗者。

（七）诊断过程

根据典型症状、体征和实验室检查可确定诊断。通常在典型症状基础上出现 BUT 或 Schirmer 工试验异常即可诊断。

（八）治疗

（1）补充人工泪液：如玻璃酸钠滴眼液，4 次/天。蒸发过强型干眼症患者可补充含有油脂的人工泪液（如羟糖甘滴眼液）。

（2）睡前加用润滑眼膏或凝胶（如卡波姆眼用凝胶）。

（3）如每日需滴人工泪液 4 次以上才可缓解症状者，可考虑行泪道栓塞治疗。

（4）0.05% 环孢素滴眼液 2 次/天，对全身免疫性疾病或局部炎症明显的患者有效，但需长时间滴用。患者最初使用的几周内会出现局部烧灼的症状，1 ~ 3 个月后临床症状可缓解。

注意事项：

（1）除了治疗干眼症外，应同时治疗相应的病因，如睑缘炎、暴露性角膜病变等。

（2）如果每日人工泪液的使用次数超过 4 次，最好使用不含防腐剂的人工泪液。

（3）如果病史提示有自身免疫疾病，如关节疼痛、口干等，应建议患者进一步做免疫科的检查，排除干燥综合征、关节炎等疾病。

（九）随诊

根据眼干燥症的严重程度和症状，可在数日到数月内复诊。由潜在的全身慢性疾病，如风湿性关节炎、黏多糖贮积症、眼类天疱疮等导致的严重干眼症患者，密切随诊。有明确干眼症的患者，应嘱其避免配戴接触镜。

Sjogren 综合征患者，由于患淋巴瘤和黏膜疾病的发生率高，应同时进行内科、风湿免疫科、口腔科和妇产科的随访。

（许鸿雁）

第五节　获得性免疫缺陷综合征的眼部改变

（一）症状

症状多种多样，视力下降，眼痛，眼前漂浮物，闪光感等。

（二）体征

（1）卡波西（Kaposi）肉瘤：为位于结膜下的结节，呈红色或紫色外观，无压痛。

（2）眼底出现棉絮斑，最常见，为 AIDS 微血管病变。

（3）葡萄膜炎，视网膜血管炎以及视神经炎的体征，是自身免疫机制失调的表现。

（4）玻璃体内、深层视网膜及脉络膜浸润，颅压升高，局部神经系统体征等累及中枢的 B 淋巴细胞瘤表现。

（5）巨细胞病毒性视网膜炎表现。

（三）病因

由人类免疫缺陷病毒（HIV）感染引起，表现为细胞免疫缺陷。AIDS 患者多为同性恋者、吸毒者、血友病者，也有因误用 HIV 污染的血液、血制品、注射器等横向传播，也可通过母乳在母婴之间垂直传播。

（四）诊断过程

（1）病史，高危人群，全身多系统体征和症状，反复机会性感染等。

（2）实验室免疫学检查确诊：末梢血淋巴细胞绝对值，Th 和 Ts 细胞值以及比值；HIV 分离，HIV 抗原、核酸以及反转录酶的检测。

（3）怀疑卡波西肉瘤可行切除活检。

（五）治疗

目前尚无特效疗法，因此重在预防。眼底病变根据具体表现对症治疗。

（1）眼底棉絮斑可观察。

（2）自身免疫性疾病可以试用抗反转录病毒治疗，其他治疗与非 HIV 感染相同，但是否应用免疫抑制剂应慎重。

（3）巨细胞病毒性视网膜炎：丙氧鸟苷 250～500mg 加入生理盐水 500ml 静脉缓滴，1 次/8 小时，两周后改丙氧鸟苷 250～500mg 口服，2 次/天。

（4）卡波西肉瘤的治疗：采用高活性的抗病毒药物治疗，可使卡波西肉瘤造成的损害得到缓解。化疗药物包括长春碱、长春新碱。其他治疗包括手术切除，或行放疗。

（许鸿雁）

第六节　白塞病

白塞病（也称贝赫切特综合征，Bechet's disease）是一种以眼、口、外生殖器、皮肤和关节损害并可累及多脏器的慢性疾病。发病可能与遗传、感染、自身免疫、环境、微量元素失衡等多因素有关，机制尚不十分清楚。

一、诊断要点

1. 好发年龄　多见于 20～40 岁青壮年人，10 岁以下、50 岁以上发病者少见。

2. 好发部位　病变主要发生于眼、口、外生殖器、皮肤和关节，但多系统、多器官均可受累。

3. 典型损害

（1）口腔损害：常为首发症状，损害为口腔内单发或多发大小不等的溃疡，直径 2～10

毫米，圆形、椭圆形或不规则形，中央多呈淡黄红色，周围绕有鲜红色晕环，可自行愈合，多不形成瘢痕。溃疡常反复发作，一年至少复发 3 次。

（2）外生殖器损害：一般发生在口腔损害之后，少数亦可为首发症状．发生率约 75%。损害初为红色斑疹和/或丘疹，1~2 天形成脓疱，破溃后形成大小不等、深浅不一的多形性溃疡。

男性外生殖器溃疡发生率较低，症状也较轻，主要发生于龟头、阴囊、阴茎，亦可发生于尿道。女性患者绝大多数发生外生殖器溃疡，且出现时间较早，症状也较明显，主要发生于大小阴唇，也可发生于阴道和子宫颈。两性患者的溃疡均可发生于会阴、肛门和直肠。溃疡可自行愈合，愈后常留有瘢痕，可反复发作，但复发率常低于口腔溃疡。

（3）眼部损害：发生率 50%~85%，常晚于口腔和外生殖器损害，多发生于起病 1~5 年后，男性较女性更易发生，且症状也较严重。损害包括结合膜炎、角膜炎、虹膜睫状体炎、前房积脓、脉络膜炎、视网膜血管炎、视神经病变及玻璃体混浊或出血等，大多累及双眼，仅少数单侧发病。

病变常自眼球前段逐渐向眼球后段发展，且眼球后段受累者约 40% 可发展为青光眼、白内障，甚至失明。

（4）皮肤损害：发生率 56%~97%，较常见损害为结节性红斑、毛囊炎、痤疮样疹，也可发生蜂窝织炎、坏疽性脓皮病样皮损、Sweet 综合征样损害、多形红斑、丘疹坏死性结核样疹等。约 62.6% 患者针刺反应阳性（皮内针刺或注射生理盐水，48 小时针眼处出现毛囊炎样小红点或脓疱）。

（5）关节损害：发生率 38%~64%，主要表现为非侵袭性、不对称性、游走性关节炎，多见于四肢大关节，尤其是膝关节，红肿少见，常反复发作，一般不引起功能障碍和畸形。

（6）其他损害：可发生动静脉血管炎，除发生于小血管外，亦可累及大血管，以静脉受累多见，可发生深或浅静脉血栓，但罕见肺栓塞，偶可发生主动脉炎或周围动脉瘤、动脉血栓。

此外，消化道受累可发生溃疡、穿孔和出血；中枢神经系统受累可发生脑炎症状群、脑干症状群、脑膜 - 脊髓炎症状群、颅内高压症状群及器质性精神病症状群等；心脏受累可发生心包炎、心肌炎、心律失常等；肺部受累可发生间质性肺炎、胸膜炎等；肾脏受累可继发淀粉样变、新月体性肾小球肾炎等。偶可合并附睾炎、肌炎、胰腺炎、胆囊炎等。

4. 自觉症状　溃疡性损害常有不同程度疼痛，尤以外生殖溃疡为著。关节损害表现为游走性关节痛，伴明显晨僵。其他器官受累可出现相应症状。

5. 病程　溃疡一般 1~3 周自行愈合，但常反复发作，可迁延数年甚至十数年。

6. 实验室检查　多数患者急性发病期血沉增快，C - 反应蛋白升高。部分患者可检测到抗人口腔黏膜抗体，约 40% 患者抗 PPD 抗体增高。针刺反应阳性。

活检组织病理基本改变为血管炎，皮肤黏膜的早期损害表现为真皮或皮下组织小血管内皮细胞肿胀，微小血栓形成，类似白细胞破碎性血管炎，晚期多为淋巴细胞血管炎。初期棘层及基底层淋巴细胞和浆细胞浸润，随后液化变性和表皮坏死。皮肤血管可见 IgM 和 C_3 沉积，可见坏死性血管炎样改变。

二、治疗

1. 一般治疗 发病后症状严重者应卧床休息，增加营养，多进食高蛋白及高维生素饮食。加强皮肤黏膜护理，避免外伤，注意口腔卫生，避免辛辣刺激性和过凉、过热食物。外生殖器和肛周损害应尽量保持干燥，避免汗液浸渍和分泌物刺激，大便后应用消毒液或清水清洗，防止继发感染。锻炼身体，增强体质，去除慢性感染灶，预防上呼吸道感染。

2. 全身治疗

（1）糖皮质激素：用于较为严重的急性期患者，常选用醋酸泼尼松 30～60mg/d，顿服，症状控制后逐渐减量。溃疡特别严重或合并有神经和眼睛严重损害者，可考虑甲泼尼松龙 0.5～1g/d 或地塞米松 100～200mg/d 冲击治疗，静脉滴注，连用 3 天后改用醋酸泼尼松 30～45mg/d 口服，并逐渐减量至停药。

（2）非甾体类抗炎药：常选用肠溶阿司匹林 0.3g/d、双嘧达莫 50～75mg/d、吲哚美辛 50～75mg/d、萘普生 0.4～0.8g/d 或布洛芬 1.2～1.8g/d，分次口服。对皮肤、眼睛、关节、外生殖器及神经损害均有一定疗效。

（3）免疫抑制剂：常用于有重要脏器受损者，可选用苯丁酸氮芥 3～6mg/d、环孢素 5～10mg/kg·d、环磷酰胺 100～200mg/d 或硫唑嘌呤 1～3mg/kg·d，分次口服。此外，秋水仙碱 1～1.2mg/d 或雷公藤总苷 1mg/kg·d，对皮肤、黏膜、关节病变有较好疗效。

（4）抗生素：可选用苄星青霉素 120 万 U/次，每 2 周肌注 1 次，同时联用秋水仙碱 1～1.2mg/d，对皮肤、黏膜及关节损害疗效较好；米诺环素 100～200mg/d，分次或 1 次口服，对外生殖器损害有一定疗效。

（5）其他：如沙利度胺起始剂量 400mg/d 对口腔及外生殖器损害疗效较好；氨苯砜 100～200mg/d 对皮肤及黏膜损害有效；柳氮磺胺吡啶 1.5～3g/d 对无视网膜受累的眼色素膜炎有效；大剂量维生素 E、维生素 C 及多种维生素 B 可作为辅助用药。复方丹参注射液、氯喹、人免疫球蛋白、右旋糖酐-40、链激酶、司坦唑醇等亦可酌情选用。

3. 局部治疗 口腔溃疡可用 2%～4%碳酸氢钠溶液、复方氯己定溶液或多贝尔液含漱，疼痛明显者进食前用 0.5%利多卡因溶液含漱，亦可外涂金霉素甘油、3%苯唑卡因硼酸甘油溶液、林可霉素利多卡因凝胶、1%达克罗宁溶液和糖皮质激素软膏或贴膜剂。

外生殖器溃疡可用 1∶5 000 高锰酸钾溶液、0.05%黄连素溶液、0.5%聚维酮碘溶液、0.1%依沙吖啶溶液或 0.02%呋喃西林溶液冲洗后，外涂贝复剂喷雾剂、2%莫匹罗星软膏、1%利福平软膏、0.5%～1%新霉素软膏、1%诺氟沙星软膏或 0.2%盐酸环丙沙星软膏，每日 3～5 次。

急性眼色素膜炎可用散瞳剂点眼。肢端血管炎性损害可涂搽肝素钠软膏或喜疗妥软膏，每日 3 次。

4. 封闭治疗 球结膜下及关节腔内注射地塞米松 5mg，可有效缓解炎症。

5. 中医治疗 口腔溃疡可吹扑西瓜霜、锡类散或珠黄散；眼痛或羞明，选用黄菊花、薄荷、青茶适量水煎外敷或冲洗；外阴溃疡可选用苦参汤或蛇床子汤外洗，然后扑撒黄连粉或铁箍粉；溃疡久不愈合，可用珍珠软膏（珍珠粉 0.3～0.6g 混于凡士林 10g 中）外敷，每日数次。

（许鸿雁）

第三十一章　幼年特发性关节炎

幼年特发性关节炎（juvenile idiopathic arthritis，JIA）是一组不明原因，以慢性关节滑膜炎为主要特征，伴有机体各组织、器官不同程度损害的慢性、全身性疾病。JIA 应归类于自免疫性损伤为特征的"现代风湿性疾病"。

英国儿科医师 George Frederick Still 早在 1897 年就描述了儿童慢性关节炎的病例，他发现儿童关节炎除关节之外常伴有其他系统的临床表现，并首先想到儿童慢性关节炎是不同于成人类风湿关节炎的疾病。国际风湿病学会联盟（ILAR）儿科常委专家组于 2001 年 8 月在加拿大埃德蒙顿讨论决定：为了便于国际间协作观察研究，将 16 岁以下，不明原因、持续 6 周以上的关节肿胀、疼痛病症统一命名为 JIA，并以此取代美国风湿病学会"幼年类风湿关节炎"（JRA）和欧洲风湿病学会"幼年慢性关节炎"（JCR）这两个传统病名。

JIA 的病因与发病机制虽至今不明，但数年研究成果不断强化了学界普遍认识：JIA 属一类与遗传特质、免疫紊乱以及环境因素高度关联的异质性疾病。

JIA 的基础研究与临床研究相对滞后，国内至今没有一篇有关 JIA 的多中心、大样本、临床随机对照研究（RCT）学术报告，也罕见以国内资料为基础的 Meta 分析，流行病学资料更为匮乏。国外一些单位中心 RCT 资料中也常存在病例数少，观察时间较短等缺陷。

本章以中华儿科学会免疫学组《幼年特发性关节炎诊治建议》（2010 年初稿）为基础，归纳、总结以及介绍国内外 JIA 学术研究成果，并同时提出相应诊疗指引。

国内缺乏 JIA 确切发病率资料，国外统计 JIA 各型总发病率约为 1/15 000。JIA 在 1 岁以内相对罕见，此后各年龄组均可发生，但各种类型有其相对集中的发病年龄；类风湿因子（RF）阳性多关节炎多发生于年长儿（≥8 岁），≥8 岁男孩的少关节炎可能是幼年强直性脊柱炎（JAS）早期表现。RF 阴性多关节炎和全身型可发生在任何年龄，但仍以幼年多见；抗核抗体（ANA）阳性少关节炎型多发生在 6 岁以内。各亚型间性别比例也不尽相同，多关节与少关节型 ANA 阳性患儿以女性居多，年长少关节型（或 JAS）以男孩为主，而全身型 JRA 患儿男女比例较为接近。

家族史与基因特征　JIA 发病有明显的家族聚集趋势，国内报告 JIA 有阳性家族史者占 21.2%，国外一报告发现 313 个患者家庭一级亲属中都可以找到先证者并在基因多态性方面有某种关联。有关 JIA 基因多态性的研究结果是杂乱而粗浅的。

第一节　病因与发病机制

一、感染

报告约 35% JIA 患者关节液细胞中能分离出风疹病毒，部分全身型 JIA 患者有柯萨奇病毒或腺病毒感染的证据。研究者还发现相当多的 JIA 患儿有微小病毒 B_{19} 感染的线索。Hoffman 等人虽证实了 JIA 患者有支原体感染证据，但未能证实关节液中有支原体 DNA 存在，因此认为支原体感染并非关节炎发生的直接原因。有人认为感染后某些抗体升高是感染后损伤的依据，感染仅是触发异常免疫反应的因素。有很多观察发现活动性关节炎与沙眼衣原体、耶尔森菌、沙门菌属、痢疾杆菌以及空肠弯曲菌感染诱发有关。有资料显示活动性关节炎患者血中或关节滑膜液中有被病菌激活的 T 细胞。

二、遗传因素

有很多资料证实主要组织相容性复合基因（major histocompatibility complex，MHC）特性决定了个体在一定条件下是否发生异常免疫反应及发生何种类型、何种程度的免疫损伤。因此，人们特别感兴趣是否有特异性 MHC 位点决定是否发生自身免疫性疾病。单卵双胎及同胞兄妹共患 JIA 的病例提示遗传基因可能发挥易患 JIA 的重要作用。但遗传研究并未取得单一基因型与 JIA 发病对应关系的结果。

三、免疫学因素

JIA 患者整体与局部的免疫反应异常已有很多研究证明。在 JIA 病程中不同时期可以测出不同的优势 T 细胞克隆以及调节性 $CD4^+CD25^+$ 阳性 T 细胞增殖异常。T 细胞与巨噬细胞被过度激活将产生大量的细胞因子，如白细胞介素（IL-1、6、8）、肿瘤坏死因子（TNF）以及粒-单细胞集落刺激因子（CM-CSF）等。IL-1 可诱导滑膜成纤维细胞及关节软骨细胞合成前列腺素 E_2 及各种蛋白酶，介导关节组织损伤。实验发现 IL-6 及 IL-8 浓度与类风湿关节炎活动呈正相关，IL-1 和 TNF 还可激发其他细胞因子的合成与分泌，并形成炎症因子的瀑布效应。自身抗体可能在部分 JIA 发病中发挥作用，合并慢性虹膜状体炎 JIA 患者 80% 可以测出 ANA，多关节型和少关节型患者也有 ANA 阳性结果，只有全身型患者极少 ANA 阳性。

综上所述，JIA 的发病机制可能为，具备一定遗传特质的个体在受到各种感染性微生物攻击时，异常激活了自身免疫细胞，通过直接作用或分泌细胞因子或自身抗体产生自身免疫损害或组织变性。某些细菌及病毒的一种特殊抗原成分作为超抗原，其结构与人类 MHC-Ⅱ抗原具有同源性，不需抗原提呈细胞加工处理即可直接与具有特殊可变区 β 链（Vβ）结构的 T 细胞受体（TCR）结合而激活 T 细胞。VβT 细胞在超抗原刺激下被过度活化，从而激发免疫细胞或细胞因子（如 TNF）引起的免疫损伤。

（王兴翠）

第二节 病理

JIA 病变组织的典型改变是滑膜组织以淋巴细胞及浆细胞浸润为特征的慢性炎症，JIA 各型之间以及与成人类风湿关节炎病理改变进行比较并未见显著差别。提示虽然诱因、病因及发病机制的异质性，但病理损害结果是殊途同归。早期病变为关节周围非特异性水肿、充血，纤维蛋白渗出，淋巴细胞和浆细胞浸润。反复发作后滑膜组织增厚呈绒毛状向关节腔突起，附着于软骨上并向软骨延伸形成血管翳，从而破坏关节软骨。中性粒细胞的蛋白酶类也在病变中发挥了溶解蛋白的作用。病变过程中淋巴样细胞在滑膜中聚集，局部大量聚集的活化 T 细胞，使炎性细胞因子大量增加（TNF 等）。反复、连续的炎症侵蚀关节软骨，致关节面粘连融合，并被纤维性或骨性结缔组织所代替，导致关节僵直、变形。受累关节周围可以发生肌腱炎、肌炎、骨质疏松及骨膜炎。病变组织中淋巴结呈非特异性滤泡增生和分泌免疫球蛋白及类风湿因子的浆细胞增多。胸膜、心包膜及腹膜可见纤维性浆膜炎。皮疹部位毛细血管有炎症细胞浸润，眼部病变可见虹膜睫状体的肉芽肿样浸润。

（王兴翠）

第三节　诊断标准与分型

JIA 诊断虽不复杂，但确诊耗时长（6 周~6 个月），确诊前要做大量的鉴别诊断工作。ILAR 有关 JIA 诊断定义与美国 JRA 相比 JIA 将少关节型分为持续型和扩展型，增加了银屑病性关节炎，与附着点炎症相关关节炎和未分类关节炎等亚型；与 JCA 相比将少关节型分为持续型和扩展型，去掉强直性脊柱炎，增加了与附着点炎症相关关节炎和未分类关节炎等亚型。

通过近年各国医师临床实践，现全世界普遍采用 2001 年加拿大埃德蒙顿 ILAR 三次会议讨论制定的 JIA 诊断标准，引用如下：

ILAR 加拿大埃德蒙顿 2001 年幼年特发性关节炎（juvenile idiopathic arthritides JIA）诊断标准

一、总定义

幼年特发性关节炎（juvenile idiopathicarthritides，JIA）是指 16 岁以下儿童的持续 6 周以上的不明原因关节肿胀，除外其他疾病称为幼年特发性关节炎。

二、除外标准

以上总定义适用于所有类型的 JIA。但每一型需要除外的原则如下：

a. 银屑病或一级亲属患银屑病。

b. 男孩 6 岁以上发病的关节炎，HLA－B27 阳性。

c. 强直性脊柱炎，肌腱附着点炎症，炎症性肠病性关节炎，Reiter 综合征，急性前葡萄膜炎，或一级亲属患以上任意一种疾病。

d. 类风湿因子 IgM 间隔 3 个月以上 2 次阳性。

e. 患者有全身型 JIA 表现。

这些除外原则在下面具体条文中都会提到，并且将来有可能进行修改。

三、分型

1. 全身型幼年特发性关节炎（systemic JIA）　一个或一个以上的关节炎，同时或之前发热至少 2 周以上，其中连续每天弛张发热时间至少 3 天以上，伴随以下一项或更多症状：

（1）短暂的、非固定的红斑样皮疹。

（2）全身淋巴结肿大。

（3）肝脾肿大。

（4）浆膜炎。

应除外下列情况：a，b，c，d。

2. 少关节型幼年特发性关节炎（oligoarticular JIA） 发病最初 6 个月 1 ~ 4 个关节受累，有两个亚型。

（1）持续性少关节型 JIA，整个疾病过程中关节受累数≤4 个。

（2）扩展性关节型 JIA，病程 6 个月后关节受累数≥5 个。

应除外下列情况：a，b，c，d，e。

3. （类风湿因子阴性）多关节型幼年特发性关节炎（pol - yarticular JIA） 发病最初的 6 个月，5 个以上关节受累，类风湿因子阴性。

应除外下列情况：a，b，c，d，e。

4. （类风湿因子阳性）多关节型幼年特发性关节炎（pol - yarticular JIA） 发病最初 6 个月 5 个以上关节受累，并且在最初 6 个月中伴最少间隔 3 个月以上且 2 次以上的类风湿因子阳性。

应除外下列情况：a，b，c，e。

5. 银屑病性幼年特发性关节炎（psoriatic JIA） 1 个或更多的关节炎合并银屑病，或关节炎合并以下最少任何 2 项：

（1）指（趾）炎。

（2）指甲凹陷或指甲脱离。

（3）家族史中一级亲属有银屑病。

应除外下列情况 b，c，d，e。

6. 与附着点炎症相关的幼年特发性关节炎（enthesitisrelated JIA，ERA） 关节炎合并附着点炎症，或关节炎或附着点炎症，伴有下列情况中至少 2 项：

（1）有骶髂关节压痛和或炎症性腰骶部疼痛目前表现或病史。

（2）HLA - B27 阳性。

（3）6 岁以上发病的男性患儿。

（4）急性或症状性前葡萄膜炎。

（5）家族史中一级亲属有强直性脊柱炎，与附着点炎症相关的关节炎，炎症肠病性关节炎，Reiter 综合征，急性前葡萄膜炎。

应除外下列情况 a，d，e。

7. 未分类的幼年特发性关节炎（undifferentiated JIA） 不符合上述任何一项或符合上述两项以上类别的关节炎。

诠释：诠释用于对临床工作更好的应用。这包括年龄，关节炎的描述（大关节、小关节、对称、上肢或下肢为著以及受累关节），疾病的过程（关节的数目），ANA 阳性，急性或慢性葡萄膜炎，HLA 基因的相关性。ANA 作为一条诊断标准受到广泛关注，但是现在没有足够证据支持它。诠释不仅仅是 JIA 诊断标准的一部分，在将来其中一些新数据会改写诊断。

（王兴翠）

第四节　临床表现

一、全身型幼年特发性关节炎（systemic onset juvenile idiopathic arthritis）

约20%JIA患者表现此型，突出的关节外症状是本型特征。全身症状包括弛张热、皮疹、肝脾淋巴结肿大、心包炎、胸膜炎、腹痛、白细胞增多及贫血，偶尔还发生弥散性血管内凝血。发热是本型突出症状，每日1~2次体温升高，达39~40℃，每天体温可降至正常或接近正常，发烧时呈重病容，热退后玩耍如常，病情呈戏剧性变化。发热可续数周，甚至数月。皮疹为另一特征，一般在高热时出现，热退后消失，常于夜间明显，次晨消退，不留痕迹。皮疹多呈淡红色斑点或环形红斑，见于身体任何部位包括手脚心。偶有瘙痒，可见抓痕。多数患者有轻微心包炎和胸膜炎。偶见大量心包积液，需要减压治疗。肝、脾、淋巴结肿大可很明显，类似恶性疾病。个别患儿除了发热、皮疹外无明显关节症状，此时只能疑诊本病，需要做大量鉴别诊断工作。全身症状可能复发，其间隔时间难以预测，但到青春期后再发者就较为罕见。本型致死者极少，预后取决于关节炎严重程度。

二、多关节型JIA（polyarticular juvenile idiopathic arthritis）

近35%~40%JIA患儿在病初6个月内病变累及多个关节（≥5个），即多关节型JIA。几乎所有的关节均可受累，手足掌小关节、颈椎及髋关节受累也不少见。关节症状多表现为肿胀、疼痛、发热、触痛及活动障碍。指趾关节受累者，呈现典型梭形肿胀；累及颞颌关节表现为张口困难，幼儿可诉耳痛。病程长者，可影响局部发育出现小颌畸形；累及喉杓（环状软骨及杓状软骨）可致声哑、喉喘鸣和饮食困难。部分患儿晨起关节活动障碍，但病变关节可不发红，即晨僵。关节腔内大量渗出以及骨膜炎症使关节症状非常突出。本型关节外表现轻微，疾病活动期可有低烧、全身不适、激惹、生长滞缓、轻度贫血及很少见的类风湿结节。本型预后与关节炎严重度、持续时间及关节破坏程度有关。活动性关节炎可持续数月、数年，也可在几乎完全缓解后再发。偶见个别幼儿颌关节炎后导致口腔活动障碍，面部不对称而需要外科手术纠正。本型分RF阴性和RF阳性两亚型，RF阴性多关节型JIA见于任何年龄，RF阳性型多关节炎多见于年长女孩，前者预后好于后者，RF阳性型多关节炎易见虹膜睫状体炎和其他并发症。

三、少关节型JIA（pauciarticular juvenile idiopathicarthritis）

约40%JIA患儿在病初6个月内受累关节仅限于一个或很少几个（≤4个），即少关节型JIA。少关节型JIA患者通常发生大关节病变，呈不对称分布。就关节炎表现而言少关节型与多关节型并无差别，组织学改变均以滑膜炎症为基础。临床上少关节型可进一步分为二型：一型为持续少关节型，病程中受累关节始终≤4个，二型为扩展型，病程6个月之后受累关节数超过4个。少关节型中年长男孩，以下肢大关节受累者要注意与幼年强直性脊柱炎、炎症性肠病（in-flammatory bowel disease）和瑞特病（Reiter病）等鉴别，注意检测

HLA-B27。少关节型 JIA 中年长女性、ANA 及 RF 阳性者要注意并发慢性虹膜睫状体炎。虹膜炎常隐匿起病，早期只有用裂隙灯检查才能诊断。病变可以累及单侧或双侧眼睛，若未及时控制病情将发生前房疤痕、继发性青光眼及白内障，导致严重视力障碍或失明。因此，应强调定期眼科随访。偶尔也见全身型与 RF 阳性多关节炎患者发生虹膜睫状体炎。

少关节型 JIA 病程差异较大，在几年的病程中关节症状时轻、时重，最终的结果也多种多样。少关节病变若不属于强直性脊柱炎、Reiter 病和炎症性肠病的早期表现，则很少伴有其他全身症状。

四、其他重要特征

除关节炎、发热及皮疹等基本临床症状外，JIA 应注意以下临床特征：

（一）JIA 与成人类风湿性关节炎（RA）的差异

除类风湿因子（RF）阳性多关节炎型 JIA 与成人 RA 相似临床特征外，大部分 JIA 患儿临床表现与成人 RA 不符。晨僵在 JIA 患儿中虽常见，但并非诊断 JIA 的标准。多关节型 JIA 关节受累没有部位限制，任何关节，甚至颞颌关节，关节炎也无需对称。JIA 少关节型是唯一无成人相对应亚型。JIA 少关节型多侵犯下肢大关节，膝关节最常受累。约 1/3 患儿表现为对称性关节受累。

（二）JIA 少关节型扩展

205 例少关节型 JIA 确诊 4.9 年后，40% 患儿受累关节超过 4 个，18% 超过 10 个。

（三）关节外症状

JIA 关节外常见如发热、皮疹及肝脾淋巴结肿大等多系统症状，注意少数患者出现心脏、肝脏、肾脏及中枢神经系统损害的临床症状。

（王兴翠）

第五节　实验室诊断与检查

实验研究证明 JIA 患儿存在明显免疫功能紊乱。遗憾的是，众多实验研究结论得不到有效重复和多中心 RCT 的证实。这除了证明 JIA 异质性特征外，同时表明至今没有发现公认一致的 JIA 免疫发病确切机制。但某些免疫学指标检测可以帮助判断疾病活动性、鉴别诊断以及部分自身免疫性疾病的定性及分型。

一、免疫实验室检测

1. 类风湿因子（RF）　RF 系抗自身免疫球蛋白抗体，与成人型类风湿关节炎发病机制有密切关系，成人 IgM 型 RF 阳性检出率可达 80%。而在 JIA 总体阳性率不足 15%，主要出现在多关节型 JIA 之中，RF 阴性并不能除外诊断 JIA。

2. 隐匿性 IgM 型类风湿因子（HIgM-RF）　有发现 HIgM-RF 在 JIA 中有较高的检出率（71.4%），其中多关节型阳性率为 80.0%，少关节型阳性率为 71.4%，全身型阳性率为 58.8%。各型患儿活动期 HIgM-RF 均值高于缓解期，并与病情活动性有关。遗憾的是此结果没有得到重复实验证实，也无多中心、大样本对照研究的相同结论。

3. 抗核抗体（ANA） ANA 检测不能确定或排除 JIA 诊断。256 例 JIA 患儿检测 ANA 阳性结果分析与发病年龄偏小、不对称性关节炎及虹膜睫状体炎的发生有关。

4. 抗环瓜氨酸抗体（ACCP） 研究表明 109 名 JIA 患儿中只有 2 名 ACCP 为阳性，发生率不足 2%，远低于成年（63%）。因此，ACCP 难以作为 JIA 诊断的筛选手段。也有人发现 13% 的多关节型 JRA 和 2% 的其他类型 JRA 血清中 ACCP 抗体为阳性，健康对照仅 0.6% 阳性，其中 RF 阳性多关节型 JIA 患儿中 57% ACCP 抗体为阳性。HLA – DR4 阳性多关节型患儿 ACCP 抗体阳性率高于 HLA – DR4 阴性的患儿。

5. 抗核周因子抗体（APF） Nesher G 检测 64 名 JIA 患儿（28 名多关节型，26 名少关节型，10 名全身型），结果多关节型中 APF10 名阳性，少关节型中 5 名阳性，全身型中 1 名阳性。因此建议将 APF 作为 JIA 诊断指标。

6. 中性粒细胞胞浆抗体（ANCA） Muderl 等人（1997 年）报告 JRA 患者血清中抗中性粒细胞胞浆抗体（ANCA）检测阳性率达 35%，其中多关节炎型 44% 阳性，少关节炎型 36% 阳性，全身发病型仅 16% 阳性。

7. 抗 Sa 抗体 在 RA 中阳性率为 31.9%，在 SLE 为 4.3%，干燥综合征为 3%，在多发性心肌炎及皮肌炎中阳性率为 0，抗 Sa 抗体对 RA 诊断特异性为 98.6%。研究发现抗 Sa 抗体与 RF、RA3、SSA、SSB、RNP、Sm、Jo – 1 及 Scl – 70 等多种自身抗体无交叉反应性，Sa 抗体对 JIA 的诊断价值罕见报告。

二、非免疫学实验室检查

JIA 患儿多有血沉加快（少关节型患者的血沉结果可以正常），外周血白细胞计数增多，C 反应蛋白升高，轻度贫血等，这对 JIA 诊断无特异性，可在随访中提示 JIA 活动性。若原本升高的白细胞、粒细胞及血小板突然下降即提示并发巨噬细胞活化综合征（MAS）可能。

三、影像学辅助检查

1. X 线检查 JIA 早期（病程 1 年左右）X 线仅显示软组织肿胀，关节周围骨质疏松，关节滑膜炎，关节附近呈现骨膜炎。晚期才能见到关节面软骨破坏、关节腔变窄、畸形、骨囊性变及骨质破坏等。其中，膝、手、踝及足关节最易受累。

2. 磁共振成像（MRI） MRI 能够全面评估关节的病变，包括滑膜、关节积液、软骨、骨、韧带、肌腱及腱鞘等改变，有望成为早期 JIA 诊断的敏感检测手段。30 例 JIA 早期患儿（症状≤1 年）均发现膝关节平均滑液厚度及髌上关节液体溢出量增加，37% 半月板增生不全（11/30），27% 骨骺骨髓异常（8/30），3 个膝关节有软骨轮廓不规则、裂隙及变薄，1 个关节腔有狭窄，无关节发生畸形。

3. 超声学检查 超声技术能够安全、准确地显示关节渗出液、滑膜增厚、软骨浸润和变薄而辅助诊断 JIA。JIA 活动期膝关节明显积液，滑膜明显增厚。

四、骨密度检测

JIA 患儿疾病初期和整个病程中均存在骨质丢失及骨密度降低，日后发生骨质疏松的风险显著增加。早期监测有利于 JIA 的诊断和早期干预。65 名 JRA 患儿随访至成年发现有

43%发生腰椎骨密度下降，53%发生髋部骨密度下降。钙剂与维生素 D 可纠正全身骨密度降低。

五、关节液分析

关节液分析不能确诊 JIA，但可以鉴别化脓性关节炎和结晶性关节炎（痛风在儿童少见），化脓性关节炎液外观呈混浊的绿、黄色，有大量的白细胞，以多形核细胞为主。

六、滑膜组织活检

滑膜活检可除外慢性化脓性、结核性关节炎及其他少见病如类肉瘤病及滑膜肿瘤等疾病。

（王兴翠）

第六节 并发症

一、感染

感染既是 JIA 的诱因，也是最常见的并发症，尤其是在免疫抑制剂使用之后。

Aslan 在 70 例研究对象中（初发的 JIA26 例，复发 JIA20 例，健康对照 24 例），检查发现在初发 JIA 中，有 10 例（38.46%）伴发感染，其中支原体肺炎 4 例，衣原体肺炎及空肠弯曲菌感染各 1 例；而在复发 JIA 组中，8 例（40%）出现感染，包括沙门菌感染 1 例，EBV、支原体肺炎及空肠弯曲菌感染各 2 例，伯氏螺旋体感染 1 例；正常对照组中仅发现肠道沙门菌及空肠弯曲菌感染各 1 例。并发感染时仅用经典抗风湿治疗可能无反应。

二、肿瘤

JIA 合并肿瘤与并发肿瘤的报告都有。

来自德国的报道对 JIA 患者使用生物制剂引发肿瘤的潜在风险提出警示，尤其是淋巴瘤。2001—2009 年间在德国 1 200 名 JIA 使用依那西普患者中报道了有 5 名发生了肿瘤，发生肿瘤前都使用了细胞毒药物（如 MTX、来氟米特、硫唑嘌呤及环孢素 A），有 2 例在使用依那西普后又使用阿达木单抗及英夫利昔单抗。肿瘤发生于依那西普使用后 3 周~6 年内，5 例都同时使用了 MTX，其中 3 例到成人期才发生肿瘤。因此，应预先通知监护人或患者发生肿瘤的风险。

三、巨噬细胞活化综合征（MAS）

大多数 MAS 发生于全身型 JIA，但英国作者报道首例 MAS 发生在活动性多关节型 JIA 患者。EBV 感染后导致巨噬细胞活化综合征（MAS）的报告提示 JIA 患者在 EBV 感染后可能存在免疫缺陷；2001 年法国报道 24 例 MAS（男 9 例，女 15 例），其中全身型 JIA 18 例，多关节型 2 例，狼疮 2 例，另外 2 例为未定型关节炎。

四、淀粉样变治疗

淀粉样变是 JIA 潜在的致死性并发症，欧洲及世界上其他一些国家统计大约有 6% 的 JIA 患者发生淀粉样变，国内极少报告。苯丁酸氮介可用于淀粉样变治疗。

五、其他并发症

1. 心脏并发症　218 例 JIA 心脏损害的回顾性分析发现：临床表现为心悸、气促各有 7 例，血乳酸脱氢酶（LDH）升高 99 例（46.9%）；肌酸激酶同工酶 MB（CK - MB）升高 24 例（24.2%）；发现心包炎 12 例（5.05%）；心律失常有 69 例（31.65%）。55 例行 UCG 检查，出现心脏结构、心包或瓣膜病变 26 例（47.3%）。

2. 肺部并发症　荷兰学者证实多关节型和全身型 JIA 患儿可以存在显著呼吸肌肌力损害。JIA 还可见反复胸膜炎、肺结节、间质性肺炎及毛细支气管闭塞等，肺功能检查见肺活量下降和偶有 CO_2 弥散异常和气道阻塞改变。

3. 中枢神经系统并发症　对 213 例 JIA 进行回顾性分析发现其中 10 例出现神经系统表现。年龄 7 ~ 14 岁，其中 6 例 RF（＋）多关节型，其余 4 例 RF（－）多关节炎型。这些患儿出现神经系统并发症的病程为 2 个月 ~ 7 年。

（王兴翠）

第七节　治疗

一、治疗

（一）非甾体抗炎药（NSAIDs）

目前公认 NSAIDs 不能延缓或防止关节损害，但能减轻炎症、疼痛及肿胀等症状。各种 NSAIDs 间有效性无显著差异，选择主要根据用药频率、药物剂型、副作用及价格进行相应考虑。由于阿司匹林用药次数频繁（每天 3 次），要监测血水杨酸水平，易致肝损害或疑并发瑞氏综合征而不被推荐使用。各种 NSAIDs 药理机制及副作用基本相似，因此不能两种 NSAIDs 联合使用。NSAIDs 在数天内就能逐步缓解症状，大多数对 NSAIDs 有效的患者在头 3 个月显示明显的症状改善。对初始 NSAIDs 治疗 3 周内无效的患者应改其他 NSAIDs 药物。目前还无法预测个体对某种 NSAIDs 是否有效。

国外以往采用萘普生［10 ~ 15mg/（kg·d）分 2 次服用］和甲苯吡咯酸［tolmetin，20 ~ 30mg/（kg·d）分 3 ~ 4 次服用］的报告较多，近年已开始应用有真正意义的选择性抑制环氧化酶 2（COX - 2）的新药，因不抑制 COX - 1，胃肠道不良反应明显减少，这类药物将来有可能取代其他药物。

以下是几种常用 NSAIDs 的临床循证医学证据评价：

1. 布洛芬　92 例 JIA（所有类型）使用布洛芬 30 ~ 40mg/（kg·d）或阿司匹林 60 ~ 80mg/（kg·d）12 周，结果证明两组疗效相似，阿司匹林的副作用更大。84 例患儿应用布洛芬的不同剂量［30、40 及 50mg/（kg·d）］比较观察 24 周。三种剂量疗效相似。

2. 美洛昔康与萘普生 萘普生为非选择性 COX 抑制剂，其疗效及副作用与布洛芬相近。美洛昔康系 COX-2 抑制剂。一组 2~16 岁，225 例少关节型和多关节型病例入选的多中心、随机、双盲，美洛昔康与萘普生对照临床研究结果为：分 3 个月和 12 个月两个观察时点；美洛昔康两种剂量：0.125mg/（kg·d）和 0.25mg/（kg·d），每天 1 次。萘普生 10mg/（kg·d），每天 2 次。182（81%）患者完成 12 个月的治疗。根据 ACR 儿科 30（美国风湿病学会儿科疗效评分）标准判断。结果为（3~12 个月）：美洛昔康 0.125mg/（kg·d）组为 63%~77%，而美洛昔康 0.25mg/（kg·d）组为 58%~76%，萘普生组为 64%~74%。三组间疗效、副作用及异常实验室指标无显著差异。

3. 罗非昔布 国外研究表明罗非昔布与萘普生两组临床疗效相似，且均有良好耐受。

4. 塞来昔布 242 例 2~16 岁少关节和多关节型 JIA 多中心研究结果：塞来昔布 3mg/kg，bid；或 6mg/kg，bid；萘普生 7.5mg/kg，bid。观察 12 周。结果 2 组剂量的塞来昔布至少与萘普生组疗效相当，ACR 儿科 30 评分分别为 68.8%、80.5% 和 67.5%。其中 6mg/kg，bid 组疗效略佳。3 组副反应无明显著差别。

5. 双氯芬酸（扶他林） 100 例 JIA 患儿分 3 组，分别服用双氯芬酸、paduden（成分布洛芬）和阿司匹林，随访临床和实验室改变。结果 12 周时，3 组疗效佳的百分比分别为 64%、59% 和 53%，疗效相当。前 2 组副作用比阿司匹林组少且轻。

（二）改变病情抗风湿药（DMARDs）

NSAIDs 不能延缓或阻止病情发展，临床常需联合 DMARDs 以稳定病情和减少远期致残率。EULAR 2009 年会上根据循证医学证据制定了 14 项类风湿关节炎治疗指南，其中大部分涉及 DMARDS（含生物和非生物制剂）的临床应用循证医学证据。尽管为成人类风湿关节炎（RA）指南，对儿童亦有较好的指导作用，该指南第一项提出即一经诊断 RA 即可早期使用 DMARDs 治疗。

1. 氨甲蝶呤（MTX） MTX 用于 RA 的治疗已有多年历史，因疗效肯定、安全可靠和价格低廉而成为治疗 RA 的基石，以 MTX 为基础的 DMARDs 联合用药是公认的 RA 基本治疗方案，即使在生物制剂诞生的今天也未能削弱 MTX 在 RA 治疗中的地位。EULAR 指南上指出对活跃期成人 RA 患者治疗应首选氨甲蝶呤（MTX）。有力证据表明，观察期 6 个月，每周服用中剂量（10~15mg/m²）是长期有效和安全的方案，比小剂量（5mg/m²）和安慰剂疗效好。"ACR 儿科 30"三组疗效评价为 63%、32% 及 36%。美国一项研究发现 JIA 患者大剂量服用 MTX > 0.5mg/（kg·w）并不能增加疗效，潜在肝毒性和细胞毒作用反而增加。未同时接受 NSAIDs 而用大剂量 MTX 治疗者的活动性关节数反多于接受小剂量者（P = 0.036）。

食物可以降低 MTX 的生物利用度，空腹应用好，剂量较大（> 12mg/m²）宜采用肠道外。给药，隔日给予叶酸（25%~50% MTX 量）减少呕心、口腔溃疡及肝酶异常，且不降低 MTX 的疗效。用药期间应定期查肝肾功能及血细胞检查。

EULAR 2009 年治疗推荐 4 指出在 MTX 禁忌或不耐受时，替代药物应首选柳氮磺胺吡啶（SSZ）及来氟米特。

2. 柳氮磺胺吡啶（sulfasalazine，SSZ） 有观察证明 SSZ 治疗少关节型 JIA 及强直性脊柱关节病有效，但见效时间长。该药可长期服用，且不良反应不明显。个别人会出现轻度胃肠道反应、白细胞减少及皮疹等，少数人因出现严重腹泻而需停药。严重不良反应主要发生在全身发病型 JIA 患者，其机制不清。

与安慰剂对照研究表明，以 SSZ 50mg/（kg·d）治疗少关节炎型与多关节炎型 JIA 安全、有效，但约有 1/3 患儿不能耐受。初用剂量应每天 10mg/kg 开始，每隔 1 周增加剂量 10mg/kg，有效剂量一般为 30～50mg/（kg·d），约 4 周见效，无不良反应者可用 3 个月或更长时间。

历时 24 周儿童 JIA RCT 研究证实 SSZ 对多关节炎及少关节炎型 JIA 有效，明显减少其他 DMARDs 药物的应用，并维持长期的疗效。大样本报道（550 例应用 SSZ）与安慰剂组相比可见显效，副作用包括胃肠道反应、白细胞降低、肝损害、骨髓抑制以及可逆性男性不育等。有人认为该药不宜在全身型 JIA 中使用。

3. 来氟米特　对来氟米特敏感的患儿多数在 2 年内维持疗效。国外报告来氟米特与 MTX 相比，治疗 16 周后应用 ACR 儿科 30 评价结果分别为 89% 和 68%，疗效、副作用与 MTX 相比均无明显差别。但来氟米特国内药物说明书提及 "儿童安全性不明" 问题应予告知。

4. 其他 DMARDs　一些临床对照研究显示羟氯喹、金制剂及青霉胺，在治疗 JIA 时并无显著效果。羟氯喹常用于疾病的早期和轻微活动类风湿关节炎，常与其他 DMARDs 药物联合应用，成人应用报告多。总体而言，此类药物缺乏儿科领域深入研究及系统评价。

（三）免疫抑制剂

有人把部分免疫制剂也归类为 DMARDs，这里作另类介绍：

1. 环孢素 A（CSA）　EULAR 2009 年治疗推荐 10 指出，严重难治成人 RA 患者或对生物制剂及前述传统 DMARD 有禁忌者，可联合或单用下述药物：硫唑嘌呤、环孢素及环磷酰胺。目前关于 CSA 在 JIA 多关节炎及少关节炎中的应用报告主要针对 MTX 耐药病例，认为有效，但缺少对照研究。CSA 可用于全身型 JIA，尤其是合并巨噬细胞活化综合征患儿。

2. 环磷酰胺（CTX）　CTX 不常用在 JIA 关节型的治疗，偶有治疗难治性全身型 JIA 的报告。成人资料显示 CTX 治疗难治性 RA 有较好疗效，但缺少对照研究。

（四）糖皮质激素

EULAR 2009 指南推荐 6 指出，在初始治疗中糖皮质激素可短期与 DMARDs 联合，有益于诱导缓解。糖皮质激素治疗 RA 价值有争议，成人 RA 的 "强化治疗" 理念认为 "应依据病情活动度制订个体化的早期联合治疗方案，此后密切随访，根据疗效及时调整用药，使患者的病情活动度能在最快时间内达临床缓解，防止关节破坏及关节外损伤"。早期短期应用激素能有效控制关节炎症、抑制自身免疫反应，具有非甾类抗炎药或 DMARDs 无法比拟的及时效应，特别是在关节外症状突出时。因此，近年国外不少研究均把糖皮质激素作为早期 RA 强化治疗的药物之一。但激素使用应慎重，尽可能选用小剂量和短疗程，注意补充钙剂和维生素 D 以防止骨质疏松。对病情严重或合并有关节外表现者，以较大剂量激素（如泼尼松 40～60mg/d）快速诱导炎症缓解，6 周内减到 7.5mg/d 以下，这可带来良好的益处/风险比。

（五）生物制剂

生物制剂已成为治疗 RA 的新里程碑，无论是缓解炎症还是阻滞骨侵蚀方面均有突出的表现，许多国家已将生物制剂列入 RA 的治疗指南中。目前，美国批准用于 RA 的生物制剂共有5种，包括3种抗TNF-α抗体：依那西普（etanercept）、英夫利昔单抗（infliximab）和阿达木单抗（adalimumab）、一种作用于T细胞的阿巴昔普（abatacept，CTLA-Ig融合蛋白）及一种作用于B细胞的利妥昔单抗（rit-uximab），其中，TNF-α抑制剂研究最为深入。依那西普（Et-anercept）已批准应用于2岁以上儿童JIA。

EULAR《2009风湿病指南推荐》7、8中将生物制剂临床适应证归纳如下：

（1）初始DMARD治疗未达控制目标，且有预后不良因素（RF/CCP抗体阳性，早期骨糜烂，病情快速进展，病情高度活动）的患者可考虑加用一种生物制剂（无预后不良因素者可考虑换另一种DMARD并加用MTX）。

（2）患者对MTX联合其他合成DMARD治疗反应不理想，可考虑使用生物制剂。

（3）TNF-α抑制剂治疗失败者，应换另一种TNF-α抑制剂或阿巴西普及利妥昔等。

临床研究显示，在缓解症状和体征方面，TNF-α抑制剂与MTX相似，而改善放射学进展方面，TNF-α抑制剂更胜一筹，而二者联合治疗早期RA疗效优于各自单药治疗，对MTX反应欠佳的患者早期加用TNF-α抑制剂疗效较晚期更好。

1. 依那西普（Etanercept） 依那西普是一种重组的人可溶性肿瘤坏死因子受体融合蛋白，能可逆性地与TNFα结合，竞争性抑制TNFα与TNF受体位点的结合。69例对MTX治疗不能耐受或对MTX治疗反应差的JIA患者，给予依那西普（0.4mg/kg）每周2次皮下注射3个月后51例（74%）患者达到"ACR儿科30"改善标准。在第二阶段对这51例患者进行了随机双盲对照研究（RCT），治疗4个月后，接受安慰剂治疗的26例患者中，21例复发，而接受依那西普治疗的25例患者中，仅有7例复发，复发率分别为28%比81%（P = 0.003）。治疗组复发间隔时间 >116天，对照组为28天。复发后继续给予依那西普治疗与初始治疗时的疗效相当。

有报道称，对MTX治疗反应差的4岁以下JIA患者对依那西普治疗有效。且有良好安全耐受性。42例患者完成4年，26例完成了8年的观察治疗。安全性结果显示：16例（23%）发生了39例次不良反应，总的不良反应发生率为0.12/病年，且并没有随着治疗时间的延长而增加。感染发生率保持在较低水平，为0.03/病年。仅1例患者在给予依那西普治疗5年后出现了严重感染。无患者发生结核、机会感染、恶性肿瘤、淋巴瘤、狼疮、脱髓鞘病变或死亡。完成8年治疗的患者均达到ACR儿科70改善。

依那西普与氨甲蝶呤（MTX）联合应用治疗难治性JIA观察12个月，联合MTX组57%有效，单用依那西普组为48%，24个月时为67%vs42%（P < 0.05）。完全缓解率（24个月终点观察）为29%vs14%（P < 0.01）。非全身型JIA比全身型JIA疗效好，分别为31%vs12.5%（P < 0.01）。

2. 英夫利昔单抗（Infliximab） 英夫利昔单抗是人鼠嵌合的TNF-α单克隆抗体，它即可以结合可溶性又可结合膜型TNFα。Lahdenne等报道：24例常规药物疗效差、持续1年以上的活动性多关节炎型JIA患者，在原有治疗的基础上，分别接受英夫利昔单抗（14例）或依那西普（10例）治疗，其中英夫利昔单抗（3~4mg/kg）于第0、2、6周静脉注射，后每4~8周静脉注射1次；依那西普（0.4mg/kg）每周皮下注射2次。评估时点为治疗后的3、6、12个月。结果发现：在各评估时点，依那西普治疗组达ACR儿科50改善的患者比例分别为9/10、8/9及8/9；英夫利昔单抗治疗组达ACR儿科50改善的患者比例分别为8/12、10/12及7/9；在第12个月时，两组达ACR儿科70改善的患者比例均为67%。

英夫利昔单抗的副作用主要为输液反应、皮疹、头痛和过敏反应，高达38%的患儿有输液反应，导致20%患儿停止使用。大约26%输液反应发生在剂量3mg/kg时，6～10mg/kg时发生率反而少，可能源于体内产生英夫利昔单抗抗体少。

3. 阿达木单抗（Adalimumab）　阿达木单抗是一完全人源化的 TNF－α 单克隆抗体。美国 FDA 批准应用于4岁以上儿童。2008年 Lovell 等报道：阿达木单抗治疗171例4～17岁活动性多关节炎型 JIA 患者，在第48周时，给予 MTX 与阿达木单抗联合治疗患者中，达 ACR 儿科30、50、70、90改善的患者比例均高于阿达木单抗联合安慰剂组，且疗效持续到治疗后104周。

使用英夫利昔和阿达木单抗后发生急性副反应并不常见且多为轻到中度，极少为严重反应。多数情况下，可以采用糖皮质激素、抗组胺药或减慢滴速等方法处理。

共有14例发生与阿达木单抗相关的毒副作用。主要为注射局部反应和感染，7例严重感染，结核、机会感染、并发狼疮、脱髓鞘病变及恶性肿瘤均有报道，没有死亡病例。

（六）关节腔注射

近年来关节腔糖皮质激素局部注射治疗少关节炎型 JIA 和多关节炎型 JIA 有较多评价，一般认为对少关节型患者关节内局部用药有利于减轻关节炎症状，改善关节功能。

一项 Meta 分析表明关节腔糖皮质激素局部注射对膝关节有效，但对腕关节与安慰剂相比无明显差别。其原因是否与关节活动负重更多有关不得而知。

不同糖皮质激素注射疗效不同。己曲安奈德（triamcinolone hexacetonide，TH）与曲安奈德（triamcinolone acetonide，TA）比较研究发现，治疗85例患儿130关节，在6个月时前者81.4%有效，后者53.3%，到12个月时分别为60%和33.3%。该药使用1年内不宜超过3次，以免并发感染、皮下组织萎缩、色素减退及皮下钙化。

（七）自体干细胞移植

目前认为自体干细胞移植（au－tologous stem cell transplantation，ASCT）可作为传统药物和生物制剂治疗失败后的一种选择。

一项临床试验将22个难治性 JIA 实施 ASCT 后加强免疫抑制治疗，并随访平均80个月。ASCT后，20个可评价患者中，8个达完全临床缓解，7个部分缓解，5个复发（一个发生在 ASCT 后7年）。随访中，2个复发的患者重新运用免疫抑制剂死于感染。在 ASCT 后加强免疫抑制治疗使22个进展的难治的 JIA 患者中15个获得持续的缓解和明显的改善。然而此过程造成的长期、严重的细胞免疫抑制与感染、死亡率升高密切相关。一些患者甚至发生致命 MAS。有报告认为，采取减少 T 细胞深度去除，移植前更好地控制系统疾病，移植后抗病毒预防治疗，减慢激素的减量速度等措施后没有发生 ASCT 相关的死亡。

（八）理疗

理疗对保持关节活动及肌力强度是极为重要的。应尽早开始为保护关节活动及维持肌肉强度所设计的锻炼。有些简单方法如清晨热浴及中药热浴都可能减轻晨僵及病情。明智地选择锻炼方式或夹板固定等手段有利于防止发生或纠正关节残废。

（九）外科手术

偶尔需要骨科手术来治疗 JIA，如早期施行的滑膜切除术偶有成功报告，但在儿童病例中治疗价值极有限。对严重关节破坏和残废患者可用关节置换术，尤其是髋和膝关节置换术可以助其恢复正常功能，但手术时机应选在儿童生长发育成熟后才能进行。有些患者理疗无效后可采用肌肉松解术来减轻关节挛缩。

（十）眼科治疗

要与眼科医师一道联合治疗 JRA 患者虹膜睫状体炎，早期治疗十分重要，对 JIA 患者，尤其是少关节型患者应每季度作一次裂隙灯检查，局部使用皮质激素和阿托品可以有效控制眼部的炎症，无效时也可以采用全身用药或局部注射皮质激素。

二、病程与预后

国内没有 JIA 致残率长期统计报告，JIA 儿童期死亡率低（0.9% ~ 4.2%），大都能进入成年期。但很多患者（31% ~ 55%）进入成年期后病情仍处于活动状态，需要继续治疗；关节功能残废和虹膜睫状体炎所致的视力障碍为主要严重后果。RF 阴性 JRA 80% ~ 90% 患儿预后良好，尽管其中一部分患儿长期处于活动状态，但较少发生关节功能残废。约有半数以上 RF 阳性 JRA 多关节型患者要发生永久性关节破坏和残废。全身型 JRA 患者经长期随访（7 ~ 10 年）也有 25% 左右发生严重关节残废，虽然这些患儿 RF 均阴性。

（王兴翠）

第三十二章　血管炎综合征

第一节　概述

血管炎综合征（vasculitis syndrome）指一大类血管的炎性疾病，因血管系统的炎症和坏死，导致相应的组织和器官发生炎性反应、血供障碍和组织坏死，引起不同的临床表现；亦称系统性血管炎（systemlc vasculitis）。

和其他风湿病相比，血管炎综合征男孩受累多于女孩。过敏性紫癜和川崎病是儿童常见的血管炎，分别影响小血管和中等大小血管；其次为大动脉炎，是唯一影响大血管的血管炎；结节性多动脉炎、变应性肉芽肿（allergic granulomatosis Churg - Strauss syndrome）和韦格纳肉芽肿（Wegner granulosis）则儿童相对少见，其他如白塞病（Bechet syndromc）、Cogan 综合征及淋巴瘤肉芽肿，在儿童期更为少见。

一、病因和发病机制

血管的损害包括血管内皮下免疫复合物沉积、细胞介导的免疫损伤以及对内皮细胞的直接感染等。血管炎的发病机制包括两方面。

（一）直接损伤内皮细胞

引起内皮细胞损伤、溶解或功能异常的特异性机制有以下几种可能性：

（1）免疫复合物形成和沉积，激活补体或抗体依赖性细胞毒性损伤。

（2）内皮细胞被直接感染。

（3）抗内皮细胞抗体的作用。

（4）抗中性粒细胞胞浆抗体介导损害。

（5）HLA 决定的 T 细胞、巨噬细胞介导的内皮细胞损害。

（二）炎症介质和细胞因子的作用

全身或局部产生炎性介质和细胞因子，激活内皮细胞，改变正常内皮细胞功能。

（1）促凝作用。

（2）允许细胞和蛋白质移行渗出。

（3）改变血管通透性。

（4）促进免疫反应和炎性反应。

二、分类

血管炎综合征可分为原发性和继发性两类。

（一）原发性血管炎

1. 影响大、中、小血管　大动脉炎、巨细胞动脉炎及脑脉管炎。

2. 影响中、小血管　川崎病、结节性多动脉炎及变应性肉芽肿。

3. 影响小血管　过敏性紫癜及白细胞碎裂性血管炎。

4. ANCA 相关性血管炎　韦格纳肉芽肿及显微镜下多血管炎。

5. 其他　白塞病、Cogan 综合征及 Buerger 病。

（二）继发性血管炎

感染相关性血管炎、继发于结缔组织病血管炎、药物超敏相关性血管炎、器官移植后血管炎以及混合性冷球蛋白血症等。

（王兴翠）

第二节　川崎病

川崎病（Kawasaki disease，KD）又称皮肤黏膜淋巴结综合征（mucocutaneous lymph node syndrome，MCLS），是一种病因未明的全身性血管炎综合征。表现为发热，皮疹，球结合膜、口腔黏膜充血，手足红斑、硬性水肿及颈淋巴结肿大。主要病理改变为全身性中、小动脉炎，最严重的危害是病程中、后期发生的中大动脉损伤，尤其是冠状动脉损害，是儿童最重要的后天性心脏病之一。据统计，发热 10 天内未经及时治疗者，冠状动脉病变发生率达 20% ~ 25%。即使经阿司匹林治疗也有约 15% 患儿发生冠脉病变，因而其危害性应予高度关注。

本病约 80% 患儿小于 5 岁，多数为 1~3 岁幼儿，6 个月以下少见，男：女为 1.5：1。四季均可发病。

一、病因与发病机制

病因不明，感染是本病重要的致病因素之一，在川崎病患儿体内常可发现链球菌、葡萄球菌、反转录病毒以及支原体等病原感染的证据。有关发病机制有下列学说：

（一）免疫过度活化

研究认为免疫反应亢进是致病的重要环节，突出表现在急性期 CD30$^+$T 细胞增多，部分细胞因子分泌异常，B 细胞多克隆活化，循环中有抗内皮细胞毒性抗体及抗中性粒胞浆抗体等体液免疫反应亢进现象；异常增高的 IL-6 能抑制淋巴细胞 p53 基因表达，淋巴细胞凋亡时间明显延迟，最终导致免疫细胞过度活化。恢复期上述免疫异常均可恢复。

（二）超抗原

近年有人证实葡萄球菌内毒素和链球菌红斑毒素可作为一种超抗原启动暂时性异常免疫反应。超抗原可不经抗原递呈细胞（APC）处理即能直接激活 T 细胞或与 APC 表面 MHC Ⅱ类抗原结合后刺激 T 细胞活化，释放大量淋巴因子如 IL-4 及 IL-6，从而介导或放大自身免疫损伤。

（三）热休克蛋白

因细菌体热休克蛋白 65（HSP65）成分与人类 HSP60 有高度同源性，川崎病患儿细菌感染后，其 HSP65 诱导人体局限于血管组织的 HSP60 表达增强，通过抗原分子间的模拟机制刺激机体产生了针对自身血管的免疫损伤。

二、病理

病初以小血管炎为主，以后累及主动脉等中、大动脉，特别好发于冠状动脉及其分支，未经及时治疗的病例其病理改变大致可分为 4 期：

Ⅰ期：1～9 天，主要是小血管炎、微血管周围炎以及中等大小动脉周围炎，如冠状动脉周围炎；在心肌间质、心包及心内膜有中性粒细胞、嗜酸性粒细胞和淋巴细胞浸润。

Ⅱ期：12～25 天，小血管炎减轻，冠状动脉主要分支等中等大小动脉全层血管炎（内膜、外膜及中膜均有炎性细胞浸润）突出，伴有坏死、水肿，血管弹力纤维和肌层断裂，出现冠状动脉扩张，易发生冠状动脉瘤及血栓。

Ⅲ期：28～45 天，小血管及微血管炎消退，中动脉发生肉芽肿及血栓，纤维组织增生，血管内膜增厚，冠状动脉一些分支可全部或部分阻塞，有冠状动脉瘤破裂危险。

Ⅳ期：数月至更长时间，急性血管炎消失，已经发生的血管内膜增厚、瘢痕、动脉瘤或血栓有一个漫长的吸收、修复过程。狭窄、阻塞的血管可能修复、再通，心肌可能遗留永久的疤痕。

早期严重心肌炎、中后期动脉瘤破裂与血管栓塞是本病死亡的主要风险。

三、临床表现

（一）主要症状

1. 发热 若无早期治疗，一般持续 7～12 天，少数有更长时间（2 周至月余），多在 39℃ 以上，呈稽留热或弛张热，抗生素治疗无效。

2. 皮疹 为多形性弥漫性红斑，有些近似麻疹样，一般无疱疹与结痂，躯干部多见，面部及四肢也可见上述皮疹。发热后 2～4 天出疹，持续 4～5 天后消退。

3. 双眼球结合膜充血 无脓性分泌物，一般无糜烂。

4. 唇红、干燥、皲裂 口咽黏膜充血，舌乳头隆起似杨梅。充血症状持续于整个发热期。

5. 手足硬肿 手足掌现弥漫性红斑，趾、指末端硬肿突出，伴疼痛和僵直，9～14 天开始出现特征性趾、指末端沿甲床膜状或薄片状脱屑，肛周也见类似脱屑。

6. 颈部非化脓性淋巴结炎 一过性淋巴结肿大，直径约 0.5～1.5cm，多为颈侧淋巴结，单侧多见，压痛轻，质较硬，不化脓。发热 3 天后即出现此症，1 周后逐渐缩小。

（二）其他症状

心脏损害并不少见，可因冠状动脉炎伴动脉瘤和血栓栓塞而引起猝死。有不同程度心肌炎、心包炎、心内膜炎和心律失常，偶可闻奔马律、心音低钝和心音分裂，可发生心肌梗死、心力衰竭、高血压及心源性休克等；少数患儿有惊厥、昏迷、中枢性、外周性神经麻痹以及精神、情绪异常等无菌性脑炎、脑膜炎症状；部分患儿有脓尿、尿道炎等泌尿系统及腹痛、腹泻、呕吐、肠梗阻、肝大、黄疸等消化系统症状体征；也有关节痛、关节炎、咳嗽、间质性肺炎的报告，上述症状多于病程 1～6 周出现。极少数患儿可合并巨噬细胞活化（MAS）等严重并发症，甚至可威胁生命。

四、辅助检查

轻度贫血，外周血白细胞数增加，以中性粒细胞增加为主，有核左移现象。血小板早期正常，第 2～3 周显著增高，血液呈高凝状态，血浆黏度增高，血浆纤维蛋白原增加。血沉增快，C 反应蛋白阳性。血清 IgG、IgA、IgM、IgE 和血循环免疫复合物升高，类风湿因子及抗核抗体均阴性。部分患儿 ALT 和 AST 升高，血清蛋白电泳可见球蛋白升高。尿沉渣中白细胞数增多，轻度蛋白尿。病程第 1 周常见各类心电图异常，如心动过速，ST－T 改变，各种房室传导阻滞，T 波改变及心律紊乱。病程第 2 周若无有效治疗，有 10%～40% 患儿在行 B 型超声或冠状动脉造影时见各种冠状动脉病变（动脉扩张，动脉瘤），冠状动脉扩张好发部位依次为左冠脉主干、左前降支及右冠状动脉近端（轻度扩张直径 >3mm 而 ≤4mm、中度为瘤样扩张 4～7mm、重度扩张为巨大冠脉瘤 ≥8mm）。

五、诊断标准

多采用日本 MCLS 研究会或第三次国际川崎病研讨会提出的诊断标准。即满足以下 6 项中 5 项者即可考虑诊断本病。

（1）不明原因发热 5 天以上。

（2）双侧球结膜弥漫性充血，无渗出物。

（3）口唇潮红，皲裂，口咽黏膜充血，杨梅舌。

（4）病初（1～9 天）手足指趾肿胀，掌跖潮红，恢复期（9～21 天）出现指趾端膜状脱屑或肛周脱屑。

（5）躯干及四肢多形充血性红斑。

（6）颈淋巴结非化脓性肿大，直径达 1.5cm 或更大。

国际会议标准中还附加一条，应除外其他疾病。

六、鉴别诊断

（一）猩红热

皮疹发生早（1～2 天），粟粒样均匀丘疹，疹间皮肤潮红，发病年龄普遍 >3 岁，青霉素治疗有效。

（二）幼年特发性关节炎（JIA）

可为高热，反复隐现多型皮疹（热退疹隐），热程反复、迁延，常为关节肿痛。

（三）渗出性红斑

常见口唇、眼角多处黏膜糜烂，常有脓性渗出，假膜形成。皮疹广泛、大片，有水泡和结痂。

（四）系统性红斑狼疮

面部蝶形、盘状红斑、脱发、关节炎、白细胞减少、血小板减少及抗核抗体阳性等。

七、治疗

（一）阿司匹林

发热时用量 30~50mg/（kg·d），热退后 2~3 天可根据血小板数及血凝状态调整剂量，一般为 5~10mg/（kg·d）再用 6~8 周。有冠状动脉病变者用药疗程延至冠状动脉病变恢复正常。长期用药宜以最小维持量 [3~5mg/（kg·d）]。

（二）静脉注射用丙种球蛋白（IVIG）

治疗本病疗效突出。发热及充血症状可在 24 小时左右缓解。与单用阿司匹林治疗比较，冠状动脉病变发生率从 18% 降至 4% 左右，单次大剂量（2g/kg）比分次给药（每天 400mg/kg，连用 5 天）有更佳疗效，急性期症状缓解更快，冠状动脉病变发生率更低。但 IVIG 给药若在 10 天之后，冠状动脉病变预防效果将显著降低。IVIG 输注同时和输注后 1~2 个月仍需合用阿司匹林以取得最佳疗效，防止恢复期高凝状态。IVIG 虽为目前最佳药物，但鉴于经济原因也有人主张适用于冠状动脉病变高危患儿。高危因素包括：①年龄 <1 岁，男性；②血细胞压积 <0.35；③血浆蛋白 <35g/L；④血 C 反应蛋白强阳性；⑤血小板数第 1 周低于 200×10^9/L。但上述高危判断条件价值与敏感性尚未得到严格论证。目前有关对 IVIG 治疗无反应（5%~10%）的临床报告在逐渐增加。

（三）双嘧达莫

加用双嘧达莫 3~5mg/（kg·d），可抗血小板聚集的作用。

（四）皮质激素

具有强大抗炎、抗过敏，抑制免疫反应的药理作用，能减轻血管内皮损伤，进而减轻冠脉损害。近年主张皮质激素用于 IVIG 无反应川崎病患儿，在首剂给予 IVIG 2g/kg 后 36 小时发热不退，追加 IVIG 2g/kg，36 小时仍发热，除外感染之后，可考虑短程小剂量使用皮质激素。

（五）其他治疗

急性期很快发生冠状动脉或心外动脉血栓者可用尿激酶或腹蛇抗栓酶治疗。Kato 等人用尿激酶（8 000~10 000U/kg），通过插管滴入冠状动脉内治疗 15 例巨大冠脉内血栓形成患者，结果血栓完全消失 3/15 例，部分消失 4/15 例，1 例已有心肌梗死者出现再通，7 例无变化，随访 2 年无死亡或心肌梗死病例发生。对于极少数难治性川崎病，近年来有使用生物制剂治疗的报道。

（六）随访

本病退热出院后 2 个月内每 2~4 周随访心电图、B 超及血小板一次，此后应每 3 个月随访一次到 1~2 年，有冠脉病变者要随访至病变消失后数年。

（王兴翠）

第三节　过敏性紫癜

一、概述

过敏性紫癜（anaphylactoid purpura）也称亨－舒综合征（Henoch－Schohlein syndrome，Henooch－Schonlein purpura，HSP），是一种以小血管炎为主要病变的系统性血管炎，临床表现为皮肤紫癜，常伴关节炎、腹痛、便血和肾小球肾炎；多发于学龄前和学龄期儿童，男孩多于女孩，一年四季均有发病，以春秋两季居多，国内报告 HSP 患病率有逐年增高趋势。

二、病因和发病机制

HSP 发病机制尚未明确，下列情况可能为诱因如食物过敏（蛋类、乳类和豆类等）、药物（阿司匹林和抗生素等）、微生物（细菌、病毒和寄生虫等）、疫苗接种、麻醉以及恶性病变等。有报告 HSP 患儿中，50% 以上有链球菌感染史，提示链球菌起触发作用，但随后研究发现链球菌感染史在 HSP 和健康儿童对照间并无差别。

30% ~50% 患儿血清 IgA 浓度升高；HSP 急性期血循环中表面 IgA 阳性的 B 淋巴细胞数、IgA 类免疫复合物或冷球蛋白均增高；HSP 患儿的淋巴细胞可自发合成大量的 IgA；IgA、补体 C3 和纤维蛋白沉积于肾小球系膜、皮肤和肠道毛细血管而导致相应症状。

本病有一定遗传倾向，但肯定的 HLA 连锁尚未确定，有人认为 HLA－DW35 者易患本病，部分患儿伴有 C2 补体成分缺乏。

三、病理

HSP 病理变化为广泛的白细胞碎裂性小血管炎，以毛细血管炎为主，亦可波及静脉和小动脉；血管壁可见胶原纤维肿胀和坏死，中性粒细胞浸润，周围有散在核碎片；间质水肿，有浆液性渗出，同时可见渗出的红细胞；内皮细胞肿胀，可有血栓形成。病变累及皮肤、肾脏、关节及胃肠道，少数涉及心、肺等脏器。在皮肤和肾脏，荧光显微镜下可见 IgA 为主的免疫复合物沉积。

四、临床表现

多为急性起病，首发症状以皮肤紫癜为主，部分病例腹痛、关节炎或肾脏症状首先出现。起病前 1~3 周常有上呼吸道感染史。可伴有低热、食欲缺乏及乏力等全身症状。

（一）皮肤紫癜

病程中反复出现皮肤紫癜为本病特征，多见于四肢及臀部，对称分布，伸侧较多，分批出现，面部及躯干较少；初起呈紫红色斑丘疹，高出皮面，继而呈棕褐色而消退，可伴有荨麻疹和血管神经性水肿，重症患儿紫癜可融合成大疱伴出血性坏死。

（二）消化道症状

半数以上患儿出现反复的阵发性腹痛，位于脐周或下腹部，疼痛剧烈，可伴呕吐，但呕血少见；部分患儿有黑便或血便、腹泻或便秘，偶见并发肠套叠、肠梗阻或肠穿孔。

（三）关节症状

出现膝、踝、肘、腕等大关节肿痛，活动受限，呈单发或多发，关节腔有积液，可在数月内消失，不留后遗症。

（四）肾脏症状

本病引起的肾脏病变是小儿期最常见的继发性肾小球疾患。肾脏症状轻重不一，多数患儿出现血尿、蛋白尿和管型，伴血压增高及水肿，称为紫癜性肾炎，少数呈肾病综合征表现；肾脏症状绝大多数在起病 1 个月内出现，亦可在病程更晚期发生，大多数能完全恢复，少数发展为慢性肾炎，死于慢性肾衰竭。

（五）其他

偶可发生颅内出血，导致惊厥、昏迷及失语，还可有鼻、牙龈出血等出血表现，偶尔累及循环系统发生心肌炎、心包炎，或累及呼吸系统发生喉头水肿、哮喘和肺出血。

五、实验室检查

（一）血象

白细胞正常或增加，中性或嗜酸性粒细胞可增高；除非严重出血，一般无贫血；血小板计数正常甚至升高，出血和凝血时间正常，血块退缩试验正常，部分患儿毛细血管脆性试验阳性。

（二）尿常规

可有红细胞、蛋白及管型，少数有肉眼血尿。

（三）有消化道症状

大便隐血试验多阳性。

（四）血沉正常或增快

血清 IgA 可升高，IgC、IgM 正常亦可轻度升高；C3、C4 正常或升高；抗核抗体及 RF 阴性；重症血浆黏度增高。

（五）腹部超声波检查

有利于早期诊断肠套叠等外科急腹症；有中枢神经系统症状患儿可予头颅 MRI 助诊；肾脏症状较重和迁延患儿可行肾穿刺以了解病情给予相应治疗。

六、诊断和鉴别诊断

典型病例诊断不难，若临床表现不典型，皮肤紫癜未出现时，容易误诊为其他疾病，需与原发性血小板减少性紫癜、风湿性关节炎及外科急腹症等鉴别。

七、治疗

（一）一般治疗

卧床休息，积极寻找和去除致病因素。控制感染，补充维生素。

（二）对症治疗

有荨麻疹或血管神经性水肿时，应用抗组胺药物和钙剂；腹痛时应用解痉剂，消化道出血时应禁食，可静脉注射西咪替丁20~40mg/（kg·d），必要是输血。

（三）肾上腺皮质激素

急性期对腹痛和关节痛可予缓解，但不能预防肾脏损害的发生，亦不能影响预后。可用泼尼松1~2mg/（kg·d），分次口服，或用地塞米松、甲基泼尼松龙静脉滴注，症状缓解后即可停用。重症可用免疫抑制剂如环磷酰胺或雷公藤多甙片。

（四）抗血小板聚集药物

阿司匹林3~5mg/kg，或25~50mg/d，每天1次服用；双嘧达莫（潘生丁）3~5mg/（kg·d）分次服用。

（五）其他

中成药如复方丹参片和银杏叶片，口服3~6个月，可补肾益气和活血化瘀。

八、预后

本病预后一般良好，除少数重症患儿可死于肠出血、肠套叠、肠坏死或急性肾衰竭外，大多痊愈。病程一般约1~2周至1~2个月，少数可长达数月或一年以上；肾脏病变常较迁延，可持续数月或数年，大多自行缓解，部分病例有复发倾向。

（王兴翠）

第四节　大动脉炎

一、概述

大动脉炎也称高安动脉炎或高安病（Takavasuarteritis 或 Takayasu disease，TA），是主动脉及其主要分支的非特异性、节段性炎性疾病，导致大动脉狭窄或动脉瘤形成；以胸主动脉、腹主动脉、主动脉弓及分支受累为主。成人多见于青少年女性，儿童女：男约为2：1，年长儿多见。

二、病因和发病机制

病因未明，遗传因素起一定作用，例如单卵双生姐妹有同患 TA 者；部分 TA 与肺结核同时存在，但抗结核药物对大动脉炎无效，说明本病并非结核菌直接感染所致；目前认为本病可能与感染后自身免疫有关。

三、病理

大动脉炎损害广泛但呈节段性和不规则性；组织学检查为全层动脉炎，动脉壁早期有淋巴细胞、浆细胞、巨噬细胞、中性粒细胞浸润及成纤维细胞增生，随后弹力纤维和平滑肌纤维断裂、坏死、弹力板破坏，内膜增生，中膜广泛纤维化，多核巨细胞浸润。免疫荧光显微镜检查可发现动脉壁有 IgG、IgM 和备解素沉积，晚期内膜增厚及疤痕收缩引起直管狭窄，血管中层退行性变引起局部瘤样扩张。本病亦累及心脏和肾脏，可有主动脉瓣关闭不全。

四、临床表现

患儿可有发热、盗汗、消瘦及食欲缺乏等全身症状，当局部症状或体征出现后，全身症状可逐渐减轻或消失。根据病变部位分为四型：Ⅰ型累及主动脉弓，Ⅱ型为胸主动脉和腹主动脉病变为主，Ⅲ型为弥漫性主动脉损害（广泛型），Ⅳ型呈弥漫型主动脉和肺动脉损害（肺动脉型）。

（一）Ⅰ型

主要累及主动脉弓及其分支，也称头臂动脉型，脑缺血引起头昏、头痛及眩晕，严重时有反复晕厥、抽搐、失语或昏迷。上肢缺血引起肢体无力和麻木。受累动脉搏动消失，可闻及收缩期杂音，偶可闻及侧支循环所致的连续性血管杂音。

（二）Ⅱ型

也称主–肾动脉型，有胸主动脉及肾动脉狭窄，高血压为本病的重要临床表现。该型常见，上下肢血压差明显，严重时头痛、气促和心悸；肢无力；可有间歇性跛行，严重时合并心力衰竭，可误诊为心肌病变。休格检查发现血压增高，股动脉及足背动脉搏动减弱或消失。

（三）Ⅲ型

病变广泛，部位多发，病情较严重。

（四）Ⅳ型

合并肺动脉高压而出现心悸、气短，肺动脉瓣听诊区收缩期杂音，P2 亢进。

五、实验室检查

周围血白细胞增高，轻度贫血；血沉明显增快，CRP 增高，α_2 球蛋白和 γ 球蛋白增高；RF 和 ANA 可呈炎性，Ⅷ因子相关抗原是大血管炎的特异型血清标记和内皮细胞激活的指标。

胸部 X 线片显示主动脉钙化或主动脉增宽，超声波检查可显示周围动脉或主动脉等狭窄部位及程度，动脉造影和 MRI 可显示狭窄或扩张的部位及程度，以及血流减少的程度。

六、治疗

（一）肾上腺皮质激素

皮质激素可抑制全身症状，缓解动脉狭窄，如已经出现纤维化和栓塞则疗效较差，疗程一般 6 个月；必要是加用免疫抑制剂。

（二）对症治疗

积极控制高血压，应用抗血小板聚集物（阿司匹林和双嘧达莫）。

（三）控制感染

如有结核或其他感染存在，应同时给予治疗。

（四）生物制剂

目前有学者利用抗肿瘤坏死因子制剂（Anti – TNT）联合糖皮质激素治疗难治性 TA，获得良好效果，但还需进一步证实。

（五）介入和手术治疗

晚期并发症可根据情况进行经皮穿刺动脉成形术或手术治疗，例如阻塞或狭窄部位血管重建术、旁路移植术、动脉瘤切除术以及主动脉瓣置换术等。

七、预后

本病预后取决于病变范围和是否及时治疗；如及时进行内科和外科治疗，则5年存活率可达95%左右。

（王兴翠）

第五节　结节型多动脉炎

一、概述

结节型多动脉炎（polyarteritis nodosa，PAN）是中小动脉坏死性血管炎，沿血管管壁有结节形成。儿童少见，男女发病无差异，9~11岁为发病高峰年龄。

二、病因和发病机制

病因不明，乙型肝炎病毒可能与 PAN 发生相关；其他病毒、细菌、真菌及寄生虫等感染以及药物、血清等抗原物质接触也可能有关。

三、病理

主要累及中小肌性动脉，以动脉壁全层纤维素样坏死性炎症为特点；病变呈节段性，好发于血管分叉处。病变从中层开始，其过程分为中层纤维素样坏死期、炎症期、血栓形成期和愈合期。

四、临床表现

PAN 为系统性疾病，临床表现复杂多样，有多脏器受损表现。

（一）全身症状

发热、乏力、消瘦、腹痛及关节痛等。

（二）皮肤

沿浅动脉走行或不规则聚集于血管近旁的皮下结节，呈红色，有触痛，多见于下肢，也可有瘀斑、网状青斑、水肿或溃疡。

（三）肾脏

常表现为高血压、血尿、蛋白尿及管型尿；可并发肾梗死、肾动脉肿瘤或肾动脉瘤破裂；严重者发生肾衰竭或高血压脑病而死亡。

（四）消化系统

肠系膜动脉栓塞者可有弥漫性腹痛和血便，部分阻塞或分支栓塞可表现为脂肪泻和体重下降；并发溃疡穿孔时则表现为急腹症。累及胰腺、肝脏及胆囊动脉时有可能有急性胰腺炎、黄疸和转氨酶升高、急性胆囊炎等表现。

（五）神经系统

可有抽搐、瘫痪及单盲等，或有多发性神经炎。

（六）其他

除高血压造成心脏损害外，冠状动脉炎可引起心肌缺血或梗死；血管炎尚可累及睾丸、附睾、膀胱或卵巢。

五、实验室检查

外周血呈贫血，白细胞增多，血沉增快，CRP 增高，血清免疫球蛋白增高，RF 和 HBV 抗原可呈阳性，ANA 常为阴性。尿常规有蛋白尿及管型尿。血浆 β - 血栓球蛋白和Ⅷ因子相关抗原测定有助于随访疗效以及反映血管炎活动程度。

六、诊断

除临床表现和实验室检查外，确诊 PAN 需血管造影显示特征性的动脉瘤扩张和（或）活检组织显示典型血管炎，动脉管壁有粒细胞或粒细胞伴单核细胞浸润。

七、治疗

早期应用大剂量肾上腺皮质激素和细胞毒性免疫抑制剂可减轻器官损害，缓解病情，改善预后。

八、预后

本病预后严重，如不经正规治疗，最终导致内脏损害，肾衰竭或合并感染是主要死亡原因。

（王兴翠）

第六节　重症渗出性多形红斑

一、概述

多形红斑（erythema multiforme）是一种病因较复杂的自限性皮肤炎症性疾病，有红斑、丘疹及水疱等多形性皮疹，对称分布，并有特征性的靶型或虹膜样红斑，临床诊断不难。其重症皮疹分布广泛，出现紫癜型红斑、水疱和大疱，并有黏膜损害，以及严重的全身症状，称为重症渗出性多形红斑（erythema exudativum multiforme major，EEMM），又称 Ste - vens - Johnson 综合征（Stevens - Johnson syndrome，SJS）。EEMM 与 SJS 鉴别要点（表 32 - 1）。

表 32 - 1　重症渗出性多形红斑与 Stevens – Johnson 综合征鉴别要点

	EEMM	SJS
病因	病毒	药物
靶形红斑	典型或不典型（凸起性或扁平性）	不典型（扁平性）
皮损分布	四肢远端	躯干
全身症状	轻	重
预后	好，易复发	差，可有后遗症，死亡率达 10% 以上

二、病因和发病机制

（一）病因

虽然病因尚未完全明确，一般认为与感染和药物有关。

1. 感染　主要是病毒，如单纯疱疹病毒和 EB 病毒等，此外细菌如链球菌以及支原体等均可引起本病。

2. 药物　多种药物可致病，如磺胺药、抗生素类（青霉素等）、巴比妥类、非甾体抗炎药、抗癫痫药（苯妥英钠），以及抗肿瘤药物等。

3. 其他　疫苗或血清制品也可诱发本病。

（二）发病机制

多数作者认为本病属Ⅲ型变态反应，免疫复合物形成和沉积于皮肤微血管在发病过程中起主要作用；有人认为本病是迟发性超敏反应的一种；也有人认为本病是病原体或药物代谢产物引起的模拟移植物抗宿主的排异反应。

三、病理

主要病理改变为皮肤和黏膜的炎症，真皮上部明显水肿，血管扩张，伴小血管周围炎，有淋巴细胞浸润，亦可有中性粒细胞和嗜酸性粒细胞浸润；表皮细胞液化坏死后可形成大疱，疱内充满中性粒细胞和嗜酸性粒细胞；重症型水肿和表皮坏死严重。

四、临床表现

本病多见于儿童和青少年，男性多于女性，急性起病，发病前有头痛、低热、乏力、关节肌肉疼痛、食欲缺乏等前驱症状。春秋季发病者较多。

（一）全身症状

常突起发热，10 天内出现皮肤黏膜损害，并迅速进入极期。患儿高热，中毒症状明显，可伴有多种器官损害，如肺炎、肝炎、肾炎、心肌炎及关节炎等，甚至发生循环衰竭。

（二）皮肤损害

基本皮损为鲜红色斑丘疹，向周围逐渐扩大，中央变为紫红色，形成水疱、边缘潮红，称靶形或虹膜样红斑，累及全身，以四肢远端为主，包括掌跖、足背及指（趾）缘等处，但头皮鲜有波及。皮疹迅速融合成片，成水肿样，其上形成水疱、大疱，疱破后形成糜烂面，似Ⅱ度烧伤，渗出大量浆液或出血性浆液，若无继发感染，1 ~ 4 周后结痂脱屑，有色素沉着，不留瘢痕。

（三）黏膜损害

广泛而严重，可波及的部位有：

1. 消化道黏膜　口腔炎表现为口腔黏膜红肿，有水疱糜烂，分泌物多。口唇糜烂出血和结痂，疼痛；肛周黏膜可有糜烂；如累及胃肠道黏膜，可有腹痛、腹泻及便血等症状。

2. 眼部症状　结膜炎表现为结膜红肿，分泌物多，有伪膜形成，重者角膜炎可发生角膜溃疡，形成瘢痕，导致失明。

3. 泌尿道黏膜　外阴和尿道口炎、膀胱炎均可引起排尿障碍。

4. 呼吸道黏膜　鼻前庭、喉、气管及支气管黏膜糜烂，出现声音嘶哑及呼吸困难。

五、诊断

根据病史及典型表现诊断不难，为了进一步阐明病因和发病机制，可进行皮损处皮肤活体组织检查，作光镜电镜及免疫组织化学检测。

六、治疗

（一）去除病因

药物引起者应停用任何可能引起本病的药物，切忌再用此种药物，治疗用药亦应谨慎。

（二）肾上腺皮质激素

早期足量使用皮质激素可迅速控制病情，缩短病程。一般可选用甲泼尼龙每日 $1 \sim 2mg/kg$，或氢化可的松琥珀酸钠每日 $5 \sim 10mg/kg$，或地塞米松每日 $0.3 \sim 0.6mg/kg$ 加入葡萄糖液中静脉滴注；必要时根据病情可加大剂量，病情控制后改为口服泼尼松，逐渐减量停用。应注意的是对单纯疱疹病毒引起的 EEMM，应慎用肾上腺皮质激素。

（三）丙种球蛋白

可静脉滴注丙种球蛋白每次 $100 \sim 200mg/kg$，每日或隔日 1 次，有助于控制病情和防止继发感染。

（四）抗生素应用

根据可能病原菌选用 $1 \sim 2$ 种有效抗生素静脉滴注，但应注意该病是否为药物所致。

（五）局部处理

加强皮肤黏膜的局部护理，特别是眼部护理，用生理盐水冲洗眼部，定期清除眼部伪膜，外用抗生素软膏如红霉素眼膏等。皮肤可用1%甲紫溶液涂患处，或用硼酸水湿敷。

（六）消毒隔离

应严格执行消毒，应有烧伤病房的设置。

（七）支持疗法

饮食宜富营养，易消化，进食困难的考虑静脉营养；注意维持水电解质平衡，补充丧失的血浆蛋白，补充维生素，必要时输新鲜血或血浆。

（王兴翠）

第三十三章　强直性脊柱炎的中医治疗

强直性脊柱炎（Ankylosing Spondylitis，AS）是一种以中轴关节和肌腱韧带骨附着点的慢性炎症为主的全身性疾病，以炎性腰痛、肌腱端炎和不对称外周大关节炎为特点。主要累及骶髂关节和脊柱，最终发展为纤维性和骨性强直。

近几年通过与国际抗风湿病联盟合作调查，确定我国强直性脊柱炎的患病率为 0.3% 左右。在我国 13 亿多人口中约有 400 万人患有强直性脊柱炎，其中 60% 左右髋关节受累，致使髋关节功能障碍，久之使髋关节骨性强直，造成终身残废。既往报道男女患病比例为 10∶1，近年有报道女性发病比例增加，这可能与女性患者起病更加隐匿、症状较轻、脊柱竹节样变较少，过去多被忽略而现在能够被早期发现有关。该病起病隐袭，有一定遗传倾向，其发病与 HLA－B$_{27}$ 呈强相关，本病还与泌尿生殖系统及肠道感染等有关。

强直性脊柱炎属于中医"痹病"范畴，古人称之为"龟背风"、"竹节风"、"骨痹"、"肾痹"。现代著名老中医焦树德教授提出用中医的病名"大偻"来指代强直性脊柱炎，已得到中医界的普遍认同。

一、病因病机

本病可起于先天禀赋不足或后天调摄失调，房室不节，惊恐，郁怒，或病后失于调养，遂致肾督阳气不足，复因风寒湿三邪（尤其是寒湿偏盛）深侵肾督，内外合邪，深入骨骱、脊柱。病久肝肾精血亏虚，使筋挛骨弱而邪留不去，渐致痰浊瘀血胶结而成。

（一）先天不足

先天禀赋不足，阴阳失调，肾气亏虚，外邪乘虚而入。若兼房室不节，命相火妄，水亏于下，火炎于上，阴火消烁，真阴愈亏；病久阴血暗耗，阴损及阳，时有外感风寒、湿热诸邪，深侵肝肾，筋骨失荣。

（二）肾督亏虚

《素问·逆调论》中说："肾者水也，而生于骨，肾不生则髓不能满，故寒甚至骨也。……病名曰骨痹，是人当挛节也。"《素问·脉要精微论》指出"腰者肾之府，转摇不能，肾将惫矣。"说明肾虚会使人腰部活动困难。肾主骨生髓，肾气不足，寒湿内盛，兼寒湿之邪乘虚内侵，内外合邪，使气血运行不畅，不通则痛。因脊柱乃一身之骨主，骨的生长发育又全赖骨髓的滋养，而骨髓乃肾中精气所化生，故肾中精气充足，骨髓充盈，则骨骼发育正常，坚固有力；肾中精气不足，骨髓空虚，则骨松质脆，酸软无力。督脉循行于背部正中，对全身阳经起到调节作用，为阳脉之总督，肾虚寒湿深侵，肾气不足，督脉失养，脊骨受损而致本病。

（三）感受外邪

风寒、湿热诸邪由腠理而入，经输不利，营卫失和，气血阻滞脉络，经脉痹阻，不通则为病。如《素问·痹论》说："风寒湿三气杂至，合而为痹也。"《素问·痹论》云："所谓痹者，各以其时，重感于风寒湿之气也。"指出了风寒、湿热等外邪为本病病因。《济生方·痹篇》曰："皆因体虚，腠理空虚，受风寒湿气而成痹也。"说明痹病也可由体虚而感受外邪所致。

或因风寒湿邪（尤其是寒湿偏重者）深侵肾督，脊背腰胯之阳失于布化，阴失营荣，加之寒凝脉涩，必致筋脉挛急，脊柱僵曲可生大偻之疾；或因久居湿热之域及素嗜辛辣伤脾蕴湿，化热交结，伤骨则骨痹僵曲、强直而不遂，损筋则"软短"、"弛长"而不用，损肉则肉消倦怠，形体尪羸，亦可生大偻之疾；或因肾督虚，邪气实，寒邪久郁，或长服温肾助阳之药后阳气骤旺，邪气从阳化热，热盛伤阴，阳之布化受抑，阴之营荣乏源，筋脉挛废，骨痹痛僵，还可生大偻之疾；若兼邪痹胸胁、四肢、关节、筋骨，则胸胁不展，肢体肿痛僵重，屈伸不利等。

（四）瘀血阻络

AS病程漫长，反复发作，迁延难愈，日久必入血入络，形成瘀血。清·王清任《医林改错》云："凡肩痛、臂痛、腰疼、腿疼或周身疼痛，总名曰痹证，明知受风寒，用温热发散药不愈；明知有湿热，用利湿降火药无功……实难见效。因不思风寒湿热入皮肤，何处作痛；入于气管，痛必定流走；入于血管，痛不移处；已凝之血，更不能活。如水遇风寒，凝结成冰，冰成风寒已散，明此义，治痹证何难。"指出痹证日久有合并瘀血的现象，故血瘀证伴随于强直性脊柱炎的各期、各型。

本病的病因病机是禀赋不足，肝肾精血不足，肾督亏虚，风寒湿之邪乘虚深侵肾督，筋脉失调，骨质受损。其性质为本虚标实，肾督亏虚为本，风寒湿邪为标，寒湿之邪深侵肾督，脊骨受损，日久瘀血阻络，使病情加重，又可累及全身多个脏腑。

二、诊断要点

（一）临床表现

1. 起病形式与首发症状　强直性脊柱炎一般起病比较隐匿，早期可无任何临床症状，有些患者在早期可表现出轻度乏力、长期或间断低热等。部分患者初期出现非对称性下肢大关节肿痛。外伤、受凉或受潮以及消化道、泌尿道或呼吸道感染是其常见的诱发原因。本病有明显的家族聚集倾向。首发症状常见的有腰背痛、间歇性或两侧交替性臀深痛、髋膝关节疼痛等症状。

2. 关节病变表现

（1）骶髂关节炎：约90%强直性脊柱炎患者最先表现为骶髂关节炎，以后可上行发展至腰椎、胸椎和颈椎，表现为反复发作的腰痛，腰骶部僵硬感，间歇性或两侧交替出现腰痛和两侧臀部疼痛，可放射至大腿，直接按压或伸展骶髂关节可引起疼痛。有些患者无骶髂关节炎症状，仅X线检查发现有异常改变。

（2）腰椎病变：腰椎脊柱受累时，多表现为下背痛和腰部疼痛或活动受限。腰部前屈、后伸、侧弯、和转动受限。体检可发现腰椎棘突压痛，腰椎旁肌肉痉挛；后期可有腰肌萎缩。

（3）胸椎病变：胸椎受累时，表现为背痛、前胸和侧胸痛，最后可呈驼背畸形。如肋椎关节、胸骨柄体关节、胸锁关节及肋软骨间关节受累时，则呈束带状胸痛，胸廓扩张受限，吸气、打喷嚏或咳嗽时胸痛加重。

（4）颈椎病变：少数患者首先表现为颈椎炎，先有颈椎部疼痛，沿颈部向头臂部放射。颈部肌肉开始时痉挛，以后萎缩，病变进展可发展为颈胸椎后凸畸形。头部活动受限，常固定于前屈位，不能上仰、侧弯或转动。严重时仅能看到自己足尖前方的小块地面，不能抬头平视。

（5）外周关节症状：受累的外周关节以髋、膝、踝等下肢的关节较为常见，上肢大关节如肩、肘、腕等也可累及，指、趾等四肢小关节受累则比较少见。髋关节受累临床表现为髋部隐痛或剧痛，有的患者表现为臀部疼痛或腹股沟疼痛，继续发展则会出现髋关节活动受限、关节屈曲挛缩、局部肌肉萎缩，直至发生关节强直，髋关节受累者预后较差。

3. 关节外表现

（1）全身症状：发热可见于 AS 早期或疾病活动期，多表现为不规则的低热，体温在 37～38℃之间。AS 患者可出现慢性单纯性贫血，程度较轻，一般无须特殊治疗。

（2）眼损害：AS 眼损害以急性前葡萄膜炎和急性虹膜炎多见，也可发生急性结膜炎。临床表现为不同程度的眼球疼痛、充血、畏光、流泪、或伴有视力下降等。

（3）心血管受累表现：AS 心血管受累特点是侵犯主动脉和主动脉瓣，引起上行性主动脉炎、主动脉瓣膜下纤维化、主动脉瓣关闭不全等。累及心脏传导系统，可引起房室传导阻滞。

（4）呼吸系统受累表现：强直性脊柱炎呼吸系统受累一般多发生于病程 20 年以上者，主要表现有胸廓活动度明显变小，双肺上部尤其是肺尖纤维化、囊性变、甚至空洞形成。

（5）泌尿系统受累表现：AS 肾脏受累大致包括 IgA 肾病、肾脏淀粉样变和非甾体类药物引起的肾间质改变。临床上可表现为血尿、蛋白尿、管型尿，严重者还可出现高血压和肾功能不全。

4. 体征　体格检查有助于 AS 的早期诊断，主要有①骶髂关节炎的检查：包括骶髂关节定位试验、"4"字试验、骶髂关节压迫试验、髂嵴推压试验、骨盆侧压试验、悬腿推膝试验等方法。②肌腱附着点炎的检查：AS 患者可出现坐骨结节、大转子、脊柱骨突、肋胸关节、柄胸关节，及髂嵴、足跟、胫骨粗隆和耻骨联合等部位的压痛。③脊柱和胸廓活动度的检查：包括指地距、枕墙距、Schober 试验、胸廓活动度和脊柱活动度。

（二）实验室检查

1. HLA－B_{27}　大约 80%～90% 的 AS 患者 HLA－B_{27}阳性。

2. 类风湿因子（RF）　AS 患者 RF 阳性率同正常人群，为 1%～5%。

3. 血沉（ESR）　75% 的 AS 患者血沉有增高，其与病情的活动有一定的相关性。

4. C 反应蛋白（CRP）　75% 的 AS 患者可见 CRP 升高，同血沉一样 CRP 的高低也不一定与病情程度成正比。

5. 免疫球蛋白（Ig）　AS 患者可见 IgA 轻到中度增高，有学者认为它的增高与病情活动性有关。AS 患者可有 IgG、IgM 增高，IgG、IgM 增高可能与 AS 伴发外周关节受累有关。

6. 补体　AS 患者可见 C_4 含量升高，有学者认为 C_4 升高多见于伴外周关节受累者。

7. 其他　检查急性活动期病例可见轻度正细胞性色素性贫血，轻、中度单核细胞及血小板计数升高。如发现尿蛋白升高，应警惕继发淀粉样变或药物不良反应。AS 患者如 ALP、AKP 升高提示有骨侵蚀，继发 IgA 肾病和肾淀粉样变时，肾功能可能出现异常。

（三）影像学检查

1. X 线检查　X 线检查为公认的诊断标准之一。

（1）骶髂关节：病变一般从骶髂关节的下 2/3 处开始，多呈双侧对称性。早期表现主要有关节面模糊、关节面下轻度骨质疏松、关节间隙大多正常、软骨下可有局限性毛糙和小囊变，这种改变主要发生于关节的髂骨侧。病变至中期，关节软骨已破坏，表现为关节间隙宽窄不一、并可有部分融合；关节面侵蚀破坏、囊变，呈毛刷状或锯齿状，可有骨质硬化。晚期，则关节间隙狭窄、消失，由粗糙条状骨小梁通过关节间隙，产生骨性融合；软骨下硬化带消失，可伴有明显的骨质疏松。

（2）脊柱：一般认为脊柱病变常从脊柱的下部开始，呈上行性发展，并最终累及全脊柱。在早期，椎体上下缘可见局限性骨质侵蚀、破坏，破坏区可局限于椎体前角，也可较广泛，但常伴有不同程度的骨质硬化。随着病变的发展，椎体前缘凹面消失，于晚期形成"方形"椎。早期可有脊柱轻度骨质疏松，并随病情的进展而逐渐显著。关节突间小关节表现为关节面模糊、毛糙、侵蚀破坏及软骨下硬化。在病变的晚期，可见广泛的椎旁软组织钙化；前韧带、后纵韧带、黄韧带、棘上、棘间和肋椎韧带均可出现钙化，表现为椎体上、下角鸟嘴状突起，随后逐渐于椎间隙的一侧形成骨桥；椎间盘纤维环的外层可见钙化，少数患者可出现椎间盘钙化；最后形成典型的"竹节状"脊柱。椎小关节囊和关节周围韧带骨化呈两条平行的"铁轨"状阴影，棘上韧带骨化则表现为一条正中垂直致密影。脊柱强直后，椎体可见明显的骨质疏松，并常伴有脊柱后凸畸形。

（3）髋关节：主要的表现为关节面虫蚀状破坏、关节面下骨质囊状改变、关节间隙均匀一致性狭窄或部分强直、关节周围骨质疏松。

（4）耻骨和耻骨联合：在耻骨下缘肌肉附着部位，由于腱鞘骨膜炎的发生，而显示骨质赘生，耻骨缘可被侵蚀。表现为关节面糜烂并伴有周围骨质硬化。

（5）骨炎：本病可在坐骨结节、耻骨和坐骨，股骨大粗隆、跟骨结节等肌腱附着处发生骨膜增生，表现为羽毛状或"胡须"样改变，常伴有局部骨质增生、硬化及囊状侵蚀破坏，一般自肌腱或韧带附着处的骨块开始并逐渐密度增高，直至伸延到韧带和肌腱。

2. 其他影像学检查及优势　CT 扫描可清楚显示骶髂关节炎的解剖部位和骨内分布范围及骨皮质的完整性、邻近组织的侵犯情况。MRI 优越性表现在可观察软骨异常改变，检测骨髓水肿及早期显示骨侵蚀，其最大优势可以显示关节软骨和关节面下骨髓脂肪的信号改变，对于早期诊断有肯定价值。附着点炎是 AS 的特征性表现，早期跟腱炎症可以通过高频实时超声检测出来，显示为附着处、骨膜、韧带、肌腱、腱鞘周围软组织和关节囊的水肿，由于炎症和水肿、骨破坏或附着点处形成的新骨而导致回声减低。

（四）诊断标准

诊断 AS 目前多采用 1984 年制定的修订纽约标准。其诊断标准如下：

1. 临床诊断标准　①腰痛、僵硬 3 个月以上，活动后缓解、休息不能缓解；②腰椎前屈、后伸、侧弯三个方向活动受限；③胸廓活动度测量低于相应年龄、性别的正常人。

2. 放射学诊断标准　X 线诊断分级：

0 级：正常。

1 级：可疑变化。

2 级：轻度异常，可见局限性侵犯、硬化，但关节间隙无改变。

3 级：明显异常，为中度或进展性骶髂关节炎改变，伴有以下 1 项或 1 项以上改变，如侵蚀、硬化，关节间隙增宽或狭窄或部分强直。

4 级：严重异常，完全性关节强直。

双侧骶髂关节 X 线表现≥2 级或单侧 3～4 级，符合 AS 的 X 线诊断标准。

注：骶髂关节炎 CT 分级参考上述分级标准。

3. 诊断分级

（1）肯定强直性脊柱炎符合放射学诊断标准和 1 项以上临床诊断标准；

（2）可能强直性脊柱炎

1）符合 3 项临床诊断标准。

2）符合放射学诊断标准而不伴有任何临床诊断标准（应除外其他原因所致骶髂关节改变）。

三、辨证论治

（一）肾虚督寒证

腰、臀、胯疼痛，僵硬不舒，牵及膝腿痛或酸软无力，畏寒喜暖，得热则舒，俯仰受限，活动不利，甚则腰脊僵直或后凸变形，行走坐卧不能，或兼男子阴囊寒冷，女子白带寒滑，舌苔薄白或白厚，脉多沉弦或沉弦细。

治法：补肾祛寒，散风除湿，强督活瘀，壮骨荣筋。

方药：补肾强督祛寒汤。

狗脊 25～40g，熟地黄 15～20g，制附片 9～12g，鹿角 9～12g，骨碎补 15～20g，杜仲 15～20g，桂枝 9～15g，白芍 9～15g，知母 9～15g，独活 9～13g，羌活 9～15g，续断 15～20g，防风 9～12g，威灵仙 9～15g，川牛膝 9～15g，炙山甲 6～15g。

加减：寒甚痛重不移者，加制川乌、制草乌各 3g，淫羊藿 9～15g，七厘散 1/3 管随汤药冲服，以助温阳散寒，通络止痛之效；舌苔白厚腻，关节沉痛僵重伴肿胀者，去熟地，加生薏苡仁 30～40g，炒白芥子 3～6g；大便溏稀者可去或减少川牛膝用量，加白术 9～12g，并以焦、炒为宜，加补骨脂 9～15g；畏寒重并伴脊背冷痛不舒者加炙麻黄 3～99、干姜 5～9g；久病关节僵直不能行走或腰脊坚硬如石者，可加透骨草 10～15g、自然铜 6～9g（先煎），甚者可加急性子 3～5g。

中成药：可选金乌骨通胶囊，每次 2 粒，每日 3 次，口服；或草乌甲素片，每次 0.4mg，每日 2～3 次，口服。

本证候临床颇为多见，尤其是久居寒冷之地的人，是强直性脊柱炎的主证型，在治疗的过程中应注意，方中温燥药物较多，日久有化热生燥之嫌，应多观察患者症状的变化，适时调整知母、白芍等药的剂量，以牵制方剂的温热之性。

（二）邪郁化热证

腰骶臀胯僵痛、困重，甚则牵及脊项，无明显畏寒喜暖，反喜凉爽，伴见口干、咽燥、五心烦热、自汗盗汗，发热或午后低热，甚者关节红肿热痛，屈伸不利，纳呆倦怠、大便干、小便黄，舌偏红，舌苔薄黄或黄白相兼少津，脉多沉弦细数，尺脉弱小。

治法：补肾清热，强督通络。

方药：补肾强督清热汤。

狗脊 20～40g，生地黄 15～20g，知母 9～15g，鹿角霜 6～10g，骨碎补 15～20g，败龟甲 20～30g，秦艽 9～15g，羌活 9～12g，独活 9～12g，桂枝 6～9g，白芍 9～15g，黄柏 6～12g，土鳖虫 6～9g，杜仲 15～20g，桑寄生 15～20g，炙山甲 9～15g。

加减：若午后潮热明显者加青蒿 9～12g、银柴胡 9～12g、炙鳖甲 15～30g、胡黄连 6～9g、地骨皮 9～12g；若咽干、咽痛，加玄参、知母 10～15g、板蓝根 9～15g；若关节红肿疼痛、僵硬、屈伸不利者，加忍冬藤 20～30g、桑枝 30～40g、寒水石 10～30g、生薏苡仁 30～40g、片姜黄、白僵蚕 9～12g；若疼痛游走不定者加威灵仙 9～15g、青风藤 15～20g、防风 9～12g；若腰脊、项背僵痛不舒、活动受限者，加葛根 15～20g、白僵蚕 9～15g、伸筋草 20～30g。

中成药：可选金乌骨通胶囊，每次 2 粒，每日 3 次，口服；辨证配伍帕夫林胶囊（白芍总苷）、知柏地黄丸等。

本证系寒湿之邪入侵或从阳化热，或郁久热生所致。多见于强直性脊柱炎的活动期或病程较长，久服、过服辛温燥热之品者。本证虽然邪已化热，但仍由肾虚督寒证转化而来，不能一味地投以寒凉之药味，以防伤及阳气，方中补肾强督仍为大法。本方是在补肾强督祛寒汤的基础上，减或去掉辛热之品如桂枝、制附片等药的用量，酌加清热之品，如败龟甲、黄柏等而组成。

（三）湿热伤肾证

腰臀胯酸痛、沉重、僵硬不适、身热不扬、绵绵不解、汗出心烦、口苦黏腻或口干不欲饮、脘闷纳呆、大便溏软，或黏滞不爽，小便黄赤或伴见关节红肿灼热焮痛，或有积液，屈伸活动受限，舌质偏红，苔腻或黄腻或垢腻，脉沉滑、弦滑或弦细数等。

治法：清热除湿，祛风通络，益肾强督。

方药：补肾强督清化汤。

狗脊 20～30g，苍术 9～12g，黄柏 9～12g，牛膝 9～15g，薏苡仁 20～40g，忍冬藤 20～30g，桑枝 20～30g，络石藤 15～30g，白蔻仁 6～10g，藿香 9～12g，防风 9～12g，防己 9～12g，萆薢 9～12g，泽泻 9～15g，桑寄生 15～20g，炙山甲 6～9g。

加减：若关节红肿热痛兼有积液，活动受限甚者可加茯苓 15～30g、猪苓 15～30g、泽兰 10～15g、白术 9～12g、寒水石 20～30g；若脘闷纳呆甚者可加佩兰 9～12g、砂仁 6～10g、川朴 9～12g；若低热无汗或微汗出而热不解、五心烦热者可加青蒿 10～15g、炙鳖甲 20～30g、败龟甲 15～30g、知母 10～15g，并加重炙山甲用量；若腰背项僵痛、俯仰受限者可加白僵蚕 9～15g、伸筋草 15～30g、葛根 15～20g、羌活 9～15g；若兼见畏寒喜暖恶风者加桂枝 6～9g、赤白芍各 6～12g、知母 9～15g；若口黏、胸闷、咽中黏痰频频者加苏藿梗各 9～12g、杏仁 6～10g、茯苓 10～20g、化橘红 9～12g；若腹中不适、便意频频、大便黏滞不爽者加焦槟榔片 6～10g、炒枳壳 9～12g、木香 3～6g、乌药 9～12g。

中成药：可选四妙丸，辨证配伍帕夫林胶囊、知柏地黄丸等。

本证多见于久居湿热之域或于潮湿、闷热之环境中长期工作的人群，肾虚湿热之邪入侵蕴结而伤肾、督所致。亦常见于本病的活动期而现此证候者。本方系在补肾强督清热汤的基础上去掉养阴清热之品，如龟甲、生地黄等及酌加芳香化湿之品组成，使湿邪去有出路。

（四）邪痹肢节证

病变初起表现为髋、膝、踝、足跟、足趾及上肢肩、肘等关节疼痛、肿胀、沉重、僵硬，渐见腰脊颈僵痛不舒、活动不能；或除腰背胯尻疼痛外，并可累及以下肢为主的大关节，畏寒、疼痛、肿胀，伴见倦怠乏力、纳谷欠馨等。病处多见畏寒喜暖（亦有无明显畏寒、反喜凉爽、发热者）舌淡红黯、苔白，脉沉弦或沉细弦。

治法：益肾强督，疏风散寒，祛湿利节。

方药：补肾强督利节汤。

狗脊 20～30g，骨碎补 15～20g，鹿角片 6～10g，青风藤 10～15g，络石藤 15～20g，海风藤 10～15g，桂枝 9～12g，白芍 9～15g，制附片 6～10g，知母 9～15g，秦艽 9～15g，独活 9～12g，威灵仙 9～15g，续断 15～20g，桑寄生 15～20g，炙山甲 6～12g。

加减：若见口干欲饮、溲黄便干等化热征象者，可减或去桂枝、制附片加大知母用量并加用炒黄柏 6～12g、生地 9～15g；若关节红肿热痛或不恶寒、反恶热喜凉者可加忍冬藤 30g、桑枝 30g、寒水石 15～20g（先煎），减或去桂枝、制附片；若上肢关节疼痛，晨僵畏寒者可加羌活、片姜黄 9～12g、制川乌或草乌 3g；若恶风畏寒，腰尻凉痛喜覆衣被，四末不温者，可加淫羊藿 9～15g、干姜 3～5g、炒杜仲 15～20g；若下肢关节沉重肿胀，伴见倦怠、纳差者可加千年健 10～15g、苍术、白术 9～12g；若关节屈伸不利、僵硬不舒甚者可加伸筋草 15～30g、白僵蚕 9～15g。

中成药：可选金乌骨通胶囊，每次 2 粒，每日 3 次，口服；或草乌甲素片，每次 0.4mg，每日 2～3 次，口服。

本证候见于以外周关节病变为首发或为主要伴见症状的强直性脊柱炎患者。尤其以下肢大关节如髋、膝、踝等为多见。本证还有寒热之分，但偏向于热象者居多，方中重用藤类药物，以通达四肢，祛风止痛。本方是在补肾强督祛寒汤基础上酌加通经活络补肾利节之品，如：骨碎补、青风藤、海风藤、鸡血藤、石楠藤等；偏于热象者可酌加清热之品，并减量或去掉辛燥之品。

（五）邪及肝肺证

腰、脊、背部疼痛、僵硬、屈伸受限、心烦易怒、胸锁关节、胸肋关节、脊肋关节疼痛、肿胀感；或伴有压痛；或伴有胸闷、气短、咳嗽、多痰等；或伴有腹股沟处、臀部深处疼痛及坐骨结节疼痛，或伴有双目干涩疼痛且可牵及头部、双目白睛红赤或红丝缕缕，发痒多眵，大便或干或稀，脉象多为沉弦，舌苔薄白或微黄。

治法：燮理肝肺，益肾壮督，通络利节。

方药：补肾强督燮理汤。

狗脊 20～30g，骨碎补 15～20g，鹿角 9～12g，延胡索 10～15g，香附 9～12g，苏梗 9～12g，姜黄 9～12g，枳壳 9～12g，桂枝 9～15g，白芍 9～15g，续断 15～30g，杜仲 15～20g，羌活 9～15g，独活 6～10g，防风 9～12g，炙山甲 6～15g。

加减：若腰脊背痛僵明显可加桑寄生 15～20g、菟丝子 9～12g；如同时兼畏寒及颈项僵痛者可再加干姜、炙麻黄 3～6g、葛根 10～20g；若胸锁、胸肋、脊肋关节疼痛甚且伴有心烦易怒者可酌加青皮6～10g、川楝子9～12g；若胸闷、气短明显者加檀香6～10g、杏仁9～12g、槟榔6～10g；若胸脘胀满、纳谷欠馨，可去方中枳壳，酌加厚朴、枳实、陈皮9～12g；若微咳者可酌加炒苏子6～10g、炒莱菔子9～12g、杷叶9～15g、紫菀9～10g；若伴低热者可减少桂枝用量酌加炒黄柏9～12g、知母9～15g、败龟甲15～30g，并可加大炙山甲的用量；若白睛红赤双目干涩、发痒多眵明显者可酌加白菊花6～10g、枸杞子、知母、炒黄柏、炒黄芩9～12g，减少或去掉桂枝、骨碎补、鹿角的用量；若大便秘结可加生地黄、决明子（打）9～15g；若大便溏稀日数次者可酌加补骨脂、莲子肉9～15g、炒薏苡仁15～30g。

中成药：可选金乌骨通胶囊，每次2粒，每日3次，口服。辨证配伍延胡索止痛片。

本证候多见于胸胁疼痛、腹股沟部位疼痛、臀部深处疼痛及双坐骨结节疼痛等为主要表现的强直性脊柱炎的患者，因肝肺经受累症状突出，循经辨证取药尤为重要。本方是在补肾强督祛寒汤基础上酌加燮理肝肺、利气行血、活络止痛、清肝明目之品，酌减或去掉辛燥黏腻之品而成。

（六）缓解稳定证

经治疗后，腰、脊、背、胸、颈及关节等部位疼痛、僵硬基本消失或明显减轻，无发热，血沉、C反应蛋白等化验结果基本在正常范围。

治法与方药：鉴于病情明显减轻且较稳定。则可将取效明显的最后一诊方药4～5剂共研细末，每服6g，温开水送服，每日3次以巩固疗效。

中成药：可选天麻壮骨丸，每次4粒，每日3次，口服，可配伍六味地黄丸。

临床体会：缓解稳定期，继续服药，巩固疗效，重在预防病情复发。

（七）其他治疗

1. 体育疗法　医疗体操是强直性脊柱炎现代体育疗法的主要方式，目前多数医生采用医疗体操对AS患者进行辅助治疗。阎小萍教授根据自己的多年临床经验以保持脊柱灵活性，维持胸廓活动度及肢体运动功能为目标创建了一套适合AS患者的医疗体操，应用于临床已取得了良好的疗效。动作主要分为站立运动、垫上运动、呼吸运动三部分。

2. 外治　有眼炎者可选用中西药滴眼液点眼。对于关节局部肿胀疼痛明显者，可根据病情选用中药寒痹外用方和热痹外用方热敷、蒸气熏蒸和药浴。

3. 针灸　取足太阳经、督脉穴为主，配足少阴肾经穴，并可配阿是穴（即以痛为腧），并应特别注意选用交会穴。寒证、阳虚证，针用补法，宜深刺留针，加灸疗；阴虚者则单用针刺；热证，针用泻法、浅刺，热甚者，可在大椎穴叩刺放血。穴位贴敷法是将药膏直接贴敷于人体体表穴位来治疗疾病的一种方法，其适应证和选穴、配穴的方法基本同针灸疗法。

4. 拔罐疗法　方法：以走罐配合留罐。脊背部较为平坦，面积大，适合走罐的施行，可沿督脉和和膀胱经的走行方向走罐，待皮肤潮红后，再选取几个穴位留罐，可选肩井、命门、肾俞等，并配以患者自觉疼痛最明显的阿是穴。

5. 理疗　包括直流电中药离子导入法、红外线疗法、激光疗法以及中药超声透皮疗法。

6. 食疗　强直性脊柱炎患者宜食用鳝鱼、蛇肉、羊肉、牛肉、狗肉等以补气血、益肝肾与祛风湿。急性期宜饮食宜清淡、易消化，水分要充分，有发热时更宜如此。为顾护脾胃平时也可熬煮糜粥，自养胃气。

四、西医治疗

目前尚缺乏确切有效的治疗方法，治疗目的主要在于：①缓解症状，控制病情活动，减缓病情进展；②防止脊柱、关节的畸形，保持关节的最佳功能位置；③尽量避免药物引起的其他不良反应。所选药物一般包括：

1. 非甾体抗炎药（NSAIDs） 包括吲哚美辛、布洛芬、萘普生、吡罗昔康、双氯芬酸、舒林酸、萘丁美酮、奥斯克、尼美舒利、塞来昔布。

2. 慢作用抗风湿药 已经有研究表明，抗疟药、金制剂、青霉胺和硫唑嘌呤等对本病无效，近年来应用柳氮磺吡啶、甲氨蝶呤、雷公藤等治疗强直性脊柱炎似有一定疗效。

3. 肾上腺糖皮质激素 对 AS 患者，一般不主张应用肾上腺糖皮质激素。在以下几种情况下，也可考虑适量、适度应用：①对 NSAIDs 过敏，或 NSAIDs 效果欠佳，不能控制症状者，可考虑小剂量激素治疗（如泼尼松 10mg/d 以下）；②个别对 NSAIDs 治疗抵抗的严重外周关节炎，可考虑给予关节内注射给药；③合并有急性虹睫炎、肺纤维化等关节外损害的病例；④症状表现严重，NSAIDs 或小剂量糖皮质激素不能控制者，可考虑给予中等剂量，如泼尼松 20~30mg/d，待症状控制、其他药物发挥作用后，逐步减量至停药；⑤对于病情进展急剧的病例，可考虑给予"冲击疗法"（如甲泼尼龙 1g，静脉滴注，1 天 1 次，用 3 天）。

4. 生物制剂 临床公认有良好疗效的药物主要是抗 TNF-α 制剂，包括抗 TNF-α 单克隆抗体和可溶性 TNF-α 受体（Etanercept）。

5. 其他药物 研究表明沙利度胺对难治性 AS 可能是一个极具潜在治疗价值的药物。锝[99TC]亚甲基二膦酸盐（99TC-MDP）注射液，目前主要应用在类风湿关节炎、银屑病性关节炎等，该药在强直性脊柱炎治疗中的作用尚有待进一步研究。

6. 手术治疗 晚期 AS 脊柱关节严重畸形而致残者，请外科手术治疗。

五、转归与预后

（一）转归

1. 病邪由表入里 病邪由表入里，正气由盛转衰。早期病变在太阳经，则导致太阳经输不利，卫外不固，营卫不和，出现背冷恶寒、项背腰骶强痛。督脉与足太阳经在风门交会，辅助太阳经起到卫外的作用。当风寒湿邪久郁不解，影响督脉致气血凝滞，经脉痹阻，临床上可由太阳经证渐渐出现项背挛急，为冷为痛等督脉受累症状。

2. 督脉有病更加重肾虚 脊柱为督脉所过，督脉总督一身之阳，与肾相联，督脉受病，则更加重肾虚。肾督同病则见腰骶、项背僵痛，脊柱活动不同程度受限，腰膝酸软无力，畏寒肢楚等症。

3. 肾督两虚转为肝肾俱虚 "肝肾同源"，"肾为肝之母"，痹证日久不愈，必损及下焦肝肾，连及奇经。督脉为阳脉之海，总督一身之阳气，肾主骨生髓，肾虚则精少髓空，骨失荣养，肾督亏虚，阳损及阴，气血凝滞而骨痹难除；肝肾不足，阴虚火旺，痰瘀胶结则骨损筋挛而成大偻。

（二）预后

强直性脊柱炎的病程多种多样，以自发缓解和加重为其特征，但通常为良性过程。研究表明患病 20 年后，85% 以上患者每天仍有疼痛和僵硬感，超过 60% 患者需服用药物治疗。新近美国一项对有 20 年 AS 病史的患者功能障碍相关危险因素进行研究，结果表明强体力劳动，吸烟者出现功能障碍的危险性增高，而受教育水平高和有家族史者功能障碍小。显然髋关节受累、颈椎完全强直且有驼背的患者更容易出现残废。只要早期诊断，早期干预，规范化治疗，AS 患者可以获得病情控制，像正常人一样正常地生活和工作。

（杜明瑞）

第三十四章 系统性血管炎的中医治疗

祖国医学文献中没有血管炎的病名，根据其症状描述，属中医"脉痹""血痹"范畴，巨细胞动脉炎可按中医"头痛""中风"等论治，显微镜下多血管炎、韦格纳肉芽肿因临床表现不同，可分属中医"血证""虚劳"等病论治。

（一）病因病机

本病的主要病因病机为外邪侵犯经脉及脏腑亏虚等因素，致使经脉气血运行不畅，日久则血脉痹阻，其循行部位失于气血之濡养所致。

1. 外邪侵犯　外感风寒湿热之邪，尤其以风寒湿邪和温热之邪为甚。寒为阴邪，易伤阳气，其性凝敛而收引，寒邪客于血脉，阻碍气血运行而发本病。外感温热之邪，或过食辛热之品，使内热壅盛，火热毒邪蕴结经络，壅滞闭塞发为本病。

2. 脏腑亏虚　气血亏虚，外感温热燥邪久恋不去，耗气伤阴，或素体内热，耗伤气血，或妊娠产后出血过多，导致气血两虚。气虚则血行无力，血虚则脉道失充，发为本病。

3. 情志不遂　思虑过度则气机凝结，或长期情志不舒，气机不畅，气滞血瘀，气血运行受阻，发为本病。

4. 脾肾亏虚　先天不足，或房劳过度耗伤肾气，或思虑过度，耗伤心脾，或久病伤脾及肾，导致脾肾阳虚。脾虚生化失常，水谷精微不布，肾阳虚而失其蒸化，阴霾四布亦发本病。

5. 热邪内炙　温热燥邪内传，耗伤阴液，或大汗、大下、大吐，伤津耗液，或肝郁化火，灼伤阴液，久病阴伤，肝肾亏虚，经脉失于濡养，或阴不制阳，阴亏于下，阳亢于上，皆可发为本病。

（二）辩证要点

本病辩证重在分清外感内伤，内伤中又有虚实之分。病变初期，外感风寒湿热之邪，闭阻经络关节，气血运行受阻，经脉失于濡养。若见畏寒肢冷，关节酸楚者为寒湿较重；若为关节疼痛，得冷则减，遇热加剧，皮肤见结节性红斑者为风湿热较甚；若见肢体疼痛、麻木，伴有胁痛，善太息，女子经行不畅或闭经者为气滞血瘀表现；若肢体乏力，发凉发麻，心悸气短者，则为气血虚弱表现。

（三）治疗原则

脉痹的基本病变为血脉瘀阻，筋脉失养，故以活血化瘀，通络止痛为基本治疗原则。风寒湿痹阻经脉，血行受阻，治以祛风除湿，温经散寒；湿热痹阻，治以清热利湿，宣痹通络；气血郁滞，治以理气活血，通络止痛；病久迁延不愈，累及脏腑，多以肝、脾、肾为主；气血虚弱，治以益气养血，活血通络；脾肾阳虚，治以温补脾肾，散寒活血；肝肾阴虚，治以滋补肝肾，活血通络。

（四）辩证论治

1. 风寒湿痹阻证

（1）症状：多见于初期，可见发热，恶寒，周身倦怠乏力，下肢沉重，关节酸楚，胃脘痞满，患肢动脉搏动减弱或无脉等，舌质淡，苔白，脉细弱或沉细缓。

（2）证候分析：由于禀赋不足，素体虚弱，风湿之邪侵袭肌表，痹阻经络关节，湿邪重着而黏滞，故周身倦怠乏力，下肢沉重，关节酸楚；风盛则卫气不固，营卫失和，故发热，恶寒。舌质淡，苔白，脉细弱或沉细缓为寒湿痹阻之象。

（3）治法：扶正祛邪，调和营卫。

（4）方药：黄芪桂枝五物汤加味（《金匮要略》）。

黄芪 30g，芍药 9g，桂枝 9g，当归 10g，川芎 10g，鸡血藤 20g，防风 9g，秦艽 12g，生姜 15g，大枣 6 枚。

（5）方解：黄芪甘温益气，合生姜助桂枝以温阳行痹；当归养血活血；川芎行气活血，祛风止痛；芍药和营理血；防风、秦艽、鸡血藤祛风胜湿，活血通络止痛；生姜、大枣调和营卫。

（6）加减：风寒重，恶寒甚，加麻黄 10g，荆芥 10g，以解表散寒；寒湿之邪困阻中焦，见头沉重身痛者，加薏苡仁 15g，羌活 10g 藁本 10g，苍术 10g，以散寒除湿，通经活络；胃脘胀满者，加苍术 10g，枳实 10g，佛手 6g，以行气导滞，调和脾胃；若见恶心，欲吐者，加半夏 10g，竹茹 10g，以降逆止呕。

2. 风湿热痹阻证

（1）症状：发热，汗出，口渴引饮；关节疼痛，得冷则减，遇热加剧，周身酸楚，疲乏无力；皮肤可见结节性红斑。舌红，苔厚或腻，脉滑数。

（2）证候分析：外感湿热之邪，或感受风寒湿邪，郁久化热，湿热搏结，壅滞经络关节，故见发热，汗出，口渴引饮，关节疼痛，得冷则减，遇热加剧，周身酸楚，疲乏无力，皮肤可见结节性红斑。舌红，苔厚或腻，脉滑细数均为湿热之象。

（3）治法：清热解毒，宣痹通络。

（4）方药：四妙勇安汤加味（《验方新编》）。

金银花 30g，当归 10g，玄参 15g，蒲公英 30g，紫花地丁 10g，连翘 12g，茯苓 10g，薏苡仁 10g，甘草 6g，赤芍 10g，丹皮 10g。

（5）方解：方中当归养血和血；玄参养阴生津，凉血化瘀；金银花、连翘清热解表，祛风解毒；紫花地丁、公英清热解毒，凉血散结；赤芍、丹皮清热凉血，活血散瘀；茯苓、薏苡仁利湿健脾，除痹消肿。

（6）加减：若见心悸气短者，为邪热久恋，耗气伤阴，加西洋参 10g，麦冬 10g，以养心阴，汗出甚者，加浮小麦 10g，生牡蛎、生龙骨各 10g（先煎），以敛汗；若见斑疹、结节等热邪内陷血分证候，加生地 10g，紫草 10g，以凉血消斑；出现壮热烦渴，关节灼热疼痛，舌红少津者，加生石膏 20g（先煎），忍冬藤 20g，麦冬 10g，以养阴清热，通络止痛。

3. 气滞血瘀

（1）症状：精神抑郁，肢体疼痛、麻木，胸闷心痛，胸胁串痛，烦闷不安，善太息，头痛目眩，女子经行不畅或闭经。舌质紫暗或有瘀点瘀斑，苔薄或少，脉弦细或伏。

（2）证候分析：脾失健运，积湿生痰，寒湿下注，致气滞血瘀；或因肝气不舒，气机郁结，血液瘀滞，肢体疼痛，麻木；因肝郁而致，可见胸闷心痛，烦闷不安。舌质紫暗或有瘀点瘀斑，苔薄或少，脉弦细为气滞血瘀之象。

（3）治法：活血通经，理气解郁。

（4）方药：桃红饮加味（《类证治裁》）。

桃仁12g，红花10g，威灵仙12g，川芎12g，当归12g，降香10g，郁金10g，桑枝15g，路路通15g，牛膝15g。

（5）方解：桃仁、红花活血祛瘀，通经止痛；威灵仙、川芎活血行气，散瘀止痛；降香降气宽中散瘀；郁金行气解郁，祛瘀止痛；路路通、桑枝通经活络；当归、牛膝活血养血，补肝肾，强筋骨。

（6）加减：若见两胁作痛，神疲食少者，用逍遥散疏肝解郁，养血健脾；胸痛，痛如针刺，痛有定处者，用血府逐瘀汤以活血祛瘀，行气止痛；口咽干燥者，加黄芩10g以清热；胁痛甚者，加陈皮10g，青皮6g，以疏肝理气健脾；头晕急躁易怒者，加柴胡10g，菊花12g，钩藤10g（后下），以舒肝平肝。

4. 气血虚弱

（1）症状：头目晕眩，心悸气短，失眠多梦，肢体乏力，麻木、凉感，面色少华。舌淡苔白，脉细缓。

（2）证候分析：病久气血耗伤，化生乏源，经络关节失于濡养。气虚则见肢体乏力，精神疲惫；心血不足，心失所养，则头晕、面色少华、心悸、失眠多梦。舌淡苔白，脉细缓为气血两虚之象。

（3）治法：益气养血，活血通络。

（4）方药：八珍汤加味（《正体类要》）。

生黄芪15g，白术10g，茯苓12g，当归10g，白芍10g，赤芍10g，熟地黄10g，川芎6g，炒枳壳12g，生姜2片，大枣5枚。

（5）方解：方用黄芪、白术、茯苓补脾益气；当归、白芍、熟地滋阴养血，活血止痛；川芎入血分理气；赤芍清热凉血，活血散瘀；枳壳理气宽中；生姜、大枣调和脾胃。

（6）加减：若出现肢体肌肤麻木者，用黄芪桂枝五物汤振奋阳气，通血脉，调营卫；心悸失眠者，去熟地，加远志6g，炒枣仁10g（打碎先煎），柏子仁10g，以养心安神；若出现周身酸胀疼痛者，加地龙10g，络石藤15g，以通行经络。

5. 脾肾阳虚

（1）症状：形寒畏冷，腰膝酸软无力，纳少，便溏，周身乏力，倦怠嗜卧，神疲健忘，下肢浮肿。舌淡，苔薄白，脉沉细弱。

（2）证候分析：肾阳虚衰，阳气不充，不能温煦肌肤，故形寒肢冷，腰膝酸软无力；脾阳虚衰，运化失司，故纳少，倦怠嗜卧，神疲健忘，便溏；舌淡，苔薄白，脉沉细弱为脾肾阳虚之象。

（3）治法：温肾健脾，散寒活血。

（4）方药：阳和汤加味（《外科全生集》）。

熟地30g，干姜10g，党参30g，生黄芪30g，鸡血藤10g，桂枝10g，白芥子10g，鹿角胶12g，红花10g，茯苓12g，甘草9g。

（5）方解：方中熟地、鹿角胶温补营血，填精补髓；白芥子祛痰通络，温中散寒；黄芪补气升阳，利水消肿；红花、鸡血藤活血通经，祛瘀止痛；干姜、桂枝温中角通；党参补气健脾；茯苓渗湿健脾。

（6）加减：见面色苍白，形寒肢冷者，加炮附子 10g，细辛 3g，仙灵脾 10g，以温脾暖肾，散寒通阳；肢体疼痛甚者，加甲珠 10g，土鳖虫 10g，露蜂房 10g，羌活 10g，以活络通经；脾肾阳虚，便溏者，加肉豆蔻 6g，补骨脂 10g，五味子 10g，吴茱萸 10g，以温肾暖脾，固肠止泻；尿少浮肿者，加泽泻 10g，大腹皮 10g，以利水消肿。

6. 肝肾阴虚

（1）症状：头晕目眩，耳鸣，失眠多梦；腰膝酸软，肢冷或间歇性跛行，手足心热，口干喜饮。舌红，苔薄黄，脉沉弦或无脉。

（2）证候分析：肝肾阴虚，精血不足，筋骨失养，故腰膝酸软，肢冷或间歇性跛行；脑海失充，则头晕耳鸣、失眠多梦；阴血亏虚，虚火亢盛，则手足心热，口干喜饮。舌红，苔薄黄，脉沉弦或无脉为肝肾阴虚之象。

（3）治法：滋补肝肾，活血通络。

（4）方药：杞菊地黄丸加味（《医级》）。

熟地黄 24g，山萸肉 12g，山药 12g，丹皮 9g，茯苓 9g，泽泻 9g，枸杞子 12g，菊花 9g，女贞子 12g，牛膝 12g，丹参 20g，当归 9g。

（5）方解：熟地滋肾阴，益精髓；山茱萸滋肾益肝；山药滋肾补脾；泽泻配熟地而泻肾浊；丹皮配山茱萸以泻肝火；茯苓配山药而渗湿健脾；枸杞子补肾益精，养肝明目；菊花清利头目，宣散肝经之热，平肝明目；女贞子、牛膝、丹参、当归滋补肝肾，活血通络。

（6）加减：若头晕目眩，肝阳上亢者，加石决明 15g，生龙骨 15g，生牡蛎 15g，打碎先煎，平肝潜阳；急躁易怒者，加夏枯草 10g，白芍 10g，以清肝火，滋阴柔肝；视物不清者，加茺蔚子 10g，以清肝明目；心肾不交，失眠多梦者，加阿胶 15g（烊化）。

（五）针灸疗法

1. 体针

1）上肢无脉证：内关、太渊、尺泽、曲池、合谷、通里、肩井、手三里。

2）下肢无脉证：足三里、三阴交、太冲、太溪。

2. 耳针　热穴、交感、心、肾、皮质下、内分泌、肾上腺、肺、肝、脾。

3. 头针　血管舒缓区、运动区。

4. 电针　上肢取肩髃透极泉、肘髎、外关透内关、合谷；下肢取血海、足三里或阳陵泉。

（六）调摄

正确对待疾病，增强与疾病作斗争的信心，保持精神愉快。居住环境不宜过冷或潮湿。忌食辛辣，忌烟酒。饮食有节，起居有常，衣着宽松，适当锻炼，积极治疗。

（七）医家经验

1. 颜德馨　颜德馨运用以下五法治疗本病：

（1）活血化瘀：气血乃构成人体的基本物质，气血流通无所不至，故"血脉流通，病不得生"，特别是"脉者，血之府"。故认为本病血瘀最为常见，虽临床表现不一，但其瘀阻血脉，隧道不通之机理则一，用活血化瘀之法治疗。

（2）温经散寒：取仲景通脉四逆汤之伸发阳气，化凝复脉之法以治疗。临床常用阳和汤与麻黄附子细辛汤加减以温经散寒，回阳通脉，若与补气养血等法配合，疗效更佳。

（3）清热解毒：根据热毒轻重及体质之不同，使用清热解毒、清热凉血、养阴清热等方法。常用方剂：仙方活命饮、五味消毒饮、犀角地黄汤等。在此基础上配合活血化瘀之法可提高疗效。

（4）扶正祛邪：因气血亏虚，血行不畅，艰涩成瘀，因虚而瘀，因瘀而虚，互为因果，久病难复，需补益与祛邪并进。临床常用黄芪桂枝五物汤、补阳还五汤、桃红四物汤加减。

（5）软坚散结：对于痰瘀交阻型疾病常用夏枯草、牡蛎、玄参、海藻、昆布等。若病情顽固，则用虫类搜剔，如水蛭、全蝎、地龙，以加强疗效。

2. 尚德俊　尚德俊根据周围血管疾病有明显血瘀表现的特点，总结出周围血管疾病的活血化瘀疗法。在具体应用中强调辩证论治，整体与局部辩证相结合，灵活应用，才能提高疗效，由此提出治疗周围血管疾病的活血十法，具体应用如下：

（1）益气活血法常用方剂有丹参通脉汤、补阳还五汤等。

（2）温通活血法常用方剂有阳和汤、黄芪桂枝五物汤等。

（3）清热活血法常用方剂有四妙勇安汤加味、四妙活血汤、五味消毒饮等。

（4）活血利湿法常用方剂有活血通脉Ⅱ号等。

（5）滋阴活血法常用方剂有养阴活血汤等。

（6）行气活血法常用药物有香附、青皮、乌药、元胡、砂仁、川芎等。

（7）通下活血法常用方剂有活血通脉饮、四妙勇安汤等。

（8）养血活血法常用的方剂有顾步汤加减等。

（9）活血破瘀法常用的中成药及方剂有四虫片、舒脉汤等。

（10）补肾活血法常用方剂有补肾活血汤等。

（八）经典论述

《素问·平人气象论》："脉涩曰痹。"

《素问·痹论》："以夏遇此者为脉痹。""痹……在于脉则血凝而不流。"

《素问·举痛论》："脉泣则血虚，血虚则痛。""寒气入经而稽迟，泣而不行，客于脉外则血少，客于脉中则气不通，故卒然而痛……得炅则痛立止，因重中于寒则痛久矣。寒气客于经脉之中，与炅气相搏则脉满，满则痛而不可按也。寒气稽留，炅气从上，则脉充大而血气乱，故痛甚不可按也。"

《素问·调经论》："寒独留，则血凝泣，凝则脉不通。""血气者，喜温而恶寒，寒则泣不能流，温则消而去之。"

《素问·至真要大论》："气塞不通，血壅不流。"

《灵枢·刺节真邪》："虚邪之中人也……搏于脉中，则为血闭不通。"

《灵枢·痈疽》："营气稽留于经脉之中，则血泣而不行，不行则卫气从之而不通，壅遏而不得行。"

《灵枢·阴阳二十五人》："凝涩者，致气以温之，血和乃止。其结络者，脉结血不行，决之乃行。"

《备急千金要方·卷第七风毒脚气》："若寒月久坐久立湿冷之地者，则冷湿之气上入经络，病发则四体酷冷转筋。"

《济生方》："脉痹之为病，应乎心，其状血脉不流，令人痿黄，心下鼓气，卒然逆喘不通……"

《景岳全书·杂证谟·血证》："血有虚而滞者，宜补之活之。"

《血证论》："瘀血流注，亦发肿胀。"

（杜明瑞）

第三十五章　结节性红斑的中医治疗

结节性红斑与中医文献中"瓜藤缠""湿毒流注""梅核丹""梅核火丹""室火丹"等论述相似。"瓜藤缠"是以小腿起红斑结节，犹如藤系瓜果绕胫而生为特征的皮肤病。"瓜藤缠"之名出自《证治准绳·疡医·瓜藤缠》中的"或问足股生核数枚，肿痛久之，溃烂不已，何如？曰：此名瓜藤缠，属足太阳经，由脏腑之湿热流注下部所致"。本病好发于青年女性，皮损多发于小腿伸侧，为对称红斑结节性损害。

可有疼痛及压痛，春秋季多发，或可迁延数年不愈。

（一）病因病机

本病病因可分内、外两种。外可有风寒湿热之邪，或久居潮湿之地，内可因正气不足，脾虚中焦失运，致营卫气血失调，或嗜食肥甘厚味、辛辣之品，酿生痰浊湿热。

1. 外感风热，毒蕴经络　素体本虚，腠理空疏，且内有蕴热，风热毒邪乘虚而入，或风寒内侵，从热而化，内外合邪，蕴蒸于经脉，气血运行受阻，日久热毒扰动血脉，迫血妄行，溢于脉外，结于肌肤，发为红斑，结节。

正如《解围元薮》中云："此症乃由体虚而风邪深入阴分，气血为风邪所击，肌肤弛缓，皮腠疏开，风邪暴侵……故生毒虫，蠹蚀肌肉也"又如《症因脉治》中云："外感风邪，袭人肌表，束其内郁之火，不得发泄，外邪传内，内外熏蒸，则风痰之症作矣。"

2. 湿毒下注，流注经络　忧愁思虑伤脾，或嗜食辛辣肥甘厚味，脾胃受伤，运化失职，水湿不化精微，反而聚湿成痰，日久痰湿从热而化，痰热内生，加之湿蕴成浊，浊蕴成毒，湿热毒流注，湿毒下注，浊气下流，凝于经络，经络阻塞，血脉不通，凝而成结，正如《医宗金鉴·外科心法》中所述："若湿热下注，绕胫而发结核数枚，日久肿痛，腐烂不已，名日瓜藤缠。"

3. 气滞血瘀，痹阻经络　情志抑郁，肝气郁结，肝失疏泄，气失条达，致气滞血凝，脉络瘀阻，发为结节。正如《古今医统大全·郁证》中云："郁为七情不舒，遂成郁结，既郁之久，变病多端。"《奇效良方》又言："气塞不通，血壅不流，如大怒则可使气乱而逆，血失常度。"《沈氏尊生书》则认为："气运乎血，血本随气周流，气凝则血亦凝。"

4. 正虚邪盛，毒滞经络　此病失治误治，或久治不愈，致正气不足，营卫气血失调，卫阳虚弱，卫表不固，易感寒湿之邪，客于肌肤，阻塞腠理，致气血运行不畅，郁积而成本病。

《医宗金鉴·外科心法要诀》云："此证生于腿胫，流行不定，或发一二处，疮顶形似牛眼，根脚漫肿，轻则色紫，重者则色黑，破溃脓水浸渍，好肉破烂日久不敛。"或阴血不足，血行滞涩，凝而成瘀。此型为难治。

总之，本病病机主要为气滞血瘀，病位在肌肤脉络。此属实证为多，可有外因湿热之邪，内有痰浊积聚，或情志所伤等致气血阻滞；也可因虚致实，阳气不足，腠理不固，感邪郁于肌表，或血行无力而停滞，病性乃属虚实夹杂。

（二）鉴别诊断

1. 脉痹　本病与湿热证脉痹相鉴别，两者均易发于下肢，但脉痹多发于单侧，患处可触条索状物，按之疼痛，患肢疼痛行走受限，严重者肢端溃烂。

2. 丹毒　本病与丹毒均以下肢发病多见，丹毒可见下肢皮肤弥漫性红肿热痛；结节性红斑局限隆起，结节直径可在数毫米至数厘米不等，边界清晰，皮下有硬结，压痛。

（三）辨证要点

本病辨证要点在于分清虚实，孰轻孰重。表虚之人，感受风热之邪，若素体有热，内外热邪相合，热极为火，火极成毒，毒蕴经络，迫血妄行，致血溢脉外，症见结节较大，红斑隆起，色鲜红，疼痛，伴发热，口渴，烦躁等热象，实热为急；素体脾虚，或情志过激，或过食膏粱厚味，或外感寒湿，损伤中阳，致脾运化失司，痰浊内生，湿痰积聚，流注肌肤，见结节绕胫而发，时有疼痛，伴神疲乏力，困倦嗜睡，为虚实混杂；或外感风寒湿热，或中焦气血生化乏源，气血不和，血病则气不能独化，气病则血不能畅行，气滞则血瘀，瘀血不化，则新血不生，亦为虚实混杂；本身正气不足，卫阳不固，疼痛隐隐，病情迁延不愈，结节溃破，脓水外溢，久不收口，伴见自汗盗汗，心悸气短，乃气阴不足之象，正虚为主。

（四）治疗原则

本病病因虽异，但最终殊途同归，导致气血运行不畅，治疗主要在于活血通络散结，根据引起血瘀的病因不同，辨证治疗。其病因病机为机体正气不足，湿热、血瘀、痰湿及风邪等阻于经络。本病多实证，治以祛邪为主，或虚中夹实，治以攻补兼施。风邪夹热，以疏风清热；湿热毒蕴，除湿通络解毒；气滞血瘀，行气活血通络；正气不足，阴血亏虚，以益气养血。但活血化瘀通络法应贯穿治疗的始终。本病应重视血分，从"瘀"论治。唐容川在《血证论》中云："既已成瘀，不论初起已久，总宜散血，血散瘀去，则寒、热、风、湿均无遗留之迹矣。"

（五）辨证论治

1. 风热毒蕴型

（1）症状：结节鲜红，灼热疼痛，伴发热，咽痛，心烦气躁，口疮舌糜，大便干，小便黄赤。舌质红，苔薄黄，脉弦。

（2）证候分析：外感风热之邪，热邪易动血，影响血液的正常运行，加之体内素有湿热，热之极为火，火热侵及血脉，灼伤脉络，迫血妄行，血溢脉外，瘀于肌肤，见结节，红斑，热为阳邪，结节灼热，色红，疼痛；心在五行属火，热与心相应，而见心火偏旺，出现心烦气躁，舌为心之苗，见口疮舌糜，小肠与心相表里，则小便黄赤；外感之邪首先犯肺，肺卫抗邪，正邪相争，机体发热，咽为肺之门户，风热袭肺，咽部受邪，咽痛，大肠与肺相表里，肺燥大便干。

热毒内蕴则舌红苔黄。脉弦主风气盛。

（3）治法：疏风清热解毒，活血通络。

（4）方药：仙方活命饮加减（《校注妇人良方》）。

金银花30g，防风10g，白芷10g，赤芍15g，丹皮15g，生地15g，陈皮6g，皂刺15g，生甘草6g，当归15g。

（5）方解：金银花甘寒清轻，清热解毒，消散痈疮；当归、赤芍活血通滞和营，丹皮、生地清营凉血；陈皮理气通滞；白芷、防风疏风透邪，散结消肿，透达营卫；皂刺溃坚排脓；生甘草清热解毒，又调和诸药。

（6）加减：若发热汗出，加柴胡10g，知母15g，石膏20g；湿盛，加薏米20g；血热甚者，加紫草15g，玄参15g；若结节红肿较大，为瘀滞甚者，加三棱10g，莪术10g，地龙15g；痛甚者，加乳香10g，没药10g。

2. 湿毒下注型

（1）症状：结节色红疼痛，绕胫而发，体困嗜卧，关节肿胀疼痛，重着不利，下肢浮肿，纳呆，大便黏滞不爽。舌质红，苔黄腻，脉滑或滑数。

（2）证候分析：多为恣食辛辣厚味，湿热内蕴，致湿热下注，气血瘀阻；或外感湿热之邪，痹阻经络，致气血运行不畅，湿性趋下，挟热流注胫部，熏蒸肌肤，见结节色红疼痛，绕胫而发；湿邪易伤中焦脾胃，脾虚而见纳呆，困倦，嗜睡；水湿运化不利，湿性黏滞，大便黏滞不爽；感受湿邪，下先受之，见下肢浮肿，湿热凝滞关节，可见关节肿胀疼痛，肢沉，活动不利。

湿热反映在脉象多见脉滑或滑数。

（3）治法：除湿利水，清热解毒。

（4）方药：除湿解毒汤（《赵炳南临床经验集》）。

白鲜皮15g，大豆黄卷10g，生薏米30g，土茯苓15g，栀子10g，丹皮15g，金银花30g，连翘15g，地丁15g，木通10g，滑石10g，甘草6g。

（5）方解：方中白鲜皮清热燥湿，泻火解毒；土茯苓甘淡，既能利湿，又能通利关节；金银花、连翘、地丁清热解毒，消痈散结；滑石、木通清热利湿，使湿热之邪下行；大豆黄卷善于通达透利，除湿清热；生薏米健脾利湿，消下肢水肿；栀子、丹皮用于清血分之热，凉血活血。

（6）加减：结节肿大，加夏枯草15g，生牡蛎15g；下肢肿甚者，加冬瓜皮15g。

3. 气滞血瘀型

（1）症状：双下肢结节皮色正常或微暗红，大小不一，伴胁肋疼痛，烦躁易怒，月经不调。舌淡红，苔薄白，脉细涩。

（2）证候分析：肝气不舒，气机郁结，血脉瘀滞，结于肌肤，结节色暗或正常，疼痛拒按；血瘀胞宫，则月经不调；肝郁气滞，可见胁痛，易怒。

（3）治法：活血通络，祛瘀软坚。

（4）方药：活血散瘀汤（《外科正宗》）。

当归尾15g，赤芍15g，桃仁10g，大黄6g，川芎10g，苏木10g，丹皮10g，枳壳6g，红花10g，鸡血藤30g，落得打20g。

（5）方解：方中川芎、当归尾、赤芍、丹皮、苏木、桃仁、红花、鸡血藤活血祛瘀，通调血脉；枳壳破气消积，疏通气道；大黄可攻逐瘀结，下气通腑；且枳壳亦助大黄攻逐；归、芎、苏、芍之破瘀，得利气之品，则祛瘀之功益著；落得打本身既有行气功能，又能活血化瘀。

（6）加减：下肢沉重明显者，加薏米15g，益母草10g，泽泻10g；腰膝酸软者加牛膝15g；肝区胀痛者加柴胡10g，白芍10g。

4. 气阴亏虚型

（1）症状：结节色暗红或黑紫色，有压痛，周围皮肤色暗，皮温低，严重者，结节破溃糜烂，脓水溢出，久不收敛，体倦怠动，心悸气短，关节隐隐作痛。舌暗淡，苔白，脉细弱。

（2）证候分析：此病日久，致正气耗损，机体无力祛邪外出，正虚邪盛，血瘀处结节色暗，瘀血未去，新血难生，周围皮肤色暗；气血运行不畅，阳气不能达于肌表，皮肤失于温煦，则皮温较低；正气虚，无力敛疮，结节破溃，脓水外溢，久不收口；体倦怠动，心悸气短，疼痛隐隐。舌暗淡，苔白，脉细弱，均为气血不足之象。

（3）治法：补益气血。

（4）方药：托里消毒散加减（《医宗金鉴》）。

黄芪30g，当归15g，赤芍15g，牛膝15g，云苓10g，炙鳖甲15g（先煎），金银花15g，生甘草6g，赤小豆15g，益母草10g，败酱草10g，川芎10g，鸡血藤30g。

（5）方解：黄芪益气托毒，排脓生肌；当归、赤芍、川芎养血活血，使气行血畅，正气充，则有助于托里排脓；金银花、生甘草则清热解毒；牛膝可引血下行；赤小豆性善下行，除胀，消肿解毒；益母草、鸡血藤也可补血行血而活络；云苓补益中焦；炙鳖甲咸寒，可滋阴，软坚散结，败酱草辛散苦泄，既可解毒排脓，又可活血消痈。

（6）加减：若见面色苍白，手足厥冷，寒邪甚者，加吴茱萸10g，干姜15g。

（六）其他治法

1. 外敷法

（1）外用如意金黄膏或玉露膏外敷，每日1次。

（2）赤小豆适量，杵烂研细，水调外敷，每日1次。

2. 针灸疗法 针灸疗法选穴：合谷、内关、足三里、三阴交，病变在小腿加阳陵泉，延及膝上加伏兔、血海，足背加解溪、太溪、昆仑。手法：平补平泻。

3. 单方验方

（1）结节性红斑汤：当归、白芷、桔梗、苏叶、防风、白芍各6g，党参、黄芪各10g，枳壳、川芎、乌药各5g，官桂、槟榔、厚朴各2g，木通、甘草各3g。

（2）解毒活血汤：双花、生地、丹皮、赤芍、当归、红花、桃仁、甘草各10g。

（3）加味苍柏散：羌活、独活各30g，黄柏、白术、苍术、当归、牛膝、防己、木瓜、槟榔各15g，甘草10g，生地、知母各20g，石膏40g。

（4）活血利湿汤加味：当归、鸡血藤、穿山甲、红花、牛膝、陈皮、木香、车前子、皂刺、地肤子、苦参、土茯苓、桃仁、生地。局部红肿，尿黄便秘加大黄、忍冬藤；发热咽痛加牛蒡子、麻黄；结节融合成大块色紫暗加三棱、莪术；足踝肿加防己、茯苓；关节痛加秦艽、豨莶草、木瓜。

（5）清热利湿汤：黄柏、苍术、羌活、木瓜、威灵仙、杜仲、白芍、泽泻、陈皮、乳香、没药、蜈蚣、当归、川芎。下肢困重者加白术、薏米、防己；湿重者加栀子、龙胆草，去杜仲、白芍；发热者加双花、蒲公英；便秘加大黄。

（6）桃红四物汤：桃仁、红花、生地、赤芍、当归、川芎各10g，丹参20g，鸡血藤、川牛膝各15g，甘草6g。随症加减：咽痛者加山豆根，发热者加牛蒡子，关节痛明显者加羌活、独活，下肢浮肿者加冬瓜皮、防己，结节大者加夏枯草、生牡蛎。每日1剂，两煎分两次服，7剂为1个疗程，1~3个疗程统计疗效。服药期间停服其他药物。

（七）预防调摄

（1）患病后注意下肢保暖，避免风寒湿热之邪入侵。

（2）饮食切忌肥甘厚味和辛辣发散之物，勿饮酒。

（3）减少运动，特别不要久行久立，休息时将患肢抬高。

（4）若病情迁延反复，宜补以养阴利湿之品，如用薏米、赤小豆、绿豆等煮粥常服。

（八）医家经验

1. 路志正、焦树德　路志正、焦树德将本病分为以下四型。

（1）风热夹湿证：治以疏风清热，除湿通络，方用清热通络汤加减（金银花、连翘、威灵仙、忍冬藤、络石藤、萆薢、黄芪、地龙、鸡血藤、苍术、黄柏）。

（2）湿热下注证：治以清热利湿，活血通络，方用茵陈赤小豆汤加减（茵陈、赤小豆、连翘、忍冬藤、薏苡仁、苦参、汉防己、泽泻、黄柏、牛膝、赤芍、玄参、黄芩）。

（3）血热内蕴证：清热凉血，化瘀通络，方用通络活血方加减（丹参、赤芍、丹皮、乳香、没药、王不留行、泽兰、桃仁、红花、当归、川牛膝、制香附）。

（4）风湿阻络证：治以温经散寒，祛湿通络，方用当归四逆汤加减（当归、桂枝、木通、细辛、赤芍、甘草、大枣）。

2. 旷惠桃　旷惠桃等将本病分为以下五型。

在路志正和焦树德基础上又增加一型，阴虚火旺证：治以滋阴清热，活血通络，方用知柏地黄丸合通络活血方加减（熟地、山药、茯苓、泽泻、山茱萸、丹皮、知母、黄柏、丹参、鸡血藤、苍术、牛膝）。

3. 娄玉铃　娄玉铃将本病分为以下二型。

（1）湿热瘀阻型：症见发病急骤，皮下结节，略高出皮面，灼热红肿，伴咽痛，头痛，体温增高，口渴、大便干、小便黄。舌质微红，苔白或腻，脉滑微数。治以清热化湿，活血通络，方用凉血五根汤加减（紫草根、茜草根、黄柏、汉防己、瓜蒌根、白茅根、伸筋草、赤芍、鸡血藤、忍冬藤、红花、木瓜）。

（2）寒湿入络型：症见皮损暗红，反复缠绵不愈，伴关节痛，遇寒加重，肢冷，口不渴，大便不干。舌质淡，苔白或白腻，脉沉缓或迟。治以散寒祛湿，通络和营，方用黄芪桂枝五物汤加减（黄芪·桂枝、赤芍、红花、炒白术、秦艽、炙甘草、熟附片、肉桂末冲、鸡血藤、鬼箭羽、炮黑姜、细辛）。

4. 魏静　该病从"瘀"论治，以"化瘀散结"为治疗大法，取得满意疗效。将本病分为以下三型。

（1）湿热下注，气滞血瘀：证见起病较急，伴发热，周身不适，关节痛等症状，两小腿伸侧可见散在大小不等略高出皮面的红斑结节，局部灼热，触痛明显，行走不利，可伴腿部肿胀。口干且苦，小溲黄浊。舌红，苔黄腻，脉弦滑数。治以清热利湿，活血化瘀。处方：龙胆草、牛膝、防己、红花、赤芍、桃仁、忍冬藤、连翘、夏枯草、黄柏、丹皮、萆薢、木瓜、冬瓜皮、滑石、地龙。

（2）寒湿凝滞，气血瘀阻：证见两小腿伸侧可见大小不等之淡红色或暗红色结节，痛胀不甚，反复发作，经年不愈。自觉畏寒，身疲乏力，腿浮肿，下肢沉重，大便溏薄，小便清长。舌质淡，苔薄白，脉沉缓。治宜健脾燥湿，温经散寒，活血散结。处方：生黄芪、炒薏米、苍术、桂枝、炮附子、白术、木瓜、炙山甲、云苓、山药、当归、威灵仙、王不留行、丹参、赤芍、秦艽、鸡血藤。

（3）痰瘀互结，气滞血瘀：证见双下肢结节皮色正常或微暗红，大小不一，伴有腰膝酸软，下肢沉重，倦怠无力。舌淡红，苔薄白，脉细涩。治宜滋肾健脾，化痰消瘀。处方：熟地、当归、川断、桑寄生、丹参、炙黄芪、莪术、醋炙鳖甲、生牡蛎、盐黄柏、苏木、昆布、知母。

5. 傅红卫、沈博生　傅红卫和沈博生认为本病病因病机为精血亏耗，情志所伤和饮食失调，将本病分为二期，急性发作期和间歇期。

（1）急性发作期：结节性红斑皮色鲜红、灼热，结节呈蚕豆至核桃大，伴发热等。治以清热凉血，化痰通络止痛。药用地黄、紫草、稀莶草、夏枯草、牡丹皮、青蒿、白芥子、昆布、僵蚕等。

（2）间歇期：结节性红斑皮色暗红，结节缩小，无明显发热。治以益气养阴，补益肝肾为主。药用地黄、黄芪、麦冬、女贞子、黄精、白茅根。

6. 官文秀　官文秀将结节性红斑分为以下三型。

（1）湿热型：关节憋胀酸痛，口渴不欲饮，皮损部位鲜红、灼热、疼痛，舌质红、苔黄腻、脉滑数。此型为湿热内蕴，气血凝滞，经络受阻所致。治以清热利湿、凉血活血为主。基本方：双花15g，知母30g，当归9g，云苓20g，桃仁9g，红花9g，鸡血藤15g，桑寄生15g，女贞子15g，车前子15g，木通9g，白芥子12g。

（2）虚寒型：语音低弱、头晕神倦，面色萎黄，皮损色暗红，困倦无力，畏寒。舌质淡，脉沉细。此为气血两亏，寒湿凝聚所致。治以补益气血，健脾燥湿，温经活络为主。基本方：生芪30g，党参20g，桑枝15g，防己9g，桑寄生15g，怀牛膝15g，当归9g，赤芍9g，三棱9g，莪术9g，补骨脂12g。

（3）气滞血瘀型：关节肿胀，皮损部皮肤暗红、疼痛，拒按，舌质紫暗，或有瘀斑，脉沉缓。治以活血通络、祛瘀软坚为主。基本方：当归9g，赤芍9g，红花9g，苏木9g，乳香9g，没药9g，丝瓜络12g，伸筋草12g，元胡9g，路路通12g。

7. 王茜茜、王黎霞　王茜茜、王黎霞拟"活血解毒汤"治疗结节性红斑。

组方：当归、桃仁、红花、地龙、僵蚕、苍术各10g，丹参、牛膝、鸡血藤、忍冬藤、连翘各15g，蒲公英30g，甘草6g。结节初起加生地、大青叶、银花凉血清热；结节久而不散加海藻、山慈菇软坚散结；足踝浮肿加黄芪、陈皮、防己行气利水；关节疼痛加威灵仙、秦艽祛风胜湿；发热畏寒加荆芥、防风祛风解表。

8. 毕东敏、王双龙　毕东敏、王双龙采用"桃红四物汤"化裁治疗结节性红斑32例。组方用药既把握中药病机又针对西医病理，故疗效满意。

组方：桃仁、红花、生地、赤芍、当归、川芎各10g，丹参20g，鸡血藤、川牛膝各15g，甘草6g。随症加减：咽痛者加山豆根，发热者加牛蒡子，关节痛明显者加羌活、独活，下肢浮肿者加冬瓜皮、防己，结节大者加夏枯草、生牡蛎。每日1剂，两煎分两次服，7剂为1个疗程，1~3个疗程统计疗效。

（九）经典论述

《证治准绳‧疡医‧瓜藤缠》："或问足股生核数枚，肿痛久之，溃烂不已，何如？曰：

此名瓜藤缠，属足太阳经，由藏府之湿热流注下部所致。"

《医宗金鉴·外科心法要诀》："此证生于腿胫，流行不定，或发一二处，疮顶形似牛眼，根脚漫肿，轻则色紫，重者则色黑，破溃脓水浸渍，好肉破烂，日久不敛，由暴风疾雨，寒湿暑火，侵在腠理而肌肉为病也……若绕胫而发即名瓜藤缠，结核数枚，日久肿痛，腐烂不已。"

《景岳全书·血证》："血本阴精，不宜动也，而动则为病；血主营气，不宜损也，而损则为病。盖动者多由于火，火盛则逼血妄行；损者多由于气，气伤则血无以存。"

《灵枢·百病始生》："阳络伤则血外溢，血外溢则衄血……"

《济生方·血病门》："夫血之妄行也，未有不因热之所发，盖血得热则淖溢，血气俱热，血随气上，乃吐衄也。"

《奇效良方》："气塞不通，血壅不流，如大怒则可使气乱而逆，血失常度。"

《沈氏尊生书》："气运乎血，血本随气周流，气凝则血亦凝。"

（杜明瑞）

第三十六章 类风湿关节炎的中医治疗

类风湿关节炎属中医"痹证"的范畴，是由正气不足，复感风、寒、湿、热等病邪引起，以肢体关节肌肉酸痛、麻木、重着、屈伸不利或关节灼热、肿大等为主症的一类病症。古籍中还称之为"历节病""痛风""顽痹"等。

（一）病因病机

中医对类风湿关节炎病因的认识最早见于《素问·痹论》，指出："风、寒、湿三气杂至，合而为痹，其风气胜者为行痹，寒气胜者为痛痹，湿气胜者为著痹也。"外邪为痹证发病的主要外因。正气不足是痹证发病的内在因素，如《灵枢·百病始生》中曰："风雨寒热，不得虚，邪不能独伤人。"

1. 外感邪气，经络痹阻 或因饮酒当风，或汗出入水，或坐卧湿地，或行立寒水，或病后体虚，或饥饿劳役，风邪乘之，或冲寒冒雨，露卧当风，寒邪袭之，或身处湿处，湿气袭人等，均可使风寒湿热之邪乘虚入侵，气血痹阻而发病。风为阳邪，善行数变，游行全身，遂致游走性关节痛。寒为阴邪，其性凝滞收引，使营卫气血阻滞不行，经络拘急，筋骨不利，疼痛难忍。湿为阴邪，其性黏滞重着，留滞经络关节，阻遏气血，涩滞难愈。正如《素问·痹论》云："所谓痹者，各以其时复感于风寒湿之气也。"热邪致病，每因感于阳热之邪，或素体阳盛，又感风寒湿之邪，郁而化热，湿热搏结，阻滞经络关节，不通则痛，正如清代尤怡《金匮翼·热痹》曰："热痹者，闭热于内也……脏腑经络先有蓄热，而复遇风寒湿气客之，热为寒郁，气不得通，久之寒亦化热，则痹痹煽热而闷也。"

2. 痰瘀痹阻，骨节侵蚀 风寒湿热之邪内犯人体，气血经脉运行不畅，而成瘀血，加之痹证日久，五脏气机紊乱，升降无序，则气血逆乱，亦成瘀血。痰浊与瘀血，相互影响，相互作用，相互加重，而成恶性循环，使痰瘀互结。痰瘀流注关节日久，形成顽痰败血，聚而成毒，腐蚀关节，造成关节肿大变形，顽固难愈。正如《医级·杂病》云："痹非三气，患在痰瘀。"

3. 正气不足，筋骨失养 禀赋不足，肝肾素虚或房劳过度，肾精耗竭；或饮食不节，起居失调，脾气受损，化源不足，气血亏虚，均可导致"气主煦之""血主濡之"的功能不足，经脉关节失于气血濡养，导致不荣则痛。正如《伤寒论》曰："寸口脉微而涩，微者卫气不行，涩者荣气不逮。营卫不相将，三焦无所仰，身体痹不仁。"此外，正气不足更易使外邪乘虚而入，导致邪盛正虚的难治型痹证。正如《诸病源候论·风痹候》曰："痹者……由人体虚，腠理开，故受风邪也，病在阳曰风，在阴曰痹。"

禀赋不足，素体气虚，或饮食不节，起居失调，引起气血不足，肌肤失养，腠理空虚，卫外不固，外邪易于入侵，阻塞气血经络，留注于经络、关节、肌肉，而致本病。也可以因房劳过度内伤肾气，精气日衰，则邪易妄入，又因过逸之人，缺少锻炼，正气渐虚，筋骨脆弱，久致肝肾虚损，气虚血亏，后天失于濡养，稍有外感，邪易乘虚而入，与血相搏，经络不畅，痰瘀内生，流注关节而成痹证。

总之，正虚是致痹的内在原因，邪侵是致痹的重要条件，不通是发病的病理关键，不荣是本病的必然结果。在疾病发展过程中，邪随虚转，证分寒热。病位在关节、筋脉、肌肉，迁延不愈，内舍五脏六腑，其中又以肝、脾、肾受损为主。

（二）鉴别诊断

痹证与痿证相鉴别：痹证是由风、寒、湿、热等病邪引起，以肢体关节肌肉疼痛或屈伸不利等为主症的一类病证。痿证是指肢体筋脉弛缓、软弱废用的病证。两者都有肢体关节活动不利等症状。它们的鉴别要点主要是痛与不痛，痹证是以肢体关节肌肉疼痛为主，痿证则是肢体筋脉废萎不用，无疼痛症状。其次痹证是由疼痛而导致的肢体关节屈伸不利，痿证是由于肌肉萎缩而导致的肢体活动无力。痹证后期也可有肌肉萎缩，是因疼痛而致活动不利，长期不用而成萎，痿证是病起之初即有肌肉萎软无力的症状。

（三）辨证要点

本病的辨证要点，一是辨明病邪的性质，二是辨明病性的虚实。临床上疼痛游走不定者为行痹，属风邪偏胜；疼痛剧烈，痛有定处，遇寒加重者为痛痹，属寒邪偏胜；肢体关节酸楚、重着、疼痛者为着痹，属湿邪偏胜；关节红、肿、热、痛甚为热痹，属热邪偏胜；关节肿胀明显，或肿胀反复发作，或有皮下结节者为痰；痹证迁延不愈，关节肿胀、僵硬变形，肌肤紫暗或有瘀斑者属瘀。一般来说，痹证属风、寒、湿、热之邪者为实证；痹证日久，耗气伤血，筋骨失养，致肝肾不足者属虚。病至后期可出现痰瘀互结或肝肾亏虚，甚则阴损及阳等虚实夹杂之证。

（四）治疗原则

痹证以风、寒、湿、热、痰、瘀、虚为基本病机，治疗时应以祛邪通络为基本大法，分别采取祛风、散寒、除湿、清热、化痰、逐瘀、补虚等方法。治疗过程中还要注重养血活血，正所谓"治风先治血，血行风自灭"；散寒兼以温阳，除湿加以健脾；痹证后期还要重视扶正，补肝肾、益气血。

（五）辨证论治

1. 风湿痹阻证

（1）症状：关节肌肉疼痛、重着，痛处游走不定，恶风，发热，或头痛，或汗出，肌肤麻木不仁。舌质淡红，苔薄白或薄腻，脉浮缓或濡缓。

（2）证候分析：由于禀赋不足，素体虚弱，或汗出当风，或冒雨涉水，风湿之邪侵袭肌表，闭阻经络关节而发本病。风性善行而数变，湿邪重着而黏滞，故风湿邪气致病，关节肌肉疼痛重着，痛处游走不定；风胜则卫气不固，营卫失和，则恶风，汗出，头痛；风湿相搏，气血失和则肌肤麻木不仁。舌淡红，苔薄白，脉浮缓为风邪之征；苔薄腻，脉濡缓为湿胜之象。

（3）治法：祛风除湿，通络止痛。

（4）方药：羌活胜湿汤加减（《内外伤辨惑论》）。羌活10g，独活10g，防风12g，姜黄10g，威灵仙15g，鸡血藤30g，当归10g，川芎10g，木瓜15g，甘草6g，秦艽20g。

（5）方解：方中以羌活、独活、防风祛风除湿通络；秦艽祛风湿，止痹痛；姜黄、威灵仙、鸡血藤通经络；辅以当归、川芎活血化瘀；木瓜舒筋止痛，并以甘草调和诸药。

（6）加减：若发热明显者，加生石膏30g、知母10g、青蒿30g；大便溏薄者，加炒苡米 30g、白术 15g；关节疼痛明显者，加乳香 6g、没药 10g。

（7）中成药：祖师麻片，每次 3 片，每日 3 次。

盘龙七片，每次 4 片，每日 3 次。

2. 寒湿阻络证

（1）症状：关节冷痛而肿，遇寒痛增，得热痛减，关节屈伸不利，口淡不渴，恶风寒，阴雨天加重，肢体沉重。舌质暗淡，苔白，脉弦紧。

（2）证候分析：由于素体阳虚，卫阳不固，寒湿邪气入侵，阻滞经络，凝滞关节而发病。寒为阴邪，其性凝滞，主收引，受寒则血气凝而留滞，经脉不通，故关节疼痛，遇寒痛增，遇热则减；湿性重着黏滞，流注关节经络，故肢体沉重，屈伸不利。舌暗淡，苔白，脉弦紧等为寒湿之象。

（3）治法：温经散寒，除湿通络。

（4）方药：乌头汤加减（《金匮要略》）。

炙川乌 10g，附子 10g，细辛 3g，秦艽 20g，白芍 15g，防风 12g，当归 15g，甘草 6g，羌活 10g，黄芪 15g，姜黄 10g，杜仲 10g，忍冬藤 30g。

（5）方解：川乌、附子、细辛温阳散寒，以解表里之寒凝；羌活、防风祛风散寒，胜湿止痛；秦艽、姜黄、忍冬藤通络止痛；杜仲补肝肾，强筋骨；黄芪益气健脾，升阳固表；当归、白芍活血养血，敛阴止痛，甘草缓痛解毒。

（6）加减：恶寒无汗者，加麻黄 6g、桂枝 10g；关节肿胀明显者，加汉防己 15g、海桐皮 20g；疼痛夜甚，屈伸不利者，加丹参 30g、海风藤 30g、伸筋草 15g。

（7）中成药：风湿骨痛胶囊，每次 4 粒，每日 2 次。

3. 湿热瘀阻证

（1）症状：关节红肿热痛，发热，晨僵，口渴或渴不欲饮，汗出，小便黄，大便干。舌质红，苔黄厚、腻，脉滑数或弦滑。

（2）证候分析：多因素体阳盛，内有郁热，或外感湿热之邪，或感受风寒湿邪，郁久化热，湿热搏结，壅滞经络关节，不通则痛，发为本病。热为阳邪，阳盛则热，熏蒸津液，故见关节肿痛而热，发热，汗出，小便黄，大便干；湿为阴邪，重着黏滞，湿胜则肿；湿热交阻于内，故口渴而不欲饮。舌质红，苔黄厚腻，脉滑数或弦滑均为湿热之象。

（3）治法：清热祛湿、活血通络。

（4）方药：宣痹汤合玉女煎加减（《温病条辨》、《景岳全书》）。

防己 10g，蚕砂 10g，薏苡仁 20g，赤小豆 10g，连翘 15g，滑石 15g，秦艽 20g，地龙 15g，鸡血藤 30g，石膏 30g，知母 10g，生地 10g，牛膝 15g，麦冬 20g。

（5）方解：方中用防己以清热利湿，通络止痛；蚕砂、薏苡仁、赤小豆利水渗湿；连翘、滑石以清热除湿；石膏、知母、生地、麦冬清热养阴；秦艽、地龙、鸡血藤、牛膝祛风湿通经络。诸药合用，有清热利湿、通络止痛之功。

（6）加减：热象明显者，加羚羊角 15g、丹皮 15g、赤芍 20g；口渴者，加石斛 20g、芦根 30g；大便秘结者，加生大黄 10g、虎杖 20g。

（7）中成药：新癀片，每次 3 片，每日 3 次。

4. 痰瘀痹阻证

（1）症状：关节肿胀刺痛，或疼痛夜甚，关节屈伸不利，皮下硬结，关节局部肤色晦暗，肌肤干燥无光泽，或肌肤甲错。舌质紫暗，有瘀点或瘀斑，苔腻，脉沉细涩。

（2）证候分析：外邪侵犯或脏腑功能失调，致水湿内停，聚而成痰；血流不畅，凝滞成瘀。痰瘀互结，留滞经络、关节而发病。痰瘀为有形之邪，滞于关节经络，则关节肿胀刺痛，夜间痛甚。流注皮肤，则见肤色晦暗，皮下硬结。阻滞经络，气血运行不畅，皮肤失养，则肌肤干燥，或肌肤甲错。舌质紫暗，有瘀点或瘀斑苔腻，脉沉细涩为痰瘀之象。

（3）治法：涤痰祛瘀，搜剔经络。

（4）方药：涤痰蠲痹汤加减（《实用中医风湿病学》）。

皂角刺12g，白芥子15g，胆南星10g，半夏10g，茯苓10g，当归15g，川芎10g，穿山甲8g，地龙20g，鸡血藤30g，白花蛇舌草30g，三棱10g，莪术10g。

（5）方解：方中皂角刺活血逐瘀，白芥子涤痰散结并为君药；胆南星、半夏、茯苓、白花蛇舌草化痰散结，燥湿解毒；川芎、当归、穿山甲、地龙、鸡血藤、三棱、莪术活血逐瘀，通络止痛。诸药合用共奏化痰散结、活血祛瘀之功。

（6）加减：皮下结节者，加夏枯草15g、牡蛎20g、大贝10g；肌肤甲错者，加土鳖虫10g、丹参30g、没药10g。

（7）中成药：独一味胶囊，每次3粒，每日3次。

5. 气虚血瘀证

（1）症状：关节疼痛，倦怠乏力，汗出，畏风，关节局部有硬节、瘀斑，或关节畸形，屈伸不利。舌质黯淡，有瘀斑或瘀点，苔少，脉沉涩或沉细无力。

（2）证候分析：疾病迁延日久或年迈体弱，正气不足，气虚不能运血，血停为瘀而发病。倦怠乏力，汗出，畏风为气虚之象；气虚血瘀，瘀阻经络，不通则痛，故关节疼痛；瘀血停滞关节局部，痹阻筋骨，则关节出现硬结、瘀斑，甚则关节畸形，屈伸不利。舌质黯淡，有瘀斑或瘀点，苔少，脉沉涩或沉细无力则为气虚血瘀之象。

（3）治法：益气养血，活血通络。

（4）方药：圣愈汤加减（《兰室秘藏》）。

黄芪15g，当归10g，桂枝10g，白芍15g，生地20g，川芎10g，桃仁10g，红花10g，牛膝15g，羌活10g，防风10g。

（5）方解：方中用黄芪补气固表；当归活血，与黄芪合而为当归补血汤，具有良好的气血双补的作用；桂枝通阳活络，配芍药以调和营卫；改熟地为生地与川芎、桃仁、红花合用，加强活血作用；牛膝、羌活、防风祛风湿通经络，共凑益气养血、活血通络之功。

（6）加减：倦怠乏力明显者，加太子参15g、白术20g；腰痛耳鸣者，加山萸肉20g，枸杞子15g；纳呆食少者，加焦三仙30g、甘松15g。

（7）中成药：痹祺胶囊，每次4粒，每日3次。

6. 肝肾亏虚证

（1）症状：关节疼痛或酸痛，屈伸不利，晨僵，关节畸形，腰膝酸软，头晕目眩，五心烦热，咽干，潮热。舌质红，苔少，脉沉细涩。

（2）证候分析：或因素体肝肾不足，或因痹久伤阴，在痹病发病之初和痹病后期皆可见肝肾阴虚之象。肾主骨，肝主筋，肝肾之阴不足，筋骨失养，而见关节肿胀畸形，屈伸不利；虚火内旺，而见关节灼热疼痛；肝肾阴虚，可见腰膝酸软；肝体阴而用阳，肝阴不足，肝阳上亢可见头晕目眩；入夜阳入于阴，蒸腾阴液，可见盗汗；虚火扰心而失眠。舌红，少苔，脉细数为肝肾阴虚之象。

（3）治法：补益肝肾，通络止痛。

（4）方药：独活寄生汤加减（《备急千金要方》）。

独活 10g，防风 10g，秦艽 15g，寄生 20g，杜仲 15g，牛膝 10g，当归 12g，川芎 10g，白芍 20g，生地 10g，党参 15g，茯苓 10g，桂枝 6g，甘草 6g。

（5）方解：独活、秦艽、防风、细辛，祛风除湿，散寒止痛；杜仲、牛膝、寄生补肝肾，强筋骨，祛风湿；当归、熟地、白芍、川芎养血和血；人参、茯苓、甘草补气健脾；桂枝温通血脉。诸药合用共奏祛风湿、止痹痛、补肝肾、益气血之功。

（6）加减：五心烦热者，加鳖甲 15g、青蒿 20g、知母 12g；关节疼痛者，加乌蛇 20g、青风藤 30g、没药 10g。

（7）中成药：金天格胶囊，每次 4 粒，每日 3 次。

益肾蠲痹丸，每次 8g，每日 3 次。

（六）调摄护理

1. 生活起居　患者应该避免潮湿与受寒，随气温变化增减衣物，预防感冒。炎热季节，切不可长时间置于空调环境中，还要避免汗出当风。在疾病活动期，适当卧床休息。

2. 饮食调摄　该病患者常有营养不良，饮食应保证足够的热量、蛋白质及维生素，补充钙质。避免过食生冷，伤及脾胃。若患者有发热、皮疹、咽喉肿痛等，忌食肥甘厚味、辛辣刺激之品。

3. 精神调护　该病属慢性疾病，迁延难愈，易反复发作。因此要帮助患者减轻精神负担，正确对待疾病，保持乐观的情绪，既不要意志消沉，也不要焦虑急躁。

4. 姿态护理（体位护理）　姿势动态异常往往会影响患者今后的活动功能及生活与工作。姿态护理的目的是纠正患者不良的姿态、体位，有利于恢复健康。

患者由于肢体麻木、疼痛、屈伸不利、僵硬等情况，常常采取种种不正确的姿态和体位，以图减轻疼痛。因此在护理时，患者的坐、立、站、行走、睡眠等姿态均须注意，及时纠正。如在睡眠时为减轻疼痛，在膝下垫枕头，日久则关节屈曲畸形；如手关节由于疼痛、晨僵等原因，在无明显肿胀的情况下不注意功能锻炼，关节活动受限，最终丧失功能。

5. 功能锻炼　患者应该进行功能锻炼，从而避免关节强直、功能障碍及肌肉萎缩，并能增强体质，提高机体抵抗力。锻炼形式多种多样，如做操、慢跑、打拳、气功等，也可借助器械进行锻炼。初期从小运动量开始，循序渐进，并持之以恒。

（七）医家经验

1. 焦树德　焦树德将痹证常规分为风痹、寒痹、湿痹、热痹、尪痹五大临床类型，认为风寒湿三气杂至合而为痹，自拟"治痹汤"为基本方治疗三种痹证，方药组成：制附片、桂枝、羌活、独活、寻骨风、海桐皮、千年健、威灵仙、当归、白术、甘草、粉防己。但要谨守病机，随证加减，风邪胜可加重祛风之品，湿邪胜可加重利湿燥湿之品。

尪痹除有关节疼痛、肿胀、沉重及游走性疼痛等风寒湿痹共有的症状外，还具有病程较长，疼痛多表现为昼轻夜重，痛发骨内的特点，古人称之为"其痛彻骨，如虎之啮"。他将尪痹分为以下五种类型：肾虚寒盛证、肾虚标热轻证、肾虚标热重证、肾虚督寒证、湿热伤肾证。

尪痹的治疗大法以补肾祛寒为主，辅以化湿散风，养肝荣筋，祛瘀通络。

根据治病法则的要求，拟定以下五方，随症加减治疗。

（1）补肾祛寒治尪汤：川续断12～20g，补骨脂9～12g，熟地黄12～24g，淫羊藿9～12g，制附片6～12g（15g以上时，需先煎20min），骨碎补10～20g，桂枝9～15g，赤白芍各9～12g，知母9～12g，独活10～12g，防风10g，麻黄3～6g，苍术6～10g，威灵仙12～15g，伸筋草30g，牛膝9～15g，松节15g，炙山甲6～9g，地鳖虫6～10g，炙虎骨9～12g（另煎兑入）。

（2）加减补肾治尪汤：生地15～20g，川续断15～19g，骨碎补15g，桑寄生30g，补骨脂6g，桂枝6～9g，白芍15g，知母12g（酒炒），黄柏12g，威灵仙12～15g，炙山甲9g，羌独活各9g，红花9g，制附片3～5g，忍冬藤30g，络石藤20～30g，地鳖虫9g，伸筋草30g，生薏米30g。

（3）补肾清热治尪汤：生地15～20g，川续断15g，地骨皮10g，骨碎补15g，桑枝30g，赤芍12g，秦艽20～30g，知母12g，炒黄柏12g，威灵仙15g，羌独活各6～9g，制乳没各6g，地鳖虫9g，白僵蚕9g，蚕砂10g，红花10g，忍冬藤30g，透骨草20g，络石藤30g。

（4）补肾强督治尪汤：熟地15～20g，制附片10～20g，金狗脊20～40g，鹿角胶9g，骨碎补15～20g，羌活12g，独活10g，川断15～18g，杜仲15g，桂枝15g，赤白芍各12g，知母15g，地鳖虫6～9g，白僵蚕9～12g，防风12g，麻黄3～6g，炙山甲9g，怀牛膝12～15g，伸筋草20～30g。

（5）补肾清化治尪汤：骨碎补15～20g，川断10～20g，怀牛膝9～12g，黄柏9～12g，苍术12g，地龙9g，秦艽12～18g，青蒿10～15g，稀莶草30g，络石藤30g，青风藤15～25g，防己10g，威灵仙10～15g，银柴胡10g，茯苓15～30g，羌独活各9g，炙山甲6～9g，生薏米30g。

2. 朱良春

（1）朱良春的虫类药经验：朱良春认为，痹证日久，绝非一般祛风、除湿、散寒、通络等草木之品所能奏效，必须借血肉有情之虫类药，如土鳖虫、僵蚕、露蜂房、乌梢蛇、全蝎、蜈蚣同用，起协同加强之功，这是朱良春治疗顽痹的一大特点。虫类药不仅具有搜剔之性，而且均含有动物异体蛋白，对机体的补益调整有其特殊作用，特别是蛇类药，具祛风镇静之功，能缓解因痹证病变引起的拘挛、抽搐、麻木等症。

（2）朱良春的临床经验

1）朱良春治疗顽痹首重益肾壮督，而益肾壮督首重温阳，常谓"阳衰一分，则病进一分，阳复一分，则邪却一分"。朱良春在温阳为主时常用的药对是桂枝、附子；川乌、桂枝；附子、北细辛；附子、苍术；附子、薏苡仁。桂枝配附子乃取《伤寒论》"桂枝附子汤"之意，有温经、散寒、祛风、除湿之功，桂枝散表寒以通阳化湿，附子温经络以逐寒祛湿。乌头配桂枝，取《金匮要略》"乌头桂枝汤"之意，桂枝温里温外，其力虽弱，得乌头则力大，乌头得桂枝，不但温里之功强，且除寒、开痹、散表之功宏。附子配细辛，一为温肾助阳，一为温经散寒，且解表宣通力大，乃有扶阳之中促助解表，解表之中顾护阳气之妙。湿盛则阳衰，水盛则火衰，故祛湿温阳并举，乃用附子、苍术为对，附子、薏苡仁配对。朱良春治湿痹常用大剂量薏苡仁配对，温阳利湿以除痹。朱良春指出，"益肾壮督"包含两个含义，一是补益肝肾精血，二是温化肾督阳气，阴充阳旺，自可驱邪外出，也可御敌不致再侵。

2）朱良春治痹注重分期论治，初宜峻猛，中则宽猛相济，末宜宽缓取胜。分型论治以益肾壮督贯穿始终，尤其注重治风先理血，每在益肾壮督的同时配合养血祛风，宣痹定痛。药对常用黄芪、当归；丹参、鸡血藤；生白芍、甘草；穿山龙、徐长卿；寻骨风、骨碎补。偏风加独活、海风藤。偏寒加制草乌、川乌，乃因二乌虽皆温散定痛之药，但川乌力缓而效持久，草乌效速而不耐久，两者并用则速效而久。偏湿者选加羌活、独活为对或乌梢蛇、蚕砂为对或威灵仙、生白术为对，意在风能胜湿，亦即祛风健脾除湿。

3）朱良春治热痹（关节红肿热痛，伴见发热），除曾用生石膏、知母以及木瓜、防己为对外，尤喜用寒水石、知母配对，指出寒水石、生石膏两药清热泻火，除烦止渴之功相似，然寒水石其味咸，入肾走血，不但解肌肤之热，又可清络中之热，肌肤血络内外皆清，较石膏功效更胜一筹。更有新意的是拟用葎草、虎杖为对，忍冬藤、蒲公英为对，对热痹治疗中宣通痹着，速降血沉、抗"0"奏效殊捷。朱良春治热痹还喜热药反佐，其自拟"乌桂知母汤"即以制川乌、川桂枝为对，反佐知母、寒水石，长期实践证明颇能提高疗效，久用无弊。僵蚕、地龙为对，取一升一降，升降协和，舒展经络，以助通络止痛之功。治热痹常规用药收效不著时加羚羊角粉（日 0.6g）或代用水牛角，甚至用"西黄丸"，均为"药对"使用经验的积累和升华。顽痹偏瘀者（即久痛，缠绵不愈，功能障碍）常用桃仁、红花为对，南星、半夏为对，全蝎、蜈蚣为对，或蟅虫、蜣螂为对，白芥子、南星为对，以化瘀通络，祛瘀定痛，搜剔经隧骨骼中之痰瘀胶结，南星专走经络，善止骨痛，对各种关节久痛均有佳效。

3. 陈湘君

（1）治病求本，益气温阳以持重：陈湘君本着治病求本的原则，抓主要矛盾，创立以益气温阳为主，辅以养血通络、补益肝肾等扶正之法治疗类风湿关节炎，临床上每多持重守法，常重用黄芪、白术、薏苡仁、制川乌、制草乌、肉苁蓉、巴戟天、制黄精、鹿角片、杜仲、川断肉、补骨脂、骨碎补等药物。

（2）标本兼顾，祛邪化瘀以应机陈湘君认为类风湿关节炎早期多为寒湿，晚期多为痰瘀，此外极少数病例可表现有寒湿郁久化热或湿热为患的症状，如关节红肿热痛。陈湘君认为，这是整个病理过程中的暂时现象，可在益气温阳为主的治法中补以散寒除湿、豁痰化瘀、清热利湿药物以祛除病邪，待病邪祛除后仍以益气温阳为主治疗。充分体现了陈湘君临床上治疗本病持重守方，但守而不死，应机变化，变而不滥。早期寒凝者习用制川乌、制草乌、川桂枝、细辛；湿阻明显者习用防己、生薏苡仁、猪苓、茯苓；晚期痰浊者习用制胆星、僵蚕、白芥子、露蜂房；血瘀明显者习用莪术、生磨虫、桃仁、红花；湿热明显者习用山慈菇、西河柳、生地、忍冬藤；病在上肢者习用羌活、桂枝、桑枝、鸡血藤；病在下肢者习用独活、牛膝、宣木瓜、桑寄生。

（3）相得益彰，内外合治以增效类风湿关节炎以周围关节病变为主，特别是以手足关节多见，适于熏洗等外治法。用熏洗法治疗，可减少内服药物的用量，甚至不用内服药物，顾护胃气，保得一分胃气，便增加一分生机。

4. 张鸣鹤　张鸣鹤根据小儿的生理病理特点，参考现代医学将本病分为三型证治，取得满意疗效。

（1）邪痹少阳，枢机不利：此型多见于幼年类风湿关节炎全身型，张鸣鹤抓住弛张高热、热前寒战、兼关节病变的特点，辩证为湿热痹阻少阳，枢机不利。认为小儿肌肤娇嫩，腠理不固，易感湿热毒邪；纯阳之体，感受风寒湿邪，易从阳化热。故用柴胡、黄芩和解少阳；双花、板蓝根清热解毒；薏苡仁、海风藤、土茯苓利湿通络。

（2）热毒炽盛，邪痹关节：此型多见于幼年类风湿关节炎多关节起病型。张鸣鹤抓住关节红肿热痛、淋巴结肿大，舌红苔黄腻的特点，认为本病是湿热日久不去，郁而化毒，或热毒直接浸淫四肢经络关节所致。用双花、玄参、板蓝根、丹皮清热解毒凉血；黄柏、牛膝、薏苡仁清热利湿；羌活、独活、海风藤祛风通络。

（3）余毒未尽，气虚血瘀：此型多见于幼年类风湿关节炎的后期患者。本型患儿全身状况差，关节症状轻，热势不甚，病程较长。张鸣鹤认为湿热稽留，必耗气伤正；邪气不去，日久入络，致气血凝滞。用双花、土茯苓清解余毒；黄芪、牛膝、鹿含草扶正；威灵仙、远志、独活、猫爪草通利关节；苏木、红花活血通络。

（4）体会：张鸣鹤认为治疗幼年类风湿关节炎，辨用药应注意：①重用清热解毒药，常用药：双花、蒲公英、虎杖、板蓝根、连翘、地丁、红藤、山豆根等。②药量宜重。痹证是病邪留滞经络关节，量大力宏方能直达病所，祛除病邪。否则，日久化痰成瘀恐成顽痹。③疗程宜长。疗程不能以肿痛消失为准，为防止余毒未尽，症状完全消失，仍需服药1个月左右，隔日1剂，或3日1剂，或配成丸剂口服。④减激素要慢。对使用激素者，须缓慢递减，不可早停，以防反跳，增加治疗难度。

5. 娄多峰

（1）寒湿阻络，湿热阻络，寒热错杂，肝肾亏损兼痰瘀互结是类风湿关节炎的四大常见证候类型。上述辩证，娄多峰在临证中也有使用，然而，他认为临床最常见的还是虚热型。他曾提出痹病的病因病机为"虚、邪、瘀"的观点。虚即正气虚，包括气血精液等物质不足及人体调节功能低下，涉及的脏腑主要是肝、脾、肾三脏。邪即外邪，具体指风、寒、湿、热之邪。瘀即瘀血、痰浊。虚热型类风湿关节炎，以"热""虚"为主，瘀血较轻。这里的"热"指热邪，"虚"指气血（阴）虚为主兼脾胃、肝肾虚。娄多峰认为，虚热型类风湿关节炎之所以顽固难愈，是因为本病热邪较明显，又因"虚"而使机体无力鼓邪外出，则热难却。治疗此症，应在大量清热之品直折热势的同时，用芪、参、苓、杞之味以扶正。当热邪约衰其半之时，机体就可因正气恢复、抗病能力增强而鼓余邪外出，热邪自消。而且此时由于机体"正气存内"，不易再复感外邪，防止病情复发，巩固疗效。

（2）关于扶正，娄多峰早就提出滋补肝肾、益气健脾、育阴养血是治疗类风湿关节炎正虚的基本法则，虚热型类风湿关节炎尽管是以气血虚为主，但决不能只补气血，要以补气血为主，兼补肝肾、脾胃。

（3）娄多峰在处方选药中特别强调"扶正勿碍祛邪，祛邪勿伤正气"。

6. 岳美中　岳美中认为，宋代朱丹溪所制上中下通用痛风丸是治疗类风湿关节炎的良方。根据《丹溪心法》的记载，本方的组成、用量和制法为：南星（姜制）、苍术（酒制）、黄柏（酒炒）各60g，神曲（炒）、川芎各30g，白芷、防己、桃仁各15g，桂枝、威灵仙（酒拌）、羌活各9g，红花（酒洗）4.5g，龙胆草1.5g。上为末，曲糊丸梧子大，每服丸，空腹米汤送服。岳美中通过临床验证，此方若无黄柏、苍术、川芎三药，疗效会显著降低，使用时应予注意。岳美中常用三痹汤兼治三种痹证，根据风、寒、湿偏胜情况，灵活加减。

7. 胡荫奇

（1）胡荫奇在临床上运用清热解毒、活血通络法治疗类风湿关节炎取得了良好疗效。根据活动性类风湿关节炎起病原因及常见证候，总结出其主要病因病机为素体阳盛或阴虚有热，风寒湿侵入机体，留滞经络，郁久化热为毒，或直接感受热毒之邪，热毒交炽，导致气血壅滞不通，痹阻脉络而出现关节红肿热痛、屈伸不利等症。胡荫奇指出，在热毒瘀血痹阻时，最主要的表现为手足关节肿胀疼痛，触之发热及舌脉变化。临床上有的活动性类风湿关节炎患者在热毒瘀血之象中还表现关节怕冷等症，此为阳气内郁所致。此时不要误认为是寒证。只要热毒得祛，气血流通，则关节怕冷之症可除。

（2）胡荫奇在临床上清热解毒药常选用金银花、蒲公英、土茯苓、土贝母、连翘、白花蛇舌草、黄柏、紫花地丁、苦参、漏芦、栀子、天花粉、忍冬藤等。活血化瘀药常选用赤芍、川芎、鸡血藤、当归、蜈蚣、全蝎、三七、炮穿山甲、莪术、土鳖虫、乌梢蛇、蜂房、姜黄、乳香、没药、苏木等药。胡荫奇认为，临床用药要在符合中医辨证论治原则的前提下，选用一些经现代药理研究证实对风湿病具有针对性的药物，能提高疗效。如现代药理证实白花蛇舌草、黄柏、金银花、蒲公英、土茯苓等对细菌、病毒等有明显的抑制作用，还能刺激网状内皮系统增生，促进白细胞和网状内皮细胞吞噬抗原的能力。白花蛇舌草、黄柏、金银花、蒲公英具有抑制细胞产生抗体的作用，土茯苓可选择性地抑制细胞免疫反应。

8. 金实　金实对类风湿关节炎的治疗具有独到之处，总结出先表后里、先清后温、先攻后补的治疗原则，根据临床表现，金实认为湿邪在发病中起重要作用，治疗类风湿关节炎应重视祛湿法的应用。常用治湿九法，临证贵在变通。

（1）祛风除湿法：表实无汗用麻黄加术汤加味；表虚有汗用桂枝汤合防己黄芪汤加减。

（2）散寒祛湿法：方用乌头汤加味。

（3）清热化湿法：方用白虎加桂枝汤加味或宣痹汤加减。

（4）利水化湿法：方用五苓散合防己黄芪汤加减。

（5）化痰除湿法：常用陈皮、半夏、白芥子、制天南星、僵蚕、地龙、山慈姑、浙贝母等。

（6）化瘀除湿法：常用当归、川芎、桃仁、泽兰、益母草等。

（7）温阳化湿法：常用阳和汤合真武汤加减。

（8）健脾化湿法：常用六君子汤加味。

（9）化湿生津法：常用天花粉、瞿麦、茯苓、山药、附子、滑石、沙参、麦冬、紫菀等。

9. 赵绍琴　赵绍琴认为本病之初关节尚未肿大，可按一般痹证辨治。若关节肿大疼痛一旦形成，则应从痰论治。此等痰饮生于经络之中，留于骨节之内，徒以健脾燥湿化痰亦不能速去。当治以涤痰通络之法，选用性滑利善走窜之品，组成开窍通关之猛剂，以涤除骨节间之留痰浊饮。方用五子涤痰汤（自拟），即三子养亲汤加冬瓜子、皂角子而成。赵绍琴根据多年临床经验把本病分为以下三期。

（1）早期：病在早期，表现为四肢关节游走性疼痛，关节并无肿胀，或略显微肿，或其痛忽作忽止，倏忽往来者，皆是痰饮流注、欲作窠穴之象，治宜祛风胜湿通络剂中加入三子养亲汤，以祛除经络中流痰。

（2）中期：若其病已成，四肢关节肿胀明显，疼痛较剧，触之痛甚。此为痰饮留蓄于骨节间，已成窠穴之势。舌苔白腻水滑，脉象沉细滑或濡滑皆是痰饮深伏之象。此时痰饮聚于骨节，聚成窠穴，难于速去，三子养亲汤已力所不及，可用五子涤痰汤加味。若证见关节肿胀迅速增加，疼痛剧烈，手不可近，是痰饮之势猖獗，非峻剂无以遏其势，宜用五子涤痰汤合控涎丹，装胶囊吞服0.3g，服后泻下水样便，即收肿消痛止之效。

（3）晚期：其证属阳气衰微，寒痰凝滞者宜五子涤痰汤合三淡汤，即淡干姜、淡附片、淡吴萸各6g，重者用10g，以温阳逐饮。若症见关节肿大变形，周围肌肉萎缩，屈伸不利，运动受限，此属痰瘀互结，治疗较为棘手。治宜涤痰化瘀并举，五子涤痰汤合补阳还五汤加减。

10. 谢海洲

（1）祛邪尤重除湿，治痹勿忘外感：谢海洲认为湿邪不仅在痹证的发生发展转归中起重要作用，而且也是痹证所以迁延不愈的原因之一。他对此注重调节水液的代谢，气机的畅通；采用宣肺、理脾、温肾之法，而把理脾放在首位，健脾则湿无内生之源。根据病位不同，湿在上当发汗，在下则利小便，使邪有去路。在病性上，谢海洲认为湿邪为病常兼寒邪，治疗当偏于温化。此外病情的反复发作与迁延还与外感有关，不少痹证患者还有咽部红肿之症，治疗时可加入射干、玄参、山豆根、板蓝根之类。

（2）散寒每兼温阳，清热酌增养阴：谢海洲认为，阳虚则寒，而寒邪袭人又每致阳虚。因此可以说寒痹的发生与阳气（卫阳、肾阳）的盛衰有着内在的联系，其根本在于肾阳不足。治宜温阳，方用乌头汤或麻黄附子细辛汤加减。此外类风湿关节炎初期或急性期也可表现为热痹之证，治宜宣痹清热，方用白虎加桂枝汤、白虎加苍术汤。但必须看到，热盛则津伤，且久痹热症临床上常兼有阴虚之表现。在清热的同时常加养阴之品如生地、白芍、玄参、白薇等。

（3）寒热错杂宜通，气血于虚从补：谢海洲认为痹证迁延较长，寒热之间相互转化而成错杂之证。因此他认为，寒热痹当寒温并调，寓通于中，方用桂枝芍药知母汤加减。谢海洲还发现产后妇女在痹证的发病中占有一定比例，因妇女产后气血多亏，易遭风寒湿邪侵袭。这种痹证往往虚实夹杂，治疗当攻补兼施，扶正祛邪，方用玉屏风散加养血药或八珍汤加祛风胜湿之品。

11. 莫成荣

（1）莫成荣认为，类风湿关节炎以肝肾亏虚为本，基本病机为素体本虚，气血不足，肝肾亏损，风、寒、湿邪痹阻脉络，流注关节。

（2）莫成荣将本病大致分为活动期和缓解期，活动期又有寒湿痹阻、湿热痹阻两种证型，缓解期还分痰瘀痹阻、肝肾亏损两种证型。①寒湿痹阻型：方用自拟关节炎2号方加减，药用：威灵仙、桑枝、土茯苓、路路通、露蜂房、红花、赤芍、羌活、桂枝、甘草；②湿热痹阻型：方用自拟关节炎1号方加减，药用：忍冬藤、金银花、连翘、蒲公英、牛膝、黄柏、苍术、土茯苓、防己、红花、桑枝、赤芍、甘草；③痰瘀痹阻型：方用身痛逐瘀汤加减；④肝肾亏虚型：方用独活寄生汤加减。

（3）莫成荣认为长时间服用止痛药物应顾护脾胃；同时他认为在应用汗法时，不主张大温大热的药物发汗，应用通畅经络，调畅气机的方法，使气机宣发。

12. 冯兴华 冯兴华认为类风湿关节炎的病因不外二因。内因主要有禀赋不足，或正气损伤，外因主要有风、湿、热等邪侵袭机体。

冯兴华把本病分为四型：①湿热痹阻型，他认为类风湿关节炎本型占大多数，热重于湿者用白虎加术汤加减；湿重于热者用四妙散加减；②寒湿痹阻型，常用乌头汤、当归四逆汤、附子白术汤及桂枝芍药知母汤等方，如久用炙附片还应配伍生地，以防其燥热之性；③瘀血痹阻型，常用身痛逐瘀汤加减；④肝肾亏虚型，常用独活寄生汤，偏于肾阳虚者加附子、巴戟天、淫羊藿；偏于肾阴虚者加枸杞子、肉苁蓉、山萸肉、黄精；病久气血亏耗者加黄芪、白术、防风等。

（八）经典论述

《素问·痹论》："风、寒、湿三气杂至，合而为痹也。其风气胜者为行痹，寒气胜者为痛痹，湿气胜者为著痹也。""其有五者何也？以冬遇此者为骨痹，以春遇此者为筋痹，以夏遇此者为脉痹，以至阴遇此者为肌痹，以秋遇此者为皮痹。""痹在于骨则重，在于脉则血凝而不流，在于筋则屈不伸，在于肉则不仁，在于皮则寒，故具此五者则不痛也。凡痹之类，逢寒则虫，逢热则纵。"

《伤寒论·辨太阳病脉证并治下第七》："伤寒八九日，风湿相抟，身体疼烦，不能自转侧，不呕、不渴、脉浮虚而涩者，桂枝附子汤主之。"

《金匮要略·中风历节病脉证并治第五》："诸肢节疼痛，身体魁羸，脚肿如脱，头眩短气，温温欲吐，桂枝芍药知母汤主之。"

《金匮要略·痉湿暍病脉证治第二》："太阳病，关节疼痛而烦，脉沉而细者，此名湿痹。湿痹之候，小便不利，大便反快，但当利其小便。""风湿相搏，一身尽痛，法当汗出而解，值天阴雨不止，医云此可发汗。汗之病不愈者，何也？盖发其汗，汗大出者，但风气去，湿气在，是故不愈也。若治风湿者，发其汗，但微微似欲出汗者，风湿俱去也。"

《丹溪心法·痛风》："四肢百节走痛是也，他方谓之白虎历节风证。大率有痰、风热、风湿、血虚。因于风者，小续命汤；因于湿者，苍术、白术之类，佐以竹沥；因于痰者，二陈汤加酒炒黄芩、羌活、苍术；因于血虚者，用归芎之类，佐以红花、桃仁。"

《医宗必读·痹》："治外者，散邪为亟，治脏者，养正为先。治行痹者，散风为主，御寒利湿仍不可废，大抵参以补血之剂，盖治风先治血，血行风自灭。治痛痹者，散寒为主，疏风燥湿仍不可缺，大抵参以补火之剂，非大辛大温，不能释其凝寒之害也。治着痹者，利湿为主，祛风解寒，亦不可缺，大抵参以补脾补气之剂，盖土强可以胜湿，而气足自无顽麻也。"

《类证治裁·痹证》："诸痹……良由营卫先虚，腠理不密，风寒湿乘虚内袭。正气为邪所阻，不能宣行，因而留滞，气血凝涩，久而成痹。"

《张氏医通·臂痛》："臂痛者有六道经络，各加引经药乃验……臂臑之前廉痛者属阳明，升麻、白芷、干葛为引药；后廉属太阳，藁本、羌活；外廉属少阳，柴胡、连翘；内廉属厥阴，柴胡、当归；内前廉属太阴，升麻、白芷、葱白；内后廉属少阴，细辛、当归。"

《张氏医通·腿痛》："腿痛亦属六经，前廉为阳明，白芷、升麻，干葛为引药；后廉太阳，羌活、防风；外廉少阳，柴胡、羌活；内廉厥阴，青皮、吴茱萸；内前廉太阴，苍术、白芍；内后廉少阴，独活、泽泻。"

《医门法律》："凡治痹症，不明其理，以风门诸通套药施之者，医之罪也。痹症非不有风，然风人在阴分，与寒湿互结，扰乱其血脉，致身中之阳，不通于阴，故致痹也。""鹤膝风者，即风、寒、湿之痹于膝者也。如膝骨日大，上下肌肉枯细者，且未可治其膝，先养血气，俾肌肉渐荣，后治其膝可也……故治鹤膝风而亟攻其痹，必并其足痿而不用矣。"

《金匮翼·热痹》："热痹者，闭热于内也……脏腑经络先有蓄热，而复遇风寒湿气客之，热为寒郁，气不得通，久之寒亦化热，则痛痹煸热而闷也。"

（王慧莲）

第三十七章 痛风的中医治疗

早在《内经》《金匮要略》中形象描述了痛风的特点，如"走痛于四肢关节如虎啮之状""夜则痛甚""多为赤肿灼热""足跗肿甚""稍有触动其痛非常"。金元时期《丹溪心法》提出了痛风的病名，但不同于现代所指的痛风病，直到清代才明确痛风病的病名与具体症状，汪昂曰："症见四肢上或身上一处肿痛，或移动他处，色红不圆块，参差肿起，按之滚热，便是痛风。"谢映庐在《得心集医案》中所述的"稍一触动，其痛非常，适俯转侧不敢稍移，日夜翌坐者……痛楚彻骨，手不可摸"，进一步说明了痛风的特点。痛风属痹证范畴，但以痛痹、热痹居多。

（一）病因病机

痛风发生的主要原因在于先天肝肾功能失调，脾之健运功能缺陷，导致痰浊内生，日久从热而化，形成湿热痰浊内蕴，肾司二便功能失调，则痰浊湿热、排泄缓慢、量少，以致湿热痰浊内聚，若逢此人嗜食肥美醇厚之品，则内外合邪，湿热痰浊流注关节、肌肉、骨骼，气血运行受阻形成痹痛历节。

1. 嗜食醇美，痰浊内生　饮食不节，嗜食膏粱醇美之品，伤及脾胃，脾失健运，胃失和降，饮食不化，精微反酿痰浊，痰浊阻滞经络，气血凝滞不运，发为痛风。正如《张氏医通》所云："肥人肢节痛，多是风湿痰饮流注……壮年人性躁，兼嗜厚味，患痛风挛缩，此挟痰与气证。"指出壮年、肥胖之人，贪嗜厚味易引发气滞痰阻的痛风病。

2. 脏腑积热，湿毒流注　素体阳盛，脏腑积热，湿热内伏，热郁成毒，湿聚成肿，湿热毒之壅于血脉，循于经络，攻于骨节，发为痛风。《外名秘要》中的"热毒气从脏腑中出，攻于手足，则赤热肿痛也，人五脏六腑并荥输，皆出于手足指，故此毒从内而出，攻于手足也"，说明了湿热熏蒸脏腑，发为痛风的病因病机。

3. 邪郁病久，痰瘀痹阻　患病日久，脾虚湿聚为痰或热灼津液为痰，痰浊阻滞，瘀血内生。痰瘀相搏，凝聚骨节，致痛风渐重。正如清代林佩琴在《类证治裁·痹证》中说："久而不痊，必有湿痰败血，瘀滞经络。"此类型多为慢性病日久，其代谢物排泄障碍引起的继发性痛风。

4. 脏腑受损，阴阳失调　痛风反复发作，必致脏腑受损，阴阳失调，表现为两种类型。

（1）湿热久羁，肝肾阴虚：痛风日久，湿热伤阴，或房劳过度，肝肾精亏，阴虚火旺，熏灼津液，脉络瘀滞，湿热伤筋灼骨，形成该证。正如《金匮要略·中风历节病脉证并治》所说的"味酸则伤筋，筋伤则缓，名曰泄；咸则伤骨，骨伤则痿，名曰枯。枯泄相搏，名曰断泄。荣气不适，卫不独行，荣卫俱微，三焦无所御，四属断绝，身体羸瘦，独足肿大。黄汗出，胫冷。假令发热，便为历节也"，不但指出痛风与饮食有关，还指出本病迁延日久，伤及肝肾，导致痛风性肾病等表现。

（2）浊毒留恋，脾肾阳虚：痛风反复发作，浊毒流注脏腑，浊毒困脾，脾阳更伤，脾虚及肾，肾阳亦虚，湿浊瘀毒攻及脾肾，则脾肾衰败，发为关格、水肿、黄汗等证。正如

《金匮要略·水气病》所云："黄汗之病，两胫自冷；假令发热，此属历节。……若身重，汗出已辄轻者，久久必身瞤，瞤则胸中痛，又从腰以上必汗出，下无汗，腰髋驰痛，如有物在皮中状，剧者不能食，身疼痛，烦躁，小便不利，此为黄汗。"指出痛风晚期，脏腑功能衰竭的表现。

（二）辩证要点

痛风性关节炎多由于素体阳盛，脾胃郁热，复因饮食不节，嗜食肥美醇甘，伤及脾胃，脾失健运，聚湿生痰，久蕴不解，酿湿化浊，蕴结成毒，湿热瘀毒流注关节，则关节肿胀疼痛，附筋着骨则生痛风结节，日久则流注脏腑，加重脾运失司，升降失常，穷则及肾，脾肾阳虚，浊毒内蕴，发为石淋、关格。本病以脾肾失调、脏腑蕴热为本，以湿热、痰瘀、浊毒为标。而"毒"是本病关键的病理因素。毒由体内湿热痰瘀之邪蓄积蕴化所成。若邪未化毒，则表现为痛风性关节炎稳定期，邪已化毒则关节剧痛，肿胀，皮色红，甚则发亮，触之灼热。毒侵脏腑则导致脏腑功能失调，积重难治。现代医学认为本病是由于高尿酸血症导致尿酸盐沉积所致，这种体内蓄积过度产生的对机体有毒害作用的物质，中医称为"毒"，又据其发作期特征多属热毒，侵犯脏腑多属浊毒而有分期论治的特点。值得注意的是痛风性关节炎与外感风寒湿热等六淫外邪无直接关系，不同于一般的痹证，病因病机有独特之处，所谓"痛风非风，责之湿热瘀毒"。

（三）治疗原则

1. 解毒、化毒是关键 解毒即苦寒直折，清热解毒，运用于痛风性关节炎发作期，关节红肿热痛，兼全身热毒之象明显者，重用山慈菇、白花蛇舌草、金银花、蒲公英等；若热象不著，湿毒偏重者，表现为关节肿痛色暗，触之不热，则重用土茯苓、萆薢、防己、黄柏化湿解毒；若夜间痛重，局部瘀肿者，以瘀毒为主，加大黄、赤芍、牡丹皮、虎杖、鸡血藤等化瘀通络解毒；若痰毒为主，关节畸形、结节者，用白芥子、皂角刺、夏枯草、牡蛎等化痰散结。

化毒即祛除未化之毒，常用健脾化湿的茯苓、白术，清热化湿的薏苡仁、苍术、黄柏等。

2. 排毒是当务之急 排毒指通利前后二阴，使毒从二便尽快排出，以达到洁净脏腑之效。常用萆薢、猪苓、泽泻、金钱草、车前草、滑石以通利小便；大黄以下大便，使毒有出路。现代药理学研究证实，山慈菇含有秋水仙碱成分，能有效缓解痛风发作。土茯苓、萆薢能增加尿酸排泄，降低血尿酸。此外，大黄、车前子、地龙、土鳖虫等也有促进尿酸排泄、降低血尿酸的作用；山慈菇、滑石还具有碱化尿液的作用。

3. 调整脏腑功能应贯穿始终 调整脏腑功能包括患者与医生两方面的责任。

（1）患者的自我调整：在风湿病治疗中，痛风是将患者自我治疗列入基本治疗的唯一疾病，可见其重要性。饮食控制是治疗效果的基本保证，特别是在痛风性关节炎急性发作期，患者应严格遵守饮食禁忌，使病情尽早控制。

（2）调理脾胃、脾肾功能：痛风的脏腑功能失调在早期表现为脾胃功能失调，脾失健运，湿浊内生，故应以健脾和胃、化湿泄浊、解毒通络为主要治疗原则。晚期则脾病及肾，湿浊下注伤肾，形成脾肾俱损，则应据阴虚湿热及阳虚湿浊的不同采用滋阴通络、清热化湿及滋补脾肾、利湿化浊之法治疗。

（四）辩证论治

1. 急性发作期

（1）湿热毒蕴型

1）症状：足趾关节皮肤色红、肿胀，局部灼热，行走艰难，疼痛剧烈如虎之啮，昼轻夜重，伴全身发热，烧灼汗出，溲赤便秘。舌质红，苔黄腻，脉滑数。

2）证候分析：素体湿热偏盛，复因饮食不节，嗜酒恣饮，过食肥美，以致湿热内生，湿热之邪流注肢体关节，痹阻经络，故关节疼痛肿胀；因有毒邪作祟，故关节红肿热痛剧烈，疼痛如虎之啮；夜则血行迟缓，热壅血瘀，故昼轻夜重；热毒炽盛，充斥全身上下故发热；热毒熏蒸，津液外泄故烧灼汗出。舌红苔黄、脉滑数为湿热毒炽盛之征象。

3）治法：清热解毒，利湿通络止痛。

4）方药：山慈菇汤（自拟方）。

山慈菇30g，金银花30g，蒲公英15g，紫花地丁15g，赤芍15g，牡丹皮10g，虎杖10g，土茯苓15g，萆薢15g，秦皮15g，甘草6g。

5）方解：山慈菇、金银花、蒲公英、紫花地丁均有清热解毒、消肿止痛之功；丹皮、赤芍清热凉血，活血散瘀，通络止痛，凉血而不留瘀，活血而不动血；土茯苓清利湿热，通利关节；虎杖清热解毒，活血祛瘀，另有泻下通便之功，给邪以出路；萆薢利湿浊，祛风湿；秦皮清热燥湿；诸药合用，共奏清热解毒，利湿通络止痛之效。现代中药药理实验证明，山慈菇含有秋水仙碱，有降低血尿酸作用，土茯苓有降低血尿酸，促进尿酸排泄的作用，经现代药理研究发现土茯苓具有保护肾脏的作用，用于本方中既能清热利湿又可以预防痛风对肾脏的进一步损害。

6）加减：发热甚者，加生石膏30g、知母10g，以清热；关节疼痛难忍者，加炙乳香10g、炙没药10g、元胡15g，以活血止痛；关节肿胀严重者，加防己10g、络石藤20g、海桐皮10g，以通络消肿；若身热不扬或汗出热不解，口渴不欲饮，大便黏滞不爽，舌苔黄腻，脉滑数者，为湿热较重，以四妙丸（《成方便读》）加味尤佳，方用：苍术、黄柏、薏苡仁、牛膝、忍冬藤、木瓜等。

（2）浊毒痹阻型

1）症状：足趾或关节肿胀为主，疼痛难耐，皮肤暗红，触之灼热不明显，关节重着，脘闷纳呆，大便黏滞不爽，口不渴。舌质暗红，苔白腻，脉滑。

2）证候分析：湿浊留于体内，流注关节，故关节肿胀为主；湿性重着，故关节重着；毒邪攻于关节，故疼痛难耐；湿浊阻滞气机，气机运行不畅，胃失和降，故脘闷纳呆；湿阻脾胃，脾失健运，湿停胃肠，气机不利，故大便黏滞不爽；热象不显未伤津，故口不渴。舌质暗红，苔白腻，脉滑为湿浊瘀血阻滞之象。

3）治法：利湿化浊，解毒通络。

4）方药：萆薢丸加减（《太平圣惠方》）。

萆薢30g，牛膝20g，丹参30g，白术15g，枳壳10g，土茯苓20g，泽泻10g，薏苡仁30g，秦艽15g。

5）方解：方用萆薢利湿浊，祛风湿；牛膝祛风湿，且可引药下行；薏苡仁、白术健脾利湿；土茯苓清利湿热，通利关节；秦艽祛风湿，止痹痛，清湿热，除风湿而舒筋，搜风而祛湿；泽泻甘淡寒以利水渗湿，使邪从小便而出；丹参凉血活血，通络止痛；枳壳行气以助丹参活血止痛。诸药合用共奏利湿化浊，解毒通络之效。

6）加减：若关节冷痛者，加附子10g，以温阳散寒；若风寒偏盛，关节走窜疼痛者，加防风10g，羌活10g，独活10g，以祛风通络；关节疼痛严重者，加蚕砂10g，川芎10g，以祛风湿，通络止痛；瘀血严重者，加桃仁10g，红花10g，王不留行10g，皂角刺10g，以活血化瘀。

2. 慢性关节炎期

（1）湿热留恋型

1）症状：关节疼痛重着，筋脉拘急，四肢关节漫肿，足不能履地，行走困难，溲黄口苦，纳呆烦闷。舌质红，苔黄厚腻，脉滑数。

2）证候分析：本病多由风湿痹阻型迁延不愈转化而来，素有痰湿，外邪引动，日久痰湿化热，湿热相搏，留恋不去而成。湿盛则肿，关节肿胀明显，且水湿易于停留下焦，蕴化为热，则口苦溲黄，本证最为缠绵，病程易于反复。

3）治法：清热利湿，化浊通络。

4）方药：萆薢分清饮（《医学心悟》）。

萆薢30g，黄柏10g，石菖蒲15g，土茯苓15g，白术10g，莲子心10g，丹参30g，车前子10g。

5）方解：方中用萆薢以利湿去浊，祛风除湿；石菖蒲辛香，合车前子以利水湿，使湿邪从小便而去，二药助萆薢利湿去浊之力；土茯苓"健脾胃，强筋骨，去水湿，利关节"（《本草纲目》）；脾失健运，加白术以补气健脾，燥湿利水；莲子心、黄柏，性寒，清热泻火，合萆薢、土茯苓清利湿热；丹参活血化瘀，通络止痛；诸药合用共奏清热利湿、化浊通络之效。

6）加减：痛剧者，加炙没药3~5g，以活血止痛；肿甚，加大腹皮10g，槟榔10g，泽泻10g，穿山龙15g，以利水消肿；痰多，加制南星10g，法半夏15g，炒白芥子10g，竹沥10g，以化痰；热像明显，加苦参10g，滑石10g，以清热；脾胃失和者，可予参苓白术散加减。

（2）痰瘀痹阻证

1）症状：关节疼痛反复发作，日久不愈，时轻时重，关节肿痛固定不移，强直畸形，屈伸不利，皮下结节，或皮色紫黯。舌淡胖，苔白腻，脉弦或沉涩。

2）证候分析：平素过食膏粱厚味，痰瘀互结，凝滞关节日久，气血津液运行不畅，经脉痹阻，痰瘀交结而致关节肿大畸变，形成结节，经常出现在病程较长的痛风患者。

3）治法：活血化瘀，化痰通络。

4）方药：上中下痛风方（《医学入门》）。

南星10g，桃仁10g，红花10g，川芎10g，威灵仙10g，土茯苓20g，萆薢10g，苍术12g，防己10g，神曲10g。

5）方解：南星入肝经，能燥湿，祛风痰，通络脉；桃仁、红花活血祛瘀，通络止痛；川芎为"血中气药"，既能活血，又能行气，"旁通络脉"以祛风活血止痛；苍术、防己、威灵仙、萆薢合用祛风除湿，止痛；防己下行，除湿热；威灵仙上下行除上下之风湿，通络止痛；土茯苓解毒除湿，通利关节；神曲消食和胃，健脾化痰，消中焦陈积之气。本方寒热并用，共奏清热燥湿、化痰祛风之效。

6）加减：皮下结节，可选加白芥子10g，以消痰散结；关节疼痛较甚，可选加三棱10g，莪术10g，土鳖虫10g，以活血止痛；关节久痛不已，可加僵蚕10g，乌蛇10g，炮山甲10g，以通络止痛；久病体虚，酌加党参10g，黄芪10g，之类补益元气。

3. 晚期 晚期指痛风反复发作，迁延不愈，致脏腑受损，阴阳失调，此期已为难治之证。

（1）肝肾阴虚

1）症状：关节肿大变形，关节周围硬石累累，关节疼痛，活动受限，屈伸不利。腰膝酸软，潮热盗汗，心烦失眠，小便频数，时有尿急、尿痛。舌红苔少，脉细数。

2）证候分析：痛风治疗未能坚持，或久治不愈，湿热之邪化火灼阴，或房劳过度，伤及肝肾之阴，肝主筋，肾主骨，肝血不足则筋失所养，关节活动受限，屈伸不利；肾精亏损则骨髓空虚，骨枯不荣，则关节变形；湿浊毒邪沉于关节则关节周围硬石累累；腰为肾之府，膝为筋之聚，肝肾亏虚，则腰膝失于荣养，故腰膝酸软；肾阳不足，阳不敛阴，故潮热盗汗；肾阴不能上济心火，心火独亢，扰动神明，故心烦失眠；若阴虚内热，湿热下注，则尿频、尿急、尿痛。舌红苔少，脉细数也为肝肾阴虚、阴虚火旺之象。

3）治法：滋补肝肾，清利湿热。

4）方药：知柏地黄丸加减（《景岳全书》）。

知母10g，黄柏10g，生地黄15g，山茱肉10g，山药10g，泽泻10g，萆薢15g，牡丹皮10g，土茯苓15g。

5）方解：方中黄柏、知母清热利湿，滋阴降火；生地黄清热凉血；山药补脾固精，山茱肉养肝涩精；牡丹皮清泄肝火，并制山茱肉之温，土茯苓解毒除湿，通利关节；泽泻、萆薢利水祛湿，寓泻于补，补中有泻，相辅相成。诸药合用以滋补肝肾，清利湿热。

6）加减：尿血者，加小蓟15g，白茅根10g，以清热利尿，凉血止血；尿中夹有砂石者，加石韦10g，海金沙10g，金钱草30g，以利尿通淋；尿频、尿急者，加滑石10g，车前子10g，以利水通淋；腰腹绞痛者，加元胡15g，白芍15g，以缓急止痛。

（2）脾肾阳虚

1）症状：关节冷痛，畏寒肢冷，面色㿠白，气短乏力，纳呆呕恶，腹胀便溏，面浮肢肿，尿少或尿浊。舌淡胖，苔薄白，脉沉细无力。

2）证候分析：痛风日久，脾气虚弱，日久伤阳，或湿浊郁久，损伤阳气，或石淋久治不愈，耗伤肾气，导致肾阳虚衰，终至脾肾阳虚。阳虚肢体关节失于温煦，则肢体冷痛，畏寒肢冷；脾为后天之本，又主四肢，脾气不足，四肢失于荣养，气短乏力；脾失健运，胃失和降，故纳呆，呕恶，腹胀；脾肾阳虚，水湿不运，泛溢肌肤，故面浮肢肿；肾阳虚，气化不利，故尿少；湿浊下注则尿浊。舌脉亦为脾肾阳虚之象。

3）治法：健脾温肾，利湿化浊。

4）方药：萆薢分清饮（《丹溪心法》）。

萆薢15g，益智仁15g，石菖蒲10g，乌药10g，土茯苓10g，甘草6g，附子10，白术15g。

5）方解：方中以萆薢为君分清泄浊、祛风除湿、舒经通络；以菖蒲为臣，化浊除湿，并祛膀胱虚寒，助萆薢分清化浊之力；佐以益智仁、乌药温肾阳，暖膀胱；土茯苓能除湿通利关节；白术补肾健脾，燥湿利水；附子中温脾阳，下补肾阳，与诸药配合共奏健脾温肾、利湿化浊之效。

6）加减：畏寒肢冷甚者，加肉桂5g，巴戟天15g，以温经散寒；气短乏力明显者，加黄芪10g，党参15g，以补气；水肿明显者，加泽泻10g，茯苓皮15g，以利水消肿；尿少者，加肾气丸温阳利水；心悸者，加桂枝10g，茯神10g，以温通心阳，止悸动；关节疼痛者，加秦艽15g，细辛3g，以祛风湿，止痹痛；腰酸体倦者，加杜仲10g，川断10g，补肝肾，强筋骨。

（五）预防与调摄

痛风如经及时治疗，并注意调养，可使发作减少，以至完全治愈。反复频繁的发作，不仅重伤气血，而且可导致关节肿胀、畸形，活动受限，影响正常的工作生活。

1. 预防

（1）节饮食：避免大量进食虾、蟹、动物内脏等高嘌呤食物，宜食清淡易消化之品。蔬菜、水果可适当多吃，严格戒酒，多喝碱性饮料，并多饮水，促进尿酸排泄，保持大小便通畅。

（2）防外邪：避免居处潮湿，劳作汗出以后，要及时更换内衣，夏季切忌贪凉，冬季注意保暖。

（3）勤锻炼：患者可选择适合于自己年龄和爱好的体育项目进行体育锻炼，以增强气血流通，使筋骨坚强有力，但不可过度，以防加重病情。

（4）避免诱因：避免过度劳累、精神紧张、关节损伤等诱因。

2. 调摄护理

（1）发病期间应卧床休息，但卧床时间不宜过长，待疼痛缓解后，可下地活动。

（2）饮食应选择清淡、易于消化者，若经检查血尿酸浓度高于正常值者，应限制高嘌呤动、植物饮食摄入量，可适当补充新鲜蔬菜及水果。

（六）医家经验

1. 朱良春 朱良春认为本病似风非风，责诸浊毒瘀滞，在治疗上恪守泄浊化瘀大法，重用土茯苓、萆薢。

痛风乃浊毒滞留血中，不得泄利，日久滞甚，或与外邪相合，瘀结为害，且此浊毒生于内，而非受于外。临床上常用土茯苓、萆薢、生薏仁、泽兰、泽泻、全当归、桃仁、红花等药为基础方，降泄浊毒，活血化瘀。方中常参入祛风通络之品，如豨莶草、威灵仙、老鹳草、鸡血藤、乌梢蛇、广地龙等。重用土茯苓、萆薢是朱良春治疗本病的独特之处。土茯苓一般每日用30~120g，萆薢用15~45g。

2. 曲竹秋 曲竹秋认为本病急性关节炎期以湿、热之邪为主，湿热之邪相互搏结，流注关节，壅滞经络，不通则痛。热邪与人体气血相搏则见关节肿胀、疼痛，局部皮肤发红、发热等。湿为阴邪，易袭阴位，故患者发病部位多在下肢关节，且尤以足趾关节多见；湿邪重浊、黏滞，得之则难以速去，故病程缠绵难愈。证属热痹，治疗以清热利湿、凉血活血、通络止痛为原则。以四妙散合五味消毒饮加减，基本方为：苍术、黄柏、薏苡仁、牛膝、金银藤、连翘、蒲公英、紫花地丁、野菊花、山慈菇、泽泻、车前子、丹皮、赤芍、秦艽、土茯苓、鸡血藤。

慢性关节炎期以湿、热、瘀为主，疾病迁延不愈，气血运行不畅则生瘀，且久患者络，湿聚为痰，瘀久化热，湿、热、瘀三者相互搏结，留滞筋骨关节，致关节肿胀，变形。湿热瘀伏于体内，若遇外邪、起居不慎、饮食不节引动，随即发病。辩证属久痹，以活血通络为主，清热利湿为辅，此期患者，方以桃红四物汤合四妙散加减，基本方为：桃仁、红花、当归、川芎、丹皮、赤芍、鸡血藤、黄柏、苍术、薏苡仁、牛膝、土茯苓、白花蛇舌草等。

3. 姜良铎　姜良铎认为本病病机关键是浊毒瘀滞，故治疗上当以排泄浊毒，打通人体的排毒管道为法。采用萆薢、蚕砂、猪苓、茯苓为主药清化湿热、浊毒，辅以虎杖清热解毒，乳香、没药活血化瘀止痛，路路通开闭通络。同时，在排泄浊毒的基础上，针对个体特点辅以利湿、清热、化瘀、消痰、清肝、养阴、益气诸法。本病初期以浊毒湿邪蕴阻关节，局部红肿热痛，关节不可屈伸多见，治法以泻浊排毒为主，以萆薢、蚕砂、猪苓、茯苓为君药，随证加减。日久关节症状反复发作，正气耗伤，并可有气短，乏力，腰脊酸软，口干不欲饮，腹胀纳呆，大便溏薄不化，肢体肿胀困重，舌淡暗，苔少，脉细的脾肾虚水湿内停之象，治疗当加以扶正之品，如杜仲、巴戟天、黄芪、石斛等。

4. 周乃玉　周乃玉认为"瘀浊凝滞"为痛风病因病机之关键，因此，治疗痛风强调"泄浊化瘀"，同时要审证权变、标本同治。周乃玉强调分期用药，在急性期，湿、浊、瘀、热在血脉，辩证为湿热浊毒，瘀滞血脉，闭阻关节，治以清热解毒，泄浊化瘀，通利关节，方用五味消毒饮合大黄䗪虫丸加减；在慢性期，湿、浊、瘀、热在经络及骨节，辩证为痰湿浊毒，滞于经脉，附于骨节，治以利湿解毒，泄浊化瘀，通痹散结，方用仙方活命饮合二妙丸加减；在缓解稳定期，治法为健脾利湿，解毒消肿，活血化瘀，方用薏苡仁汤合桃红四物汤加减。

5. 张琪　张琪认为本病病机为湿热痰瘀，交阻为患，其中湿热是起病的重要始动因素，湿热、痰浊、瘀血，三者之间往往形成恶性循环。在治疗上，提出以淡渗利湿、苦寒清热、活血通络三法组合成方，相互协同，切合病机。淡渗利湿之品首选土茯苓，认为其淡渗利湿解毒，为治疗湿痹要药，但是本品的用量必须强调，一般用量为 30～50g，量小则效果不明显。张琪还善用萆薢，认为其除了分清化浊以外，还能除湿利关节治疗湿痹，《本草正义》谓其"能流通脉络而利筋骨"。一般以黄柏、苍术为药对，即取法二妙散之意，二者配伍，一温一寒，清流洁源，标本兼顾，使湿热得除，症状缓解。此外，他还善用苦参、防己，取法李东垣当归拈痛汤，其中苦参清热燥湿利尿，防己苦寒，《本草求真》谓其"泻三焦湿热以及风水要药"。张琪认为此药具有祛风、清热、利湿三重功效，为治疗痛风的良药。

6. 汪履秋　汪履秋认为阴寒凝滞为痛风本象，故治痛风主以温散走窜，寓以守敛，方剂主以五积散化裁，散寒化湿，通浊痹，且重用麻黄 10～15g。

7. 刘友章　刘友章认为本病属本虚标实，湿、热、痰、瘀为病机关键，而寒湿者较少。临床强调分期治疗，并把握"湿"这一关键环节。急性发作期治以清热利湿解毒，方用四妙散加减；间歇期治本：治以祛风除湿，健脾和胃，方用四君子汤加减。

8. 唐汉钧　唐汉钧认为痛风发病的根本原因是脾气不健，肝肾亏虚，故对痛风的治疗非常重视从脾肾论治。急性期以清热利湿、通络止痛为主，以萆薢渗湿汤、四妙散、犀角地黄汤加减；慢性期以健运脾胃、调补肝肾为主。

9. 张永杰　张永杰认为本病病变脏腑在脾肾两脏，其本为脾肾泌别清浊功能失调，其标为湿热痰瘀之邪阻滞，应审清标本轻重缓急，分期辩证论治。急性发作期，治以化瘀泄浊，清热解毒，通络止痛。土茯苓、威灵仙、萆薢为必用之药，且用量在 30~60g；间歇期当以调节脾肾升清降浊功能以治其本，佐以化瘀泄浊渗利治其标。

10. 吕兰凯　吕兰凯认为痛风的治疗大法是化痰泄浊通络、补肾健脾强肝。高尿酸血症期治以补益肝肾、化痰泄浊、活血化瘀。急性痛风性关节炎治以清热通腑、凉血解毒、通络止痛。慢性痛风性关节炎治以健脾补肾、化痰散结、祛瘀通络。

（七）经典论述

《丹溪心法》："痛风者，四肢百节走痛，方书谓之白虎历节风证是也。大率有痰、风热风湿，血虚。因于风者，小续命汤；因于湿者，苍术、白术之类，佐以竹沥；因于痰者，二陈汤加酒炒黄芩、羌活、苍术；因于血虚者，当归、川芎之类，佐以红花、桃仁。大法之方，苍术、川芎、白芷、南星、当归、酒黄芩，在上者加羌活、威灵仙、桂枝，在下者，加牛膝、防己、木通、黄柏；若血虚宜多用川芎、当归，佐以桃仁、红花、桂枝、威灵仙。凡治痛风，取薄荷味淡者，独此能横行手臂，领南星、苍术等药至痛处。""又有痛风而痛有常处，其痛处赤肿灼热，或浑身壮热，此欲成风毒，宜败毒散。"

《格致余论》："痛风者，大率因血受热已沸腾，其后或涉冷水，或立湿地……热血得寒，污浊凝涩，所以作痛。"

《证治要诀》："筋骨疼者，俗呼为痛风，或痛风而游走无定，俗呼为走注风。并宜乌药顺气散，合煎复元通气散。咽地仙丹或青龙丸，未效，用大防风汤，或五积散调乳香末。"

《景岳全书》："风痹一证，即今人所谓痛风也。"

《赤水玄珠》："行痹者，行而不定也，今称为走注疼痛及历节风之类是也。痛痹者，疼痛苦楚，世称为痛风及白虎飞尸之类是也。"

《医门法律》："痛风一名白虎历节风，实即痛痹也。"

《医学正传》："夫古之所谓痛痹者，即今之痛风也。诸方书之谓之白虎历节风，以其走痛于四肢骨节，如虎咬之状，而以其名命之耳。"

《外台秘要》："热毒气从脏腑中出，攻于手足，则赤热肿痛也，人五脏六腑井荥输，皆出于手足指，故此毒从内而出，攻于手足也。""彼痛风者，大率因血受热，已自沸腾，其后涉于冷水，或立湿地，或扇风取凉，或卧坐当风，寒凉外搏，热血得寒，污浊凝涩，所以作痛。夜则痛甚，行于阴也。治法以辛热之剂，流散寒湿，发腠理，其血得行，与气相和，其痛自安。然亦有数种，治法稍异。""白虎病者，大都是风寒暑湿之毒，因虚所致，将摄失理，受此风邪，经脉结滞，血气不行，蓄于骨节之间，或在四肢，肉色不变，其疾昼静而夜发，发则彻髓，痛如虎之咬，故名白虎之病也。""病源肾主腰脚，肾经虚损，风冷乘之，故腰痛也。又邪克于足少阴之络，令人腰痛引少腹，不可仰息。"

《金匮要略·中风历节病脉证并治》："味酸则伤筋，筋伤则缓，名曰泄；咸则伤骨，骨伤则痿，名曰枯。枯泄相搏，名曰断泄。营气不通，卫不独行，营卫俱微，三焦无所御，四属断绝，身体羸瘦，独足肿大，黄汗出，胫冷。假令发热，便为历节也。""盛人脉涩小，短气自汗出，历节痛不可屈伸，此皆饮酒汗出当风所致。"

《万病回春》："一切痛风，肢节痛者，痛属火，肿属湿，不可食肉。"

《医学心悟》："复有患痹日久，腿足枯细，膝头肿大，名曰鹤膝风。此三阴本亏，寒邪袭于经络，遂成斯症，宜服虎骨潜丸，外贴普救万全膏，则渐次可愈，失此不治，则成痼疾，而为废人也。"

《医林绳墨》："顽痹……如湿痰者，或走注有核，肿起有形，但色白而已，治宜清湿降痰，用二陈汤加苍术、枳实、黄连、厚朴之类。"

《张氏医通》："壮年人性躁，兼嗜厚味，患痛风挛缩，此挟痰与气证。"

《类证治裁·痹证》："久而不痊，必有湿痰败血，瘀滞经络。"

《三因极一病证方论》："夫历节，疼痛不可屈伸，身体魁瘰，其肿如脱，其痛如掣，流注骨节，短气自汗，头眩，温温欲吐者，皆以风湿寒相搏而成。其痛如掣者，为寒多。肿满如脱者，为湿多历节黄汗出者，为风多。顾《病源所载》，饮酒当风，汗出入水，遂成斯疾。原其所因，虽涉风湿寒，又有饮酒之说，自属不内外因。亦有不能饮酒而患此者，要当推求所因。分其先后轻重为治，久而治，令人骨节蹉跌，变为癫病，不可不知。"

《万病回春》："痛风者，遍身骨节走注疼痛也，谓之白虎历节风，都是血气、风湿、痰火，皆令作痛。或劳力，寒水相搏；或酒色醉卧，当风取凉；或卧卑湿之地；或雨、汗湿衣蒸体而成。痛风在上者，多属风；在下者，多属湿。治用活血疏风，消痰去湿，羌活汤加减。凡治痛风，用苍术、羌活、酒芩三味散风行湿之妙药耳。"

（王慧莲）

第三十八章　干燥综合征的中医治疗

干燥综合征（sicca syndrom，SS）是一种主要累及外分泌腺体的慢性炎症性自身免疫病。由于其免疫性炎症反应主要表现在外分泌腺体的上皮细胞，故又名自身免疫性外分泌腺体上皮细胞炎或自身免疫性外分泌病。临床除有涎腺和泪腺受损功能下降而出现口干、眼干外，尚有其他外分泌腺及腺体外其他器官受累而出现多系统损害的症状。其血清中存在多种自身抗体和高免疫球蛋白。本病分为原发性和继发性两类，前者指不具另一诊断明确的结缔组织病（CTD）的 SS。后者是指发生于另一诊断明确的 CTD，如系统性红斑狼疮（SLE）、类风湿关节炎（RA）等的 SS。本文主要叙述原发性干燥综合征（pSS）。pSS 属全球性疾病，用不同的诊断标准在我国人群的患病率为 0.29% ~ 0.77%。在老年人群中患病率为 3% ~4%。本病女性多见，男女比为 1：9 ~1：20。发病年龄多在 40 ~50 岁，也见于儿童。根据本病的临床特点，属于中医"干燥病""燥证"的范畴，亦有称之为"燥毒症""燥痹"者。

一、中医病因病机

本病起病隐蔽，病因多端，既有内因致病，又有外邪侵犯，具有病程长，病情复杂多变，治疗不易速效之特点，可涉及肺、脾、胃、肝、肾等多个脏腑功能失调。

（一）禀赋不足

本病的发生与体质因素有一定关系。素体阴虚，津亏液少，清窍失润者较为多见；但素体阳虚，不能化气行水，津不上承，发为本病者亦或有之。女子中年之后，精血渐衰，且经产乳育之苦而耗伤阴血，尤其年届七七，天癸绝竭，冲任虚衰，阴虚阳旺，煎熬津液，故易患本病。

（二）正虚感邪

经云："燥胜则干"。阴虚阳旺之体，外感燥热之邪，或由金石药毒所伤，日久可灼津炼液酿毒而致病。六淫邪气，非独燥邪，凡外感火热之邪，或风寒化热，或风热化燥，皆可伤津耗液，导致阴津不足，发为本病。

（三）情志劳倦

情志不遂，五志过极，化火伤阴，津亏失润；或血虚阴亏之体，复加情志郁结，气机不畅，气滞血瘀，以致津液不能正常敷布。若烦劳过度，损伤脾胃，气虚运化无力，脾虚不能"为胃行其津液"，津液不得上承则燥病乃生。

（四）痰浊瘀血致燥

为继发之病因，如病久邪气入络，由气及血，气虚无力鼓动血脉运行，瘀血停滞为患，可形成"久患者络"。或阴虚生内燥，燥气伤津，则津不运血，血不载气，血液浓缩变稠，血行涩滞不畅，瘀血乃成。一方面可阻碍气机升降，使津液敷布失常，一方面瘀而化热，进一步耗伤津液，加重干燥症状。

总之，本病口眼干燥的症状，不仅因津液亏损，失却濡润而成，还可因气虚不能化津或瘀血阻络，以致津液敷布障碍导致本病。大多为阴虚体质，复感燥热邪气，内陷入里，日久蕴酿成毒，煎熬津液或燥邪久羁，耗气伤阴，阴损及阳，气虚失运，阳虚津凝，导致口眼清窍失养，经脉气血痹阻而发。阴虚津亏为其本质，气、阳虚为其所累，瘀、痹、燥、毒为其标象，基本病机是以虚、瘀、痹、燥为特点，可累及全身多个系统，造成多器官的损害。诚如清代医家喻嘉言在《医门法律·秋燥论》所云："燥盛则干。夫干之为害，非遽赤地千里也，有干于外而皮肤皱揭者，有干于内而精血枯涸者，有干于津液而荣卫气衰、肉烁而皮著于骨者，随其大经小络所属上下中外前后，各为病所。"

二、西医病因病理

干燥综合征（sicca syndrome，SS）亦称斯约格伦氏综合征、口眼干燥关节炎综合征、关节－眼－唾液腺综合征，是一种原因不明的泪腺、唾液腺受累为主的全身外分泌腺的慢性炎症性自身免疫性疾病。

（一）病因

本病的病因和发病机理较复杂，迄今尚未十分明确。

1. 免疫机制　近年来通过免疫学检查和动物实验模型揭示，本病为自身免疫性疾病。现已证明在本病患者的腮腺、泪腺等外分泌腺内有淋巴细胞增生和浸润，早期病变的主要细胞为携带球蛋白的 B 淋巴细胞和浆细胞，当病变扩展时，T 细胞成为主要细胞。病变早期是抗原识别与/或移行至病变区的 B 细胞与浆细胞引起的组织损伤。其机制可能是抗体依赖细胞介导的淋巴细胞毒反应或产生了细胞毒抗体，通过淋巴细胞趋化因子或炎性因子等使 T 细胞在病变区积聚。动物实验揭示，一定周龄的 NZB/NZW 小鼠唾液腺导管有大量淋巴细胞浸润，并出现一系列自身免疫现象。认为这种小鼠存在一种原发性的 B 细胞过度反应，为多克隆性质，直接针对多种自身与非自身抗原决定簇，产生多种自身抗体和免疫复合物，包括对抑制性 T 细胞抗体的产生，使其功能缺陷，并延续 B 细胞的过度反应而发病。

2. 遗传因素　研究表明免疫反应基因可能参与本病发病。最近通过人白细胞抗原（HLA）系统的研究，发现原发性口眼干燥症与 HLA－B_8、HLA－DRW_3 等有关，而伴类风湿性关节炎患者与 HLA－DRW_4 有关。本病有家族发病的倾向。动物模型也支持遗传因素参与发病的观点。

3. 感染因素　患者血清有抗巨细胞病毒的 IgM 型抗体滴度增高，有些证据支持 EB 病毒在本病合并类风湿性关节炎的发病中起作用。

（二）病理

本病病变部位主要为唾液腺和泪腺。其次为呼吸道、口腔、食道上端的黏液腺，腺体以外组织亦常有累及。病理改变为腺体周围与小管周围淋巴细胞与浆细胞为主的慢性炎性细胞浸润，常伴有腺泡萎缩，小叶减少。严重时腺体为脂肪所代替，并有纤维组织增生、小管正常结构为"上皮肌上皮小岛"代替，管腔狭窄，甚至闭塞。

三、临床表现

1. 眼　呈干燥性角、结膜炎，眼觉干燥、痒痛，持续异物感、沙砾感、烧灼感，眼睑有沉重感，视力模糊，似有幕状物，畏光。角膜可混浊，有糜烂或溃疡，小血管增生，严重时可穿孔。可合并虹膜脉络膜炎。结膜发炎，球结膜血管扩张。部分患者泪腺肿大，泪液少，易发生细菌、真菌和病毒感染。

2. 口腔　有不同程度的口干。轻度干燥常被患者忽视，较重时影响咀嚼，唾液严重减少，不能将食物揉成食物团块，并有吞咽困难，需饮汤水将食物咽下。味觉减退，可反复发生舌与口腔溃疡或口角皲裂。由于唾液少，易生龋齿，牙齿呈粉末状或小块状破碎掉落。半数左右患者腮腺肿大，多为双侧对称，可呈反复发作或呈慢性进行性肿大。颌下腺亦可肿大。

3. 呼吸道　鼻腔干燥结痂，味觉不灵，咽部干燥，声音嘶哑。下呼吸道受累表现为支气管炎、间质性肺炎、肺不张、胸膜炎。有的患者可无明显肺部病变，但有限制性肺通气功能障碍和气体弥散功能下降。

4. 消化道　咽部和食道干燥可使吞咽困难，偶见环状软骨后食道狭窄及食道运动功能紊乱。个别患者可发生食管炎、慢性萎缩性胃炎、恶性贫血或慢性胰腺炎。约1/5的患者出现肝脾肿大。

5. 泌尿道　可有肾小管功能缺陷。约1/4的患者伴有肾小管性酸中毒。其他肾小管功能异等包括肾性尿崩症、多种氨基酸尿、肾小管再吸收尿酸功能障碍、高尿磷症等。少数患者可发生肾小球肾炎和肾动脉炎，系 IgM 和补体在肾小球基底膜沉积所致。

6. 皮肤　皮肤干燥，有紫癜、结节性红斑、多形性红斑、雷诺氏现象和皮肤溃疡，外阴和阴道黏膜亦可出现干燥和萎缩。

7. 关节　约半数合并类风湿性关节炎，可呈轻型复发性多关节炎，主要侵犯肘、膝关节，为自限性，不引起关节畸形。

8. 神经肌肉　个别患者可发生孤立性颅神经瘫痪，有时也可发生多发性颅神经及周围神经病变。也有的患者可发生皮肌炎与重症肌无力等。

四、辅助检查

1. 抗核抗体（ANA）　阳性率为50%～80%，以抗干燥综合征 A（抗 SSA）和抗干燥综合征 B（抗 SSB）抗体为主，尤其是后者对诊断有较高特异性。

2. 类风湿因子（RF）　70%～90%的患者 RF 阳性。

3. 高球蛋白血症　90%以上患者有明显的高球蛋白血症，且呈多克隆，尤以 IgG 增高最为明显。

4. 循环免疫复合物（CIC）　约80%患者 CIC 增高，但补体多不减低。另外还可测到抗甲状腺球蛋白抗体、抗胃壁细胞抗体等。

5. 抗 α - 胞衬蛋白抗体（抗 α - fodrin 抗体）　国内报道对于干燥综合征的诊断有一定意义，与干燥综合征的临床表现无明显关系，但可能与患者的病情活动有关。

6. 抗胆碱能毒蕈碱受体 E 抗体（抗 M_3 受体抗体）　近年来研究发现，抗 M_3 受体抗体检测对干燥综合征的诊断具有较高的特异性。

五、诊断和鉴别诊断

（一）诊断标准

目前多采用 2002 年干燥综合征国际分类（诊断）标准。

1. 口腔症状　以下 3 项中有 1 项或 1 项以上者。

（1）每日感口干持续 3 个月以上。

（2）成年后腮腺反复或持续肿大。

（3）吞咽干性食物时需用水帮助。

2. 眼部症状　以下 3 项中有 1 项或 1 项以上者。

（1）每日感到不能忍受的眼干持续 3 个月以上。

（2）有反复的砂子进眼或砂磨感觉。

（3）每日需用人工泪液 3 次或 3 次以上。

3. 眼部体征　下述检查任 1 项或 1 项以上阳性者。

（1）Schirmer 试验（+）（≤5mm/5min）。

（2）角膜染色（+）（≥4van Bijsterveld 计分法）。

4. 组织学检查　下唇腺病理活检示淋巴细胞灶≥1（指 4mm^2 组织内至少有 50 个淋巴细胞聚集于唇腺间质者为 1 个灶）。

5. 涎腺受损　下述检查任 1 项或 1 项以上阳性。

（1）唾液流率（+）（≤1.5ml/15min）。

（2）腮腺造影（+）。

（3）涎腺放射性核素检查（+）。

6. 自身抗体　抗干燥综合征 A 或抗干燥综合征 B 抗体（+）（双扩散法）。

（二）诊断

1. 原发性干燥综合征　无任何潜在疾病的情况下，符合有下述任 1 条则可诊断：

（1）符合诊断标准中 4 条或 4 条以上，但必须含有组织学检查和（或）自身抗体测定。

（2）符合诊断标准条目第 3、4、5、6 这 4 条中任 3 条阳性。

2. 继发性干燥综合征　患者有潜在的疾病（如任一结缔组织病），而符合诊断标准条目第 1、2 中的任 1 条，同时符合诊断标准条目第 3、4、5 中任 2 条。

3. 必须除外　颈头面部放疗史，丙型肝炎病毒感染，艾滋病（AIDS），淋巴瘤，结节病，移植物抗宿主（GVH）病，应用抗乙酰胆碱药（如阿托品、莨菪碱、溴丙胺太林、颠茄等）。

（三）鉴别诊断

1. 腮腺病　本病需注意与引起腮腺肿胀的疾病鉴别，如流行性腮腺炎、化脓性腮腺炎、腮腺恶性肿瘤及腮腺慢性肉芽肿等。

2. SLE　SS 多见于中老年妇女，发热尤其是高热者不多见，无颧部皮疹，口、眼干燥症状明显，肾小管性酸中毒为其常见且主要的肾脏损害，高球蛋白血症明显，低补体血症少见，预后良好。

3. RA　SS 患者的关节炎症状远不如 RA 明显和严重，极少出现关节骨破坏、畸形和功能受限，而 RA 患者很少出现抗 SSA 和抗 SSB 抗体。

六、辨证论治

干燥综合征是因机体津液亏损或敷布障碍，造成局部或全身出现以干燥症状为主要特征的疾病。一般起病隐袭，进展缓慢，早期常伴有关节肌肉疼痛等，数年后逐渐因干燥症状的典型表现而确诊。少数以关节疼痛、发热、皮疹之感受外邪（燥热之邪）或两颊反复发作性肿痛、发热之燥毒内盛的方式起病。前者为阴虚津亏或津液失布，属里属虚；后者为燥毒亢盛，属表属实。里虚再复感外邪者，多属虚中夹实之证。病程迁延日久，耗伤肺、肾、肝、脾、胃之阴液，阴损及阳，夹湿夹瘀，导致多脏器受损，因而证候错综复杂。

1. 燥邪犯肺证　又称燥气伤肺证，可见于单纯干燥综合征患者，病多发于春、夏及秋初，多由外感燥邪或感受风热之邪化燥伤阴而致。

口鼻干燥，干咳无痰或痰少黏稠，难以咯出，常伴有发热头痛、关节疼痛、周身不爽、大便干结等，舌红苔薄黄而干，脉细数。

治法：清热润燥，宣肺布津。

方药：清燥救肺汤加减。

桑叶 10g，生石膏（先煎）30g，南、北沙参各 10g，人参须 10g，黑芝麻 15g，阿胶（烊化）10g，麦冬 20g，杏仁 10g，枇杷叶 10g，茯苓 20g，炙甘草 6g。

加减：口干多饮加知母 10g、天花粉 30g；咽喉肿痛加金银花 15g、连翘 10g；发热头痛加柴胡、葛根各 10g；痰黏不爽加川贝母、海蛤壳各 10g；大便干结加瓜蒌仁、火麻仁各 10g。

2. 阴虚内热证　本证是干燥综合征中最常见的证候。多为阴虚体质之人，或久病、年高等致使津液内耗，阴液不足而导致，主要涉及脾、肝、肾阴虚，间有涉及肺胃阴虚的。

口燥咽干，频频饮水，口角干裂，或伴反复腮腺肿痛、或发作性口腔溃疡。两眼干涩无泪，皮皱裂、粗糙脱屑，毛发枯槁不荣，肌肉瘦削，手足心热，心烦失眠，大便燥结，妇女阴道干涩，舌质红绛，苔干燥少津或干裂无苔，脉细数。

治法：养阴生津，润燥清热。

方药：六味地黄丸合增液汤加减。

生、熟地黄各 15g，山萸肉 10g，生山药 10g，牡丹皮 10g，麦冬 20g，玄参 15g，枸杞子 10g，石斛 15g，天花粉 30g，五味子 10g，生甘草 6g。

加减：口干明显加沙参、天冬各 15g；眼干明显加女贞子、白芍各 10g；腮腺肿痛加僵蚕、夏枯草各 10g；口腔溃疡加土茯苓、蒲公英各 20g；关节疼痛加秦艽、防风各 10g；乏力加生黄芪、太子参各 15g。

3. 气阴两虚证　本证多由久病缠绵，阴虚内燥，累及于气所致。气能生津，故气虚则津损，津亏则阴耗，气虚阴伤，机体失润，从而出现干燥综合征的症候群。

口眼干燥，唇干皱揭，进干食困难，关节酸痛，头晕低热，神疲乏力，胃脘不适，纳差便溏，肢端欠温，易患外感，舌淡胖，舌尖红，舌边有齿痕，少苔，脉虚细无力。

治法：益气养阴，增液润燥。

方药：补中益气汤合生脉散加减。

生黄芪 30g，党参 10g，白术 10g，当归 10g，陈皮 10g，升麻 5g，葛根 10g，沙参 15g，

麦冬15g，五味子10g，天花粉30g，石斛10g，山药10g，茯苓15g，炙甘草5g。

加减：低热加地骨皮、青蒿各10g；关节疼痛加海桐皮、秦艽各10g；胃脘不适加佛手片、香橼皮各10g；纳差加炒谷麦芽各15g；便溏加白扁豆、薏苡仁各15g。

4. 阳虚津凝证　本证临床较为少见。多见于禀赋阳虚气弱者，或病程迁延日久，阴液亏虚，阴损及阳转化而成。

口眼干燥，体倦神疲，少气懒言，手足畏冷，心悸水肿，腰酸膝软，尿清便溏，关节肿痛不温，舌质淡嫩，舌体胖大有齿痕，脉迟缓无力。

治法：温阳育阴，益气布津。

方药：右归丸合二仙汤加减。

生、熟地黄各15g，天麦冬各10g，山药12g，山萸肉12g，杜仲10g，枸杞子10g，制首乌15g，女贞子10g，当归10g，菟丝子10g，仙茅10g，淫羊藿10g，巴戟天10g，功劳叶15g。

加减：水肿加防己10g、黄芪30g、茯苓15g；便溏加干姜、白术各10g；手足心热加知母、黄柏各10g；关节肿痛加桂枝、防风各10g、青风藤15g。

5. 气血瘀阻证　口咽干燥，但欲漱水不欲咽，眼干涩少泪，关节屈伸不利，肢体刺痛或麻木不温，肌肤甲错，皮下结节或红斑触痛，皮肤紫癜，腮腺肿大发硬日久不消，肝脾肿大，妇女兼见月经量少或闭经，舌质紫黯，或有瘀点瘀斑，苔少或无苔，舌下络脉瘀曲，脉细涩。

治法：活血化瘀，养阴生津。

方药：血府逐瘀汤加减。

当归10g，生地黄15g，赤芍10g，鸡血藤30g，桃仁10g，红花10g，柴胡10g，枳壳10g，牛膝15g，麦冬15g，玄参15g，天花粉20g，鹿衔草10g，益母草30g，甘草6g。

加减：腮腺肿硬加夏枯草、山慈菇各10g；肝脾肿大加丹参30g、茜草10g；皮肤紫癜加牡丹皮、紫草各10g；肢体刺痛加苏木、刘寄奴各10g；皮下结节红斑疼痛加穿山甲、皂角刺各10g；关节畸形、皮肤粗糙者，加水蛭、土鳖虫各6g。

6. 中成药治疗

（1）羚羊清肺丸：每次12g，每日2次；合养阴清肺膏，每次10ml，每日3次。或蜜炼川贝枇杷膏，每次20g，每日2次。针对燥邪犯肺的治疗。

（2）杞菊地黄丸：每次6g，每日2次；或知柏地黄丸，每次6g，每日2次；或大补阴丸，每次9g，每日2次。针对阴虚内热的治疗。

（3）生脉饮口服液：每次20ml，每日3次；合补中益气丸每次6g，每日2次。针对气阴两虚患者的治疗。

（4）金匮肾气丸：每次6g，或右归丸每次9g，每日2次。针对阳虚患者。

（5）大黄䗪虫丸：每次3g，每日2次。或血府逐瘀口服液，每次20ml，每日3次。或复方丹参滴丸，每次250mg，每日2次。针对气虚血瘀者。

七、西医治疗

SS目前尚无根治的方法。主要是采取措施改善症状、控制继发感染和延缓因免疫反应而引起的组织器官损害的进展。其治疗包括局部替代治疗法，如口干、眼干、低血钾及其他对症治疗（如口腔卫生）等。系统性治疗则主要针对有系统损害者。在进行治疗前需对病变范围、活动性以及严重程度进行评估，然后制定治疗方案。

（一）局部治疗

1. 口干的治疗　减轻口干症状较为困难，停止吸烟、饮酒及避免服用引起口干的药物如阿托品等颇为重要。保持和维护口腔清洁，使用含氟牙膏或漱口水勤漱口，定期行口腔检查，避免含糖食物在口中长时间停留。也可通过经常咀嚼无糖口香糖的味觉刺激来增加唾液分泌，以减少龋齿和口腔继发感染的可能。严重口干者往往继发口腔白念珠菌感染，应予制霉菌素治疗。所载义齿应清洁并浸泡在抗真菌溶液中，以免重复感染。必要时可使用系统性抗真菌药物。

（1）代替疗法：SS患者口干最直接的解决办法之一是饮水或含漱。必要时可以使用人工唾液，其成分包括甲基纤维素、山梨醇和盐分，起到湿润和润滑口腔的作用。使用加湿器增加空气湿度有时有助于减轻患者的口干症状。

（2）刺激涎腺分泌：比较简单的方法是咀嚼无糖口香糖等刺激涎腺的分泌。目前国外选用乙酰胆碱能受体激动剂，如毛果芸香碱及西维美林（cevimeline），以刺激涎腺中尚未被破坏的腺体分泌，所以其功效有赖于残存腺体的数目。国内现有乙酰胆碱能受体激动剂茴三硫（正瑞）可增加毒蕈碱受体数量，提高涎腺、泪腺分泌量。它们的用法为：毛果芸香碱每次5mg，每日3~4次口服；西维美林每次30mg，每日3次口服；茴三硫每次20mg，每日3次。

胆碱能受体激动剂的常见不良作用包括出汗（40%）、尿频（10%）、恶心（9%）、潮红（9%）等。应注意避免使用于胆石症、胆管疾病、肾结石、未控制的哮喘、急性虹膜炎、闭角型青光眼、严重心血管疾病、腹泻、溃疡病以及有认知和精神障碍的患者。

尚无有力的证据能说明糖皮质激素及其他免疫抑制剂能增加唾液流率。

2. 眼干的治疗　干燥性角结膜炎可予人工泪液滴眼以减轻眼干症状，并预防角膜损伤；有些眼膏也可用于保护角膜；国外还有人以自体的血清经处理后滴眼。若泪腺完全丧失功能时可试行泪点封闭术。

（1）人工泪液：为治疗眼干燥症的主要药物，其主要成分为生理盐水和其他电解质，以代替泪液中的水分，以及具有固水作用的羧甲基纤维素或葡聚糖，以增加人工泪液的黏性，可在眼球表面形成一层薄膜，延长人工泪液的保湿时间，从而减少人工泪液的使用次数。如果患者晨起时眼睛分泌物多而导致视物模糊，应在睡前使用黏性较大的人工泪液。需注意的是，使用含有黏性成分的人工泪液可产生短暂的视觉模糊，而且可能堵塞下眼睑的睑板腺引起眼睑炎症，还可能加重眼干燥症。

人工泪液可分为含防腐剂和不含防腐剂的两类。常用的防腐剂为苯扎溴胺（新洁尔灭）和硫柳汞，近年来不断有新的刺激性小的防腐剂应用于人工泪液。含有防腐剂的人工泪液会刺激眼球引起不适，如果使用频率大于每4小时1次，最好使用不含防腐剂的人工泪液。这类人工泪液是灭菌后独立密封包装的，须冷藏保存，单次使用后即应丢弃。

含有透明质酸钠的人工泪液可以改善眼干燥症，加速眼球表面损伤的修复。其药理作用除与其润滑及保水作用有关外，还与透明质酸刺激CD_{44}（透明质酸受体）在角膜和结膜细胞的表达、抑制局部炎症有关。

（2）泪点封闭：眼球表面泪液的含量取决于泪腺分泌的速度、数量以及从泪小管排出与蒸发量之间的平衡。如果患者每日需使用多次人工泪液或泪腺已基本无分泌功能，可考虑行泪点封闭术。此术在国内开展较少，经验不多，应与眼专科医生商议后进行，以免引起不良后果。

（3）增加空气湿度：使用加湿器增加空气湿度有助于保持眼睛湿润，最好使用蒸馏水。另外还有特制的含水眼罩，可以减轻眼球表面水分的蒸发。

（4）睑板腺感染会加重眼干症状，可予眼睑清洁治疗，必要时可局部使用抗生素。

3. 其他对症治疗

（1）皮肤干燥：应建议患者沐浴后不要完全擦干皮肤，而是轻柔地吸干水分，保留一定的湿度，并使用一些皮肤润滑剂和皮肤保湿剂。

（2）阴道干燥：可以使用阴道润滑剂，对于绝经后妇女可以阴道局部使用雌激素。注意预防阴道继发的真菌（酵母菌）感染。

（二）系统治疗

包括抗炎、抑制免疫反应的药物。目的是改善该系统症状、保护脏器功能、使患者保持较好的生活质量。

1. 关节、肌肉疼痛　可选用非甾体消炎药对症治疗。由于破坏性关节病变很少见，因此很少应用慢作用药物。部分原发性 SS 患者可以出现滑膜炎，可用羟氯喹治疗，用量为每日≤6mg/kg，分 2 次服用；国内常用剂量为 200mg，每日 2 次口服，对改善关节肌痛有较好疗效。服用者每 6 ~ 12 个月宜做眼底测试。

2. 肾小管性酸中毒　可口服碱性药物如碳酸氢钠或枸橼酸合剂，每 1 000ml 水中含枸橼酸钾、枸橼酸钠、枸橼酸各 96g、98g、140g，每日口服 3 次，每次 20ml。

3. 低钾血症　血钾 <3.5mmol/L 时应进行补钾治疗，根据病情急缓、轻重而予以氯化钾静滴或口服。轻者可口服枸橼酸钾。需终身服用。

4. 骨软化　可补充钙剂及维生素 D，必要时至内分泌科就诊。

5. 糖皮质激素和免疫抑制剂的实用　有肺间质性病变、神经病变、血管炎、溶血性贫血、血小板减少、肝脏损害、肾小球肾炎、肌炎时，则有必要系统使用糖皮质激素和免疫抑制剂治疗，以控制病变发展，保持该脏器功能。糖皮质激素如泼尼松用量为每日 0.5 ~ 1mg/kg。有严重脏器受累或病情进展活动者可予甲泼尼龙冲击，每日 1g 静滴，连续 3d 为一疗程，病情需要时可在 3 ~ 4 周后重复冲击。同时应用甲氨蝶呤每周 7.5 ~ 20mg；或硫唑嘌呤 50 ~ 100mg/d 口服；或环磷酰胺每日 1 ~ 3mg/kg 口服，或 0.75g/m² （平均 0.5 ~ 1g/m²）静脉冲击治疗，每月 1 次。疗效不满意者也可考虑使用环孢素。疗程根据各患者具体情况而定。

糖皮质激素及免疫抑制剂均有不良反应，应用时必须进行必要的监测。

6. 淋巴瘤　及时发现并进行联合化疗。

7. 造血干细胞移植　SS 患者很少行造血干细胞移植，国内外可检索到的目前仅有 4 例，其中 1 例患者因合并慢性髓细胞白血病而行异基因造血干细胞移植，移植后 6 个月时复查抗 SSA/抗 SSB 抗体转阴，但 ANA 持续阳性；另 2 例因合并淋巴瘤而行自体干细胞移植，移植后淋巴瘤完全缓解，其中 1 例于移植后 SS 症状和实验室指标有所缓解，但 2 个月后 SS 复发，另 1 例患者移植后临床症状和实验室指标一直无改善。北京协和医院报道的 1 例患者是 4 例中唯一针对 SS 为原发病而行自体干细胞移植，目前已随诊逾 2 年，患者临床症状和实验室指标都有显著改善。总体来说，自体干细胞移植治疗 SS 经验不多，其远期效果及不良反应有待进一步观察。

8. 其他 出现胃食管反流时可予抗酸剂（如碳酸氢钠）、H_2 受体拮抗剂、质子泵抑制剂等，需定期复查胃镜，及时予相应治疗。出现癫痫、精神症状、气促等时，除原发病治疗外，给予相应对症治疗。

（三）干燥综合征的妊娠

由于抗 SSA/抗 SSB 抗体可通过胎盘进入胎儿，因此 SS 患者妊娠后应定期对胎儿进行监测，若发现胎儿出现心率减慢，提示可能上述自身抗体对胎儿心脏作用而出现房室传导阻滞，则有必要做进一步胎儿心电监测，肯定有传导阻滞者应及时治疗。一般是发现后及时给胎儿母亲静注糖皮质激素，可使部分胎儿出生后的心率正常。胎儿心脏传导阻滞呈永久性时，则需应用起搏器维持心率。另外，抗 SSA/抗 SSB 抗体进入胎儿，出生后可出现新生儿狼疮，但可以因抗体消失而痊愈。

八、评述和展望

由于西医学对中医的影响，中医对本病的辨证从一个症状完善为一个独立的病种，使其逐渐具备了一套完整的理论体系。在诊断方面，干燥综合征以西医的诊断方法为诊断依据，结合中医辨证，形成一个完整的诊断体系。治疗方面，当同时出现严重的内脏损害或多系统损害时，糖皮质激素及（或）免疫抑制剂在控制和逆转病情方面，往往取得一定的疗效。而中医的辨证施治在减轻口、眼干燥症状及对全身一般性症状的治疗上却占有一定的优势。

（王慧莲）

第三十九章　白塞病的中医治疗

白塞病（Behcet's disease，BD）又称贝赫切特病、口－眼－生殖器三联征等。是一种慢性全身性血管炎症性疾病，主要表现为复发性口腔溃疡、生殖器溃疡、眼炎及皮肤损害，也可累及血管、神经系统、消化道、关节、肺、肾、附睾等器官，大部分患者预后良好，眼、中枢神经系统及大血管受累者预后不佳。本病在东亚、中东和地中海地区发病率较高，又被称为丝绸之路病。好发年龄为 16～40 岁。男性患者血管、神经系统及眼受累较女性多且病情重。

本病属于中医学"狐惑"病范畴。

一、中医病因病机

本病的病因，有内外之分：内因为素体阴虚内热、肝肾不足、虚火上浮；外因为感受六淫之邪、营卫失和、化热蕴毒、瘀热内盛。

（一）感受湿热毒邪

先天禀赋不足，营卫失和，外感湿热毒邪，或热病、斑疹余毒未尽，与湿浊相合而致湿热毒邪内蕴，燔灼营血，化腐成瘀，上扰则口、咽喉、眼侵蚀赤肿，下注则二阴溃烂浸淫，外流肌肤则斑疹疮疡，甚至内损脏腑气血，引发本病。

（二）饮食情志所伤

饮食不节或过食肥甘厚腻，使脾运失健，湿邪内蕴，聚湿生热；或长期忧思郁怒，则肝失疏泄，郁久化热，侮土而湿邪内生，又致湿热互结致病。

（三）素体阴虚内热

素体阴虚，肝肾不足，阴虚阳盛；或房室不节，扰动相火，消烁真阴；或热病后期，邪热伤阴，虚火上浮，熏蒸内外，均可损及口、咽、眼、前后二阴，导致肿赤溃疡为患。

湿热毒邪壅盛，不得透泄，充斥上下，循经走窜于眼目、口、咽、二阴、四肢等处而致蚀烂疡溃。湿蕴脾胃，纳化受阻，则厌食恶心；湿热夹邪毒下注，以致气凝血滞而成阴蚀；内入营血，郁于肌肤可引起皮肤损害；湿热毒邪郁久化火，肝火内炽，上炎于目，蚀于口，则病损及眼与口。湿热久羁，热伤阴液，劫烁肝肾之阴，肝肾阴虚，经脉失其濡养，孔窍失其滋润，亦可致循经部位溃疡；阴虚日久，脾肾阳虚，阴损及阳，阳虚阴盛，寒湿凝滞，则致病情反复缠绵难愈。病位在、脾，并涉及心、肾、三焦，与其经络病变亦有密切的联系。其病性为本虚标实，以脾湿肝热、肝肾阴虚为本，湿热毒邪、经络瘀阻为标。早期多为实证，中晚期则多为本虚标实，病机不外湿热毒邪熏蒸，内则损伤脏腑，外则发为痈疡。

二、西医病因病理

(一) 病因

本病的病因可能是多因素的综合，系全身性自身免疫病。

1. 感染　本病的发生与病毒有关的证据为：①本病的表现和病毒感染相似，并在病变组织有包涵体。②病毒感染后的变态反应或病毒的免疫复合物可引起发病。本病与细菌有关的证据为以链球菌抗原作皮肤试验及巨噬细胞游走抑制试验均为阳性，认为与慢性病灶的链球菌感染有关。此外，结核感染后发生过敏可能是发病因素之一，有病例抗结核病治愈后不再发作。

2. 遗传因素　本病有地区性发病倾向和有血缘性家族性发病。另有报道本病与 HLA - B$_5$ 密切相关，其频率可达 61% ~ 88%，与 HLA - D 也有一定关系。说明其发病与免疫遗传因素有关，系常染色体显性遗传。

3. 微量元素　近年来发现病变组织内有机磷、氯及铜离子等多种微量元素含量增高，此可能与职业或环境因素有关。

4. 自身免疫　自身免疫引起发病的证据为：①患者血清 γ - 球蛋白升高，血清中存在抗口腔黏膜抗体和抗动脉壁抗体。②发现患者体内存在针对黏膜抗原细胞介导的免疫反应，以及患者的淋巴细胞对口腔上皮细胞胞浆或培养液可发生 T 细胞介导的细胞毒反应。③患者血中有免疫复合体、大分子型 C$_3$，并证实体内免疫复合体水平与疾病的活动性直接相关。上述免疫现象说明本病自身免疫机制参与发病。

5. 血清中纤溶酶抑制物　纤溶酶抑制物可使纤溶酶溶解纤维蛋白的活性降低，导致纤维蛋白原含量增高、中性粒细胞的趋化活性增强，这在病变的发展中也有一定作用。

(二) 病理

口腔溃疡似复发性口疮，在表皮的细胞层有单核、淋巴细胞聚集而表现为慢性炎症，在皮肤、脑、网膜、阴部、血管周围发生炎症，有免疫复合物沉积，故基本病变是小血管炎，累及毛细血管和细、小静脉，少数为细动脉，而静脉病变比动脉显著。血管各层病变程度不一。血管炎性改变大多为渗出性，少数为增生性，有时也可两者同时存在。急性渗出性病变为管腔充血、血栓形成、管腔及其周围组织有纤维蛋白样变性，中性粒细胞浸润和红细胞外渗，有明显水肿、纤维渗出和脓肿形成；增生性病变主要是内膜和外膜细胞增生，管壁增厚，管腔变窄和阻塞，有时有肉芽肿形成，并可见少许巨细胞。

三、临床表现

本病全身各系统均可受累，但多种临床表现较少同时出现，有时须经历数年甚至更长的时间才相继出现。

1. 口腔溃疡　几乎所有的患者均有口腔溃疡，溃疡可以发生在口腔的任何部位，多位于舌缘、颊、唇、软腭、咽、扁桃体等处。米粒或黄豆大小，圆形或椭圆形，边缘清楚，深浅不一，底部有黄色覆盖物，周围为一边缘清晰的红晕伴有疼痛。约 1 ~ 2 周可自行消退，不留瘢痕。

2. 生殖器溃疡　约75%的患者出现生殖器溃疡，病变与口腔溃疡基本相似。但出现次数少。溃疡深大，疼痛剧，愈合慢。受累部位为外阴、阴道、肛周、宫颈、阴囊、阴茎等处。

3. 眼炎　约50%的患者受累，以前葡萄膜炎最常见。主要表现为视物模糊，视力减退，眼球充血，眼球痛，畏光流泪，异物感和头痛等。

4. 皮肤病变　皮损发病率高，可达80%，表现多种多样，有结节性红斑、疱疹、丘疹、痤疮样皮疹、多形红斑、环形红斑、坏死性结核疹样损害、大疱性坏死性血管炎、脓皮病等。

5. 关节损害　25%～60%的患者有关节症状。表现为相对轻微的局限性、非对称性关节炎。主要累及膝关节和其他大关节。有时在 HLA－B$_{27}$ 阳性患者中可累及骶髂关节，与强直性脊柱炎表现相似。

6. 神经系统损害　又称神经白塞病，发病率约为5%～50%。可有头痛、头晕，假性延髓性麻痹、呼吸障碍、癫痫、共济失调、无菌性脑膜炎、视盘水肿、偏瘫、失语、不同程度截瘫、尿失禁、双下肢无力、感觉障碍、意识障碍、精神异常等。

7. 消化道损害　又称肠白塞病，发病率为10%～50%。从口腔到肛门的全消化道均可受累，溃疡可为单发或多发，深浅不一。临床可表现为上腹饱胀、嗳气、吞咽困难、中下腹胀满、隐痛、阵发性绞痛、腹泻、黑便、便秘等。

8. 血管损害　动脉系统被累及时，动脉壁的弹力纤维破坏及动脉管壁内膜纤维增生，造成动脉狭窄、扩张或产生动脉瘤，临床可见头晕、头痛、晕厥、无脉。

9. 肺部损害　肺部损害发生率较低，约5%～10%，但大多病情严重。肺受累时患者有咳嗽、咯血、胸痛、呼吸困难等。

10. 其他　肾脏损害较少见，可有间歇性或持续性蛋白尿或血尿，肾性高血压，肾病理检查可有 IgA 肾小球系膜增殖性病变或淀粉样变。

心脏受累较少。可有心肌梗死、瓣膜病变、传导系统受累、心包炎等。心腔内可有附壁血栓形成，少数患者心脏呈扩心样改变，缩窄性心包炎样表现，心脏病变与局部血管炎有关。

附睾炎发生率约为4%～10%，较具特异性。急性起病，表现为单或双侧附睾肿大疼痛和压痛，1～2周可缓解，易复发。

四、辅助检查

本病无特异性实验室异常。活动期可有血沉增快、C 反应蛋白升高；部分患者球蛋白阳性。血小板凝集功能增强。HLA－B$_{51}$ 阳性率达57%～88%，与眼、消化道病变相关。

胃肠钡剂造影及内镜检查、血管造影、彩色多普勒有助诊断病变部位及范围。

肺 X 线片可表现为单或双侧大小不一的弥漫性渗出或圆形结节状阴影，肺栓塞时可表现为肺门周围的密度增高的模糊影。高分辨的 CT 或肺血管造影、放射性核素肺通气/灌注扫描等均有助于肺部病变诊断。

五、诊断和鉴别诊断

（一）诊断

目前采用国际白塞病委员会1989年制定的国际分类标准：

1. 反复口腔溃疡　1年内反复发作3次。有医生观察到或有患者诉说有阿弗他溃疡。

2. 反复外阴溃疡　有医生观察到或有患者诉说外阴部有阿弗他溃疡或瘢痕。

3. 眼病变　前和（或）后葡萄膜炎，裂隙灯检查时玻璃体内有细胞出现，或由眼科医生观察到视网膜血管炎。

4. 皮肤病变　由医生观察到或患者诉说的结节性红斑、假性毛囊炎或丘疹性脓疱；或未服用糖皮质激素的青春期后患者出现痤疮样结节。

5. 针刺试验阳性　试验后 24～48 小时由医生看结果。有反复口腔溃疡并有其他 4 项中 2 项以上者，可诊断为本病，但需除外其他疾病。其他与本病密切相关并有利于诊断的症状有：关节痛或关节炎、皮下栓塞性静脉炎、深部静脉栓塞、动脉栓塞和（或）动脉瘤、中枢神经病变、消化道溃疡、附睾炎和家族史。

（二）鉴别诊断

1. 系统性红斑狼疮　可出现眼部病变、口腔溃疡及神经、心血管系统病变，但其病情进行性加重，并不呈周期性发作，且狼疮细胞、类风湿因子、抗核抗体阳性等异常发现决不见于白塞氏病。

2. 多发性大动脉炎　主要表现为上肢或下肢无脉症，无口腔、阴部溃疡，组织病理改变为巨细胞动脉炎，无静脉改变，针刺反应阴性，很少有皮损，这些特征与白塞氏病以血管病变为主要表现时不难区别。

3. 结核性关节炎　可有结节性红斑，但无眼部损害及阴部溃疡，心血管及神经系统损害也较少见，抗痨治疗有效。结核杆菌引起白塞氏病，虽抗结核药物有效，但黏膜、血管及神经系统病变，可资鉴别。

六、辨证论治

白塞病乃肝脾肾三经之病变。首先要辨病位：以眼目红赤为主，当责之于肝；以口唇破溃、皮肤红疹为主，当责之于脾；以前后二阴溃疡为主，当责之于肾。其次要辨病之虚实，病程较短，局部肿痛明显，溃疡数目较多者，多为实火；病程较长，反复发作，肿痛不甚，溃疡数目不甚多，但难以愈合者，多系虚火所致。治疗当以清热除湿，泻火解毒为原则。气郁化火者，佐以理气解郁；阴虚火旺者，滋阴降火；阴虚及阳，虚阳上扰者，又当温阳散火；病久不愈者，还应加入活血行痰之品。

1. 肝脾湿热证　本证多见于急性活动期。由湿热偏盛，内蕴肝脾而成。

起病急，病程短，口腔黏膜及外阴溃疡，灼热疼痛，或下肢皮肤红斑结节，或伴有畏寒发热，心烦口干，胸闷纳呆，妇女带下黄稠，小溲短赤，舌苔黄腻，脉濡数或弦数。

治法：清热解毒，化湿和中。

方药：龙胆泻肝汤合甘草泻心汤加减。

龙胆草 6g，栀子 10g，黄芩 10g，通草 6g，车前子（包煎）10g，柴胡 6g，当归 10g，生地黄 12g，生甘草 10g，黄连 3g，干姜 3g，制半夏 10g，党参 10g，大枣 5 枚。

加减：胸闷、纳呆、舌苔厚腻者，加藿香、佩兰各 10g；食少、便溏，加白术 10g，茯苓、赤小豆各 10g。

中成药：龙胆泻肝丸，每次 6g，每日 2 次，口服。锡类散或珠黄散适量，撒于患处，1d 3 次。

2. 气郁化火证　本证多见于白塞病活动期，由肝气郁结，日久化火而成。

反复发生口腔及外阴溃疡，皮肤出现结节红斑，胸胁胀满，眼红目赤，心烦口苦，小便黄赤，大便干结，舌质红，苔黄腻，脉弦数。

治法：清肝泻火，疏利气机。

方药：丹栀逍遥散加减。

牡丹皮10g，栀子10g，黄芩10g，川木通6g，车前子（包煎）10g，柴胡6g，当归10g，生地黄12g，甘草3g。

加减：胸胁胀闷明显，妇女乳房作胀，月经不调，加香附、枳壳各10g以疏肝理气；气滞血瘀，皮疹紫黯，舌黯脉涩，加桃仁、红花各6g以活血化瘀；面红目赤，大便干结，苔黄燥，加芦荟10g、大黄6g以釜底抽薪，泻火解毒。

3. 心脾积热证　口舌、外阴破溃，皮肤结节红斑，心烦口苦，夜寐不宁，舌质红，苔黄，脉弦数。

治法：清心泻胃，散火解毒。

方药：清胃散合导赤散加减。

黄连3g，生地黄12g，牡丹皮10g，当归6g，升麻6g，通草5g，竹叶10g，甘草梢5g。

加减：口臭唇干，烦热易饥，加藿香、栀子各10g，防风6g，生石膏15g，以清散伏火；烦躁不安，夜寐不宁，加川黄连3g、酸枣仁10g以清心宁神。

4. 阴虚火旺证　病程日久，口腔及外阴溃疡反复发作，头目眩晕，腰膝酸软，手足心热，妇女月经不调，男子遗精，夜寐梦多，口干口苦，舌质红，少苔，脉象细数。

治法：滋补肝肾，养阴清热。

方药：知柏地黄丸加减。

知母10g，黄柏10g，干地黄12g，山萸肉10g，山药12g，茯苓10g，泽泻10g，牡丹皮10g。

加减：心悸怔忡，神疲乏力，兼心脾两虚，加党参、当归、黄芪各10g；如腰膝酸软，形体瘦削，加女贞子、墨旱莲各10g。

5. 虚阳上扰证　口腔及外阴溃疡反复不愈，疮面周围发黯，口舌干燥，面色萎黄或苍白虚浮，腰膝酸软，形寒怕冷，腰以下为甚，舌质淡，苔薄，脉虚或细或缓而无力。

治法：温补肾阳，引火归原。

方药：金匮肾气丸合交泰丸加减。

制附子6g，干地黄12g，山萸肉10g，山药12g，茯苓12g，泽泻12g，牡丹皮10g，黄连3g，肉桂3g。

加减：腹胀便溏，脉沉迟，脾胃虚寒者，可加用白术、干姜各10g以温补脾阳。

七、西医治疗

Behcet病的自然病程是发作和缓解相互交替并随时间推移有所减轻。药物治疗直接抑制炎症，在疾病早期可防止不可逆的结构损伤。特别是年轻男性患者出现眼的并发症危险性较高，需要及时和积极的治疗。由于Behcet病病因不明，临床表现复杂多样，故治疗方法较多，在实际应用中必须根据患者的具体情况选择。

（一）局部治疗

黏膜和皮肤损害可选用肾上腺皮质激素霜剂，还可局部注射曲安西龙。急性葡萄膜炎可用扩瞳药和0.5%可的松滴眼，严重时可球结膜下注射地塞米松。

（二）全身治疗

1. 肾上腺皮质激素　短期使用肾上腺皮质激素可迅速改善各种临床症状，但副作用较多，现在多倾向于小剂量和短程治疗。对于眼、大血管、肺、中枢神经系统、消化道受累者，在病程急性期、炎症反应显著及高热时，成人一般用泼尼松0.5～1.0mg/（kg·d），病情控制后逐步减量。对有严重中枢神经系统病变者，可试用"冲击疗法"，最大剂量用至1 000mg泼尼松或泼尼松龙。由于"冲击疗法"的副作用多，应慎用。

2. 细胞毒药物　适用于有上述重要脏器受累，对肾上腺皮质激素治疗无效或不适宜者。近来主张小剂量肾上腺皮质激素联合细胞毒药物治疗，既可提高疗效，更能减少肾上腺皮质激素用量。常选用药物有甲氨蝶呤、环磷酰胺、硫唑嘌呤、环孢素。

3. 其他药物　如沙利度胺、秋水仙碱等。

（三）对症治疗

1. 黏膜和皮肤损害　轻型黏膜和皮肤损害患者通常用局部肾上腺皮质激素，秋水仙碱也有疗效。严重患者需要免疫抑制剂如硫唑嘌呤1～2.5mg/（kg·d）。在Behcet病黏膜皮肤损害的顽固患者中，沙利度胺较为有效，起始量从每周3次每次50mg到每日300mg治疗有效，药物副作用有引起畸胎、深静脉血栓、肝肾损害、便秘和周围神经病变，其中周围神经病变可为不可逆性损害，应及时发现并停药。

秋水仙碱0.5mg，每日2～3次，连用1～2个月，可抑制白细胞趋化活性，对关节病变、结节红斑、口腔及阴部溃疡有效，可应用于各种类型的Behcet病。

严重皮肤表现和（或）血管炎患者用激素和环磷酰胺治疗，环磷酰胺2.0～2.5mg/（kg·d）口服、每周或每月500～1 500mg静脉冲击均有报道。

2. 关节炎　关节炎通常具有自限性，虽然在双盲实验中没有发现非甾体消炎药有效，但它可以控制炎症。在复发性和病程长的患者中可应用硫唑嘌呤、柳氮磺胺吡啶、甲氨蝶呤。

3. 眼部病变　眼部病变可使用激素和免疫抑制剂治疗。一项双盲实验表明2.5mg/（kg·d）硫唑嘌呤在维持视力上比安慰剂更有效；更重要的是，它可以防止出现新眼疾的急症。治疗不能提高已经受损的视力。其他细胞毒药物如苯丁酸氮芥、环磷酰胺也可使用，但有待于进一步研究。在Behcet病眼疾患者中，环孢素是一个有效而快速的治疗药物，但＞5mg/（kg·d）剂量的肾毒性、终止治疗后的再发和高额的费用都使得治疗受限。另外，长时间应用（如6个月后）环孢素会降低初始效应。另一种方法是用环孢素治疗眼疾，缓解后用硫唑嘌呤维持，但现在缺乏这方面成熟的治疗经验。局部扩瞳剂用于眼疾的急性炎症期以防止粘连的形成，局部肾上腺皮质激素滴眼液的疗效作用不确定。

4. 中枢神经系统损害　中枢神经系统损害的治疗没有可靠的研究资料，通常用大剂量的糖皮质激素［甲泼尼龙1g冲击治疗1～3d，然后改为泼尼松口服0.5～1mg/（kg·d）］和免疫抑制剂。

5. 胃肠道病变　累及胃肠道的病变通常用2.0～6.0g/d的柳氮磺胺吡啶治疗。严重患者如胃肠道血管炎患者可使用激素（泼尼松 1～1.5mg/d）和细胞毒药物治疗。在严重腹部病变和末梢血管动脉瘤患者，需外科手术切除受累的肠段。

6. 血栓　对于血栓性静脉炎的患者是否应用肝素或口服抗凝剂还有争议。如果血栓不广泛，抗血小板药物（如小剂量阿司匹林）就足够了。另外，尽管缺乏可靠的临床资料，但是许多文献表明在并发大血管血栓的患者，使用系统性免疫抑制剂是有益的。

八、评述和展望

中医药治疗白塞病研究有较大的进展，在病因病机方面，大部分学者认识较一致。在辨证治疗方面，认为辨证与辨病相结合施治，研制了一批疗效较好的方药。对单味药的研究取得了相当的成就，已经纵深到分子生物学领域。

白塞病临床诊断不难，但由于病情反复发作，可侵犯全身各系统，治疗相对比较困难，因此下面研究的重点应在治疗方面。

（王慧莲）

第四十章 结节性红斑的中医治疗

结节性红斑（Erthema nodosum，EN）系多种原因引起的发生于皮下脂肪的非特异性炎症性疾病。临床特征为散在的皮下结节，鲜红色至紫红色，大小不等，按之疼痛，好发于小腿伸侧，愈后不留瘢痕。

本病好发于青壮年，尤以女性为多，男女之比约1.3：6。一般易在春、秋季发病。目前病因尚未完全明了，一般认为系多种因素如病毒、链球菌、真菌及结核感染或药物（溴化物、碘化物、磺胺药）等引起的血管反应，亦可作为某些疾病如肉样瘤、麻风、淋巴瘤、结缔组织病等病的一种表现，但也有不少患者找不出病因。发病机理可能属于Ⅲ型变态反应，可形成的抗原抗体复合物较小，穿过并损伤血管壁，引起血管炎反应及浅层脂膜炎，当抗原抗体消失，损害随之修复。亦有人认为本病属于Ⅳ型变态反应。

结节性红斑在中医学文献中无相似的病名记载，但其临床表现类似于"瓜藤缠"、"湿毒流注"、"梅核火丹"等病名的记载。如清代《医宗金鉴·外科心法要诀》曰："此证生于腿胫，流行不定，或发一二处，疮顶形似牛眼，根脚漫肿……若绕胫而发，即名瓜藤缠，结核数枚，日久肿痛。"详尽地描述了本病的病位及临床特点。

一、病因病机

中医认为本病的病因不外乎内、外二因。外因多与久居潮湿之地或过度劳累，风寒湿毒邪气入侵有关；内因与正气不足、阴虚血热、营卫失调、过食辛辣厚味有关。

（一）外感邪气，内有湿热

表虚之人，腠理空疏，风寒湿邪入侵，加之体内有湿热之邪，外邪与湿热之邪相搏，蕴蒸肌肤，经络痹阻，瘀血凝滞而成。

（二）湿毒下注，郁于肌肤

素体脾虚，或忧思伤脾，或过食肥甘厚味、醇酒炙煿食品，损伤脾胃，湿浊积聚，或寒湿积久不化，中焦脾阳不运，致使湿浊积聚，湿毒循经流注肌肤，阻隔经络，致气滞血瘀而成。

（三）血热内蕴，发为红斑

或素体血热，或阴虚生热，或过食辛辣之品，血热内生，加之外感湿热，瘀阻发斑。

（四）痰瘀互结，气血郁滞

脾气虚弱，运化失司，痰浊内生，阻碍气机之运行，从而瘀血内生；或病久瘀血入络，气机不畅，水液停滞，聚而为痰，痰气、痰瘀互结而发病。

（五）阳气虚弱，寒湿凝聚

阳虚之人，卫外失固，易受寒湿之邪侵袭，客与肌肤，阻塞腠理经络，气血凝滞而发病。

二、诊断要点

（一）临床表现

结节性红斑可急性发病，亦可隐袭起病。部分患者于发病前1~2周有上呼吸道感染史。患者往往有周身不适、乏力、低热、关节及肌肉酸痛等前驱症状。皮损多发于小腿伸侧，有时大腿下段和臀部亦可波及，但上肢及颜面部位通常不受侵犯。皮疹表现为皮下结节，其表面皮肤始为鲜红，约经2周后，逐渐变成黯红色或淡紫红色，数目多少不定，大小直径约1~10cm，常呈群集或散在对称性分布。结节永不破溃，但若近邻的损害彼此融合可形成较大硬块。于是容易发生压迫局部血管，致使静脉回流受阻。故此可引起下肢局部水肿。病损结节处自觉疼痛，触压疼痛较明显。病程须经3~6周，结节方可逐渐消退，但屡见再发。

（二）实验室检查

（1）急性单纯性的病例血象常有白细胞计数轻度升高，分类相对淋巴细胞增多。

（2）有时抗链"O"可增高，血沉中度增快。

（3）结核菌素试验在部分患者呈阳性反应。

（4）胸部X线或CT检查：明确是否有结核感染及性质。

（5）若为慢性复发性的病例，常有其他疾病伴发，并可有相应疾病的实验室改变支持。

（三）诊断标准

（1）多见于青年女性。发疹前和发疹时可有发热、喉痛、全身不适和关节疼痛等全身症状。

（2）皮损主要发生于小腿伸侧面，对称分布，股部等处亦可累及。

（3）基本损害为鲜红色、疏散分布、高出皮面的结节，呈花生米至樱桃大小，有疼痛及压痛，在压力下结节颜色不变，数目可至十到数十个，不易破溃。

（4）具有自限性，一般在3~6周左右，但常复发。

本病常须与硬红斑鉴别。后者起病缓慢，结节主要发于小腿屈侧，一般为3~5个，呈黯红色，核桃大小，质较硬，可破溃成溃疡，愈后留瘢痕，自觉疼痛较轻，病程为慢性经过，组织病理学检查呈结核性改变，且病变部位的血管之管壁有炎症浸润、增厚、管腔闭塞和血栓形成。

三、辨证论治

（一）风热夹湿证

红斑色红高起，疼痛伴发热、恶寒、头痛、肢节酸痛，色淡红，苔薄白略腻，脉浮数或浮滑。

治法：疏风散热，除湿通络。

方药：清热通络汤加减。

金银花30g，鸡血藤30g，连翘15g，威灵仙10g，忍冬藤20g，络石藤20g，萆薢10g，黄芪15g，地龙10g，苍术20g，黄柏15g。

加减：若发热、汗出加柴胡10g、知母15g、石膏20g；咽痛加牛蒡子10g、薄荷5g；湿盛加薏苡仁20g、滑石10g。

（二）湿热下注证

红斑及结节大小不等，色鲜红，灼热，绕胫而发，时有疼痛，伴有口渴不欲饮，胸闷脘痞，困倦嗜卧，关节沉重酸痛，小便黄，舌质红，苔厚腻，脉滑数。

治法：清热利湿，活血通络。

方药：茵陈赤小豆汤合三妙丸加减。

茵陈15g，赤小豆15g，连翘15g，忍冬藤20g，薏苡仁20g，苦参15g，汉防己15g，泽泻15g，苍术10g，黄柏10g，牛膝15g，赤芍15g，玄参15g。

加减：下肢浮肿者加冬瓜皮15g；结节肿大者加夏枯草15g、生牡蛎15g。

（三）血热内蕴证

结节大小不一，颜色鲜红，压痛明显，或灼热疼痛伴有发热，口渴烦躁，关节肿痛，大便秘结，小便短赤，舌红少苔，脉弦数。

治法：清热凉血，化瘀通络。

方药：通络方加减。

牡丹皮15g，赤芍15g，王不留行10g，泽兰10g，当归10g，红花10g，桃仁10g，川牛膝15g，白花蛇舌草30g，土茯苓30g，忍冬藤30g，生甘草5g。

加减：血热甚者加生地黄、紫草各15g，玄参20g；瘀滞甚者加三棱、莪术各10g，地龙15g；痛甚者加乳香、没药各10g。

（四）寒湿阻络证

结节色淡或紫黯，遇寒加重，常反复发作，伴有面色白、关节痛、手足逆冷，舌淡，苔白腻，脉沉细无力。

治法：温经散寒，除湿通络。

方药：当归四逆汤加减。

当归10g，桂枝15g，细辛3g，芍药15g，甘草3g，鸡血藤30g，牛膝15g，大枣15g。

加减：寒甚者加吴茱萸、干姜各15g；湿甚者加白术20g、茯苓15g；瘀滞甚者加丹参20g、川芎10g。

（五）气滞血瘀证

病情缓慢，反复发作，皮损略红，稍高出皮面，疼痛拒按，舌质黯或有瘀斑，脉沉涩。

治法：活血化瘀，软坚散结。

方药：桃红四物汤加味。

桃仁10g，红花12g，生地黄15g，当归10g，川芎10g，赤芍10g，鬼箭羽15g，丹参20g，鸡血藤30g。

加减：若病初有湿热加金银花20g、薏苡仁15g、黄柏12g；结节大者加夏枯草15g、生牡蛎30g；痒者加苦参15g、白鲜皮15g；痛甚加延胡索12g。

（六）其他疗法

1. 单方验方

（1）四季青片：每次4片，每日3次。

（2）二妙丸：每次6g，每日2次。

风湿免疫病诊断与治疗要点

（3）鸡血藤浸膏片：每次 5 片，每日 3 次。

（4）雷公藤多苷片：每次 10 ~ 20mg，每日 3 次口服，2 个月为 1 个疗程。

2. 外用药

（1）金黄如意膏外敷，每日 1 次。

（2）赤小豆适量，捣烂碾细末，水调后外敷，每日 1 次。

（3）熏洗方：威灵仙 30g，苦参 30g，生地榆 60g，红藤 60g，煎药汁湿敷外洗，每日 2 次。

四、西医治疗

主要是寻找病因，治疗和消除原发疾病，急性发作时应适当休息，减少活动以缩短病程。对症处理：阿司匹林、非甾体抗炎药（NSAID，如吲哚美辛）治疗本病有效。有明显感染者，可用抗生素、青霉素钠盐或红霉素等，用量视病情而定。病情较重、反复发作者可短程、小剂量使用糖皮质激素。美得喜乳膏外搽有助红斑吸收。

五、预后

结节性红斑的转归与预后较好。本病起病较急，其基本病理是气滞湿阻，瘀血痰浊，性质多属实证，也有虚实夹杂证。一般通过及时治疗调护，3 ~ 6 周红斑可以消退，很快就会控制病情，但易于反复。本病皮损不化脓，愈后不留痕迹，不累及脏器，病情较轻。

（王慧莲）

· 596 ·

第四十一章 过敏性紫癜的中医治疗

过敏性紫癜（Henoch – Schonlein Purpura，HSP）是一种常见的过敏性血管炎，以非血小板减少性紫癜、关节炎或关节痛、腹痛、胃肠出血及肾炎为主要临床表现。主要病理变化为全身性小血管炎，除毛细血管外，也可累及微动脉和微静脉。

HSP 好发于儿童和青少年，常见发病年龄为 7 ~ 14 岁。儿童的年发病率为 14/10 万。男女之比为 2：1。发病季节以冬春为多。病因及发病机制目前尚不完全清楚。感染（细菌、病毒、寄生虫等）、食物（牛奶、鸡蛋、鱼虾等）、药物（抗生素、磺胺类、解热镇痛剂等）、花粉、虫咬及预防接种等都可以作为致敏因素，大多数病例查不到所接触的抗原。多数患儿发病前有上呼吸道感染史。

HSP 属中医"发斑"和"血证"的范畴，有"肌衄"、"葡萄疫"、"斑疹"、"斑毒"等名称。根据本病发病类型的不同，中医又将其分别归属于"腹痛"、"便血"、"痹症"、"尿血"、"水肿"等范围。

一、病因病机

先天不足、外感六淫、饮食不节、瘀血阻滞均可引起血液不循经脉运行，逸于脉外导致紫癜发生。如《诸病源候论》中说："斑毒之病，是热气入胃，而胃主肌肉，其热夹毒蕴积于胃，毒气蒸发于肌肉，状如蚊蚤所啮，齿斑起，周匝遍体"。《外科正宗》中亦说"葡萄疫，其多生于小儿，感受四时不正之气，郁于皮肤不散，结成大小青紫斑点，色若葡萄，发在遍体头面，乃为腑症。邪毒传胃，牙根出血，久则虚入。"

（一）先天不足

由于禀赋不足，脾肾素亏，气虚失摄，血不归经或阴虚火旺，热伤血脉均可致血溢肌肤而发病。

（二）外感六淫

外感风热燥邪，热迫营血，伤及血络，血溢脉外，发为紫斑。湿热之邪侵及肠络，可致便血，湿热下注，侵及下焦，络脉受损，导致尿血。

（三）饮食不节

嗜食肥甘厚味或辛辣之品，以致湿热蕴积，损伤脾胃之气，脾虚失摄，血不循经，逸于脉外发为本病。

（四）瘀血阻滞

多为邪热炽盛，煎熬津液使血液黏滞或病久不愈，离经之血瘀阻于内，而导致瘀血滞留，血行障碍，血不归经，使出血加重或反复出血不止。

本病的形成，虽有不同的病因病机、但总不外乎实证和虚证两大类，实证多为血热、湿毒、瘀血。虚证多为阴虚火旺和脾肾不足。急性发作期以湿热内盛，血热妄行为多见，属热证、实证；慢性期则以气血阴亏，血脉瘀滞为主。

二、诊断要点

(一) 临床表现

50%～90%儿童患者和30%～50%的成人患者在发病前1～3周有上呼吸道感染史，起病多急骤，以皮肤紫癜为首发症状。也可伴不规则发热、乏力、食欲减退。若紫癜早期阙如往往会给诊断带来一定困难。

1. 皮肤症状　皮疹是本病的主要表现。以四肢远端、臀部多见，皮疹重的也可波及面部及躯干。特征性皮疹为大小不等、高出皮肤、压之不褪色的红色斑丘疹，皮损部位还可形成出血性血疱，甚至坏死，出现溃疡。皮疹可融合成片，一般1～2周内消退，多不留痕迹。皮疹可反复出现，迁延数周、数月甚至一年以上。大约1/3的患者在随访期复发最多可达10余次。部分患者还可伴有手臂、足背、眼周、前额、头皮及会阴部神经血管性水肿、疼痛。

2. 消化道症状　儿童较常见，大多数的患儿可在病程中出现，成人约50%。消化道症状多在皮疹出现后一周内发生。表现为腹部弥漫性疼痛，餐后加剧，有压痛，一般无肌紧张及反跳痛。可伴有呕吐，部分患者可出现血便、呕血，肠黏膜水肿，还可引起机械性肠梗阻。如果腹痛在皮肤症状前出现易误诊为外科急腹症，甚至误行手术治疗。肠套叠、肠穿孔及坏死性小肠炎是较严重的并发症，儿童多见，需外科手术治疗。

3. 肾脏表现　30%～50%的患者出现肾脏损害。可为肉眼血尿或显微镜下血尿及蛋白尿或管型尿。1/3的患者有高血压，需要做肾活检。肾脏症状可发生于过敏性紫癜病程的任何时期，但多数于紫癜后2～4周出现，也可出现于皮疹消退后数月或疾病静止期。但有10%的患者紫癜可在肾脏症状出现数周或数月后才出现。故开始易误诊为原发性IgA肾病。肾脏受累轻重不等，肾病综合征的发病率为8%～32%，重者可出现肾衰竭。部分患者的血尿、蛋白尿可持续很久。

4. 关节症状　大多数患者仅有少数关节疼痛或关节炎。踝关节为最常受累的部位。其他如膝关节、腕关节、肘关节及手指关节也可受累。表现为关节及关节周围软组织肿胀、疼痛，可伴活动受限。关节病变多在数日内消失而不留关节畸形。

5. 其他症状　少数患者可出现中枢神经系统症状，表现头痛、抽搐和偏瘫。部分患者出现情绪低落、行为异常。严重可出现昏迷、蛛网膜下腔出血、脑部血肿、视神经炎及格林巴利综合征。还可出现肌肉内、结膜下及肺出血，也可引起腮腺炎、心肌炎及睾丸炎。

(二) 实验室检查

血小板计数正常或升高。白细胞总数正常或增高，部分患者可高达2万以上。伴核左移。血沉可增快，C反应蛋白增高，部分患者出现免疫功能紊乱。有消化道症状患者大便潜血可阳性。腹部"B"超可见肠壁水肿，胃镜下肠黏膜上可见瘀点、瘀斑及肠黏膜水肿、糜烂。肾脏受累的可出现血尿、蛋白尿，严重者可出现低蛋白血症。约半数患者脑电图异常，表现突发的慢波或尖波。

(三) 诊断与鉴别诊断

诊断标准（1990年美国风湿病学会制订）

（1）可触性紫癜。

（2）发病年龄 <20 岁。

（3）急性腹痛。

（4）组织切片显示小静脉和小动脉周围有中性粒细胞浸润。

上述 4 条标准中，符合 2 条或 2 条以上者可诊断为过敏性紫癜。本标准的敏感性为 87.1%，特异性为 87.7%。

三、辨证论治

HSP 起病较急，除皮肤紫癜外，可伴有呕吐、呕血、便血、尿血，紫癜早期多属实证，斑色鲜红，常为血热妄行所致。病程迁延不愈，时发时止，则多属虚证，斑色淡黯，多以气不摄血为主，也可见阴虚火旺的。治疗上应标本同治，症因兼顾。急性期以清热凉血止血为主。恢复期以健脾益气止血为主。因离经之血即为瘀血，故活血祛瘀应贯穿始终。

（一）毒热内蕴证

起病急骤，四肢可见（尤以双下肢多见）较密集的红色或紫色斑疹，大小不等，高出皮肤，压之不褪色并可伴有腹痛、血便、尿血及关节肿痛、血管神经性水肿。或伴有发热、心烦，舌质红绛，苔黄白，脉弦数或滑数。

治法：清热解毒，凉血止血。

方药：消癜青黛饮合清热地黄汤加减。

青黛3g，紫草9g，紫花地丁9g，鲜芦根或茅根各30g（干药量减半），生地黄10g，赤芍10g，白芍10g，牡丹皮10g，地肤子10g，白鲜皮15g，生苡米30g，败酱草10g，土茯苓10g，小蓟15g，连翘10g，藕节10g，知母10g，生黄柏10g。

加减：尿血者加仙鹤草15g、茜草10g；腹痛者加炙延胡索、橘核、乌药各10g；便血者加地榆炭、槐角各10g；关节肿痛者加木瓜10g、鸡血藤15g。

本证多是发病初期，毒热炽盛，邪火内实，热毒郁蒸肌肤，气血相搏，灼伤脉络，迫血妄行，故皮疹颜色多鲜红或深紫。

（二）湿热痹阻证

四肢皮肤紫斑缠绵不愈，时消时现，或伴纳差，腹胀、腹痛，呕吐，小便黄赤，大便稀溏。或伴关节疼痛、肿胀及四肢肌肉酸痛、沉重，舌红，苔黄腻，脉滑数或弦数。

治法：清热祛湿，活血通络。

方药：四妙散加减。

苍术6g，白术6g，黄柏10g，怀牛膝10g，生苡米30g，鲜芦根、鲜茅根各30g，小蓟15g，赤芍10g，白芍10g，牡丹皮10g，知母10g，鸡血藤15g，败酱草10g，土茯苓10g，滑石10g。

加减：关节肿痛者加木瓜、伸筋草各10g；腹胀、呕吐者加木香4g，竹茹、化橘红各6g。

本证多为湿热素盛之体，复感外邪，内外合邪，交阻络脉，气血痹阻不通，关节肿胀灼热疼痛。腹部阵痛多为湿热蕴结于内，灼伤胃肠脉络所致，血溢肠外，可出现呕血、便血。腹部症状可先于皮疹出现。

(三) 肝肾阴虚证

皮肤紫癜时隐时现，或紫癜已消失，血尿持续不消失或仅有镜下血尿，可伴腰酸背痛、五心烦热、潮热盗汗，舌质红，苔薄白或腻，脉滑数或细数。

治法：滋阴益肾，凉血止血。

方药：知柏地黄汤加减。

知母 10g，黄柏 10g，生地黄 10g，熟地黄 10g，山萸肉 10g，怀牛膝 10g，白茅根 15g，赤、白芍各 10g，牡丹皮 10g，连翘 10g，赤小豆 30g，小蓟 15g，藕节 10g，生牡蛎 30g，砂仁 4g。

加减：血尿重者加仙鹤草 15g，茜草、藕节、血余炭、蒲黄炭各 10g。

本证多在疾病中后期，血尿持续数周或数年，每遇外邪侵袭或劳倦内伤而病情反复或加重，多为病久损及肝肾，肝肾阴虚，虚火内扰，伤及阴络，血不归经而致。

(四) 气虚血瘀证

皮肤紫癜反复出现，不易消退。斑色多青紫、晦黯，或伴有关节、腹部刺痛难忍。血尿、蛋白尿持续不消失，并伴食欲不振，腰膝酸软、面色无华，舌淡红有瘀点，舌苔少，脉沉涩。

治法：健脾益气，活血化瘀。

方药：桃红四物汤加减。

当归 10g，生地黄 10g，赤芍 10g，白芍 10g，生黄芪 20g，川芎 10g，桃仁 6g，红花 6g，小蓟 10g，牡丹皮 10g，丹参 10g。

加减：蛋白尿重者加苦参、凤尾草各 15g，石韦、倒扣草、生山药各 30g，芡实 10g；血尿重者加鲜茅根 30g，仙鹤草 15g，茜草 10g；血尿日久者加血余炭、蒲黄炭各 10g，生牡蛎 30g；浮肿、尿少者加茯苓、大腹皮、桑白皮各 15g。

临床体会：临床多见于素体脾肾不足，或病久不愈伤及气血而致气血不畅，脉络瘀滞不通之症。治疗上应健脾益气，活血祛瘀。临床上应灵活应用活血与止血药物。使活血而不出血、止血而不留瘀。早期以凉血止血为主，病情日久不愈，出现乏力、面黄、舌淡、脉缓之虚象时方中可加用性温收涩之炭药，如血余炭、蒲黄炭、侧柏炭等。

(五) 其他治疗

(1) 雷公藤制剂：1mg/（kg·d），最大量 30~60mg/d，分 3 次口服，3~6 个月为 1 个疗程。

(2) 保肾康：主要成分为川芎嗪，8~10mg/（kg·d），最大量 300mg/d。分 3 次口服。直至症状完全消失，静脉滴注：川芎嗪 5~8mg/（kg·d），加入 5% 的葡萄糖注射液中，浓度低于 0.1%。疗程 1~3 周。

(3) 云南白药：2~5 岁 0.03g/次，5 岁以上 0.06g/次，最大不超过 0.5g/次，每日 3 次，两周为 1 个疗程。疗程间隔 3 天，一般需要 2~3 个疗程。

(4) 复方丹参注射液：0.5~1ml/（kg·d），加入 5% 的葡萄糖注射液中滴注。1 次/d，连续 10 日为 1 个疗程。

四、西医治疗

1. 一般疗法 急性期卧床休息。注意免动物蛋白饮食。腹部症状严重时可给予素流食，必要时禁食补液。

2. 对症治疗 予维生素 C、芦丁、能量合剂、西咪替丁等综合治疗以营养毛细血管，改善血管通透性。合并感染者给予抗生素，消化道出血的给予糖皮质激素、止血剂（如立止血、止血敏、维生素 K_1）等。

3. 抗血小板聚集药物 双嘧达莫 $3 \sim 5mg/$（kg·d）。

4. 抗凝治疗 本病可有纤维蛋白原沉积、血小板沉积及血管内凝血的表现，近年来有使用肝素的报道。使用小剂量肝素 $120 \sim 150U/kg$，加入 10% 葡萄糖注射液 100ml 中静脉滴注，每日 1 次，连续 5 天，或肝素钙 10U/（kg·次），皮下注射，每日 2 次连续 7 天，能降低紫癜肾炎的发生。

5. 糖皮质激素 单独皮肤或关节病变时无须使用糖皮质激素。使用激素指征：

（1）严重消化道病变，如消化道出血时，可静脉滴注氢化可的松 $5 \sim 8mg/kg·d$ 或甲泼尼龙 $1 \sim 2mg/$（kg·d），严重时可给予甲泼尼龙冲击，$15 \sim 30mg/$（kg·次），连用 3 天，必要时 1 周后可重复应用。

（2）肾病综合征者，给予泼尼松 $1 \sim 2mg/$（kg·d）。足量 $6 \sim 8$ 周。激素治疗无效可加用免疫抑制剂如环磷酰胺等。

6. 其他 对严重病例可应用大剂量丙种球蛋白冲击治疗，剂量 $400mg/$（kg·d），静脉滴注，连用 $3 \sim 5$ 天。临床已显示了较好的疗效。

五、预后

HSP 早期病在肌肤、经络，为风热扰动，湿热痹阻所致血热妄行之证，属实证。日久不愈，正气暗耗，可转为脾虚失摄、肾气失固等虚证或久病伤阴，阴虚不足，虚火内扰之虚实夹杂之证。若病邪再持续深入，则可致肾气衰惫之水毒、关格证。

HSP 多数预后良好。部分患者可复发，复发间隔时间数日至数年不等。消化道出血较重者，如诊治及时，一般症状可以控制。肾脏受损程度是决定预后的关键因素。早期的肾活检不能单独预测长期的预后，临床症状比肾活检更具预测性。因此在决定治疗时临床症状和活检同等重要。欧洲有关研究显示发作时出现肾病综合征或肾功能不全是肾衰竭的危险因素。有新月体形成的肾小球肾炎患者，18% 的患者可出现肾衰竭。

对合并严重肾脏病变的患儿应在成人期长期监测，尤其当注意妇女，她们比男性预后更差，所有儿童期曾患紫癜肾的妇女，即使仅有轻微症状，仍应在孕期及产后仔细被监护。怀孕时可能会增加存活肾单位的负担导致长久的肾损害。

（王慧莲）

第四十二章　风湿免疫疾病护理

第一节　常见症状及问题的护理

一、关节疼痛与肿胀（joint pain and swell）

关节疼痛是指由炎症、感染、创伤或其他因素所引起关节炎性疾病的主要症状之一，炎性关节疾病的临床表现有关节局部的红、肿、热和功能障碍。

（一）护理评估

1. 病因评估

（1）类风湿关节炎（theumatoid arthritis, RA）性关节痛：关节炎症期充血、水肿或渗液，使关节囊肿胀刺激神经末梢，引起疼痛、压痛及坚硬。其次，是关节周围肌肉痉挛，局部缺血、淋巴细胞、单核细胞浸润、内膜增生所致关节疼痛。晚期由于纤维组织炎症刺激神经丛或神经根而引起疼痛。

（2）强直性脊柱炎性关节痛：滑膜增厚、浆细胞核淋巴细胞浸润聚集于小血管周围；关节囊、韧带的骨化和骨赘增生；韧带、肌腱、关节囊与骨松质结合的肉芽组织既破坏骨松质，又向韧带、肌腱、关节囊内蔓延刺激等均可导致疼痛。

（3）骨性关节炎性关节痛：软骨的退变，骨赘的形成，滑膜组织炎性病变、充血水肿、肥厚，骨及关节腔内压力增高，关节软骨僵硬等可引起骨性关节的疼痛。

（4）痛风性关节痛：尿酸盐沉积在关节、软组织、软骨和肾脏中，引起组织的异物炎性反应致关节疼痛。饮酒、进食高蛋白、高脂肪、高嘌呤食物等导致血尿酸、乳酸增高诱发痛风性关节炎急性发作；长途跋涉，关节扭伤，穿鞋过紧、过度活动，引起局部组织损伤后，尿酸盐的脱落可使痛风性关节炎急性发作。

2. 症状评估

（1）类风湿关节炎性关节痛：游走性关节疼痛、肿胀持续1~3d，疼痛呈对称性，游走顺序为（跖）关节→膝→踝→髋→肩→胸骨关节；指→桡→腕关节→肘→肩关节。早期关节酸痛和坚硬较轻，当病情缓解与复发交替时疼痛逐渐加重，特别是早晨、夜里、阴雨天、寒冷、潮湿后明显，但活动后疼痛减轻。伴关节活动受限、畸形、功能障碍。

（2）强直性脊柱炎性关节痛：早期疼痛多数在一侧呈间歇性痛，随病情发展疼痛为双侧持续痛，夜间常因腰痛而痛醒，逐渐出现腰背活动受限，翻身困难，脊柱坚硬、驼背等畸形。咳嗽、打喷嚏和突然扭动腰可使疼痛加重。

（3）骨性关节炎性关节痛：多为钝痛，与活动有关，休息时缓解，活动时疼痛加重。关节负重时疼痛明显，病情严重时疼痛可为持续性，甚至出现撕裂样或针刺样疼痛。伴关节晨僵，活动后缓解，常出现弹响。

（4）痛风：急性发作时常在夜间骤然发病，疼痛剧烈，首次以足的跖关节为多见，其次为踝、手腕、膝、肘关节，少数发生在肩关节等。开始时为单关节，呈现红、肿、热、痛与运动障碍，再次发作可能为单关节或多关节交替出现。同时可出现高热、头痛、心悸、疲乏、厌食，白细胞增高、血沉降率加快、血尿酸水平增高。长时间反复发作可导致关节畸形、坚硬、痛风结石或肾损伤。

3. 相关因素评估

（1）患者有无敏感、多疑、易激动、性格幼稚化、自我中心、焦虑、抑郁、偏执和悲观等心理反应。

（2）患者的出生地以及年龄、职业、工作环境等。是否长期生活工作在寒冷、阴暗、潮湿环境中。

（3）患者亲属中是否有类似疾病的发生。

（二）护理措施

1. 一般护理

（1）饮食与休息：急性期卧床休息，以缓解疼痛；缓解期可适当活动锻炼。痛风患者饮食应注意低嘌呤饮食，控制含嘌呤高的食物，可减少痛风的急性发作次数。高嘌呤食物主要包括动物内脏，尤其是肝、肾；水产中的甲壳类如甲鱼、蟹、虾、沙丁鱼、鳝鱼等。同时禁食肥肉，多饮水，促进尿酸排泄，每天尿量保持在 2 000ml 以上。严格忌烟酒，多食碱性食物如白菜、菠萝、瓜类等可使 pH 值升高，防治尿酸性结石。

（2）皮肤护理：保持床单位清洁干燥，温水擦浴每周 4～6 次，注意皮肤的颜色、温度及有无雷诺征、皮损、压疮。

2. 专科护理

（1）关节症状的观察和护理：①观察疼痛位置，关节肿胀、疼痛和活动度，有无游走性或对称性，首发疼痛关节的部位，游走方向和游走间隔的长短，有无规律性。②晨僵时起床前可先活动按摩四肢关节，使晨僵症状缓解。睡前用热水浸浴，可减轻晨僵持续时间。也可在起床前或睡前 1h 服用非甾体类抗炎药，以缓解疼痛。③注意保持关节的功能位，膝关节不要垫高，以免发生屈曲畸形，足底放护足板预防足下垂。

（2）并发症的观察和护理：如发生肺部感染、肠穿孔、心肌梗死、脑血管意外、咯血等，均是病情危重的表现，应严密观察病情变化，及时报告医生处理。

（3）功能锻炼：急性期症状控制后，鼓励患者及早锻炼，肢体活动可以从被动转向主动，如打太极拳、散步、抬腿弯腰、游泳等，防止肌肉痉挛、关节废用畸形。有关节畸形残疾的患者，鼓励其加强健康肢体的功能，维持正常生活自理能力，提高生活质量。

3. 用药护理

（1）非甾体类抗炎药，利于缓解疼痛，但有胃肠道及肝肾毒性反应。

（2）雷公藤多甙：长期服用注意观察有无口腔溃疡、妇女停经、血象变化。

（3）青霉胺：不良反应较多，如皮疹、白细胞减少等，肝肾功能损害时应停药。

（4）金制剂：最常见的不良反应有皮疹和口炎、蛋白尿、血小板减少等，故用药期间应定期检查血象和尿常规。

4. 心理护理 此类疾病患者病程较长，不易治愈，尤其是出现关节功能障碍后，患者不仅在身体上遭受痛苦，而且心理压力和不良情绪大，因此，要充分地理解患者，在生活上多给予帮助，拉近护患间的距离，取得患者的信任，给予心理支持。主动指导患者和家属掌握自我护理，并向患者和家属宣教相关医学知识，增强信心。

5. 健康教育

（1）指导患者了解和掌握疾病的病因、病程及疼痛的原因，树立战胜疾病的信心。嘱其避免各种引起疼痛的诱因，如寒冷、潮湿、感染、受凉，注意保暖，减少疾病的反复发作。

（2）指导患者掌握减轻疼痛和关节锻炼的方法，学会自我护理。

（3）减轻膝关节的负重，去除引起受累关节过度受力的因素，避免久站或长距离步行，穿平跟软底鞋以减轻膝关节冲击震伤；肥胖者应减肥。

（4）指导用药方法、注意事项及不良反应的观察，不可自行停药、改药、增减药量，如有病情变化及时就医。

二、关节僵硬与活动受限（stiffness of joint and linutation of activity）

关节僵硬是指经过一段时间的静止或休息后，患者试图再活动某一关节时，感到局部不适、难以达到平时关节活动范围的现象。由于常在晨起时表现最明显，故又称为晨僵（moming stiffness）。

（一）护理评估

1. 病因评估　晨僵是判断滑膜关节炎症活动性的客观指标，其持续时间与炎症的严重程度相一致。早期关节活动受限主要由肿胀、疼痛引起，晚期则主要由于关节骨质破坏、纤维骨质粘连和关节半脱位引起，此时关节活动严重障碍，最终导致功能丧失。

2. 症状评估　患者的全身状况。僵硬关节的分布，活动受限的程度，有无关节畸形和功能障碍。评估患者的肌力情况，是否伴有肌萎缩。皮肤的完整性，耳郭、肩胛、肘、骶骨等骨突处有无发红、有无局部缺血。有无血栓性静脉炎、腓肠肌痛、肢体发红、局部肿胀、温度升高等。关节僵硬与活动受限发生的时间、部位、持续时间、缓解方式，关节僵硬与活动的关系，活动受限是突发的还是渐进的，僵硬对患者生活的影响。

3. 相关因素评估

（1）患者有无因不能活动或活动受限而产生不良的心理反应，如紧张，恐惧等。

（2）患者生活自理能力、活动能力以及活动的安全性。

（3）患者及家属对疾病相关知识的了解程度。

（4）实验室检查及其他：自身抗体测定、关节影像学和关节镜等检查结果。

（二）护理措施

1. 生活护理　根据患者活动受限的程度，协助患者洗漱、进食、大小便及个人卫生等，将经常使用的物品放在患者健侧手伸手可及之处，鼓励患者使用健侧手臂从事自我照顾活动，尽可能帮助患者恢复生活自理能力。

2. 休息与锻炼　夜间睡眠时注意对病变关节保暖，预防晨僵。关节肿痛时，限制活动。急性期后，鼓励患者坚持每天定时进行被动和主动的全关节活动锻炼，并逐步从主动的全关节活动锻炼过渡到功能性活动，以恢复关节功能，加强肌肉力量与耐力。活动量以患者能够忍受为度，如活动后出现疼痛或不适持续 2h 以上，应减少活动量。必要时给予帮助或提供适当的辅助工具，如拐杖、助行器、轮椅等，并教给患者个人安全的注意事项，指导患者及家属正确使用辅助性器材，使患者既能够避免长时间不活动而致关节僵硬，又能在活动时掌握安全措施，避免损伤。

3. 心理护理　帮助患者接受活动受限的事实，重视发挥自身残存的活动能力。允许患者以自己的速度完成工作，并在活动中予以鼓励，以增进患者自我照顾的能力和信心。鼓励患者表达自己的感受，注意疏导、理解、支持和关心患者。

4. 病情观察及预防并发症

（1）评估患者的营养状况，注意有无热量摄入不足或负氮平衡。

（2）严密观察患病肢体的情况，并做肢体按摩，防治肌肉萎缩。

（3）卧床患者应鼓励有效咳嗽和深呼吸，防治肺部感染。

（4）加强保护措施，尤其患者活动初期应有人陪伴，防止受伤。

（5）保持肢体功能位，如用枕头、沙袋或夹板保持足背屈曲，以防止足下垂。

（6）协助患者定时翻身、适当使用气垫等抗压力器材，以预防压疮。

（7）采取预防便秘的措施，如保证足够的液体摄入量，多食富含纤维素的食物，适当活动，必要时给予缓泻剂。

三、皮肤损害（skin lesion）

皮肤损害即皮损，指被他人用视觉或触觉检查出来，在皮肤上、黏膜上所呈现的病变。

（一）护理评估

1. 病因评估

（1）了解皮肤损害的起始时间、演变特点，有无日光过敏、口眼干燥、胸痛等伴随症状。

（2）类风湿性血管疾病累及皮肤，可见棕色皮疹、甲床瘀点或瘀斑。SLE 患者最具特征性的皮肤损害为面部蝶形红斑，口腔、鼻黏膜主要表现为溃疡或糜烂。

（3）类风湿关节炎（theumatoid arthritis，RA）患者可有皮下结节，多位于肘鹰嘴附近、枕、跟腱等关节隆突部及受压部位的皮下。结节呈对称分布，质硬无压痛，大小不一，直径数毫米至数厘米不等。

（4）皮肌炎皮损为对称性的眼睑、眼眶周围紫红色斑疹及实质性水肿。

（5）部分患者可出现因寒冷、情绪激动等原因的刺激，导致突然发作的肢端和暴露部位的皮肤苍白继而青紫再发红，并伴有局部发冷、疼痛的表现，称雷诺现象。

2. 症状评估　风湿病常见的皮损有皮疹、红斑、水肿、溃疡等，多由血管炎性反应引起。评估生命体征、皮损的部位、形态、面积大小，有无口腔、鼻、指尖和肢体的溃疡、肢体末梢的颜色和温度，有无发冷及感觉异常，皮肤有无苍白、发绀等。评估雷诺现象的诱因、发作频率、持续时间和范围等。

3. 实验室及其他检查　可做皮肤狼疮带试验、肌活检等检查，了解皮肤损害的原因。

（二）护理措施

1. 饮食护理　鼓励患者摄入足够的蛋白质、维生素和水分，以维持正氮平衡，满足组织修复的需要。

2. 皮肤护理　除常规的皮肤护理、预防压疮外，应注意：

（1）保持皮肤清洁干燥，每天用温水擦洗，忌用碱性肥皂。

（2）有皮疹、红斑或光敏感者，指导患者外出时采取遮阳措施，避免阳光直接照射裸露皮肤，忌日光浴。皮疹或红斑处可遵医嘱用抗生素治疗，做好局部清创换药处理。

（3）避免接触刺激性物品，如染发烫发剂、定型发胶、农药等。

（4）避免服用容易诱发风湿病症状的药物，如普鲁卡因胺，肼屈嗪等。

3. 用药护理

（1）非甾体类抗炎药：包括布洛芬、萘普生、阿司匹林等。本类药物具有抗炎、解热、镇痛作用，能迅速减轻炎症引起的症状。最主要的不良反应为胃肠道反应，表现为消化不良、上腹痛、恶心、呕吐等，并可引起胃黏膜损伤，饭后服药或同时服用胃黏膜保护剂、H2 受体拮抗剂或米索前列醇等，可减轻损害；此外，也可出现神经系统不良反应，如头痛、头晕、精神错乱等；长期使用此类药物还可出现肝肾毒性、抗凝作用以及皮疹等，故用药期间应严密观察有无不良反应，监测肝肾功能。

（2）糖皮质激素：有较强的抗炎、抗过敏和免疫抑制作用，能迅速缓解症状，但可能引起继发感染、无菌性骨坏死等；此外，糖皮质激素可致向心性肥胖、血压升高、血糖升高、电解质紊乱，加重或引起消化性溃疡、骨质疏松，也可诱发精神失常。在服药期间，应给予低盐、高蛋白、高钾、高钙饮食，补充钙剂和维生素 D；定期测量血压、监测血糖、尿糖的变化。做好皮肤和口腔黏膜的护理。强调按医嘱服药的必要性，不能自行停药或减量过快，以免引起"反跳"。

（3）免疫抑制剂：此类药物通过不同途径产生免疫抑制作用，主要的不良反应有白细胞减少，也可引起胃肠道反应、黏膜溃疡、皮疹、肝肾功能损害、脱发、出血性膀胱炎、畸胎等。应鼓励患者多饮水，观察尿液颜色，及早发现出血性膀胱炎。育龄女性服药期间应避孕。有脱发者，建议病人戴假发，以增强自尊，并做好心理护理。

（4）针对微循环异常可遵医嘱给予血管扩张剂和抑制血小板聚集药物，如硝苯地平、地巴唑、山莨菪碱或低分子右旋糖酐等。肢端血管痉挛引起皮肤苍白、疼痛时，可局部涂硝酸甘油膏，以扩张血管，改善血液循环，缓解症状。

4. 健康教育

（1）寒冷天气注意保暖，尽量减少户外活动或工作，避免皮肤在寒冷空气暴露时间过长。外出时需穿保暖衣服，注意保持肢体末梢的温度、指导患者戴帽子、口罩、手套和穿保暖袜子等。

（2）需要洗涤时宜用温水，勿用冷水洗手洗脚。

（3）避免吸烟、饮咖啡，防止引起交感神经兴奋，病变小血管痉挛，加重组织缺血、缺氧。

（4）保持良好的心态，避免情绪激动和劳累而诱发血管痉挛。

（周雪惠）

第二节　强直性脊柱炎

强直性脊柱炎是一种慢性进行性炎性疾病，主要侵犯骶髂关节、脊柱骨突、脊柱旁软组织及外周关节，并可伴发关节外表现。

一、常见病因

流行病学调查结果显示，强直性脊柱炎患病率0.26%。已证实，强直性脊柱炎的发病与人类白细胞抗原密切相关，并有家族发病倾向。

二、临床表现

腰背部或骶髂关节疼痛和（或）发僵：半夜因腰痛醒来，翻身困难；腰背部活动受限甚至脊柱畸形；少数患者发热、疲劳、消瘦、贫血；肌腱末端病；眼色素膜炎；主动脉瓣关闭不全、心脏扩大及传导障碍；肺纤维化；神经系统症状：阳痿、夜间尿失禁、膀胱和直肠感觉迟钝。

三、辅助检查

（1）化验检查：全血细胞计数、血沉、C反应蛋白（CRP）测定、HLA－B27、肝肾功能等，免疫学及血、尿、粪常规，必要时做尿粪培养。

（2）X线检查：骶髂关节及受累脊柱、外周关节。

（3）关节液检查。

（4）心电图、胸部X线正位片。

四、治疗原则

1. 非药物治疗

（1）功能锻炼能够改善患者的预后：如特定的背部锻炼可改善强直性脊柱炎患者疼痛、僵硬、功能状态和生活质量。指导患者正确进行功能锻炼，目的在于保持脊柱功能位置，增强椎旁肌力和增加肺活量。站立时尽可能保持挺胸、收腹和双眼平视的姿势，坐位应保持胸部直立位。应睡硬板床，多取仰卧位，避免促进屈曲的体位。枕头要低，一旦出现胸椎及颈椎受累，应不用枕头。

（2）减少或避免引起持续疼痛的体力活动：定期测量身高，保持身高记录是防止不易发现的早期脊柱侧弯的好措施。

（3）坚持游泳，使全身得到锻炼，防止脊柱强直。

（4）对炎性或其他软组织的疼痛选择适合的物理治疗。

2. 药物治疗

（1）非甾类抗炎药：此药物可迅速改善患者腰背部的疼痛和发僵，减轻关节肿胀和疼痛，从而可增加关节活动范围，用药过程中应注意监测药物的不良反应。对患者的最佳选择要因人而异，强调个体化的原则。

（2）柳氮磺吡啶：特别适用于改善强直性脊柱炎患者外周关节的滑膜炎，不良反应包括消化道不适，皮疹、血细胞减少、头痛、头晕等。磺胺过敏者禁用。

（3）甲氨蝶呤：活动性强直性脊柱炎患者经柳氮磺吡啶和非甾类抗炎药无效时，可用甲氨蝶呤，不良反应包括胃肠不适、肝损伤、肺间质炎症和纤维化、血细胞减少、脱发、头痛、头晕等，故在用药前后应定期复查血常规、肝功能及其他有关项目。

（4）糖皮质激素：少数病例即使使用大量消炎药也不能控制症状时，甲泼尼龙每日15mg/kg 冲击治疗，连续 3d，可缓解疼痛。对其他治疗不能控制的下背痛，在 CT 指导下行糖皮质激素骶髂关节注射，部分患者可改善症状，疗效可持续 3 个月左右。应注意口服糖皮质激素治疗不能阻止本病的发展，还会因长期治疗带来不良反应。

3. 生物制剂　抗肿瘤坏死因子 α 单克隆抗体用于治疗活动性或对消炎药无效的强直性脊柱炎。本品的主要不良反应为感染、严重的过敏反应及狼疮样病变。

4. 局部治疗　强直性脊柱炎患者在病程中出现虹膜睫状体炎，应接受眼科专家的治疗和随访。单发或多发的肌腱末端炎，因部位表浅使用选择一些非甾类抗炎药的外用剂型，如国内已上市的扶他林乳胶剂（含双氯芬酸）、优迈霜（含依托芬那酯）、布洛芬凝胶及普菲尼德（均含桐基布洛芬）等。在全身治疗的基础上，对单发或少数难以消退的非感染性关节腔积液，可采用关节腔穿刺，先抽出液体再注入糖皮质激素。

五、护理

1. 护理评估

（1）病因：是否有家族病史或感染史。

（2）病情评估：采用国际通用的毕氏强直性脊柱炎患者病情评估法和毕氏强直性脊柱炎患者功能指数评估法，评估内容包括疲劳、脊柱痛、外周关节痛、局部压痛、晨僵 5 种不适症状。

（3）自我保健知识：包括功能锻炼和饮食营养保健常识掌握情况。

（4）营养评价：采用身高体重测量法。

（5）心理评估：采用症状自评量表（SCL - 90）对患者的焦虑和抑郁状态进行评估。

2. 护理措施

（1）避免诱因，加强保健知识宣教：首先要增强患者的预防意识，告知患者避免感染、着凉，以减少或避免强直性脊柱炎的复发。其次，让患者了解强直性脊柱炎的早期临床表现，以便及早就医诊治，最大限度地减少强直性脊柱炎的误诊率、致残率。

（2）疼痛的管理：适度运动能舒松紧缩的肌肉，减轻痉挛，促进血液循环，防止致痛物质堆积，促进炎症消散。运动时肌肉收缩运动所产生的生物电，有助于钙离子沉积，从而减轻疼痛。主动运动能把注意力转移到运动上，起到分散注意力的作用，从而减轻疼痛。

运动过程中注意：①掌握运动方法，运动量因人而异。指导患者改变体位，尽量在非负重状态下进行，以减轻运动量，体力不支者开始可只做床上运动。②为保证患者充分休息，可为其提供多个软枕、硬板床和低枕，以保持各关节的功能位置。③白天避免长时间一种姿势不变，即便是看电视、输液亦不可长时间睡着不动，可选坐、卧位交替或在床边小范围走动。④运动要持之以恒。有研究结果显示运动干预减轻强直性脊柱炎引起的疼痛优于单纯药物治疗。

（3）功能锻炼：医疗体操对促进关节功能改善、维持脊柱生理弯曲、保持良好的扩胸活动度、防止或减轻肢体废用及肌肉萎缩、降低致残率起着重要的作用，是治疗 AS 必不可少的辅助手段，值得在 AS 患者中普及、推广。

（4）加强营养供给：原则是给予充足的糖、蛋白质和脂肪、矿物质及维生素。

（5）重视 AS 患者可能出现的抑郁临床症状，如忧郁，易激怒，睡眠障碍，性兴趣减退，能力减退，兴趣丧失，自我评价低，生活空虚感等。早期诊断该病，早期治疗。

3. 健康教育　患者的健康教育是强直性脊柱炎非药物治疗的重要组成部分，包括长期规律的体能锻炼。

（1）对患者及家属进行疾病知识教育，使得患者主动参与治疗健康教育、行为的治疗。患者的家庭成员应该参与有关疾病知识的了解，尽可能的关心患者。对家庭成员有症状的应尽明确诊断、早期治疗。

（2）咨询和自我帮助项目等工作的开展提高了强直性脊柱炎患者的对治疗的依从性，减轻他们的疼痛症状，可积极影响患者的健康状况、依从性和功能状态；同时可减少治疗花费。

（3）鼓励患者进行疾病防治知识的学习，医疗机构也应向患者提供多形式的健康教育资料，比如书籍、录像等。

（4）患者正确学会冷与热的使用，以减轻僵硬感。

（5）如果患者会游泳，应鼓励患者坚持进行规律的游泳锻炼。患者应进行每天 2 次的深呼吸运动，以保持良好的扩胸度。

（6）对于吸烟的患者应劝其戒烟。

（周雪惠）

第三节　系统性红斑狼疮的护理

系统性红斑狼疮（SLE）是一种自身免疫性结缔组织病，以体内存在多种致病性自身抗体和病变累及全身多系统器官为特征。本病以女性多见，病程迁延，反复发作，临床表现为多个系统和脏器的功能损害：发热、颊部蝶形红斑、关节痛、狼疮性肾炎、急性狼疮性肺炎、神经精神狼疮、慢性贫血等。肾功能不全、感染、中枢神经系统损伤是本病主要的死亡原因。

一、护理措施

（一）一般护理

（1）患者应安置于避免阳光直射的病室内，并挂窗帘，病房温湿度适宜，定期通风。不用紫外线消毒。合并狼疮性脑病者安排在单人房间，使用床档或约束带，以保证患者安全。合并血液系统损害者应实施保护性隔离，避免感染发生。

（2）疾病活动期卧床休息，肌肉和关节疼痛明显时，应采取最佳卧位，以减轻疼痛。缓解期可适度活动，劳逸结合。

（3）提供高蛋白、高维生素、高糖软食，可少量多餐。避免刺激性食物，忌用含有补骨脂素的食物，如芹菜、无花果、香菜等。肾功能不全者应给予优质低蛋白饮食。心力衰竭、肾衰竭、水肿者应给予低盐饮食。

（4）遵医嘱应用药物，密切观察药物疗效及不良反应。治疗 SLE 常用药物有非甾体类消炎药、抗疟药、肾上腺糖皮质激素、免疫抑制剂及中药雷公藤等。非甾体类消炎药宜在饭后服用，常见不良反应有消化道反应、肝肾毒性、抗凝作用及皮疹等；肾上腺糖皮质激素应用期间应进食低盐、高蛋白、富含钾、钙的食物，监测血压、血糖，观察有无感染发生；应用免疫抑制剂应监测白细胞变化，鼓励患者多饮水，观察有无出血性膀胱炎。长期服用氯喹可引起视网膜退行性变，应定期检查眼底。

（5）本病目前预后已明显改善，帮助患者了解该病相关知识，解除焦虑和恐惧心理，积极配合治疗和护理。

（二）症状护理

1. 狼疮性肾损害

（1）狼疮性肾炎活动期、肾功能不全及衰竭期，都应卧床休息。当疾病活动控制和缓解后，慢性狼疮肾炎恢复期，可适当活动。

（2）给予低盐、低脂饮食，限制蛋白质入量，补充体内蛋白质应给予瘦肉、牛奶等优质蛋白，忌食豆类及其他植物性蛋白。因使用激素导致血糖升高者，给予低糖饮食。

（3）严重水肿及少尿者，注意营养补给及水、电解质、酸碱平衡，按医嘱要求准确输入液体或口服中药。

（4）记录 24h 出入量，严密观察尿量，水肿严重者每周称 2 次体重，腹水者每 3d 量 1 次腹围。

（5）伴高血压者，定时监测血压。

（6）预防感染，做好口腔及皮肤护理，严格无菌操作。

（7）肾衰竭者，按肾衰护理常规处理。

2. 狼疮性心脏损害　系统性红斑狼疮累及心脏最常见的为心包炎，其次为心肌炎、心内膜炎，并可出现各种心律失常，严重者出现心力衰竭而死亡，其护理要点：

（1）一般患者可适当活动，大量心包积液、心力衰竭患者应卧床休息。有呼吸困难时，宜半卧位，并给予吸氧。

（2）给予高热量、高蛋白、易消化、低热、高维生素饮食。

（3）密切观察血压、脉搏、呼吸变化，异常情况立即通知医师处理。

（4）对心律失常患者应做好心电监护，严密观察病情，备好各种抢救药品和器械，病情发生变化，立即通知医师。

（5）应用抗心力衰竭药物时，要严密观察病情，用药前注意观察心率和节律变化。注意患者有无食欲减退、恶心、呕吐、腹泻、头痛、头晕及视物不清等洋地黄中毒症状，如有反应，应暂时停药并通知医师。

3. 狼疮性肺炎

（1）严重者卧床休息，室内空气保持流通新鲜和适当的温度、湿度。

（2）呼吸困难者，取半卧位，给予吸氧。

（3）伴发热者按发热常规护理。

（4）咳嗽剧烈者，可按医嘱给镇咳剂。

（5）注意口腔清洁，预防感染。

4. 狼疮性神经系统损害 有20%的狼疮患者可出现神经系统损害，主要是侵害脑部和脊髓而形成狼疮性脑病和脊髓炎，出现一系列神经精神症状，其护理要点：

（1）安静卧床，若有精神分裂症状或躁动不安者，按医嘱给予镇静剂。

（2）有抽搐者，注意发作规律，可按癫痫处理。

（3）患者脑出血或有颅压增高时，要立即给予脱水剂脱水。

（4）肢体瘫痪者加床档以防坠床。

（5）长期卧床或意识昏迷者，定期翻身、活动肢体，防止压疮及肺炎发生。

（6）当病情控制，肢体能活动后，鼓励患者多活动肢体，以尽快恢复功能。

5. 狼疮性血液系统损害 系统性红斑狼疮引起血液系统损害主要是贫血（溶血性贫血或其他贫血）、白细胞降低、血小板减少，护理要点：

（1）单纯贫血患者，要适当休息，尽量减少机体耗氧量，严重者给予吸氧。

（2）血小板减少有出血者，患者保持镇静，针对不同出血部位，采取积极止血措施。若出现头痛、恶心、呕吐及烦躁不安，应怀疑颅内出血，立即通知医师，作好各种治疗，密切观察患者意识、瞳孔、血压、脉搏的变化。

二、健康教育

（1）使患者及家属了解本病的相关知识，做好长期疗养的准备。

（2）避免一切可能诱发本病的因素，如阳光直射、药物、妊娠、分娩及手术、感染、过度劳累、预防接种等。

（3）坚持按时服药，不可自行减量或停药。学会观察药物的不良反应。

（4）注意个人卫生，做好皮肤护理，避免皮肤破损、感染等。

（5）保持乐观情绪。

（6）定期复查。

（周雪惠）

第四节 多发性肌炎和皮肌炎的护理

一、常见护理问题

（一）躯体移动障碍（活动无耐力）

1. 相关因素

（1）与肌肉炎症导致肌肉无力或肌肉萎缩有关。

（2）与关节疼痛导致肢体活动受限有关。

2. 临床表现

（1）不能自行翻身、起坐或站立；不能举手、抬腿；不能梳头和穿衣；步行障碍，不耐久立、起立困难，上台阶困难，步态不稳；屈颈、抬头均感困难。

（2）不能久坐或站立；步行障碍；活动后感疲乏无力。甚至无力自行如厕或进食。

3. 护理措施

（1）肌炎主要累及肌肉组织，应注意评估患者的肌力情况。肌力分为6级：

0级：肌肉对刺激不发生任何收缩反应。

1级：肌肉对刺激可有轻微的收缩。

2级：肌力很差，不能克服重力而抬起。

3级：肌力出现抗重力能力，可以抬起（离开床面）。

4级：肌力较好，能抵抗阻力。

5级：肌力正常。

（2）注意休息，生活规律。特别是急性期要绝对卧床，减少活动以避免肌肉的损伤和疼痛。

（3）病情缓解时，血清肌酶下降后，逐渐在床上或下床活动，慢性、轻症的患者可进行适当的锻炼，进行肢体运动防止肌肉挛缩，结合按摩、推拿、水疗等方法可以增强躯体活动能力和生活自理能力。

（4）预防压疮发生，按压疮预防常规护理。

（5）注意患者安全，下床走路时防跌跤，需陪护。

（6）抬头困难时翻动患者应托住颈部和头部，否则易出现意外，如颈部骨折、呛咳或窒息。

（二）皮肤完整性受损

1. 相关因素

（1）与皮肤血管炎症、毛细血管扩张有关。

（2）与免疫功能缺陷引起皮肤受损有关。

2. 临床表现　皮肤出现眶周紫红色水肿样皮疹、红斑；Gottron 斑丘疹；皮肤异色病样皮疹等。

3. 护理措施

（1）有皮疹时勿用刺激性洗洁剂，最好用温水清洗，防止皮肤破损处感染。皮肌炎患者避免日晒，护士在安排病床时勿安排在靠窗的病床，防日光照射。

（2）注意观察皮疹所伴发的其他病情变化和症状，如有无伴发肿瘤。

（3）有雷诺现象时注意保暖。外出戴手套；冬天尽可能用热水洗漱，用热水袋时，水温不易过热，一般以 43～45℃ 为宜，因四肢末梢循环较差，以免烫伤；并防止利器刺伤皮肤。

（4）注意口腔、会阴黏膜、皮肤及大小便护理，以防继发感染。

（三）气体交换功能受损

1. 相关因素

（1）肺间质纤维化所致、缺氧。

（2）呼吸肌受累。

（3）肺部感染。

2. 临床表现　咳嗽、咳痰，胸闷、气急、呼吸困难（呼吸费力感，劳力性呼吸困难），肺功能下降、呼吸衰竭死亡。

3. 护理措施

（1）根据缺氧情况给氧，或调解氧流量。

（2）定期痰细菌培养，予抗感染治疗。

（3）监测动脉血气，观察缺氧情况。必要时面罩吸氧、高浓度吸氧或呼吸机辅助呼吸。

（4）患者睡觉时抬高头部，以利于呼吸。

（5）根据病情控制输液速度，一般 30～60 滴/min。

（6）为患者提供安静舒适的环境，减少刺激；限制探视人员，为患者翻身时动作轻稳、勿用力过大，限制活动等，以减少氧耗量。

（四）吞咽障碍

1. 相关因素

（1）与食管上端横纹肌运动不协调有关。

（2）与咽、喉、食管、膈、肋间等肌肉受累有关。

2. 临床表现　发音障碍、发音不清；吞咽困难，进食时呛咳。

3. 护理措施

（1）调节饮食，高维生素、高糖、高蛋白质和低盐饮食、低脂肪易消化软食。

（2）有吞咽困难患者进食流质饮食易呛咳，从而导致吸入性肺炎，因此饮食以软食为主。

（3）有呛咳者注意进食的速度，不可过快以免水或食物呛入气管。

（4）进食时抬高床头 30°～45°或半卧位；吞咽困难时给予软食、流质饮食，必要时予鼻饲，保证营养与热量的摄入。

（五）疼痛

1. 相关因素

（1）与肌肉炎症所致，肌纤维细胞炎性破坏有关。

（2）与肌细胞内容物溢出，肌酶升高等有关。

2. 临床表现　肌痛，疼痛性质为刺痛、灼痛、胀痛、酸痛、钝痛、刀割痛、撕裂痛等。疼痛部位都是肌肉炎症部位。

3. 护理措施

（1）当疼痛影响休息时应适当给予非麻醉药的止痛药，指导患者放松，分散注意力等。详见类风湿关节炎。

（2）注意观察肌肉疼痛的部位、性质，关节疼痛症状，是否伴有发热及其他症状。

（3）正确评估疼痛程度。参照类风湿关节炎护理。

（六）便秘

1. 相关因素　与腹部肌肉和肠道平滑肌受累有关。

2. 临床表现　引起排便无力和肠蠕动减弱而致便秘。

3. 护理措施

（1）出现排便异常：如便秘时，多食水果、蔬菜，少食辛辣食物。

（2）予缓泻药：润肠通便，必要时予开塞露纳肛或灌肠。

（3）排便指导：养成良好的排便习惯，是治疗便秘（FC）非常重要的环节。指导患者排便要有规律，每日次，最好定时在晨起后或进食后排便，久而久之就可建立正常的排便条件反射，同时要缩短排便时间，以110min内为宜。不要抑制便意，避免用力排便。应进行适当的体育运动，进行腹部的自我保健按摩，促进肠道的蠕动。要避免久站久坐，保持规律作息，避免熬夜和过劳。

（4）心理护理：经常出现便秘患者往往产生紧张、焦虑甚至抑郁等情绪，故应加强心理健康宣教，有效地减轻患者心理压力。

（七）恐惧

1. 相关因素

（1）疾病久治不愈、复发。

（2）缺氧、呼吸困难。

（3）病情恶化导致生命危险。

2. 临床表现　患者或家属紧张不安、害怕、易激动；不配合治疗或拒绝治疗。

3. 护理措施

（1）心理护理：①患者的心理变化，与其性格、病情、病程、疗效、经济实力、社会地位、家庭关系等因素有关。护理中要观察和了解这些情况，有针对性采取个性化的护理措施。②病程长，反复发作，并伴有不同程度的皮肤损害，且治疗缺乏特异性，影响患者人际交往及日常生活。治疗上应用激素及免疫抑制剂不良反应较多，患者容易产生厌烦情绪，对治疗缺乏信心。焦虑、甚至恐惧，因此护士要耐心倾听患者的主诉，细致地解答患者提出的问题，说明可能发生的不良反应及应对措施。

（2）介绍成功病例以增强治疗信心：向患者列举本病成功治疗的病例，以增加战胜疾病的信心，更好的配合治疗。早期诊断、合理治疗，本病可获得长时间缓解，可从事正常的工作、学习。

（3）争取亲友关怀和支持：向患者家属介绍本病的发病机制及临床表现、治疗及护理措施，让家属参与拟定治疗方案，让家属多陪伴患者，多关心患者，让患者心理、情感上得到安慰。

（4）在患者面前勿议论病情，做各种治疗前先向患者及家属告知解释，以免患者紧张。

（八）潜在并发症：药物的副作用

1. 相关因素　多种药物的应用（抗生素、激素、免疫制剂、非甾体抗炎药等）。

2. 临床表现　二重感染、高血压、骨坏死、出血性膀胱炎、白细胞降低、恶心、呕吐、出血等症状。

3. 护理措施

（1）讲解疾病治疗所需用药的作用和副作用及用药的必要性。

（2）药物治疗过程中需严密观察病情变化，观察肌酶谱和肌力等变化以确定疗效，并监测血常规、电解质、肝功能等，以防止并发症发生。

（3）环磷酰胺、硫唑嘌呤和甲氨蝶呤治疗者，均须每周检查血常规和肝功能情况。环磷酰胺治疗时主要有骨髓抑制、血细胞减少、出血性膀胱炎、卵巢毒性、诱发肿瘤等。用药期间需监测血常规，肝、肾功能。

（4）在维持用药期间，不可任意增减药量，特别是皮质激素或免疫抑制药，注意观察药物不良反应及所致的并发症。

（5）对因治疗的同时辅以对症和支持治疗，坚持合理用药，尽量避免药源性疾病发生。

（九）潜在并发症：呼吸衰竭

1. 相关因素　与呼吸肌受累、肺部弥散功能、通气功能障碍有关。

2. 临床表现　咳嗽、咳痰、胸闷、气急、呼吸困难，严重者需要呼吸机辅助呼吸。

（十）潜在并发症：窒息

1. 相关因素　与喉、食管、膈、肋间等肌肉受累有关。

2. 临床表现　胸闷、烦躁不安、气急、面色苍白、口唇发绀、大汗淋漓等。

3. 护理措施

（1）病情观察：密切观察患者有无胸闷、烦躁不安、口唇发绀、面色苍白等窒息的前兆症状，定时监测体温、心率、呼吸、血压。

（2）保持呼吸道通畅：及时吸痰。

（3）窒息的抢救：出现窒息征象时，应立即取头低脚高俯卧位，脸侧向一边，轻拍背部有利于分泌物的排出，并迅速抠出或吸出口、咽、喉、鼻部分泌物。无效时行气管插管或气管切开，解除呼吸道阻塞。

（4）心理支持：医护人员陪伴床边，安慰患者，防止患者屏气或声门痉挛，鼓励患者轻轻咳出积在气管内的分泌物，及时帮助患者去除污物。必要时遵医嘱给予镇静剂，解除紧张情绪。

（5）抢救准备：床旁备气管切开包，并准备好吸引器、氧气、鼻导管、止血药、呼吸兴奋剂、升压药等抢救设备和药品，随时做好抢救准备工作。

二、健康教育

（一）心理指导

多发性肌炎丧失了劳动能力及自理能力，一般患者常出现焦虑、抑郁等不良情绪，护士应多于患者交流沟通，生活上给予照顾，并动员家属对患者的关心。应该让患者看到，多数多发性肌炎患者在正规治疗后病情能够得到控制，症状得到缓解，生活质量有所提高。

（二）饮食指导

（1）对咀嚼和吞咽困难者给予半流或流质饮食，少量缓慢进食，以免呛咳引起吸入性肺炎，必要时给予鼻饲。

（2）多食营养丰富的蔬菜、水果及粗纤维的食物，保持大便通畅。

（三）作息指导

（1）急性期有肌痛、肌肉肿胀和关节疼痛者应绝对卧床休息，以减轻肌肉负荷和损伤。

（2）稳定期应鼓励患者有计划地进行锻炼，活动量由小到大，对肌无力的肢体应协助被动运动，并可配合按摩、推拿、理疗等治疗方法，缓解肌肉萎缩，帮助恢复肌力。

（四）用药指导

（1）让患者了解疾病治疗所需用药的作用和副作用及用药的必要性。

（2）药物治疗过程中需严密观察病情变化，观察肌酶谱和肌力等变化以确定疗效，并监测血常规、电解质、肝功能等以防止并发症发生。

（3）注意并发症的观察和疗效。在医生指导下，根据病情及实验室检查指标调整用药种类和剂量。

（五）出院指导

（1）将本病的严重性及预后及时向家属、必要时向本人交代，消除恐惧，取得患者的积极配合。

（2）外出活动时，戴凉帽、护套等防护措施，避免日光直射、暴晒是预防皮损的有效手段。

（3）尽量避免寒冷、受冻，感染、应激（创伤、手术、怀孕）等刺激，避免一切免疫接种、药物等各种诱因，以防诱发或加重病情；冬天外出戴口罩，可起到保暖和预防感冒作用。

（4）妊娠和分娩可导致病情恶化或复发，故育龄妇女应避孕。

（5）保持良好心情，合理安排生活，劳逸结合。必要时可做气功及按摩、理疗以促进肌力恢复。

（6）定期或不定期复查，包括临床体征和实验室检查，注意有无病情活动及恶性肿瘤发生。

（7）遵医嘱执行治疗方案，规则服药，不能自行加、减药量或停药。

（周雪惠）

参考文献

［1］ 周光炎. 免疫学原理. 第3版. 北京：科学出版社，2013.

［2］ Alunno A，Bartoloni E，Bistoni O，et al. Balance between regulatoryT and Thl7 cells in systemic lupus erythematosus：the old and the new. Clin Develop Immunol，2012.

［3］ Aringer M，Gunther C，Lee - Kirsch MA. Innate immune processes in lupus erythematosus. Clin Immunol，2013.

［4］ Elkon KB，Santer DM. Complement，interferon and lupus. Curr Opin Immunol，2012.

［5］ 胡朝军，李永哲. 重视自身抗体检测质量管理和临床应用. 中华检验医学杂志，2013.

［6］ 唐古生，赵东宝，吴豫，等. 自身抗体的特点与临床应用趋势. 中华检验医学杂志，2013.

［7］ 骆丹，周炳荣. 系统性红斑狼疮自身抗体的临床意义. 中华皮肤科杂志，2013.

［8］ Doudna JA，Rath VL. Structure and function of the eukaryotic ribosome：the next frontier. Cell，2002.

［9］ 高春芳，房萌. 自身抗体与肝病诊断的研究进展. 中华肝脏病杂志，2010.

［10］ Kokkonen H，Mullazehi M，Bergl：in E，et al. Antibodies of IgG，IgA and IgM isotypes against cyclic citrullinated peptide precede the development of theumatoid arthritis，2011.

［11］ Raptopoulou A，SidiropoulosP，Katsouraki M，et al. Anticitrulline antibodies in the diagnosis and prognosis of theumatoidarthritis：evolving concepts. Crit Rev Clin Lab Sci，2007.

［12］ Song YW，Kang EH. Behcet´s disease and genes within the major histocompatibility complex region Mod Rheumatol，2012.

［13］ Benitah NR，Sobrin L，Papaliodis GN. The use of biologic agents in the treatment of ocular manifestations of Behcet sdiseasc. Semin Ophthalmol，2011.

［14］ Piga M，Mathieu A Genetic susceptibility to Behcet´s disease：role of genes belonging to the MHC region Rheumatology（Oxford），2011.

［15］ Kim HA，An JM，Nam JY，et al. Serum S100A8/A9，but not follistatin - like protein and interleukin 18，may be a useful biomarker of disease activity in Adult - onset Still´s Disease. Rheumatol，2012.

［16］ Jiang LD，Wang Z，Dai XM，et al. Evaluation of clinical measures and different criteria for diagnosis of Adult - onset Still´s Disease in a Chinese population. J Rheumatol，2011.

［17］ Park JH，Kim HS，Lee JS，et al. Natural killer cell cytolytic function in Korean patients with Adult - onset Still´s Disease. J Rheumatol，2012.

［18］ Liozon E，Ly KH，Vidal Cathala E，et al. Adultonset Still´s disease as a manifestation of malignancy: Report of a patient with melanoma and literature review. REVUEDE ME-DECINE INTERNE, 2014.

[19] Cipriani P, Ruscitti P, Carubbi F. Tocilizumab for the treatment of adult – onset Still's disease: results from a case series. Clinical Rheumatology, 2014.

[20] Giampietro C, Ridene M, Lequerre T, et al. Anakinra in adult – onset Still's disease: Long – term treatment in patients resistant to conventional therapy. Artluitis care & Research, 2013.

[21] Homaira Rahimi, Christopher T, Ritchlin, et al. Altered Bone Biology in Psoriatic Arthritis. Curr Rheumatol Rep, 2012.

[22] Claudia Goldenstein – Schainberg, Maria Helena Sampaio Favarato, Roberto Ranza. Current and relevant concepts in psoriatic arthritis. Rev Bras Reumatol, 2012.

[23] Maria Sole Chimenti, Eleonora Ballanti, Carlo Perricone, etal. Immunomodulation in psoriatic arthritis: Focus on cellular and molecular pathways. Autoimmunity Reviews, 2013.

[24] Anna Russolillol, Salvatore Iervolino, Rosano Peluso, et al. Obesity and psoriatic arthritis: from pathogenesis to clinical outcome and, management. Rheumatology, 2013.

[25] 黄烽. 强直性脊柱炎. 北京: 人民卫生出版社, 2011.

[26] 李永柏, 王宏伟, 何晓琥整理. 中国儿童幼年特发性关节炎全身型诊疗及预后协作观察计划. 中华儿科杂志, 2003.

[27] 杨锡强. 儿童免疫学. 北京: 人民卫生出版社, 2001.

[28] 陈庆平, 张智. 146例幼年特发性关节炎临床分析. 实用医学杂志, 2006.

[29] 李永柏, 胡坚整理. 巨噬细胞活化综合征专题讨论会纪要. 中华儿科杂志, 2006.

[30] 中华医学会风湿病学分会. 风湿热诊治指南草案. 中华风湿病学杂志, 2004.

[31] Behrman RE, Kliegman RM, Jenson HB. Nelson Text book of Pediatrics. 16thed. Philadelphia: W. B. Sauners Co, 2000.

[32] Seki M, Kobayashi T, Kobayashi T, et al. External Validation of a Risk Score to Predict Intravenous Immunoglobulin Resistance in Patients with Kawasaki Disease. Pediatr Irffect Dis, 2010.

[33] Eleftheriou D, Dillon MJ, Brogan PA. Advances in childhood vasculitis. Curr Opin Rheumatol, 2009.

[34] 杨军, 李成荣, 李永柏, 等. 肿瘤坏死因子α和白细胞介素基因启动子区多态性与川崎病相关性研究. 中华儿科杂志, 2003.